Auf einen Blick

Allgemeine Grundlagen … 1

Allgemeine Traumatologie … 49

Obere Extremität … 93

Untere Extremität … 203

Wirbelsäule und Becken … 369

Entzündliche Erkrankungen … 433

Tumoren … 469

Generalisierte Fehlbildungen … 505

Weitere orthopädisch relevante Erkrankungen … 527

Sachverzeichnis … 577

NETTERs Orthopädie

Mit 279 Farbtafeln von
Frank H. Netter

Fachredaktion von

Thomas Böttcher
Stephanie Engelhardt
Martin Kortenhaus

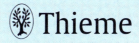

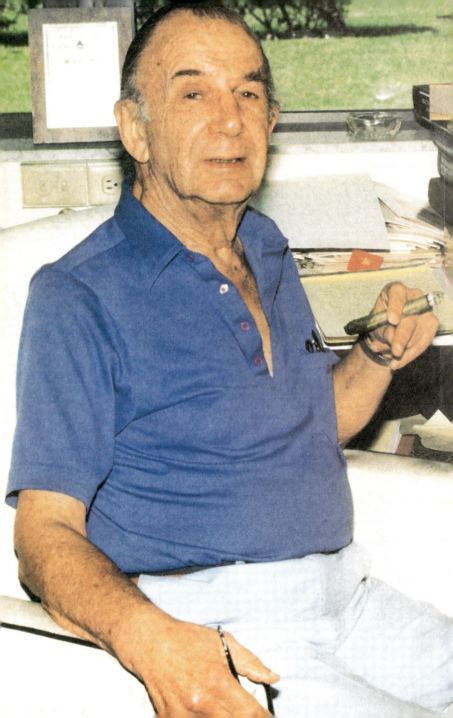

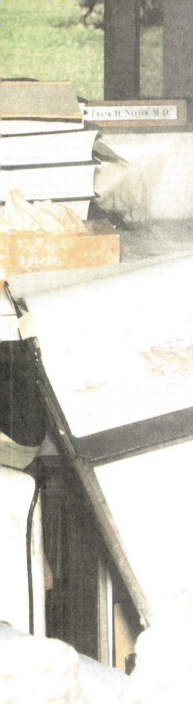

Nahezu jeder Arzt kennt Frank H. Netter. Selbst wenn vielleicht nicht der Name dieses einzigartigen Illustrators sofort erinnert wird, so sind es doch seine unverwechselbaren Bilder, denen jeder medizinisch Interessierte über kurz oder lang begegnet.

Über 30 000 Einzeldarstellungen und mehr als 4 000 Tafeln hat Frank Netter in einer fast 50 Jahre währenden und unvergleichlich produktiven Schaffensperiode angefertigt. Zu seinen bekanntesten Werken gehören die *Netter Collection of Medical Illustrations* (eine Komplettdarstellung der menschlichen Physiologie und Pathologie sowie aller Organsysteme in 13 Bänden) und der *Atlas of Human Anatomy*. Diese Bücher werden weltweit in mehr als 60 Ländern verbreitet und sind in mindestens sieben Sprachen übersetzt.

Erstmals werden in dem hier vorliegenden Taschenatlas nun Ausschnitte aus diesem einzigartigen Bilderfundus auf Doppelseiten zusammengefasst (regelmäßig links Text- und rechts Bildseiten) und in einen fachbezogenen Gesamtzusammenhang gestellt. Entstanden ist der Taschenatlas *Orthopädie*, dem weitere Atlanten folgen werden (Pädiatrie, Neurologie u.a.).

Wir hoffen, dass die unnachahmliche Klarheit, Genauigkeit und Schönheit der „Netter-Bilder" auch aus dieser neuen Perspektive begeistern werden und ihren zeitlosen Reiz entfalten können.

Stuttgart, zum Jahreswechsel 2001

Markus Becker
Thorsten Pilgrim
Programmplanung Medizin
Georg Thieme Verlag

Die Deutsche Bibliothek – CIP-Einheitsaufnahme
Netters Orthopädie / mit Farbtafeln von Frank H.
Netter. Fachred. von Thomas Böttcher ... –
Stuttgart: Thieme, 2001

Modifizierte und aktualisierte Teilbeiträge aus folgenden Bänden:
Netter, Farbatlanten der Medizin
Bd. 1-9 Thieme, Stuttgart
   Bd. 1 Herz 1990
   Bd. 2 Niere und Harnwege 1983
   Bd. 3 Genitalorgane 1987
   Bd. 4 Atmungsorgane 1982
   Bd. 5 Nervensystem I 1987
   Bd. 6 Nervensystem II 1989
   Bd. 7 Bewegungsapparat I 1992
   Bd. 8 Bewegungsapparat II 1995
   Bd. 9 Bewegungsapparat III 1997

Netter, Digestive System vol. 1-3
The Ciba Collection of Medical Illustrations,
New York 1964
Netter, Endocrine System
The Ciba Collection of Medical Illustrations,
New York 1965

Wichtiger Hinweis: Wie jede Wissenschaft ist die Medizin ständigen Entwicklungen unterworfen. Forschung und klinische Erfahrung erweitern unsere Erkenntnisse, insbesondere was Behandlung und medikamentöse Therapie anbelangt. Soweit in diesem Werk eine Dosierung oder eine Applikation erwähnt wird, darf der Leser zwar darauf vertrauen, dass Autoren, Herausgeber und Verlag große Sorgfalt darauf verwandt haben, dass diese Angabe **dem Wissensstand bei Fertigstellung des Werkes** entspricht.
Für Angaben über Dosierungsanweisungen und Applikationsformen kann vom Verlag jedoch keine Gewähr übernommen werden. **Jeder Benutzer ist angehalten,** durch sorgfältige Prüfung der Beipackzettel der verwendeten Präparate und gegebenenfalls nach Konsultation eines Spezialisten festzustellen, ob die dort gegebene Empfehlung für Dosierungen oder die Beachtung von Kontraindikationen gegenüber der Angabe in diesem Buch abweicht. Eine solche Prüfung ist besonders wichtig bei selten verwendeten Präparaten oder solchen, die neu auf den Markt gebracht worden sind. **Jede Dosierung oder Applikation erfolgt auf eigene Gefahr des Benutzers.** Autoren und Verlag appellieren an jeden Benutzer, ihm etwa auffallende Ungenauigkeiten dem Verlag mitzuteilen.

© 2001 Novartis, East Hanover, USA
© 2001 Georg Thieme Verlag
Rüdigerstraße 14
D-70469 Stuttgart
Unsere Homepage: http://www.thieme.de
Printed in Germany

Fachredaktion:
a|t|m -Verlagsdienstleistungen GbR
D-88339 Bad Waldsee

Umschlaggestaltung: Thieme Marketing
Satz und Bildreproduktion:
O.A.D.F., D-71155 Altdorf
Druck: Aprinta Druck GmbH,
D-86648 Wemding

Geschützte Warennamen werden **nicht** besonders kenntlich gemacht. Aus dem Fehlen eines solchen Hinweises kann also nicht geschlossen werden, dass es sich um einen freien Warennamen handele.
Das Werk, einschließlich aller seiner Teile, ist urheberrechtlich geschützt. Jede Verwertung außerhalb der engen Grenzen des Urheberrechtsgesetzes ist ohne Zustimmung des Verlages unzulässig und strafbar. Das gilt insbesondere für Vervielfältigungen, Übersetzungen, Mikroverfilmungen und die Einspeicherung und Verarbeitung in elektronischen Systemen.

ISBN 3-13-123981-6   1 2 3 4 5 6

Inhaltsverzeichnis

Allgemeine Grundlagen ... 1

Knochenentwicklung ... 2
Entwicklung des Achsenskeletts ... 2
Ossifikationsformen ... 4
Differenzierung der Osteone ... 6
Epiphyse ... 8
Skelettreifung ... 12
Gelenkentwicklung ...14

Knochenaufbau ... 16
Zusammensetzung von Knochengewebe ...16
Histologie des Knochens ... 18

Knochenstoffwechsel ... 22
Calcium- und Phosphatstoffwechsel ... 22
Knochenhomöostase ... 28
Knochenumbau ... 30

Muskulatur ... 32
Histologie des Muskels ... 32
Muskelfunktion ... 34

Knochen-/Knorpeldegeneration ... 40
Arthrose ... 40

Gelenkpunktion ... 42
Punktionstechnik ... 42
Analyse der Gelenkflüssigkeit ... 44

Allgemeine Traumatologie ... 49

Frakturen ... 50
Frakturformen ... 50
Frakturklassifikation ... 52
Dislokationsformen ... 54

Stressfrakturen ... 56
Gelenkverletzungen ... 58
Erstversorgung von Frakturen ... 60
Primäre Frakturheilung ... 62
Sekundäre Frakturheilung ... 64

Traumatologische Komplikationen ... 66
Neurovaskuläre Komplikationen ... 66
Sudeck-Syndrom ... 68
Kompartmentsyndrom ... 70
Komplikationen nach Amputation ... 82

Kindliche Frakturen ... 84
Inkomplette Frakturen ... 84
Epiphysenfrakturen ... 86
Kindesmisshandlung ... 88
Wachstumsstörungen nach Frakturen ... 90

Obere Extremität ... 93

Schultergelenk – Grundlagen ... 94
Anatomie der Schulter ... 94
Anatomie des Schultergelenks ... 100

Schultergelenk – Erkrankungen ... 102
Periarthropathia humeroscapularis ... 102
Tendinitis calcarea ... 104
Impingementsyndrom ... 106

Schultergelenk – Verletzungen ... 108
Bizepssehnenruptur ... 108
Rotatorenmanschettenruptur ... 110
AC-Gelenkluxation ... 112
Schulterluxation ... 114

Schultergelenk – Operationen ... 118
Arthroplastik des Schultergelenks ... 118
Akromioplastik ... 120

Schultergelenk – Fehlbildungen ... 122
Angeborener Schulterblatthochstand ... 122

Ellenbogengelenk – Grundlagen ... 124
Anatomie des Unterarms ... 124

Ellenbogengelenk – Erkrankungen ... 130
Morbus Panner ... 130

Ellenbogengelenk – Verletzungen ... 132
Ellenbogenluxation ... 132
Radiusköpfchenfraktur ... 134
Suprakondyläre Humerusfraktur ... 136
Ellenbogenverletzungen im Kindesalter ... 138

Ellenbogengelenk – Operationen ... 140
Arthroplastik des Radiusköpfchens ... 140
Arthroplastik des Ellenbogengelenks ... 142

Ellenbogengelenk – Fehlbildungen ... 144
Angeborene radioulnare Synostose ... 144

Handgelenk – Grundlagen ... 146
Handwurzelknochen ... 146
Mechanik des Handgelenks ... 148

Handgelenk – Verletzungen ... 150
Radiusfraktur loco typico ... 150
Smith-Fraktur ... 152
Seltene Frakturen des distalen Radius ... 154

Handgelenk – Fehlbildungen ... 156
Madelung-Deformität ... 156

Hand – Grundlagen ... 158
Anatomie der Hand ... 158

Hand – Erkrankungen ... 168
Tendovaginitis stenosans de Quervain ... 168
Schwanenhals- und Knopflochdeformität ... 170
Dupuytren-Kontraktur ... 172
Arthrosen der Fingergelenke ... 174
Lunatummalazie ... 176

Hand – Verletzungen ... 178
Infektionen der Hand ... 178
Bandverletzungen des Daumens ... 184
Basisnahe Frakturen des Metakarpale ... 186

Metakarpalefrakturen ... 188
Grund- und Mittelphalanxfrakturen ... 190
Fingergelenkluxationen ... 192
Luxationen der Handwurzel ... 194
Skaphoidfraktur ... 196

Hand – Operationen ... 198
Rekonstruktion von Fingergelenken ... 198
Distale Fingeramputation ... 200

Untere Extremität ... 203

Hüftgelenk – Grundlagen ... 204
Anatomie des Oberschenkels ... 204
Anatomie des Hüftgelenks ... 214

Hüftgelenk – Erkrankungen ... 216
Koxarthrose ... 216
Morbus Perthes ... 218

Hüftgelenk – Verletzungen ... 228
Trochantäre Femurfrakturen ... 228
Azetabulumfrakturen ... 230
Angeborener Femurdefekt ... 234

Hüftgelenk – Fehlbildungen ... 236
Angeborene Hüftluxation ... 236

Hüftgelenk – Operationen ... 246
Intertrochantäre Osteotomie ... 246
Hemiarthroplastik des Hüftgelenks ... 248
Totalendoprothese des Hüftgelenks ... 250

Kniegelenk – Grundlagen ... 256
Gelenkstruktur ... 256
Gelenkhöhle und Patella ... 258
Menisken und Kollateralbänder ... 260
Kreuzbänder und Gelenkmechanik ... 262
Kniegelenkpunktion ... 264

Kniegelenk – Erkrankungen ... 266
Genu varum und Genu valgum ... 266
Plikasyndrom ... 268

Synovialitis und Meniskusganglion ... 270
Morbus Osgood-Schlatter ... 272
Morbus Blount ... 274
Osteochondrosis dissecans ... 276
Femoropatellares Schmerzsyndrom ... 278

Kniegelenk – Verletzungen ... 280
Scheibenmeniskus und Meniskusrisse I ... 280
Meniskusrisse II ... 282
Kollateralbandverletzung ... 284
Vordere Kreuzbandruptur ... 286
Hintere Kreuzbandruptur ... 288
Quadrizeps- und Patellarsehnenruptur ... 290
Patellaluxation ... 292
Kniegelenkluxation ... 294
Proximale Tibiafraktur ... 296
Patellafraktur ... 298

Kniegelenk – Operationen ... 300
Hohe Tibiaosteotomie ... 300
Kniegelenkarthroplastik ... 302

Sprunggelenk – Grundlagen ... 304
Oberes Sprunggelenk ... 304
Sehnenscheiden der Knöchelregion ... 306

Sprunggelenk – Verletzungen ... 308
Rotationsfrakturen der Malleolengabel ... 308
Talusfrakturen ... 310

Fuß – Grundlagen ... 312
Anatomie des Fußes ... 312

Fuß – Erkrankungen ... 324
Fußdeformitäten ... 324
Hallux valgus ... 328
Morbus Köhler ... 330
Infektionen des Fußes ... 334

Fuß – Verletzungen ... 336
Extraartikuläre Kalkaneusfrakturen ... 336
Intraartikuläre Kalkaneusfrakturen ... 338
Verletzungen des Chopart- und Lisfranc-Gelenks ... 340
Verletzungen der Metatarsalia und Zehen ... 342

Fuß – Operationen ... 344

Operationen bei Vorfußdeformitäten ... 344
Resektionsarthroplastik mit Implantaten ... 346
Rekonstruktion von Rückfußdeformitäten ... 348
Interpositionsarthroplastik der 2.–5. Zehe ... 350
Operationen von Zehendeformitäten ... 352
Fußamputationen ... 354

Fuß – Fehlbildungen ... 356

Klumpfuß ... 356
Schaukelfuß ... 358
Hohlfuß ... 360
Plattfuß ... 362
Akzessorische Fußknochen ... 364
Angeborene Zehendeformitäten ... 366

Wirbelsäule und Becken ... 369

Grundlagen ... 370

Aufbau der Wirbelsäule ... 370
Halswirbelsäule ... 372
Brustwirbelsäule ... 376
Lendenwirbelsäule ... 378
Kreuz- und Steißbein ... 380
Beckenknochen ... 382
Kraniozervikaler Bandapparat ... 384
Lumbosakraler Bandapparat ... 386
Rückenmuskulatur ... 388

Erkrankungen ... 394

Definition und Klassifikation der Skoliose ... 394
Idiopathische Skoliose ... 396
Andere Skolioseformen ... 398
Klinische Untersuchung bei der Skoliose ... 400
Apparative Diagnostik der Skoliose ... 402
Therapie der Skoliose ... 404
Spondylarthrose ... 406
Spondylolyse und Spondylolisthesis ... 408
Morbus Scheuermann ... 410

Verletzungen ... 412

Instabile Wirbelsäulenfrakturen ... 412
Frakturen von Atlas und Axis ... 414

Traumen der Halswirbelsäule ... 416
Frakturen am thorakolumbalen Übergang ... 418
Beckenfrakturen ohne Beckenringsprengung ... 420

Fehlbildungen ... 422

Fehlbildungen des okzipitozervikalen Übergangs ... 422
Klippel-Feil-Syndrom ... 424
Schiefhals ... 426
Kongenitale Kyphose ... 428
Lumbosakrale Agenesie ... 430

Entzündliche Erkrankungen ... 433

Bakterielle Infektionen ... 434

Hämatogene Osteomyelitis ... 434
Infektarthritis ... 438
Tuberkulöse Infektarthritis ... 440

Nicht infektiöse Entzündungen ... 442

Gicht ... 442
Chondrokalzinose ... 448
Spondylitis ankylosans ... 450
Arthritis psoriatica ... 454
Rheumatisches Fieber ... 456
Polymyalgia rheumatica und Riesenzellarteriitis ... 458

Chronische Polyarthritis ... 460

Stadien ... 460
Klinik ... 462
Diagnostik und Therapie ... 464
Juvenile chronische Polyarthritis ... 466

Tumoren ... 469

Grundlagen ... 470

Stadieneinteilung ... 470

Benigne Knochentumoren ... 472

Osteoidosteom ... 472
Osteom ... 474
Osteoblastom ... 476

Enchondrom ... 478
Periostales Chondrom ... 480
Osteochondrom ... 482
Chondroblastom und Chondromyxoidfibrom ... 484
Fibrome ... 486

Maligne Knochentumoren ... 488

Osteosarkom ... 488
Par- und periostales Osteosarkom ... 490
Fibröses Histiozytom und Fibrosarkom ... 492
Ewing-Sarkom ... 494
Adamantinom und Riesenzellsarkom ... 496

Tumorähnliche Erkrankungen ... 498

Juvenile Knochenzyste ... 498
Aneurysmatische Knochenzyste ... 500
Fibröse Dysplasie ... 502

Generalisierte Fehlbildungen ... 505

Skelettdysplasien ... 506

Osteogenesis imperfecta ... 506
Osteopetrose ... 510
Multiple epiphysäre Dysplasie ... 512
Achondroplasie ... 514
Hypochondroplasie ... 516

Bindegewebsstörungen ... 518

Marfan-Syndrom ... 518

Entwicklungs- und Differenzierungsstörungen ... 520

Transversale Gliedmaßendefekte ... 520
Longitudinale Gliedmaßendefekte ... 522
Weitere Skelettfehlbildungen ... 524

Weitere orthopädisch relevante Erkrankungen ... 527

Osteoporose ... 528
Definition und Pathogenese ... 528
Sekundäre Osteoporose ... 530
Klinik ... 532
Diagnostik ... 534

Stoffwechselstörungen ... 536
Parathormon ... 536
Primärer Hyperparathyreoidismus ... 538
Sekundärer Hyperparathyreoidismus ... 540
Hypoparathyreoidismus ... 542
Pseudohypoparathyreoidismus ... 544
Rachitis ... 546
Renale Osteopathie ... 548
Mukopolysaccharidosen ... 552

Weitere Osteo- und Arthropathien ... 554
Morbus Paget ... 554
Hämophile Arthropathie ... 558

Neurologisch-orthopädische Krankheitsbilder ... 560
Neurogene Arthropathien ... 560
Lumbalgie ... 562
Leitsymptom Schulter-Arm-Schmerz ... 572

Sachverzeichnis ... 577

Allgemeine Grundlagen

Knochenentwicklung	2
Knochenaufbau	16
Knochenstoffwechsel	22
Muskulatur	32
Knochen/Knorpeldegeneration	40
Gelenkpunktion	42

Knochenentwicklung

Chorda dorsalis, Somiten und Sklerotome

Chorda dorsalis. Als erste Anlage des zukünftigen Achsenskeletts, zu dem Wirbel, Rippen, Brustbein und Schädel zählen, entsteht am 15. Entwicklungstag durch Aussprossung ektodermaler Zellen aus dem Primitivknoten (Hensen-Knoten) die Chorda dorsalis (Notochord). Sie bildet einen median in der Keimscheibe zwischen dem Neuralrohr und der Darmanlage liegenden Zellstrang.

Somiten und Sklerotome. Zwischen dem 19. und 32. Entwicklungstag verdichtet sich das dorsale Mesoderm beiderseits der Chorda dorsalis und bildet 4 okzipitale, 8 zervikale, 12 thorakale, 5 lumbale, 5 sakrale und 8–10 kokzygeale *Somitenpaare*. Diese Ursegmente entstehen durch Wiederholung gleich aufgebauter Strukturelemente, ein Vorgang, der als *Metamerie* bezeichnet wird. Diese metamere Gliederung geht im Laufe des weiteren Reifungsprozesses größtenteils wieder verloren. Als erste einschneidende Veränderung verdichten sich beim menschlichen Embryo am ventral-medialen Rand der Somiten die Mesenchymzellen zu *Sklerotomen*. Die Sklerotomzellen wandern aus den Somiten auf die Chorda dorsalis zu und bilden dort das Anlagematerial für die Wirbelsäule und die Rippen.

Wirbelsäule und Rippen

Wirbel und Rippen. Während der 4. Entwicklungswoche verdichten sich die Sklerotomzellen aus den je 2 benachbarten Somiten eines Paares zur Anlage eines Wirbelkörpers. Kurz darauf bilden paarweise angeordnete Mesenchymzellverdichtungen nach dorsal und lateral weisende Fortsätze, die die Anlage der Neuralbögen und die Rippenanlagen (Processus costales) darstellen. Im thorakalen Segment entstehen aus ihnen die Rippen, an den Halswirbeln die ventrale Begrenzung des Foramen transversarium, an den Lendenwirbeln der Processus costalis und beim Os sacrum der laterale Kreuzbeinabschnitt. Mitunter bildet sich aus dem Processus costalis des 7. Hals- oder 1. Lendenwirbels eine akzessorische Rippe. Bleibt die Verschmelzung der Neuralfalten aus, entstehen Wirbelbogenspalten. Im Mesenchym- bzw. Blastemstadium bestehen die Wirbel- und Rippenanlagen aus einem einheitlichen Zellverband. In dem bald darauf folgenden Knorpelstadium differenzieren sich die Mesenchymzellen zu Chondrozyten, die ab der 7. Entwicklungswoche Knorpelgrundsubstanz bilden, wobei die Knorpelbildung in den kranialen Wirbeln beginnt. Bei Einsetzen der Verknöcherung in der 9. Entwicklungswoche sind Rippenknorpel und Wirbel bereits voneinander getrennt.

Bandscheiben. Durch die Verdichtung der Sklerotomzellen zur Wirbelkörperanlage entstehen Intervertebralspalten, die sich mit Mesenchymzellen auffüllen und so zu den Bandscheiben werden. Im Zentrum der Bandscheibenanlage ist die Chorda eingeschlossen. Sie bildet mit ihren Zellen eine halbflüssige Schleimsubstanz und quillt zum *Nucleus pulposus* auf. Der Anulus fibrosus der Bandscheibe entsteht aus Knorpelsubstanz und Kollagenfasern, die von den Mesenchymzellen in der Umgebung des Nucleus pulposus abgeschieden werden. Bei der Geburt macht der Nucleus pulposus noch den größten Teil der Bandscheibe aus. Er dient bis in das Erwachsenenalter als Stoßdämpfer. Um das 10. Lebensjahr sind jedoch die Chordazellen verschwunden, und die mukoide Grundsubstanz wird allmählich durch den aus der Nachbarschaft einwandernden Faserknorpel ersetzt. Damit verliert die Grundsubstanz auch ihre Wasserspeicherungsfähigkeit und Elastizität.

Steißbein. Um die 5. Entwicklungswoche besitzt der menschliche Embryo noch einen aus den Steißwirbeln bestehenden auffälligen Schwanz. Ein derartiger frei beweglicher Schwanz findet sich typischerweise bei den meisten Wirbeltieren auch im erwachsenen Zustand. Beim Menschen wird er mit zunehmendem Wachstum der Gesäßbacken mehr und mehr verdeckt und bildet sich zum Steißbein zurück, das durch die Verschmelzung von 4–5 Wirbelanlagen entsteht.

Entwicklung des Achsenskeletts

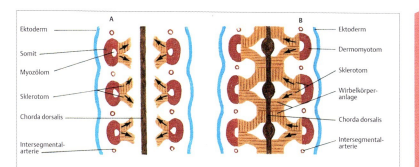
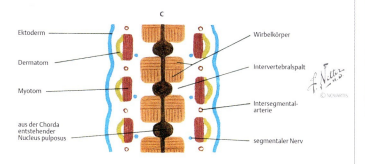
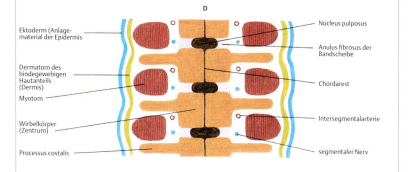

Knochenentwicklung

Formen der Knochenentwicklung

Desmale Ossifikation. Knochen bildet sich entweder aus Binde- oder aus Knorpelgewebe. Der direkt aus dem Bindegewebe durch *desmale Ossifikation* entstehende Knochen gleicht einem verknöcherten Bindegewebe und wird als *Deckknochen* bezeichnet. Aus Deckknochen bestehen die meisten Knochen der Schädelkalotte, die Gesichtsknochen und teilweise auch das Schlüsselbein und der Unterkiefer.

Enchondrale Ossifikation. Alle anderen Knochen des Körpers bilden sich aus einem Knorpelmodell, das nach und nach in einem als *enchondrale Ossifikation* bezeichneten Vorgang knöchern ersetzt wird. Dementsprechend werden sie *Ersatzknochen* genannt. Die beiden Begriffe „Deckknochen" und „Ersatzknochen" beziehen sich auf den Entstehungsmechanismus, nicht jedoch auf die histologische Struktur des voll ausgebildeten Knochengewebes.

Deckknochen

Die Zellen der mesenchymalen Deckknochenanlage scheiden eine aus Mukoproteinen bestehende Matrix ab, in die Kollagenfasern eingebettet sind. In diese organische Grundsubstanz (Osteoid) werden anorganische Calciumphosphatkristalle eingelagert. Diese Mineralisierung des Osteoids wird als *Ossifikation* bezeichnet. Dabei wird v. a. Hydroxylapatit eingelagert, das im reifen Knochen den anorganischen Hauptbestandteil ausmacht.

Die an der Knochenbildung beteiligten Mesenchymzellen differenzieren sich zu *Osteoblasten*. Diese teilen sich, wobei sich einige vollständig in die Grundsubstanz (Osteoid) einmauern und dadurch zu *Osteozyten* werden. Die Osteozyten senden in alle Richtungen lange, dünne Fortsätze aus und nehmen Kontakt mit den Zellfortsätzen benachbarter Osteozyten auf. Mit der Einlagerung von Mineralsalzen in das Osteoid werden die kleinen Knochenhöhlen der Grundsubstanz, die den Zellkern der Osteozyten beherbergen, zu Lakunen und die von diesen ausstrahlenden Hohlräume, die die Osteozytenfortsätze aufnehmen, zu Kanälchen.

Diese Knochenkanälchen übernehmen den Stofftransport zwischen den Spalträumen, die Kapillargefäße beherbergen, und den Lakunen.

Bei der desmalen Ossifikation werden als *Trabeculae* bezeichnete Knochenbälkchen angelegt. Diese nehmen an Länge und Dicke zu und vereinigen sich an verschiedenen Stellen miteinander, wodurch Geflechtknochen (Spongiosa) entsteht. An dessen Außenfläche bildet sich an der derben Bindegewebshülle eine aus Osteoblasten bestehende Innenschicht, die zum Periost wird. Dieser Osteoblastensaum lagert subperiostal schalenförmig Knochengewebe ab. In den tieferen Schichten der Knochenanlage schließen sich miteinander vereinigenden Knochenbälkchen Kapillargefäße und Nerven ein. Auf den Bälkchen wird ebenfalls Knochenmaterial abgelagert.

Ersatzknochen

Am Beginn der enchondralen Ossifikation steht ein knorpeliges Modell des künftigen Knochens. An den Röhrenknochen tritt als erstes Ossifikationszentrum der Knochenkern am Schaft, also der diaphysäre Knochenkern, in Erscheinung. Die diaphysäre Verknöcherung beginnt, indem von der bindegewebigen Außenhülle der Knorpelanlage, dem Perichondrium und späteren Periost, Knochen abgelagert wird. Die Knochenablagerung bildet eine zarte Knochenmanschette um die Schaftmitte der Knorpelanlage, unter der die Knorpelgrundsubstanz verkalkt und die Chondrozyten hypertrophieren. In der Knochenmanschette brechen Kanälchen auf, durch die Kapillargefäße und Mesenchymzellen aus dem Periost in den verkalkenden Knorpel einsprossen. Gleichzeitig löst sich die Knorpelsubstanz auf, wobei die Chondrozyten teils zugrunde gehen und sich teils in Chondroklasten und Osteoblasten differenzieren. Dadurch entstehen die primären Markräume, die Osteoblasten und gefäßreiches, aus den Mesenchymzellen stammendes Knochenmark enthalten. Die Osteoblasten lagern entlang den verbliebenen Spangen aus verkalkter Knorpelgrundsubstanz weiter Knochenmaterial ab, wodurch die Spongiosa entsteht. Der periostal und enchondral in der Schaftmitte gebildete Knochen breitet sich in beide Richtungen zum Knochenende hin aus, und in der Spongiosa des Schafts entsteht eine große zentrale Markhöhle.

Ossifikationsformen

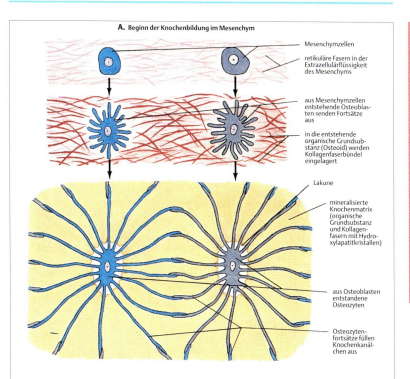

A. Beginn der Knochenbildung im Mesenchym

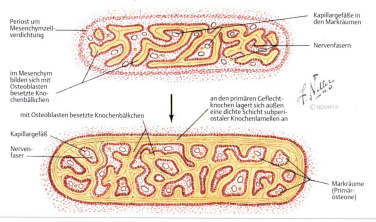

B. Entstehung desmaler Deckknochen – Frühstadium

Knochenentwicklung

Bis zur Geburt besteht das fetale Skelett vorwiegend aus Geflechtknochen (Spongiosa), der sich in Lamellenknochen (Kortikalis) umzuformen beginnt.

Primärosteon

Der Umbau von Geflechtknochen in Lamellenknochen geschieht im Wesentlichen durch eine Verkleinerung der Markräume, die die Mesenchymzellen, Kapillargefäße und Nervenfasern enthalten. Diese Markräume sind ursprünglich relativ groß, beherbergen 1–2 Kapillargefäße, einige perivaskuläre Zellen sowie eine marklose und mitunter auch eine markhaltige Nervenfaser, und werden gemeinsam mit den sie umgebenden Knochenbälkchen als Primärosteone bezeichnet.

Von den Osteoblasten, die die Knochenbälkchen um die Markräume belegen, wird Knochensubstanz in konzentrischen Lagen, also in Form von Lamellen, abgelagert, bis die Markräume fast vollständig ausgefüllt sind, sodass lediglich im Zentrum der Osteone kleine Kanälchen ausgespart bleiben (**A.**).

Diese als *Havers-Kanäle* bezeichneten Hohlräume haben einen Durchmesser von ca. 50 μm, enthalten ein Kapillargefäß mit einigen perivaskulären Zellen und eine Nervenfaser und bilden das *Havers-System*.

Sekundärosteon

Ein Sekundärosteon besteht aus einem zentralen Havers-System mit 4–20 (meist um 6) konzentrischen Lamellen mit einer Dicke von 3–7 μm (**B.**). Durch die Bildung unzähliger derartiger Sekundärosteone wird der ursprüngliche Geflechtknochen in lamellären Knochen (Kortikalis) umgewandelt.

Im zentralen Kern von Faserknochen bleiben die Markräume bestehen. Aus ihrem mesenchymalen Gewebe bildet sich als blutbildendes System das rote Knochenmark.

Dementsprechend bestehen die voll ausgeformten platten Deckknochen der Schädelkalotte aus einer inneren und einer äußeren Kortikalis. Dazwischen befindet sich von Geflechtknochen (Spongiosa) umgeben die zentrale Markhöhle.

Die Sekundärosteone der Kortikalis durchziehen den Knochen in aller Regel in dessen gesamter Länge. Im Querschnitt ist die äußere Begrenzung einzelner Osteone an einem schmalen, lichtbrechenden, fibrillenfreien Ring mit hohem Mineralgehalt, der Kitt- oder Zementlinie, zu erkennen.

Die die Osteone in der Mitte durchziehenden Havers-Kanäle stehen untereinander in Verbindung und kommunizieren über transversal und schräg verlaufende Kanäle (Volkmann-Kanäle) mit dem Periost und der zentralen Markhöhle. Von der zentralen Markhöhle aus gelangt Blut über die Gefäße in den Volkmann-Kanälen und in den Havers-Kanälen durch die Kortikalis an die Oberfläche des Periosts.

Gegen Ende der fetalen Entwicklung treten bis in die Pubertät hinein an den 2 knorpeligen Enden der Röhrenknochen, den Epiphysen, Knochenkerne in Erscheinung. Zwischen dem verknöcherten Schaft und den verknöcherten Epiphysen liegt als zirkuläre Struktur im Metaphysenbereich des Röhrenknochens eine knorpelige Wachstumsplatte, die Epiphysenfuge (S. 8f), an der das weitere Längenwachstum des Knochenschafts stattfindet.

Blutversorgung

Blut gelangt in die Markhöhle der Röhrenknochendiaphysen über 1–2 relativ große diaphysäre Aa. nutriciae. Diese ziehen schräg durch das Foramen nutricium in den Knochen, ohne sich zu verzweigen, und nehmen einen normalerweise von der Epiphyse weg gerichteten Verlauf. Bei ihrem Eintritt in die Markhöhle zweigen von den Aa. nutriciae Äste zu den beiden Epiphysen ab. Die zentralen Ästchen der diaphysären Gefäße schließen sich als Arteriolen Geflechten aus großen, unregelmäßig geformten Kapillaren, den Sinusoiden, an.

An den beiden Knochenenden gelangen zahlreiche kleine epiphysäre Gefäße in die Markhöhle. Sie versorgen den tiefen Anteil des Gelenkknorpels. Im noch wachsenden Knochen mit seinem relativ dicken Epiphysenknorpel finden sich nur wenige Anastomosen zwischen epiphysären und metaphysären Gefäßen. Der Epiphysenknorpel erhält vom Rand her zusätzlich Blut aus einer periostalen Gefäßmanschette.

Differenzierung der Osteone

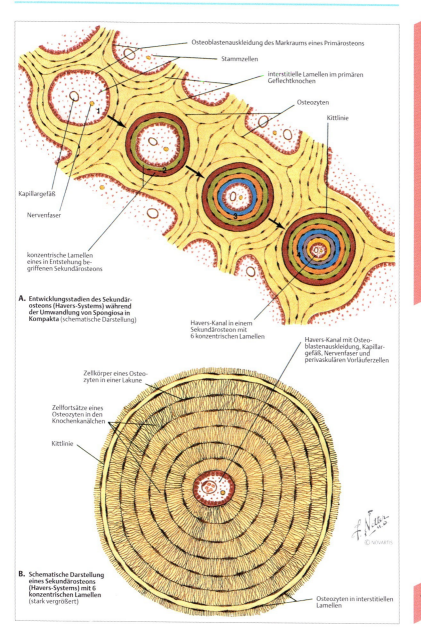

A. Entwicklungsstadien des Sekundärosteons (Havers-Systems) während der Umwandlung von Spongiosa in Kompakta (schematische Darstellung)

B. Schematische Darstellung eines Sekundärosteons (Havers-Systems) mit 6 konzentrischen Lamellen (stark vergrößert)

Knochenentwicklung

Als Epiphysenfuge (Wachstumsplatte) wird eine aus Knorpel, Knochen und Bindegewebe bestehende Zone des im Wachstum befindlichen Knochens bezeichnet. Mit zunehmendem Wachstum breitet sich der primäre Knochenkern zentrifugal in alle Richtungen aus und bildet schließlich die 2 Epiphysenfugen an den beiden Knochenenden.

Die Epiphysenfuge gliedert sich in 3 anatomische Komponenten: in eine Knorpelzone mit histologisch unterschiedlichen Anteilen, eine Knochenzone (Metaphyse) und eine bindegewebige Zone. In der Knorpelzone selbst werden wiederum 3 Anteile unterschieden: Reserve-, Proliferations- und hypertrophe Zone.

Reservezone (Reserveknorpelzone, Ruhezone)

Die der Speicherung und der Bildung von Grundsubstanz dienende Reservezone liegt unmittelbar neben dem epiphysären Ossifikationszentrum. Ihre relativ spärlichen, solitär oder paarig angeordneten Zellen sind rund und speichern Lipide und andere Stoffe. Zwischen ihnen befindet sich mehr extrazelluläre Matrix als zwischen den Zellen der anderen Zonen. In der Grundsubstanz lässt sich histochemisch ein neutrales Polysaccharid bzw. ein aggregiertes Proteoglykan nachweisen. Das Zytoplasma zeigt eine positive Färbereaktion von Glykogen. Elektronenmikroskopisch ist in den Zellen reichlich endoplasmatisches Retikulum zu erkennen, ein Hinweis darauf, dass sie Protein synthetisieren. Die niedrige Sauerstoffkonzentration lässt darauf schließen, dass die Blutgefäße, die in Knorpelkanälen die Reservezone durchziehen, wenig Sauerstoff heranführen. Die Chondrozyten der Reservezone zeigen keine oder bestenfalls eine geringe Proliferationstendenz.

Proliferationszone (Säulenknorpelzone)

Die Aufgaben dieser Zone liegen in der Bildung von Grundsubstanz und in der Zellproliferation, zwei Prozesse, die für das Längenwachstum des Knochens sorgen. Die Chondrozyten dieser Zone sind abgeplattet und zu longitudinalen Säulen gereiht, wobei ihre Längsachse senkrecht zur Knochenachse steht, und sie enthalten reichlich endoplasmatisches Retikulum. Bei der Färbung zum Nachweis von Glykogen ergibt das Zytoplasma eine positive Reaktion. Mit nur wenigen Ausnahmen sind die Chondrozyten der Proliferationszone die einzigen Zellen im knorpeligen Anteil der Epiphysenfuge, die sich aktiv teilen. Die oberste Zelle jeder Säule ist die eigentliche „Mutterzelle", der obere Anteil der Proliferationszone damit die eigentliche Keimschicht der Wachstumszone.

Der Längenzuwachs an der Epiphysenfuge entspricht der Bildung neuer Chondrozyten am oberen Ende der Proliferationszone, vermehrt durch die maximale Größe der Chondrozyten am unteren Ende der hypertrophen Zone. Aufgrund der reichlichen Gefäßversorgung ist die Sauerstoffkonzentration im oberen Abschnitt der Proliferationszone am höchsten. Gemeinsam mit dem in den Chondrozyten enthaltenen Glykogen ist dies ein Zeichen für einen aeroben Stoffwechsel mit Glykogenspeicherung.

Hypertrophe Zone (Blasenknorpelzone)

In dieser Zone kommt es zur Vorbereitung der Grundsubstanz auf die Verkalkung und zur Verkalkung selbst. Die runden Chondrozyten sind blasig aufgetrieben (Blasenknorpel) und erreichen am Grund der Zone das 5fache der Zellgröße in der Proliferationszone. Ihr Zytoplasma ergibt in der oberen Hälfte der Zone einen positiven Glykogennachweis, der sich gegen die Mitte der Zone hin verliert. Elektronenmikroskopisch sehen die Chondrozyten in der oberen Hälfte der hypertrophen Zone normal aus und enthalten sämtliche sonst im Zytoplasma vorhandenen Bestandteile. In der unteren Hälfte machen Vakuolen mehr als 85% des gesamten Zytoplasmavolumens aus. Die untersten Zellen an der Basis der Zellsäulen sind nicht vital. Außer einigen wenigen Mitochondrien und verstreuten Resten von endoplasmatischem Retikulum sind keine Zytoplasmabestandteile zu erkennen. Mitochondrien und Zellmembranen der Chondrozyten in der oberen Hälfte der hypertrophen Zone sind mit Calcium beladen.

Epiphyse I

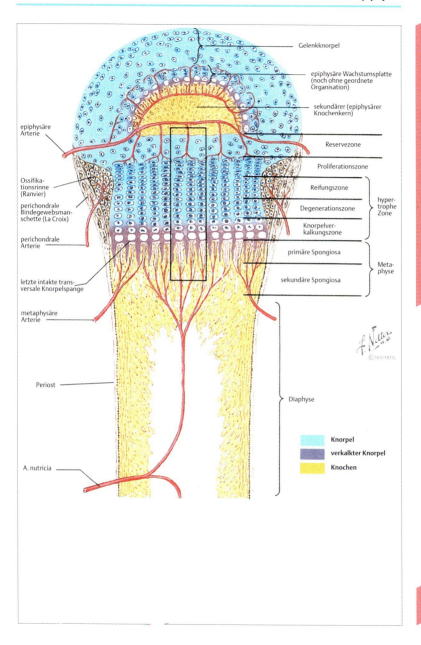

Knochenentwicklung

Mechanismus der Verkalkung

Stoffwechselvorgänge. In der Proliferationszone herrscht eine hohe Sauerstoffspannung. Infolgedessen wird über aerobe Stoffwechselwege Glykogen gespeichert und in den Mitochondrien Adenosintriphosphat (ATP) gebildet. In der hypertrophen Zone herrscht hingegen eine niedrige Sauerstoffspannung. Die Stoffwechselvorgänge laufen daher anaerob ab, und Glykogen wird in der oberen Hälfte der Zone verbraucht. Gegen die Mitte der Zone schalten die Mitochondrien von der ATP-Synthese auf die Speicherung von Calcium um. Diese beiden Prozesse schließen einander aus, erfordern aber gleichermaßen Energie, die über die Atmungskette in den Mitochondrien geliefert wird. Für die Bildung von ATP muss außerdem Adenosindiphosphat (ADP) vorhanden sein. Dies gilt für die Calciumaufnahme nicht. Möglicherweise ist in der hypertrophen Zone für die Bildung von ATP in größeren Mengen nicht genügend ADP vorhanden.

Proteoglykane. In der Grundsubstanz der hypertrophen Zone zeigen sich histochemisch saure Mukopolysaccharide bzw. desaggregierte Proteoglykane. Die Länge der Proteoglykanaggregate sowie die Anzahl der Aggregatuntereinheiten in der Grundsubstanz nehmen von der Reservezone zur hypertrophen Zone hin stetig ab. Die Distanz zwischen den Untereinheiten wird größer. Während die großen Proteoglykanaggregate mit ihren dicht gepackten Untereinheiten die Mineralisierung bzw. deren Ausbreitung hemmen können, vermögen dies kleinere Aggregate mit weniger dicht gepackten Untereinheiten, wie sie sich am unteren Ende der hypertrophen Zone finden, nur in weit geringerem Maße. Für eine ausgedehnte Mineralisierung ist eine Desaggregation der Proteoglykane Voraussetzung.

Verkalkungsbeginn. Der erste Verkalkungsschritt (Verkalkungskerne, Kalkaussaat) am unteren Ende der hypertrophen Zone, in der Knorpelverkalkungszone, läuft in bzw. auf den Matrixvesikeln in den longitudinalen Septen der Grundsubstanz ab. Diese Vesikel sind mit einem Durchmesser von 100–150 nm extrem klein, werden von einer dreischichtigen Membran umschlossen und durch Abschnürung von den Chondrozyten gebildet. Sie sind reich an alkalischer Phosphatase, die als Pyrophosphatase Pyrophosphat abzubauen vermag und damit einen weiteren Hemmer der Calciumphosphatpräzipitation ausschaltet. Die Calciumakkumulation in den Matrixvesikeln beginnt in der hypertrophen Zone annähernd in jener Höhe, in der die Calciumkonzentration in den Mitochondrien geringer wird. Das lässt darauf schließen, dass das in den Mitochondrien gespeicherte Calcium am ersten Verkalkungsschritt der Wachstumsfuge beteiligt ist. Initial läuft die Verkalkung in Form einer Anlagerung von amorphem Calciumphosphat ab, gleichgültig ob sie in bzw. auf den Matrixvesikeln, den Kollagenfasern oder den desaggregierten Proteoglykanen stattfindet. Kurz darauf bilden sich jedoch bereits Hydroxylapatitkristalle. Diese gewinnen an Größe und konfluieren, sodass die longitudinalen Septen nach und nach verkalken. Durch die Verkalkung in der Knorpelverkalkungszone büßt die intrazelluläre Matrix ihre Permeabilität für Metaboliten weitgehend ein. Dementsprechend weist die hypertrophe Zone innerhalb der Epiphysenfuge auch den niedrigsten Diffusionskoeffizienten auf.

Peripherer Faserknorpel

Um den Rand der Epiphysenfuge legen sich 2 Strukturen, nämlich eine keilförmige Rinne (Ranvier-Rinne oder Ossifikationsrinne) und ein Bindegewebsband (La Croix-Band oder perichondrale Bindegewebsmanschette). Sie gehören zwar beide zum peripheren Faserknorpel, lassen sich jedoch aufgrund ihrer unterschiedlichen Funktionen als getrennte Strukturen auffassen.

Ossifikationsrinne. Ihre Aufgabe ist es offenbar, Chondrozyten für das Breitenwachstum an der Epiphysenfuge beizusteuern. Ihre runden bis ovalen Zellen scheinen bei lichtmikroskopischer Betrachtung in den Knorpel der Reservezone zu „fließen".

Perichondrale Bindegewebsmanschette. Sie bietet als Membran der Knochen-Knorpel-Grenze mechanischen Halt und legt sich als dichtes bindegewebiges Band mit vertikal, schräg und zirkumferenziell angeordneten Kollagenfasern um die Epiphysenfuge. An einem Ende geht sie in die Ossifikationsrinne, am anderen in das Periost und den subperiostalen Knochen der Epiphyse über.

Epiphyse II

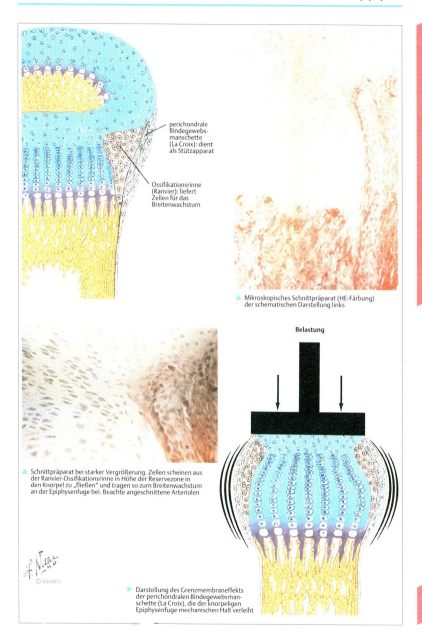

perichondrale Bindegewebsmanschette (La Croix): dient als Stützapparat

Ossifikationsrinne (Ranvier): liefert Zellen für das Breitenwachstum

▲ Mikroskopisches Schnittpräparat (HE-Färbung) der schematischen Darstellung links

▲ Schnittpräparat bei starker Vergrößerung. Zellen scheinen aus der Ranvier-Ossifikationsrinne in Höhe der Reservezone in den Knorpel zu „fließen" und tragen so zum Breitenwachstum an der Epiphysenfuge bei. Beachte angeschnittene Arteriolen

Belastung

▶ Darstellung des Grenzmembraneffekts der perichondralen Bindegewebsmanschette (La Croix), die der knorpeligen Epiphysenfuge mechanischen Halt verleiht

Allgemeine Grundlagen

Knochenentwicklung

Verlauf. Wachstum und Entwicklung des Skeletts beginnen bereits in utero und sind erst nach fast 2 Jahrzehnten abgeschlossen (s. a. S. 30). Sie laufen über eine Reihe exakt aufeinander abgestimmter Ereignisse ab, die genetisch determiniert sind und sowohl durch zentrale endokrine als auch durch periphere biophysikalische und biochemische Prozesse gesteuert werden.

Typen. Die physiologische Knochenbildung erfolgt entweder durch desmale Ossifikation unter Beteiligung mesenchymaler Osteoblasten oder durch enchondrale Ossifikation einer knorpelig vorgebildeten Knochenanlage (S. 4).

Entwicklungsgang. Von den mehr als 200 Knochen des menschlichen Skeletts macht jeder einen eigenen, teils recht einfachen, teils auch recht komplizierten Entwicklungsgang durch.

Das Schläfenbein bietet sich als Beispiel für einen komplizierten Entwicklungsgang an: Als zusammengesetzter Knochen entsteht es zunächst in Form der das Innenohr des primitiven Chondrokraniums umhüllenden Ohrkapsel. Pars squamosa, Processus zygomaticus und Anulus tympanicus werden von desmalen Knochen beigesteuert, der Processus styloideus und die Gehörknöchelchen vom Kiemenbogenskelett. Es ist bei der Geburt nur halb so groß wie im Erwachsenenalter. Das knöcherne Labyrinth des Innenohrs, die Mittelohrhöhle, die Gehörknöchelchen und das Trommelfell weisen zu diesem Zeitpunkt jedoch bereits Erwachsenengröße auf.

Längenwachstum. Das Längenwachstum der Röhrenknochen geht von Knochenkernen aus und verläuft als enchondrale Ossifikation, d. h. durch Knorpelproliferation an der Epiphysenfuge (S. 8f).

Beim weiblichen Geschlecht schließen sich die Epiphysen früher als beim männlichen. Während die Epiphysen beim Mann erst um das 20. Lebensjahr weitgehend geschlossen sind, kommt das Längenwachstum bei der Frau ca. 2 Jahre früher zum Stillstand. Bei Störungen des normalen Knochenwachstums an den Epiphysenfugen des Extremitätenskeletts entstehen pathologisch verkürzte Gliedmaßen.

Breitenwachstum. Das Breitenwachstum verläuft bei desmalen und enchondralen Knochen in gleicher Weise. Die Osteoblasten des Periosts an der äußeren und inneren Deckplatte flacher Deckknochen und an der Oberfläche von Röhrenknochen lagern subperiostal Knochen in Form konzentrischer Lamellen parallel zur Knochenoberfläche ab. Eine übermäßige Dickenzunahme der Kompakta während des Breitenwachstums wird dadurch verhindert, dass gleichzeitig mit dem subperiostalen Knochenanbau endostal an der der Markhöhle zugekehrten Knochenfläche Knochen abgebaut wird. So kommt es praktisch zu einer peripheren Verschiebung der Osteone und die erforderliche Distanz zwischen Blutgefäßen und Osteozyten bleibt erhalten. An der der Außenfläche zugekehrten Seite des Knochens werden während des Breitenwachstums Osteone exzentrisch abgebaut. Dieser Abbau kommt dadurch zustande, dass sich Knochenstammzellen in den Havers-Kanälen in Osteoklasten verwandeln und die Osteozyten in den Lakunen der konzentrischen Lamellen entlang des Knochenabbauweges eine osteoklastische Aktivität entfalten. Die Auflösung der benachbarten Grundsubstanz durch einzelne Osteozyten wird als *osteozytäre Osteolyse* bezeichnet. Aus den Lakunen freigesetzte osteoklastisch wirkende Osteozyten können dabei miteinander zu mehrkernigen Osteoklasten verschmelzen.

Wachstum von Deckknochen. Das periphere Wachstum eines typischen, durch desmale Ossifikation entstandenen, abgeplatteten Deckknochens findet an den Rändern statt, an denen der Knochen bindegewebig mit anderen Deckknochen in gelenkiger Verbindung steht. Diese gelenkigen Verbindungen sind zunächst relativ breit. Zwischen den aufeinander zuwachsenden Schädelknochen finden sich in bestimmten Abständen als Fonticuli oder Fontanellen bezeichnete, besonders breite, weiche Nahtstellen. Davon können die 2 Fonticuli sphenoidales bereits 6 Monate nach der Geburt vollständig geschlossen sein, während sich die beiden Fonticuli mastoidei sowie der unpaare Fonticulus anterior erst im Alter von 2 Jahren schließen. Die Schädelnähte, also die schmalen Spalträume zwischen den Knochen der Schädelkalotte, beginnen sich erst ab dem 30. Lebensjahr zu schließen.

Skelettreifung

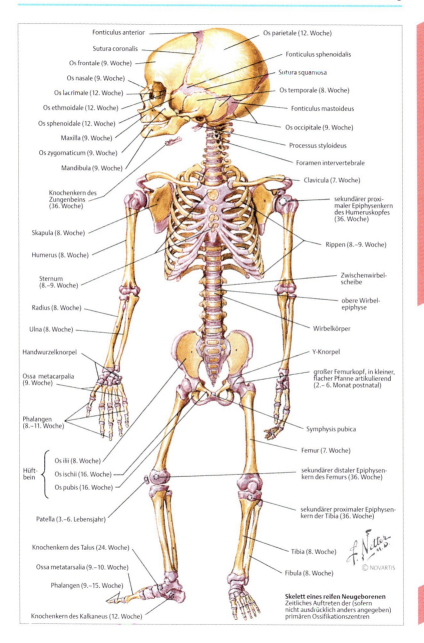

Skelett eines reifen Neugeborenen
Zeitliches Auftreten der (sofern nicht ausdrücklich anders angegeben) primären Ossifikationszentren

Knochenentwicklung

Gelenkflüssigkeit (Synovia)

Die Gelenkhöhle von Synovialgelenken enthält bereits unmittelbar nach ihrem Entstehen eine wässrige Flüssigkeit. An der Gelenkkapsel bildet sich eine fibröse Außenschicht, die an ihrer Innenseite mit einer gefäßreichen *Synovialmembran* ausgekleidet ist. Diese bedeckt die Innenseite der Faserkapsel und alle Knochenflächen, Bänder und Sehnen innerhalb eines Gelenks, spart jedoch Menisken und Gelenkknorpel aus. Die Synovialmembran ist die Bildungsstätte der *Synovia*, einer fadenziehenden, viskösen Flüssigkeit, die als Gelenkschmiere die Gelenkhöhle füllt und der Flüssigkeit in Schleimbeuteln und Sehnenscheiden ähnelt. Physiologischerweise ist sie in der Gelenkhöhle nur in geringen Mengen vorhanden (z. B. im Kniegelenk beim Erwachsenen nur etwas mehr als 1 ml) und bildet dort einen klebrigen Film, der sämtliche Oberflächen der Gelenkhöhle bedeckt. Trotz der geringen Menge ist sie sowohl prä- als auch postnatal die wichtigste Ernährungsquelle für die Chondrozyten des Gelenkknorpels, der als bradytrophes Gewebe weder Blut- noch Lymphgefäße besitzt.

Gelenkknorpel

Der Gelenkknorpel erreicht beim Erwachsenen im Durchschnitt eine Dicke von 1–2 mm. An den größeren Gelenken junger Menschen kann er maximal 5–7 mm dick werden. Im Vergleich zu den Zellen gefäßreicher Körpergewebe, die kaum mehr als 25–50 µm vom nächsten Kapillargefäß entfernt sind, liegt zwischen den Chondrozyten des Gelenkknorpels und ihrer Ernährungsquelle eine enorme Distanz. Die Diffusion von Nährstoffen und Abbauprodukten der Chondrozyten durch die Gelenkgrundsubstanz wird durch Gelenkbewegungen gefördert, indem durch die alternierende Kompression und Entlastung des Knorpels eine Pumpwirkung entsteht, durch die der Stoffaustausch zwischen Knorpelgrundsubstanz und Synovialflüssigkeit erleichtert wird.

Weitere Gelenkstrukturen

Discus articularis. In manchen Gelenken verschwindet das Mesenchym zwischen den Knorpelanlagen nicht, sondern differenziert sich zu einem fibrösen Septum, das das Gelenk in 2 getrennte Kammern unterteilt. Aus diesem Septum entwickelt sich der aus fibrösem Bindegewebe und evtl. einem kleinen Faserknorpelanteil bestehende *Discus articularis*, der wie beim Kiefergelenk 2 getrennte Gelenkhöhlen abgrenzt.
Menisken. Aus dem Mesenchym zwischen den Knorpelanlagen kann sich auch ein fibröses Septum mit einer zentralen Lücke bilden, das Halbmondform hat und von der Gelenkkapsel in eine durchgehende Gelenkhöhle hineinragt. Davon leiten sich die aus Fasergewebe mit einem geringen Faserknorpelanteil bestehenden *Menisken* des Kniegelenks her.

Fehlbildungen

Muskelkontraktionen. Mit der endgültigen Ausformung der Gelenkhöhle im 3. Entwicklungsmonat beginnen sich die das Gelenk führenden Muskeln zu kontrahieren. Ihre Kontraktionen sind für die regelrechte Entwicklung synovialer Gelenke von ausschlaggebender Bedeutung, zumal sie nicht nur die Ernährung des Gelenkknorpels fördern, sondern auch der Verschmelzung der aneinanderliegenden Gelenkknorpelflächen entgegenwirken.
Lähmungsfolgen. Ist die Beweglichkeit eines Gelenks infolge einer Lähmung im frühen Entwicklungsstadium dauernd eingeschränkt, können die Gelenkknorpelflächen miteinander verwachsen, wodurch die Gelenkhöhle obliteriert. Tritt eine derartige Bewegungseinschränkung erst im späteren Entwicklungsverlauf auf, kann die Gelenkhöhle erhalten bleiben, aber die artikulären Weichteile erfahren pathologische Veränderungen. Ein Beispiel ist der nicht genetisch bedingte Klumpfuß (Talipes varus), der durch eine hochgradige pränatale Bewegungseinschränkung des Sprunggelenks verursacht wird. Eine pathologische Verkürzung kann auch an den medialen Knöchelbändern auftreten.

Gelenkentwicklung

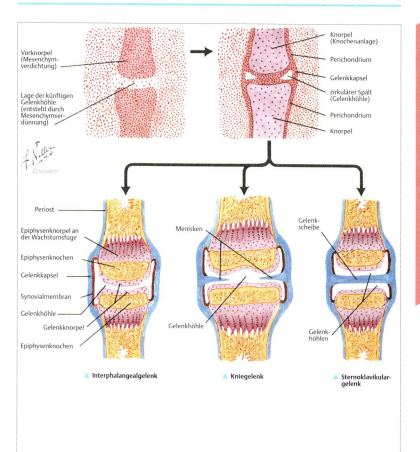

Knochenaufbau

Das Skelett ist nicht nur ein anpassungsfähiger Gelenkrahmen, sondern auch ein dynamischer Mineralspeicher, in dem Calcium und Phosphat in metabolisch stabiler Form gespeichert werden.

Unabhängig von seinem Entstehungsmechanismus (desmal bzw. enchondral) und seiner Organisationsform (Kortikalis bzw. Spongiosa) weist der reife Lamellenknochen im gesamten Skelett die gleiche chemische Zusammensetzung und die gleichen Materialeigenschaften auf.

Knochenzellen

Die Knochenzellen steuern mit 2% lediglich einen kleinen Anteil zur organischen Knochenmasse bei. Dennoch bewerkstelligen sie den gesamten Knochenauf- und -umbau.

Osteoblasten. Die knochenbildenden Zellen haben einen Durchmesser von ungefähr 20 µm und besitzen einen solitären exzentrischen Kern. Sie stammen von mesenchymalen Zellen ab und bilden die organische Knochengrundsubstanz (Osteoid). Zu deren Synthese benötigen sie ein Gerüst, nämlich ein peri- oder endostale Fläche bzw. ein Knochenbälkchen oder eine Havers-Lamelle, an dem sie die Grundsubstanz ablagern können. Bei der Bildung von Osteoid und der Überwachung der Mineralisierung setzen die Osteoblasten alkalische Phosphatase in großen Mengen frei, ein wichtiges Enzym, das die Grundsubstanz auf die Mineralisierung vorbereitet. Durch die Osteoidbildung mauern sich die Osteoblasten allmählich ein und werden so zu teilungsunfähigen Osteozyten.

Osteozyten. Die von den Osteoblasten abstammenden Osteozyten sind ovale Zellen, die ausgereift eine Länge von 20–60 µm erreichen und sich in kleinen Höhlen (Lakunen) tief in der mineralisierten Knochengrundsubstanz befinden. An ihrer Oberfläche tragen sie zahlreiche Fortsätze, die über ein Netz von Kanälchen mit den Fortsätzen anderer Osteozyten in Kontakt treten. Dieses ausgedehnte Kanälchensystem, das die Osteozyten beherbergt und nicht mit den gefäßführenden Volkmann-Kanälen identisch ist, spielt beim Abtransport von Stoffwechselprodukten der Zellen, bei der interzellulären Kommunikation sowie bei der Regulation der Mineralstoffhomöostase eine wichtige Rolle.

Osteoklasten. Als dritte Knochenzellform haben die Osteoklasten die Aufgabe, mineralisierte Knochengrundsubstanz abzubauen. Sie erreichen mit einem Durchmesser von 100 µm eine erhebliche Größe und können bis zu 100 Kerne aufweisen, sind reich an lysosomalen Enzymen, darunter auch saure Phosphatase, und besitzen dort, wo der aktive Knochenabbau stattfindet, eine als Bürstensaum bezeichnete spezialisierte Zellmembran. Man findet die Osteoklasten meist an der Oberfläche der Knochensubstanz, wo sie in von ihnen durch Knochenabbau geschaffenen Höhlen liegen, die als Howship-Lakunen bezeichnet werden.

Organische Knochensubstanz

Hauptbestandteil der organischen Knochenmatrix (Osteoid) ist mit einem Anteil von 95% das Kollagen, und zwar vorwiegend der Kollagentyp I. Es wird entlang mechanischer Spannungslinien abgelagert und bildet so ein wichtiges Kristallisationszentrum im Knochen. Nicht kollagene Proteine sind zwar lediglich mit 5% am Osteoidgewicht beteiligt, spielen aber beim Stoffwechsel des Knochengewebes und der Mineralisation der Knochenmatrix eine wesentliche Rolle. Zu den wichtigsten nicht kollagenen Proteinen, die ausschließlich im Knochengewebe vorkommen, gehören Osteonektin, Osteokalzin, Knochenproteoglykan, Proteolipid, Sialoprotein und morphogenetisches Protein.

Anorganische Bestandteile

Etwa 70% des Trockengewichts der Knochenmasse entfallen auf anorganische Bestandteile, die v. a. in Form des karbonatreichen Knochenapatits vorhanden sind. Dieser bildet kleinere Kristalle, deren Kristallform nicht so vollkommen ist wie bei kristallin reinem Hydroxylapatit. Er ist damit leichter löslich als die kristallin reine Form und für den Stoffwechsel leichter verfügbar. Knochenapatit vermag nicht nur Calcium zu speichern, sondern kann auch Magnesium, Natrium, Kalium, Chlor, Fluor, Strontium und andere knochenaffine Elemente einbauen.

Zusammensetzung von Knochengewebe

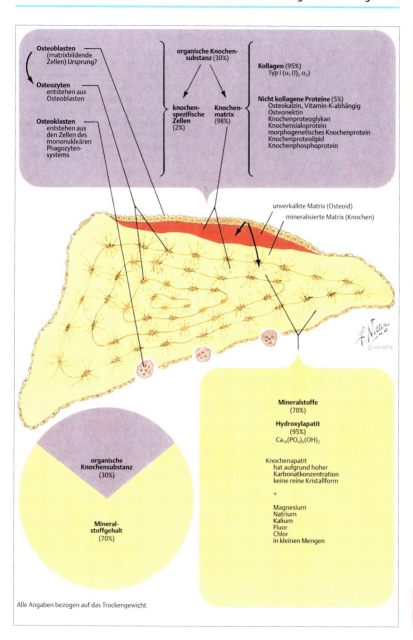

Knochenaufbau

Das adulte Skelett setzt sich histologisch aus 2 verschiedenen Knochenformen zusammen, nämlich aus Kortikalis und Spongiosa. An typischen Röhrenknochen, wie z. B. am Femur, sind beide histologischen Formen vertreten, wobei die Schaftwände, die die Markhöhle umgeben, aus Kortikalis aufgebaut sind und die Spongiosa sich an beiden Knochenenden konzentriert.

Die eigentliche Knochensubstanz, die für die mechanische Stabilität des Knochens sorgt und somit die Stützfunktion des Skeletts ausmacht, ist von speziellem Gewebe umgeben, das für das Knochenwachstum und die Frakturheilung eine wichtige Rolle spielt. Im Falle des Gelenkknorpels nimmt es auch mechanische Aufgaben wahr.

Knochenüberzüge

Gelenkknorpel. Die Gelenkflächen der Knochen sind mit hyalinem Knorpel überzogen, der der Reibung und den Relativbewegungen im Gelenk besser standhält als der Knochen. Der Knorpelüberzug setzt sich in der die Gelenkhöhle auskleidenden Membrana synovialis fort.

Periost. Die Knochenaußenfläche wird von Periost, der derben bindegewebigen Knochenhaut, bedeckt. Während der Wachstumsperiode ist diese an der Innenfläche mit osteogenen Zellen besetzt (Stratum osteogenicum), die Knochenmatrix in Form von Lamellen ablagern. Morphologisch finden sich darunter sowohl aktive Zellen in Knochennähe als auch inaktiv erscheinende Fibroblasten, die gegen die Außenfläche des Periosts zu zwischen dichten Kollagenfibrillen eingelagert sind. Die zu Bündeln gepackten Kollagenfibrillen werden von den abgelagerten Knochenlamellen eingemauert und bilden die in die Außenzone der Kortikalis einstrahlenden Sharpey-Fasern. An vielen Stellen dient das Periost als Verankerungspunkt für Sehnenansätze.

Endost. An seiner Innenfläche wird der Schaft des Röhrenknochens von Endost überzogen, das eine wesentlich dünnere Schicht bildet als das Periost. Seine Zellen besitzen ein osteogenes Potenzial, das v. a. bei der Frakturheilung eine wichtige Rolle spielt.

Kortikalis

Die Kortikalis, die auch als Kompakta bezeichnet wird, ist aus schalenartigen Knochenschichten aufgebaut. Daher wird diese Knochenform auch *Lamellenknochen* genannt. Der Durchmesser der Markhöhle wird durch endostale Knochenumbauvorgänge bestimmt, die Stärke der Kortikalis durch den kombinierten Effekt periostaler und endostaler Prozesse. Die ebenfalls am Knochenumbau maßgeblich beteiligte Grenzfläche der Havers-Kanäle ist für die Dichte der Kortikalis ausschlaggebend.

Havers-Lamellen. Funktioneller Grundbaustein der Kortikalis ist das Osteon bzw. Havers-System (s. a. S. 6). Es besteht aus konzentrisch geschichteten Knochenlamellen (Havers-Lamellen), die um einen zentralen Kanal (Havers-Kanal) angeordnet sind. Jede zylindrische Lamelle eines Osteons trägt einen spärlichen Besatz aus regelmäßig angeordneten Osteozyten.

Generallamellen. Neben den Osteonen enthält die Kortikalis von Röhrenknochen an ihrem äußeren Rand, also subperiostal, auch zirkumferenzielle Lamellen (äußere Grund- oder Generallamellen), die von der Innenschicht des Periosts abgelagert werden. Teilweise findet man auch am inneren Rand, also subendostal, ähnliche Strukturen (innere Grund- oder Generallamellen), die vom Endost gebildet und schichtweise abgelagert werden.

Schaltlamellen. Im reifen Knochen findet ein ausgedehnter Knochenumbau statt, während dessen zahlreiche Osteonengenerationen resorbiert und neu gebildet werden. Von einigen älteren Osteonen sind durch den wiederholten Abbau oft nur noch kleine Bruchstücke vorhanden, die sowohl von den Havers- als auch von den Generallamellen stammen können. Sie werden als *interstitielle oder Schaltlamellen* bezeichnet.

Die Anzahl an Schaltlamellen hängt von der Umbauaktivität des Knochens ab. Besonders reichlich finden sie sich in Knochen mit häufig wechselnder Belastung, z. B. im Femur oder in der Mandibula. Dieser Knochen wird auch als *Brekzien-Knochen* bezeichnet.

Histologie des Knochens I

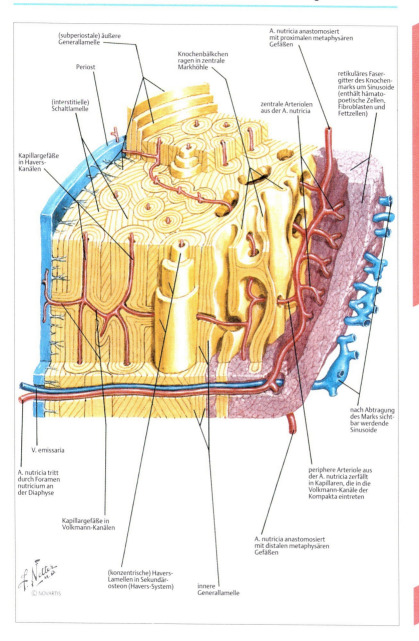

Knochenaufbau

Spongiosa

Struktur. Gesunder adulter Knochen ist stets Lamellenknochen. Dies gilt für die Spongiosa ebenso wie für die Kompakta. An der Knochenmasse des Skeletts ist die Kompakta mit 80% vertreten, nur die verbleibenden 20% entfallen auf die Spongiosa. Aufgrund der großen Flächenausdehnung der Spongiosa ist das Verhältnis zwischen Oberfläche und Volumen allerdings 10-mal so groß wie bei der Kompakta. Im Gegensatz zur dicht gepackten Kompakta stellt sich die Spongiosa als kompliziertes Schwammwerk aus einander überschneidenden, gebogenen Plättchen und Röhrchen dar. Die einzelnen Knochenbälkchen bestehen aus reifem Lamellenknochen, die Osteozyten sind in konzentrischen Lagen mit einem gut ausgebildeten Kanälchensystem angeordnet.

Vorkommen. Spongiosa findet sich typischerweise an den Enden der Knochen, an denen der gesamte Querschnitt des Knochens von den Knochenbälkchen ausgefüllt wird. Beim Erwachsenen steht die Spongiosa an den Enden der Röhrenknochen mit dem gelben Fettmark in Beziehung, am Achsenskelett hingegen mit dem zellreichen, Blut bildenden roten Knochenmark.

Stoffwechselaktivität. Hinsichtlich der Stoffwechselaktivität besteht zwischen Spongiosa und Kompakta ein Verhältnis von 8:1. Dies erklärt, warum Störungen des Homöostase, wie z. B. bei Stoffwechselkrankheiten des Skelettsystems, die Spongiosa stärker betreffen als die Kompakta. Dabei kann die Knochenumbaurate der Spongiosa in verschiedenen Skelettabschnitten deutlich variieren.

Funktion. In ihrer biochemischen Zusammensetzung und in ihren mikroskopisch-physikalischen Merkmalen sind sich Kompakta und Spongiosa ähnlich. Ihr unterschiedlicher makroskopischer Aufbau verleiht ihnen jedoch völlig verschiedene mechanische Eigenschaften. Die Kombination von Kompakta und Spongiosa lässt ein breites Kraft- und Steifigkeitsspektrum zu, sodass den jeweiligen lokalen mechanischen Anforderungen an das Skelett Rechnung getragen werden kann. Und dies unter möglichst geringem Einsatz von Knochenmaterial und bei möglichst geringem Gewicht.

Die von der Spongiosa getragene dünne Kompaktaschale an den Enden der Röhrenknochen ist beispielsweise bestens dafür geeignet, die konzentrierte Last an den Gelenken aufzunehmen, während die Kompaktaröhre in Schaftmitte besser den Verwindungs- und Biegekräften standhält.

Trotz ihrer scheinbaren Porosität und ihres relativ kleinen Volumens besitzt die Spongiosa eine erhebliche Druckfestigkeit, wie sich am Beispiel der Wirbelkörper zeigt.

Knochenumbau. Wie die Kompakta, so ist auch die Spongiosa einem ständigen Umbau unterworfen. Der Ablagerung des von den Osteoblasten neu gebildeten Knochens an einem Rand der Knochenbälkchen entspricht auf der Gegenseite der Knochenbälkchen ein Knochenabbau durch Osteoklasten. Durch den koordinierten Ablauf von Resorption und Knochenneubildung können Knochenbälkchen innerhalb des Knochens ihre Lage ändern und sich an Verschiebungen der mechanischen Anforderungen anpassen. So zeigen die Knochenbälkchen der Spongiosa am proximalen Femurende eine relativ regelmäßige Anordnung, die die Richtung der Hauptspannungslinien des Knochens widerspiegelt. Dabei passen sich die Knochenbälkchen jeweils den unterschiedlichen Belastungen an, die sich dadurch ergeben, dass sich im Rahmen der Skelettentwicklung der Winkel zwischen Femurschaft und -hals ändert.

Knochenmasse. Nach dem 40. Lebensjahr bleibt die Knochenbildung konstant, während die Knochenresorption zunimmt. Im Laufe mehrerer Jahrzehnte kann sich die Knochenmasse bei beiden Geschlechtern durch einen altersbedingten und bei der Frau zusätzlich durch den postmenopausalen Knochenschwund gegenüber dem Stand im 30. Lebensjahr um bis zu 50% verringern. Wird die Knochendichte so gering, dass der knöcherne Stützapparat den mechanischen Belastungen des täglichen Lebens nicht mehr standhält, kann es zu pathologischen Frakturen kommen. Die Druckfestigkeit des Knochens ist dem Quadrat seiner Dichte proportional. Nimmt also die Dichte um den Faktor 2 ab, wird die Druckfestigkeit um den Faktor 4 geringer. Der Grenzwert, ab welchem Frakturen auftreten, wird von zahlreichen Variablen bestimmt, u. a. auch von der maximalen Knochendichte zur Zeit der Skelettreife.

Histologie des Knochens II

A. Schematische Darstellung der Spongiosa

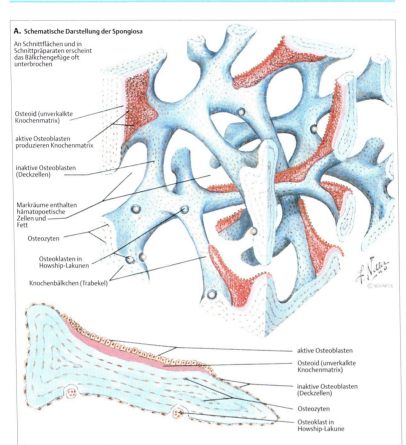

An Schnittflächen und in Schnittpräparaten erscheint das Bälkchengefüge oft unterbrochen

- Osteoid (unverkalkte Knochenmatrix)
- aktive Osteoblasten produzieren Knochenmatrix
- inaktive Osteoblasten (Deckzellen)
- Markräume enthalten hämatopoetische Zellen und Fett
- Osteozyten
- Osteoklasten in Howship-Lakunen
- Knochenbälkchen (Trabekel)

- aktive Osteoblasten
- Osteoid (unverkalkte Knochenmatrix)
- inaktive Osteoblasten (Deckzellen)
- Osteozyten
- Osteoklast in Howship-Lakune

B. Darstellung eines Trabekelschnitts

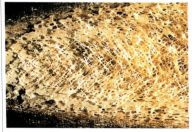

Querschnitt der Spongiosa (Markanteile entfernt): Spongiosa im Zentrum, dünne Kortikalis (Kompakta) am unteren Rand

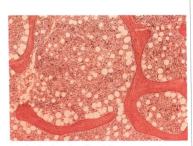

Lichtmikroskopisches Bild: Entkalktes Spongiosapräparat lässt Verhältnis zwischen Bälkchenknochen und Markanteilen erkennen (HE-Färbung, Vergr. 35fach)

Allgemeine Grundlagen

Knochenstoffwechsel

Das Skelett stellt ein dynamisches Mineraldepot dar, in dem Calcium und Phosphor in ionischer, metabolisch stabiler Form gespeichert werden. Die knochenspezifischen Zellpopulationen, also die Osteoblasten, Osteoklasten und Osteozyten, werden von zahlreichen Faktoren gesteuert. Die wichtigsten Einflussgrößen sind

➤ Calciumaufnahme
➤ Vitamin D
➤ Parathormon
➤ Kalzitonin.

Daneben wird die Knochenmineralisation von verschiedenen lokal wirksam werdenden biochemischen und bioelektrischen Phänomenen beeinflusst. Insbesondere die Knochenbelastung spielt eine herausragende Rolle. Bei körperlicher Inaktivität oder Ruhigstellung kommt es rasch zu einer Entmineralisierung und Atrophie des Knochens. Darüber hinaus beeinflussen zusätzlich Geschlechtshormone und Glucocorticoide den Calciumhaushalt des Knochens.

Calciumstoffwechsel

Kaum eine Größe im Organismus wird so fein reguliert wie die Calciumkonzentration in der Extrazellulärflüssigkeit. Sie entspricht zwar nicht einmal einem Prozent des gesamten Calciumdepots im Organismus, stellt jedoch die stoffwechselaktive Form des Minerals dar und spielt bei zahlreichen lebenswichtigen Prozessen, darunter bei enzymatischen Reaktionen, mitochondrialen Funktionen, der Erhaltung der Integrität der Zellmembran, der interzellulären Kommunikation, neuronalen und neuromuskulären Übertragungsvorgängen, der Muskelkontraktion und bei der Blutgerinnung eine ausschlaggebende Rolle. Die Calciumkonzentration im Serum wird über ein fein abgestimmtes endokrines System innerhalb so enger Grenzen gesteuert, dass sie faktisch konstant bleibt. Dies wird durch das Parathormon-Vitamin-D-System gewährleistet, das die Calciumresorption aus dem Gastrointestinaltrakt, die Calciumrückresorption in der Niere und die Mobilisierung von Calcium aus dem Skelett reguliert (S. 24).

Calciumbedarf. Die durchschnittliche tägliche Calciumaufnahme, die erforderlich ist, um eine positive Calciumbilanz zu gewährleisten und eine Entleerung des Mineraldepots im Skelett zu verhindern, beträgt bei jungen Erwachsenen ca. 750–1000 mg. Der Tagesbedarf gesunder prämenopausaler Frauen über 30 Jahre beträgt ca. 1000 mg. Schwangere und Frauen über 50 Jahre brauchen mehr als 1500 mg/d, bei Stillenden sind 2000 mg/d erforderlich.

Bei einer Calciummangelernährung wird zur Deckung des Bedarfs vermehrt Parathormon sezerniert und $1\alpha,25$-Dihydroxycholecalciferol ($1,25(OH)_2$-CC) synthetisiert. Dadurch wird Calcium aus dem Skelettreservoir mobilisiert.

Bei einseitiger Ernährung werden die o. g. Werte für die Calciumaufnahme häufig nicht erreicht. Vor allem bei Lactasemangel kann die Calciumzufuhr unzureichend sein, wenn wegen Unverträglichkeit keine Milchprodukte, aus denen der Großteil des mit der Nahrung zugeführten Calciums stammt, aufgenommen werden. Bei vermehrter Eiweißzufuhr wird Calcium beschleunigt über die Nieren ausgeschieden. Dementsprechend könnte die in den westlichen Industrieländern übliche eiweißreiche Kost zu dem zu beobachtenden beschleunigten Knochenverlust beitragen.

Intestinale und renale Resorption. Die Effizienz der Calciumresorption aus dem Darm hängt primär von der täglichen Calciumzufuhr, vom Vitamin-D-Status und vom Alter ab. Bei normalem Vitamin-D-Spiegel nimmt die Effizienz der Calciumresorption bei sinkender Calciumaufnahme zu. Der geringere Teil des in den Darm abgegebenen Calciums wird resorbiert, der größere gelangt zusammen mit dem nicht aufgenommenen Calcium in den Stuhl. In der Niere werden täglich ca. 8000 mg Calcium filtriert. Davon werden unter dem Einfluß von PTH ca. 95% rückresorbiert. Pro Gramm zugeführten Calciums werden lediglich ca. 50 mg mit dem Harn ausgeschieden.

Mit zunehmendem Alter wird die Resorption von Calcium aus dem Gastrointestinaltrakt infolge einer Abnahme der Basalspiegel und der Sekretionsreserven von $1,25(OH)_2$-CC geringer. Daher brauchen ältere Menschen zur Erhaltung einer positiven Calciumbilanz eine erhöhte Calciumzufuhr.

Calcium- und Phosphatstoffwechsel I

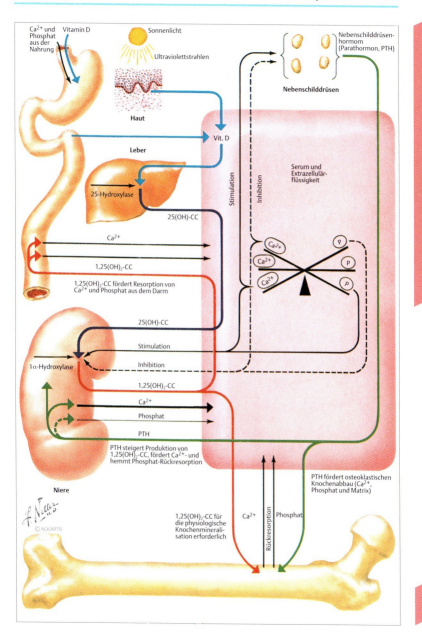

Knochenstoffwechsel

Vitamin D

Vitamin D wird v. a. in Form des Provitamins mit der Nahrung aufgenommen. Der Vitamin-D-Metabolit 1α,25-Dihydroxycholecalciferol ist die wirksamste Form von Vitamin D, seine Vorstufen haben eine im Vergleich nur sehr geringe Stoffwechselwirkung. Der Effekt besteht in einer Steigerung der Calcium- und Phosphatresorption aus dem Darm, außerdem in einer Aktivierung der Knochenresorption durch die Stimulierung der Osteoklasten und die Rekrutierung von Osteoklastenvorläufern (Präosteoklasten).

Synthese. Die ultraviolette Strahlung des Sonnenlichts katalysiert in der Haut die Entstehung des Cholecalciferols aus dem mit der Nahrung aufgenommenen Provitamin Calciferol. Cholecalciferol wird zunächst in der Leber zu 25-Hydroxycholecalciferol (25(OH)-CC) und ein zweites Mal in den Nieren zu 1α,25-Dihydroxycholecalciferol (1,25(OH)$_2$-CC) hydroxyliert. Letzteres ist die biologisch aktive Form; seine Biosynthese unterliegt einer sehr genauen Regulation: Während die hepatische Bildung von 25(OH)-CC lediglich durch eine einfache Produkthemmung gesteuert wird, wird die renale Hydroxylierung durch hohe PTH- und niedrige Phosphatkonzentrationen im Serum stimuliert und durch hohe Calcium- und Phosphatspiegel gehemmt. Dies hat zur Folge, dass 1,25(OH)$_2$-CC nur dann gebildet wird, wenn ein echter Calciumbedarf des Organismus vorliegt.

Vorkommen und Bedarf. In hoher Konzentration kommt Vitamin D in Meeresfischen vor (Lebertran). Daneben finden sich beträchtliche Mengen auch in Milchprodukten, Eiern und Speisepilzen. In der Wachstumsphase ist eine tägliche Zufuhr von 10 µg Vitamin D zur Verhinderung der Rachitis ausreichend, der Erwachsene benötigt nur etwa 2,5 µg. Bei älteren Menschen besteht häufig aufgrund der geringen Sonnenbestrahlung, des geringen Verzehrs von Milch und Milchprodukten und der verminderten Resorption von Vitamin D aus dem Darm ein leichter bis mittelgradiger Vitamin-D-Mangel.

Parathormon

Parathormon (PTH) wird in den Nebenschilddrüsen synthetisiert. Die Hormonausschüttung wird durch einen niedrigen Serumcalciumspiegel angeregt und durch hohe Calciumspiegel gehemmt. PTH wird an 2 Endorganen wirksam, nämlich an der Niere und am Knochen.

Renale Wirkung. An der Niere steigert es im distalen Tubulus die Rückresorption von Calcium und hemmt im proximalen Tubulus die Rückresorption von Phosphat. Außerdem steigert es die Synthese von 1,25-(OH)$_2$-CC aus der Vorstufe 25-(OH)-CC durch Aktivierung der renalen Hydroxylase.

Ossäre Wirkung. Am Knochen stimuliert PTH die Ausschwemmung von Mineralsalzen. Dabei werden zunächst die vorhandenen Osteoklasten aktiviert, wodurch Calcium, Phosphat und Fragmente der Proteinmatrix des Knochens in den Kreislauf ausgeschwemmt werden. Zusätzlich werden nach dieser initialen Phase neu gebildete Osteoklasten rekrutiert. Gleichzeitig nimmt in dem koordiniert ablaufenden Knochenumbauprozess zwar auch die osteoblastische Knochenbildung zu. Insgesamt überwiegt jedoch der Knochenabbau und damit eine negative Bilanz für die Knochensubstanz.

Kalzitonin

Kalzitonin ist ein Hormon, das von den parafollikulären Zellen (C-Zellen) der Schilddrüse gebildet wird. Es fungiert in gewisser Weise als Gegenspieler des Parathormons und übernimmt die Feinregulation des Calciumspiegels. Kalzitonin hat die Aufgabe, einen erhöhten Serumcalciumspiegel zu senken. Seine Synthese und Ausschüttung wird folglich durch hohe Calciumspiegel stimuliert und durch niedrige Spiegel gehemmt. Die Wirkung ist zwar immer die gleiche, der Wirkmechanismus bzw. die Erfolgsorgane sind jedoch altersabhängig: In der Wachstumsphase greift Kalzitonin v. a. am Skelett an und hemmt die osteoklastische Knochenresorption. Im Erwachsenenalter dagegen fördert es den Calciumeinbau in den Knochen und steigert die renale Calcium- und Phosphatausscheidung.

Calcium- und Phosphatstoffwechsel II

	Parathormon (PTH) (Peptid)	**1,25(OH)$_2$-CC** (Steroid)	**Kalzitonin** (Peptid)
Hormon	aus den Hauptzellen der Nebenschilddrüse	aus dem proximalen Nierentubulus	aus den parafollikulären Schilddrüsenzellen
Stimulierende Faktoren	niedriger Ca^{2+}-Spiegel im Serum	erhöhter PTH-Spiegel niedriger Ca^{2+}-Spiegel im Serum niedriger Phosphatspiegel im Serum	erhöhter Ca^{2+}-Spiegel im Serum
Hemmende Faktoren	erhöhter Ca^{2+}-Spiegel im Serum erhöhter 1,25(OH)$_2$-CC-Spiegel	niedriger PTH-Spiegel erhöhter Ca^{2+}-Spiegel im Serum erhöhter Phosphatspiegel im Serum	niedriger Ca^{2+}-Spiegel im Serum
Darm	kein direkter Einfluss indirekter Einfluss durch Ankurbelung der 1,25(OH)$_2$-CC-Produktion in der Niere	stimuliert die Resorption von Ca^{2+} und Phosphat aus dem Darm	hemmt Magensekretion und -entleerung
Niere	stimuliert die Umwandlung von 25(OH)-CC in 1,25(OH)$_2$-CC im proximalen Nierentubulus, steigert die fraktionierte Rückresorption von Ca^{2+}-Ionen, fördert die Ausscheidung von Phosphat mit dem Harn	Wirkung unbekannt	Wirkung unsicher. Teils wurde eine erhöhte Ausscheidung von Ca^{2+} und Phosphat beobachtet
Knochen	stimuliert osteoklastische Knochenresorption und Rekrutierung von Präosteoklasten	stimuliert osteoklastische Knochenresorption	hemmt osteoklastische Knochenresorption
Nettoeffekt auf Calcium- und Phosphatkonzentration in Extrazellulärflüssigkeit und Serum	Erhöhung des Serumcalciumspiegels Senkung des Serumphosphatspiegels	Erhöhung des Serumcalciumspiegels Erhöhung des Serumphosphatspiegels	(flüchtige) Senkung des Serumcalciumspiegels

Allgemeine Grundlagen

Knochenstoffwechsel

Regulation des Calcium- und Phosphatstoffwechsels

Einflussfaktoren. Obwohl die tägliche Calciumaufnahme variiert, bleibt die Calciumkonzentration im Serum in engen Grenzen konstant. An ihrer Regulation sind primär die Nebenschilddrüse mit dem von ihr synthetisierten Parathormon (PTH), die Schilddrüse als Bildungsstätte von Kalzitonin sowie die Niere, in der aus dem schwächer aktiven Metaboliten von Vitamin D das hochwirksame 1α,25-Dihydroxycholecalciferol (1,25(OH)$_2$-CC) gebildet wird, beteiligt. Dazu kommen als zusätzliche Einflussfaktoren noch Hormone (gonadale Steroide, Schilddrüsenhormon, Wachstumshormon, Glucocorticoide, Insulin), Vitamin C, Proteine (Albumin, calciumbindendes Protein, Vitamin-D-bindendes Protein), Phosphat sowie Hemmstoffe der Knochenmineralisation (Pyrophosphat) und der Blut-pH-Wert.

Knochenumbau. Unter normalen Bedingungen werden täglich ca. 1000 mg Calcium zwischen Extrazellulärflüssigkeit und Knochen ausgetauscht. Dies entspricht annähernd 0,1 % der gesamten Calciumreserve. Ein Mechanismus, über den allein der mineralische Anteil der Knochensubstanz abgebaut werden könnte, ist nicht bekannt. Zur Mobilisierung von Calcium wird durch den endokrin gesteuerten und zellulär vermittelten Knochenabbau immer sowohl der Mineralanteil wie auch die Knochenmatrix resorbiert.

Calciumresorption. Bei ausgeglichener Ernährung wird Calcium in ausreichender Menge aufgenommen. Als Calciumquelle dienen v. a. Milch und Milchprodukte (s. a. S. 22). Ein hoher pH-Wert, eine hohe Serumphosphatkonzentration, Chelatbildner wie Phytin oder Oxalat sowie überschüssige freie Fettsäuren behindern die Calciumresorption aus dem Darm. Gesteuert wird die Calciumaufnahme primär durch das Zusammenspiel von PTH und 1,25(OH)$_2$-CC. PTH erhöht die Membranpermeabilität für Calcium aus dem Darmlumen und steigert die renale 1,25(OH)$_2$-CC-Synthese. Ist die PTH-Konzentration niedrig bzw. die Synthese von 1,25(OH)$_2$-CC reduziert, wird weniger Calcium aus dem renalen Tubulus rückresorbiert. Sowohl PTH als auch 1,25(OH)$_2$-CC sind imstande, Osteoklasten zu stimulieren und damit die ossäre Calciumfreisetzung zu fördern. 1,25(OH)$_2$-CC aktiviert zudem das Trägerprotein CaBP.

Phosphatresorption. Phosphat ist in fast allen Nahrungsmitteln vorhanden. Der Phosphatresorption zugrunde liegende Mechanismus ist weit weniger selektiv als der für Calcium, ist aber zumindest teilweise auch von 1,25(OH)$_2$-CC abhängig. Die Phosphataufnahme schwankt erheblich und ist praktisch uneingeschränkt möglich. Die Phosphatkonzentration wird jedoch über renale Ausscheidungsmechanismen fein reguliert. Dafür sind nicht nur die Phosphatschwelle und die tubuläre Sekretion zuständig. Die Rückresorption von Phosphat reagiert auch empfindlich auf die PTH-Konzentration. PTH steigert zwar die Rückresorption von Calcium im Nierentubulus, senkt aber die Rückresorption von Phosphat und erhöht damit dessen Ausscheidung.

Weitere Regulationssysteme. Einer Hyperkalzämie wirken 2 physiologische Mechanismen entgegen: Zum einen ist bei einem erhöhten Calciumspiegel die Produktion von 1,25(OH)$_2$-CC eingeschränkt und die Synthese von PTH vermindert, wodurch die Resorption von Calcium aus dem Darm und der Knochenabbau vermindert und die tubuläre Rückresorption von Calcium entscheidend reduziert werden. Zum anderen wird vermehrt Kalzitonin gebildet, das die Calciumkonzentration senkt, und zwar primär über eine Reduktion der Osteoklastenpopulation und -aktivität sowie in geringerem Maße auch über eine Einschränkung der gastrointestinalen Resorption.

Eine Hyperphosphatämie kann insbesondere im Nierenversagen zu einer metastatischen Kalzifizierung führen, da dabei selbst bei innerhalb der Norm liegender Calciumkonzentration das kritische Löslichkeitsprodukt überschritten werden kann. Infolgedessen nimmt bei steigender Phosphatkonzentration die Synthese von 1,25(OH)$_2$-CC deutlich ab. Auch die Resorption von Calcium aus dem Darm sowie dessen Rückresorption im Nierentubulus und auch der Knochenabbau werden initial eingeschränkt, sodass die Calciumkonzentration sinkt.

Calcium- und Phosphatstoffwechsel III

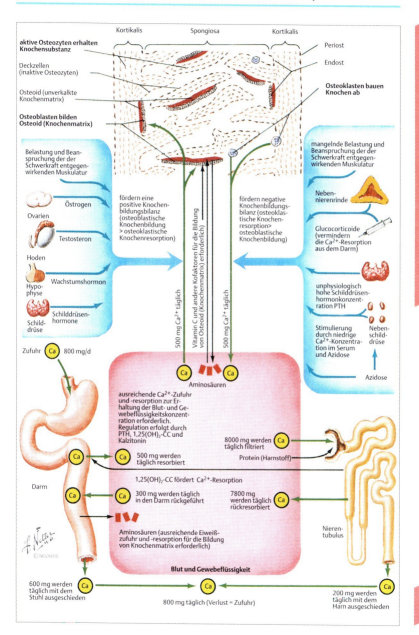

Knochenstoffwechsel

Knochenbilanz. Die Skelettmasse erreicht bei normaler Ernährung und Aktivität beim Gesunden um das 35.–40. Lebensjahr ihr Maximum und bleibt danach konstant, bis sie im Alter langsam wieder abnimmt. Sowohl die Zunahme als auch die Abnahme der Knochenmasse sind letztlich das Ergebnis des Verhältnisses zwischen der Aktivität der Osteoblasten und der Osteoklasten.

Im Normalfall sind Knochenaufbau und -abbau miteinander gekoppelt: eine Steigerung der Osteoklastenaktivität stimuliert z. B. auch die Osteoblasten, den Defekt wieder aufzufüllen. Auch eine Veränderung des Knochenumsatzes, also der Umbaurate, verändert jedoch die Skelettmasse dabei nicht.

Sind die Aktivitäten von Osteoblasten und Osteoklasten voneinander entkoppelt, ist ihr Aktivitätsniveau also unterschiedlich stark oder gar gegensinnig verändert, resultiert daraus je nach Konstellation ein Zuwachs oder Verlust der Knochenmasse. Auch in diesen Fällen kann der Knochenumsatz erhöht oder verringert sein und entsprechend wird sich die Veränderung der Skelettmasse schneller oder langsamer einstellen. Ein erhöhter Knochenumsatz liegt immer dann vor, wenn der Knochenaufbau oder -abbau oder auch beide gesteigert sind.

Ausgeglichene Knochenbilanz. Wenn sich Knochenaufbau und Knochenabbau die Waage halten, bleibt die Knochenmasse insgesamt konstant. Dabei kann aber der Knochenumsatz durchaus in unterschiedlichem Maße erhöht oder vermindert sein, ohne dass dies Auswirkungen auf die Knochenmasse hat:

➤ Knochenaufbau und -abbau gleich stark gesteigert, z. B. beim aktiven Stadium des Morbus Paget. Bei diesem Krankheitsbild ist zwar die Aktivität der Osteoklasten stark vermehrt, im selben Maß jedoch auch die der Osteoblasten, sodass die Skelettmasse unverändert bleibt.

➤ Knochenaufbau und -abbau gleich stark vermindert. Die Anpassung an veränderte mechanische Belastungen oder die Frakturheilung verläuft in diesem Fall jedoch langsamer als bei einem normalen Knochenumsatz.

Positive Skelettbilanz. Überwiegt die Knochenneubildung den Knochenabbau, resultiert eine Zunahme der Skelettmasse. Eine solche positive Skelettbilanz ergibt sich in folgenden Situationen:

➤ Knochenaufbau normal, Knochenabbau vermindert, z. B. bei selektiver Hemmung der Osteoklasten oder bei Frauen nach der Menopause unter Calcium- bzw. Kalzitonin- und Östrogensubstitution.

➤ Knochenaufbau gesteigert, Knochenabbau normal, z. B. bei der physiologischen Knochenentwicklung während der Wachstumsphase und in der Zeit zwischen abgeschlossenem Längenwachstum und Erreichen der maximalen Knochenmasse.

➤ Knochenaufbau gesteigert, Knochenabbau vermindert, z. B. bei der adulten, autosomal dominant vererbten Form der Osteopetrose.

➤ Knochenabbau gesteigert, Knochenaufbau stärker gesteigert. Dieses Phänomen findet sich z. B. fokal beim Morbus Paget im Osteoblastenstadium.

➤ Knochenaufbau vermindert, Knochenabbau stärker vermindert: Selbst ein reduzierter Knochenaufbau führt zu einer Erhöhung der Knochenmasse, wenn die Osteoklastenaktivität überproportional verringert ist.

Negative Skelettbilanz. Einem Nettoverlust von Knochensubstanz liegt ein im Verhältnis zum Knochenaufbau gesteigerter Abbau zugrunde. Folgende Zustände können zu einer negativen Knochenbilanz führen:

➤ Knochenaufbau normal, Knochenabbau gesteigert, z. B. bei der postmenopausalen Osteoporose.

➤ Knochenaufbau vermindert, Knochenabbau normal, z. B. durch Toxine oder Chemotherapeutika, die nur die Osteoblastenaktivität hemmen, ebenso durch einen chronischen Alkoholabusus.

➤ Knochenabbau vermindert, Knochenaufbau stärker vermindert, z. B. durch Glucocorticoidwirkung wie beim endogenen oder iatrogenen Cushing-Syndrom.

➤ Knochenaufbau gesteigert, Knochenabbau stärker gesteigert, z. B. bei Hyperthyreose, Hyperparathyreoidismus sowie durch eine chronische Calciummangelernährung.

Knochenhomöostase

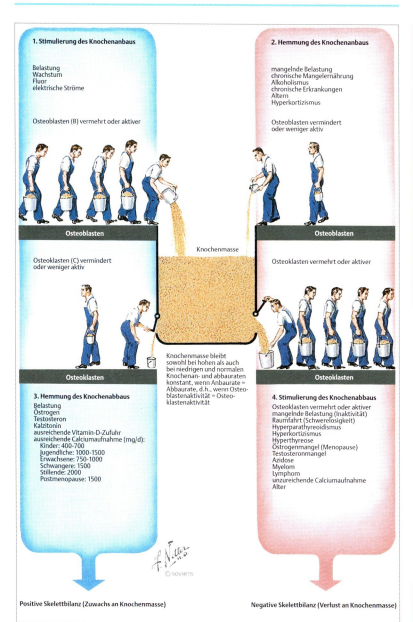

Knochenstoffwechsel

„Remodeling". Zur Erhaltung der Form und der Proportionen eines Knochens während des Längen- und Breitenwachstums bedarf es mehr als nur eines periostalen Knochenanbaus und eines gleichzeitigen endostalen Knochenabbaus. Vielmehr ist ein ständiger Knochenumbau („Remodeling") erforderlich, währenddessen entsprechend der Dimensionsänderung an allen Teilen eines Knochens Knochengewebe an- bzw. abgebaut wird.

Knochengewebe wird bereits während der fetalen Entwicklung umgebaut. Vor der Geburt findet allerdings kein nennenswertes „Remodeling" statt. Dieses tritt erst verstärkt während des 1. Lebensjahrs auf. Die jährliche Knochenerneuerung beträgt während der ersten 2 Lebensjahre 50% gegenüber nur 5% beim Erwachsenen. In diesen ersten 2 Lebensjahren entwickelt sich der Säugling zum aufrecht gehenden Menschen. Dabei wird das Skelett mechanischen Belastungen ausgesetzt, die das Knochenwachstum, die Verknöcherung und insbesondere das „Remodeling" stimulieren. Während des Knochenumbaus erfahren auch die Muskel- und Bandansätze Verschiebungen und Formveränderungen. Der Knochenumbau ist zwar während der Wachstumsperiode am aktivsten, passt sich jedoch das ganze Leben lang an die sich stetig ändernde körperliche Betätigung eines Menschen an.

An der Architektur des proximalen Femurs ist besonders eindrucksvoll das allgemeine Prinzip erkennbar, dass sich der Knochen in seiner äußeren Form als Organ und in seiner inneren Organisation als Gewebe den auf ihn einwirkenden Kräften anpasst. Innere Kräfte entstehen bei der Muskelkontraktion, äußere durch die statische und dynamische Druckbeanspruchung unter Belastung.

Innere Knochenform (A.). Die Bälkchen der Spongiosa im proximalen Femur richten sich stets entlang der Spannungslinien (Trajektorien) aus. Die dadurch entstehende netzförmige Anordnung der Knochenbälkchen entspricht der biologischen Reaktion auf die Summe innerer und äußerer physikalischer Kräfte, die auf diesen Skelettteil einwirken. Dabei lassen sich Zug- und Drucktrajektorien unterscheiden. Bei reduzierter Belastung infolge von Inaktivität oder Immobilisierung kommt es zur progredienten Rarefizierung und schließlich zum Verlust an Knochenbälkchen, wobei die am wenigsten belasteten Trabekel als erste abgebaut werden. Dieser Prozess läuft zwar in allen lasttragenden Knochen ab, ist jedoch im Achsenskelett am ausgeprägtesten, insbesondere an den Wirbelkörpern.

Äußere Knochenform. Auch auf die äußere Knochenform wirken sich mechanische Kräfte in signifikanter Weise aus. So werden z. B. Größe und Form des Trochanter major von den durch die Kontraktion der Glutäalmuskeln eingeleiteten dynamischen Kräften mitbestimmt. Sind diese Muskeln wie z. B. bei bestimmten Formen der Poliomyelitis während der Skelettentwicklung gelähmt, erreicht der Trochanter major nicht seine normale Größe und Form.

Knochenumbau (B.). Die Ausrichtung nach den Erfordernissen der mechanischen Belastung kann mitunter starke Formveränderungen der Knochen bewirken – so z. B. bei in Fehlstellung verheilten Knochenbrüchen. Zumindest im Kindesalter gleicht sich ein Kalluswinkel bis zu 30° im Laufe der Zeit mit zunehmendem Wachstum und unter Belastung wieder aus. Dieses Phänomen widerspricht eigentlich den Gesetzen der Biomechanik, nach denen sich abgewinkelte Objekte bei weiterer Belastung bis zur Ermüdungsgrenze weiter verbiegen. Bei der Geraderichtung eines Knochens während des Wachstums tritt jedoch das exakte Gegenteil ein: an der Konkavseite des Kallus werden durch die erhöhten Druckkräfte die Osteoblasten zur Knochenablagerung veranlasst, während an der Konvexseite die Osteoklasten durch die Zugbelastung zum Knochenabbau veranlasst werden.

Vermittelt wird diese Steuerung der Knochenzellen über elektrische Potenziale. Auf der Zugseite kommt es zu einer positiven, auf der Druckseite zu einer negativen Ladung. Diese Potenziale entstehen unabhängig von der Zellvitalität des Knochens und entstammen nicht dem Mineralanteil, sondern der organischen Knochensubstanz. Im Laborversuch sind sie auch am völlig dekalzifizierten Knochen nachweisbar. Vermutlich beruhen sie auf piezoelektrischen Effekten.

Knochenumbau

A. Knochenarchitektur und physikalische Beanspruchung

Knochenstrukturen richten sich in Form und Dichte so aus, dass sie den von außen einwirkenden Kräften am besten standhalten, d.h., Form und Dichte folgen der Funktion

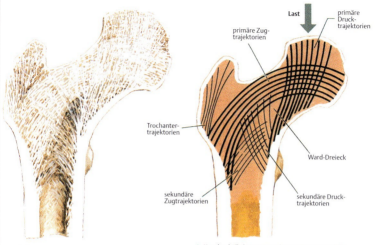

▲ Bälkchenanordnung im proximalen Femur

▲ Knochenbälkchen entsprechen in ihrem Verlauf den Spannungslinien (=Trajektorien) unter Belastung

B. Knochenumbau in Anpassung an Beanspruchungen

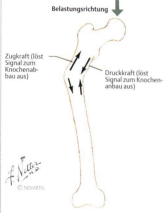

▲ Winkelig gestellter Kallus an Röhrenknochen. Unter Belastungsbedingungen entstehen auf der Konkavseite Druck-, auf der Konvexseite Zugkräfte

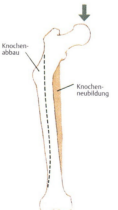

▲ Druckbeanspruchung veranlasst Osteoblasten zur Knochenablagerung auf der Konkav-(Druck-)Seite, Zugbeanspruchung veranlasst Osteoklasten zum Knochenabbau auf der Konvex-(Zug-)Seite

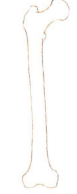

▲ Knochen wird so umgebaut, dass er sich der Belastung optimal anpassen kann. Obwohl unter Belastung eine verstärkte Winkelstellung zu erwarten wäre, tritt das Gegenteil ein

Allgemeine Grundlagen

Muskulatur

Muskelaufbau. Die meisten Skelettmuskeln bestehen aus länglichen, mehrkernigen Zellen, den Muskelfasern, die während der embryonalen Entwicklung durch Verschmelzung embryonaler Myoblasten zu Myotuben entstehen.

Der Muskel als Ganzes wird von einer bindegewebigen Scheide (Epimysium) umgeben, das sich in die Muskelsubstanz als Perimysium fortsetzt und den Muskel in eine Reihe von Faserbündeln gliedert, wovon jedes mehrere Muskelfasern enthält. Innerhalb der Faserbündel werden die Muskelfasern durch das Endomysium voneinander getrennt.

Der kontraktile Apparat der Muskelfasern besteht aus Myofibrillen, längs angeordneten Bündeln dicker und dünner Filamente mit einem Durchmesser von ca. 1 µm und einer Länge von bis zu 15 cm. Diese können aktiv übereinander gleiten, wodurch die mechanische Kontraktionskraft entsteht.

Z-Streifen und Sarkomer. Die dünnen Filamente der Myofibrillen sind an ihren Enden an einem rechtwinklig zu ihnen angeordneten Maschenwerk aus Proteinen befestigt, das dem Z-Streifen entspricht. Derartige Z-Streifen finden sich in regelmäßigen Abständen entlang der gesamten Länge der Myofibrillen. Die zwischen 2 benachbarten Z-Streifen liegende Zone einer Myofibrille wird als Sarkomer bezeichnet und gilt als kontraktile Einheit. Myofibrillen setzen sich somit aus unzähligen, in Serie geschalteten Sarkomeren zusammen.

Weitere Streifen. In der Mitte der Sarkomere liegen zwischen den dünnen die dicken Filamente, die polarisiertes Licht stark brechen und daher auf Längsschnitten als doppelbrechende, also anisotrope A-Streifen erscheinen. Da die Sarkomere länger sind als die dicken Filamente, enthalten sie an ihren beiden Enden nur dünne Filamente. Diese sind im polarisierten Licht schwach brechend, sodass sich der zu beiden Seiten eines Z-Streifens liegende Anteil der Sarkomere, in dem die dünnen Filamente nicht von dicken überlappt werden, als isotroper bzw. I-Streifen darstellt. Im erschlafften Zustand sind die an benachbarten Z-Streifen befestigten dünnen Filamente eines Sarkomers zwar gegeneinander gerichtet, berühren einander jedoch nicht. Dadurch entsteht in der Mitte des Sarkomers, also dort, wo die dicken Filamente nicht von dünnen überlappt werden, die sog. H-Zone bzw. Hensen-Scheibe (s. a. S. 37).

Dicke Filamente. Sie bestehen aus einem großen Protein, dem Myosin. Elektronenmikroskopisch stellt sich das Myosinmolekül als langgestrecktes Stäbchen mit 2 endständigen Paddeln dar. Es besteht aus einem Paar langer Filamente, die in Form einer α-Helix umeinander gewunden sind. Jedes Filament trägt an einem Ende eine kugelige Verdickung, den Myosinkopf. Es entspricht also jeweils ein Paddel einem Filament. Die Paddel bilden zwischen den dicken und den dünnen Filamenten Querbrücken.

Dünne Filamente. Sie bestehen vorwiegend aus dem spiralig-fibrillären F-Aktin, das die Form einer Doppelhelix aufweist und wesentlich kleiner ist als das Myosinmolekül. Es besteht aus kugeligen Aktinmolekülen (G-Aktin) und das Filament ist 2 Ketten aus G-Aktinperlen vergleichbar, die sich umeinander winden (S. 39). Neben G-Aktin finden sich in den dünnen Filamenten 2 weitere Proteine. So liegt zwischen den beiden Aktinfäden Troponin, ein Komplex aus 3 Polypeptiden (Troponin I, Troponin C und Troponin T). An der T-Einheit des Troponins ist jeweils ein Molekül eines dünnen, fibrillären Proteins, Tropomyosin, befestigt, das als Faden in die Rinnen der Doppelhelix eingelagert ist.

Sarkoplasmatisches Retikulum. Dieses Labyrinth aus Röhren und Zisternen besteht aus einem L-System und einem T-System. Das nach außen abgeschlossene L-System verläuft längs der Muskelfasern und um die einzelnen Myofibrillen, während das quer zu den Muskelfasern über den Z-Streifen angeordnete T-System aus röhrenförmigen Einstülpungen des Sarkolemms besteht und mit dem Extrazellulärraum in Verbindung steht.

Als Triade bezeichnet man Stellen, an denen das T-System von Zisternen des L-Systems umgeben sind. Sie dienen der Erregungsausbreitung in der Muskelfaser.

Das sarkoplasmatische Retikulum regelt den Calciumhaushalt des Muskels und ist damit verantwortlich für die Erregungsvermittlung, -ausbreitung und auch -begrenzung, ohne die es zu einer Dauerkontraktion kommen könnte.

Histologie des Muskels

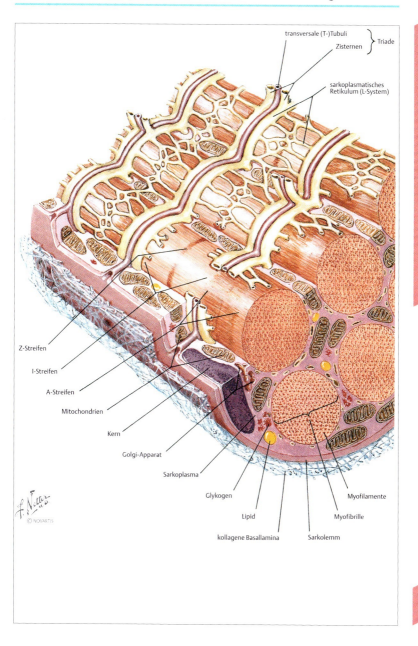

Muskulatur

Calciumverschiebung. Unter dem Einfluss eines über einen motorischen Nerv fortgeleiteten Impulses wird an der motorischen Endplatte der Neurotransmitter Acetylcholin freigesetzt, der die Muskelfasermembran (Sarkolemm) erregt. Diese Erregung breitet sich in Form eines elektrischen Impulses über die gesamte Muskeloberfläche aus.

Unmittelbarer Auslöser der Muskelkontraktion ist ein plötzlicher Anstieg der Calciumionenkonzentration im Zytoplasma der Muskelfaser, also im Sarkoplasma. Um eine Dauerkontraktion des Muskels zu verhindern, ist das Calcium in einem System intrazellulärer, membranbegrenzter Kanäle gespeichert. Dieses System, das sarkoplasmatische Retikulum, durchzieht die gesamte Muskelfaser und umgibt sämtliche Sarkomere.

Die Membranen des sarkoplasmatischen Retikulums enthalten eine Calciumpumpe, durch die die Calciumionen vom Sarkoplasma, wo die Calciumkonzentration stets niedrig ist, in das sarkoplasmatische Retikulum gepumpt werden, in dem eine hohe Calciumkonzentration herrscht. Die Calciumspeicherfähigkeit des sarkoplasmatischen Retikulums wird zusätzlich durch ein spezielles calciumbindendes Protein (Calsequestrin) erhöht.

Natriumkanäle. Im Sarkolemm befinden sich spannungsabhängige Natriumkanäle, die sich bei einer Depolarisation der Muskelfaser öffnen. Innerhalb der Muskelfaser sorgt die Pumpe über das Enzym Natrium-Kalium-ATPase dafür, dass die Natriumionenkonzentration niedrig bleibt. Bei der Spaltung eines ATP-Moleküls in ADP und Phosphat werden 3 Natriumionen aus der Muskelfaser abgezogen und 2 Kaliumionen in sie eingeschleust.

Da bei geöffneten Natriumkanälen die intrazelluläre Natriumkonzentration sehr niedrig ist (ca. 10 mmol/l), strömen Natriumionen aus der Extrazellulärflüssigkeit, in der eine wesentlich höhere Konzentration herrscht (ca. 110 mmol/l), in die Muskelfaser ein. Durch den Einstrom dieser positiv geladenen Ionen wird das Sarkolemm weiter depolarisiert, wodurch sich weitere Natriumkanäle öffnen, bis sich über wiederholte Depolarisationen und eine Zunahme der Natriumleitfähigkeit ein Membranpotenzial von fast +50 mV aufgebaut hat.

Repolarisation. Abgeschaltet wird dieser Vorgang über 2 Mechanismen: Zum einen sind die Natriumkanäle nicht nur spannungs-, sondern auch zeitabhängig. Sie schließen sich, wenn das Sarkolemm länger als einige Millisekunden depolarisiert bleibt. Zum anderen enthält das Sarkolemm auch spannungsabhängige Kaliumkanäle. Diese öffnen sich unter dem Einfluss der mit dem Muskelaktionspotenzial einhergehenden Depolarisation, sodass die positiv geladenen Kaliumionen aus der Muskelfaser ausströmen können. Dadurch kommt es zur Repolarisation des Sarkolemms, d. h., die Ladung an der Innenseite schlägt in den negativen Bereich um, und die Natriumkanäle schließen sich. Unmittelbar vor einer Kontraktion durchläuft also eine große Depolarisationswelle von nur 1–2 ms Dauer das Sarkolemm. Dieser elektrische Impuls ist an der plötzlichen Ausschüttung von großen Mengen Calcium aus dem sarkoplasmatischen Retikulum beteiligt. Durch die Ausschüttung von Calcium aus dem Speicher in der Muskelfaser wird die Kontraktion in Gang gesetzt.

Energieversorgung. Bei der Aufrechterhaltung des steilen Calciumkonzentrationsgradienten an den Membranen des sarkoplasmatischen Retikulums und bei der Aktivierung des Kontraktionsmechanismus wird viel Energie verbraucht. Diese liefert Adenosintriphosphat (ATP).

An der Calciumpumpe des endoplasmatischen Retikulums ist ein Enzym beteiligt, das die Spaltung von ATP in Adenosindiphosphat (ADP) und anorganisches Phosphat katalysiert. Dieses Enzym braucht Calcium und Magnesium, um wirksam werden zu können, und wird daher als Calcium-Magnesium-ATPase bezeichnet. Bei der Spaltung eines ATP-Moleküls werden jeweils 2 Calciumionen an das sarkoplasmatische Retikulum abgegeben.

Verbrauchtes ATP muss rasch nachgeliefert werden. Aufgrund ihres hohen Energiebedarfs sind die Muskelfasern reich an Mitochondrien. Diese besitzen die für den oxidativen Stoffwechsel erforderlichen Enzyme und konzentrieren sich unter dem Sarkolemm in enger Nachbarschaft zu den Kapillaren, über die sie mit Sauerstoff versorgt werden.

Muskelfunktion I

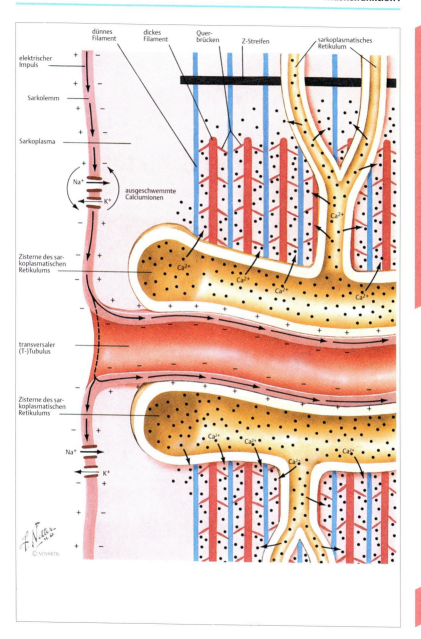

Muskulatur

Jeder Muskel besteht aus einer riesigen Zahl kontraktiler Elemente (Sarkomere), die sowohl nebeneinander als auch hintereinander angeordnet sind. Die Parallelschaltung erhöht dabei die Kontraktionskraft, die Serienschaltung die Kontraktionslänge.

Die Sarkomere weisen eine ausgesprochen regelmäßige dreidimensionale Struktur auf. Der Querschnitt durch einen Muskel hat im elektronenmikroskopischen Bild ein wabenartiges Aussehen, wobei jedes dicke Filament von 6 dünnen Filamenten umgeben wird und sich jedes dünne Filament in der Mitte zwischen 3 dicken Filamenten befindet.

In der Muskelfaser sind die Myosinmoleküle so angeordnet, dass sie sich mit ihren Köpfen („Paddel") von der Mittelzone des Myosinfilaments weg zum nächstgelegenen Z-Streifen neigen. In der Mittelzone überlappen die Myosinmoleküle einander mit ihren Schwänzen, wodurch eine kopffreie Zone entsteht, die im Elektronenmikroskop glatt und verdickt aussieht. Diese breiteren Mittelzonen sind in benachbarten dicken Filamenten parallelgeschaltet und erscheinen elektronenmikroskopisch als M-Streifen.

Das Übereinandergleiten der kontraktilen Filamente entsteht durch „Ruderschläge" der Querbrücken, also der Köpfe der dicken Filamente, die für die Verbindung zwischen dicken und dünnen Filamenten sorgen. Diese Querbrücken sind elektronenmikroskopisch über die gesamte Länge der dicken Filamente verteilt und sparen lediglich die Mittelzone aus (M-Streifen).

Kontraktion. Muskelfasern werden zur Kontraktion veranlasst, sobald ein Nervenimpuls an der motorischen Endplatte ankommt. Hier bewirkt die durch den Nervenimpuls freigesetzte Transmittersubstanz Acetylcholin, dass in der Muskelfaser ein sich rasch ausbreitender elektrischer Impuls, das Aktionspotenzial, entsteht. Dieser Impuls wird in das Faserinnere fortgeleitet und löst den mechanischen Kontraktionsvorgang aus.

Der Muskelkontraktion liegt die synchrone Verkürzung aller Sarkomere in allen erregten Muskelfasern zugrunde. Diese kommt dadurch zustande, dass die dicken und die dünnen Filamente in jedem Sarkomer weiter übereinander gleiten. Die stärkere Überlappung wird durch wiederholtes Schließen und Öffnen der Querbrücken zwischen den dicken und dünnen Filamenten erreicht.

Durch abwechselndes Kippen und Strecken treten die Myosinköpfe mit den Aktinuntereinheiten an den dünnen Filamenten in Interaktion. Während sie sie nacheinander „anfassen" und „loslassen", werden die Aktinfilamente immer näher an den gegenüberliegenden Z-Streifen „herangerudert". Durch diese „Ruderschläge" gleiten die dünnen Filamente an den dicken vorbei, und der I-Streifen wird schmaler. Je näher die Aktinfilamente mit ihren Enden an den M-Streifen herankommen, desto dichter wird der I-Streifen und desto schmaler die H-Zone. Welche Kraft dabei entwickelt wird, hängt von der Anzahl der gleichzeitig geschlossenen Querbrücken zwischen den dicken und den dünnen Filamenten ab.

Kontraktionskraft. Die Kontraktion der Muskelfaser in Reaktion auf einen Einzelimpuls eines motorischen Nervs verläuft nach dem Alles-oder-Nichts-Prinzip. Die Kontraktionskraft einer einzelnen motorischen Einheit ist konstant und kann nur an- oder abgeschaltet, nicht aber stufenweise entfaltet werden. Die Kontraktionskraft eines Muskels hängt also davon ab, wie viele motorische Einheiten synchron erregt werden und aus wie vielen Muskelfasern sie jeweils bestehen. Motorische Einheiten großer Muskeln können mehr als 2000 Muskelfasern enthalten. In kleinen Muskeln mit geringer Kraftentwicklung, aber Feinregulierung dieser Kraft, z.B. in den äußeren Augenmuskeln, sind mitunter nicht mehr als 6 Muskelfasern vorhanden. Selbst in ein und demselben Muskel sind die motorischen Einheiten nicht alle gleich groß. Kleine Motoneurone sind leichter aktivierbar als große. Bei motorischen Nervenreizen werden meist die kleinsten Motoneurone und motorischen Einheiten als erste aktiviert. Auf diese bleibt die Aktivierung bei geringer Kraftentfaltung beschränkt. Bei größerer Kraftentfaltung und geringerer Feinabstufung werden nach und nach größere motorische Einheiten rekrutiert.

Muskelfunktion II

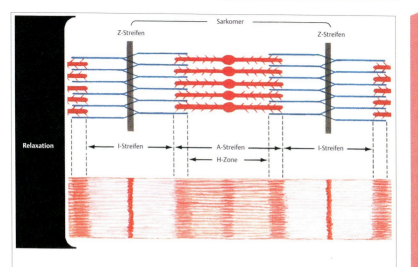

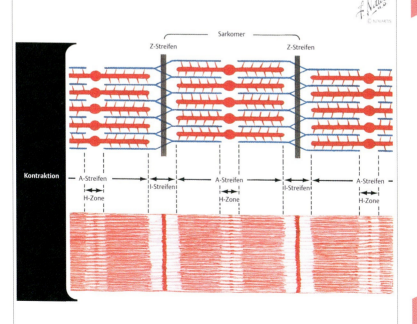

Muskulatur

Wirksamwerden des Aktionspotenzials. Das Aktionspotenzial kann am sarkoplasmatischen Retikulum im Inneren der Muskelfaser nur wirksam werden, wenn es sich sowohl an der Faseroberfläche als auch in das Faserinnere ausbreitet. Dies wird durch Einstülpungen des Sarkolemms, die (transversalen) T-Tubuli, gewährleistet. In der Skelettmuskulatur des Menschen liegen die T-Tubuli auf der Grenze zwischen A- und I-Streifen. Jedem Sarkomer entsprechen daher 2 T-Systeme, und zwar an beiden Seiten des A-Streifens. Die T-Tubuli werden zu beiden Seiten von je einer Ausweitung des sarkoplasmatischen Retikulums, den Zisternen, umgeben. Diese elektronenmikroskopisch im Querschnitt sichtbare charakteristische Gruppierung von je einem T-Tubulus und 2 Zisternen wird als Triade bezeichnet. Das Aktionspotenzial wird somit in enger räumlicher Beziehung zu Strukturelementen des sarkoplasmatischen Retikulums in das Innere der Muskelfaser fortgeleitet.

Querbrückenverbindungen. Beim Aufbau der Querbrückenverbindungen binden sich die dicken Filamente mit ihren Köpfen an die dünnen Filamente. Voraussetzung dafür ist, dass sich Adenosintriphosphat (ATP) an die Myosinköpfe bindet und mit diesen eine elektrisch geladene Myosin-ATP-Zwischenstufe bildet. Diese elektrisch geladene Zwischenstufe vermag sich ihrerseits an entsprechender Stelle an eine Aktinuntereinheit zu binden. Solange die Tropomyosinmoleküle ihre Ruhekonfiguration beibehalten, bleibt der Zwischenstufe offenbar der Zugang zu einer Aktinuntereinheit versperrt. Wird eine Muskelfaser elektrisch erregt, werden aus dem sarkoplasmatischen Retikulum Calciumionen freigesetzt und binden sich an die Troponinmoleküle. Dadurch ändert sich die Konfiguration von Tropomyosin, das an der T-Einheit von Troponin angeheftet ist, und die Bindungsstellen für die Querbrücken werden frei. Diese werden daraufhin von den nächstliegenden Myosinköpfen besetzt. Damit ist eine mechanische Verbindung zwischen den dicken und den dünnen Filamenten hergestellt.

Kontraktion. Für eine Kontraktion muss sich erst der Anstellwinkel der Myosinköpfe ändern, sodass sie die dicken und die dünnen Filamente aneinander vorbeiziehen können. Die dafür erforderliche Energie liefert ATP. Die Myosinköpfe enthalten Adenosintriphosphatase-(ATPase)-Komplexe, die jedoch nur reaktionsfähig sind, solange die Myosinköpfe an die Aktinfäden gebunden sind. Durch diese Komplexe wird ATP zu anorganischem Phosphat und Adenosindiphosphat (ADP) hydrolysiert. Da die Affinität der Myosinköpfe für ADP gering ist, wird die Bindung zwischen ADP und Myosin gelöst. Ein Teil der dabei frei werdenden Energie wird für die Lageänderung, also die „Kippung" der Myosinköpfe, herangezogen. Durch Wiederholung dieses Vorgangs wird das dünne Filament gegen die Sarkomermitte gezogen, und das Sarkomer verkürzt sich.

Relaxation. Bei der Bindung der angewinkelten Myosinköpfe an die Aktinfäden der dünnen Filamente spricht man von einem Rigorkomplex. Diese Bezeichnung leitet sich von der Totenstarre (Rigor mortis) her, da nach Eintritt des Todes die ATP-Konzentration in den Muskelfasern so weit abnimmt, dass die Myosin- und Aktinmoleküle starr miteinander verbunden bleiben. Im gesunden Muskel wird bei Ausbleiben der elektrischen Aktivität das überschüssige Calcium rasch im sarkoplasmatischen Retikulum aufgenommen. Ist kein Calcium mehr an Troponin gebunden, löst sich auch die Bindung zwischen den Myosinköpfen und den Aktinfäden, der Rigorkomplex wird aufgebrochen, die Sarkomere dehnen sich, und der Muskel kann erschlaffen.

Motoneurone. Muskelfasern werden von Neuronen innerviert, deren Zellkörper sich im Vorderhorn des Rückenmarks und in den motorischen Hirnstammkernen befinden. Deren Axone verlassen das Rückenmark mit den ventralen Wurzeln, verteilen sich auf die motorischen Nerven und treten an der motorischen Endplatte in die Muskeln ein. Dabei verzweigt sich jedes Axon vielfach und innerviert zahlreiche Muskelfasern. Eine Skelettmuskelfaser wird stets nur von einem Motoneuron innerviert. Dieses Motoneuron und sämtliche von ihm innervierten Muskelfasern werden als motorische Einheit bezeichnet. Die Muskelfasern einer motorischen Einheit liegen in aller Regel nahe beieinander. Die Territorien einzelner motorischer Einheiten können sich jedoch überschneiden.

Muskelfunktion III

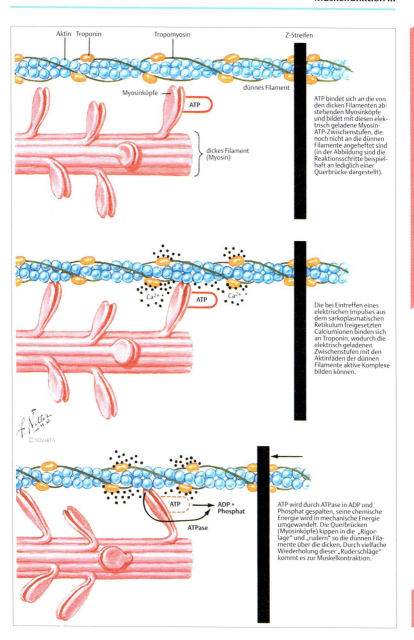

Knochen-/Knorpeldegeneration

Die Arthrose ist die häufigste aller Gelenkerkrankungen. Im Gegensatz zu Erkrankungen des rheumatischen Formenkreises handelt es sich primär um keine systemische oder entzündliche Erkrankung, sondern um einen degenerativen Prozess, der lokalisiert abläuft. Im Rahmen der Resorption von Abrieb können zeitweise entzündliche Gelenkveränderungen auftreten („*aktivierte Arthrose*").

Man unterscheidet die alterungsbedingte *primäre Arthrose* von der *sekundären Arthrose*, die sich auf dem Boden von Arthritiden, Verletzungen, systemischen Erkrankungen oder Gelenkdysplasien entwickelt und schon im jüngeren Alter in Erscheinung treten kann.

Pathogenese

Das arthrotische Geschehen ist v.a. Folge des physiologischen Alterungsprozesses, in dessen Zuge sich die Knorpelzusammensetzung ändert. Auch die durch die Reibung und die Druckbelastung entstehenden Mikrotraumen am Gelenkknorpel spielen bei den degenerativen Vorgängen eine Rolle. Allerdings lassen z.B. die enorme Variationsbreite des Manifestationsalters und des Ausmaßes arthrotischer Beschwerden darauf schließen, dass weitere Faktoren beteiligt sein müssen. Diskutiert werden chemische, metabolische und genetische Ursachen. Zu den mechanischen Faktoren, die eine Arthrose begünstigen, gehören Übergewichtigkeit, Fehlhaltungen und Gelenkinstabilitäten.

Veränderungen am Gelenkknorpel. Als erste degenerative Veränderung fällt der reduzierte Gehalt an Proteoglykanen auf. Dadurch kommt es zu einer fokalen Erweichung des Knorpels, v.a. in den am stärksten belasteten zentralen Gelenkanteilen. Es bilden sich Risse und Spalten, die in die Tiefe der Knorpelsubstanz reichen. Mit fortschreitender Degeneration verliert der Knorpel zunehmend an Höhe, und die Knorpeloberfläche raut sich auf. Schließlich geht an der Gelenkfläche nach und nach der gesamte Knorpelüberzug verloren.

Veränderungen am Knochen. Durch Knochenanbau an den Gelenkrändern bilden sich *Osteophyten*, die mitunter in den Gelenkspalt einwachsen können. Auch subchondral wird Knochen neu gebildet (*Sklerosesaum*). Unterhalb der Gelenkfläche entstehen zystische Ausdünnungsherde (*Pseudozysten*), die schließlich zusammenbrechen können.

Veränderungen an den Weichteilen. Weisen die Gelenke durch den Knorpel- und Knochenschaden hochgradige Veränderungen auf, sind Synovialmembran und Kapselgewebe leicht bis mäßig entzündet und fibrös verdickt. Entlang der Bänder und Sehnen in Gelenknähe kann sich eine Fibrose, teils mit Kalzifizierung (*Spornbildung*) einstellen.

Klinik

Die Symptomatik der Arthrose wird weitgehend von der Lokalisation der Erkrankung bestimmt. Am häufigsten betroffen sind die großen Gelenke der unteren Extremität und einige Gelenke des Handskeletts.

Im klinischen Bild stehen Schmerzen und Bewegungseinschränkungen im Vordergrund. In Ruhe haben die Patienten anfangs meist keine Beschwerden, klagen aber über Schmerzen bei Belastung und Bewegung der betroffenen Gelenke. Meist bestehen zusätzlich witterungsbedingte Gelenkbeschwerden, Anlaufschmerzen und Steifigkeit nach Inaktivität.

Diagnostik

Klinische Untersuchung. Es fallen harte Schwellungen an den Gelenkrändern, Druckdolenz, Schmerzhaftigkeit und Krepitieren bei Gelenkbewegungen auf. Der Bewegungsumfang der betroffenen Gelenke ist meist eingeschränkt. Anzeichen einer Synovitis (Überwärmung und Rötung) sind meist nicht feststellbar. Bei Gelenkergüssen bestehen diffuse Schwellungen.

Apparative Diagnostik. Die Röntgenuntersuchung zeigt eine Höhenminderung des Gelenkspalts, eine Osteophytose (Knoten-, Sporn- und Knochenspangenbildung) sowie einen subchondralen Sklerosesaum und Pseudozysten in der Gelenkfläche.

Therapie

Die Therapie ist in aller Regel symptomatisch mit Antiphlogistika. Zum Erhalt der Beweglichkeit kann Krankengymnastik angezeigt sein. Bei schwerer Gelenkdestruktion sind künstlicher Gelenkersatz oder operative Arthrodese möglich.

Arthrose

Stadienverlauf der Gelenkveränderungen

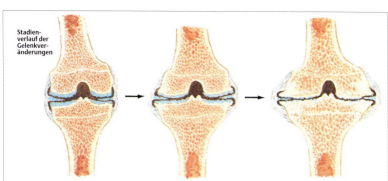

▲ Degenerative Veränderungen im Frühstadium mit Auffaserung an der Oberfläche des Gelenkknorpels

▲ Zunehmende Arrodierung des Knorpels mit Gruben- und Spaltbildung. Hypertrophie des Knochens an den Gelenkflächenrändern

▲ Nahezu vollständige Destruktion des Knorpels mit Verschmälerung des Gelenkspalts. Unregelmäßige Konfiguration und Eburnisierung des subchondralen Knochens. Osteophytenbildung an den Gelenkflächenrändern. Fibrosierung der Gelenkkapsel

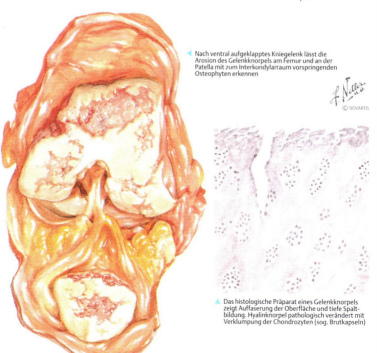

◀ Nach ventral aufgeklapptes Kniegelenk lässt die Arosion des Gelenkknorpels am Femur und an der Patella mit zum Interkondylarraum vorspringenden Osteophyten erkennen

▲ Das histologische Präparat eines Gelenkknorpels zeigt Auffaserung der Oberfläche und tiefe Spaltbildung. Hyalinknorpel pathologisch verändert mit Verklumpung der Chondrozyten (sog. Brutkapseln)

Allgemeine Grundlagen

Gelenkpunktion

Neben der sorgfältig erhobenen Anamnese und der klinischen Untersuchung ist die Gelenkpunktion mit Punktatanalyse eine der aussagekräftigsten Methoden bei der Abklärung von Gelenkerkrankungen. Mit der Analyse des Punktats lässt sich der pathologische Prozess genauer ermitteln, der sich im Gelenk abspielt, und auch eine Infekt- bzw. eine Kristallarthritis wie die Arthritis urica bzw. Pseudogicht sichern.

Grundsätze der Gelenkpunktion

Punktiert werden Gelenke, die Beschwerden machen und geschwollen sind. Wichtig bei allen Gelenkpunktionen ist eine strenge Asepsis. Um das Infektionsrisiko weitgehend auszuschalten, darf der Einstichkanal nicht durch entzündete Hautareale verlaufen. Nach sorgfältiger Desinfektion der Haut wird die Punktionsstelle steril abgedeckt, markiert und durch Infiltration mit 1%iger Xylocainlösung oder topischer Applikation eines Ethylchlorid-Sprays oberflächlich anästhesiert. Die Punktionsnadel soll mindestens die Größe Nr. 20, für die Punktion der Fingergelenke die Nr. 22 aufweisen.

Mit einer Hand, die die Nadel nicht berühren darf, sucht man die anatomischen Orientierungspunkte auf, mit der anderen wird die Punktionsnadel eingestochen. Erhält man dabei nicht sofort ein Punktat, kann man die Lage der Nadel etwas korrigieren, ohne sie herauszuziehen. Außer bei massiven Ergüssen tut man sich mit einer 10-ml-Spritze am leichtesten. Eine geringe Menge Gelenkflüssigkeit lässt sich aus fast jedem Gelenk gewinnen, selbst aus klinisch unauffällig erscheinenden Knie- und Fingergelenken. Mitunter muss eine Assistenzperson jedoch das Areal sozusagen „melken", indem das paraartikuläre Gebiet in Richtung Gelenk ausgestrichen und so die Recessus in die Gelenkhöhle geleert werden. Für eine umfassende Analyse der Gelenkflüssigkeit reicht in der Regel 1 ml Punktat aus. Kristalle und infektiöse Erreger lassen sich selbst in einem Tropfen Punktat nachweisen. Gegebenenfalls wird man aber mehr abpunktieren, um das Gelenk zu entlasten.

Intraartikuläre Injektion

Depotsteroide werden in gleicher Weise in das Gelenk appliziert. Sie verschaffen bei schweren Arthrosen, chronischer Polyarthritis und anderen entzündlichen Arthritiden mitunter vorübergehend Erleichterung. Unter anderem kommen dafür Triamcinolon- und Prednisolonpräparate in Betracht. Bei Zeichen einer Gelenkinfektion sind Steroide jedoch kontraindiziert.

Technik der Gelenkpunktion

Kniegelenk (A.). Am Kniegelenk bereitet die Punktion die geringsten Schwierigkeiten. Die Nadel wird horizontal vom medialen oder lateralen Patellarand subpatellar eingestochen, um sicher in den Gelenkbinnenraum einzudringen.

Sprunggelenk (B.). Die Nadel wird unmittelbar proximal und lateral des Malleolus medialis und medial der Sehne des M. extensor hallucis longus eingestochen.

Schultergelenk (C.). Die Punktionsnadel wird in Höhe des Korakoids oder unmittelbar distal davon und medial des Humeruskopfes eingestochen.

Ellenbogengelenk (D.). In 90° Flexion wird die Nadel distal des Epicondylus lateralis und proximal des Olekranons eingestochen.

Handgelenk (F.). Bei leicht flektiertem Gelenk wird die Nadel unmittelbar distal des Radius am ulnaren Rand der Sehne des M. extensor pollicis longus (Begrenzung der Tabatière) eingestochen.

Fingergelenke (E.). Bei teilflektiertem Gelenk wird die Punktionsnadel schräg von dorsomedial oder dorsolateral eingestochen.

Komplikationen

Komplikationen nach Gelenkpunktionen sind selten, iatrogene Infektionen kommen bei nicht einmal 1 von 7000 Fällen vor. Als ausgesprochen seltene Komplikation kann ein Hämarthros (blutiges Punktat) auftreten. In der Regel ist jedoch selbst bei Patienten unter Antikoagulanzientherapie bei vorsichtiger Vorgehensweise eine Punktion möglich. Nach dem Eingriff ist keine besondere Nachsorge erforderlich, insbesondere keine Ruhigstellung.

Punktionstechnik

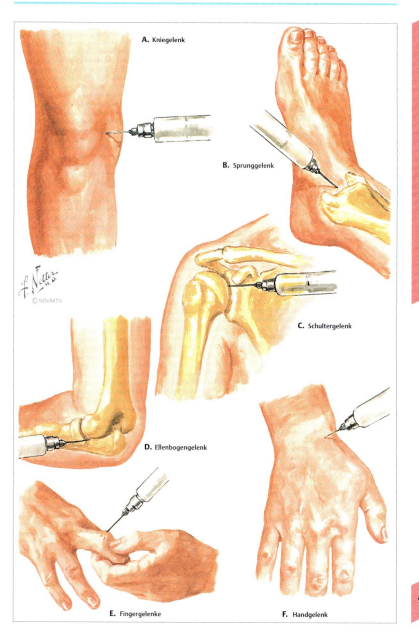

A. Kniegelenk
B. Sprunggelenk
C. Schultergelenk
D. Ellenbogengelenk
E. Fingergelenke
F. Handgelenk

Allgemeine Grundlagen

Gelenkpunktion

Am Beginn der Punktatanalyse steht die makroskopische Beurteilung. Aus dem Aussehen der Flüssigkeit, also aus der Trübung, dem Vorhandensein von Blut und der Viskosität, erhält man oft erste Hinweise auf die Diagnose und Anhaltspunkte für gezielte, weiterführende Untersuchungen.

Trübung. Zur Beurteilung der Trübung wird eine geringe Menge des Punktats in ein Glasröhrchen gefüllt. Durch normale, nicht entzündliche Gelenkflüssigkeit ist Druckschrift ohne weiteres lesbar. Eine Trübung spricht für eine entzündliche Erkrankung, beispielsweise eine chronische Polyarthritis. Eine flockige Trübung ist meist auf eitrige Entzündungen zurückzuführen. Allerdings kann mitunter auch bei großen Kristall- und Amyloidmengen, bei der chronischen Polyarthritis und bei einer Zottendegeneration (Reiskörperchen) das Punktat purulent aussehen. Da jedoch nicht alle Infektionen eitrig verlaufen, kann das Punktat aus einem infizierten Gelenk mitunter zwar getrübt, aber noch durchscheinend sein.

Hämarthros. Bei einem blutigen Gelenkpunktat kommen zahlreiche Diagnosen in Betracht, darunter Traumen mit oder ohne Fraktur, die pigmentierte villonoduläre Synovialitis, ein Synovialom, intra- oder periartikuläre Tumoren, ein Hämangiom, eine neuropathische Gelenkaffektion (Charcot-Gelenk), eine hochgradige Gelenkdestruktion, eine Hämophilie oder sonstige Blutungsanomalien, die Willebrand-Erkrankung, eine Antikoagulanzientherapie, eine myeloproliferative Erkrankung mit Thrombozytose, eine Thrombopenie, der Skorbut, eine Aneurysmaruptur und eine arteriovenöse Fistel. Ein idiopathischer Hämarthros ist sehr selten.

Viskosität (A.). Diese lässt sich grob aus der Fadenlänge nach Abtropfen eines Tropfens Punktat aus der Punktionsnadel beurteilen. Bei den meisten nicht entzündlichen Gelenkerkrankungen behält die Gelenkflüssigkeit ihre physiologische Viskosität. Die Fadenlänge beträgt dabei 3 cm und mehr. Bei Hypothyreosen und Ganglionzysten ist die Gelenkflüssigkeit mitunter sehr dickflüssig, sodass enorme Fadenlängen zustande kommen. Im Gegensatz dazu steht die Gelenkflüssigkeit bei entzündlichen Erkrankungen, also bei der chronischen Polyarthritis und der Gicht: Mit ihrem erniedrigten Hyaluronatgehalt, der die Viskosität vermindert, tropft das Punktat fast wie Wasser von der Nadel, und der Faden reißt schnell ab. Die Fadenlänge kann auch zwischen Daumen und Zeigefinger der behandschuhten Hand beurteilt werden.

Kristalle. Voraussetzung für die definitive Diagnose einer Kristallarthritis ist der Nachweis von intra- oder extrazellulären Kristallen (2–20 µm) in Nasspräparaten der Gelenkflüssigkeit. Kristalle finden sich mitunter aber auch in den Geweben oder in Tophi. Zum Kristallnachweis werden 2 Tropfen des Punktats auf einen Objektträger gebracht und sofort mit einem Deckglas abgedeckt. Auf dem Objektträger kann das Präparat einige Stunden bis zur Untersuchung aufbewahrt werden. Die Aufarbeitung muss noch am selben Tag stattfinden, da sich Kalziumpyrophosphatdihydrat-(CPPD-)Kristalle in kleinen Mengen über Nacht auflösen und mit der Zeit sich aus zerfallenen Zellen urotähnliche Kristalle als Artefakte bilden können.

Die mitunter bei der chronischen Polyarthritis in der Gelenk- oder Schleimbeutelflüssigkeit anzutreffenden Cholesterinkristalle sind plättchenförmig und haben charakteristische angebrochene Ecken (**E.**).

Calciumpyrophosphatdihydratkristalle (CPPD) als Zeichen der Pseudogicht (Chondrokalzinose, **C.**) sind rhomboid oder stäbchenförmig und leuchten blau bzw. gelb auf, wenn sie parallel bzw. senkrecht zur Kompensatorachse liegen (positive Doppelbrechung).

Bei der Polarisationsmikroskopie mit dazwischen geschaltetem Rotkompensator sichtbare intra- und extrazelluläre Mononatriumuratkristalle sind ein typisches Zeichen der Gicht (**B.**). Die nadel- bis stäbchenförmigen Kristalle leuchten hellgelb auf, wenn sie parallel zur Achse des Rotlichtkompensators liegen, und blau, wenn sie senkrecht dazu angeordnet sind (negative Doppelbrechung).

Nach vorausgegangener intraartikulärer Kortisonapplikation verbliebene Adrenokortikosteroidkristalle stellen sich als positiv oder negativ doppelbrechende Stäbchen oder Granula dar (**D.**) und sind leicht mit Urat- oder CPPD-Kristallen zu verwechseln.

Analyse der Gelenkflüssigkeit I

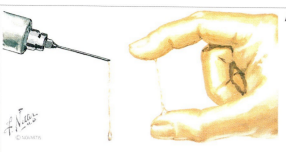

A. Viskosität. Von der Punktionsnadel abgetropfte normale und nichtentzündliche Gelenkflüssigkeit zieht entsprechend der hohen Viskosität eine Fadenlänge von etwa 3 cm. Bei entzündlicher Gelenkflüssigkeit reißt der Faden schnell ab. Die Fadenlänge kann auch zwischen Daumen und Zeigefinger der behandschuhten Hand beurteilt werden

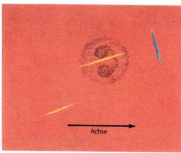

B. Mononatriumuratkristalle

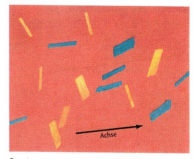

C. Kalziumpyrophosphatdihydratkristalle (CPPD)

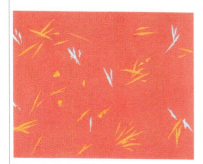

D. Adrenokortikosteroidkristalle

E. Cholesterinkristalle

Allgemeine Grundlagen

Gelenkpunktion

In der Praxis wird die Punktatanalyse oft lichtmikroskopisch durchgeführt. Einen sichereren Kristallnachweis ergibt jedoch die Anwendung der Polarisationsmikroskopie mit Rotlichtkompensator. Uratkristalle stellen sich dabei in der Regel als Stäbchen oder Nadeln dar, CPPD-Kristalle als Stäbchen oder Rhomboide. Mitunter sind Depotkortison- und Cholesterinkristalle vorhanden, die die Befundung erschweren. Die plättchenförmigen Cholesterinkristalle finden sich meist bei chronischer Polyarthritis und sind größer als andere Kristallformen.

Leukozyten. Bei der Differenzierung zwischen einem entzündlichen, nicht entzündlichen oder infektiösen Gelenkerguss bietet auch die Leukozytenzahl wertvolle Hilfe. Zu ihrer Bestimmung muss das Punktat heparinisiert oder mit 0,3%iger Kochsalzlösung verdünnt werden, da die üblicherweise verwendete Lösung zu einer Verklumpung führt, sodass keine exakte Zählung möglich ist.

Nicht entzündliche Ergüsse enthalten in der Regel je Zählfeld 3 Leukozyten oder weniger. Bei Leukozytenzahlen über 2000/µl ist das Punktat in der Regel etwas trüb. Eine Leukozytose über 75 000/µl spricht eindeutig für einen infektiösen Prozess. Manche Infekte, darunter die Gonokokkenarthritis, gehen jedoch mit einer wesentlich niedrigeren Leukozytenzahl einher. Außerdem finden sich mitunter sehr hohe Leukozytenzahlen auch bei der rheumatoiden, der psoriatischen und der Kristallarthritis.

Ein Granulozytenanteil von mehr als 95% bei der Differenzialzählung weist auf eine bakterielle Infektion oder Kristallarthritis hin, auch wenn keine ausgeprägte Leukozytose besteht.

Bakterien. Beim Verdacht auf eine Infektion bleibt das Punktat in der Spritze, die steril verschlossen und sofort zur mikrobiologischen Untersuchung in das Labor weitergeleitet wird. Dabei sollte man die Verdachtsdiagnosen angeben, damit entsprechende Kulturen zum Nachweis von Gonokokken, Anaerobiern, Mykobakterien oder Pilzen angesetzt werden können.

Wie bei einem Blutausstrich kann ein Tropfen Punktat auf einem Objektträger ausgestrichen und luftgetrocknet werden. Dadurch bleiben die Zellen bis zur Färbung, die noch am selben Tag erfolgen soll, erhalten. Wird an eine Infektion gedacht, färbt man das Präparat nach Gram. Ein negativer Erregernachweis in Gram-gefärbten Präparaten schließt eine infektiöse Arthritis aber nicht aus.

Weitere Befunde. Im Nasspräparat fallen oft auch noch andere Befunde auf. Zum Beispiel können vom Knorpelkollagen stammende Fibrillen vorhanden sein, die auf eine Knorpelschädigung hinweisen.

Lipidtröpfchen, in der Regel Zeichen eines Traumas, sind auch bei Pankreaserkrankungen mit synovialen Fettnekrosen anzutreffen.

Auch große Keime, z.B. Pilze, oder Amyloidklumpen, ganze Synovialzotten und Fremdkörper kommen vor und machen eine weitergehende histologische Analyse erforderlich. Bei der kalzifizierenden Tendinitis und bei Dialysepatienten sind als unregelmäßig geformte, glänzende, negativ doppelbrechende intra- oder extrazelluläre Aggregate (2–20 µm) Hydroxylapatitkristalle im Nasspräparat zu beobachten. Als Einzelkristalle lassen sie sich nur elektronenmikroskopisch nachweisen.

Die Färbung nach Wright zum Nachweis von Synovialzellen erweist sich auch bei der Analyse der Gelenkflüssigkeit als wertvoll.

Der entzündete Gelenkspalt bietet einen idealen Nährboden für LE-Zellen, die nur beim systemischen Lupus erythematodes vorkommen. Mononukleäre Zellen mit phagozytierten nekrotischen Neutrophilen finden sich meist beim Reiter-Syndrom, bei anderen seronegativen Spondylarthropathien und mitunter auch bei der Gicht und der Chondrokalzinose.

An großen Zellen sind in den Ausstrichen
- Synovialdeckzellen als häufiger Befund bei nicht entzündlichen Erkrankungen
- aktivierte Lymphozyten

anzutreffen. Letztere finden sich nicht selten bei der chronischen Polyarthritis und sind von den vereinzelt in Gelenken vorhandenen metastatischen Tumorzellen abzugrenzen, die in der Regel Klumpen bilden oder in glandulärer Anordnung vorliegen. Bei großen vakuolären Zellen handelt es sich meist um Makrophagen aus chronisch entzündeten Gelenken.

Analyse der Gelenkflüssigkeit II

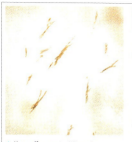

Knorpelfragmente. Können in Punktaten aus arthrotischen Gelenken vorhanden sein (ungefärbtes Nasspräparat)

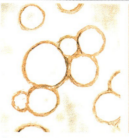

Lipidtröpfchen. Häufiger Befund bei traumatisch bedingten Arthritiden, einigen entzündlichen Erkrankungen und Pankreaserkrankungen mit synovialer Fettnekrose (ungefärbtes Nasspräparat)

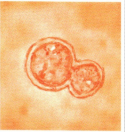

Sprossender Blastomyzet. Bei Pilzinfektionen manchmal in der Gelenkflüssigkeit anzutreffender Pilz (ungefärbtes Nasspräparat)

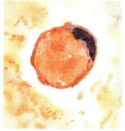

LE-Zelle. Kommt faktisch nur beim systemischen Lupus erythematodes vor (Wright-Färbung)

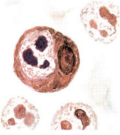

Monozyt nach Phagozytose eines nekrotischen Neutrophilen. Häufiger Befund beim Reiter-Syndrom

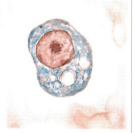

Synovialdeckzelle (große Zelle mit einem weniger als 50% des Zytoplasmas füllenden Kern). Kommt häufig in nicht entzündlichen Punktaten vor

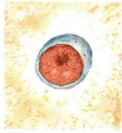

Aktivierter T-Lymphozyt (große Zelle mit prominentem Kern und Nucleolus). Häufiger Befund bei chronischer Polyarthritis

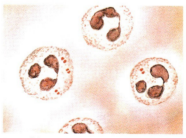

Intrazelluläre gram-negative Kokken. Nur in etwa 25% der Gonokokkenarthritiden nachweisbar (Gram-Färbung)

Allgemeine Grundlagen

Allgemeine Traumatologie

Frakturen 50

Traumatologische
Komplikationen 66

Kindliche Frakturen 84

Frakturen

Bei traumatisch bedingten Frakturen kann man Verletzungen durch direkte und durch indirekte Gewalteinwirkung unterscheiden. Eine Fraktur durch direkte Gewalteinwirkung entsteht durch einen Schlag oder Stoß. Auch Schussfrakturen, bei denen die Stoßkräfte durch ein Projektil verursacht sind, zählen zu dieser Form. Solche Frakturen sind meist mit erheblichen Weichteilverletzungen kombiniert.

Indirekte Gewalteinwirkungen schädigen die Weichteile meist weniger und entstehen durch eine Krafteinleitung in den Knochen an einer Stelle, die entfernt von der Frakturstelle liegt. Indirekte Frakturursachen sind Torsions-, Biegungs-, Scher- und Stauchungskräfte. Auch Abrissfrakturen zählen zu den durch indirekte Gewalteinwirkung entstandenen Verletzungen.

Nicht traumatische Frakturen gehen auf krankheitsbedingte Schwachstellen des Knochens zurück. Solche Spontan- oder pathologischen Frakturen (**I.**) sind meist Folge von osteolytischen Knochenmetastasen im Rahmen eines Tumorleidens, oder sie sind osteoporotisch bedingt. Seltener können auch Knochenzysten oder erblich bedingte Knochenstörungen wie z. B. die Osteogenesis imperfecta die Ursache sein.

Die gängigste Beschreibung von Frakturen geht vom radiologischen Bild aus. Dabei drücken die Beschreibungen häufig einen bestimmten Unfallmechanismus aus, der den damit bezeichneten Frakturformen typischerweise zugrunde liegt.

Querfraktur (A.). Bei diesem Frakturtyp ist der Knochen in seiner Gesamtheit quer und mehr oder weniger glatt durchtrennt, ohne dass weitere Fragmente ausgebrochen wären. Die Querfraktur kommt v. a. an den großen Röhrenknochen vor. Ihre Ruhigstellung ist schwierig, da dieser Frakturtyp dazu neigt, nach Reposition erneut abzurutschen und zu dislozieren. Zudem lässt er sich nur schwer rotationsstabil fixieren.

Querfraktur mit Biegungskeil. Bei Einwirkung einer Biegekraft treten an der Konvexseite Zug- und an der Konkavseite Druckkräfte im Knochen auf. Dadurch wird auf der Konkavseite ein keilförmiges Knochenfragment ausgesprengt. Die Frakturlinie weist also einen Y-förmigen Verlauf auf. Ein typischer Unfallmechanismus ist z. B. der Aufprall einer Stoßstange auf Tibia oder Femur.

Schrägfraktur (B.). Auch dies ist eine typische Frakturform der großen Röhrenknochen, weist jedoch eine wesentlich größere Bruchfläche auf als ein Querbruch. Je nach dem Winkel des Bruchspalts spricht man von einer kurzen oder einer langen Schrägfraktur.

Torsionsfraktur (Spiralfraktur, C.). Bei einer Fraktur durch Torsionskräfte bricht der Knochen schräg, wobei die Bruchkanten im Gegensatz zur Schrägfraktur aber spiralig gewunden verlaufen. Typisches Beispiel für eine solchen Verletzung ist das Verdrehtrauma bei fixiertem Fuß, wie es z. B. bei einem Sturz beim Skifahren vorkommt.

Eingestauchte Fraktur (F.). Führt eine axiale Kraft zu einer Fraktur, bei der ein Fragment in das andere hineingedrückt wird, handelt es sich um eine eingestauchte Fraktur. Dies kommt v. a. bei Quer- und Schrägfrakturen vor.

Abrissfraktur (Traktionsfraktur, G.). Eine die Knochenfestigkeit überschreitende Zugspannung an Muskel-, Sehnen- oder Bandinsertionsstellen kann dazu führen, dass der Ansatz zusammen mit einem knöchernen Fragment abreißt. Der Bruchspalt verläuft dabei meist senkrecht zur auslösenden Zugkraft.

Kompressionsfraktur (H.). Eine axiale Stauchungskraft kann den Knochen in Längsrichtung komprimieren und zusammenquetschen. Diese Form kommt insbesondere an spongiösem Knochen wie z. B. den Wirbelkörpern oder dem Tibiakopf vor.

Mehrfragmentfraktur (Mehretagenfraktur, D.). Während eine einfache Quer- oder Schrägfraktur zu 2 Fragmenten führt, sind es bei der Querfraktur mit Biegungskeil 3 Fragmente. Jede Fraktur, die mehr als 2 und bis zu 6 Fragmente aufweist, wird als Mehrfragmentfraktur bezeichnet. Bei mehr als 6 Fragmenten spricht man von einer Trümmerfraktur. Ein Sonderfall der Mehrfragmentfraktur ist die Stückfraktur („fracture en deux étages", **E.**), bei der zwischen 2 einfachen Quer- oder Schrägfrakturen ein größeres intaktes Fragment liegt.

Grünholzfraktur und Wulstfraktur (J., K.). Dies sind typische Frakturformen des unreifen Skeletts im Kindesalter (S. 84f).

Frakturformen

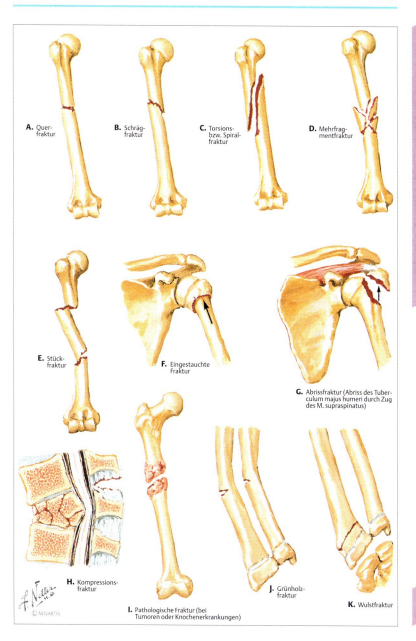

A. Querfraktur

B. Schrägfraktur

C. Torsions- bzw. Spiralfraktur

D. Mehrfragmentfraktur

E. Stückfraktur

F. Eingestauchte Fraktur

G. Abrissfraktur (Abriss des Tuberculum majus humeri durch Zug des M. supraspinatus)

H. Kompressionsfraktur

I. Pathologische Fraktur (bei Tumoren oder Knochenerkrankungen)

J. Grünholzfraktur

K. Wulstfraktur

Frakturen

Bei der Erstabklärung einer Fraktur ist zunächst ihre exakte Lokalisation am betroffenen Knochen zu beurteilen, zumal diese für Art und Verlauf der Knochenbruchheilung ausschlaggebend ist. Frakturen können den Schaft (Diaphyse), die Metaphyse, ein Gelenk (intraartikuläre Frakturen) oder die Epiphyse betreffen.

Für die Art der Versorgung und die Prognose ist entscheidend, ob, in welchem Ausmaß und in welche Richtung die Fragmente disloziert sind (S. 54).

Offene/geschlossene Fraktur. Klinisch sehr bedeutsam ist die Unterscheidung in offene und geschlossene Frakturen. Bei geschlossenen Frakturen bleibt die Weichteilbedeckung intakt, bei offenen steht der Knochen mit der Umwelt in Kontakt. Begleitende Weichteilschäden erhöhen das Komplikationsrisiko. Offene Frakturen gehen zusätzlich mit einem größeren Blutverlust einher, heilen schlechter und sind stärker infektgefährdet.

Gelenkbeteiligung. Ebenso ist von großer klinischer Bedeutung, ob bei einer Fraktur Gelenkanteile betroffen sind. Bei Frakturen mit Gelenkbeteiligung muss die anatomische Kongruenz der Gelenkflächen exakt wiederhergestellt werden, um das Risiko einer posttraumatischen Arthrose zu minimieren. Eine spezielle Form intraartikulärer Frakturen sind Luxationsfrakturen. Bestes Beispiel einer Luxationsfraktur ist die bimalleoläre Sprunggelenksfraktur, bei der neben den Frakturen des Außen- und Innenknöchels auch eine Luxation im oberen Sprunggelenk besteht.

Spezielle klinische Klassifikationen. Neben den o.g. Formen der Fraktureinteilung wurden Versuche unternommen, Frakturen auch nach klinischen Aspekten zu klassifizieren. Eine solche Klassifikation muss v.a. prognostische Gesichtspunkte berücksichtigen. Eine Fraktur, die an dem einen Knochen relativ gut zu stabilisieren ist und meist problemlos heilt, kann bei einer anderen Lokalisation osteosynthetisch erheblich Probleme bereiten und auch hinsichtlich ihrer Heilungstendenz oder Komplikationsrate kritischer zu beurteilen sein.

Praktisch für jeden Knochen gibt es mindestens ein, nicht selten mehrere spezielle Klassifikationssysteme. Bei manchen Knochen hat sich eines dieser Systeme als Quasi-Standard durchgesetzt, bei anderen werden je nach Klinik konkurrierende Systeme verwendet. Diese Klassifikationen sind zwar weit verbreitet, dennoch existieren seit langem Bestrebungen, ein einheitliches Klassifikationssystem der Frakturen für das gesamte Skelett zu entwickeln.

AO-Klassifikation

Von den zahlreichen Systemen, die mit der Zeit entwickelt wurden, hat sich insbesondere das Schema nach AO (Arbeitsgemeinschaft Osteosynthese) etabliert. Dabei wird jedem Skelettabschnitt eine Zahl zugewiesen, der bei den großen Röhrenknochen durch eine weitere Zahl in drei Abschnitte eingeteilt wird (proximal, Diaphyse, distal). Die Frakturen dieses Knochenabschnitts werden jeweils in Frakturtypen (A–C), Gruppen (1–3) und Untergruppen (1–3) unterteilt. Somit resultiert ein 4-gliedriger Schlüssel, mit dem jede mögliche Fraktur eindeutig kodiert werden kann. Je höher eine Fraktur innerhalb dieser Gliederungskategorien angesiedelt ist, desto schwerer und prognostisch ungünstiger ist sie. Als Beispiel seien die einfachen Schaftfrakturen des Humerus genannt. Der Humerus wird kodiert durch die Zahl 1, seine Diaphyse durch die Zahl 2, dieser Knochenabschnitt erhält also die Kodierung 12. Der Typ A der Frakturen des Humerusschafts umfasst die einfachen zweifragmentären Frakturen. Die Gruppe A1 steht für Spiralfrakturen, A2 für Schrägfrakturen und A3 für Querfrakturen. Wie an diesem Beispiel deutlich wird, ist eine Fraktur mit dem Kode 12-A3 problematischer als eine Fraktur 12-A1, da die Querfraktur leichter sekundär abrutschen kann und ihre stabile Versorgung schwieriger ist, als dies bei einer Schräg- oder Spiralfraktur der Fall wäre. Im Fall des Humerusschafts kodieren die Untergruppen die Lokalisation der Fraktur innerhalb des Schafts. Eine Spiralfraktur des Humerusschafts in dessen distaler Zone würde z.B. die vollständige Kodierung 12-A1.3 erhalten. Bei anderen Knochenabschnitten kann die Untergruppe für andere, dort prognostisch wesentliche Faktoren stehen wie z.B. für die Anzahl der Frakturfragmente oder das Ausmaß der Gelenkbeteiligung.

Frakturklassifikation

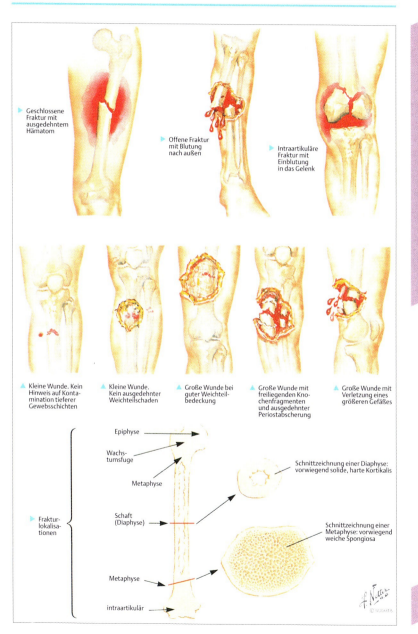

Allgemeine Traumatologie

Frakturen

Bei der Erstuntersuchung jeder Fraktur muss neben dem Weichteilschaden und der Lokalisation auch das Ausmaß einer möglichen Fragmentverschiebung abgeklärt werden. Nicht dislozierte Frakturen bieten diagnostisch oft Schwierigkeiten, weil außer der Weichteilschwellung keine Deformität zu erkennen ist.

Unvollständige Frakturen wie Fissuren oder kindliche Frakturen mit erhaltenem Periostschlauch dislozieren nur in geringem Ausmaß oder gar nicht. Alle Frakturen, bei denen die Kontinuität des Knochens aber vollständig unterbrochen ist, neigen stark zur Dislokation. Häufig bewirkt bereits das auslösende Trauma eine Verschiebung der Fragmente. Durch Muskelzug kann es ebenfalls zu Dislokationen kommen. Bei der Beschreibung einer Dislokation wird immer die Stellungsanomalie des peripheren im Verhältnis zum zentraler gelegenen Fragment beurteilt. Bei dislozierten Frakturen sind häufig mehrere Dislokationstypen kombiniert.

Seitverschiebung

Bei dieser Dislokationsform, die auch als Translation oder Dislocatio ad latus bezeichnet wird, sind die beiden Fragmentachsen parallel zueinander verschoben. Die Fragmentenden haben sich also am Bruchspalt seitlich voneinander entfernt, wobei sich eine Medial-, Lateral-, Ventral- oder Dorsalverschiebung des peripheren gegenüber dem zentralen Fragment ergeben kann. Das Ausmaß der Verschiebung kann in Zentimetern angegeben werden, gängiger ist aber die Angabe in Bruchteilen oder Vielfachen der Kortikalis- bzw. Schaftbreite. Eine reine Seitverschiebung ist selten, häufiger sind Kombinationen mit Achsen- oder Rotationsfehlern oder Verkürzungen.

Längsverschiebung

Eine Längsverschiebung setzt, außer bei der Impression, immer eine gleichzeitige Seitverschiebung voraus. Die Längsverschiebungen werden in Zentimetern angegeben.
Distraktion. Eine Verschiebung der Frakturenden voneinander weg wird als Distraktion (Dislocatio ad longitudinem cum distractione) bezeichnet. Diese Dislokationsform ist selten und führt zu einer Verlängerung der gebrochenen Gliedmaße. Wegen der zwischen die Fragmente eingeschlagenen Weichteile ist die Reposition dieser Frakturen meist problematisch.
Kontraktion. Zu einer gegensinnigen Verschiebung kommt es bei einer Verkürzung (Dislocatio ad longitudinem cum contractione). Verkürzungen kommen wesentlich häufiger vor als Distraktionen und sind meist durch Muskelzug bedingt.
Impression. Eine Sonderform der Verkürzung ist die Impression (Dislocatio ad longitudinem cum impressione), bei der die beiden Fragmente teleskopartig ineinander gestaucht sind.

Achsenfehlstellung

Achsenfehlstellungen, auch Achsenknickungen (Dislocatio ad axim) genannt, kommen in der Frontal- und/oder der Sagittalebene vor.
Varus-/Valgusfehlstellung. Deformitäten in der Frontalebene werden je nach der Stellung des peripheren Fragments als Varus- oder Valgusfehlstellungen bezeichnet. Bei Verschiebung des peripheren Fragments gegen die Mittellinie entsteht eine Varusdeformität, bei Verschiebung von der Mittellinie weg eine Valgusdeformität.
Ante-/Rekurvation. In der Sagittalebene werden Verschiebungen je nach der Richtung, in die die Fragmentspitze weist, als Antekurvation oder Rekurvation bezeichnet. Als Maß für Achsenverschiebungen werden Gradangaben verwendet.

Rotationsverschiebung

Bei Rotationsfehlstellungen (Verdrehung, Dislocatio ad peripheram) wird das periphere Fragment entweder durch Muskelzug, durch äußere Gewalteinwirkung oder unter dem Einfluss der Schwerkraft in der Knochenlängsachse verdreht. Je nach Drehrichtung kommt es zu einer Innen- oder Außenrotationsfehlstellung des peripheren Fragments. Rotationsverschiebungen werden in Grad angegeben.

Dislokationsformen

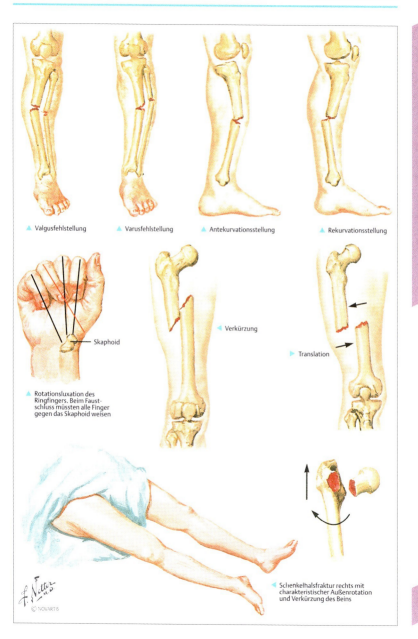

- Valgusfehlstellung
- Varusfehlstellung
- Antekurvationsstellung
- Rekurvationsstellung

Rotationsluxation des Ringfingers. Beim Faustschluss müssten alle Finger gegen das Skaphoid weisen

Skaphoid

Verkürzung

Translation

Schenkelhalsfraktur rechts mit charakteristischer Außenrotation und Verkürzung des Beins

Allgemeine Traumatologie

Frakturen

Ätiologie

Stress- bzw. Ermüdungsfrakturen kommen in allen Altersstufen vor und stellen das Endstadium eines längeren Prozesses dar. Auslösend wirken länger dauernde ungewohnte Belastungen, die Verstärkung gewohnter Belastungen oder eine Veränderung der äußeren Umstände. Dabei kann es sich um so banale Veränderungen handeln wie ein neues Paar Sportschuhe oder eine neue Joggingstrecke. Stressverletzungen treten aber auch nach fußchirurgischen Eingriffen auf. So wird z. B. nach einer Hallux-valgus-Operation die Belastung oftmals auf das Metatarsale II verlegt und damit eine Stressfraktur ausgelöst.

Der Knochen reagiert auf ungewohnte, wiederholte Belastungen mit Umbauvorgängen, also einem „Remodeling". Wird der Knochen während dieses Stadiums einer fortgesetzten Biegebeanspruchung ausgesetzt, treten fokal Mikrofrakturen auf. Dieses Stadium wird als Stressreaktion bezeichnet. Wird die ursächliche Belastung gemieden, bildet sich die Stressreaktion in der Regel zurück. Bei fortgesetzter Belastung fließen die Mikrofrakturen hingegen zu einer durchgehenden Frakturlinie zusammen.

Lokalisation

Stressfrakturen kommen zwar im gesamten Skelett vor, am häufigsten sind jedoch die unteren Extremitäten betroffen; dort werden sie auch als Marschfrakturen bezeichnet. Hier sind v.a. die Mittelfußknochen zu nennen. Am Os naviculare, an den Sesambeinen der Großzehe und am proximalen Schaft des Metatarsale V können Ermüdungsfrakturen aufgrund eines fehlenden knöchernen Durchbaus mit Pseudarthrosenbildung zu persistierenden Schmerzen führen. Bei Joggern gehört die Fibula etwa 5–7 cm proximal der Malleolengabel zu den häufigsten Lokalisationen. Am Kalkaneus sind Stressfrakturen nicht selten Ursache eines chronischen Fersenschmerzes.

Stressfrakturen des Schenkelhalses sind meist an der Unter- oder Oberseite des Schenkelhalses lokalisiert. An der Schenkelhalsunterseite treten mitunter Resorptionsprozesse ein.

Weitere typische Lokalisationen sind die Dornfortsätze des HWK VII oder der BWK I und II (Schipperkrankheit).

Klinik und Diagnostik

Die Diagnose einer Stressfraktur bereitet in der Frühphase häufig Schwierigkeiten. Sie wird primär klinisch gestellt. Leitsymptome sind eine punktuelle Druckdolenz und Schmerzen, die unter Belastung, nicht aber in Ruhe auftreten. Daneben kann auch eine Schwellung imponieren. Die Röntgenaufnahmen sind im Frühstadium kaum verwertbar, da der Bruchspalt erst sichtbar wird, wenn sich die Mikrofrakturen zu einer durchgehenden Bruchlinie vereinigt haben. Bei der Knochenszintigraphie mit Technetium^{99m} ist im Frühstadium eine vermehrte Tracerspeicherung zu sehen. Auch die Magnetresonanztomographie gibt frühzeitig Aufschluss über Stressfrakturen. Sie lässt an der Bruchlokalisation eine verminderte Signalintensität im T_1-gewichteten Bild erkennen.

Bei voll ausgebildeter Fraktur ist die Frakturlinie im Röntgenbild meist gut erkennbar, kann aber mitunter auch nur sehr zart ausgeprägt sein. Unverkennbar sind Lysezone und Kallusbildung im Spätstadium.

Therapie

Wird die Verletzung bereits im Stadium der Stressreaktion erkannt, reicht eine Belastungskarenz über 10–14 Tage in der Regel zur Behandlung aus. Ist die Schädigung bereits zu einer Ermüdungsfraktur fortgeschritten, erübrigt sich zwar in den meisten Fällen die Ruhigstellung im Gipsverband, unabdingbar ist jedoch ein Überlastungsschutz.

Am Fußskelett jedoch erfordern Ermüdungsfrakturen, darunter die des Os naviculare und am proximalen Schaft des Metatarsale V, eine 6–8-wöchige Immobilisierung im Gipsverband unter vollständiger Entlastung. Die operative Sanierung mit offener Reposition und Osteosynthese ist bei allen dislozierten Stressfrakturen des Schenkelhalses angezeigt. Sie ist zur Vermeidung weiterer Ermüdungsbrüche und deren unter Umständen schweren Komplikationen aber auch bei fehlender Verschiebung der Fragmente zu überlegen.

Stressfrakturen

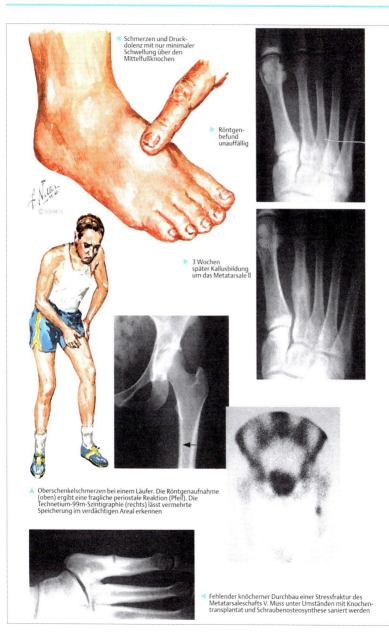

Schmerzen und Druckdolenz mit nur minimaler Schwellung über den Mittelfußknochen

Röntgenbefund unauffällig

3 Wochen später Kallusbildung um das Metatarsale II

Oberschenkelschmerzen bei einem Läufer. Die Röntgenaufnahme (oben) ergibt eine fragliche periostale Reaktion (Pfeil). Die Technetium-99m-Szintigraphie (rechts) lässt vermehrte Speicherung im verdächtigen Areal erkennen

Fehlender knöcherner Durchbau einer Stressfraktur des Metatarsaleschafts V. Muss unter Umständen mit Knochentransplantat und Schraubenosteosynthese saniert werden

Frakturen

Luxation

Als Luxation (Verrenkung) wird ein vollständiger und persistierender Kongruenzverlust der Gelenkflächen an Gelenk bildenden Knochen mit zumindest teilweiser Gefügestörung des Kapsel-Band-Apparats bezeichnet. Durch die resultierende Anspannung der gelenknahen Muskulatur werden die dislozierten Knochenteile in pathologischer Stellung federnd fixiert, sodass in der Regel eine äußerlich sichtbare oder zumindest gut tastbare Deformität besteht. Die Gelenkbeweglichkeit ist stark eingeschränkt oder vollständig aufgehoben, Bewegungsversuche sind extrem schmerzhaft. Von allen Luxationen großer Gelenke ist die des Schultergelenks aufgrund der kleinen Gelenkpfanne und damit nur eingeschränkten knöchernen Führung am häufigsten.

Meist ist mit einer Luxation die zumindest teilweise Zerreißung gelenknaher Bänder, mitunter auch der Gelenkkapsel verbunden.

Wie bei Frakturen, so können auch bei Luxationen Weichteile durch unphysiologische Druck-, Zug- oder Scherkräfte geschädigt werden. Besonders gefürchtet sind Schäden an gelenknahen Nerven oder großen Gefäßen durch Einklemmung, Quetschung oder Zugspannung.

Luxationen müssen schnellstmöglich reponiert werden, um die Gewebeschädigung so weit wie möglich zu begrenzen. Bei den großen Gelenken gelingt die Reposition meist nur in Narkose oder tiefer Sedierung und Analgesie.

Ist das Gelenk nach Reposition instabil und liegen somit ausgedehnte Schäden des Kapsel-Band-Apparats vor, so müssen diese operativ versorgt werden. Ebenso ist bei Begleitschäden von Nerven oder Gefäßen eine Operation zur Rekonstruktion unumgänglich.

Auch Luxationen, die sich konservativ nicht einrichten lassen, weil Weichteile zwischen die luxierten Gelenkanteile gelangt sind oder andere Repositionshindernisse bestehen, müssen blutig, also durch eine Operation reponiert werden.

Habituelle Luxation. Eine Luxation setzt normalerweise ein adäquates ursächliches Trauma voraus. Vor allem bei den großen Gelenken mit ihrem stabilen Bandapparat und ihrer kräftigen muskulären Führung sind enorme Kräfte notwendig, um eine Luxation zu bewirken. Bei einer extrem schlechten Gelenkstabilität, z. B. durch eine starke Bänderlaxität oder Gelenkinkongruenz, kann es jedoch auch ohne oder durch nur sehr geringfügige Traumen zu rezidivierenden Luxationen kommen. Solche Luxationen werden als habituelle Luxationen bezeichnet. Meist gelingt deren Reposition mühelos und kann oft sogar von den Betroffenen selbst durchgeführt werden. Mit einer operativen Straffung des Kapsel-Band-Apparats oder knöchernen Umstellungseingriffen lässt sich die Luxationsneigung häufig beheben.

Subluxation

Unter Subluxation ist der partielle Kontaktverlust der Gelenkflächen, also ein teilweiser Kongruenzverlust zu verstehen. Trotz des geringeren Schweregrades sind dabei die Gelenkkapsel und zum Teil auch der Bandapparat in der Regel ebenfalls geschädigt. Die Gelenkbeweglichkeit bleibt meist bis zu einem gewissen Grad erhalten.

Subluxationen, wie z. B. die Patellasubluxation nach lateral, reponieren sich meist spontan.

Unerkannt und unbehandelt können Subluxationen zu einer dauernden Bänderlaxität und Gelenkinkongruenz führen. Daraus wiederum resultiert u. U. eine erhöhte Luxationsneigung. Außerdem ist bei chronischen Subluxationen durch die unphysiologischen Gelenkbewegungen und Belastungsverteilungen ein beschleunigter Verschleiß mit Arthrosebildung möglich.

Luxationsfraktur

Zusätzlich zu den mit einer Luxation verbundenen Schädigungen des Kapsel-Band-Apparats können knöcherne Bandansätze ausreißen oder Frakturen der gelenkbildenden Knochenanteile entstehen. Solche Luxationsfrakturen sind meist schwierig zu versorgen und müssen operativ absolut exakt reponiert und fixiert werden, um einer sonst unweigerlich entstehenden vorzeitigen Arthrose vorzubeugen und die volle Gelenkfunktion wiederherzustellen.

Gelenkverletzungen

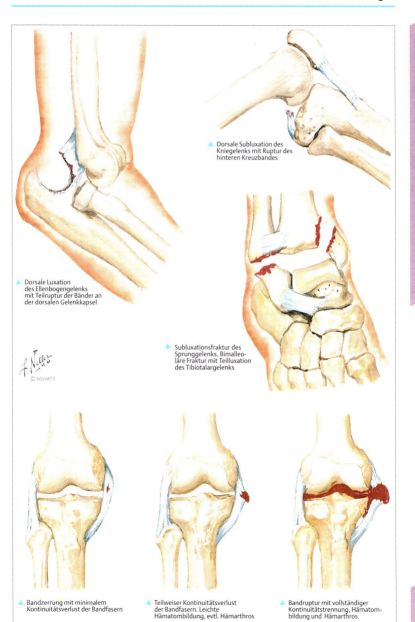

▲ Dorsale Subluxation des Kniegelenks mit Ruptur des hinteren Kreuzbandes

▲ Dorsale Luxation des Ellenbogengelenks mit Teilruptur der Bänder an der dorsalen Gelenkkapsel

▶ Subluxationsfraktur des Sprunggelenks. Bimalleoläre Fraktur mit Teilluxation des Tibiotalargelenks

▲ Bandzerrung mit minimalem Kontinuitätsverlust der Bandfasern

▲ Teilweiser Kontinuitätsverlust der Bandfasern. Leichte Hämatombildung, evtl. Hämarthros

▲ Bandruptur mit vollständiger Kontinuitätstrennung, Hämatombildung und Hämarthros

Frakturen

Eine effiziente Erstversorgung von Frakturen, Luxationen und Bandverletzungen trägt wesentlich zur raschen Restitution und Vermeidung von Komplikationen bei.

Orientierende Erstuntersuchung

Am Unfallort werden zunächst die Vitalfunktionen des Verletzten beurteilt, also Atmung, Kreislauf und Bewusstsein. Es folgt eine orientierende Untersuchung, um herauszufinden, ob und welche Verletzungen vorliegen. Dazu werden die Extremitäten auf Beweglichkeit und Stabilität geprüft sowie deren Innervation und Durchblutung in der Peripherie kontrolliert. Thorax und Becken werden auf Stabilität und Druckschmerzhaftigkeit untersucht.

Reposition

Die betroffene Extremität wird in der Regel in der Lage geschient, in der sie vorgefunden wurde. Sofern jedoch eine periphere Pulslosigkeit auf eine Ischämie hinweist, sollte vor der Schienung ein Repositionsversuch unternommen werden. Auch bei sehr starken Dislokationen oder schweren Fehlstellungen nach Luxationsfrakturen ist eine möglichst frühzeitige Reposition zur Entlastung der Weichteile bei ausreichender Erfahrung des Ersthelfers vorteilhaft. Zur Reposition wird die Extremität unter vorsichtigem und dennoch kräftigem Längszug in ihre anatomisch korrekte Position gebracht (**E.**). Das Repositionsergebnis muss so lange von Hand gesichert werden, bis die betroffene Extremität sachgerecht geschient ist.

Schienung

Die wichtigste Maßnahme bei der Erstversorgung von Extremitätenfrakturen besteht in der sachgerechten Schienung. Außer bei unmittelbarer Lebensgefahr sollte jede Skelettverletzung am Unfallort geschient werden, bevor der Verletzte bewegt wird. Damit lässt sich eine weitere Schädigung der benachbarten Weichteile, vor allem der Haut, der Muskulatur, der Nerven und der Blutgefäße verhindern.

Für die Schienung gelten folgende allgemeine Grundsätze: Zunächst werden alle offenen Wunden, v. a. offene Frakturen, mit einem trockenen, sterilen Kompressionsverband versorgt (**A.**). Damit erreicht man eine erste Blutstillung und verhindert eine weitere Kontamination des geschädigten Gewebes. Starke, insbesondere spritzende Blutungen werden mit einem Druckverband versorgt.

Danach wird eine Schiene angelegt. Wenn keine Standardschienen oder pneumatischen Schienen zur Verfügung stehen, kann ersatzweise auch jedes andere steife und ausreichend stabile Material verwendet werden. So kommen z. B. Holzlatten, Kunststoff- oder Metallteile oder auch ein Packen halbschalenförmig um die Extremität gelegter Zeitungen oder Kartonteile in Betracht. Wichtig ist eine ausreichende Polsterung der Schiene, insbesondere ihrer Kanten und Enden, sodass keine Druckstellen an der geschienten Extremität entstehen können.

Zur Schienung soll der Patient möglichst wenig bewegt und die Extremität ggf. gestützt werden, um eine Dislokation der Fraktur zu vermeiden (**D.**). Die Nachbargelenke proximal und distal der Fraktur müssen in die Schienung einbezogen sein. Bei Luxationen werden die beiden Gelenk bildenden Knochen proximal und distal des luxierten Gelenks in voller Länge geschient.

Ist die verletzte Extremität auf die Schiene gelagert, wird sie mit Binden zwar kräftig darauf fixiert, darf aber nicht so fest umwickelt werden, dass die Durchblutung gefährdet ist (**B.**). Nach der Schienung müssen Innervation und Durchblutung der betroffenen Extremität distal der Verletzung anhand des Pulses, der Kapillardurchblutung, der Sensibilität und der Motorik regelmäßig kontrolliert werden (**C.**).

Lagerung

Um ausgedehntere Schwellungen zu vermeiden, wird die geschiente Extremität hochgelagert, und zwar bei Verletzungen der oberen Extremität mit einem Kissen oder auf der Brust des in Rückenlage liegenden Verletzten, bei Verletzungen der unteren Extremität durch Unterschieben eines Kissens, sodass der Fuß etwas über Herzhöhe zu liegen kommt.

Erstversorgung von Frakturen

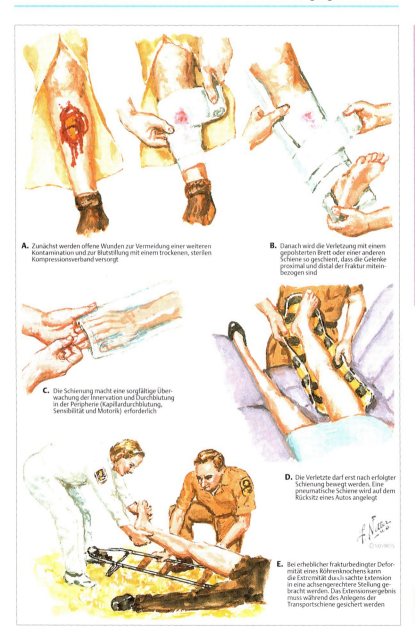

A. Zunächst werden offene Wunden zur Vermeidung einer weiteren Kontamination und zur Blutstillung mit einem trockenen, sterilen Kompressionsverband versorgt

B. Danach wird die Verletzung mit einem gepolsterten Brett oder einer anderen Schiene so geschient, dass die Gelenke proximal und distal der Fraktur miteinbezogen sind

C. Die Schienung macht eine sorgfältige Überwachung der Innervation und Durchblutung in der Peripherie (Kapillardurchblutung, Sensibilität und Motorik) erforderlich

D. Die Verletzte darf erst nach erfolgter Schienung bewegt werden. Eine pneumatische Schiene wird auf dem Rücksitz eines Autos angelegt

E. Bei erheblicher frakturbedingter Deformität eines Röhrenknochens kann die Extremität durch sachte Extension in eine achsengerechtere Stellung gebracht werden. Das Extensionsergebnis muss während des Anlegens der Transportschiene gesichert werden

Frakturen

Die primäre Frakturheilung kommt nicht spontan vor, kann aber durch eine stabile Osteosynthese und eine vollständige Ruhigstellung induziert werden. Dabei werden zur Schließung des Frakturspalts die physiologischen Umbauprozesse am Knochen mobilisiert. Im Vergleich zur Heilung durch induktive Kallusbildung (S. 64) verläuft die primäre Frakturheilung ausgesprochen langsam.

Im Gegensatz zur sekundären Frakturheilung, bei der sowohl parossal als auch im Markraum Kallus gebildet wird, wird bei der primären Frakturheilung der Frakturspalt nicht vollständig überbrückt. Voraussetzung für einen primären knöchernen Durchbau ist daher die exakte Reposition und Kompression der Frakturfragmente. Der Knochen heilt nur dann primär, wenn die Fraktur ununterbrochen absolut ruhig gestellt wird, damit die zarten Gefäße aus dem Markraum den devitalen Knochen rekanalisieren und den Frakturspalt überbrücken können.

Wird eine Fraktur mit einer starren Kompressionsplatte stabilisiert und der Bruchspalt komprimiert, werden die nekrotischen kortikalen Knochenareale an der Bruchstelle nicht resorbiert, wie dies bei der induktiven Kallusbildung der Fall ist. Der devitalisierte Knochen wird vielmehr wie beim physiologischen Knochenumbau durch neu gebildete Havers-Systeme mit reifen Osteonen geschlossen. Zur Überbrückung des Frakturspalts wird auch endostal Knochen gebildet. Die Revaskularisation geht von den benachbarten medullären Gefäßen aus.

Nach abgeschlossener primärer Frakturheilung ist die Belastbarkeit ausgezeichnet. Ihre wichtigsten Nachteile sind darin zu sehen, dass sie im Vergleich zur induktiven Kallusbildung wesentlich langsamer verläuft und dass die Fraktur durch eine starre Osteosynthese über längere Zeit künstlich stabilisiert werden muss.

Heilungsfördernde und -verzögernde Faktoren

Die Knochenbruchheilung ist ein komplexer Regenerationsvorgang, an dem zahlreiche endokrine, biochemische und biophysikalische Faktoren beteiligt sind. Manche dieser Faktoren spielen während des gesamten Heilungsverlaufs eine Rolle, andere nur zu bestimmten Zeitpunkten.

Heilungsfördernde Faktoren. An der Steuerung der Frakturheilung haben u. a. Peptide und Steroide Anteil, so z. B. Wachstumshormon, Insulin, Schilddrüsenhormon, Kortisol und Keimdrüsensteroide. Vitamin D und seine aktiven Metaboliten sowie das Parathormon sind in den späteren Heilungsphasen für die regelrechte Mineralisation des Knochens unabdingbar. Vitamin C ist nicht nur maßgeblich an der Frakturheilung beteiligt, sondern auch an der Differenzierung von Kollagen, das reichlich im Matrixbestandteil des bindegewebigen ebenso wie des Fixationskallus vorkommt. Darüber hinaus erfordert die ungestörte Frakturheilung auch Aminosäuren, Kohlenhydrate, Fette und Spurenelemente in ausreichender Menge.

Physikalische Einflussfaktoren, darunter Mikrobewegungen und Belastung, sind ebenfalls maßgeblich an der induktiven Kallusbildung und damit an der Förderung der Knochenbruchheilung beteiligt.

Heilungsverzögernde Faktoren. Ein Glukokortikoidüberschuss kann aufgrund der daraus resultierenden hochgradigen Osteopenie die Frakturheilung gefährden. Den gleichen Effekt hat der juvenile Diabetes mellitus. Eine im Gefolge eines Gonadenhormonmangels auftretende schwere Osteopenie kann ebenfalls die Frakturheilung verlangsamen. Schwere Anämien verändern die Sauerstoffspannung an der Bruchstelle. Ein Mangel an Vitamin D bzw. seiner Metaboliten führt zu einer gestörten Mineralisation des Frakturkallus, wodurch der knöcherne Durchbruch entweder verzögert wird oder ganz ausbleibt.

Ein breiter Frakturspalt infolge einer Interposition von Weichteilen oder infolge einer Devitalisierung des Knochens durch Gefäßverletzungen, Substanzverlust und Denervierung stört ebenfalls den Regenerationsprozess. Auch Neoplasien können über bislang nicht geklärte Mechanismen zu einem verzögerten knöchernen Durchbau führen.

Bewegung stimuliert zwar an sich die Frakturheilung. Allerdings wirkt sich zu viel ebenso wie zu wenig Bewegung störend auf die enchondrale Kallusbildung und damit auch klinisch auf die Frakturheilung aus.

Primäre Frakturheilung

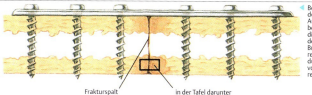

Bei fester Kompression der Fragmente zum Ausschluss von Relativbewegungen unterbleibt die Kallusbildung. Der devitale Knochen an der Bruchstelle wird nicht resorbiert, sondern durch Einsprossung von Havers-Systemen revitalisiert

Frakturspalt   in der Tafel darunter dargestellter Ausschnitt

Mechanismus der primären Frakturheilung

devitaler Knochen | Osteoklastenaktivität | Gefäßeinsprossung | Frakturspalt | Osteoid | neu gebildete Knochenlamelle | Osteoblasten

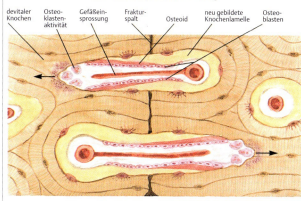

Osteoklasten graben sich durch den devitalen Knochen an den Frakturrändern über den Frakturspalt hinweg in das gegenüberliegende Fragment durch. In den so entstandenen Kanälchen siedeln sich Osteoblasten an und legen um sich neu gebildete Knochenlamellen ab, sodass Osteone gebildet werden und die Knochenkontinuität wiederhergestellt werden kann

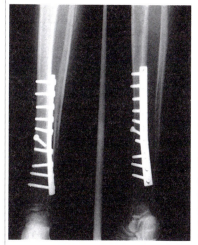

▲ Primäre Frakturheilung. Röntgenologisch keine Zeichen einer Kallusbildung

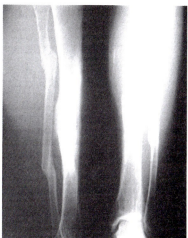

▲ Frakturheilung durch induktive Kallusbildung. Röntgenologisch ist eine reichliche Kallusbildung zu erkennen

Allgemeine Traumatologie

Frakturen

Der Knochen nimmt insofern eine Sonderstellung ein, als er im Gegensatz zu allen anderen Organen, die durch Bildung von Narbengewebe heilen, selbst bei vollständiger Kontinuitätsdurchtrennung die Fähigkeit zur organotypischen Regeneration besitzt. Dies bedeutet, dass die während der embryonalen Entwicklung ablaufenden Prozesse der Skelettbildung nachvollzogen werden. Diese sekundäre Frakturheilung läuft in mehreren Phasen ab, in denen im Gegensatz zur primären Frakturheilung zunächst ein bindegewebiger Kallus die Fraktur fixiert, um sie in weiteren Schritten zunehmend mechanisch zu stabilisieren. Im Prozess des abschließenden „Remodelings" werden übermäßig gebildete Kallussubstanz wieder abgebaut und Fehlstellungen in gewissen Grenzen korrigiert.

Induktion

Durch die Gewalteinwirkung werden die periostalen und medullären Blutgefäße durchtrennt, es bildet sich ein Hämatom. Bereits in den ersten Minuten bis Stunden nach einer Fraktur kommt es im Bruchspalt zur Freisetzung und Anreicherung von Morphogenen und Wachstumsfaktoren und zur Aktivierung pluripotenter Zellen.

Reparative Entzündung und Bildung des bindegewebigen Kallus

Das Stadium der reparativen Entzündung beginnt bereits mit der Hämatombildung und hält so lange an, bis sich ein bindegewebiger Kallus zu bilden beginnt. Dieser tritt zunächst periostal und später im Markraum auf und besitzt eine ausgesprochen starke mitotische und metabolische Aktivität. Zur Bildung des bindegewebigen Kallus tragen repetitive Mikrobewegungen an der Bruchstelle als mechanischer Reiz entscheidend bei. Mit dem bindegewebigen Kallus entsteht ein Gerüst für die Bildung des Fixationskallus, durch den die Fraktur stabilisiert und der Frakturspalt schließlich überbrückt wird. Trotz der intensiven angiogenetischen Aktivität während der bindegewebigen Kallusbildung bleiben die Sauerstoffspannung niedrig und der pH-Wert im sauren Bereich, da selbst die infolge der Gefäßneubildung vermehrte Sauerstoffzufuhr dem enormen Zellreichtum und damit hohen Bedarf im Kallusgewebe nicht gerecht werden kann.

Bildung des Fixationskallus

Etwa 3–4 Wochen nach Beginn des Heilungsprozesses beginnt sich der bindegewebige Kallus unter Bildung von verkalkter Knorpelsubstanz in den Fixationskallus umzuwandeln. Dieser Prozess ist erst abgeschlossen, wenn die Knochenfragmente fest miteinander verbunden sind. Die Bildung des Fixationskallus ähnelt den Vorgängen an der intakten Wachstumsplatte. An dem von der verkalkten Knorpelsubstanz gebildeten Gerüst siedeln sich Osteoblasten an. Im weiteren Verlauf wird Knochenmatrix abgelegt und mineralisiert. Schließlich wird sowohl im end- als auch im periostal gebildeten Kallus der unreife Faserknochen in normalen Lamellenknochen umgewandelt. Während dieser Heilungsphase steigt die Durchblutung und damit auch die Sauerstoffspannung an der Bruchstelle an.

Knochenumbau

Das letzte Stadium der Frakturheilung, die Phase des Knochenumbaus („Remodeling"), beginnt etwa 6 Wochen nach der Verletzung und erstreckt sich über Wochen und Monate. Dabei wird der ausgedehnte Fixationskallus, also das parossal und im Markraum gebildete und aus unreifem Faserknochen bestehende Kallusgewebe, allmählich in ausgereiften Lamellenknochen umgebaut.

Klinisch ist die Frakturheilung abgeschlossen, wenn der Knochen an der Frakturstelle seine normale Festigkeit wiedererlangt hat, was bereits nach 6 Wochen der Fall sein kann. Röntgenologisch kann die Knochenbruchheilung ebenfalls bereits nach 6 Wochen abgeschlossen sein. Biologisch gilt sie erst als abgeschlossen, wenn sämtliche reparativen Prozesse an der Bruchstelle zum Stillstand gekommen sind. Dies kann Monate bis Jahre dauern, wie sich szintigraphisch anhand der vermehrten Stoffwechselaktivität an der Bruchstelle nachweisen lässt.

Sekundäre Frakturheilung

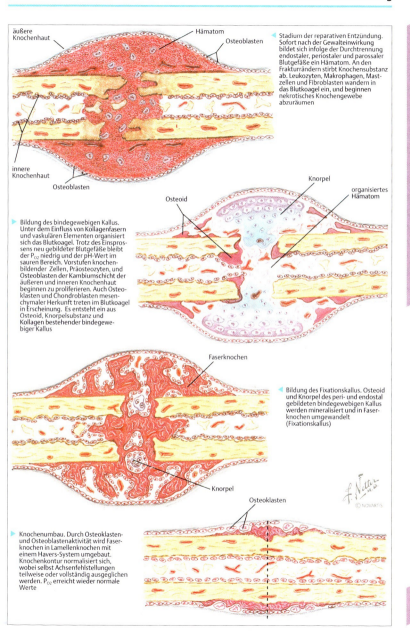

Stadium der reparativen Entzündung. Sofort nach der Gewalteinwirkung bildet sich infolge der Durchtrennung endostaler, periostaler und parossaler Blutgefäße ein Hämatom. An den Frakturrändern stirbt Knochensubstanz ab. Leukozyten, Makrophagen, Mastzellen und Fibroblasten wandern in das Blutkoagel ein, und beginnen nekrotisches Knochengewebe abzuräumen

Bildung des bindegewebigen Kallus. Unter dem Einfluss von Kollagenfasern und vaskulären Elementen organisiert sich das Blutkoagel. Trotz des Einsprossens neu gebildeter Blutgefäße bleibt der P_{O_2} niedrig und der pH-Wert im sauren Bereich. Vorstufen knochenbildender Zellen, Präosteozyten, und Osteoblasten der Kambiumschicht der äußeren und inneren Knochenhaut beginnen zu proliferieren. Auch Osteoklasten und Chondroblasten mesenchymaler Herkunft treten im Blutkoagel in Erscheinung. Es entsteht ein aus Osteoid, Knorpelsubstanz und Kollagen bestehender bindegewebiger Kallus

Bildung des Fixationskallus. Osteoid und Knorpel des peri- und endostal gebildeten bindegewebigen Kallus werden mineralisiert und in Faserknochen umgewandelt (Fixationskallus)

Knochenumbau. Durch Osteoklasten- und Osteoblastenaktivität wird Faserknochen in Lamellenknochen mit einem Havers-System umgebaut. Knochenkontur normalisiert sich, wobei selbst Achsenfehlstellungen teilweise oder vollständig ausgeglichen werden. P_{O_2} erreicht wieder normale Werte

Allgemeine Traumatologie

Traumatologische Komplikationen

Blutungen treten bei jeder Fraktur auf, da durch die Verletzung die das Periost und den Weichteilmantel versorgenden Gefäße mitgeschädigt werden. Es bildet sich ein ausgedehntes Hämatom. Bei geschlossenen Frakturen werden die Blutgefäße durch den am Ort des Hämatoms erhöhten interstitiellen Druck komprimiert, wodurch der Blutansammlung und damit der Größe des Hämatoms Grenzen gesetzt sind. Dennoch gehen auch geschlossene Frakturen mit erheblichen Einblutungen einher. So kann bei einer geschlossenen Femurschaftfraktur ein Blutverlust von mehr als 1 Liter auftreten, bevor die blutenden Gefäße durch die Drucksteigerung im Hämatom tamponiert werden. Da der tamponierende Effekt bei einer offenen Fraktur nicht zum Tragen kommt, ist der Blutverlust bei dieser noch massiver und kann lebensbedrohliche Ausmaße annehmen.

Die Verschiebung der Bruchfragmente oder Knochenenden an luxierten Gelenken kann zu einer Kompression oder Quetschung benachbarter Gefäße und Nerven führen. Kritische Nerven und Gefäße, z.B. der Plexus brachialis, sind meist in der Tiefe der Extremitäten in Knochennähe eingebettet und so vor äußeren Verletzungen geschützt. Bei Frakturen oder Luxation sind sie jedoch umso mehr gefährdet, da sie durch scharfkantige Knochenfragmente geschädigt oder im Frakturspalt eingeklemmt werden können. Dabei können Gefäße eröffnet werden und bluten, ebenso jedoch auch komprimiert werden, was dann u.U. zur peripheren Ischämie führt.

Bereits bei der Erstuntersuchung, aber auch nach jeder Manipulation an der verletzten Extremität muss daher nach neurovaskulären Komplikationen gefahndet werden. Mitunter manifestieren diese sich erst 24–48 Stunden nach der Verletzung. Daher sind mehrfache Kontrollen während dieser Zeit, aber auch während der Tragezeit von zirkulären Gipsverbänden unabdingbar. Zur funktionellen Wiederherstellung und zur Vermeidung von bleibenden Schäden ist mitunter eine sofortige, aggressive Therapie erforderlich.

Radialislähmung (A.). Der N. radialis wird meist bei Frakturen am distalen Humerusschaft geschädigt, denn er verläuft in einer spiraligen Rinne im Humerusschaft und kann durch ein Frakturfragment geschädigt oder im Bruchspalt eingeklemmt werden. Eine Einklemmung ist auch im Zuge einer aggressiven Manipulation der Fraktur bei der geschlossenen Reposition möglich. Als Spätfolge entwickelt sich daraus eine Fallhand.

Ischiadikuslähmung (B.). Nerven und Gefäße in unmittelbarer Nachbarschaft von Gelenken sind besonders verletzungsgefährdet. Periartikulär sind die neurovaskulären Strukturen fester in den Weichteilen verankert als an anderen Lokalisationen, sodass sie bei Gelenkluxationen häufig gedehnt oder gestaucht werden. Der N. ischiadicus wird beispielsweise häufig bei dorsalen Hüftluxationen geschädigt. Die Folge ist eine Lähmung des Fußes. Im Allgemeinen besteht lediglich eine Überdehnung oder Kontusion des Nervs durch direkte Kompression gegen den Femurkopf. Durch eine unverzügliche Reposition der Luxation kann der Nerv entlastet werden. In etwa 60% der Fälle kommt es daraufhin zur Restitutio ad integrum. Bei 40% bleibt eine mehr oder minder deutliche Funktionseinbuße bestehen.

Nerven- und Gefäßverletzungen in der Ellenbogenregion (C.). Unter den Verletzungen des Bewegungsapparats gehen suprakondyläre Humerusfrakturen besonders häufig mit Begleitverletzungen des Gefäßnervenbündels einher. Sie treten meist im Alter von 5–10 Jahren auf und entstehen durch einen Sturz auf die ausgestreckte Hand. Bei ihrer häufigeren Form, nämlich der Hyperextensionsfraktur, ist das Humerusschaftfragment nach ventral verschoben und komprimiert damit die ventral des Ellenbogengelenks verlaufenden, kritischen neurovaskulären Strukturen. Darunter sind N. radialis und N. medianus besonders anfällig für eine direkte Schädigung durch das verschobene Fragment. Aber auch die A. brachialis kann während des Unfalls oder der geschlossenen Reposition gequetscht bzw. eingeklemmt werden. Dementsprechend müssen die periphere Sensibilität, Motorik und Durchblutung sorgfältig kontrolliert und die manuelle Reposition mit besonderer Sorgfalt durchgeführt werden.

Neurovaskuläre Komplikationen

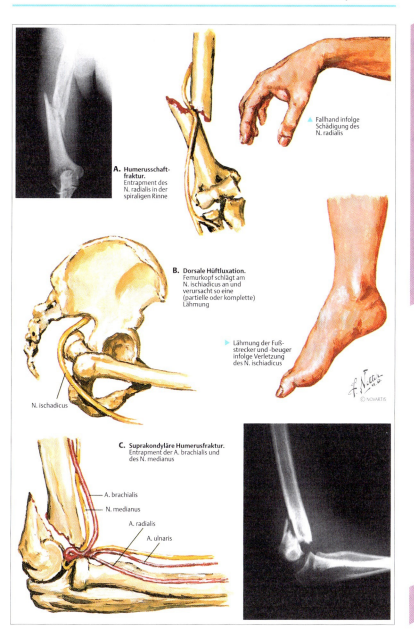

A. Humerusschaftfraktur. Entrapment des N. radialis in der spiraligen Rinne

Fallhand infolge Schädigung des N. radialis

B. Dorsale Hüftluxation. Femurkopf schlägt am N. ischiadicus an und verursacht so eine (partielle oder komplette) Lähmung

Lähmung der Fußstrecker und -beuger infolge Verletzung des N. ischiadicus

N. ischadicus

C. Suprakondyläre Humerusfraktur. Entrapment der A. brachialis und des N. medianus

- A. brachialis
- N. medianus
- A. radialis
- A. ulnaris

Allgemeine Traumatologie

Traumatologische Komplikationen

Das Sudeck-Syndrom, auch als Algodystrophie oder „reflex sympathetic dystrophy" (RSD) bzw. sympathische Reflexdystrophie (SRD) bezeichnet, ist ein schweres persistierendes Schmerzsyndrom mit Muskelatrophie und Mineralisationsstörungen des Knochens. Es tritt bei 2–3% aller Extremitätenverletzungen nach dem Ausheilen einer Fraktur bzw. Gelenkverletzung auf. Vorwiegend, jedoch nicht ausschließlich betroffen sind Patienten im Alter über 40 Jahre. Dabei steht die Schmerzsymptomatik in keinem Verhältnis zum Schweregrad der ursprünglichen Verletzung. Meist bleibt sie auch nicht auf das verletzte Areal beschränkt und kann sogar die gesamte Extremität erfassen.

Ätiologie

Die pathophysiologischen Mechanismen, die diesem Syndrom zugrunde liegen, konnten bislang nicht vollständig geklärt werden. Ätiologisch spielen v.a. Störungen der vegetativen Innervation des betroffenen Extremitätenabschnitts eine Rolle, aber auch endokrine Veränderungen und psychosomatische Faktoren scheinen beteiligt zu sein.

Das Sudeck-Syndrom kommt am häufigsten nach gelenknahen Frakturen der Hand oder des Fußes vor, gelegentlich jedoch auch nach operativen Eingriffen an Hand oder Fuß ohne vorausgegangenes Trauma, nach Infektionen oder im Rahmen von Neuropathien. Seltener können auch kardiale oder endokrine Erkrankungen zu einem Sudeck-Syndrom führen. Bei etwa einem Viertel der Fälle ist keine Ursache erkennbar.

Klinik

Stadium I (Entzündung). Als klinische Erstmanifestationen finden sich Rötung oder livide Verfärbung, Schwellung (teigiges Ödem) und Hyperästhesien der Extremität sowohl an der verletzten Stelle als auch proximal und distal davon. Die Haut ist überwärmt und hyperhidrotisch. Im Röntgenbild zeigt dieses Stadium noch keine markanten Veränderungen.

Stadium II (Dystrophie). Die ödematöse Schwellung geht zurück, und an ihre Stelle tritt eine Atrophie der Haut. Sie wird blass und glänzend. Auch die Muskulatur der betroffenen Region wird atroph, am Knochen zeigt sich im Röntgenbild eine fleckige oder diffuse Entkalkung. Die Gelenke sind bewegungsschmerzhaft und ihre Beweglichkeit ist erheblich eingeschränkt.

Stadium III (Atrophie). Es kommt zu einer generalisierten Atrophie der Haut, des Unterhautgewebes und der Muskulatur. Der Knochen weist röntgenologisch eine hochgradige diffuse Entkalkung auf. Die Gelenke sind eingesteift, und es können sich Kontrakturen ausbilden.

Diagnostik

Die Diagnose wird klinisch und radiologisch gestellt. Zur Sicherung verhelfen weiterführende diagnostische Maßnahmen, darunter die Thermographie. Sie lässt eine Asymmetrie der Hauttemperatur in Socken- oder Handschuhverteilung erkennen und zeigt im Seitenvergleich einen Temperaturunterschied von zumindest 1 °C zugunsten der nicht betroffenen Extremität. Bei 40–60% der Betroffenen ergibt die Knochenszintigraphie mit Technetium^{99m} eine generalisiert vermehrte Isotopenspeicherung.

Prävention und Therapie

Zur Prävention des Sudeck-Syndroms müssen Repositionen und andere Manipulationen an der verletzten Extremität schonend und unter ausreichender Analgesie durchgeführt werden. Möglichst früh sollte mit einer frühfunktionellen Behandlung begonnen werden.

Die Therapie ist stadienabhängig. Im Stadium I wird die Extremität ruhig gestellt und hochgelagert. Als Medikation erhält der Betroffene Analgetika, Antiphlogistika und evtl. Sedativa sowie Kalzitonin. Frühzeitig sollte man eine invasive Sympathikolyse erwägen. Im Stadium II liegt der Schwerpunkt auf einer aktiven physiotherapeutischen Behandlung bis zur Schmerzgrenze, kombiniert mit warmen Bädern und Antiphlogistika. Im Stadium III wird mit intensiver aktiver und passiver Krankengymnastik mit Dehnungsübungen, Quengelschienen und warmen Bädern behandelt.

Sudeck-Syndrom

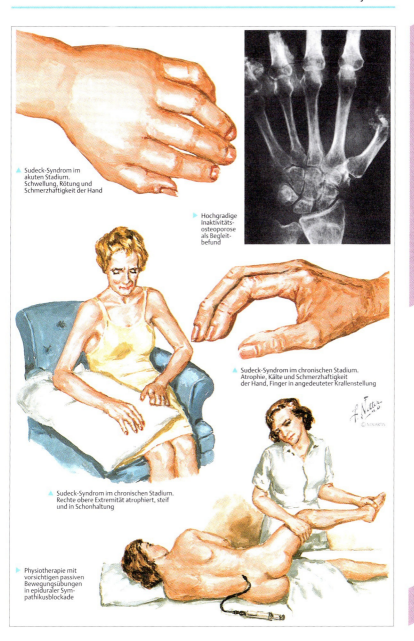

Sudeck-Syndrom im akuten Stadium. Schwellung, Rötung und Schmerzhaftigkeit der Hand

Hochgradige Inaktivitätsosteoporose als Begleitbefund

Sudeck-Syndrom im chronischen Stadium. Atrophie, Kälte und Schmerzhaftigkeit der Hand, Finger in angedeuteter Krallenstellung

Sudeck-Syndrom im chronischen Stadium. Rechte obere Extremität atrophiert, steif und in Schonhaltung

Physiotherapie mit vorsichtigen passiven Bewegungsübungen in epiduraler Sympathikusblockade

Allgemeine Traumatologie

Traumatologische Komplikationen

Ätiologie

Kompartmentsyndrome entstehen, wenn sich Flüssigkeit unter hohem Druck in einer geschlossenen Faszienloge (Muskelloge, Kompartiment) ansammelt und damit die Kapillarperfusion derart gemindert wird, dass sie für den Durchblutungsbedarf des Muskelgewebes nicht mehr ausreicht. Häufigste Lokalisation sind die Kompartimente des Unterschenkels. Aber auch Unterarm, Hand, Oberarm, Schulter, Fuß, Oberschenkel, Gesäß und Rücken können betroffen sein.

Kompartmentsyndromen liegen 3 Pathomechanismen zugrunde: Volumenzunahme des Kompartimentinhalts durch Flüssigkeitsansammlung, Verminderung des Kompartmentvolumens durch Einschnürung oder Schrumpfung und eingeschränkte Volumenexpansion durch Druck von außen.

Volumenzunahme durch Flüssigkeitsansammlung. Häufigster Pathomechanismus ist ein vermehrter Flüssigkeitsgehalt in der betroffenen Muskelloge. Diesem liegt meist eine Fraktur zugrunde, wobei die Tibia am häufigsten betroffen ist. Außerdem kommen nach schweren Gliedmaßenkontusionen ohne Fraktur Kompartmentsyndrome vor. Auch Verbrennungen verursachen ein massives Ödem und erhöhen damit das Kompartmentvolumen.

Bei Verletzungen größerer Gefäße kann sich ein Kompartmentsyndrom einstellen durch Einblutung in die Muskelloge, durch Teilverschluss einer Arterie nach Gefäßspasmen oder Intimarissen bei ungenügendem Kollateralkreislauf oder durch postischämische Schwellung nach Wiederherstellung der Zirkulation. Ein durch eine postischämische Schwellung bedingtes Kompartmentsyndrom ist zu befürchten, wenn die Gefäßrekonstruktion und damit die Freigabe des Blutstroms erst nach mehr als 6 Stunden erfolgt. Auch extreme Beanspruchungen der Muskulatur können zu einem akuten oder chronischen Kompartmentsyndrom führen. Die häufigere chronische Form verläuft bei geringem Schweregrad rezidivierend mit Belastungsschmerzen im vorderen Kompartiment und gelegentlich auch mit einer Muskelhernie, wobei die Beschwerden bei Aussetzen der Beanspruchung rasch abklingen.

Seltene Ursachen einer Volumenzunahme sind Blutungen unter Antikoagulation nach Arterienpunktion sowie bei hämorrhagischer Diathese (z. B. bei Hämophilie), paravenöse Infusionen in eine Muskelloge sowie Giftschlangenbisse.

Verminderung des Kompartmentvolumens. Ursache dafür kann der operative Verschluss eines Fasziendefekts sein. Fasziendefekte kommen oft in Zusammenhang mit Muskelhernien bei Dauerläufern vor. Die Hernien bilden sich meist beidseits im distalen Unterschenkeldrittel über dem vorderen und lateralen Kompartiment und verursachen Belastungsschmerzen, mitunter auch ein Taubheitsgefühl. Werden sie mit einer Fasziennaht versorgt, vermindert sich das Volumen der Faszienloge und der subfasziale Druck erhöht sich. Die Folge ist ein akutes Kompartmentsyndrom. Daher muss in diesen Fällen die Therapie der Wahl die Faszienspaltung und nicht die Fasziennaht sein.

Auch zirkuläre Verbrennungen III. Grades können durch Gewebeschrumpfung und Einschnürung das Volumen des Kompartiments vermindern. Haut, Unterhautgewebe und Faszie verbacken dabei zu einem straffen Verbrennungsschorf, der einer unverzüglichen Spaltung bedarf.

Druck von außen. Bei Bewusstlosigkeit nach einer Drogenüberdosis kann nicht nur ein Kompartmentsyndrom in mehreren Muskellogen auftreten, sondern auch ein Crush-Syndrom, nämlich dann, wenn der Bewusstlose längere Zeit mit den Gliedmaßen unter dem Rumpf oder unter dem Kopf eingeklemmt liegt. Bei Kompression des Unterarms oder Unterschenkels steigt der Muskelinnendruck oft auf mehr als 50 mm Hg an und bleibt erhöht.

Eine längere, zu straffe Schienung in pneumatischen Schienen sowie ein unsachgemäß angelegter zirkulärer Gipsverband können ebenfalls durch Druck von außen der Expansion der Muskelloge Grenzen setzen. Wird Luft aus der Schiene abgelassen bzw. der Gipsverband gespalten, sinkt der Druck rasch ab. Ein Kompartmentsyndrom kommt dabei in der Regel nur zustande, wenn gleichzeitig eine Verletzung, beispielsweise eine Fraktur oder eine Kontusion, besteht.

Kompartmentsyndrom I

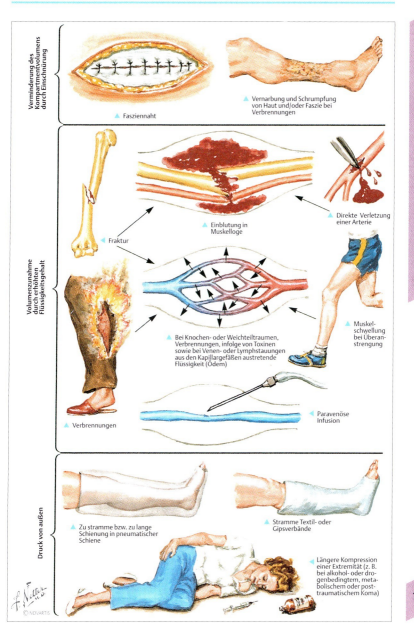

Traumatologische Komplikationen

Komplikationen

Unabhängig von der Ätiologie eines Kompartmentsyndroms kommt es letztlich immer zu einer Drucksteigerung in einer Muskelloge (S. 70). Eine mehrere Stunden lang anhaltende Drucksteigerung gefährdet die Muskel- und Nervenfunktion. Es tritt eine Ischämie ein, die das Ödem noch verstärkt, womit sich der Circulus vitiosus des Kompartmentsyndroms schließt. Wird der Logendruck nicht durch eine Fasziotomie entlastet, resultiert eine neuromuskuläre Defektheilung. Voraussetzung für die Wiederherstellung der Zirkulation und die Vermeidung irreversibler Veränderungen sind daher eine prompte Diagnosestellung und eine unverzügliche entlastende Fasziotomie.

Crush-Syndrom. Bei Mitbeteiligung mehrerer Muskellogen und ausgedehnter Infarzierung der Muskulatur kann sich ein Crush-Syndrom entwickeln, wie es auch von anderen Verletzungen, bei denen es zu schweren Muskelnekrosen kommt, bekannt ist. Unter dieser Bezeichnung werden die renalen und kardiovaskulären Effekte einer Muskelnekrose zusammengefasst. Über welche pathogenetischen Mechanismen eine Myoglobinurie zum Nierenversagen führt, ist nicht vollends geklärt. Fest steht jedoch, dass Myoglobin in den distalen Tubuli contorti eingelagert wird und diese schließlich verstopft. Schon die Okklusion der Tubuli allein kann die Niere zum Versagen bringen. Hinzu dürften jedoch noch der toxische und der hypotone Effekt des tubulären Verschlusses kommen. Durch den Flüssigkeitsverlust an das dritte Kompartiment verstärkt sich die bereits bestehende Hypotonie, und es kommt zum Schock. Die Muskelnekrose verursacht eine Azidose und Hyperkaliämie. Da das von der geschädigten Muskulatur vermehrt ausgeschüttete Kalium infolge des Nierenversagens nicht ausgeschieden werden kann, stellen sich auch Herzrhythmusstörungen ein.

Klinik und Diagnostik

Hauptsymptom eines drohenden Kompartmentsyndroms ist der in keinem Verhältnis zum primären Ereignis bzw. zu der vorliegenden Verletzung stehende Schmerz, der allerdings bei mitbestehenden zentralen oder peripheren neurologischen Ausfällen fehlen kann. Zur Symptomatik im Frühverlauf gehören außerdem einige weitere Zeichen, die als die „6 P des Kompartmentsyndroms" (Pressure, Pain, Paresis, Paresthesia, Pulses present and Pink color) bezeichnet werden.

Drucksteigerung. Als erstes Zeichen imponiert eine Schwellung mit tastbarer Spannung der Muskelloge. Palpatorisch lässt sich die subfasziale Drucksteigerung allerdings nur grob abschätzen. Zudem kann sie durch ein ausgeprägtes subkutanes Ödem verdeckt werden. Zur Sicherung des klinischen Befundes ist daher in jedem Fall eine subfasziale Druckmessung erforderlich (S. 76).

Dehnungsschmerz. Die passive Bewegung der Zehen bzw. Finger löst in der betroffenen ischämischen Muskulatur einen Dehnungsschmerz aus. Da es sich dabei jedoch um eine subjektive Empfindung handelt, hängen die Angaben von der Zuverlässigkeit des Patienten und von seiner jeweiligen Schmerzschwelle ab. Außerdem lassen sich ischämische Muskelschmerzen nicht ohne weiteres von frakturbedingten Schmerzen abgrenzen. Kommen im weiteren Verlauf Sensibilitätsstörungen hinzu, können Schmerzbeschwerden ganz fehlen.

Muskelparese. Diese kann auf eine primäre Mitbeteiligung eines Nervs ebenso zurückzuführen sein wie auf die Ischämie der Muskulatur und auf eine schmerzbedingte Schonhaltung.

Par- bzw. Anästhesie. Als zuverlässigster klinischer Befund imponieren bei bewussten und kooperativen Patienten Sensibilitätsstörungen. Sie manifestieren sich zunächst als Parästhesien, können aber bei spät einsetzender Behandlung bis zur Anästhesie fortschreiten.

Tastbare Pulse und hellrotes Hautkolorit. Wenn keine größeren Arterien verletzt und auch sonst keine Gefäßerkrankungen vorhanden sind, bleiben die peripheren Pulse tastbar und die Kapillardurchblutung normal. Obwohl es mitunter infolge der subfaszialen Drucksteigerung zum Verschluss eines größeren Gefäßes kommt, sind die Pulse in mehr als 90% aller Fälle zumindest dopplersonographisch fassbar.

Kompartmentsyndrom II

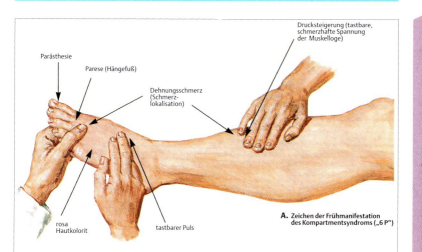

A. Zeichen der Frühmanifestation des Kompartmentsyndroms („6 P")

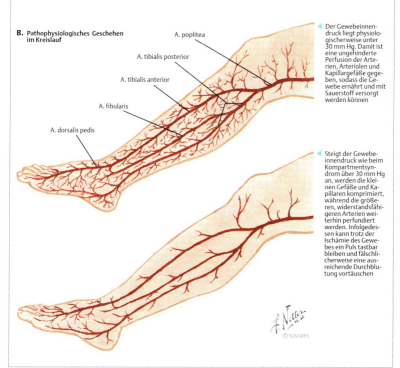

B. Pathophysiologisches Geschehen im Kreislauf

- Der Gewebeinnendruck liegt physiologischerweise unter 30 mm Hg. Damit ist eine ungehinderte Perfusion der Arterien, Arteriolen und Kapillargefäße gegeben, sodass die Gewebe ernährt und mit Sauerstoff versorgt werden können

- Steigt der Gewebeinnendruck wie beim Kompartmentsyndrom über 30 mm Hg an, werden die kleinen Gefäße und Kapillaren komprimiert, während die größeren, widerstandsfähigeren Arterien weiterhin perfundiert werden. Infolgedessen kann trotz der Ischämie des Gewebes ein Puls tastbar bleiben und fälschlicherweise eine ausreichende Durchblutung vortäuschen

Traumatologische Komplikationen

Faszienlogen des Unterschenkels

Die Fascia lata des Oberschenkels setzt sich als Fascia cruris in den Unterschenkel fort. Diese bedeckt die Weichteile des Unterschenkels, dient dabei oberflächlichen Muskelfasern als Ursprung und strahlt in das Periost der subkutan liegenden Tibiafläche ein. Über dem Sprunggelenk verwächst sie mit dem Periost des Fibulaschafts in dessen unterem Anteil. Distal ist sie an den Malleoli medialis und lateralis sowie am Kalkaneus befestigt. Mit ihren Septen grenzt die Fascia cruris die Muskellogen (Kompartimente) des Unterschenkels ab.

2 intermuskuläre Septen des Unterschenkels, die Membrana interossea cruris zwischen Tibia und Fibula und die Fascia cruris mit ihren beiden Laminae, begrenzen das vordere, das laterale und das oberflächliche sowie das tiefe hintere Unterschenkelkompartiment. In diesen Kompartimenten liegen miteinander in Beziehung stehende Muskelgruppen sowie die entsprechenden Blutgefäße und Nerven.

Diese Kompartimente spielen in der Traumatologie eine wichtige Rolle, da sie aufgrund der derben und stabilen Septen kaum dehnungsfähig sind. Erhöht sich das Volumen eines Muskels, z. B. durch eine ödematöse Schwellung, kann sich das Kompartiment, das den betroffenen Muskel enthält, nicht ausdehnen. Damit aber steigt der Druck innerhalb des Kompartiments, was zu einem Kompartmentsyndrom führen kann (S. 76).

Die 2 hinteren Kompartimente dienen den präaxialen Muskeln als Logen und erhalten ihre Innervation über den N. tibialis. Das vordere und das laterale Kompartiment bilden Logen für die postaxiale Muskulatur und werden vom N. fibularis communis innerviert.

Hinteres Kompartiment

Vom Septum intermusculare cruris posterius in Fibulanähe zieht die Lamina profunda der Fascia cruris medialwärts zur Tibia und zur Lamina superficialis der Fascia cruris. Die Lamina profunda bedeckt als dickes Faszienblatt den M. popliteus, kommt im distalen Unterschenkel ventral der Achillessehne zu liegen und grenzt ein oberflächliches und ein tiefes hinteres Kompartiment ab.

Die Mm. gastrocnemius und soleus bilden gemeinsam mit dem meist schwach ausgebildeten M. plantaris den M. triceps surae, der die oberflächliche Flexorenloge ausfüllt. Er inseriert am Tuber calcanei und bewirkt eine Plantarflexion sowie eine leichte Inversion des Fußes. Der M. gastrocnemius ist auch ein schwacher Beuger im Kniegelenk. Das tiefe hintere Kompartiment beherbergt die Mm. popliteus, flexor hallucis longus, flexor digitorum longus und tibialis posterior. Sie beteiligen sich an der Plantarflexion des Fußes und bewirken eine kräftige Inversion. Die Mm. flexor hallucis longus und flexor digitorum longus wirken als Zehenbeuger.

Vorderes Kompartiment

In Höhe des Sprunggelenks verdickt sich die Fascia cruris zur Umscheidung der Weichteile und verhindert damit gleichzeitig einen Bogensehneneffekt. Eine dieser Verdickungen bildet das Retinaculum mm. extensorum superius, das sich an der Vorderseite zwischen der Tibia und der Fibula ausspannt, alle Muskeln des vorderen Kompartiments umhüllt und deren Sehnen führt.

Das vordere Kompartiment bildet die Loge für die Mm. tibialis anterior, extensor hallucis longus, extensor digitorum longus und peroneus tertius, deren Wirkung in der Zehenstreckung und der Dorsalextension des Fußes besteht. Der M. tibialis anterior bewirkt darüber hinaus auch eine Inversion des Fußes, der M. peroneus tertius evertiert ihn.

Laterales Kompartiment

Die Septa intermuscularis cruris anterius und posterius senken sich von den oberflächlichen Anteilen der Fascia cruris in die Tiefe und heften sich am Vorder- bzw. Hinterrand der Fibula an. Sie trennen damit das laterale vom vorderen und hinteren Kompartiment.

Das laterale Kompartiment beherbergt die Mm. peronei longus und brevis. Die Sehnen beider Mm. peronei werden von einer gemeinsamen Sehnenscheide umhüllt und durch das Retinaculum mm. extensorum superius geführt. Sie bewirken eine Eversion, abduzieren außerdem den Fuß und beteiligen sich an der Plantarflexion.

Kompartmentsyndrom III

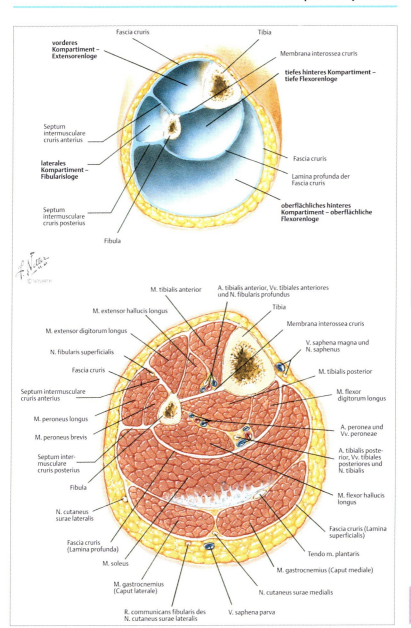

Allgemeine Traumatologie

Traumatologische Komplikationen

Subfasziale Druckmessung

Gefäßverletzungen und Nervenschädigungen bestehen oft nebeneinander, und die Grenzen hinsichtlich der klinischen Befunde sind fließend. So können motorische und sensible Ausfälle ebenso wie die Schmerzsymptomatik in beiden Fällen vorhanden sein. Bei Gefäßverletzungen sind meist keine Pulse tastbar, die Haut ist blass und fühlt sich kalt an. Bildet sich jedoch ein ausreichender Kollateralkreislauf, können die peripheren Pulse mitunter auch erhalten sein. Nervenschädigungen verursachen in der Regel kaum Schmerzen, allerdings ist der traumatisch bedingte Schmerz nicht immer von einem ischämischen Muskelschmerz zu unterscheiden. Eine Neurapraxie wird durch Ausschluss der beiden anderen Krankheitsbilder diagnostiziert. Zum Nachweis einer Gefäßverletzung bewähren sich die Doppler-Sonographie und die Arteriographie. Zur Diagnose eines Kompartmentsyndroms ist häufig eine subfasziale Druckmessung erforderlich.

Kanülenmessung. Dieses heute kaum mehr angewandte Verfahren verwendet eine in die Muskelloge eingestochene Kanüle, die mit einem flüssigkeitsgefüllten Katheter verbunden ist, über den der Druck zum Messgerät abgeleitet wird. Auf ihr beruht die kontinuierliche Infusion von Kochsalzlösung mit einem Perfusionskatheter zur Langzeitdruckmessung.

Dochtkatheter (A., B.). Bei dieser Methode kann der Gleichgewichtsdruck ohne Instillation bzw. kontinuierliche Infusion von Kochsalzlösung gemessen werden. Der Katheter ist so konstruiert, dass eine Verlegung der Katheterspitze durch interponierte Weichteile bei maximaler Flächenausdehnung zwischen der Kochsalzlösung im Katheter und der Flüssigkeit in den Weichteilen ausgeschlossen ist. Der vollautomatische, mit Flüssigkeit gefüllte Katheter ist über einen Druckwandler an ein Registriergerät angeschlossen, mit dem der Gewebeinnendruck laufend gemessen werden kann.

Schlitzkatheter (C.). Mit dieser Messmethode ist bei großer Messfläche eine exakte und reproduzierbare Messung des Gleichgewichtsdrucks sowie eine kontinuierliche Druckmessung bei Muskelkontraktionen und unter Belastung möglich.

Indikationen

Die subfasziale Druckmessung empfiehlt sich bei fehlender bzw. unklarer Klinik und bewährt sich vor allem in folgenden 3 Situationen:

1. Bei mangelnder Kooperationsbereitschaft bzw. Unzuverlässigkeit der Angaben, d.h. bei Erwachsenen mit Alkohol- oder Drogenintoxikation, wenn die klinischen Befunde schwer oder überhaupt nicht deutbar sind, sowie bei Kindern mit Frakturen, die so verängstigt sind, dass eine exakte neurologische Abklärung nicht möglich ist.

2. Bei fehlender Ansprechbarkeit, d.h., wenn aufgrund einer Bewusstlosigkeit infolge Schädel-Hirn-Trauma oder Drogenüberdosis eine klinische Abklärung ausgeschlossen ist, wobei als einzige klinische Auffälligkeit oftmals eine Extremitätenschwellung besteht, sodass der klinische Eindruck durch eine subfasziale Druckmessung gesichert werden muss.

3. Bei neurovaskulären Begleitverletzungen, bei denen ohne subfasziale Druckmessung die Differenzierung eines im Rahmen einer Neurapraxie oder einer Gefäßverletzung auftretenden neurologischen Ausfalls gegenüber einem Kompartmentsyndrom erschwert sein kann.

Grenzdruck für die Fasziotomie. Ab welchem Druckwert eine Fasziotomie durchgeführt werden soll, ist umstritten. Nach verschiedenen Studien ist die Dekompression angezeigt, sobald der subfasziale Druck 30 mm Hg erreicht hat. Häufig ist nicht bekannt, wie lange der Druck bereits erhöht ist, sodass sich die Behandlung auch nach dem systemischen Blutdruck, der peripheren Durchblutung, dem Allgemeinzustand, der Symptomprogredienz, der Kooperationsbereitschaft und Zuverlässigkeit des Patienten und der Art der Verletzung richten muss. In grenzwertigen Fällen sollte die Dekompression eher zu früh als zu spät durchgeführt werden.

Kompartmentsyndrom IV

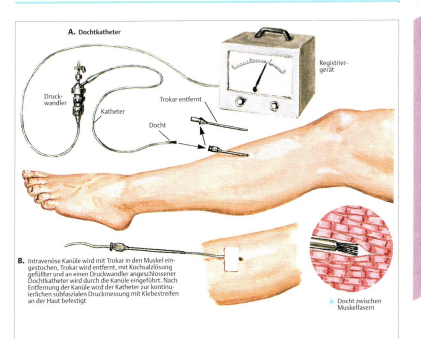

A. Dochtkatheter

B. Intravenöse Kanüle wird mit Trokar in den Muskel eingestochen, Trokar wird entfernt, mit Kochsalzlösung gefüllter und an einen Druckwandler angeschlossener Dochtkatheter wird durch die Kanüle eingeführt. Nach Entfernung der Kanüle wird der Katheter zur kontinuierlichen subfaszialen Druckmessung mit Klebestreifen an der Haut befestigt

▲ Docht zwischen Muskelfasern

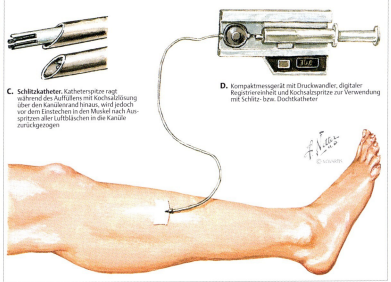

C. Schlitzkatheter. Katheterspitze ragt während des Auffüllens mit Kochsalzlösung über den Kanülenrand hinaus, wird jedoch vor dem Einstechen in den Muskel nach Ausspritzen aller Luftbläschen in die Kanüle zurückgezogen

D. Kompaktmessgerät mit Druckwandler, digitaler Registriereinheit und Kochsalzspritze zur Verwendung mit Schlitz- bzw. Dochtkatheter

Allgemeine Traumatologie

Faszienspaltung am Unterschenkel

Bei der Dekompression der Muskellogen müssen alle sie umschließenden Hüllen berücksichtigt werden, darunter auch straffe Gips- und zirkuläre Textilverbände. Allein durch die Spaltung oder Spreizung eines Gipsverbandes kann der Gewebeinnendruck oft deutlich gesenkt werden. Bestehen mehr als 30 Minuten nach der Spaltung jedoch immer noch neurologische Ausfälle, muss die Extremität nach Abnahme der oberen Gipsschale und aller zirkulären Verbände untersucht werden. Dabei ist die subfasziale Druckmessung (S. 76) diagnostisch beweisend.

Dekompression des vorderen und lateralen Kompartiments. Hierzu legt man einen Hautschnitt in der Mitte zwischen Fibulaschaft und Tibiakante an. Um Zugang zu beiden Kompartimenten zu gewinnen, verläuft die Inzision annähernd über dem das vordere vom lateralen Kompartiment trennende Septum intermusculare. Um bei Wundheilungsstörungen eine günstige Ausgangssituation zu haben, muss aber der Hautschnitt einen ausreichenden Abstand zur vorderen Tibiakante aufweisen und eher weiter nach dorsal als nach ventral gelegt werden. Wird eine etwas kürzere Inzision gewählt, muss die Haut unbedingt nach proximal und distal unterminiert werden, um die Faszie großzügig darzustellen. Über eine Querinzision durch die Faszie wird das die beiden Kompartimente trennende Septum intermusculare anterius aufgesucht, um den N. fibularis superficialis zu schonen, der im lateralen Kompartiment der Faszie unmittelbar anliegt. Die Fasziotomie des lateralen Kompartiments wird entlang des Fibulaschafts dorsal des Septum intermusculare anterius angelegt.

Dekompression des oberflächlichen und tiefen hinteren Kompartiments. Man wählt einen posteromedialen Zugang, der etwas distal der anterolateralen Inzision und mindestens 2 cm dorsal des Tibiahinterrandes liegt, um eine Schädigung des N. saphenus und der V. saphena zu vermeiden. Die Hautränder werden unterminiert, Nerv und Vene nach ventral mobilisiert. Über eine Querinzision der Faszie kann das Septum zwischen dem tiefen und dem oberflächlichen Kompartiment dargestellt werden. Danach werden die Sehne des M. flexor digitorum longus im tiefen und die Achillessehne im oberflächlichen Kompartiment aufgesucht. Die Fasziotomie des oberflächlichen Kompartiments wird möglichst weit nach proximal und dann hinter dem Malleolus medialis nach distal verlängert. Das tiefe Kompartiment wird zuerst distal und dann unter der Soleusbrücke proximal entlastet. Setzt der M. soleus im distalen Tibiadrittel an, empfiehlt sich eine vorausgehende Desinsertion des Muskels, um das tiefe hintere Kompartiment besser einsehen zu können.

Nach der Faszienspaltung in den 4 Kompartimenten misst man intraoperativ zur Dokumentation des Entlastungseffekts den subfaszialen Druck. Beim ersten Dekompressionsversuch soll sich das Debridement möglichst in Grenzen halten, da infarziertes nicht ohne weiteres von ischämischem, aber revitalisierbarem Muskelgewebe differenzierbar ist.

Weitere Behandlung. Bei Kompartmentsyndromen im Rahmen von Frakturen ist oft bereits nach 1 Woche ein Wundverschluss ohne plastische Deckung möglich. Das nekrotische Muskelgewebe wird ein- bis zweimal wöchentlich abgetragen, bis ein befriedigend granuliertes Wundbett erreicht ist. Werden Hauttransplantation und Wundverschluss vorher durchgeführt, können Infektionen entstehen, die unter Umständen zur Amputation zwingen. Zur Kontrakturprophylaxe wird das Sprunggelenk dorsal in Neutralstellung geschient.

Prophylaktische Faszienspaltung. Nach Tibiaosteosynthesen sowie nach Transplantatentnahme aus der Tibia empfiehlt sich die prophylaktische Dekompression des Unterschenkels. Auch bei offenen Tibiafrakturen sollten im Zuge der chirurgischen Wundreinigung die durch die Wunde erreichbaren Muskellogen eröffnet werden, sofern die anatomischen Beziehungen der Strukturen zueinander nicht durch die Fraktur gestört und die oberflächlichen Nervenäste in ihrem Verlauf erkennbar sind. Bei Gefäßverletzungen und arteriellen Bypassoperationen sowie bei Thrombosen sollte bei einer länger als 6 Stunden dauernden Ischämie ebenfalls eine prophylaktische Dekompression durchgeführt werden.

Kompartmentsyndrom V

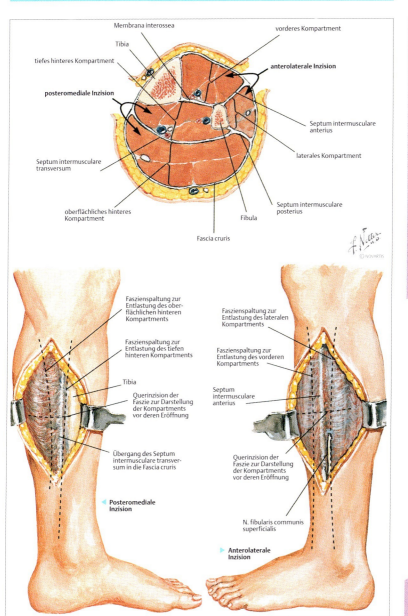

Traumatologische Komplikationen

Faszienspaltung am Unterarm

Zur Entlastung eines Kompartmentsyndroms am Unterarm (Volkmann-Kontraktur) kommen primär der dorsale Längsschnitt und der palmare Bogenschnitt in Betracht, womit der Druck nicht nur im palmaren Kompartiment, sondern in der Hälfte aller Fälle auch im dorsalen Kompartiment gesenkt werden kann. Der palmare Bogenschnitt wird insofern bevorzugt, als dabei alle größeren Nerven, Gefäße und auch das aus den Mm. brachioradialis, extensor carpi radialis longus und extensor carpi radialis brevis bestehende Muskelbündel („mobile wad") dargestellt werden können. Demgegenüber lässt sich mit der dorsalen ulnarseitigen Inzision nach der Dekompression eine bessere Hautdeckung des Gefäß-Nerven-Bündels und der Sehnen erzielen.

Der palmare Bogenschnitt beginnt proximal der Ellenbeuge und wird bis zur Handflächenmitte geführt, wobei er zunächst in einem sanften Bogen nach medial bis zur Mittellinie und dann von der Grenze zwischen mittlerem und distalem Unterarmdrittel in gerader Linie nach distal bis zur proximalen Handwurzelfurche unmittelbar ulnarseitig der M.-palmaris-longus-Sehne zieht. Von dort wird er zur Entlastung des Karpaltunnels über die palmare Handwurzelfurche hinweg erweitert. Um eine Verletzung des oberflächlichen palmaren Asts des N. medianus zu vermeiden, soll er radialseitig nicht über die Längsachse des Ringfingers hinausgehen.

Bei einer Mitbeteiligung des N. medianus muss neben der Entlastung des Karpaltunnels auch der proximale Unterarm inspiziert werden. Zur Kompression des Nervs kommt es bevorzugt an der Bizepsaponeurose (Lacertus fibrosus), an der proximalen Kante des M. pronator teres und an der proximalen Kante des M. flexor digitorum superficialis. Nach der palmaren Spaltung der Faszie, die dem Verlauf der Hautinzision folgt, wird der intrafasziale Druck geprüft, um sicherzustellen, dass die tiefen Beuger entlastet worden sind. Die Druckmessung wird nach vollständiger Entlastung im palmaren und dorsalen Kompartiment sowie im „mobile wad" wiederholt. Ergibt sie in letzterem und in den dorsalen Muskellogen einen Wert über 15 mm Hg, müssen auch diese Kompartimente entlastet werden, wobei der Zugang zum „mobile wad" über den palmaren Bogenschnitt nach Aufklappen eines palmaren Lappens über dem betroffenen Areal erfolgt. Das dorsale Kompartiment erreicht man über eine etwa ein Drittel der Unterarmlänge umfassende Längsinzision, über die die Faszie gespalten und der endgültige Druckwert gemessen wird. In jedem Fall werden Hautinzisionen nicht primär verschlossen, sondern lediglich locker adaptiert.

Ist die Diagnose spät gestellt worden oder erscheint das Muskelgewebe teilweise nekrotisch, führt man zunächst ein oberflächliches Debridement durch. Die endgültige Versorgung folgt 4–7 Tage später, wenn die Vitalität des Gewebes exakter beurteilt werden kann.

Postoperativ wird der Unterarm zunächst geschient und mit einem dicken Verband versorgt, der nach 3–4 Tagen im Operationssaal gewechselt wird. Eine Spalthautdeckung ist fast ausnahmslos erforderlich. Diese wie auch der definitive Wundverschluss werden jedoch erst durchgeführt, wenn das gesamte nekrotische Gewebe debridiert worden ist und die quantitative Keimzüchtung ein transplantationsgerechtes Wundbett ergibt. Aktive und assistierte aktive Bewegungsübungen der Hand beginnen sofort nach dem operativen Eingriff. Der dicke Verband wird in der Regel nach 3 Wochen abgenommen. Die palmare Schienung bleibt, bis die volle Beweglichkeit wiederhergestellt ist.

Kompartmentsyndrome des Unterarms im Rahmen von Frakturen des distalen Humerus, des Radius und der Ulna werden üblicherweise mit einer Osteosynthese versorgt. Bei Begleitverletzungen der Gefäße richtet sich die Behandlung nach den individuellen Gegebenheiten.

Nach Zertrümmerungsverletzungen der Hand kann ebenfalls eine Dekompression angezeigt sein. Die Diagnose wird aufgrund einer Drucksteigerung in den Interossei-Logen gestellt. Am Handrücken wird die Entlastung über einen Längsschnitt in den Intermetakarpalräumen durchgeführt. Die Adduktoren des Daumens werden über eine Inzision in der dorsalen Schwimmhaut dekomprimiert.

Kompartmentsyndrom VI

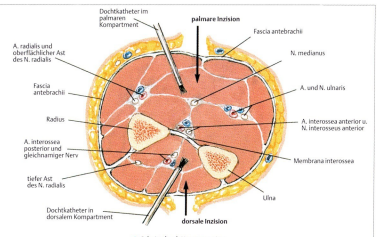

▲ Schnitt durch Unterarmmitte

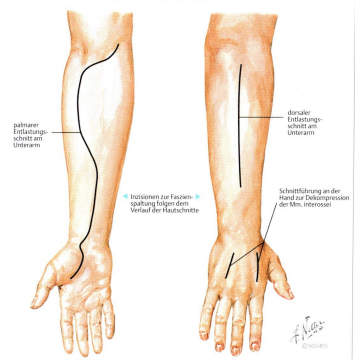

◀ Inzisionen zur Faszienspaltung folgen dem Verlauf der Hautschnitte ▶

Allgemeine Traumatologie

Traumatologische Komplikationen

Viele der amputationsbedingten Komplikationen lassen sich durch eine frühzeitige, konsequente und gut abgestimmte Rehabilitation vermeiden oder zumindest in Grenzen halten. Voraussetzung dafür ist ein Team von Therapeuten und Ärzten, die speziell für die Rehabilitation Amputierter ausgebildet sind und über entsprechende Erfahrungen verfügen.

Kontrakturen

Gelenkkontrakturen gehören zu den häufigsten amputationsbedingten Komplikationen. Bedingt durch das fehlende Gewicht des amputierten Extremitätenabschnitts und ein Ungleichgewicht der muskulären Zugwirkung auf den Amputationsstumpf kommt es zu einer veränderten Ruhehaltung. Diese chronische Fehlhaltung führt zu später nur schwer korrigierbaren Kontrakturen (**D.**). Insbesondere bei einer geplanten prothetischen Versorgung müssen schon am ersten postoperativen Tag passive Dehnungsübungen beginnen, die von speziell geschulten Physiotherapeuten oder Ergotherapeuten zur Kontrakturprophylaxe durchgeführt werden.

Außerdem gilt es, kontrakturfördernde Stellungen zu vermeiden. Bei Unterschenkelamputierten darf das Knie während des Schlafens nicht auf einem Kissen gelagert werden, da dies Beugekontrakturen an Knie- und Hüftgelenk begünstigt.

Hautulzerationen

Im frühen postoperativen Verlauf kann es durch eine ungünstig gewählte Amputationshöhe oder durch eine zu hohe Nahtspannung zu Wundheilungsstörungen kommen (**A., B.**). Spätere Ulzerationen und Drucknekrosen am Amputationsstumpf können von osteophytären Anbauten am Knochenstumpf (**C.**) oder von Druckstellen der Prothese herrühren. Als wirksame Prophylaxe dient ein stramm sitzender Verband, der den Stumpf konisch formt und v.a. ödematöse Schwellungen verhindert. Außerdem kann die Haut am distalen Stumpf durch Bürstenmassagen und Eisanwendungen abgehärtet werden. Bei den ersten Anzeichen einer Druckstelle muss das Gehtraining mit der Prothese ausgesetzt und die Stumpfbettung vom Orthopädietechniker überprüft und ggf. korrigiert werden.

Schmerzen

Nach Amputationen persistierende Schmerzen haben vielfältige Ursachen. Sie können durch osteophytär bedingte Druckstellen mit Irritation der Hautbedeckung hervorgerufen werden, aber auch Folge der Durchtrennung von Nerven sein. Wird ein Nerv durchtrennt, bildet sich im Zuge der physiologischen Reparationsprozesse, die der Regeneration der Axone und der Restitution der Nervenfunktion dienen, am Nervenstumpf ein Neurom. Dieses ist besonders empfindlich und vor allem unter dem Druck einer Prothese leicht irritierbar. Ist das Neurom in die Amputationsnarbe eingebettet, reagiert es äußerst empfindlich auf Druck- und Zugkräfte. Die Bildung eines Neuroms lässt sich am ehesten vermeiden, indem der Nerv bei der Amputation unter leichter Spannung scharf durchtrennt wird, sodass er in die Weichteile der Extremität zurückschlüpft (**E.**). Neurome, die anhaltende Beschwerden verursachen, sollten operativ abgetragen werden.

Nach Amputationen klagen die Betroffenen sehr häufig über ein Phantomgefühl, welches dadurch zustande kommt, dass die den amputierten Gliedmaßenabschnitt versorgenden Nerven proximal noch vorhanden sind und Impulse an den Teil der Großhirnrinde senden, in dem der amputierte Extremitätenabschnitt repräsentiert wird. Dadurch entsteht das Gefühl, die Extremität sei nach wie vor vorhanden (**F.**). Ein gewisses Phantomgefühl tritt nach Amputationen stets auf, gibt sich jedoch meist im Laufe einiger Monate. In einigen Fällen bleibt es allerdings bestehen und ist Anlass für eine chronische, nicht selten unbeherrschbare Schmerzsymptomatik, der sog. Phantomschmerz. Dieser Schmerz kann von unangenehmen Empfindungen wie Brennen, Kribbeln, Jucken oder Spannungsgefühlen bis hin zu schweren Schmerzzuständen reichen. Gelegentlich lassen sich solche Phantomschmerzen durch einen Zweiteingriff mit Revision der Amputationsnarbe und Nachresektion von Nervenstümpfen bessern. Mitunter kann sich eine psychologische Betreuung günstig auswirken. Bei Persistenz der Beschwerden sollte ein in der Schmerztherapie erfahrener Neurochirurg hinzugezogen werden.

Komplikationen nach Amputation

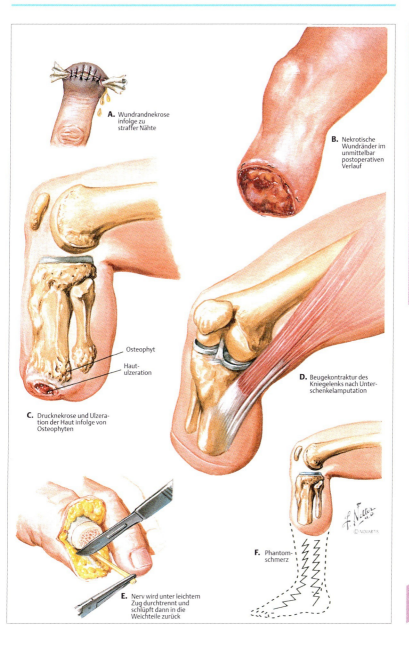

A. Wundrandnekrose infolge zu straffer Nähte

B. Nekrotische Wundränder im unmittelbar postoperativen Verlauf

Osteophyt
Hautulzeration

C. Drucknekrose und Ulzeration der Haut infolge von Osteophyten

D. Beugekontraktur des Kniegelenks nach Unterschenkelamputation

E. Nerv wird unter leichtem Zug durchtrennt und schlüpft dann in die Weichteile zurück

F. Phantomschmerz

Allgemeine Traumatologie

Kindliche Frakturen

Bei Kindern sind Frakturen häufig, weil sie sich einerseits gerne und viel bewegen und andererseits noch unbeholfen und unbedacht sein können. Daher ist bei Extremitätenverletzungen im Kindesalter stets an eine Fraktur zu denken.

Besonderheiten kindlicher Frakturen

Das kindliche Skelett unterscheidet sich in mehrfacher Hinsicht vom Knochenbau des Erwachsenen.
Epiphysenfugen. Röhrenknochen haben in der Wachstumsphase noch Epiphysenfugen, die sich erst nach der Skelettreifung und abgeschlossenem Längenwachstum der Extremitäten knöchern durchbauen. Eine Schädigung der Epiphysenfuge kann daher zu Wachstumsstörungen führen:
➤ So können Schaftfrakturen der Röhrenknochen, vornehmlich am Femur, das Wachstum der Epiphysenfugen stimulieren, wodurch es zu einem vermehrten Längenwachstum der betroffenen Extremität kommt.
➤ In anderen Fällen können die Epiphysenfugen vorzeitig verknöchern, sodass ein Wachstumsdefizit und damit eine Verkürzung der Extremität resultiert.

Plastizität. Im Vergleich zum Knochen des Erwachsenen ist der kindliche Knochen elastischer und lässt sich daher in stärkerem Ausmaß verformen, bevor er bricht. Zwar gibt es auch im Kindesalter vielfach komplette Frakturen. Oft bleiben bei Kindern aber die durch Biege- und Rotationskräfte verursachten Brüche an Röhrenknochen inkomplett.
Frakturheilung. Knochenbrüche heilen im Kindesalter deutlich rascher als beim Erwachsenen. So sind Epiphysenfrakturen nach etwa 3–4 Wochen, Schaftfrakturen (diaphysären Frakturen) nach 6 Wochen ausgeheilt. Aufgrund der physiologisch stärkeren periostalen Reaktion wird reichlich Kallus gebildet. Pseudarthrosen kommen selten vor.
Spontankorrektur. Im Kindesalter laufen am wachsenden Skelett Korrekturmechanismen ab, die im Erwachsenenalter fehlen. So gleichen sich z. B. Achsenfehler insbesondere bei gelenknahen Frakturen im Laufe der Skelettreifung in den meisten Fällen von selbst aus. Dies gilt in geringerem Maße auch für Frakturen in Schaftmitte, nicht hingegen für Rotationsfehlstellungen. Grundsätzlich korrigieren sich spontan Fehlstellungen in der Sagittalebene und Varusdeformitäten besser als Fehlstellungen in der Frontalebene bzw. Valgusdeformitäten.
Angesichts dieses Korrekturpotenzials und der beschleunigten Knochenbruchheilung besteht bei kindlichen Schaftfrakturen nur selten eine Indikation für eine offene Reposition und Osteosynthese: sie ist in der Regel nur bei erheblichen Luxationen, persistierenden Achsenfehlern, Frakturen mit Beteiligung der Epiphysenfuge und schweren, nicht reponierbaren Fehlstellungen indiziert.

Inkomplette Frakturen

Grünholzfraktur (A.). Bei dieser Frakturform wirken Biegekräfte auf den Knochen und führen zu einer unvollständigen Fraktur. Die konkavseitige Kortikalis, also diejenige, auf der bei Biegebeanspruchung des Knochens eine Druckkraft auftritt, bleibt intakt; ebenso das Periost auf dieser Seite. Die auf Zug beanspruchte konvexseitige Kortikalis dagegen ist unterbrochen, das Periost zerrissen. Das Röntgenbild ähnelt dabei charakteristischerweise dem Bild eines geknickten jungen Astes.
Wulstfraktur (B.). Hierbei wird der Knochen in seinem spongiösen metaphysären Anteil durch axiale Kräfte gestaucht, und es bildet sich an der Zirkumferenz des Knochens eine Aufwerfung der Kortikalis. Der Periostschlauch ist bei diesem Frakturtyp praktisch immer vollständig erhalten. Auf dem Röntgenbild ist diese Kortikalisvorwölbung und meist auch eine Verdichtungslinie erkennbar.
Plastische Verbiegung (C.). Diese auch als „bowing fracture" bezeichnete Verletzung wird ebenfalls durch Biegekräfte verursacht, die jedoch nicht stark genug sind, um den Knochen zu brechen. Aufgrund seiner Plastizität verbiegt sich der kindliche Knochen, wobei jedoch die Verbiegung auch nach der Einwirkung der ursächlichen Kraft bestehen bleibt. In der Kortikalis finden sich dabei Mikrofrakturen ohne radiologischen Hinweis auf eine Zerreißung. Selbst durch mäßige Verbiegungen um 10–15° können klinisch erhebliche Deformitäten entstehen.

Inkomplette Frakturen

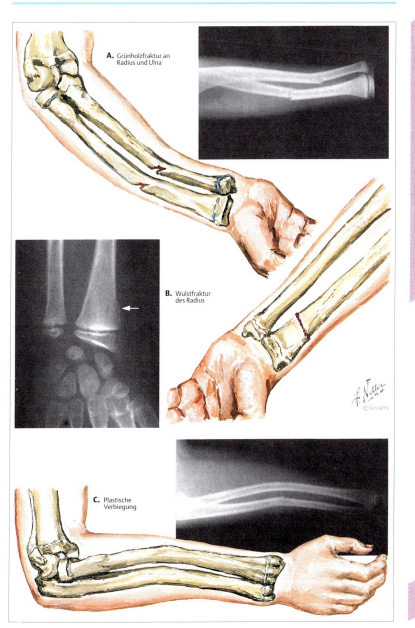

A. Grünholzfraktur an Radius und Ulna

B. Wulstfraktur des Radius

C. Plastische Verbiegung

Kindliche Frakturen

Frakturtypen

Epiphysenfugenverletzungen. Die knorpelige Epiphysenfuge des kindlichen Knochens ist besonders verletzungsanfällig, da sie wesentlich schwächer ist als der benachbarte Knochen. Epiphysenfrakturen werden nach Salter bzw. nach Aitken in 5 Typen (**A.–E.**) eingeteilt (s. u.). Obwohl kindliche Frakturen gut heilen, sollten epiphysäre Verletzungen bis zu einem Jahr nach der Verletzung kontrolliert werden, um Wachstumsstörungen frühzeitig zu erkennen.

Übergangsfrakturen. Eine Besonderheit sind Frakturen mit Beteiligung der Epiphysenfuge im fortgeschrittenen Kindesalter, wenn die Epiphysenfugen schon teilweise verknöchert sind. Diese Frakturen ziehen seltener Wachstumsstörungen nach sich und werden als Übergangsfrakturen bezeichnet.

Epiphysäre Frakturen. Daneben kommen noch rein epiphysäre Frakturen ohne Beteiligung der Epiphysenfuge vor, bei denen es sich meist um knöcherne Bandausrisse handelt.

Abscherung der Epiphyse. Bei einer seltenen epiphysären Frakturvariante, die in der ursprünglich von Salter angegebenen Einteilung nicht enthalten war, aber dennoch gelegentlich als Salter Typ VI (**F.**) bezeichnet wird, kommt es infolge eines direkten Schlags zur teilweisen Abscherung bzw. Abtrennung der Epiphyse im Bereich der Wachstumsfuge. Durch die Knochenneubildung an dieser Stelle wird die Epiphysenfuge knöchern überbrückt, wodurch das weitere Längenwachstum im betroffenen Areal zum Erliegen kommt. Der asymmetrische Wachstumsstillstand führt meist zu einer Achsenfehlstellung.

Einteilung der Epiphysenfrakturen

Salter Typ I (Aitken Typ 0, A.). Bei dieser meist bei Neugeborenen und Kleinkindern anzutreffenden Knorpelverletzung ist die Epiphyse von der Diaphyse in der Epiphysenfuge abgetrennt (Epiphyseolyse). Das umgebende Periost ist in der Regel gerissen, bleibt mitunter aber auch intakt. Da die Epiphyse oft noch nicht mineralisiert ist, lassen sich Fraktur und Verschiebung radiologisch nicht immer darstellen.

Salter Typ II (Aitken Typ I, B.). Diesem Typ entsprechen 90% aller Epiphysenfrakturen. Dabei durchzieht der Bruchspalt die Epiphysenfuge, setzt sich aber dann in die Metaphyse fort, die gemeinsam mit dem epiphysären Fragment verschoben wird. Das Periost über dem metaphysären Keil bleibt in der Regel intakt und kann bei der Reposition dislozierter Frakturen als Scharnier genutzt werden. Bei regelrechter Reposition und 3- bis 4-wöchiger Ruhigstellung heilen praktisch alle Frakturen vom Typ I und II komplikationslos aus. Die für das Längenwachstum zuständige Proliferationszone bleibt in aller Regel unversehrt.

Salter Typ III (Aitken Typ II, C.). Bei den seltenen Frakturen vom Typ III handelt es sich um Gelenkfrakturen, die von der Gelenkfläche ausgehen, die Epiphyse durchziehen, sich aber dann über die Epiphysenfuge bis an den Knochenrand fortsetzen. Um die Kongruenz der Gelenkfläche wiederherzustellen, ist oft die offene Reposition und Osteosynthese unvermeidlich. Wird das Gelenk nicht achsengerecht eingestellt, prädisponiert die bleibende Inkongruenz der Gelenkflächen zur Arthrose.

Salter Typ IV (Aitken Typ III, D.). Ursache dieses Frakturtyps ist meist eine axiale Belastung bzw. eine Scherkraft. Der Bruchspalt zieht von der Gelenkfläche durch die Epiphysenfuge direkt in die Metaphyse. Aufgrund des hohen Komplikationsrisikos bei Verheilung in Fehlstellung ist praktisch immer die offene Reposition mit Osteosynthese angezeigt. Dabei muss die Epiphysenfuge unbedingt exakt eingestellt werden, da sie sonst knöchern überbrückt wird, und das betroffene Knochenstück nicht mehr in die Länge wächst.

Salter Typ V (Aitken Typ IV, E.). Bei gewaltsamer Ab- bzw. Adduktion oder axialer Stauchung der Extremität kann die Epiphysenfuge so stark komprimiert werden, dass das Knochengefüge zerstört wird und ein Längenwachstum nicht mehr möglich ist. Da eine Dislokation meist fehlt, lassen sich Frakturen vom Typ V bei der ersten Röntgenuntersuchung nicht ohne weiteres feststellen. Ist die Epiphysenfuge in ihrer Gesamtheit geschädigt, kommt das Längenwachstum vollends zum Erliegen. Ist sie hingegen nur teilweise in Mitleidenschaft gezogen, sistiert das Längenwachstum lediglich an der betroffenen Stelle, während der Knochen am unversehrten Anteil weiter wächst. Folge ist ein Achsenfehler.

Epiphysenfrakturen

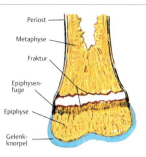

A. Salter Typ I. Vollständige Abtrennung der Epiphyse vom Schaft durch den mineralisierten Knorpel (Wachstumszone) der Epiphysenfuge. Keine Knochenfraktur, Periost meist intakt

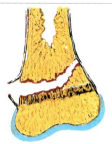

B. Salter Typ II. Häufigste Epiphysenfraktur. Bruchspalt durchzieht teilweise die tiefe Schicht der Epiphysenfuge und reicht bis in die Metaphyse, wobei ein metaphysärer Keil am epiphysären Fragment anhaftet

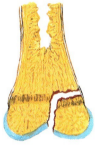

C. Salter Typ III. Seltene Epiphysenfraktur. Bruchspalt verläuft durch Epiphyse und tiefe Schicht der Epiphysenfuge und zieht zum Knochenrand

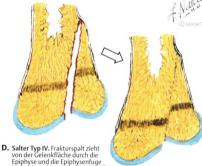

D. Salter Typ IV. Frakturspalt zieht von der Gelenkfläche durch die Epiphyse und die Epiphysenfuge in die Metaphyse. Wird bei der offenen Reposition keine exakt achsengerechte Einstellung erzielt, wird die Epiphysenfuge knöchern überbrückt. Folge ist ein partieller Wachstumsstillstand mit Achsenfehlstellung

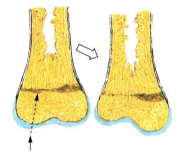

E. Salter Typ V. Bei Ab- bzw. Adduktionsbelastung oder Stauchung wird eine zermalmende Kraft über die Epiphyse in die Epiphysenfuge eingeleitet. Die Röntgendiagnose ist durch minimale bis fehlende Dislokation erschwert. Die Folgen sind partieller Wachstumsstillstand, Verkürzung und Achsenfehlstellung

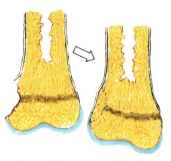

F. Salter Typ VI. Abscherung eines Teils der Epiphysenfuge. Abgescherte Knochenfläche verheilt unter knöcherner Überbrückung der Epiphysenfuge. Dadurch Wachstumshemmung auf der verletzten Seite und Achsenfehlstellung

Kindliche Frakturen

Kindesmisshandlungen sind leider nicht so selten, wie im Allgemeinen angenommen wird und kommen gehäuft bei Kindern bis zum 3. Lebensjahr vor. Bei 30–50% aller misshandelten Kinder findet sich als Erstverletzung eine Fraktur. Eine Kindesmisshandlung zu diagnostizieren bereitet stets enorme Schwierigkeiten und hat für das Kind wie für die Eltern weit reichende Konsequenzen. Eine solche Verdachtsdiagnose bedarf daher einer eingehenden Untersuchung des Kindes und muss immer geklärt werden, indem weitere dafür zuständige und geschulte Stellen (z.B. Kinderschutzzentren) eingeschaltet werden. Bei jedem begründeten Verdacht sollte zum Schutz des Kindes immer nach Zeichen einer Misshandlung gefahndet werden.

Anamnese

Zu den wichtigsten Hinweisen auf eine misshandlungsbedingte Verletzung zählen eine Diskrepanz zwischen der Anamnese und dem Frakturtyp sowie Unstimmigkeiten und Widersprüche in den Angaben der Eltern bzw. Betreuer. Häufig wird ein Sturz aus dem Bett oder auf einer Treppe als Verletzungsursache angegeben. Sofern mehrere Personen das Kind zum Arzt begleiten, sollten sie nach Möglichkeit getrennt voneinander zum Unfallhergang befragt werden, um Widersprüche leichter aufdecken zu können. Dabei muss die getrennte Befragung jedoch möglichst unverfänglich herbeigeführt werden, z.B. indem ein Begleiter das Kind zur Röntgenuntersuchung begleitet und der andere in dieser Zeit zur Anamnese befragt wird.

Auch wenn ein Kind erst spät und zu untypischer Zeit zum Arzt gebracht wird (z.B. nachts um 1:30 Uhr, wenn der Unfall um 11:00 Uhr vormittags angegeben wird), kann das ein Hinweis auf eine Misshandlung sein.

Frakturen

Es gibt zwar keine für die Kindesmisshandlung diagnostisch beweisende Fraktur, Epiphysenlösungen kommen aber in Misshandlungsfällen in ungewöhnlicher Häufung vor. Auch Schaftfrakturen an den Röhrenknochen sowie dorsale Rippenfrakturen sind oft anzutreffen. Besonderen Verdacht erwecken bei der Röntgenuntersuchung multiple Frakturen verschiedener Körperregionen, vielfach in unterschiedlichem Heilungsstadium. Bei Verdacht auf eine Kindesmisshandlung sind daher Röntgenaufnahmen des gesamten Skeletts angezeigt.

Hautverletzungen

Weitere Indizien für eine Misshandlung sind Hautverletzungen wie multiple Kratzspuren, Striemen, Hämatome unterschiedlichen Alters und multiple kleine Verbrennungen. Vor allem Verletzungen der Streckseiten der Extremitäten und des kranialen Schädelbereichs oberhalb einer gedachten Hutkrempe (Hutkrempen-Regel) sind verdächtig.

Weitere Indizien

Bieten Kinder neben einer Fraktur auch noch andere Zeichen einer schlechten Behandlung, beispielsweise Unterernährung, mangelhafte Hygiene oder sonstige Hinweise auf eine Vernachlässigung, sollte ebenfalls an einen Misshandlungsfall gedacht werden. Misshandelte Kinder sind häufig verschlossen und trotz einer schmerzhaften Fraktur ungewöhnlich still.

Weiteres Vorgehen

Besteht ein begründeter Verdacht auf einen Misshandlungsfall, sollte er in jedem Fall geklärt werden. Wenn misshandelte Kinder nach Hause entlassen werden, laufen sie stets Gefahr einer neuerlichen Misshandlung. Am besten wird ein solches Kind daher zur weiteren Abklärung und zu seinem Schutz stationär aufgenommen, um den entsprechenden Stellen die Möglichkeit einer Untersuchung der familiären Situation zu geben, z.B. durch einen geschulten Sozialarbeiter.

Man sollte sich unbedingt vor verfrühten Schuldzuweisungen und Verdachtsäußerungen hüten. Bis zur abschließenden Klärung des Falls bleibt das Kind im Krankenhaus stationär in Pflege. Bestätigt sich der Verdacht eines Misshandlungsfalls, sollten das weitere Vorgehen und der Entlassungstermin des Kindes mit den zuständigen Stellen abgestimmt werden.

Kindesmisshandlung

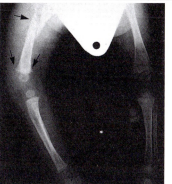

Röntgenbefund einer proximalen Femurfraktur rechts, die das Kind zum Arzt brachte. Die bei der Untersuchung auffallende, bereits in Konsolidierung befindliche Fraktur der distalen Femurepiphyse legte den Verdacht auf eine Kindesmisshandlung nahe

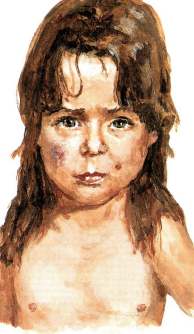

Typische Traurigkeit und Verschlossenheit sowie Zeichen von Verwahrlosung, z. B. mangelhafte Haut- und Haarpflege und Unterernährung, erhärten den Verdacht

Bei der weiteren Untersuchung fallen oft Hämatome, Striemen oder durch Zigaretten verursachte Brandwunden an anderen Körperpartien in unterschiedlichem Heilungsstadium auf

Allgemeine Traumatologie

Kindliche Frakturen

Häufigste Ursachen von Wachstumsstörungen nach kindlichen Frakturen sind traumatische Schädigungen der Epiphysenfuge. Dabei kann sowohl die Verletzung selbst wie auch eine ungeeignete Osteosynthesetechnik zur Störung der Epiphysenfuge führen.

Selbst von der Epiphyse entfernt liegende Frakturen können durch die im Rahmen der Frakturheilung erhöhte Durchblutung der betroffenen Extremität das Wachstum anregen. Diese Fälle sind verhältnismäßig selten, dennoch kann z. B. die Beinlängendifferenz nach einer Femurschaftfraktur bis zu 2 cm betragen.

Wachstumsstörungen sollten, außer bei sehr geringem Ausmaß, immer korrigiert werden. Achsenfehlstellungen führen zu einer unphysiologischen Belastung der angrenzenden Gelenke und damit zu einem frühzeitigen Verschleiß. Längendifferenzen der Beine führen über den resultierenden Beckenschiefstand zu Fehlbelastungen der Hüftgelenke und zu skoliotischen Fehlhaltungen der Wirbelsäule.

Störungen des Längenwachstums

Bei epiphysären Frakturen kann das Längenwachstum der betroffenen Extremität durch eine Stimulation der Epiphysenfuge angeregt werden. Daraus resultiert ein überschießendes Längenwachstum. In anderen Fällen kann die Epiphysenfuge vorzeitig verknöchern und damit das Längenwachstum zu früh zum Erliegen kommen (**A.**). Solche Wachstumsdefizite kommen insbesondere bei Frakturen vom Typ IV und V nach Salter (S. 86) vor.

Da die distale Femurepiphyse mit 70% am Längenwachstum des Femurs und die proximale Tibiaepiphyse zu 60% an demjenigen der Tibia beteiligt sind, haben Verletzungen dieser Regionen besonders starke Längendifferenzen zur Folge.

Therapie. Die Therapie von Längendifferenzen hängt von Art und Ausmaß des Fehlwachstums ab. Beinlängendifferenzen von mehr als 0,5–1 cm sollten korrigiert werden. Ein konservativer Beinlängenausgleich durch einseitige Erhöhung der Schuhabsätze ist nur bis etwa 2,5 cm sinnvoll, häufig jedoch ästhetisch nicht befriedigend.

Zur operativen Korrektur kann noch vor Abschluss der Skelettentwicklung die längere Extremität in ihrem Wachstum durch eine Epiphyseodese gehemmt werden. Der Zeitpunkt des Eingriffs wird anhand des biologischen Knochenalters des Patienten ermittelt.

Nach Abschluss des Längenwachstums kann an der verkürzten Extremität das Längendefizit durch eine Osteotomie mit nachfolgender Kallusdistraktion ausgeglichen werden. Die zu erzielende Verlängerung beträgt ca. 1 mm/d. Alternativ kann die längere Extremität durch eine Osteotomie verkürzt werden. Dazu wird ein Knochenzylinder entsprechender Länge mit einer Markraumsäge entfernt und der Defekt osteosynthetisch versorgt.

Achsenfehler

Wenn nur ein Teil der Epiphyse verletzt ist, kommt es zu einem partiellen Wachstumsstillstand und damit zu einem Achsenfehler (**B.**). Am häufigsten davon betroffen ist das distale Femur bei Frakturen vom Typ II nach Salter, bei denen die Wachstumsfuge medial geschädigt ist, woraus eine Varusfehlstellung der Extremität resultiert. Eine ähnliche Deformität findet sich auch am Unterarm und Unterschenkel, z. B. nach Tibiafrakturen mit Destruktion der proximalen oder distalen Epiphyse, bei denen aufgrund des ungehinderten Längenwachstums der Fibula die Extremität in eine Varusstellung gezwungen wird.

Bei manchen Epiphysenfrakturen wird der Epiphysenfugenspalt teilweise knöchern überbrückt (**C.**), wodurch das Wachstum ebenfalls zum Stillstand kommt und eine Fehlstellung resultiert. Dem kann durch vollständige Abtragung der Knochenbrücke vorgebeugt werden (**D.**). Nach der Resektion wird der Defekt mit Silastic oder autologem Fettgewebe aufgefüllt, um einer neuerlichen Brückenbildung („banding") entgegenzuwirken (**E.**). Als Alternative kommt zur Korrektur einer Achsenfehlstellung eine laterale perkutane Kürettage der Epiphysenfuge während des Wachstumsalters in Betracht, durch die die vorzeitige Verknöcherung angeregt wird. Nach Erreichen der Skelettreife kann eine Osteotomie mit Kallusdistraktion oder Keilplastik durchgeführt werden.

Wachstumsstörungen nach Frakturen

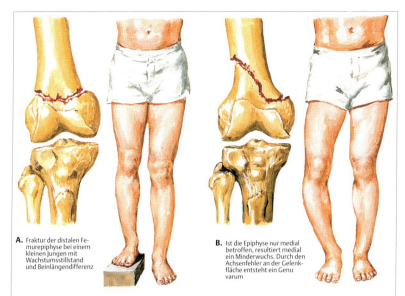

A. Fraktur der distalen Femurepiphyse bei einem kleinen Jungen mit Wachstumsstillstand und Beinlängendifferenz

B. Ist die Epiphyse nur medial betroffen, resultiert medial ein Minderwuchs. Durch den Achsenfehler an der Gelenkfläche entsteht ein Genu varum

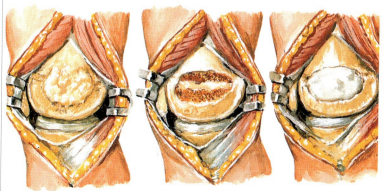

C. Darstellung des Kniegelenks von medial. Knöcherne Überbrückung der Epiphysenfuge auf einer Seite nach Verletzung mit Wachstumshemmung

D. Knochenbrücke mit Dentalbohrer abgetragen. Darunter die unversehrte Epiphyse

E. Defekt nach Auffüllung mit Silastic oder autologem Fettgewebe zur Verhinderung einer neuerlichen Knochenbrückenbildung

Allgemeine Traumatologie

Obere Extremität

Schultergelenk
Grundlagen 94
Erkrankungen 102
Verletzungen 108
Operationen 118
Fehlbildungen 122

Ellenbogengelenk
Grundlagen 124
Erkrankungen 130
Verletzungen 132
Operationen 140
Fehlbildungen 144

Handgelenk
Grundlagen 146
Verletzungen 150
Fehlbildungen 156

Hand
Grundlagen 158
Erkrankungen 168
Verletzungen 180
Operationen 198

Schultergelenk – Grundlagen

Lage, Innervation und Blutversorgung der Muskulatur der Schulter

M. deltoideus. Er bedeckt das Tuberculum majus humeri und bildet die Wölbung der Schulter. Die zentrale Portion des Muskels wird von der Bursa subdeltoidea bzw. subacromialis unterlagert. Die Bursa subacromialis liegt unter dem Ursprung des M. deltoideus. Sie ist zwischen dem Muskel, der Supraspinatussehne und der Schultergelenkkapsel ausgespannt, reicht bis unter das Akromion und das Lig. coracoacromiale und erleichtert die Bewegung des M. supraspinatus. Seine Innervation bezieht der M. deltoideus vom N. axillaris (C5/C6) aus dem Fasciculus posterior des Plexus brachialis, dessen oberer Ast die Hinterfläche des Humerus umrundet und an der Unterseite des Muskels nach ventral zieht, wobei er Äste in den Muskel abgibt. Der Gefäßversorgung des Muskels dient die A. circumflexa posterior humeri.

M. supraspinatus. Dieser Muskel füllt die Fossa supraspinata des Schulterblatts aus. Aus dem Truncus superior des Plexus brachialis gelangt der N. suprascapularis (C5/C6) durch die Incisura scapulae in die Fossa supraspinata und zieht unter dem Lig. transversum scapulae superius zur Unterseite des Muskels, um ihn von dort gemeinsam mit der A. suprascapularis zu versorgen.

M. infraspinatus. Parallel zum M. supraspinatus liegt der M. infraspinatus in der Fossa infraspinata des Schulterblatts. Durch die Incisura scapulae erreicht der N. suprascapularis nach Durchqueren der Fossa supraspinata unter dem Lig. transversum scapulae inferius gemeinsam mit der gleichnamigen Arterie den oberen Teil des Muskels, in den er eintritt. Für die Gefäßversorgung des Muskels sorgen außerdem Äste der A. circumflexa scapulae aus dem axillären System.

M. teres major. Als dicker, zylindrischer Muskel entspringt der M. teres major an der Schulterblattspitze. Seine Fasern führen zwischen Ursprung und Ansatz eine halbe Drehung aus. Er wird von seiner Vorderfläche aus vom N. thoracodorsalis innerviert.

M. teres minor. Der schmale, längliche M. teres minor entspringt am oberen Seitenrand des Schulterblatts. Der von der Fascia infraspinata umschlossene Muskel lässt sich häufig nicht vom M. infraspinatus trennen. Ungefähr in der Mitte seines Seitenrandes erreicht ihn, von unten kommend, ein Ast des N. axillaris. Vom M. teres major wird er durch das Caput longum m. tricipitis brachii, den N. axillaris und die Vasa circumflexa posteriora humeri getrennt. Am Margo lateralis scapulae wird er von Ästen der Vasa circumflexa scapulae durchbohrt.

M. subscapularis. Der M. subscapularis füllt die Höhlung der Skapulavorderfläche aus. Seine Sehne wird vom Skapulahals durch einen großen Schleimbeutel, die Bursa subtendinea m. subscapularis, getrennt. Seine Innervation bezieht er aus den Nn. subscapulares (C5/C6).

M. pectoralis major. Der große Brustmuskel bildet die Kontur der oberen Brustwand und mit seinem Unterrand die vordere Achselfalte. Er besteht aus der Pars clavicularis, sternocostalis und abdominalis. Seine Innervation bezieht er über die Nn. pectorales lateralis und medialis aus dem Plexus brachialis (C5–Th1). Die Rr. pectorales der A. thoracoacromialis begleiten die Nerven in den Muskel.

M. pectoralis minor. Der kleine Brustmuskel liegt unter dem M. pectoralis major der Brustwand auf und wird vom N. pectoralis medialis (C8, Th1) innerviert. Dem Nerv schließen sich die Rr. pectorales der A. thoracoacromialis an.

M. subclavius. Der kleine bleistiftförmige M. subclavius liegt an der Unterseite der Klavikula. Innerviert wird er von einem Ast aus dem Truncus superior des Plexus brachialis mit Fasern aus dem 5. zervikalen Spinalnerven, der ihn an seinem oberen Hinterrand erreicht. Für die Blutversorgung ist ein eigenes kleines Gefäß, der R. clavicularis der A. thoracoacromialis, zuständig.

Achsellücken. Zwischen M. teres minor und M. teres major liegt ein Spaltraum, der die Form eines horizontal liegenden Dreiecks hat. Durch dieses zieht senkrecht der lange Trizepskopf und unterteilt es in die kleinere, dreieckige mediale Achsellücke (Foramen axillare mediale) und in die rechteckige laterale Achsellücke (Foramen axillare laterale), die oben und unten von den Mm. teretes minor und major, medial vom M. triceps brachii und lateral vom Humerus begrenzt wird.

Anatomie der Schulter I

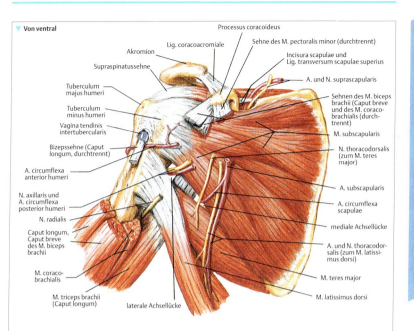

Von ventral

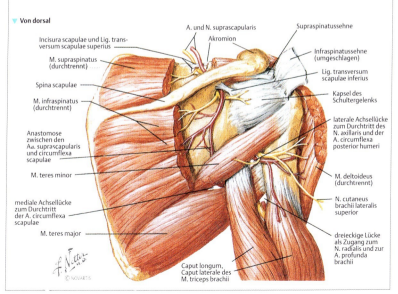

Von dorsal

Schultergelenk – Grundlagen

Skelett der Schulter

Skapula. Das Schulterblatt ist eine dreieckige Knochenplatte mit kräftigen Fortsätzen. Der dünne Körper ist nach dorsal konvex gekrümmt, sodass ventral eine flache Höhlung entsteht (Fossa subscapularis), die Dorsalfläche wird durch die kräftige Spina scapulae in die kraniale Fossa supraspinata und die kaudale Fossa infraspinata unterteilt. Der kräftige Margo lateralis endet kranial mit dem Tuberculum infraglenoidale. Als Akromion überlagert das freie Ende der Spina scapulae das Schultergelenk. Das nach ventral gerichtete Ende des Akromions trägt medial eine glatte Gelenkfläche, die mit der Klavikula artikuliert. Vom Skapulahals ragt der kräftige Processus coracoideus auf. An ihrem weiten Angulus lateralis trägt die Skapula eine vom Skapulahals gestützte flache Gelenkpfanne, die Cavitas glenoidalis, die nach ventral und lateral weist. Sie ist von birnenförmiger Gestalt, oben schmäler als unten und vertikal größer als horizontal. An ihrem Rand setzt das faserknorpelige Labrum glenoidale an; kranial wirft sie sich zum Tuberculum supraglenoidale auf, das dem langen Bizepskopf als Ursprung dient.

Humerus. Das Caput humeri hat die Form eines großen Kugelsegments und artikuliert an der nach oben, medialwärts und rückwärts weisenden Gelenkfläche mit der Gelenkpfanne des Schulterblatts. Als Collum anatomicum wird eine flache Einsenkung am Rand des Humeruskopfs zum Ansatz der Gelenkkapsel bezeichnet, als Collum chirurgicum eine Einschnürung distal der Höcker. Hier treten häufig Frakturen auf. Das Tuberculum majus ist der am weitesten nach lateral ragende Teil des Schulterskeletts. Von ihm durch den Sulcus intertubercularis getrennt liegt ventral das Tuberculum minus. Der Humerusschaft ist proximal annähernd zylindrisch und distal von prismatischer Gestalt. Unmittelbar distal der Tuberositas deltoidea gräbt sich an der Dorsalseite des Knochens der spiralig verlaufende Sulcus n. radialis ein.

An seinem unteren Endstück ist der Humerus vorne und hinten abgeflacht, verbreitert sich jedoch lateral und medial zum Epicondylus lateralis und dem proximal des Ellenbogens weit vorspringenden Epicondylus medialis, an dessen Rückseite sich der Sulcus n. ulnaris befindet. Die Gelenkflächen für den Radius und die Ulna bilden das kugelförmige Capitulum und die eine Spindel erinnernde Trochlea humeri. Proximal der Trochlea befindet sich auf der Vorderseite des Humerus die Fossa coronoidea zur Aufnahme des Processus coronoideus ulnae und auf der Rückseite die Fossa olecrani, die das Olekranon aufnimmt.

Klavikula. Die Klavikula bildet als schwach S-förmig gebogener Knochen den vordersten Teil des Schultergürtels. Die im Querschnitt annähernd dreieckigen medialen 2 Drittel sind nach vorn konvex gekrümmt; das laterale Drittel ist hingegen platt und lässt, von vorn betrachtet, eine ziemlich starke konkave Krümmung erkennen. Die Klavikula besitzt keine Markhöhle, sondern besteht aus von einer Kompaktaschale umschlossenem trabekulärem Knochen. Die Extremitas sternalis weist eine sattelförmige Gelenkfläche für das Manubrium sterni auf, die Extremitas acromialis eine ovale für das Akromion.

Funktionelle Anatomie der Schultermuskulatur

M. deltoideus. Der M. deltoideus entspringt in einem halbkreisförmigen Areal am seitlichen Klavikuladrittel, am Seitenrand des Akromions und an der Spina scapulae im unteren Teil ihres Hinterrands. Seine Faszikel konvergieren zur Tuberositas deltoidea humeri, wo sie ansetzen. Der M. deltoideus ist mit seiner kräftigen mittleren Portion der wichtigste Abduktor des Humerus. Diese Wirkung steigert sich mit zunehmender Adduktion und erreicht zwischen 90 und 180° ihr Maximum. Die Pars clavicularis trägt zur Anteversion und Innenrotation des Arms bei, die Pars spinalis zur Retroversion und Außenrotation. Gemeinsam beteiligen sich diese beiden Teile des Muskels an der Stabilisierung des Schultergelenks.

M. subscapularis. Der M. subscapularis entspringt an den medialen 2 Dritteln der Facies costalis scapulae. Seine kräftige Sehne zieht über die Vorderfläche der Gelenkkapsel zum Tuberculum minus. Der M. subscapularis ist der wichtigste Innenrotator des Arms, wirkt jedoch bei erhobenem oder gebeugtem Arm auch als Adduktor und hält gemeinsam mit den Muskeln der Rotatorenmanschette den Humeruskopf in der Gelenkpfanne.

Anatomie der Schulter II

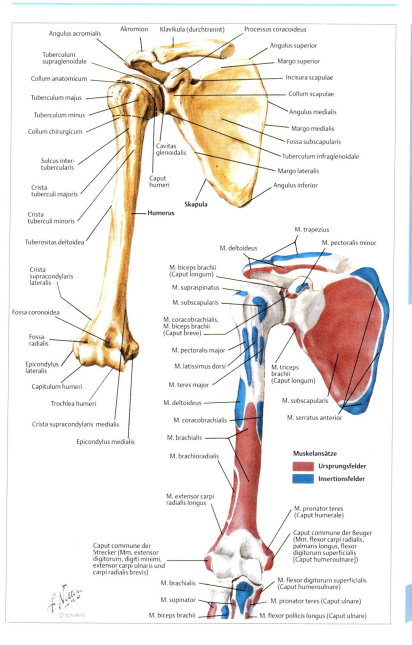

Schultergelenk – Grundlagen

Funktionelle Anatomie der Schultermuskulatur (Forts.)

M. supraspinatus. Der M. supraspinatus entspringt an den knöchernen Wänden der Fossa in deren mittleren 2 Dritteln und an der derben Faszie, die ihn bedeckt, und entwickelt eine Sehne, zu der seine Fasern von allen Seiten her konvergieren. Auf dem Weg zu seiner Insertionsstelle im obersten Feld des Tuberculum majus strahlt er in die Gelenkkapsel des Schultergelenks ein.

Der M. supraspinatus beteiligt sich in gleicher Weise wie der M. deltoideus an der Abduktion des Arms bis zu einem Winkel von 90°, ist darüber hinaus jedoch nicht mehr wirksam. Er gehört zu den Muskeln der Rotatorenmanschette, die den Humeruskopf in der Cavitas glenoidalis des Schulterblatts halten, und wirkt der Dislokation des Humerus nach unten entgegen.

M. infraspinatus. Dieser Muskel entspringt in der Fossa infraspinata scapulae, wobei er mit seinem Ursprungsfeld das laterale Viertel ausspart, sowie von der derben Fascia infraspinata, die ihn bedeckt. Seine Sehne setzt im mittleren Feld des Tuberculum majus an. In der Tiefe strahlt er mit seinen Fasern in die Schultergelenkkapsel ein. Bei der bis ca. 90° möglichen Rotation des Arms ist der M. infraspinatus der wichtigste Außenrotator. Er hilft jedoch auch, ein Abgleiten des Humeruskopfs aus der Gelenkpfanne des Schulterblatts zu verhindern.

M. teres major. Er entspringt mit einem ovalen Ursprungsfeld an der Rückseite des Angulus inferior scapulae und an den intermuskulären Septen, die ihn von den benachbarten Muskeln trennen. Er wendet sich entlang des Margo lateralis scapulae zur Vorderseite des Humerus, und seine flache Sehne setzt an der Crista tuberculi minoris an. Der M. teres major ist der Adduktor und Innenrotator des Humerus. Dabei wirkt er gemeinsam mit dem M. latissimus dorsi und dem M. pectoralis major, wird jedoch nur bei Bewegungen gegen Widerstand beansprucht. Außerdem unterstützt er den M. latissimus dorsi bei der Retroversion des Arms im Schultergelenk.

M. teres minor. Dieser Muskel entspringt an den oberen 2 Dritteln des Margo lateralis scapulae sowie an den benachbarten intermuskulären Septen. Seine Sehne zieht nach oben und seitwärts zu seiner Insertionsstelle im unteren Feld des Tuberculum majus und am Collum chirurgicum des Humerus und verschmilzt mit der Gelenkkapsel. Er bewirkt gemeinsam mit dem M. infraspinatus eine Außenrotation des Humerus und fixiert den Humeruskopf bei der Abduktion und Flexion des Arms.

M. pectoralis major. Die kleine Pars clavicularis dieses Muskels entspringt an der medialen Hälfte der Klavikula an deren Vorderfläche, die wesentlich mächtigere Pars sternocostalis an der Vorderfläche des Manubrium und Corpus sterni. An der Unterseite nehmen außerdem einzelne Bündel ihren Ursprung am 2.–6. Rippenknorpel. Die Pars abdominalis entspringt am vorderen Blatt der Rektusscheide. Von diesem etwa in der Mittellinie des Brustkorbs liegenden Ursprungsfeld konvergieren die Fasern zum oberen Ende des Humerus und konzentrieren sich an der Crista tuberculi majoris.

Der M. pectoralis major dient der Anteversion und Adduktion des Humerus. Er hat auch eine innenrotatorische Wirkung, die jedoch in der Regel nur bei Bewegungen gegen Widerstand beansprucht wird. Mit seiner Pars clavicularis hebt er die Schulter etwas und beugt den Arm; mit seiner Pars sternocostalis zieht er die Schulter nach unten.

M. pectoralis minor. Der Ursprung des M. pectoralis minor liegt an der Außenseite der 3.–5. Rippe in der Nähe der Knochen-Knorpel-Grenze, wobei ein Faserbündel häufig zusätzlich zur 2. Rippe zieht. Seine Fasern konvergieren zu seiner Ansatzzone am medialen Rand und an der Oberseite des Processus coracoideus. Er bewegt die Skapula nach vorne und medial und zieht sie mit großer Kraft nach unten. Bei fixiertem Schulterblatt beteiligt er sich an der forcierten Inspiration.

M. subclavius. Der M. subclavius entspringt an der Knochen-Knorpel-Grenze der 1. Rippe, zieht an der Unterseite der Klavikula entlang und inseriert zwischen den Ansätzen des Lig. conoideum lateral und des Lig. costoclaviculare medial. Er beteiligt sich an der Vorwärtsbewegung und Senkung des Schlüsselbeins.

Anatomie der Schulter III

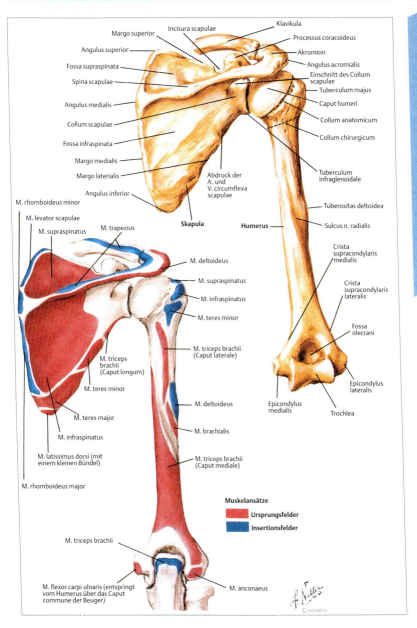

Schultergelenk – Grundlagen

Bandapparat des Schultergelenks

Bänder des Schulterblatts. Zwischen dem Akromion und dem Processus coracoideus spannt sich das Lig. coracoacromiale aus. Als kräftiges, im Querschnitt dreieckiges Band überwölbt es gemeinsam mit den benachbarten Knochen den Humeruskopf und trägt damit zur Stabilität des Schultergelenks bei. Durch das Lig. transversum scapulae superius, das an einem Ende an der Basis des Processus coracoideus und am anderen am medialen Rand der Incisura scapulae befestigt ist, wird diese zu einem Foramen geschlossen. Das inkonstante Lig. transversum scapulae inferius verbindet die Seitenfläche der Spina scapulae mit dem Rand der Schulterpfanne. Gemeinsam mit den angrenzenden knöchernen Strukturen bildet es ein Foramen, durch das die Vasa und der N. suprascapularia in die Fossa infraspinata ziehen.

Bänder an der Gelenkkapsel. Die Ligg. glenohumeralia (superius, mediale und inferius) befinden sich an der Vorderwand der Gelenkkapsel. Sie sind lediglich an der Kapselinnenseite zu erkennen und strahlen vom vorderen Pfannenrand neben dem Tuberculum supraglenoidale der Skapula und distal davon aus. Das schlanke Lig. glenohumerale superius entspringt unmittelbar ventral der Ursprungssehne des langen Bizepskopfs, verläuft parallel zu ihr und setzt am oberen Ende des Tuberculum minus humeri an. Das neben dem oberen Verstärkungsband entspringende Lig. glenohumerale mediale verläuft unmittelbar unterhalb der Öffnung der Bursa subtendinea m. subscapularis schräg zum Humerus, den es ventral des Tuberculum minus erreicht. Von ihm nicht immer abgrenzbar entspringt das Lig. glenohumerale inferius an der Skapula unterhalb der Eindellung des Pfannenrandes und zieht zur Unterseite des Collum anatomicum abwärts.

Das teilweise ebenfalls mit der Gelenkkapsel verwachsene, breite Lig. coracohumerale entspringt am lateralen Rand des Processus coracoideus, wird in seinem Verlauf flacher, strahlt hinten und oben in die Kapsel ein und endet am Collum anatomicum des Humerus neben dem Tuberculum majus. Ein variables Lig. coracoglenoidale zieht von der Wurzel des Processus coracoideus zum Labrum glenoidale.

Aufbau und Mechanik des Schultergelenks

Gelenkkapsel. Die Gelenkkapsel ist jenseits der Pfannenlippe an der Skapula, kranial und dorsal aber auch direkt am Labrum befestigt. Am Humerus setzt sie am Collum anatomicum unmittelbar medial der Tubercula majus und minus an, distal reicht sie bis knapp unterhalb des Humeruskopfs. In der Gelenkkapsel befinden sich 2 Öffnungen, nämlich eine am oberen Ende des Sulcus intertubercularis, die der Sehne des langen Bizepskopfs als Durchzug dient, und eine ventrale, über die die Gelenkhöhle mit der Bursa subtendinea m. subscapularis in Verbindung steht. Am Rand der Schulterpfanne entspringt die Membrana synovialis, die die Gelenkkapsel bis zum Gelenkknorpel des Humerus auskleidet, sich in die Bursa subtendinea m. subscapularis erstreckt und als Vagina tendinis intertubercularis die Ursprungssehne des M. biceps brachii umhüllt.

Mechanik. Das Schultergelenk ist sehr beweglich. Als Kugelgelenk lässt es Bewegungen um eine unendliche Anzahl von Achsen zu, die einander im Humeruskopf schneiden. Auch kombinierte Bewegungsformen wie die Zirkumduktion sind möglich.

Bei den meisten Bewegungsabläufen wirken Schultergelenk und Gelenke des Schultergürtels zusammen, wobei die Schultergürtelbewegungen oft mit einem Drittel zum gesamten Bewegungsumfang beitragen.

Die enorme Bewegungsfreiheit des Schultergelenks geht unweigerlich zu Lasten der Gelenkstabilität. Der große Humeruskopf artikuliert mit einer Gelenkfläche, die ihn lediglich zu einem Drittel seiner Fläche bedeckt; die Kapsel ist weit und locker. Die Führung des Humeruskopfs in der Schulterpfanne sichert eine Manschette aus kurzen Muskeln, nämlich die Mm. supraspinatus, infraspinatus, teres minor und subscapularis, deren Sehnen in die Gelenkkapsel einstrahlen und diese verstärken. Die Schulterpfanne wird durch die faserknorpelige Pfannenlippe (Labrum glenoidale) vertieft und vergrößert.

Anatomie des Schultergelenks IV

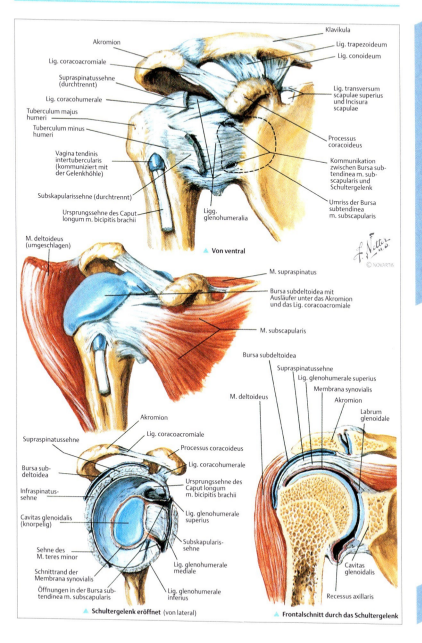

▲ Von ventral

▲ Schultergelenk eröffnet (von lateral)

▲ Frontalschnitt durch das Schultergelenk

Schultergelenk – Erkrankungen

Die Periarthropathia humeroscapularis ankylosans, auch unter der Bezeichnung „frozen shoulder" oder fibröse Schultersteife bekannt, ist gekennzeichnet von Ruhe- und Bewegungsschmerzen sowie einem eingeschränkten aktiven und passiven Bewegungsumfang des Schultergelenks. Die Erkrankung tritt vorwiegend zwischen dem 40. und 60. Lebensjahr auf, betroffen sind in der Mehrzahl der Fälle Frauen nach der Menopause am nicht dominanten Arm.

Ätiologie und Pathogenese

Die Ursache der Periarthropathia humeroscapularis ankylosans bleibt in vielen Fällen ungeklärt. Gehäuft kann man sie nach einer Phase der Ruhigstellung oder längeren Schonung des betroffenen Arms beobachten. Grund dafür kann z. B. ein stumpfes Trauma oder eine Entzündung sein sowie eine Immobilisierung im Gipsverband oder in einer Schlinge.
Gelenkkapsel, Synovialmembran und Rotatorenmanschette sind subklinisch entzündet, was in den Umschlagfalten der Gelenkkapsel sowie zwischen dieser und dem Humeruskopf zu Verklebungen führt; die Gelenkkapsel ist fibrosiert und geschrumpft. Häufig findet man eine Insertionstendopathie der Supraspinatussehne. Auch die Beweglichkeit der Sehne des M. biceps brachii kann infolge einer Entzündung der Sehnenscheide eingeschränkt sein. In der Bursa subdeltoidea finden sich hingegen keine Verklebungen.

Klinik

Die meist einseitigen Schulterschmerzen und -steifigkeit beginnen schleichend und nehmen immer mehr zu. Bestimmte Bewegungen und Armpositionen wirken sich schmerzverstärkend aus und werden gemieden. Vor allem nachts können starke Ruheschmerzen auftreten. Die Patientinnen erscheinen oft ängstlich und depressiv.

Diagnostik

Bei der körperlichen Untersuchung ist die aktive und passive Beweglichkeit der Schulter eindeutig eingeschränkt. Die Bewegungseinschränkung, die teilweise durch Mitbewegen des Schulterblatts ausgeglichen wird, zeigt starke Schwankungen und kann bis zur völligen Blockierung des Schultergelenks reichen. Bei länger bestehender Kapsulitis können der M. deltoideus und die Schulterblattmuskulatur atrophiert sein.
Außer einer leichten Inaktivitätsatrophie des Knochens zeigt die Röntgenuntersuchung keine Auffälligkeiten. Röntgenologisch nachweisbare Kalkdepots gelten als Zufallsbefund, nicht aber als Ursache der Beschwerden. Bei fraglicher Diagnose ist manchmal eine Arthrographie indiziert, bei der die Kapselverklebungen, insbesondere im unteren Rezessus, und gelegentlich auch eine Rotatorenmanschettenruptur erkennbar werden. Mitunter lassen sich diese Veränderungen auch sonographisch nachweisen.

Therapie

Die akute Schmerzsymptomatik, insbesondere der häufige nächtliche Ruheschmerz, wird analgetisch behandelt. Zur Verbesserung der Beweglichkeit werden aktive und passive Übungen bis zur Schmerzgrenze durchgeführt. Im Rahmen der physiotherapeutischen Behandlung sollten die Patientinnen auch Übungen erlernen, die sie dann regelmäßig in Eigenregie durchführen können. Unterstützend wirkt eine Lagerung des betroffenen Arms in Abduktionshaltung. Bei entsprechender Kooperation tritt bei den meisten Patientinnen in 4–6 Monaten allmählich eine Restitution ein. In therapieresistenten Fällen kann eine vorsichtige Mobilisierung in Allgemeinnarkose in Erwägung gezogen werden, die allerdings nur dann in Frage kommt, wenn ein intensives Übungsprogramm trotz nachweislicher Kooperationsbereitschaft der Patientin erfolglos geblieben ist. Bei mangelnder Compliance bietet auch die manipulative Therapie keine großen Erfolgsaussichten, zumal danach ebenso intensiv geübt werden muss.
Prophylaktisch sollte insbesondere bei älteren Patienten eine Ruhigstellung des Schultergelenks nach Traumen auf das unbedingt erforderliche Maß beschränkt und baldmöglichst mit Bewegungsübungen begonnen werden.

Periarthropathia humeroscapularis

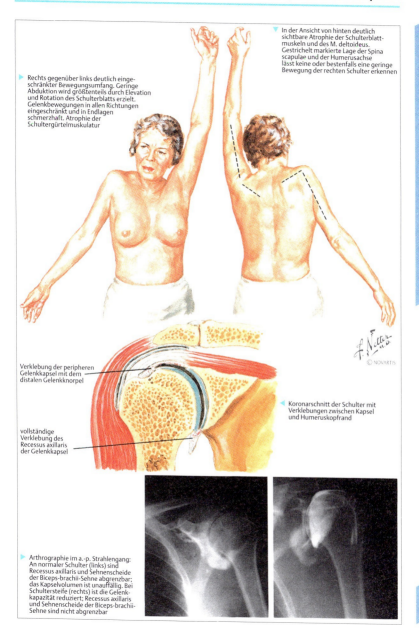

▶ Rechts gegenüber links deutlich eingeschränkter Bewegungsumfang. Geringe Abduktion wird größtenteils durch Elevation und Rotation des Schulterblatts erzielt. Gelenkbewegungen in allen Richtungen eingeschränkt und in Endlagen schmerzhaft. Atrophie der Schultergürtelmuskulatur

▼ In der Ansicht von hinten deutlich sichtbare Atrophie der Schulterblattmuskeln und des M. deltoideus. Gestrichelt markierte Lage der Spina scapulae und der Humerusachse lässt keine oder bestenfalls eine geringe Bewegung der rechten Schulter erkennen

Verklebung der peripheren Gelenkkapsel mit dem distalen Gelenkknorpel

vollständige Verklebung des Recessus axillaris der Gelenkkapsel

◀ Koronarschnitt der Schulter mit Verklebungen zwischen Kapsel und Humeruskopfrand

▶ Arthrographie im a.-p. Strahlengang: An normaler Schulter (links) sind Recessus axillaris und Sehnenscheide der Biceps-brachii-Sehne abgrenzbar; das Kapselvolumen ist unauffällig. Bei Schultersteife (rechts) ist die Gelenkkapazität reduziert; Recessus axillaris und Sehnenscheide der Biceps-brachii-Sehne sind nicht abgrenzbar

Schultergelenk – Erkrankungen

Ätiologie und Pathogenese

Tendopathien der Rotatorenmanschette kommen bei jüngeren Menschen meist durch Überbeanspruchung oder akute Traumen zustande. In Berufen, in denen ständig mit erhobenen Armen gearbeitet wird, tritt das Rotatorenmanschettensyndrom gehäuft auf. Bei der Abduktion des Arms wird die Supraspinatussehne zwischen dem Tuberculum majus humeri und dem Akromion komprimiert. Die Sehnenfasern splittern sich auf, verlieren ihre Gefäßversorgung und werden schließlich nekrotisch. In dem betroffenen Areal können sich dann Kalkherde bilden, die sich meist in der Ansatzzone der Rotatorenmanschette nahe dem Tuberculum majus befinden. Später breiten sie sich aus und brechen in die Bursa acromialis ein (S. 107).

Durch die Schwellung, die durch Kalkdepots noch verstärkt wird, wird der Raum zwischen dem Tuberculum majus und dem Akromion eingeengt. Diese Einengung und v.a. der in die Bursa gelangte Kalk verursachen starke Schmerzen. Nach Abklingen der Entzündung und Resorption der Kalkherde wird das Gelenk wieder schmerzfrei und uneingeschränkt beweglich. Eine begleitende Ruptur der Rotatorenmanschette wird praktisch nie beobachtet.

Klinik

Die Tendinitis calcarea ist zwar im akuten Stadium ausgesprochen schmerzhaft, läuft aber innerhalb von 6–14 d selbstlimitierend ab. Infolge der abrupt einsetzenden heftigen Schulterschmerzen wird der betroffene Arm in Schonhaltung gegen den Körper gepresst. Mitunter werden in der Anamnese bereits frühere Schmerzattacken angegeben.

Diagnostik

Leitsymptom ist die hochgradige Druckdolenz unmittelbar über der entzündeten Rotatorenmanschette und heftige Schmerzen, die die Beweglichkeit im Schultergelenk weitgehend aufheben. Im hochakuten Stadium ist die Schulterregion mitunter überwärmt und leicht geschwollen. Röntgenologisch finden sich in der Regel Verkalkungen in der Supraspinatussehne, die zunächst klein und glatt begrenzt sind, sich später aber in den subakromialen Raum ausdehnen und eine wolkige Konfiguration annehmen. Auch sonographisch sind Kalkherde in der Supraspinatussehne nachweisbar.

Therapie

Im beginnenden Stadium wird durch krankengymnastische Übungen und Wärmeanwendungen versucht, die Bildung von Kalkdepots zu vermindern und den Krankheitsverlauf zu verkürzen. Bei akutem, schwerem Schmerz wird mit Analgetika und lokaler Kältetherapie behandelt, ggf. auch mit mehrtägiger Ruhigstellung des Arms. Baldmöglichst sollte jedoch zu einem langsam zu steigernden Übungsprogramm übergegangen werden. Die Punktion und Spülung der Bursa subacromialis (S. 107) verschafft bei schweren Schmerzzuständen häufig Linderung, setzt aber eine bereits abgelaufene Verflüssigung des in die Bursa eingebrochenen Kalkherdes voraus. Dazu werden unter aseptischen Kautelen an der Stelle der größten Druckdolenz in Lokalanästhesie 1–2 Kanülen in den Kalkherd eingeführt. Bei milchigem bis zahncremeähnlichem Punktat ist die Rupturierung gelungen. Vor Entfernung der Kanülen wird oft noch eine Ausspülung der Bursa mit Kochsalzlösung angeschlossen und subakromial Kortison injiziert. Wesentlich ist jedoch die Rupturierung des Kalkherdes. Klingen die heftigen Schmerzen nicht ab, ist diese nicht gelungen, und die Punktion muss wiederholt werden. Die konservativ symptomatische Nachsorge beginnt möglichst bald mit Bewegungsübungen und einer aktiven Nutzung des Arms.

Bei chronisch rezidivierenden Tendinitiden oder einer ausbleibenden spontanen Resorption der Kalkherde werden die Kalkdepots operativ entfernt. Bei oberflächlicher Lage ist dies auch arthroskopisch möglich. Bei der offenen Operation wird die Bursa subacromialis exzidiert, gelegentlich wird zusätzlich eine Akromioplastik (S. 120) mit Resektion des Lig. coracoacromiale angeschlossen, um den subakromialen Raum zu vergrößern und Rezidiven vorzubeugen.

Tendinitis calcarea

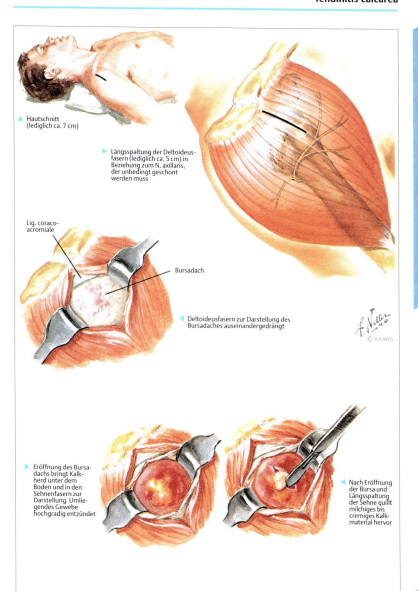

Schultergelenk – Erkrankungen

Ätiologie

Das Impingementsyndrom ist eine Einengung des subakromialen Raums. Als Ursache kommt z. B. eine Ruptur der Rotatorenmanschette in Betracht, durch der der Humeruskopf höher tritt, weil dann der kompensatorische Muskelzug des M. deltoideus fehlt. Auch Osteophyten oder Knochensporne können zu einer Einengung führen, ebenso Volumenzunahmen der im subakromialen Raum gelegenen Strukturen wie z. B. Verdickungen oder Schwellungen der Rotatorenmanschette oder der Bursa subacromialis.

Bei einem solchen Engesyndrom werden die subakromial gelegenen Strukturen chronisch gereizt, was zu deren weiterer Irritation und fibrösen Verdickung führt und so einen Circulus vitiosus unterhält.

Klinik

Eine subakromiale Enge führt zu Schmerzen bei Bewegungen im Schultergelenk, wobei typischerweise ein sog. „painful arc" auftritt. Damit ist ein Bewegungsschmerz gemeint, der bei Abduktion des Arms zwischen 60° und 120° auftritt. Stellungen unter- oder oberhalb dieses Bereichs sind relativ beschwerdearm. In fortgeschrittenen Fällen eines Impingementsyndroms, insbesondere bei begleitender Bursitis subacromialis oder Verkalkungen der Supraspinatussehne (S. 104), kann auch eine generelle schmerzbedingte Bewegungseinschränkung oder sogar ein nächtlicher Ruheschmerz im Schultergelenk auftreten. Die Patienten berichten über Schmerzen bei Überkopfarbeiten oder einer abrupten Elevationsbewegung. Häufig können sie nicht auf der betroffenen Seite liegen.

Diagnostik

Die typischen Schulterschmerzen und eine Druckdolenz am Tuberculum majus humeri lassen den Verdacht auf ein Impingementsyndrom aufkommen. Eine Reihe von klinischen Impingementtests erlaubt es, diese Verdachtsdiagnose zu erhärten:

„Painful arc". Der betroffene Arm wird gestreckt abduziert. Am stärksten äußern sich die Bewegungsschmerzen im betroffenen Schultergelenk meist bei einer Stellung in 80–90° und gleichzeitiger Innenrotation des Arms, da hierbei die Einengung des subakromialen Raums am ausgeprägtesten ist.

Impingementtest nach Neer. Während der Untersucher mit einer Hand die Skapula des Patienten durch einen Druck nach unten auf die Spina scapulae fixiert, führt er mit der anderen Hand den Arm des Patienten ventral nach oben (passive Flexion). Wird der Arm über die Horizontale erhoben, treten Schmerzen auf.

Impingementtest nach Hawkins. Der Unterarm des Patienten wird 90° gebeugt, vor dessen Brust gelegt und dann vom Untersucher am Ellenbogen gefasst. Während der Patient seine Hand an der Bauchwand belässt, flektiert und innenrotiert der Untersucher den Oberarm des Patienten um ca. 90° durch Anheben des Ellenbogens. Hierbei treten Schmerzen auf.

Lokalanästhesietest (LA-Test). Wenn die Schmerzen nach subakromialer Injektion von 10 ml eines Lokalanästhetikums nicht mehr nachweisbar sind, spricht dies eindeutig für eine rein subakromial bedingte Symptomatik und schließt andere Ursachen aus.

Auf dem Röntgenbild sind Verkalkungsherde, möglicherweise auch knöcherne Veränderungen des subakromialen Raums erkennbar. Hierzu sind jedoch Aufnahmen mit gekippter Röhre bzw. Tangentialaufnahmen der Skapula notwendig. Sonographisch und arthrographisch kann eine Ruptur der Rotatorenmanschette nachgewiesen bzw. ausgeschlossen werden. Zusätzlich können mit der Sonographie, besser noch mit der Kernspintomographie, Kalkherde, Fibrosierungen und Läsionen der langen Bizepssehne beurteilt werden.

Therapie

Ein Impingementsyndrom, das durch angeborene oder erworbene knöcherne Veränderungen des subakromialen Raums bedingt ist, kann nur operativ behoben werden. Ein Impingement, das durch eine Volumenzunahme subakromialer Strukturen zustande kommt, wird zunächst konservativ behandelt. Stellt sich jedoch innerhalb von 3–6 Monaten kein Behandlungserfolg ein, ist auch in diesen Fällen die Revision indiziert.

Impingementsyndrom

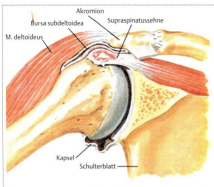

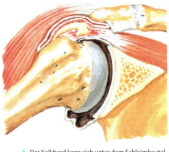

▲ Der Kalkherd kann sich unter dem Schleimbeuteldach spontan auflösen, wodurch Schmerzen und Entzündung abklingen

▲ Abduktion des Arms verursacht repetitive Einengung des subakromialen Raums. Dadurch entstehen degenerative und entzündliche Veränderungen an der Supraspinatussehne, eine sekundäre Entzündung des Schleimbeutels und Schmerzen bei der Abduktion. Ein Kalkherd in der degenerativ veränderten Sehne schafft eine Erhabenheit, die die Entzündung und die Schmerzen noch verstärkt

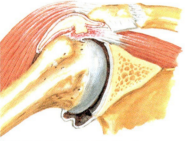

▲ Kalk kann spontan in die Bursa einbrechen und wird dort resorbiert, wobei Schmerzen und akute Entzündung ebenfalls abklingen

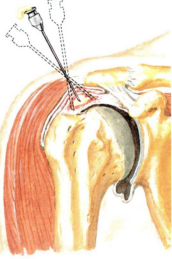

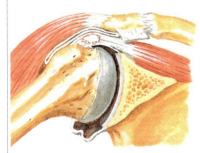

▲ Punktion und Ausspülung der Bursa bei Tendinitis calcarea bringt schlagartig Schmerzfreiheit. Nach Gabe eines Lokalanästhetikums wird dort, wo die Druckschmerzhaftigkeit am größten ist, eine Nadel eingeführt. Zur Lokalisierung des Kalkherds ist oftmals ein mehrmaliges Sondieren erforderlich. Mitunter quillt zahncremeähnliches Material aus der Kanüle hervor. Zur möglichst weitgehenden Ausräumung des Kalkmaterials wird der Schleimbeutel über 2 Kanülen mit Kochsalzlösung gespült

▲ Periarthropathia humeroscapularis mit Kalkherd in Sehne und minimaler Entzündung. Chronische Kalkherde lösen sich nicht spontan, können aber resorbiert werden

Obere Extremität

Schultergelenk – Verletzungen

Ruptur der langen Bizepssehne

Ätiologie. Die lange Sehne des M. biceps brachii verläuft proximal durch den Sulcus intertubercularis. Hier kann sie durch die Enge des knöchernen Kanals geschädigt werden. Ein Riss der langen Bizepssehne setzt immer degenerative Veränderungen der Sehne voraus. Am ehesten rupturiert die Sehne im mittleren und fortgeschrittenen Lebensalter, meist bei einer kräftigen Flexion des Unterarms unter Last, selten durch ein direktes Trauma.

Klinik. Die Rupturstelle liegt entweder innerhalb des Gelenks, im Sulcus intertubercularis oder an der Muskel-Sehnen-Grenze. Ausrisse der Sehne am Tuberculum supraglenoidale kommen sehr selten vor.

Die Ruptur äußert sich in einem plötzlichen, stichartigen Schmerz. Im weiteren Verlauf treten dann eine leichte Schwellung und Ekchymosen an der Vorderseite des Oberarms sowie eine Beugeschwäche im Ellenbogengelenk und eine Supinationsschwäche des Unterarms in Erscheinung. Da das Caput breve des Biceps brachii ebenso wie der M. brachialis und der Unterarmbeuger intakt bleiben, ist der Kraftverlust meist gering. Während sich der initiale Schmerz und die Kraftlosigkeit wieder geben, bleibt die Konturveränderung am Oberarm bestehen.

Diagnostik. Infolge seiner Distalisierung ist der Muskelbauch des Caput longum bei Beugung und Supination des Unterarms gegen Widerstand im distalen Oberarmdrittel nicht nur deutlich sichtbar, sondern auch als weiche Geschwulst tastbar. Sonographisch ist der Sehnenstumpf meist problemlos darstellbar.

Therapie. Der betroffene Arm wird bis zur Schmerzbesserung geschont. Aufgrund der geringen Behinderung ist eine operative Versorgung der Ruptur nur selten notwendig. Bei jungen, sportlichen und bei schwer körperlich arbeitenden Patienten ist die operative Reinsertion der gerissenen Sehne indiziert. Sie besteht in der Resektion des proximalen Sehnenanteils und der Versetzung und Fixation des distalen Sehnenstumpfs im Sulcus intertubercularis oder auf dem Processus coracoideus bzw. auf dem Sehnenspiegel des kurzen Bizepskopfs und dem M. coracobrachialis. Zur knöchernen Fixation wird meist die Schlüssellochplastik nach Froimson verwendet. Eine End-zu-End-Vereinigung der Sehnenstümpfe kommt nur in Frage, wenn die Ruptur an oder in unmittelbarer Nähe der Muskel-Sehnen-Grenze lokalisiert ist.

Ruptur im distalen Sehnenanteil

Ätiologie. Diese seltene Verletzung kommt meist durch eine abrupte, kraftvolle Beugung des Ellenbogens gegen Widerstand oder im Rahmen von Sportunfällen zustande.

Klinik. Da dabei die Bizepsaponeurose in der Regel nicht in Mitleidenschaft gezogen wird, bleibt die Beugekraft infolge der nur minimalen Retraktion des Muskelbauchs nach proximal weitgehend erhalten – allerdings bei deutlich kraftloser Supination des Unterarms. Bei einem vollständigen Abriss resultiert dagegen ein erheblicher Kraftverlust. Der klinische Aspekt entspricht dem der proximalen Ruptur mit dem Unterschied, dass der Muskelbauch nach proximal verlagert ist.

Therapie. Wegen des im Vergleich zur proximalen Ruptur deutlich ausgeprägteren Kraftverlusts muss die Indikation zur Operation großzügiger gestellt werden. Bei älteren inaktiven Patienten kann, v. a. bei erhaltener Aponeurose, eine konservative Behandlung durchgeführt werden. In allen anderen Fällen wird der Sehnenstumpf an der Tuberositas radii transossär reinseriert. Postoperativ wir der Arm 6 Wochen ruhig gestellt, anschließend folgt eine physiotherapeutische Behandlung.

Ruptur des Bizepsbauchs

Diese ausgesprochen seltene Verletzung ist meist Folge einer heftigen Muskelkontraktion. Zu ihren Hauptsymptomen zählen Schwellung und Ekchymosen. Bei partieller Ruptur besteht die Behandlung in der Ruhigstellung des Ellenbogens in Flexionsstellung von über 90° bis zur Ausheilung. Vollständige Rupturen, bei denen der Sulcus bicipitalis meist tastbar ist, werden operativ behandelt, wobei der Riss mit Matratzennähten verschlossen wird. Bei ausgedehnten oder älteren Rupturen wird der Verschluss zur Verstärkung mit Fascia lata gedeckt.

Bizepssehnenruptur

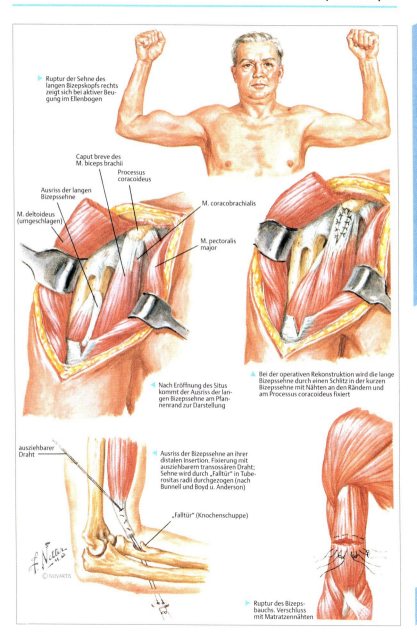

Schultergelenk – Verletzungen

Ätiologie

Rupturen der Rotatorenmanschette kommen meist im mittleren Lebensalter und in der Regel nach kleineren Unfällen vor, beispielsweise beim Abfangen von Stürzen mit ausgestrecktem Arm. Mitunter lässt sich aber auch gar keine Verletzung nachweisen.
Der Schweregrad der Rupturen variiert stark. Von kleinen transversalen Haarrissen bis hin zur ausgedehnten Ruptur der gesamten Rotatorenmanschette kommen sämtliche Formen vor. Am häufigsten ist die transversale Ruptur der Supraspinatussehne an ihrer Insertion mit einem kleinen Längsriss, der sich durch die gesamte Manschette zieht. Durch die an der Rotatorenmanschette wirksam werdenden Muskelkräfte vergrößert sich der Riss und nimmt nach und nach Halbkreis- oder Dreiecksform an, sodass der Humeruskopf und die Sehne des M. biceps brachii letzten Endes nicht mehr gedeckt sind.

Klinik und Diagnostik

Der Patient verspürt einen unmittelbaren, heftigen Schmerz in der Schulter, der allmählich schwächer wird, aber fortbesteht und die Schulterbewegungen in unterschiedlichem Ausmaß behindert.
Im akut schmerzhaften Frühstadium bereitet die Diagnose Schwierigkeiten. Eine klinische Untersuchung ist erst nach Abklingen des akuten Schmerzes möglich. Sie ergibt eine Druckdolenz über dem Riss unmittelbar proximal des Tuberculum majus. Die aktive Abduktion der Schulter wird durch die Schmerzen und die Kraftlosigkeit eingeschränkt. Die passive Beweglichkeit ist jedoch bei vorsichtiger Untersuchung im gesamten Bewegungsumfang erhalten. Wie weit die Schulter aktiv abduziert werden kann, hängt von der Schmerzintensität und vom Schweregrad der Ruptur ab. Mitunter ist zwar eine volle Abduktion gegen die Schwerkraft möglich, aber die Bewegung kann nicht aktiv in Gang gesetzt und der Arm gegen selbst nur geringen Widerstand nicht in 90° Abduktion gehalten werden. Bei ausgedehnten Rupturen ist die Abduktion des Arms gegen die Schwerkraft völlig aufgehoben. Durch Rotation der Skapula gelingt jedoch die Bewegung bis zu einem gewissen Grad (45–60°). Die Mm. supra- und infraspinatus atrophieren bereits 2–3 Wochen nach der Verletzung. Eine Atrophie des M. deltoideus, die typischerweise bei Schulterschmerzsyndromen vorzufinden ist, fehlt hingegen.
Die native Röntgenuntersuchung ergibt in der Regel außer einem gelegentlichen Hochstand des Humeruskopfs keine Auffälligkeiten. Ein Kalkherd in der Rotatorenmanschette stellt eine Seltenheit dar. Zur Sicherung der Diagnose kann eine Arthrographie durchgeführt werden. Erscheint dabei Kontrastmittel in der Bursa subdeltoidea, liegt eine totale Ruptur der Rotatorenmanschette vor. Die Arthrographie wurde aber in letzter Zeit völlig durch die Sonographie verdrängt, mit der die sichere Diagnose einer Rotatorenmanschettenruptur möglich ist.

Therapie

Kleinere Rupturen der Rotatorenmanschette heilen vielfach spontan, sodass eine operative Versorgung nur bei frischen Läsionen mit starker Schmerzsymptomatik, ausgedehnten Rissen und bei jungen sportlichen Patienten erforderlich ist. Kleine bis mittlere Einrisse kann man 2–3 Wochen lang engmaschig kontrollieren und konservativ behandeln. Dazu werden Analgetika, eine Lagerung auf der Abduktionsschiene und schmerzabhängig steigend dosierte krankengymnastische Übungen verordnet. Unter dieser Behandlung erreichen über 50% der Patienten wieder eine brauchbare Schulterfunktion. Bei zunehmendem Funktionsgewinn wird die konservative Therapie fortgesetzt.
Zeichnet sich dagegen unter konservativer Therapie keine Besserung ab und ist die Funktion erheblich reduziert, muss die Ruptur operativ versorgt werden. Dazu wird nach Darstellung der Rotatorenmanschette eine partielle Akromionektomie durchgeführt. Die Defekträder werden bis in das gesunde Sehnengewebe exzidiert, und der Riss wird spannungsfrei mit Nähten verschlossen. Verbleibt dabei ein kleiner Zipfel, wird dieser an der dekudierten Stelle der Seitenfläche des Humeruskopfs und am Tuberculum fixiert. Voraussetzung für einen optimalen Operationserfolg ist postoperativ ein intensives physiotherapeutisches Übungsprogramm.

Rotatorenmanschettenruptur

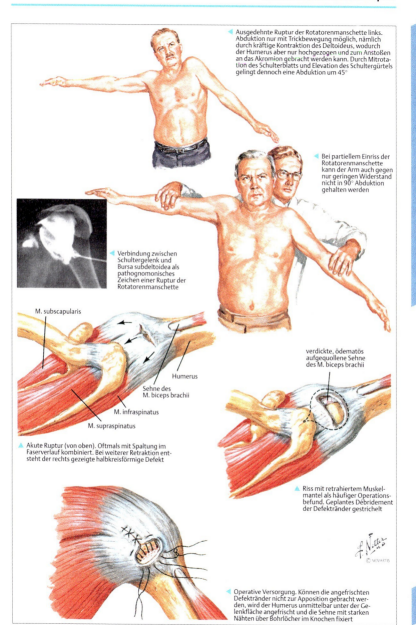

Ausgedehnte Ruptur der Rotatorenmanschette links. Abduktion nur mit Trickbewegung möglich, nämlich durch kräftige Kontraktion des Deltoideus, wodurch der Humerus aber nur hochgezogen und zum Anstoßen an das Akromion gebracht werden kann. Durch Mitrotation des Schulterblatts und Elevation des Schultergürtels gelingt dennoch eine Abduktion um 45°

Bei partiellem Einriss der Rotatorenmanschette kann der Arm auch gegen nur geringen Widerstand nicht in 90° Abduktion gehalten werden

Verbindung zwischen Schultergelenk und Bursa subdeltoidea als pathognomonisches Zeichen einer Ruptur der Rotatorenmanschette

M. subscapularis

Humerus

Sehne des M. biceps brachii

M. infraspinatus

M. supraspinatus

Akute Ruptur (von oben). Oftmals mit Spaltung im Faserverlauf kombiniert. Bei weiterer Retraktion entsteht der rechts gezeigte halbkreisförmige Defekt

verdickte, ödematös aufgequollene Sehne des M. biceps brachii

Riss mit retrahiertem Muskelmantel als häufiger Operationsbefund. Geplantes Débridement der Defektränder gestrichelt

Operative Versorgung. Können die angefrischten Defektränder nicht zur Apposition gebracht werden, wird der Humerus unmittelbar unter der Gelenkfläche angefrischt und die Sehne mit starken Nähten über Bohrlöcher im Knochen fixiert

Schultergelenk – Verletzungen

Ätiologie

Häufigste Unfallursache einer Luxation des Akromioklavikulargelenks (AC-Gelenk), auch als Sprengung des Schultereckgelenks oder Luxatio acromioclavicularis bezeichnet, ist ein direkter Sturz oder Schlag auf die Schulter. Die einwirkende Kraft muss dabei sehr heftig sein, wie es z. B. in manchen Sportarten oder bei Unfällen vorkommt. Die Verletzung tritt v. a. im mittleren Lebensalter, seltener auch bei älteren Patienten auf, bei Kindern wird sie praktisch nie beobachtet.

Einteilung

Zur Einteilung der AC-Gelenkluxation werden die Klassifikationen nach Tossy bzw. Rockwood verwendet:
Rockwood 1 (Tossy I). Zerrung oder Teilruptur des Lig. acromioclaviculare, Lig. coracoclaviculare intakt. Das Akromioklavikulargelenk bleibt dabei stabil.
Rockwood 2 (Tossy II). Ruptur des Lig. acromioclaviculare, Teilruptur des Lig. coracoclaviculare. In der Röntgenaufnahme unter Belastung verschiebt sich das laterale Klavikulaende um weniger als 1 Schaftbreite der Klavikula.
Rockwood 3 (Tossy III). Ruptur des Lig. acromioclaviculare und des Lig. coracoclaviculare. In der Röntgenaufnahme unter Belastung beträgt die Verschiebung des lateralen Klavikulaendes 1 Schaftbreite der Klavikula oder mehr.
Rockwood 4. Ruptur beider Bänder. Die Klavikula ist stark disloziert und hat sich hinter dem Akromion verhakt.
Rockwood 5. Ruptur beider Bänder. Zusätzlich ist der Periostschlauch der Klavikula zerrissen und diese stark nach kranial disloziert.
Rockwood 6. Ruptur beider Bänder. Die Klavikula ist stark disloziert und hat sich hinter dem Processus coracoideus verhakt.

Klinik

Die Patienten klagen über Ruhe- und Bewegungsschmerzen im AC-Gelenk, wobei die Beschwerden gelegentlich nicht besonders ausgeprägt sind. Meist bestehen eine Schwellung und eine Hämatom mit Hautverfärbung um das Akromion.

Diagnostik

Neben der Schwellung fällt bei Verletzungen ab Schweregrad Tossy II ein Hochstand des lateralen Klavikulaendes auf. Die Klavikula lässt sich hier eindrücken und federt anschließend zurück (Klaviertastenphänomen).
Röntgenologisch müssen zunächst eine laterale Klavikulafraktur oder Frakturen der Skapula (z. B. Korakoidfraktur) ausgeschlossen werden. Dann werden beide Arme mit einem Zug von ca. 10 kg belastet. Dazu werden entsprechende Gewichte mit Schlaufen an den Handgelenken befestigt. Hält der Patient die Gewichte in der Hand, kann er die Muskeln nicht entspannen und die Aussagekraft der Untersuchung ist eingeschränkt. Beide AC-Gelenke sollten möglichst gleichzeitig auf einer Platte abgebildet werden. Im Seitenvergleich lässt sich die Dislokation der Klavikula am verletzten Gelenk gut beurteilen.

Therapie

Verletzungen des Akromioklavikulargelenks vom Typ Tossy I und II werden konservativ behandelt. Nach ein- bis zweiwöchiger Ruhigstellung in einem Gilchrist-Verband kann der Arm bereits wieder vorsichtig im täglichen Leben eingesetzt werden. Für die ersten Tage der Ruhigstellung kann die Verordnung eines Analgetikums notwendig sein. Verletzungen vom Typ Tossy III können bei älteren Patienten ebenfalls konservativ behandelt werden, das Schultergelenk sollte in diesen Fällen jedoch maximal 1 Woche immobilisiert werden. Sobald Schmerzfreiheit besteht, wird mit krankengymnastischen Übungen begonnen. Verletzungen vom Typ Tossy III bei jüngeren und körperlich noch sehr aktiven Patienten müssen operativ versorgt werden. Dazu wird die Klavikula am Korakoid mit einer Schraube, Zuggurtung oder resorbierbaren Kordel fixiert und die gerissenen Bänder werden adaptiert und vernäht. Bei Schraubenfixierung wird die Metallentfernung 6 Wochen postoperativ durchgeführt. Bis dahin darf der Arm nur bis maximal 90° gehoben werden.

AC-Gelenkluxation

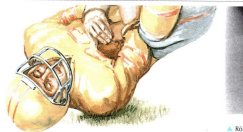

Verletzung des Akromioklavikulargelenks. Verletzungsursache ist i. d. R. ein Sturz auf die Schulterspitze (Schultereckgelenksprengung)

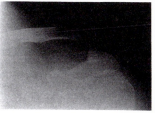

Röntgenaufnahme mit 10 kg Belastung. Die Sprengung des Akromioklavikulargelenks tritt deutlicher in Erscheinung

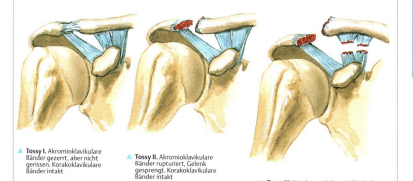

Tossy I. Akromioklavikulare Bänder gezerrt, aber nicht gerissen. Korakoklavikulare Bänder intakt

Tossy II. Akromioklavikulare Bänder rupturiert, Gelenk gesprengt. Korakoklavikulare Bänder intakt

Tossy III. Korako- und akromioklavikulare Bänder rupturiert, weit auseinanderklaffende Gelenksprengung

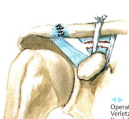
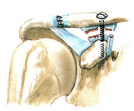

Operative Behandlung bei Verletzungen vom Typ III durch Kordel (links) oder Schraube (rechts)

Schultergelenk – Verletzungen

Ätiologie

Meist ist eine indirekte starke Krafteinwirkung die Ursache einer Schulterluxation, z. B. bei einem Sturz auf dem Arm oder durch unfallbedingte Extrembewegungen im Schultergelenk, die den Humeruskopf aus der Gelenkpfanne hebeln. Seltener sind Luxationen durch Muskelzug wie z. B. bei Krampfanfällen oder durch direkte Traumen mit einem Schlag oder Stoß auf den proximalen Humerus bedingt.

Luxationsformen

Vordere Luxation (Luxatio anterior). Am weitaus häufigsten ist mit ca. 95% die vordere Luxation, die durch eine Abduktion und Extension des außenrotierten Arms hervorgerufen wird. Der Humeruskopf wird in den meisten Fällen nach ventral kranial verschoben (subkorakoide Luxation), kann aber auch unter den Skapulahals (subglenoidale Luxation) oder selten unter die Klavikula geraten (subklavikuläre Luxation). Extrem selten wird er in einen Interkostalraum gedrängt (intrathorakale Luxation).
Hintere Luxation (Luxatio posterior). Die seltene hintere Schulterluxation entsteht durch eine axiale Stauchung des adduzierten innenrotierten Arms. Der Humeruskopf wird dabei meist unter das Akromion gestoßen.
Untere Luxation (Luxatio axillaris). Eine Rarität ist die untere Schulterluxation, zu der es durch eine gewaltsame Hyperabduktion kommt.

Klinik und Diagnostik

Klinisch bieten vordere Luxationen ein charakteristisches Bild. Der betroffene Arm wird im Ellenbogen gebeugt und in einer leichten Abduktions- und Innenrotationsstellung gehalten und ist federnd fixiert. Auch geringe passive Bewegungsversuche sind sehr schmerzhaft. Die Schulterkontur ist verstrichen, die leere Gelenkpfanne tastbar. Bei der klinischen Erstuntersuchung müssen stets auch Innervation und Durchblutung der betroffenen Extremität geprüft werden. Vor einem Repositionsversuch ist vor allem zu prüfen, ob der N. axillaris geschädigt ist. Dazu wird die Sensibilität über der Lateralseite des proximalen Oberarms getestet.

Die hintere Luxation ist klinisch nicht so auffällig. Der Arm wird in einer Adduktions- und Außenrotationsstellung gehalten, der Humeruskopf kann sich nach dorsal vorwölben. Nach der unteren Luxation wird der Arm meist in einer Elevationsstellung über dem Kopf gehalten, wo er federnd fixiert ist (Luxatio erecta).
Auf Röntgenaufnahmen im a.-p. und seitlichen Strahlengang lässt sich die Lage des luxierten Humeruskopfs und die leere Gelenkpfanne bei vorderen Luxationen leicht erkennen. Auch untere Luxationen sind gut zu sehen. Bei hinteren Luxationen kann die a.-p. Aufnahme jedoch nahezu unauffällig sein, in der seitlichen Aufnahme erkennt man aber eindeutig den dorsal der Pfanne stehenden Humeruskopf.

Komplikationen

Bei einer Schulterluxation ist stets der *Kapsel-Band-Apparat* in Mitleidenschaft gezogen. In leichteren Fällen reißt nur die Kapsel ein (Grad I). Zusätzlich kann das Labrum glenoidale partiell abgelöst sein (Grad II). In schweren Fällen kommt es zur vollständigen Zerreißung des vorderen Labrums mit Ausriss des Lig. glenohumerale inferius (Grad III).
Durch Zug- und Scherkräfte sowie durch Einklemmung kann es zu *Gefäß- oder Nervenschäden* kommen. Häufiger sind jedoch *knöcherne Läsionen*. So kann durch einen Stoß des Humeruskopfs gegen den Pfannenrand eine Impressionsfraktur entstehen, die als Hill-Sachs-Läsion bezeichnet wird. Bei der vorderen Luxation befindet sich der Defekt im dorsalen Kopfbereich, bei der hinteren Luxation im ventralen Kopfsegment. Untere Luxationen verursachen Impressionen am lateralen Humeruskopf. Als Bankart-Läsion wird eine Pfannenfraktur bezeichnet, die von kleinen Randabsprengungen bis zu Trümmerfrakturen reichen kann. *Muskuläre Läsionen* umfassen Überdehnungen und Teilrupturen der Rotatoren, bei der vorderen Luxation v. a. des M. subscapularis.

Schulterluxation I

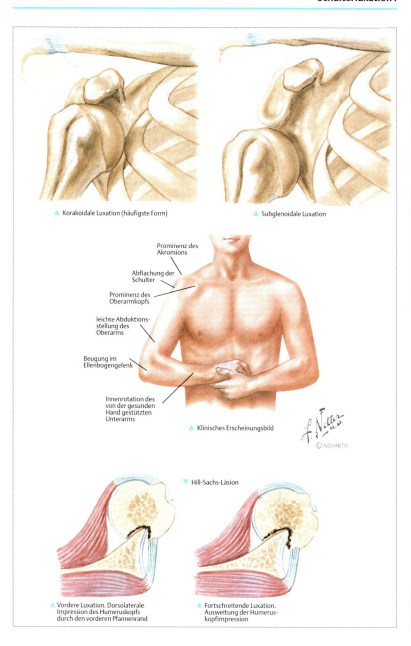

▲ Korakoidale Luxation (häufigste Form)

▲ Subgleonidale Luxation

Prominenz des Akromions
Abflachung der Schulter
Prominenz des Oberarmkopfs
leichte Abduktionsstellung des Oberarms
Beugung im Ellenbogengelenk
Innenrotation des von der gesunden Hand gestützten Unterarms

▲ Klinisches Erscheinungsbild

▼ Hill-Sachs-Läsion

▲ Vordere Luxation. Dorsolaterale Impression des Humeruskopfs durch den vorderen Pfannenrand

▲ Fortschreitende Luxation. Ausweitung der Humeruskopfimpression

Schultergelenk – Verletzungen

Therapie

Jede Schulterluxation muss so schnell wie möglich reponiert werden, um den Stress auf die Weichteile baldmöglichst zu beenden und Folgeschäden vorzubeugen. Vor der Reposition muss jedoch die periphere Durchblutung und Sensibilität geprüft und dokumentiert werden. Außerdem müssen Frakturen röntgenologisch ausgeschlossen sein. Eine Abrissfraktur des Tuberculum majus reponiert sich meist spontan. In allen anderen Fällen mit Komplikationen, also mit Gefäß- oder Nervenschäden, mit Frakturen oder auch bei einem Repositionshindernis muss eine offene operative Reposition und Versorgung der Begleitverletzungen durchgeführt werden.

Zur Reposition der vorderen Schulterluxation sind zahlreiche Methoden angegeben worden. Repositionshandgriffe nach dem Hebelprinzip wie das klassische Verfahren nach Hippokrates (C.) sind zugunsten von Extensionsmanövern weitgehend aufgegeben worden, weil sie ein größeres Risiko zusätzlicher Schulterverletzungen haben. Bei Extensionsmanövern wird über längere Zeit ein kräftiger Zug in Verlängerung der Humeruslängsachse ausgeübt und der Humeruskopf durch eine dem Unfallmechanismus entgegengesetzte Bewegung in die Pfanne reponiert. Frische, erst seit einigen Minuten bestehende Luxationen lassen sich meist durch einfachen Zug in eine Richtung reponieren. Bei älteren Luxationen ist die Reposition dagegen häufig schwierig und nur in Analgesie, tiefer Sedierung oder Narkose des Patienten möglich.

Reposition nach Hippokrates (C.). Bei der ursprünglichen Technik nach Hippokrates werden Zug und Gegenzug von ein und derselben Person ausgeführt. Dabei ist darauf zu achten, dass die als Hypomochlion in die Achselhöhle gestemmte Ferse des Arztes nicht den Plexus brachialis verletzt. Es wird langsam, aber kräftig am Arm gezogen, wobei der Arm zur Lösung der Verhakung leicht einwärts und auswärts gedreht und der Humeruskopf über die Ferse als Hypomochlion in die Pfanne gehebelt wird.

Reposition nach Stimson (A.). Das Stimson-Manöver ist schonender als die Repositionstechnik nach Hippokrates, nimmt allerdings mitunter bis zu 25 min in Anspruch. Für ihr Misslingen ist in der Regel eine unzureichende Muskelrelaxation verantwortlich, die sich mit intravenösen Analgetika und Muskelrelaxanzien beheben lässt.

Reposition nach Milch (B.). Die Repositionstechnik nach Milch ist das schonendste Manöver und kann in der Regel ohne intravenöse Analgetikagabe durchgeführt werden. Da der Arm bei einer vorderen Schulterluxation leicht abduziert und innenrotiert ist, wird mit der kontinuierlichen Extension in dieser Stellung begonnen, wobei der Patient insofern zu beruhigen ist, als man ihm klar machen muss, dass keinerlei abrupte Manipulationen vorgesehen sind. Damit erspart man sich eine stärkere Sedierung. Unter stetem Zug über 5–10 Minuten wird die Zugrichtung nach und nach verändert, bis der Arm voll abduziert ist. Gleichzeitig wird er außenrotiert. Bei etwa 120° Abduktion und 60° Außenrotation gleitet der Oberarmkopf in der Regel spontan in die Pfanne zurück. Gelegentlich muss mit direktem Druck auf den Oberarmkopf nachgeholfen werden.

Nachbehandlung

Der Repositionserfolg wird röntgenologisch dokumentiert. Dazu werden am besten eine tangential-glenoidale und eine transskapuläre Aufnahme angefertigt. Auch Durchblutung und Sensibilität müssen nochmals sorgfältig überprüft werden.

Dann wird die Schulter bei jüngeren Patienten 2–3 Wochen in einem Gilchrist-Verband ruhig gestellt. Bei älteren Patienten wird die Ruhigstellung so kurz wie schmerzbedingt unbedingt notwendig gehalten, maximal aber 1 Woche. Anschließend wird eine physiotherapeutische Behandlung zur Muskelkräftigung und vorsichtigen Mobilisierung der Schulter verordnet.

Reluxationen werden mit zunehmendem Alter seltener und kommen bei Männern häufiger vor als bei Frauen. Sie machen eine operative Rekonstruktion der chronisch überdehnten und insuffizienten vorderen Gelenkkapsel erforderlich.

Schulterluxation II

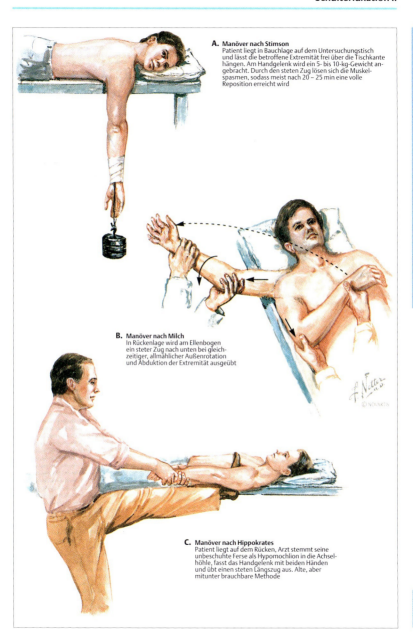

A. Manöver nach Stimson
Patient liegt in Bauchlage auf dem Untersuchungstisch und lässt die betroffene Extremität frei über die Tischkante hängen. Am Handgelenk wird ein 5- bis 10-kg-Gewicht angebracht. Durch den steten Zug lösen sich die Muskelspasmen, sodass meist nach 20 – 25 min eine volle Reposition erreicht wird

B. Manöver nach Milch
In Rückenlage wird am Ellenbogen ein steter Zug nach unten bei gleichzeitiger, allmählicher Außenrotation und Abduktion der Extremität ausgeübt

C. Manöver nach Hippokrates
Patient liegt auf dem Rücken, Arzt stemmt seine unbeschuhte Ferse als Hypomochlion in die Achselhöhle, fasst das Handgelenk mit beiden Händen und übt einen steten Längszug aus. Alte, aber mitunter brauchbare Methode

Schultergelenk – Operationen

Prothesentypen und Indikation

Derzeit stehen prinzipiell 2 Möglichkeiten für den Gelenkersatz zur Verfügung:

- Ungeführte Prothesen, auch als unverblockte („unconstrained") oder kraftschlüssige Prothesen bezeichnet. Im Skapulahals wird eine Polyethylenpfanne, meist mit Metallkern, verankert. Auf den Metallschaft im Humerus wird eine Kopfprothese aus Metall oder Keramik aufgesetzt.
- Geführte Prothesen, auch als verblockte („constrained") oder formschlüssige Prothesen bezeichnet. Hierbei wird im Skapulahals ein Kopfteil einzementiert und verschraubt, der Humerushals erhält einen Prothesenschaft, auf den eine Schnapp-Pfanne aufgesetzt wird. Kopf- und Pfannenkomponente sind also im Vergleich zu den physiologischen Verhältnissen vertauscht.

Ungeführte Prothesen. Bei ungeführten Prothesen wird der Zusammenhalt der Gelenkanteile, wie beim natürlichen Schultergelenk auch, nur über den Kraftschluss durch Muskelzug erreicht. Dies setzt intakte Weichteilverhältnisse und eine genügend kräftige Muskulatur voraus. Die ungeführten Prothesen werden bevorzugt für den Gelenkersatz des Schultergelenks eingesetzt. Indikationen sind arthritisch bzw. arthrotisch, traumatisch oder tumorbedingt destruierte Schultergelenke, bei denen die Integrität der Skelettteile nicht wiederherstellbar ist und der Humeruskopf reseziert werden muss. Gerade bei Schultergelenkarthrosen bietet die Alloarthroplastik volle Schmerzfreiheit bei guter Beweglichkeit.

Geführte Prothesen. Die geführten Prothesen gewährleisten einen sicheren Zusammenhalt der Gelenkanteile, leiten jedoch auch alle Kräfte, v.a. Scherkräfte, ungedämpft in den Skapulahals ein. Da dabei die Verbindung zwischen Knochen und Implantat mechanisch stark belastet wird, beobachtet man eine hohe Rate frühzeitiger Lockerungen. Geführte Prothesen kommen daher nur bei zu erwartenden Prothesenluxationen und bei Muskelinsuffizienzen in Betracht. Bei intakter Pfanne, also beispielsweise bei frischen Frakturen oder aseptischen Nekrosen, reicht mitunter die Hemiarthroplastik mit alleiniger Implantation des Humerusteils. Bei der chronischen Polyarthritis wird prinzipiell das gesamte Schultergelenk endoprothetisch ersetzt, da Knochenangebot und -qualität in der Regel insuffizient sind und die ursprüngliche Gelenkpfanne schließlich von dem künstlichen Humeruskopf arrodiert werden kann.

Technik

Der operative Zugang wird durch die Mm. deltoideus und pectoralis gewählt, wobei die Inzision von der Klavikula bis zur Insertion des M. deltoideus am Humerus reicht. Der M. deltoideus soll an seiner Ansatzstelle nicht abgelöst werden, da sich dadurch die Rehabilitation verzögern würde. Das Korakoid wird mit dem Meißel gespalten. Nach Inspektion der Rotatorenmanschette wird der sehnige Anteil des M. subscapularis durchtrennt und das Gelenk eröffnet. Die Gelenkfläche am Humeruskopf wird in 35° Retrotorsion reseziert. Die Biceps-brachii-Sehne wird, sofern sie nicht geschädigt ist, als ventraler Stabilisator belassen. Wenn die Pfanne dorsal stark arrodiert oder zu weit nach dorsal gedreht ist, muss sie mit Knochen aus dem Humeruskopf aufgebaut werden. Dann beginnt die Präparation des Prothesenlagers in der Pfanne und im Markraum des Humerus. Der Humeruskopf wird in der Regel in 35° Retrotorsion eingestellt. Die Rotatorenmanschette wird anschließend rekonstruiert, der M. subscapularis wieder vereinigt und das Korakoid fixiert. Osteophyten unter dem AC-Gelenk werden abgetragen. Zeigt das distale Ende des Schlüsselbeins arthritische Veränderungen, kann es ebenfalls reseziert werden. Findet sich in diesem Stadium des Eingriffs immer noch Impingement, kann das Lig. coracoacromiale exzidiert und eine ventrale Akromioplastik (S. 120) durchgeführt werden.

Rehabilitation

Voraussetzung für eine erfolgreiche Rekonstruktion ist die Kooperation des Patienten, wobei sich die Behandlung nach der Rekonstruktionsmethode und dem Zustand der Muskulatur richtet.

Arthroplastik des Schultergelenks

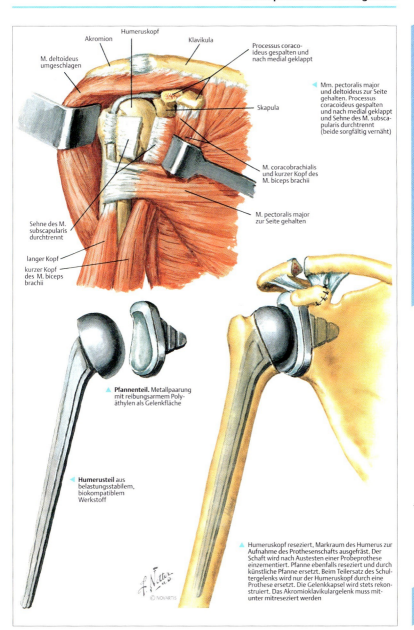

Schultergelenk – Operationen

Indikation

Die Akromioplastik dient der Entlastung eines subakromialen Raums und kommt daher bei allen derartigen Engezuständen in Betracht. Vor allem bei einem primären Impingement, also angeborenen oder erworbenen knöchern bedingten Einengungen, besteht die Indikation zur operativen Therapie. Bei sekundärem Impingement durch eine Volumenzunahme der subakromialen Strukturen sollte nur nach erfolglos verlaufener konservativer Behandlung über mindestens 3 Monate eine Operation erwogen werden.

Voraussetzungen für die Operation sind eine Schmerzintensität, die zu erheblichen Behinderungen führt, eine Schmerzdauer, die in näherer Zukunft keine spontane Besserung oder Heilung erwarten lässt, und eine freie aktive und passive Beweglichkeit der Schulter.

Im Rahmen einer Ruptur der Rotatorenmanschette kommt es zu einem Hochstand des Humeruskopfs, was immer eine subakromiale Enge nach sich zieht. Selbst nach der operativen Versorgung einer solchen Ruptur droht immer eine subakromiale Enge, sodass mit der Naht der Rotatorenmanschette immer eine Akromioplastik kombiniert wird.

Offene Akromioplastik (partielle Akromionektomie)

Der Patient wird in halb sitzender Position auf dem Rücken gelagert und der Arm so abgedeckt, dass eine freie Distraktion und Rotation des Humerus gewährleistet ist. Die Schnittführung wird von der Akromionspitze in sagittaler Richtung bis ca. 2 cm lateral der Spitze des Processus coracoideus an der Haut markiert, wobei der Schnitt, wenn notwendig, erweitert werden kann, um Zugang zu eventuellen Rupturen in der Rotatorenmanschette zu erhalten.

Der M. deltoideus wird zunächst stumpf in Faserrichtung gespalten, wobei nicht zu weit nach kaudal präpariert werden darf, um den N. axillaris nicht zu gefährden. Anschließend kann er an seinem Ansatz vom vorderen Akromionrand abgelöst werden, zu seiner Reinsertion werden am Akromion kleine Bohrlöcher angelegt. Nach Distraktion des Arms zur Darstellung des subakromialen Raums kommen in der Regel fibröse Adhärenzen und eine hypertrophe Bursa unter dem Akromion zur Darstellung.

Ein glatt polierter Fleck am Humeruskopf gilt als Zeichen einer Ruptur der Rotatorenmanschette, die ebenfalls durch Nähte versorgt werden muss. Mit dem Knochenmeißel oder einer Fräse wird dann die vordere und untere Fläche des Akromions abgetragen und das Lig. coracoacromiale gelöst und reseziert. Der abgetragene Knochenkeil sollte eine Breite von ca. 2 cm und eine Höhe von knapp 1 cm haben. Nach der Resektion bestehende scharfe Kanten und Knochenvorsprünge müssen sorgfältig geglättet, kaudale Osteophyten des AC-Gelenks abgetragen werden.

Ist die Bursa subacromialis fibrotisch verändert, wird sie subtotal reseziert. Vor dem Wundverschluss muss unter direkter Sicht geprüft werden, ob eine freie Beweglichkeit im gesamten Bewegungsumfang einschließlich Elevation gegeben ist.

Postoperativ wird der Arm zunächst in einer Schlinge ruhig gestellt. Am 4. postoperativen Tag wird mit passiven Bewegungsübungen begonnen. Nach einigen Wochen kommen Kräftigungsübungen für den M. deltoideus dazu. Nach 4–6 Monaten kann mit einer vollständigen Rehabilitation gerechnet werden.

Arthroskopische Akromioplastik

Dazu befindet sich der Patient in Seitenlage, der Arm wird mit einem Extensionsgewicht von ca. 5 kg um 30–45° angehoben. Die Hautschnitte zur Einführung der Arthroskopieinstrumente werden markiert. Mit der Optik eingesehen werden können das Gelenk und die bursanahen Seiten der Rotatorenmanschette ebenso wie das Lig. coracoacromiale und die Fräsenspitze. Vom vorderen und unteren Rand des Akromions wird ebenso viel Knochen abgetragen wie bei der offenen Akromionektomie.

Postoperativ bleibt der Arm 3–8 d in einer Schlinge ruhig gestellt. Danach wird mit einer physikalischen Therapie zur Vergrößerung des Bewegungsumfangs und später mit Rotatorenkräftigungsübungen begonnen. Die Rehabilitationsdauer beträgt nach der arthroskopischen Akromioplastik in der Regel bis zu 3 Monate.

Akromioplastik

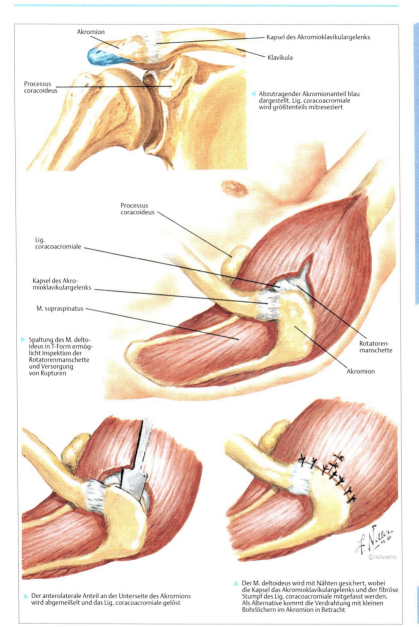

Schultergelenk – Fehlbildungen

Der angeborene Schulterblatthochstand wird auch als Sprengel-Deformität bezeichnet. Dabei handelt es sich um eine Fehlbildung mit Hochstand und Hypoplasie der Skapula, bei der der Descensus scapulae während der embryonalen Entwicklung unvollständig bleibt. Ob dabei auch exogene Faktoren im Sinne einer Embryopathie eine Rolle spielen, ist unklar. Mädchen sind 3-mal häufiger betroffen als Jungen. Eine Seitenbevorzugung ist nicht nachweisbar, in etwa einem Zehntel der Fälle kommt der Skapulahochstand beidseitig vor.

Klinik

Der Nacken auf der betroffenen Seite ist breiter und kürzer, die Nacken-Schulterblatt-Linie ist verkürzt und es besteht ein Schiefhals. Die betroffene Schulter ist typischerweise kleiner als auf der gesunden Seite, die Distanz zwischen Akromion und Wirbelsäule kürzer. Aufgrund der eingeschränkten Beweglichkeit der Skapula gegenüber den Rippen ist die Abduktion des gleichseitigen Arms nur begrenzt möglich, während das Glenohumeralgelenk in der Regel frei beweglich bleibt. Bei manchen Patienten besteht eine knöcherne oder knorpelige Verbindung zwischen dem kranialen Skapulaanteil und den Dornfortsätzen der Halswirbel. Zusammen mit der meist vorhandenen Kontraktur der Mm. levatores scapulae schränkt diese als Os omovertebrale bezeichnete Spange die Schulterblattbeweglichkeit noch weiter ein.

Als häufiger Begleitbefund tritt in der Hälfte der Fälle eine angeborene Skoliose auf. Seltener findet man Rippenanomalien oder eine Spina bifida. Auch Fehlbildungen der Brust-, Schulter- und Rückenmuskulatur kommen vor. Nierenanomalien finden sich in einem Drittel der Fälle. Bestehen gleichzeitig Fehlbildungen der Wirbelsäule mit Flügelfellbildung, wird dieses Krankheitsbild als Klippel-Feil-Syndrom bezeichnet.

Einteilung

Die Ausprägung des Krankheitsbilds variiert stark und wird in 4 Grade eingeteilt:
- ➤ Grad I: Der Skapulahochstand ist nur dezent ausgeprägt. Die Schultergelenke stehen auf gleicher Höhe, funktionelle Einschränkungen bestehen nicht.
- ➤ Grad II: Lediglich im Nackenbereich ist die betroffene Seite leicht erhöht, die Schultergelenke weisen keine oder nur eine angedeutete Höhendifferenz auf. Nur leichte, endgradige funktionelle Einschränkungen.
- ➤ Grad III: Der Skapulahochstand beträgt gegenüber der gesunden Seite 2–5 cm. Die Verschieblichkeit der Skapula auf dem Thorax ist deutlich eingeschränkt.
- ➤ Grad IV: Der Skapulahochstand beträgt mehr als 5 cm, die funktionellen Einschränkungen sind erheblich. Die Skapula ist meist verkleinert und verplumpt.

Therapie

Ist die Deformität so stark ausgeprägt, dass eine operative Korrektur in Frage kommt, kann damit bei entsprechender Indikationsstellung ein kosmetisch durchaus befriedigendes Ergebnis erzielt werden. Ziel einer operativen Behandlung ist es, die natürliche Form der Schulter und des Nackens wiederherzustellen und den Hals optisch zu verlängern. Die betroffene Schulter bleibt allerdings kleiner als die gesunde.

Bei Grad I ist eine operative Korrektur nicht erforderlich. Bei Grad II wird lediglich der Angulus superior scapulae abgetragen und ein Os omovertebrale, soweit vorhanden, reseziert. Erkrankungen im 3. Grad werden durch eine zusätzliche Kaudalisierung der gesamten Skapula (OP nach Woodward) oder eine Verschiebeosteotomie der Skapula (OP nach König) behandelt. Im Grad IV werden die nach kranial ziehende Muskulatur und ein Os omovertebrale abgetragen, die Skapula nach kaudal versetzt und zusätzlich eine Osteotomie der Klavikula durchgeführt (OP nach Green).

Als optimales Operationsalter gilt das 3.–5. Lebensjahr. Spätestens bis zum 8. Lebensjahr sollte die operative Korrektur abgeschlossen sein. Bei größeren Kindern ist der Eingriff mit einem höheren Verletzungsrisiko des Plexus brachialis infolge einer Überdehnung oder Kompression durch die Klavikula belastet.

Angeborener Schulterblatthochstand

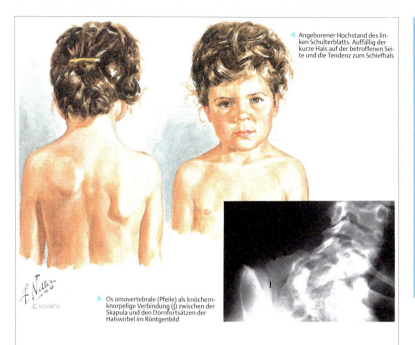

◀ Angeborener Hochstand des linken Schulterblatts. Auffällig der kurze Hals auf der betroffenen Seite und die Tendenz zum Schiefhals

▶ Os omovertebrale (Pfeile) als knöchern-knorpelige Verbindung (J) zwischen der Skapula und den Dornfortsätzen der Halswirbel im Röntgenbild

Ellenbogengelenk – Grundlagen

Radius

Proximaler Radius. Der Radius (Speiche) trägt an seinem proximalen Ende eine scheibenförmige Auftreibung, das Radiusköpfchen (Caput radii), das sich durch eine halsartige Einschnürung, das Collum radii, gegen den Schaft absetzt. Distal des Halses ragt die ovale Tuberositas radii vor. Sie ist an ihrer Hinterseite zur Aufnahme der Bizepssehne aufgeraut, an ihrer Vorderseite glatt und hat mit der Bursa bicipitoradialis Kontakt.

Distaler Radius. Der Radius verbreitert sich an seinem distalen Ende zu der Facies articularis carpalis, der knöchernen Kontaktfläche des Unterarms mit dem Handgelenk und der Hand. Diese ist quer und von vorne nach hinten konkav und wird von einer Einschnürung an der Oberfläche und einer flachen Leiste in einen lateral liegenden, größeren dreieckigen und einen medial liegenden, kleineren viereckigen Teil zur Aufnahme des Os scaphoideum bzw. des Os lunatum gegliedert.

Auch an der medialen Fläche ist der Radius an seinem distalen Ende als konkave Gelenkfläche ausgebildet. Diese nimmt als Incisura ulnaris den abgerundeten Kopf der Ulna auf. Dorsal trägt der Radius an seinem distalen Ende das Tuberculum dorsale und weist Leisten und Rinnen auf, die den Sehnen der Unterarmstrecker als Durchzug dienen. Lateral läuft er in den nach distal weisenden Processus styloideus aus.

Verknöcherung. Die Ossifikation des Radius geht von einem Knochenkern aus, der sich in der 8. Entwicklungswoche in der (bei der Geburt bereits verknöcherten) Diaphyse bildet. Das Radiusköpfchen beginnt im Alter von 4–5 Jahren zu verknöchern und verschmilzt im 14.–16. Lebensjahr mit dem Schaft. Die Verknöcherung des distalen Radiusendes beginnt gegen Ende des 1. Lebensjahrs und erreicht ungefähr im Alter von 19–20 Jahren mit der Verschmelzung mit dem Schaft ihren Abschluss.

Ulna

Proximale Ulna. Die Ulna (Elle) ist in ihrem proximalen Anteil komplizierter aufgebaut. Ihr kräftiges proximales Ende besteht aus der zangenförmigen Incisura trochlearis, dem Olekranon, dem Processus coronoideus und der Incisura radialis.

An der Vorderseite der Ulna ragt als kräftiger dreieckiger Fortsatz der Processus coronoideus vor, der zur Incisura trochlearis den vorderen Teil beisteuert. Er ist an seiner Vorderseite zur Insertion der Brachialissehne aufgeraut (Tuberositas ulnae). Dort, wo eine Vorderfläche in den Ulnaschaft übergeht, ist die Chorda obliqua angewachsen.

Die Incisura radialis, eine seichte, konkave Vertiefung an der Seitenfläche des Processus coronoideus, dient zur Aufnahme der Circumferentia articularis des Radiusköpfchens. Ihre vorspringenden Ränder bieten den Enden des Lig. anulare radii eine Ansatzfläche.

Das an der Incisura trochlearis beteiligte Olekranon bildet die Hinterkante des Ellenbogens. Es nimmt mit seinem stumpfen Ende die Trizepssehne auf. Entlang des Randes der Incisura trochlearis ist die Gelenkkapsel des Ellenbogengelenks befestigt. Zwischen diesen Befestigungen liegt einer glatten Knochenfläche die Bursa subtendinea m. tricipitis brachii an.

Distale Ulna. Die Ulna ist an ihrem distalen Ende schmächtiger als der Radius. Sie läuft am dorsalen Rand in einen kleinen, abgerundeten Processus styloideus aus und hat einen etwas größeren, ebenfalls abgerundeten Kopf (Caput ulnae), dessen glatte distale Fläche mit dem Discus articularis des distalen Radioulnargelenks artikuliert und sich in der Circumferentia articularis capitis ulnae zur Artikulation mit der Incisura ulnaris des Radiuskopfs fortsetzt.

Verknöcherung. In der Ulna geht die Ossifikation in der 8. Entwicklungswoche von der Schaftmitte aus. Auch der Ulnaschaft ist bei der Geburt bereits verknöchert. Am distalen Ulnaende tritt im Alter von 5–6 Jahren ein Knochenkern in Erscheinung, der mit dem Schaft ungefähr im 18.–20. Lebensjahr verschmilzt.

Membrana interossea

Zwischen Radius und Ulna spannt sich eine kräftige bindegewebige Platte aus, die Membrana interossea. Sie gewährleistet den Zusammenhalt der beiden Knochen und begrenzt ihre Rotationsbewegung umeinander.

Anatomie des Unterarms I

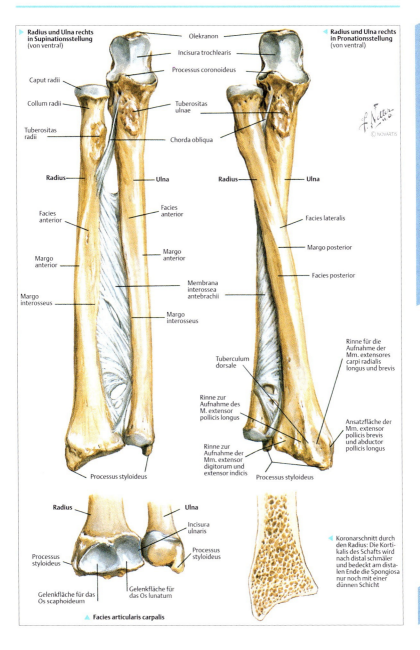

Ellenbogengelenk – Grundlagen

Aufbau des Ellenbogengelenks

Das Ellenbogengelenk ist im Wesentlichen ein aus den Articulationes humeroradialis und humeroulnaris gebildetes Scharniergelenk, von dessen Gelenkkapsel jedoch auch das proximale Radioulnargelenk eingeschlossen wird. Dementsprechend beteiligen sich an seiner Bildung die proximalen Anteile von Radius und Ulna ebenso wie der distale Teil des Humerus. Wie bei allen Scharniergelenken artikulieren die konvexen Gelenkflächen mit ihren konkaven Entsprechungen. Die Gelenkkapsel ist an den Seiten, gegen die das Gelenk Bewegungen zulässt, locker und weit und wird verstärkt durch kräftige Kollateralbänder. An den Rändern, gegen die keine Gelenkbewegungen möglich sind, befindet sich eine Reihe von Muskelansätzen.

Als Gelenkflächen dienen proximal die sanduhrförmige Trochlea humeri und das gerundete Capitulum humeri und distal die Incisura trochlearis ulnae sowie die Tellergrube an der Oberseite des Radiusköpfchens. Das Humerusköpfchen weist nach vorne und unten und wird bei einem Flexionswinkel von 90° von der ihm entsprechenden Gelenkfläche vollständig bedeckt. Die Verbindung zwischen Humerus und Radius ist hingegen nicht so fest, sodass sowohl die Gelenkstabilität als auch die Hemmung der Flexions- und Extensionsbewegungen durch das Leisten- und Rinnenrelief zwischen Humerus und Ulna gesichert werden müssen.

Humerus

Gegen das distale Ende zu laufen scharfe Kanten am lateralen und medialen Humerusrand zu den Epicondyli lateralis und medialis, die Cristae supracondylares lateralis und medialis. An seinem distalen Endstück ist der Humerus vorne und hinten abgeflacht, verbreitert sich jedoch lateral zu dem unauffälligen Epicondylus lateralis und medial zu dem proximal des Ellenbogens weit vorspringenden Epicondylus medialis, der etwas nach dorsal gerichtet ist und an seiner Rückseite eine flache Rinne erkennen lässt, den Sulcus n. ulnaris.

Das im Vergleich zur Trochlea kleinere, kugelförmige Capitulum humeri hat gelenkigen Kontakt mit dem ausgehöhlten oberen Ende des Radius. Proximal davon liegt eine flache Grube, die Fossa radialis, für die Aufnahme des Radiusköpfchens bei maximaler Beugung im Ellenbogengelenk.

Die an eine Spindel erinnernde Trochlea hat 2 kräftige Kanten, zwischen denen eine tiefe spiralige Einschnürung liegt. In dieser gleitet die Führungsleiste der Incisura trochlearis der Ulna. Die mediale Trochleakante ist stärker ausgebildet, die laterale trennt als nur flache Erhebung die Trochlea vom Capitulum humeri. Proximal der Trochlea befindet sich auf der Vorderseite des Humerus die Fossa coronoidea zur Aufnahme des Processus coronoideus ulnae und auf der Rückseite die Fossa olecrani, die das Olekranon aufnimmt.

Radius

Das Radiusköpfchen hat die Form einer dicken Scheibe und artikuliert mit seiner Randfläche, der Circumferentia articularis, ebenso wie mit seiner freien Oberseite, die zur Gelenkverbindung mit dem Capitulum humeri eine tellerförmige Grube, die Fovea articularis, aufweist. Die Circumferentia articularis des Radiusköpfchens ist medial zur Anlagerung an die Incisura radialis ulnae verbreitert und wird in ihrem schmäleren Anteil vom Lig. anulare radii gezügelt.

Ulna

Die Incisura trochlearis stellt sich als konkaver, ungefähr ein Drittel eines Kreises umspannender Ausschnitt dar, der durch einen longitudinal verlaufenden First in einen medialen und einen lateralen Teil gegliedert wird. Sie weist eine Einschnürung auf und lässt dort an einer Rauigkeit die Grenze zwischen dem vom Olekranon und dem vom Processus coronoideus beigesteuerten Teil erkennen. Mit ihren Zangen umfasst sie die Trochlea humeri. In maximaler Flexion senkt sich der Processus coronoideus ulnae in die Fossa coronoidea humeri, in maximaler Extension das Olekranon in die Fossa olecrani ein.

Anatomie des Unterarms II

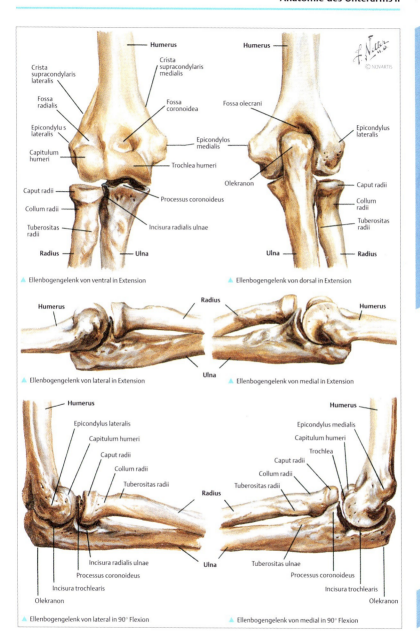

Ellenbogengelenk – Grundlagen

Gelenkkapsel und Bandapparat

Gelenkkapsel (C.). Die Gelenkkapsel ist vorn und hinten weit und dünn, wird jedoch seitlich durch die Kollateralbänder verstärkt. Sie entspringt volar am Humerus entlang des Oberrands der Fossae coronoidea und radialis zwischen den Epicondyli medialis und lateralis, ist distal am Vorderrand des Processus coronoideus ulnae und am Lig. anulare radii befestigt und geht an beiden Seiten in die Kollateralbänder über. Mit ihrem membranösen dorsalen Anteil setzt sie am Olekranon und am Rand der Fossa olecrani, am Epicondylus lateralis, am Lig. anulare und am Hinterrand der Incisura radialis ulnae an.

Bänder (A., B.). Als Kollateralbänder werden kräftige, in Dreieckform angeordnete Verstärkungen der Gelenkkapsel bezeichnet. Sie entspringen mit ihrem spitzen Ende an den Epicondyli medialis und lateralis des Humerus, setzen mit ihrem breiteren distalen Ende an den Unterarmknochen und am Lig. anulare radii an und verhindern die seitliche Auslenkung des Gelenks.

Das am Rand verdickte Lig. collaterale ulnare erreicht mit seinem vorderen Teil die mediale Kante des Processus coronoideus und ist mit seinem hinteren an der entsprechenden Kante des Olekranons befestigt. Sein schwächerer mittlerer Teil besteht aus quer verlaufenden Fasern, die sich zwischen dem Processus coronoideus und dem Olekranon ausspannen.

Das schmälere und schwächere Lig. collaterale radiale erstreckt sich von der Unterseite des Epicondylus lateralis proximal zum Lig. anulare radii und distal zu den Rändern der Incisura radialis ulnae.

Synovia. An ihrer Innenseite wird die Gelenkkapsel von der Synovialmembran überzogen, die sich vorne über die Ränder der Fossa radialis und coronoidea des Humerus, hinten über die Fossa olecrani umschlägt und unten in das proximale Radioulnargelenk übergeht.

Blutversorgung und Innervation

Die nutritive Versorgung des Ellenbogengelenks verläuft über Anastomosen zwischen den Aa. collaterales aus der A. brachialis und den Aa. recurrentes aus den Aa. radialis und ulnaris. Zur Innervation des Gelenks treten von ventral Äste aus den Nn. musculocutaneus, medianus und radialis und von dorsal Äste aus dem N. ulnaris und dem Radialisast zum M. anconaeus heran.

Mechanik des Ellenbogengelenks

Die Bewegungsachse des Ellenbogengelenks deckt sich nicht exakt mit der Längsachse des Humerus. In Extension weicht der Unterarm von einer durch den Oberarm gedachten Geraden ab. Dadurch entsteht der so genannte „Armaußenwinkel" des Unterarms, der bei Pronation verstreicht. In Extension und Supination stehen die Unterarmknochen zum Humerus in einem Winkel von ungefähr 167–170°. Da die Führungsleiste der Incisura trochlearis und die Hohlkehle der Trochlea als Schraubenwindung ausgebildet sind, kommen die Unterarmknochen bei Flexionsbewegungen nicht medial des Humerus zu liegen. Dass die Hand bei gebeugtem Ellenbogen mühelos zum Mund geführt werden kann, ist auf eine geringgradige mediale Rotation des Humerus und eine Semipronation des Unterarms zurückzuführen.

Proximales Radioulnargelenk

In der als Radgelenk ausgebildeten Articulatio radioulnaris proximalis dreht sich das Radiusköpfchen in einem aus der Incisura radialis ulnae und dem Lig. anulare radii gebildeten Ring. Das Lig. anulare radii ist ein kräftiges Ringband, das am Vorder- und Hinterrand der Incisura radialis ulnae angeheftet ist und insofern als Zügel wirkt, als es das Ausgleiten des Radiusköpfchens aus seiner Führung verhindert. Das Ringband nimmt das Lig. collaterale radiale auf und verschmilzt mit der Gelenkkapsel. Am Unterrand der Incisura radialis ulnae kann zusätzlich ein als Lig. quadratum bezeichnetes schlaffes Band entspringen, das an der benachbarten medialen Fläche des Radiushalses befestigt ist.

In das proximale Radioulnargelenk setzt sich die Synovialmembran des Ellenbogengelenks fort. Sie ist unterhalb des Lig. anulare umgeschlagen und bildet um den Radiushals eine weite Tasche, die den Drehbewegungen des Radiusköpfchens genügend Spielraum lässt (Recessus sacciformis).

Anatomie des Unterarms III

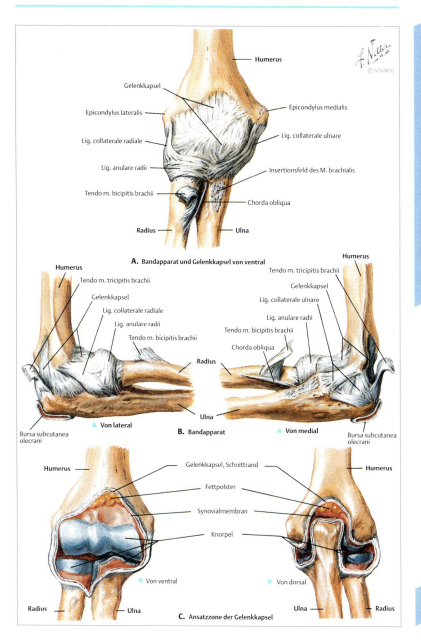

A. Bandapparat und Gelenkkapsel von ventral

B. Bandapparat

C. Ansatzzone der Gelenkkapsel

Ellenbogengelenk – Erkrankungen

Ätiologie

Der Morbus Panner ist eine avaskuläre Nekrose des Capitulum humeri, die ähnliche Veränderungen hervorruft wie der Morbus Perthes des Hüftgelenks (S. 104f). Betroffen sind überwiegend Knaben im Alter von 7–10 Jahren, bevorzugt am dominanten Ellenbogengelenk.

Als Pathomechanismus wird eine Mangeldurchblutung der Epiphyse diskutiert, die zur Resorption und schließlich zur Regeneration und evtl. zum Wiederaufbau des Knochenkerns führt. Die Ursache der avaskulären Nekrose bzw. des Knocheninfarkts ist nach wie vor umstritten. Zu den verbreitetsten Hypothesen gehören wiederholte Traumatisierungen über längere Zeit, kongenitale und hereditäre Faktoren, Embolien (vor allem Fettembolien) und endokrine Störungen.

Klinik

Die Patienten klagen über intermittierende Schmerzen und eine Steifigkeit des betroffenen Ellenbogengelenks über mehrere Monate. Die Beschwerden bessern sich in Ruhe und werden bei Bewegung stärker. Zum Zeitpunkt des Beginns der Beschwerden lässt sich in der Regel ein konkretes Trauma anamnestisch nur gelegentlich erheben.

Diagnostik

Klinische Untersuchung. Bei der klinischen Untersuchung findet man eine Druckdolenz über dem Capitulum humeri, einen leichten Erguss sowie eine Verdickung der Synovialmembran im Ellenbogengelenk. Vor allem bei der Extension ist der Bewegungsumfang im Ellenbogengelenk eingeschränkt. Typischerweise besteht ein Streckdefizit von 20–30°. Seltener findet sich eine terminale Beugesteifigkeit. Supination und Pronation sind ebenfalls etwas eingeschränkt und wie die volle Flexion und Extension sehr schmerzhaft: der Versuch der passiven Extension des Ellenbogengelenks führt zu einer schmerzbedingten Abwehrreaktion der Kinder.

Röntgenverlauf. Röntgenologisch finden sich eindeutige Veränderungen, die einen dem Morbus Perthes vergleichbaren Verlauf nehmen:

➤ *Sklerosierungsstadium:* Anfangs ist der Knochenkern des Capitulum humeri verdichtet und zeigt sklerotische Areale.
➤ *Fragmentationsstadium:* Später zeigt sich eine unregelmäßige Binnenstruktur und als Zeichen der Resorption treten v. a. in Gelenkflächennähe Aufhellungsherde auf.
➤ *Osteolysestadium:* Innerhalb von 3–5 Monaten kommt es zu größeren Aufhellungsherden und einer Verkleinerung des Knochenkerns.
➤ *Reparationsstadium:* Schließlich wird der Epiphysenknochenkern wieder aufgebaut, und der Röntgenbefund normalisiert sich.

Nach 1–3 Jahren bietet die Epiphyse wieder ihr normales Aussehen. Die fehlende Abflachung der Gelenkfläche ist wahrscheinlich darauf zurückzuführen, dass der Ellenbogen kein Last tragendes Gelenk ist. In etwa 50% der Fälle ist am artikulierenden Radiusköpfchen eine im Vergleich zur nicht betroffenen Seite verfrühte Reifung feststellbar.

Differenzialdiagnose. Der Morbus Panner ist gegenüber der häufigeren Osteochondrosis dissecans des Capitulum humeri abzugrenzen, die bei männlichen Jugendlichen im Zusammenhang mit Wurftätigkeiten und -sportarten vorkommt. Die beiden Krankheitsbilder sind zwar initial im Röntgenbefund ähnlich, nehmen aber einen unterschiedlichen Verlauf.

Therapie

Aufgrund der spontanen Revaskularisation der Epiphyse, die bei den Patienten wieder ihre normale Form erlangen, genügt eine symptomatische Behandlung. Wird jede Überbeanspruchung des Ellenbogengelenks vermieden, verschwinden die Schmerzen in aller Regel, und die Gelenkbeweglichkeit stellt sich allmählich wieder ein. Mitunter ist jedoch bis zum Abklingen der Schmerzen, der Schwellung und der lokalen Druckdolenz eine Ruhigstellung in einem Ober- und Unterarmgips oder eine Schienung über 3–4 Wochen erforderlich. Die Langzeitprognose ist sehr gut. Nur in einigen wenigen Fällen bleibt die Streckfähigkeit des Ellenbogengelenks dauerhaft eingeschränkt.

Morbus Panner

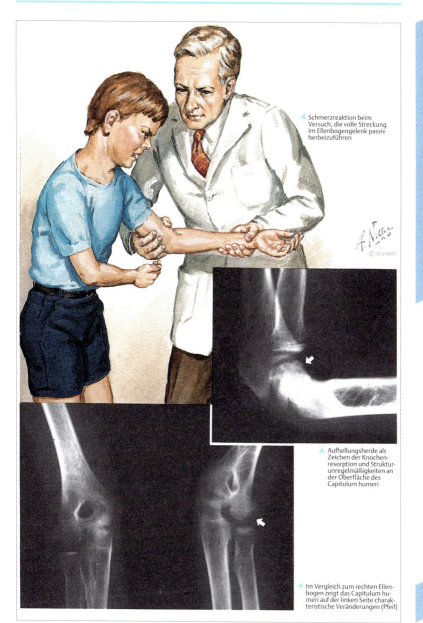

Schmerzreaktion beim Versuch, die volle Streckung im Ellenbogengelenk passiv herbeizuführen

Aufhellungsherde als Zeichen der Knochenresorption und Strukturunregelmäßigkeiten an der Oberfläche des Capitulum humeri

Im Vergleich zum rechten Ellenbogen zeigt das Capitulum humeri auf der linken Seite charakteristische Veränderungen (Pfeil)

Ellenbogengelenk – Verletzungen

Ätiologie und Formen

Das Ellenbogengelenk ist nach dem Schulter- und den Fingergelenken am häufigsten von einer Luxation betroffen. Grundsätzlich kann es nach dorsal, medial, lateral und ventral luxieren. Die häufigste Luxationsform ist die Luxation nach dorsal, die in der Regel durch einen Sturz auf die ausgestreckte Hand verursacht wird. Bei der seltenen ventralen Luxation handelt es sich meist um eine offene Verletzung. Eine ausgesprochene Seltenheit ist die divergierende Luxation, bei der Radius und Ulna in entgegengesetzte Richtung luxieren.

Klinik und Diagnostik

Zur akuten Symptomatik gehören eine in aller Regel erhebliche Schwellung, Schmerzen und eine Pseudolähmung des Arms. Der Unterarm ist in Streckstellung federnd fixiert. Sowohl klinisch als auch röntgenologisch ist die Deformität des Ellenbogens deutlich erkennbar. Die Fossa olecrani ist leer tastbar.

Komplikationen

An Begleitverletzungen finden sich mitunter Frakturen des Epicondylus medialis, des Radiusköpfchens, des Olekranon und des Processus coronoideus ulnae. Insbesondere bei der ventralen Luxation kann die A. brachialis gequetscht sein. Auch Läsionen der Nn. radialis, ulnaris und medianus kommen vor. Daher muss immer bereits bei der Erstuntersuchung die periphere Durchblutung und Sensibilität sorgfältig geprüft und dokumentiert werden.

Therapie

Hintere Luxationen. Sie werden durch Extension nach distal eingerichtet. Dabei wird der verletzte Arm in Höhe des proximalen Humerus von einem Assistenten festgehalten und der Humerus durch Zug in Verlängerung des Unterarms und vorsichtige Beugung im Ellenbogengelenk in die Fossa olecrani reponiert. Bei sofortiger Reposition erübrigt sich eine volle Muskelrelaxation. Zieht sich der Behandlungsbeginn hinaus, ist jedoch praktisch immer eine Sedierung, ein Axillarisblock oder eine Allgemeinnarkose erforderlich. Sowohl vor als auch nach der Reposition müssen Innervation und Durchblutung kontrolliert werden. Dabei auffallende Veränderungen weisen auf eine durch die Reposition eingetretene Nerven- oder Gefäßeinklemmung hin, die zur Vermeidung eines bleibenden Ausfalls unverzüglich operativ behoben werden muss.

Abrissfrakturen. Bei Abrissfrakturen des Epikondylus medialis kann sich das epikondyläre Segment während der Reposition im Gelenk verhaken. Dann ist eine exakte anatomische Reposition meist nur über eine Arthrotomie möglich. Frakturen des Proc. coronoideus erfordern meist nur dann eine Fixierung in anatomisch korrekter Lage, wenn das Gelenk nach der Reposition ausgesprochen instabil ist oder die Bruchfragmente erheblich verschoben sind.

Postrepositionelles Vorgehen. Nach der Reposition wird das Ergebnis durch eine Röntgenaufnahme dokumentiert und das Ellenbogengelenk durchbewegt, um die Gelenkstabilität zu prüfen und ein evtl. vorhandenes Krepitieren feststellen zu können. Letzteres weist auf frei im Gelenk liegende Bruchfragmente hin. Bleibt das Ellenbogengelenk im gesamten Bewegungsumfang stabil, wird es mit einer dorsalen Oberarmgipsschale oder einem gespaltenen Oberarmgips in 90° Flexion ruhig gestellt. Während der Dauer der Ruhigstellung werden Sensibilität und Durchblutung regelmäßig kontrolliert, um keine Innervations- bzw. Durchblutungsdefizite zu übersehen.

Operatives Vorgehen. Komplizierte Luxationen, nach Reposition komplett instabile Gelenke mit Reluxationstendenz, Frakturen, die sich nicht spontan reponieren oder knöcherne Bandausrisse müssen immer operativ versorgt werden.

Nachbehandlung

Nach 1 Woche wird mit täglichen Bewegungsübungen begonnen, für die der Gips abgenommen und anschließend wieder angelegt wird. Die Bewegungsübungen sind zwar vorsichtig, aber bis zur Schmerzgrenze möglichst aktiv auszuführen. Bei stabilen Gelenken wird für 2–3 Wochen ruhig gestellt, bei medialer oder lateraler Aufklappbarkeit mindestens für 4 Wochen.

Ellenbogenluxation

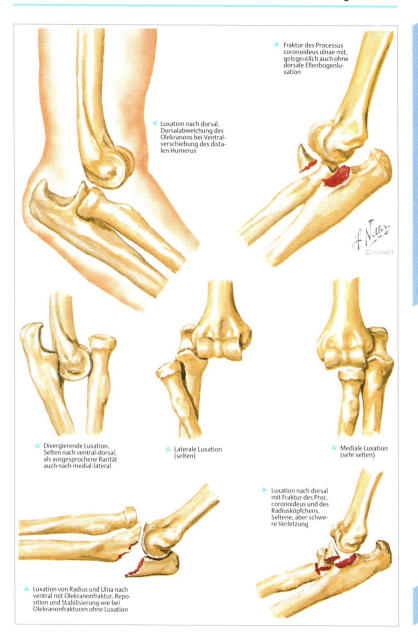

Ellenbogengelenk – Verletzungen

Ätiologie

Radiusköpfchenfrakturen kommen hauptsächlich bei Erwachsenen vor. Sie sind meist auf eine indirekte Gewalteinwirkung zurückzuführen, beispielsweise auf einen Sturz auf die Hand bei ausgestrecktem Unterarm in Pronationshaltung, können aber auch durch einen direkten Schlag gegen den Ellenbogen verursacht werden.

Klinik und Diagnostik

Radiusköpfchenfrakturen können diagnostisch Schwierigkeiten bereiten. Als typische Symptome treten Bewegungsschmerzen auf, insbesondere bei Pro- und Supination. Zusätzlich können ein Gelenkerguss, ein Hämatom und eine Druckdolenz über dem Radiusköpfchen bestehen. Bei dislozierten Frakturen ist während der Supination oder Pronation ein Schnappen bzw. Krepitieren über dem Radiusköpfchen hörbar und tastbar.

Nicht verschobene Radiusköpfchenfrakturen stellen sich röntgenologisch kaum dar. Manchmal ist die Fraktur nur auf einer Schrägaufnahme des Radiusköpfchens zu sehen. Allerdings sind auf den Standardröntgenaufnahmen oft Weichteilschwellungen um den Ellenbogen und eine Verschiebung des vorderen oder hinteren Fettpolsters zu erkennen. Dieses ist als sog. positives Fettpolsterzeichen in Kombination mit dem Druckschmerz über dem Radiusköpfchen für die Diagnose richtungweisend.

Radiusköpfchenfrakturen werden nach Mason und Johnston in 4 Typen eingeteilt:
- Typ I: Nicht dislozierte Randfraktur.
- Typ II: Randfraktur mit Dislokation (Meißelfraktur) oder Depression eines Teils des Radiusköpfchens (Stufenbildung der Gelenkfläche).
- Typ III: Trümmerfrakturen, die das gesamte Radiusköpfchen in Mitleidenschaft ziehen.
- Typ IV: Radiusköpfchenfraktur mit begleitender Luxation des Ulnohumeralgelenks.

Therapie

Konservative Therapie. Ist die Fraktur nicht disloziert, beträgt die Gelenkstufe maximal 2 mm und ist weniger als ein Drittel der Gelenkfläche von der Fraktur betroffen, reicht eine konservative Behandlung aus. Ein sehr ausgedehntes Frakturhämatom oder ein Gelenkerguss können punktiert werden. Dazu wird nach sorgfältiger Desinfektion der Haut über dem Gelenk eine Kanüle Nr. 16 in der Mitte eines vom Radiusköpfchen, vom Epicondylus lateralis humeri und von der Olekranonspitze gebildeten Dreiecks in das Gelenk eingeführt. Nach Punktion des Hämatoms werden zur Schmerzbekämpfung 2–3 ml Lokalanästhetikum intraartikulär appliziert.

Zur Schmerzlinderung wird der betroffene Arm für 3–7 Tage in einer dorsalen Oberarmgipsschale ruhig gestellt. Danach kann die Schale abgenommen und mit aktiven Bewegungsübungen begonnen werden. Zum Nachweis bzw. Ausschluss einer Verschiebung der Bruchfragmente ist nach Beginn der Übungen eine Röntgenkontrolle unerlässlich.

Operative Therapie. Eine operative Stabilisierung ist indiziert bei Frakturen mit einer Dislokation von mehr als 2 mm, bei blockierter Pro-/Supination oder wenn mehr als ein Drittel der Gelenkfläche von der Fraktur betroffen ist. Zur Osteosynthese werden Kleinfragmentschrauben, Miniplatten oder Bohrdrähte eingesetzt.

Bei Trümmerfrakturen ist eine sichere Reposition und Stabilisierung in aller Regel nicht erreichbar, sodass das Radiusköpfchen reseziert werden muss. Dabei muss jedoch das Lig. anulare erhalten werden, da sonst der Bandapparat des proximalen Radioulnargelenks seine Funktionsfähigkeit einbüßt.

Radiusköpfchenersatz. Zum Ersatz des Radiusköpfchens gibt es zwar Implantate (S. 140), ihre Indikation ist jedoch auf eine nach Radiusköpfchenresektionen verbleibende Instabilität im Ellenbogengelenk sowie auf die seltene *Essex-Lopresti-Fraktur* beschränkt. Dabei handelt es sich um eine Fraktur des Radiusköpfchens mit Luxation des distalen Radioulnargelenks, bei der der Radius nach Resektion des Köpfchens nach proximal wandert, wodurch der gesamte Unterarm in seiner Funktion schwer beeinträchtigt wird. Mit einem als Platzhalter wirkenden Radiusköpfchenimplantat wird die Proximalverschiebung des Radius verhindert.

Radiusköpfchenfraktur

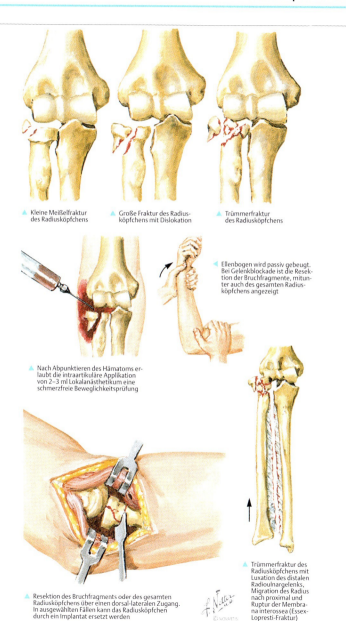

▲ Kleine Meißelfraktur des Radiusköpfchens

▲ Große Fraktur des Radiusköpfchens mit Dislokation

▲ Trümmerfraktur des Radiusköpfchens

◄ Ellenbogen wird passiv gebeugt. Bei Gelenkblockade ist die Resektion der Bruchfragmente, mitunter auch des gesamten Radiusköpfchens angezeigt

▲ Nach Abpunktieren des Hämatoms erlaubt die intraartikuläre Applikation von 2–3 ml Lokalanästhetikum eine schmerzfreie Beweglichkeitsprüfung

▲ Resektion des Bruchfragments oder des gesamten Radiusköpfchens über einen dorsal-lateralen Zugang. In ausgewählten Fällen kann das Radiusköpfchen durch ein Implantat ersetzt werden

▲ Trümmerfraktur des Radiusköpfchens mit Luxation des distalen Radioulnargelenks, Migration des Radius nach proximal und Ruptur der Membrana interossea (Essex-Lopresti-Fraktur)

Ellenbogengelenk – Verletzungen

Ätiologie und Formen

Suprakondyläre Humerusfrakturen sind im Kindes- und Jugendalter wesentlich häufiger als bei Erwachsenen. Sie treten meist gegen Ende des 1. Lebensjahrzehnts auf. Der Bruchspalt verläuft unmittelbar proximal der Epikondylen.

Extensionsfraktur. In ca. 90% der Fälle ist die Ursache ein Sturz auf die ausgestreckte Hand, wodurch das Humerusschaftfragment nach ventral, das distale Fragment mit einem Achsenknick nach dorsal disloziert (Extensionsfraktur). Bei starker Verschiebung drückt das nach ventral dislozierte, proximale Fragment gegen das Gefäßnervenbündel am Ellenbogen, v. a. gegen den N. medianus und die A. brachialis. Mitunter durchspießt ein spitzes Knochenfragment die A. brachialis. Häufiger wird das Gefäß jedoch durch die hochgradige Schwellung komprimiert. Weil dadurch eine Ischämie der Extremität distal der Fraktur droht, muss diese unverzüglich reponiert und sicher retiniert werden.

Flexionsfrakturen. Flexionsfrakturen mit Verschiebung des distalen Fragments nach ventral finden sich lediglich in 10% der Fälle.

Bei Erwachsenen bleiben suprakondyläre Humerusfrakturen in aller Regel nicht auf den extraartikulären Anteil des distalen Humerus beschränkt, sondern ziehen sich ins Ellenbogengelenk hinein.

Klinik und Diagnostik

Meist besteht eine deutlich sichtbare Schwellung, ein Hämatom, teils auch eine Fehlstellung proximal des Ellenbogens. Der Unterarm wird leicht gebeugt gehalten und kann schmerzbedingt kaum bewegt werden. Bei der Erstuntersuchung müssen peripher Sensibilität und Durchblutung sorgfältig geprüft und dann regelmäßig überwacht werden. Röntgenologisch stellt sich die Fraktur eindeutig dar.

Therapie

Am vordringlichsten ist die Reposition der dislozierten Fragmente in Allgemeinnarkose, um die Gefäße und Nerven zu entlasten. Dazu wird am verletzten Arm in Verlängerung des Unterarms gezogen, bis die normale Humeruslänge wiederhergestellt ist. Achsenabweichungen nach medial und lateral werden dabei ebenfalls korrigiert. Bei Extensionsfrakturen wird der Ellenbogen über 90° hinaus flektiert, da bei endgradiger Beugung das dorsale Periost und die Trizepsaponeurose als Scharnier wirken und so das Repositionsergebnis sichern.

Gelingt die Reposition geschlossen unter Erhaltung des Radialispulses in Spitzwinkelstellung des Ellenbogens, wird die Extremität in einer dorsalen Gipsschale mit einer in Achtertouren um den Ellenbogen gewickelten Gipsbandage ruhig gestellt. Die Spitzwinkelstellung des Ellenbogens wird mit einem "Cuff-and-collar"-Verband zur Fixierung der Hand in Kinnnähe gehalten. In dieser Stellung werden jedoch häufig die Gefäße in der Ellenbeuge komprimiert.

Da sich außerdem das Repositionsergebnis nicht immer sicher retinieren lässt, wird bei dislozierten suprakondylären Frakturen meist die perkutane Bohrdrahtosteosynthese unter Bildwandlerkontrolle oder die offene Reposition und Osteosynthese über einen lateralen Zugang bevorzugt. Bei Verdacht auf eine Gefäß- oder Nervenläsion muss in jedem Fall operativ behandelt werden.

Für das Repositionsergebnis ist eine Achsenabweichung nach lateral oder medial maßgebender als eine Fragmentverschiebung nach ventral oder dorsal. Heilt der Bruch in Fehlstellung mit nach medial oder lateral abgekipptem distalen Fragment, ergibt sich eine auffällige Varus- oder Valgusdeformität.

Komplikationen

Unter den Komplikationen steht ein Achsenfehler, meist in Form einer Varusfehlstellung im Ellenbogen, an erster Stelle. Nervenschädigungen sind zwar selten, kommen jedoch ebenfalls vor und betreffen den N. medianus, den N. radialis oder den N. ulnaris. Gefäßverletzungen sind problematisch, weil sie zu einer Volkmann-Kontraktur führen können. Mit Bewegungseinschränkungen muss prinzipiell bei allen Ellenbogenfrakturen gerechnet werden. Insbesondere die Streckung bleibt häufig endgradig eingeschränkt.

Suprakondyläre Humerusfraktur

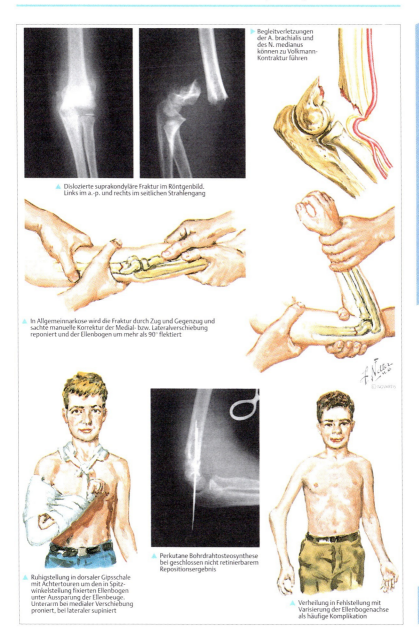

Dislozierte suprakondyläre Fraktur im Röntgenbild. Links im a.-p. und rechts im seitlichen Strahlengang

Begleitverletzungen der A. brachialis und des N. medianus können zu Volkmann-Kontraktur führen

In Allgemeinnarkose wird die Fraktur durch Zug und Gegenzug und sachte manuelle Korrektur der Medial- bzw. Lateralverschiebung reponiert und der Ellenbogen um mehr als 90° flektiert

Ruhigstellung in dorsaler Gipsschale mit Achtertouren um den in Spitzwinkelstellung fixierten Ellenbogen unter Aussparung der Ellenbeuge. Unterarm bei medialer Verschiebung proniert, bei lateraler supiniert

Perkutane Bohrdrahtosteosynthese bei geschlossen nicht retinierbarem Repositionsergebnis

Verheilung in Fehlstellung mit Varisierung der Ellenbogenachse als häufige Komplikation

Ellenbogengelenk – Verletzungen

Ellenbogenverletzungen im Kindesalter bereiten diagnostisch oft Schwierigkeiten. Vor allem lassen die Epiphysen und deren in der Ellenbogenregion relativ spät einsetzende Ossifikation die Röntgenaufnahmen wenig aussagekräftig erscheinen. Oft lassen sich feine Frakturspalte und dislozierte Frakturfragmente erst im Seitenvergleich diagnostizieren.

Abrissfraktur des Epicondylus medialis humeri

Als eine der häufigsten Ellenbogenläsionen im Kindesalter entsteht diese Verletzung durch ein Valgustrauma und verursacht meist auch eine Luxation des Gelenks nach lateral (**A.**). Aufgrund der Luxation wird auf das abgesprengte epikondyläre Fragment durch das ulnare Kollateralband ein starker Zug ausgeübt. Stärker verschobene Fragmente lassen sich oft als leicht verschiebliche Gebilde an der medialen Ellenbogenseite tasten.
Nicht oder nur gering dislozierte Frakturen heilen ausgezeichnet durch Schienung. Da bei stärker dislozierten Fragmenten oft die Konsolidierung ausbleibt, wird in diesen Fällen die offene Reposition und Osteosynthese bevorzugt. Aber selbst bei fehlendem knöchernen Durchbau treten im Spätverlauf nur wenige Komplikationen auf.

Ellenbogenluxation

Diese im Kindesalter seltene Verletzungsform findet sich in der Regel als Sportverletzung bei Jungen zwischen dem 3. und 15. Lebensjahr. Meist handelt es sich um eine Luxation nach dorsal (**B.**, s.a. S. 128). Als Begleitverletzung entsteht nicht selten eine Abrissfraktur des Ellenbogens, v.a. ein Abriss des medialen Epikondylus. Bei ausreichender Schmerzausschaltung lassen sich die meisten Ellenbogenluxationen bei Kindern gut reponieren. Durch Schienung des Ellenbogens in Beugestellung über 3–4 Wochen wird in der Regel bei nur minimalem Reluxationsrisiko eine Ausheilung erzielt.

Laterale Kondylenfraktur

Sie verursacht bei mangelhafter Reposition und Retention häufig erhebliche Komplikationen im Spätverlauf, zumal durch den Wachstumsstillstand am lateralen Humerus eine schwere Valgusfehlstellung des Gelenks hervorgerufen wird, die im späteren Lebensalter zu einer Ulnarislähmung führen kann. Nicht dislozierte Frakturen lassen sich zwar prinzipiell durch Ruhigstellung im Gipsverband behandeln. Da sie aber leicht sekundär dislozieren, sind während der ersten Wochen nach der Verletzung häufige Röntgenkontrollen notwendig. Stärker dislozierte Frakturen erfordern zur Retention des Repositionsergebnisses sowie zur Verhinderung von Fehlstellungen und neurologischen Komplikationen eine sichere Fixierung mit Pins (**C.**).

Subluxation des Radiusköpfchens

Diese auch als „nursemaid elbow" oder Pronatio dolorosa Chassaignac bezeichnete Verletzungsform ist häufig zwischen dem 2. und 4. Lebensjahr anzutreffen und entsteht durch einen ruckartigen kräftigen Längszug am Arm, z.B. bei einem Sturz des an der Hand geführten Kindes (**D.**). Der klinische Befund ist charakteristisch: Der verletzte Arm hängt herunter, der Unterarm ist proniert, Beugeversuche im Ellenbogengelenk bzw. Supinationsversuche des Unterarms sind schmerzhaft. Radiologisch finden sich keine auffälligen knöchernen Veränderungen in der Ellenbogenregion. Bei der klinischen Untersuchung imponiert jedoch praktisch immer eine lokalisierte Druckschmerzhaftigkeit über dem Radiusköpfchen. Die Reposition gelingt fast immer durch ein vorsichtiges maximales Supinieren des Unterarms und gleichzeitigen Druck mit dem Daumen auf das Radiusköpfchen. Dies ist zwar momentan ausgesprochen schmerzhaft, aber das Lig. anulare gleitet um den Radiushals in seine anatomische Position zurück, was meist an einem hörbaren Schnappen zu erkennen ist. Nach der Reposition ist das Kind in wenigen Minuten beschwerdefrei und beginnt den Ellenbogen wieder zu bewegen. Eine Ruhigstellung erübrigt sich. Allerdings ist den Eltern die Verletzungsursache zu erklären und ihnen klarzumachen, dass sie jeden Längszug an der Extremität vermeiden sollen. Ein Reluxationsrisiko besteht kaum.

Ellenbogenverletzungen im Kindesalter

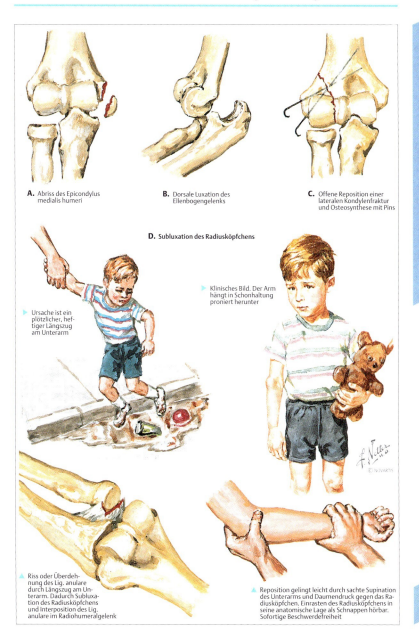

A. Abriss des Epicondylus medialis humeri

B. Dorsale Luxation des Ellenbogengelenks

C. Offene Reposition einer lateralen Kondylenfraktur und Osteosynthese mit Pins

D. Subluxation des Radiusköpfchens

▸ Ursache ist ein plötzlicher, heftiger Längszug am Unterarm

▸ Klinisches Bild. Der Arm hängt in Schonhaltung proniert herunter

▲ Riss oder Überdehnung des Lig. anulare durch Längszug am Unterarm. Dadurch Subluxation des Radiusköpfchens und Interposition des Lig. anulare im Radiohumeralgelenk

▲ Reposition gelingt leicht durch sachte Supination des Unterarms und Daumendruck gegen das Radiusköpfchen. Einrasten des Radiusköpfchens in seine anatomische Lage als Schnappen hörbar. Sofortige Beschwerdefreiheit

Ellenbogengelenk – Operationen

Komplikationen einer Radiusköpfchenresektion

Vielfach lässt sich bei degenerativen oder entzündlichen Destruktionen des proximalen Radioulnargelenks nur mit der reinen Resektion des Radiusköpfchens Schmerzfreiheit erzielen. Bei Trümmerfrakturen des Radiusköpfchens ist eine sichere Reposition und Stabilisierung meist nicht erreichbar – wodurch langfristig ebenfalls Schmerzen vorprogrammiert sind, sodass auch bei traumatischen Destruktionen die Radiusköpfchenresektion indiziert ist (s. a. S. 134). Durch den Muskelzug und durch von außen einwirkende Kräfte werden durch die Resektion die Membrana interossea sowie die Ligg. anulare radii und quadratum gedehnt, sodass der Radiusschaft nach proximal luxieren kann. Dadurch wird das distale Radioulnargelenk überdehnt, schmerzhaft und instabil. Folgen davon sind wiederum eine eingeschränkte Beweglichkeit des Handgelenks, eine Radialabweichung der Hand und eine Prominenz der distalen Ulna. Auch wird durch die Überdehnung der Membrana interossea die Beweglichkeit, v. a. die Supination, eingeschränkt.

Eine Radiusköpfchenresektion verstärkt auch die Valgität des Ellenbogengelenks. Diese nimmt bei der im Rahmen der chronischen Poly arthritis häufigen Destruktion der Ligg. anulare und quadratum sowie bei einer zu ausgiebigen Resektion des proximalen Radius zu. Vermeiden lassen sich diese Komplikationen, wenn die Integrität der Ligg. anulare und quadratum bei der Radiusköpfchenresektion gewahrt und ein Platzhalter implantiert wird. Mit dem Implantat wird nicht nur der Gelenkspalt erhalten, sondern auch die topographische Beziehung zwischen Humeroradial- und proximalem Radioulnargelenk nach Resektion des Radiusköpfchens.

Alloplastischer Ersatz des Radiusköpfchens

Indikationen und Kontraindikationen. Zu den Indikationen des alloplastischen Radiusköpfchenersatzes gehören Schmerzen und Bewegungseinschränkung infolge einer Gelenkflächeninkongruenz, röntgenologisch nachweisbare Gelenkdestruktionen oder -subluxationen und die Resektion des Radiusköpfchens bei der chronischen Polyarthritis, der Arthrosis deformans, der traumatisch bedingten Arthrose und nach Frakturen. Keine Indikation besteht bei Kindern, bei einer Luxation des Radius ohne Artikulationsmöglichkeit zwischen Radius und Humerus sowie bei ungenügendem Knochenangebot.

Prothesen. Verschiedene Implantatgrößen und Radiusköpfchen unterschiedlicher Länge stehen zur Wahl. Bei aktiven Patienten mit posttraumatischen Schädigungen des Gelenks und gutem Knochenangebot kommt bevorzugt ein Radiusköpfchenmodell aus Titan zum Einsatz. Bei einem Ersatz des Radiusköpfchens aufgrund einer chronischen Polyarthritis oder anderer entzündlicher Gelenkdestruktionen wird in der Mehrzahl der Fälle ein Silasticimplantat gewählt.

Implantationstechnik. Der Zugang zum Humeroradialgelenk wird zwischen den Mm. anconaeus und extensor carpi ulnaris unter Schonung des motorischen Astes des N. radialis gewählt. Das Radiusköpfchen wird an der Grenze zwischen Epi- und Metaphyse abgesetzt, wobei die Ligg. anulare und quadratum erhalten werden. Nach der Synovialektomie des anterolateralen und dorsalen Gelenkanteils und der Abtragung von Knochenvorsprüngen und marginalen Osteophyten wird das Prothesenschaftlager im Markraum des Radius durch sparsame Resektion und Präparation vorbereitet. Um eine reibungslose Artikulation mit dem Capitulum humeri in Flexion, Extension und Rotation zu gewährleisten, muss ein Implantat passender Größe gewählt werden. Bei Ulnariskompression oder höhergradiger ulnarer Synovialitis wird zusätzlich über eine ulnare Inzision eingegangen, die Synovialektomie komplettiert und der N. ulnaris entweder entlastet oder nach ventral verlagert. Ist dabei das ulnare Kollateralband durchtrennt worden, wird es rekonstruiert.

Nachbehandlung. Nach dem Wundverschluss wird ein dicker, der Form des Gelenks angepasster Verband mit einer dorsalen Gipsschale bei 90° Flexion im Ellenbogengelenk und 0° Rotation des Unterarms angelegt.

Arthroplastik des Radiusköpfchens

A. Alloplastischer Ersatz des Radiusköpfchens

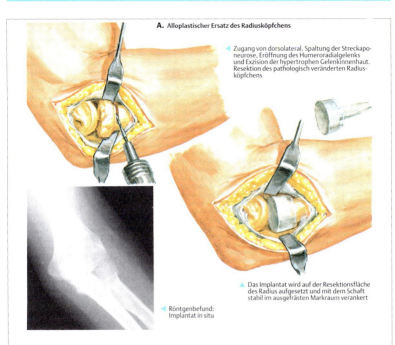

Zugang von dorsolateral. Spaltung der Streckaponeurose, Eröffnung des Humeroradialgelenks und Exzision der hypertrophen Gelenkinnenhaut. Resektion des pathologisch veränderten Radiusköpfchens

Das Implantat wird auf der Resektionsfläche des Radius aufgesetzt und mit dem Schaft stabil im ausgefrästen Markraum verankert

Röntgenbefund: Implantat in situ

B. Totalersatz des Ellenbogengelenks

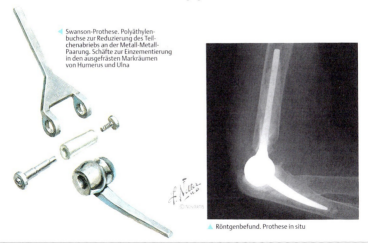

Swanson-Prothese. Polyäthylenbuchse zur Reduzierung des Teilchenabriebs an der Metall-Metall-Paarung. Schäfte zur Einzementierung in den ausgefrästen Markräumen von Humerus und Ulna

Röntgenbefund. Prothese in situ

Ellenbogengelenk – Operationen

Typen. Bei den Endoprothesen des Ellenbogengelenks gibt es eine Vielzahl von Konstruktionen mit unterschiedlichsten Gelenkmechanismen und Systemen der Verankerung in Humerus und Ulna. Prinzipiell lassen sich 2 Konstruktionsweisen unterscheiden:
➤ geführte Prothesen,
➤ ungeführte Prothesen.

Material. An die Stelle der ursprünglichen Modelle mit Metall-Metall-Paarungen sind inzwischen wegen ihrer besseren mechanischen Eigenschaften solche mit Metall-Polyethylen-Paarungen getreten.

Verankerung. Endoprothesen können unter Verwendung von Knochenzement oder auch zementfrei verankert werden.
➤ Zementfreie Modelle haben eine aufgeraute Oberfläche, die einen innigen Kontakt zum Knochen gewährleisten sollen und sind eher für jüngere Patienten mit guter Knochenstruktur geeignet.
➤ Bei älteren Patienten und insbesondere solchen mit osteoporotisch, degenerativ oder entzündlich ungünstig veränderten Knochen werden bevorzugt zementierte Prothesen eingesetzt.

Geführte Prothesen

Je nachdem, ob eine Seit-zu-Seit-Beweglichkeit besteht, unterscheidet man voll geführte oder halb geführte Prothesen. Voll geführte Endoprothesen sind mechanisch fest verbundene Scharniergelenke.

Swanson-Prothese. Die Swanson-Prothese (S. 141 **B.**) ist eine Scharnierprothese mit starrer Achse (constrained) und einer Buchse aus extrem dichtem Polyethylen, bei der die Humeruskondylen erhalten bleiben. Sie wird interkondylär verankert, wodurch der Rotation der Humeruskomponente Grenzen gesetzt werden.

Prothese nach Coonrad (B.). Bei der Prothese nach Coonrad aus der Paarung Titan-Polyethylen handelt es sich um ein halb geführtes Modell, das eine gewisse Seit-zu-Seit-Beweglichkeit zulässt und ebenfalls interkondylär fixiert wird. In der Modifikation nach Morrey wurde auf den Schaft eine poröse Beschichtung aufgebracht, die das Einwachsen von Knochen fördern soll. Außerdem ist sie unten am Humerusschaftteil mit einem ventralen Flansch versehen, der der Aufnahme eines Knochentransplantats am Ort stärkster Belastung dient. Mit Humerusschäften in Überlänge soll eine zusätzliche Rotationssicherung erzielt werden.

Ein wesentlicher Nachteil der geführten Prothesentypen ist ihre hohe Lockerungsrate, die v. a. von den auf die Knochenverankerung wirkenden starken Rotationskräften herrühren. Daher werden sie nur zurückhaltend eingesetzt. Sie kommen bei hochgradiger Knochendestruktion mit Bänderschädigung bzw. -instabilität in Betracht.

Ungeführte Prothesen

Ungeführte Endoprothesen ersetzen die Gelenkflächen ohne festen mechanischen Zusammenhalt des Gelenks durch die Prothese selbst. Das Gelenk wird also nur durch Muskeln und Bänder geführt, sodass deren Integrität Voraussetzung für die Indikation zur Implantation eines solchen Prothesentyps ist.

Die Beweglichkeit ungeführter Prothesen entspricht eher den physiologischen Verhältnissen und die auf die Prothesenverankerung wirkenden Rotationskräfte sind geringer als bei den geführten Modellen. Dadurch lässt sich die Lockerungsrate deutlich senken.

Misserfolge sind bei derartigen Prothesen in aller Regel auf Instabilitäten zurückzuführen. Bei den ersten ungeführten Modellen handelte es sich um Gleitlagerschalen ohne Humerusschaftteil. Bei den späteren Modifikationen kamen Ulna- und Radiusteile mit Schäften hinzu.

Da die Lockerung der schaftlosen Komponenten oftmals auf ein unzureichendes Knochenlager zurückzuführen war, schien der schalenförmige Gleitflächenersatz mit einem Markraumstift die Lösung zu bringen. Um dem häufig an der Trochlea insuffizienten Knochenangebot gerecht zu werden, wurden ungeführte Schaftprothesen mit einer soliden Trochlea und einem Humerus- und Ulnaschaftteil entwickelt. Zu diesen gehört die Wadsworth-2-Prothese (**A.**). Bei anderen Modellen ist neben der soliden Trochlea sowohl eine intramedulläre als auch kondyläre Verankerung vorgesehen.

Arthroplastik des Ellenbogengelenks

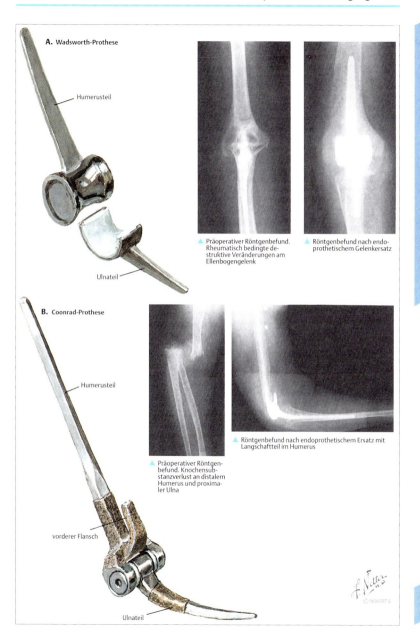

Ellenbogengelenk – Fehlbildungen

Ätiologie

Als eher seltene Hemmungsfehlbildung ist die angeborene Synostose von Radius und Ulna dadurch gekennzeichnet, dass die beiden Knochen an ihren proximalen Enden knöchern verbunden sind. Der Unterarm ist in Pronationsstellung fixiert. Zurückzuführen ist die Deformität auf die ausbleibende Trennung zwischen den knorpeligen Knochenanlagen des Unterarms während der fetalen Entwicklung. Eine dominante Vererbung über die väterliche Seite bei variabler Expressivität wird diskutiert. Bei Doppelseitigkeit sind Chromosomenanomalien angegeben worden.

Formen

Eine Doppelseitigkeit findet sich in 60% aller Fälle. Eine isolierte radioulnare Synostose ohne weitere Defekte ist eine Rarität. Häufig bestehen begleitende Fehlbildungen am Muskel- und Skelettsystem. So sind die Ulna, die Rotatoren des Unterarms und/oder die Ellenbogenbeuger häufig nur teilweise oder gar nicht angelegt. Zwei Formen der Synostose werden unterschieden:

➤ Beim Typ I stehen die Markkanäle der Knochen miteinander in Verbindung, der Radius ist proximal nicht angelegt oder fehlgebildet und über mehrere Zentimeter mit der Ulna synostosiert. Sein Schaft ist kräftiger und länger als der der Ulna und nach ventral verbogen.

➤ Beim Typ II ist die knöcherne Brückenbildung weniger langstreckig und der Radius regelrecht angelegt, aber das Radiusköpfchen ist nach ventral oder dorsal luxiert und mit dem proximalen Ulnaschaft synostosiert. Diese zweite Form ist meist auf eine Seite beschränkt und mitunter mit anderen Fehlbildungen vergesellschaftet, darunter mit einer Syndaktylie und radialen Polydaktylie.

Klinik

Die radioulnare Synostose ist zwar von Geburt an vorhanden, fällt aber meist erst auf, wenn sie funktionell behindernd wird, was v. a. bei Doppelseitigkeit frühzeitig der Fall ist. Als einziges klinisches Zeichen findet sich meistens eine Drehsperre zwischen Radius und Ulna, wodurch der Unterarm in geringer oder ausgeprägter Pronationsstellung fixiert ist. Der Bewegungsumfang im Ellenbogengelenk ist in aller Regel uneingeschränkt. In einigen Fällen besteht allerdings ein Streckdefizit.

Das Ausmaß der funktionellen Behinderung wird davon bestimmt, wie ausgeprägt die Hand proniert ist, da die Rotation des Humerus bei hochgradiger Pronation kaum zur Supination der Handfläche beiträgt. Bei unilateralem Befall findet sich im Allgemeinen als einziges Zeichen eine Supinationssperre, sodass die Deformität jahrelang unerkannt bleiben kann. Bei Doppelseitigkeit, bei der beide Hände in extremer Pronation fixiert sind, behindert die Unfähigkeit, die Handinnenflächen nach oben zu wenden, zahlreiche alltägliche Verrichtungen, beispielsweise einen Schlüssel zu drehen oder Kleider zuzuknöpfen.

Therapie

Da der Behinderungsgrad stark schwankt, muss die Behandlung auf den jeweiligen Fall abgestimmt werden. Zur Trennung von Radius und Ulna und damit zur Lösung der Drehsperre des Unterarms gibt es zahlreiche Operationsmethoden, darunter die Interposition einer Silikonmembran, eine Resektionsarthroplastik oder ein speziell konstruiertes Drehgelenk zwischen Radius und Ulna. Leider haben sie sich, anders als bei Synostosen posttraumatischer Genese, bei den angeborenen radioulnaren Synostosen nicht bewährt, da der Raum zwischen den beiden Knochen in diesen Fällen meist schnell wieder durch neu gebildeten Knochen überbrückt wird. Bei extremer Pronationsstellung und v. a. Doppelseitigkeit ist die Drehosteotomie auf einer Seite, meist der nicht führenden Seite, angezeigt. Diese wird entweder am distalen Ende der Synostose oder aber distal davon angelegt und soll eine leichte Supination des nicht führenden Arms von 20–35° bewirken. Eine Rekonstruktion des Ellenbogengelenks durch eine Endoprothese hat wegen der meist fehlenden Rotatorenmuskulatur des Unterarms keinen deutlich verbessernden Effekt.

Angeborene radioulnare Synostose

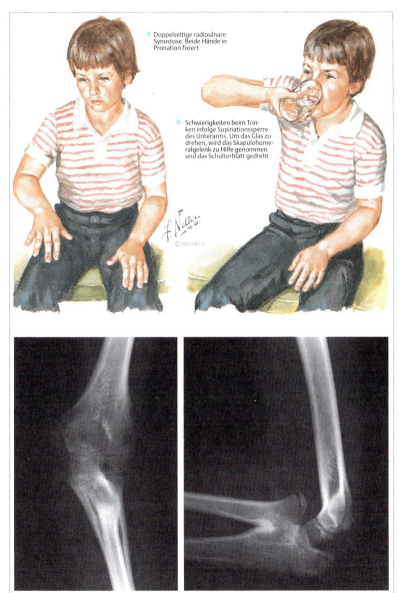

◀ Doppelseitige radioulnare Synostose. Beide Hände in Pronation fixiert

▶ Schwierigkeiten beim Trinken infolge Supinationssperre des Unterarms. Um das Glas zu drehen, wird das Skapulohumeralgelenk zu Hilfe genommen und das Schulterblatt gedreht

▲ Synostosierung von Radius und Ulna an deren proximalen Enden im Röntgenbild. Radiusköpfchen erscheint bei flektiertem Ellenbogen (rechts) nach ventral luxiert

Handgelenk – Grundlagen

Das Skelett der Handwurzel (Karpus) besteht aus 8 kleinen, in einer proximalen und einer distalen Reihe angeordneten Knochen. Man kann sie sich grundsätzlich als Würfel vorstellen, wobei die dorsalen und palmaren Facetten nicht als Gelenkflächen, sondern als Ansatzflächen der Ligg. dorsalia und palmaria dienen, von denen die Handwurzelknochen zusammengehalten werden. Die übrigen Facetten sind Gelenkflächen. Eine Ausnahme sind die Flächen, die die Handwurzelkante bilden und an denen ebenfalls Bänder ansetzen. Die proximalen Gelenkflächen sind meist konvex, die distalen konkav.

Os scaphoideum. Das Kahnbein ist der größte Knochen der proximalen Reihe. Es weist radialwärts eine glatte, konvexe Gelenkfläche von dreieckiger Form auf. Auch die distale Fläche ist glatt und dreieckig, jedoch zur Aufnahme der Ossa trapezium und trapezoideum konkav. An der ulnaren Fläche sind 2 Facetten vorhanden, wovon die eine mit dem Os lunatum artikuliert und die größere untere teilweise das Köpfchen des Os capitatum aufnimmt.

Os lunatum. Das Mondbein ist halbmondförmig. Proximal artikuliert es mit der weiter ulnar liegenden Gelenkfläche am distalen Radiusende, mit der distalen, stark konkaven Fläche mit dem Os capitatum und teilweise mit dem Os hamatum. Auf der radialen Seite tritt es mit dem Os scaphoideum in Beziehung, auf der ulnaren mit der Basis des Os triquetrum.

Os triquetrum. Das Dreiecksbein hat die Form einer Pyramide, deren Basis gegen das Mondbein gerichtet ist und deren Spitze an der ulnaren Handwurzelkante nach unten und ulnarwärts weist. Mit seiner wellenförmig gekrümmten Unterfläche artikuliert es mit dem Os hamatum, mit seiner ovalen palmaren Facette mit dem Os pisiforme.

Os pisiforme. Das kleine Erbsenbein trägt lediglich eine Gelenkfläche, an der es mit dem Os triquetrum artikuliert. Es entspricht einem in die Sehne des M. flexor carpi ulnaris eingelagerten Sesambein.

Os trapezium. Das große Vieleckbein liegt in der distalen Handwurzelknochenreihe am weitesten radial. Es artikuliert mit seiner konkaven proximal-ulnaren Facette mit dem Os scaphoideum und mit seiner sattelförmigen distalen Facette mit der Basis des Os metacarpale I. Auf seiner palmaren Facette trägt es ein Höckerchen, das Tuberculum ossis trapezii, das den oberflächlichen Schichten des Retinaculum flexorum sowie einigen Daumenmuskeln als Ansatz dient, und bildet eine tiefe Rinne zum Durchzug der Sehne des M. flexor carpi radialis. Seine ulnare Fläche weist proximal eine große konkave Facette zur Artikulation mit dem Os trapezoideum und am distalen Knochenwinkel eine kleine ovale Facette für das Os metacarpale II auf.

Os trapezoideum. Das kleine Vieleckbein hat annähernd die Form eines Keils, dessen breitere Basis dorsal liegt. Es artikuliert mit seiner vierseitigen proximalen Gelenkfläche mit dem Kahnbein und trägt distal eine große sattelförmige Gelenkfläche für die Basis des Os metacarpale II. Seine konvexe radiale Fläche ist für das Os trapezium bestimmt. Die ulnare Fläche weist eine glatte, flache Gelenkfacette zur Artikulation mit dem Os capitatum auf.

Os capitatum. Das Kopfbein füllt als größter Handwurzelknochen die Mitte der Handwurzel aus. Es senkt sich mit seinem gerundeten Kopf in die Konkavität des Kahn- und Mondbeins ein und artikuliert mit seinem distalen würfelförmigen Ende vor allem mit der Basis des Os metacarpale III, trägt jedoch außerdem lateral und medial kleine Facetten zur Artikulation mit der Basis der Ossa metacarpalia II und IV. Seine Seitenfläche weist distal eine kleine glatte Facette für das distale Ende des Os trapezoideum auf, die mediale Fläche eine längliche Gelenkfläche für das Os hamatum.

Os hamatum. Das nach seinem Fortsatz (Hamulus) bezeichnete Hakenbein hat die Form eines Keils. Es artikuliert proximal mit dem Mondbein und bildet an der breiten distalen Fläche 2 konkave Facetten zur Artikulation mit den Ossa metacarpalia IV und V. Radial und ulnar befinden sich Gelenkflächen für das Os capitatum und das Os triquetrum. Am Hamulus setzen das Retinaculum flexorum und die Sehne des M. flexor carpi ulnaris an. Außerdem haben mehrere kleine Fingermuskeln am Hamulus ihren Ursprung.

Handwurzelknochen

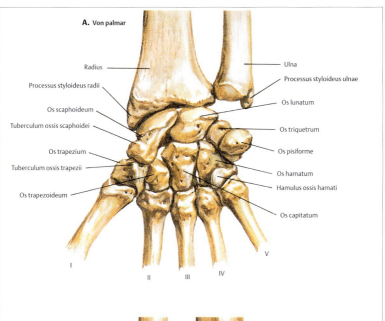

A. Von palmar

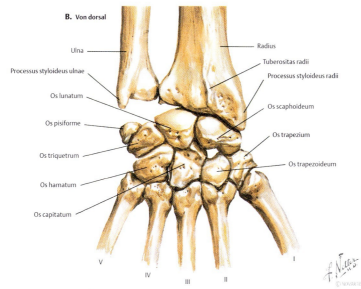

B. Von dorsal

Handgelenk – Grundlagen

Articulatio radioulnaris distalis

Aufbau. Das distale Radioulnargelenk ist ein Radgelenk. Seine Gelenkflächen sind das Caput ulnae und die Incisura ulnaris radii, wobei sich die Gelenkhöhle jedoch auch zwischen der distalen Ulnafläche und der Gelenkscheibe ausbreitet. Sein wichtigstes Führungsglied ist der Discus articularis, der mit seiner Basis am scharfen Margo medialis des distalen Radiusendes und mit seiner Spitze an der Innenseite der Wurzel des Processus styloideus ulnae befestigt ist. Die Gelenkkapsel besteht aus transversalen Faserzügen geringer Festigkeit, die sich zwischen dem Vorder- und Hinterrand der Incisura ulnaris radii und den entsprechenden Flächen am Ulnakopf ausspannen.

Die Gelenkhöhle hat im Vertikalschnitt die Form eines L und weist proximalwärts eine über die Gelenkflächen hinausreichende Ausstülpung der Synovialmembran auf, den Recessus sacciformis.

Mechanik. Die Radioulnargelenke steuern zum Bewegungsumfang des Unterarms die Pronation und die Supination bei. Dabei verläuft die Bewegungslängsachse proximal durch die Mitte des Caput radii und distal durch die apikale Befestigung des Discus articularis am Ulnakopf. Ihre gedachte Verlängerung entspricht dem Ringfinger, um den sich die Hand zu drehen scheint, wenn sie sich mit dem Unterarm mitbewegt. Während die Ulna infolge ihrer festen Verbindung mit dem Humerus relativ stationär bleibt, führt der Radius eine Drehbewegung aus, wobei proximal der Radiuskopf in dem vom Lig. anulare radii und von der Incisura radialis ulnae gebildeten Ring kreist und distal der Radiusschaft um den relativ fest gestellten Ulnakopf wandert. Zwischen voller Pronation und voller Supination ist eine Drehbewegung von ca. 135° möglich.

Gefäßversorgung und Innervation. Ernährt wird das Gelenk über die Aa. interosseae anterior und posterior sowie über das dorsale und palmare Gefäßnetz der Handwurzel. Seine Innervation bezieht es über den N. interosseus posterior aus dem N. radialis und über den N. interosseus anterior aus dem N. medianus.

Articulatio radiocarpalis

Aufbau. Das proximale Handgelenk wird einerseits vom distalen Ende des Radius und vom Discus articularis des distalen Radioulnargelenks, andererseits von der proximalen Reihe der Handwurzelknochen und deren Ligg. interossea gebildet. Dabei fügen sich die proximalen Handwurzelknochen infolge ihrer Krümmung zu einer konvexen ellipsoiden Gelenkfläche, die in der querlänglichen Konkavität des Radius und des Discus articularis ihre Entsprechung findet.

Bei Neutralstellung der Hand in Verlängerung des Unterarms kommt das Os scaphoideum unter den lateralen Radiusteil zu liegen, das Os lunatum steht dem medialen Teil des Radius und des Discus articularis gegenüber. Das Os triquetrum liegt dem Discus articularis und dem medialen Abschnitt der Gelenkkapsel an. Bei Abduktion und Adduktion ändern sich diese Beziehungen.

Mechanik. Der Bewegungsumfang des Radiokarpalgelenks umfasst Flexion und Extension, Abduktion und Adduktion sowie Zirkumduktion. Drehbewegungen sind nicht möglich. Der Abduktion und der Adduktion sind durch die Processus styloidei des Radius und der Ulna bei 15° bzw. 40° Grenzen gesetzt, wobei der Processus styloideus radii weiter gegen die Hand zu reicht als der Processus styloideus ulnae. Flexionsbewegungen sind im Handgelenk freier möglich als Extensionsbewegungen. Dies ist allerdings der Mitwirkung der Interkarpalgelenke zu verdanken; das Radiokarpalgelenk selbst weist bei Extensionsbewegungen eine größere Bewegungsfreiheit auf.

Gefäßversorgung und Innervation. Seine Gefäße bezieht das Gelenk aus dem Rete carpale dorsale und dem Rete carpale palmare, seine Innervation aus den Nn. interossei anterior und posterior und aus den Rr. dorsalis und profundus des N. ulnaris.

Mechanik des Handgelenks

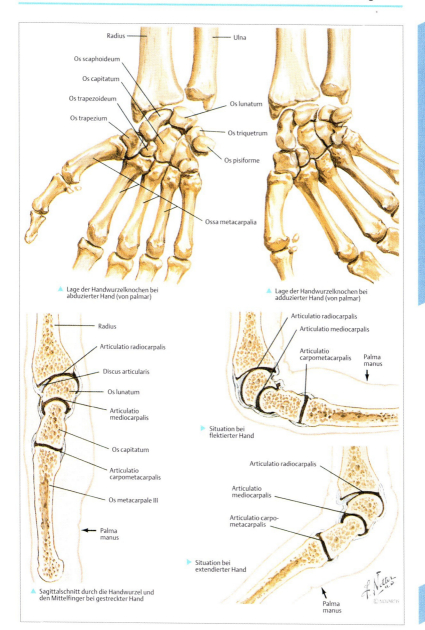

▲ Lage der Handwurzelknochen bei abduzierter Hand (von palmar)

▲ Lage der Handwurzelknochen bei adduzierter Hand (von palmar)

▶ Situation bei flektierter Hand

▶ Situation bei extendierter Hand

▲ Sagittalschnitt durch die Handwurzel und den Mittelfinger bei gestreckter Hand

Handgelenk – Verletzungen

Die häufigste Form der distalen Radiusfraktur ist mit über 90% die Extensionsfraktur, auch Radiusfraktur loco typico oder Colles-Fraktur genannt. Typischer Unfallmechanismus ist ein Sturz auf die ausgestreckte, dorsal flektierte Hand. Bei der einfachen distalen Radiusfraktur verläuft die Frakturlinie von dorsal gesehen quer zum Radiusschaft, seitlich gesehen schräg von distal volar nach proximal dorsal. Eine häufige, harmlose Begleitverletzung ist die Fraktur des Proc. styloideus radii. Seltene Komplikationen sind Verletzungen der A. radialis, des N. medianus oder von Sehnen (v. a. des M. extensor pollicis longus).

Diagnostik

Das typische klinische Bild mit Fehlstellung der Hand nach dorsal (Bajonett- oder Fourchette-Stellung) und radial kommt durch eine Verschiebung des distalen Frakturfragments zustande. Das Handgelenk ist geschwollen sowie druck- und bewegungsschmerzhaft. Um Komplikationen auszuschließen, müssen immer Durchblutung und Sensibilität der Hand geprüft werden. Im Röntgenbild (Handgelenk in 2 Ebenen) erkennt man die Frakturform und Dislokationen.

Therapie

Die meisten einfachen distalen Radiusfrakturen können konservativ behandelt werden. Nicht dislozierte Frakturen werden für 3 Wochen mit einer dorsalen Gipsschiene ruhig gestellt. Meist ist jedoch eine Reposition erforderlich, die schonend und mit ausreichender Anästhesie (Bruchspalt-, Leitungs- oder Maskenanästhesie) durchgeführt werden muss, um der Entwicklung eines Sudeck-Syndroms vorzubeugen.

Reposition mit Extensionsgerät. Diese Repositionsform ist am schonendsten und wird am häufigsten angewandt. Der Patient liegt auf dem Rücken, der Oberarm wird seitlich horizontal über die Tischkante abgespreizt und das Ellenbogengelenk ca. 90° gebeugt, sodass der Unterarm senkrecht nach oben weist. Über Daumen, Zeige- und Mittelfinger steckt man Extensionshülsen („Mädchenfänger", S. 153), an denen der Arm aufgehängt wird. Als Gegenzug nach unten dienen Gewichte von 5–7 kg, die mit einer gepolsterten Schlinge am Oberarm befestigt werden. Nach 10–15 min ist meist eine befriedigende Reposition erreicht. Evtl. muss zusätzlich vorsichtig manuell reponiert werden.

Manuelle Reposition. Der Patient liegt in Rückenlage, sein Arm wird im Schultergelenk abduziert und im Ellenbogengelenk ca. 90° gebeugt. Nun fasst man mit einer Hand den Daumen, mit der anderen den 2. bis 4. Finger des Patienten und übt einen kräftigen gleichmäßigen Zug in Richtung der Radiusachse aus. Von einem Helfer wird am Oberarm des Patienten ein Gegenzug ausgeübt. Nach einigen Minuten Zug wird die Fraktur durch Palmarflexion der Hand reponiert. Gleichzeitig wird ein dorsaler Druck auf das distale Fragment ausgeübt.

Retention. Vor Gipsanlage muss das Repositionsergebnis immer durch eine Bildwandlerkontrolle in 2 Ebenen überprüft werden. Bei guter Frakturstellung kann schließlich ein Unterarmgips anmodelliert werden, der proximal bis knapp über die Metakarpaleköpfchen und distal bis zum Ellenbogengelenk reicht. Die Finger sollen frei beweglich bleiben, der Daumen muss jedoch an seiner Basis mit eingeschlossen werden. Wichtig sind v. a. in den ersten 2 Wochen regelmäßige Röntgenkontrollen (meist am 1., 3., 7. und 10. Tag), um sicherzustellen, dass die Fraktur nicht erneut disloziert.

Operative Therapie. Instabile Frakturen, die im Gipsverband nicht ausreichend retiniert werden können, müssen durch eine perkutane Bohrdrahtfixierung oder mit Fixateur externe stabilisiert werden.
Offene und Trümmerfrakturen sowie Begleitverletzungen von Gefäßen, Nerven oder Sehnen erfordern eine operative Versorgung. Hierzu wird eine offene Reposition und Osteosynthese mit Schrauben und/oder Abstützplatten durchgeführt. Besonders bei Frakturen mit Beteiligung der Gelenkfläche ist eine anatomisch exakte Rekonstruktion wichtig, um funktionelle Einschränkungen zu vermeiden und einer vorzeitigen Arthrose vorzubeugen.

Radiusfraktur loco typico

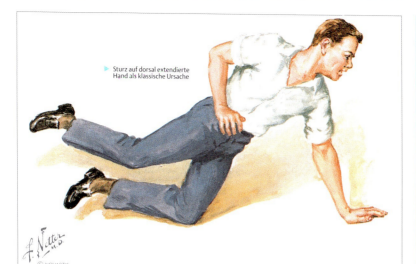

▶ Sturz auf dorsal extendierte Hand als klassische Ursache

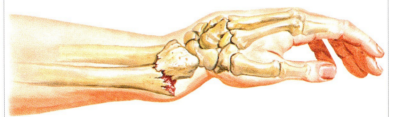

▲ Von der Seite betrachtet imponiert bei der klassischen Radiusfraktur die typische Bajonett- oder Fourchette-Stellung mit Verschiebung des peripheren Fragments nach dorsal und proximal. Die Gelenkfläche des distalen Radius ist nicht nach palmar, sondern nach dorsal geneigt.

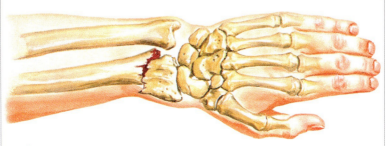

▲ Von dorsal betrachtet imponiert eine Radialabweichung der Hand mit ulnarer Prominenz des Processus styloideus ulnae und Abflachung oder Umkehr der physiologischen radialwärtigen Neigung der Gelenkfläche am distalen Radius

Handgelenk – Verletzungen

Ätiologie

Die im Vergleich zur Extensionsfraktur wesentlich seltenere Flexionsfraktur des distalen Radius wird auch als „umgekehrte Colles-Fraktur" oder Smith-Fraktur bezeichnet. Typischer Unfallmechanismus ist ein Sturz auf die nach palmar flektierte Hand. Dadurch ist das distale Radiusfragment nicht wie bei der klassischen Radiusfraktur nach dorsal, sondern nach palmar verschoben.

Betroffen sind überwiegend Kinder im Alter von 6–10 Jahren und ältere Patienten nach dem 60. Lebensjahr. Bei den über 60-Jährigen liegt meist ein „low energy"-Trauma durch einen einfachen Sturz zugrunde, wobei Frauen deutlich häufiger als Männer betroffen sind. Radiusfrakturen durch Rasanztraumen betreffen meist jüngere Patienten und sind häufig schwerwiegend, z. B. mit Beteiligung der Gelenkfläche oder Trümmerfrakturen.

Klinik und Diagnostik

Die Bewegung im Handgelenk ist schmerzhaft eingeschränkt, über dem Handgelenk werden Spontanschmerzen angegeben. Häufig finden sich auch eine Schwellung und/oder ein Hämatom bzw. Schürfwunden auf dem Handrücken. In der Tabatière lässt sich ein typischer Druckschmerz auslösen. Die Fehlstellung ist durch die Dislokation des peripheren Fragments nach palmar derjenigen bei der Extensionsfraktur entgegengesetzt. Das Ausmaß der Fehlstellung hängt vom Grad der Fragmentverschiebung ab. Nicht selten kommen Abrisse des Processus styloideus radii oder ulnae vor, die sich klinisch bei der Palpation durch Druckschmerz und Krepitation bemerkbar machen. Bei der Erstuntersuchung muss unbedingt auf die periphere Durchblutung und Sensibilität geachtet und der Befund dokumentiert werden.

Im Röntgenbild, insbesondere auf der seitlichen Aufnahme, ist die Fraktur auch bei nur geringer Dislokation des peripheren Fragments problemlos erkennbar. Zur Beurteilung der Verkippung des distalen Fragments wird in der a.-p. und der seitlichen Aufnahme der Winkel zwischen der radialen Gelenkfläche und der Senkrechten zur Radiuslängsachse bestimmt. Der physiologische Winkel beträgt in der a.-p. Projektion ca. 22–23°, in der seitlichen ca. 11–12°. Bei Mehrfragment- und Trümmerfrakturen sind zur präoperativen Vorbereitung einer exakten Rekonstruktion Schichtverfahren wie die Computertomographie von Vorteil.

Therapie

Wie auch die Extensionsfraktur wird eine einfache Flexionsfraktur des distalen Radius geschlossen reponiert und retiniert (S. 150). Wichtig sind eine schonende, aber exakte Reposition in ausreichender Anästhesie (z. B. Bruchspaltanästhesie oder Axillarisblock) und engmaschige Röntgenkontrollen. Die Fraktur neigt nämlich in den meisten Fällen sehr stark zur Redislokation. Daher sollten nur leicht dislozierte distale Radiusfrakturen rein konservativ behandelt werden. Stärker dislozierte Frakturen, die erfahrungsgemäß zum sekundären Abrutschen neigen, sollten am besten primär, spätestens aber nach der ersten Nachreposition durch eine Bohrdrahtosteosynthese oder durch Abstützplatten stabilisiert werden. Wenn eine solche Fixierung wegen Weichteilschäden oder osteoporotischen Knochenveränderungen nicht möglich ist, kann auch die Versorgung mit einem Fixateur externe erwogen werden. Intraartikuläre und Trümmerfrakturen müssen zur exakten Rekonstruktion immer offen versorgt werden.

Nachbehandlung

Bei allen distalen Radiusfrakturen kann es zu erheblichen Komplikationen kommen, die möglichst früh behandelt werden müssen, um eine bleibende Behinderung zu vermeiden. Wichtigste Maßnahme dazu ist neben einer schonenden Reposition und sicheren Retention der Fraktur die Vermeidung stärkerer Schwellungen im weiteren Verlauf. Dazu wird der Arm über Herzhöhe auf Kissen gelagert. Bei ambulanter Behandlung müssen die Patienten deutlich darauf hingewiesen werden, v. a. in den ersten Tagen auf diese erhöhte Lagerung und regelmäßige Faustschlussübungen zu achten. Nach der Gipsanlage persistierende Schmerzen erfordern die Abnahme des Gipsverbandes und eine exakte Klärung der Gründe.

Smith-Fraktur

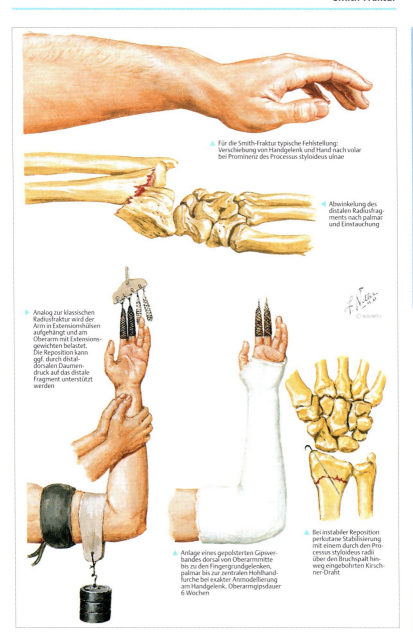

▲ Für die Smith-Fraktur typische Fehlstellung: Verschiebung von Handgelenk und Hand nach volar bei Prominenz des Processus styloideus ulnae

◀ Abwinkelung des distalen Radiusfragments nach palmar und Einstauchung

▶ Analog zur klassischen Radiusfraktur wird der Arm in Extensionshülsen aufgehängt und am Oberarm mit Extensionsgewichten belastet. Die Reposition kann ggf. durch distaldorsalen Daumendruck auf das distale Fragment unterstützt werden

▲ Anlage eines gepolsterten Gipsverbandes dorsal von Oberarmmitte bis zu den Fingergrundgelenken, palmar bis zur zentralen Hohlhandfurche bei exakter Anmodellierung am Handgelenk. Oberarmgipsdauer 6 Wochen

▲ Bei instabiler Reposition perkutane Stabilisierung mit einem durch den Processus styloideus radii über den Bruchspalt hinweg eingebohrten Kirschner-Draht

Obere Extremität

Handgelenk – Verletzungen

Barton-Frakturen

Frakturen an der gelenkbildenden Radiuskante, die als Kantenabsprengung aus der Radiuskonsole imponieren, werden als Barton-Frakturen bezeichnet. Sie machen nur einen geringen Teil der distalen Radiusfrakturen aus. Am zutreffendsten ist wohl ihre Beschreibung als Luxationsfraktur des Handgelenks.

Ätiologie. Häufigste Ursache ist ein Sturz auf die ausgestreckte Hand. Durch den Aufprall schlägt das Lunatum wie ein Keil gegen die dorsale oder palmare Kante der Radiusgelenkfläche und führt infolge der dabei entstehenden Hebelwirkung zum Bruch, als dessen Folge der Karpus mitsamt dem aus der gelenkbildenden Radiuskante ausgesprengten Fragment disloziert.

Klinik und Diagnostik. Aufgrund ihrer inhärenten Instabilität, die eine konventionelle geschlossene Behandlung erschwert, kommt der exakten Diagnosestellung besondere Bedeutung zu. Klinisch findet man meist weniger ausgeprägte Fehlstellungen als bei den Extensions- oder Flexionsfrakturen des distalen Radius. Entscheidend für die Diagnostik ist die Röntgenuntersuchung.

Barton-Frakturen werden nach der Dislokationsrichtung eingeteilt. Die dorsale Kantenabsprengung mit Dislokation des Karpus nach dorsal wird als (dorsale) *Barton-Fraktur* bezeichnet, die häufigere palmare mit Dislokation des Karpus nach palmar als *„reversed Barton-Fraktur"* oder *Smith-II-Fraktur*.

Therapie. Kleinere Kantenabsprengungen sind vielfach nicht disloziert, sodass die Retention im Gipsverband für 6 Wochen als ausreichende Behandlungsmethode gelten kann.

Ob eine stabile Reposition gelingt, hängt von der Integrität des Lig. radiocarpale an der unverletzten Gelenkseite ab. So wird beispielsweise die Stabilität der Reposition bei dorsaler Kantenabsprengung am besten gewahrt, wenn das Handgelenk unter Nutzung des intakten Lig. carpi palmare in Extension eingestellt wird. Bei palmarer Absprengung sollte die Ruhigstellung in einer leichten Flexionsstellung vorgenommen werden. Wichtig sind während der Immobilisierung regelmäßige Finger- und Faustschlussübungen.

Da sich das Repositionsergebnis mit dem Fixateur externe ebenso wie mit einer Bohrdrahtosteosynthese und Gipsretention nicht immer sicher halten lässt, besteht bei Luxationsfrakturen mit großen Bruchfragmenten meist eine relative Indikation zur offenen Reposition und Osteosynthese, bei ausgedehnten Kantenabsprengungen an der Gelenkfläche aufgrund der Instabilität eine absolute, wobei die Stabilisierung mit einer kleinen Abstützplatte erreicht wird. Eine Schraubenfixierung des meist stark zertrümmerten distalen Fragments ist nicht unbedingt erforderlich.

Fraktur des Processus styloideus radii

Eine Fraktur des Processus styloideus tritt meist als Begleitverletzung einer Extensions- oder Flexionsfraktur des distalen Radius oder auch in Kombination mit Barton-Frakturen auf. Isoliert sind sie eher selten und verursachen dann häufig nur mäßige Beschwerden.

Nicht dislozierte Frakturen des Processus styloideus sind meist durch eine Stabilisierung im Gipsverband ausreichend versorgt, dislozierte Frakturen müssen hingegen anatomisch reponiert und mit einem Bohrdraht oder einer Schraube retiniert werden. Da die Reposition fast immer geschlossen gelingt, kann die Bohrdrahtosteosynthese meist perkutan durchgeführt werden. Aufgrund der Häufigkeit gleichzeitiger Lunatumluxationen ist stets auch die Handwurzel nach Begleitverletzungen zu untersuchen.

Hutchinson-Fraktur. Die seltenen Querfrakturen des Proc. styloideus, deren Bruchspalt bis in die Gelenkfläche reicht, werden als *Hutchinson-Frakturen* bezeichnet. Meist sind sie nicht disloziert und können daher gelegentlich übersehen oder als einfache Fraktur des Processus styloideus radii ohne Gelenkbeteiligung verkannt werden. Für ihre Versorgung gelten die Grundsätze der Versorgung von Barton-Frakturen.

Seltene Frakturen des distalen Radius

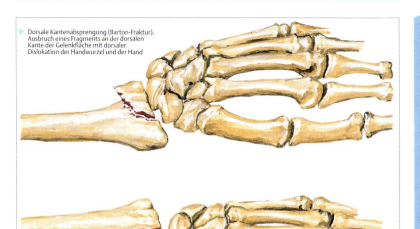

▶ Dorsale Kantenabsprengung (Barton-Fraktur). Ausbruch eines Fragments an der dorsalen Kante der Gelenkfläche mit dorsaler Dislokation der Handwurzel und der Hand

▶ Palmare Kantenabsprengung („reversed" Barton-Fraktur, Smith-II-Fraktur). Häufigere Form. Ausbruch der palmaren Kante der Gelenkfläche meist mit geringgradiger Zertrümmerung sowie palmarer Dislokation der Handwurzel und der Hand

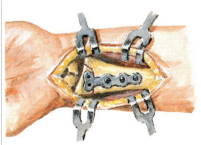

▲ Bei instabilen Frakturen wird meist die Osteosynthese mit Abstützplatten bevorzugt, wobei auf eine Schraubenverankerung am Knochenfragment zur Vermeidung einer weiteren Zertrümmerung verzichtet wird

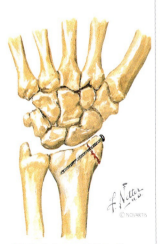

▲ Fraktur des Processus styloideus radii. Dargestellt ist die Schraubenfixation. Bei nicht dislozierten Frakturen zumindest 6-wöchige Ruhigstellung in Unterarmgips

Handgelenk – Fehlbildungen

Bei der Madelung-Deformität fällt die distale Radiusgelenkfläche bei regelrecht stehender distaler Ulna steiler als normal nach palmar und ulnar ab. Dadurch erscheint das Handgelenk subluxiert. In $2/3$ aller Fälle tritt diese Deformität doppelseitig auf. Ausnahmsweise kann sie in umgekehrter Form vorkommen, wobei dann die Gelenkfläche des distalen Radius nach dorsal abweicht und die distale Ulna mehr oder weniger palmar steht.

Ätiologie

Die Ursache der Deformität liegt in einer Aplasie oder Hypoplasie des ulnarseitigen Anteils der Radiusepiphyse. Dadurch neigt sich der normal wachsende Knochen gegen den langsamer wachsenden Knochenanteil, sodass die Gelenkfläche des distalen Radius nach palmar und ulnar abfällt. Die Ulna ist nicht betroffen, sondern bleibt in ihrer normalen dorsalen Stellung. Die Ätiologie dieser lokalisierten Wachstumsstörung ist nicht geklärt. Diskutiert werden eine Hemiatrophie der Epiphysenfuge am distalen Radius, nicht der Norm entsprechende Muskelinsertionen und eine Dysgenesie der epiphysären Gefäßversorgung.

Die Madelung-Deformität gilt zwar als angeborene Fehlbildung, manifestiert sich jedoch erst gegen Ende der Kindheit oder zu Beginn der Adoleszenz, also im Alter von 6–13 Jahren. Sie wird als autosomal dominantes Merkmal mit variabler Expressivität vererbt. Das weibliche Geschlecht ist 4-mal so häufig betroffen wie das männliche.

Madelung-ähnliche Deformitäten kommen bei der enchondralen Dysostose (Leri-Weill-Syndrom), der Achondroplasie, multiplen kartilaginären Exostosen und bei der Enchondromatose vor. Sie finden sich auch beim Pfaundler-Hurler- und beim Morquio-Syndrom sowie bei der Gonadendysgenesie (Turner-Syndrom) und können mitunter als Folge einer Traumatisierung oder Osteomyelitis der Epiphysenfuge des distalen Radius auftreten.

Klinik und Diagnostik

Kennzeichnend sind ein schleichender Beginn mit Schmerzen, die zunächst nur in einem, später auch im anderen Handgelenk auftreten, sowie eine zunehmende Prominenz des dorsalen Ulnaköpfchens und eine Verbiegung des distalen Radius. Die Deformität verläuft bis zum Epiphysenfugenschluss am distalen Radius progredient. Mit Eintritt der Skelettreife klingt die Schmerzsymptomatik normalerweise ab. Aber selbst wenn die Deformität an sich nicht mehr fortschreitet, können die Beschwerden infolge der Inkongruenz der Gelenkflächen im Handgelenk von neuem auftreten. Einige Bewegungsqualitäten, v. a. die Extension und die Supination, sind im Handgelenk nur eingeschränkt möglich. Schmerzintensität, Deformitätsgrad und Ausmaß der Behinderung variieren.

Röntgenologisch finden sich eine vermehrte Verbiegung des distalen Radius nach dorsal und radial sowie eine stärkere Steilstellung der Gelenkfläche des distalen Radius, die nach ulnar oder palmar gerichtet ist. Außerdem ist ein verbreiterter Zwischenknochenraum zwischen Radius und Ulna erkennbar. Auffällig ist auch eine Verkeilung der Handwurzelknochen in dem V-förmigen, durch die distale Radiusgelenkfläche und die Ulna gebildeten Raum, wodurch eine Dreiecksfigur mit dem Mondbein als Spitze entsteht. Zudem besteht eine dorsale Subluxation der distalen Ulna, die verlängert erscheint. Proximal sind sowohl Ulna als auch Radius unauffällig.

Therapie

Da die Beschwerden in aller Regel spontan zurückgehen oder aber nur geringgradig sind, besteht bei guter Funktion für eine operative Korrektur nur selten eine Indikation. Madelung selbst empfahl, die forcierte Streckung im Handgelenk zu vermeiden und das Handgelenk nachts zur Schmerzlinderung zu schienen. Bei persistierenden Schmerzen, die meist auf eine Nervenkompression zwischen der distalen Ulna und den Handwurzelknochen zurückzuführen sind, oder bei einer extremen Deformität kann eine operative Korrektur notwendig werden. Die Bewegungseinschränkung im Handgelenk allein ist keine Indikation für eine Operation, da sie durch den Eingriff meist wenig verbessert wird.

Madelung-Deformität

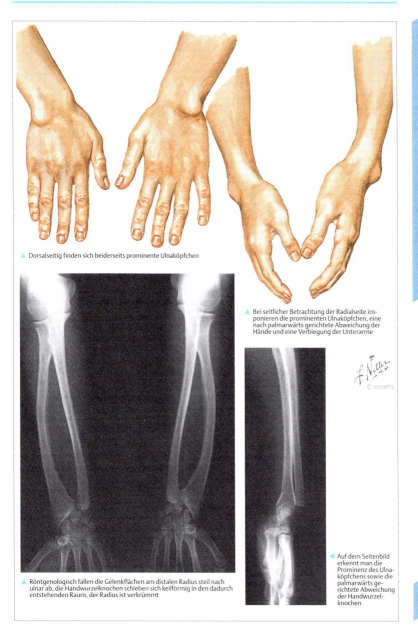

Dorsalseitig finden sich beiderseits prominente Ulnaköpfchen

Bei seitlicher Betrachtung der Radialseite imponieren die prominenten Ulnaköpfchen, eine nach palmarwärts gerichtete Abweichung der Hände und eine Verbiegung der Unterarme

Röntgenologisch fallen die Gelenkflächen am distalen Radius steil nach ulnar ab, die Handwurzelknochen schieben sich keilförmig in den dadurch entstehenden Raum, der Radius ist verkrümmt

Auf dem Seitenbild erkennt man die Prominenz des Ulnaköpfchens sowie die palmarwärts gerichtete Abweichung der Handwurzelknochen

Hand – Grundlagen

Bandverbindungen des Unterarms zur Handwurzel

Die Ligg. radiocarpalia dorsale und palmare ziehen als breite Bänder von der entsprechenden Kante des distalen Radiusendes schräg zu den Ossa scaphoideum, lunatum und triquetrum nach distal und ulnar. Mit diesem Faserverlauf und den entsprechenden Anheftungen wird gewährleistet, dass der Radius die Hand mitbewegt. Zum Os capitatum ziehen auch einige Fasern des Lig. radiocarpale palmare, und vom Kopf der Ulna und der Basis des Proc. styloideus ulnae spannt sich mit seinen Bündeln außerdem das Lig. ulnocarpale palmare bis zu den Handwurzelknochen aus.

Die von den Processus styloidei radii und ulnae entspringenden Ligg. collateralia carpi radiale und ulnare ziehen zu den randständigen Handwurzelknochen jeder Seite.

Bänder der Handwurzel

Palmar und dorsal sind die Handwurzelknochen durch ein oberflächliches Geflecht von Bändern untereinander verbunden. Diese oberflächlichen Bänder (Ligg. intercarpalia palmaria bzw. dorsalia) verlaufen bei der proximalen und der distalen Knochenreihe der Handwurzel transversal. Zusätzlich sind die beiden Knochenreihen durch einzelne longitudinale und diagonale Faserzüge miteinander verbunden.

Die tiefen Bänder der Handwurzel (Ligg. intercarpalia interossea) verbinden bei der proximalen Reihe die Handwurzelknochen an ihren proximalen Rändern miteinander und schließen die distale Begrenzung des Radiokarpalgelenks ab, indem sie sich in die Tiefe der Interkarpalspalten einsenken. Bei der distalen Reihe findet sich um und zwischen den Knochen ein ungeteilter Gelenkspalt.

Das Os pisiforme wird mit dem Hamulus ossis hamati und der Basis des Os metacarpale V durch die Ligg. pisohamatum und pisometacarpale verbunden, die der Zugwirkung des M. flexor carpi ulnaris als Teil seiner Insertion entgegenwirken.

Interkarpalgelenke

Zwischen den Handwurzelknochen sind als Amphiarthrosen (Gleitgelenke) die Articulationes intercarpales eingeschaltet, die zwischen der proximalen und der distalen Knochenreihe die Articulatio mediocarpalis bilden. Ihre Gelenkkapsel wird von den Ligg. intercarpalia dorsalia und palmaria, ihre Gelenkhöhle von den in der Tiefe versenkten Ligg. intercarpalia interossea verstärkt. Die Interkarpalgelenke weisen eine ausgedehnte und kompliziert aufgebaute Höhle auf, die den gesamten Interkarpalraum ausfüllt. Nach distal reicht sie bis zu den distalen Flächen der distalen Handwurzelknochenreihe, sodass außer am Daumen eine Verbindung zu den entsprechenden Karpometakarpalgelenken zustande kommt. Darüber hinaus umfasst die Gelenkhöhle auch noch die Intermetakarpalgelenke zwischen den Ossa metacarpalia II, III, IV und V. Ausgenommen sind die Gelenke zwischen Os pisiforme und Os triquetrum sowie zwischen dem Os trapezium und der Basis des Os metacarpale I. Auch mit dem Radiokarpalgelenk besteht eine Verbindung. Zwischen dem Os triquetrum und dem Os pisiforme ist ein eigenes Interkarpalgelenk mit einer dünnen, jedoch starken Kapsel vorhanden.

Mechanik der Handwurzel

Die Interkarpalgelenke bewegen sich mit dem Radioulnargelenk mit, dessen Bewegungen sie verstärken. Dabei liegt der Schwerpunkt der Bewegung im Mediokarpalgelenk mit seinem wellenförmigen Gelenkspalt. An diesem senken sich der Kopf des Os capitatum und die Spitze des Os hamatum in die schalenförmige Einsenkung an den Ossa scaphoideum und lunatum, sodass letztlich ein Kugelgelenk entsteht. Durch die in diesem Gelenk möglichen Bewegungen ebenso wie durch die Gleitbewegungen der zu beiden Seiten angeordneten Knochen hat die Hand einen erheblichen Flexions- und einen gewissen Abduktionsumfang. Zu den Greifbewegungen der Hand trägt das Mediokarpalgelenk gemeinsam mit den übrigen Interkarpalgelenken mit geringen Gleit- und Drehbewegungen bei. Im Radiokarpalgelenk besteht eine größere Bewegungsfreiheit für Extensionsbewegungen, im Mediokarpalgelenk hingegen für Flexionsbewegungen.

Anatomie der Hand I

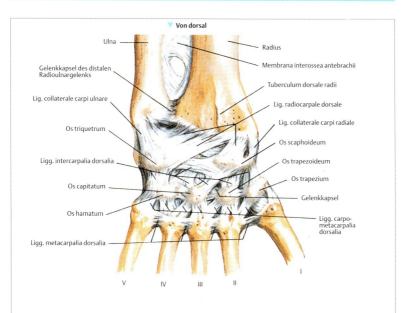

Von dorsal

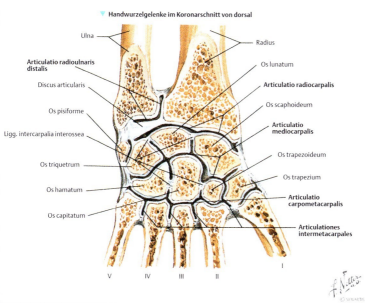

Handwurzelgelenke im Koronarschnitt von dorsal

Hand – Grundlagen

Streckmuskeln des Unterarms

Die Extensoren des Handgelenks und der Finger befinden sich auf der Dorsalseite des Unterarms. Die Extensorengruppe des Unterarms kann in 2 Schichten eingeteilt werden:
➤ Zur oberflächlichen Schicht gehören die Mm. brachioradialis, extensores carpi radialis longus und brevis, extensor digitorum, extensor digiti minimi und extensor carpi ulnaris.
➤ Der tiefen Schicht gehören folgende Muskeln an: Mm. supinator, abductores pollicis longus und brevis sowie extensor pollicis longus.

Die Mehrzahl der Extensoren hat eine gemeinsame Ursprungssehne am Epicondylus lateralis, an dem es bei Überbeanspruchung zu einer sehr schmerzhaften Reizung (Epicondylitis humeri radialis, Tennisellenbogen) kommen kann. Weitere Ursprünge beziehen die Muskeln von Radius, Ulna und Membrana interossea. Ihre Wirkung entfalten sie über lange Sehnen, die bis zur Handwurzel bzw. zu den Fingern ziehen.

Strecksehnenfächer

Zwischen seinen tiefen Ansätzen an Radius, Ulna und Gelenkkapseln lässt das Retinaculum extensorum 6 Fächer frei. Diese nehmen die 9 Sehnen der Streckmuskeln der Hand auf.
➤ Im 1. Sehnenfach, das am weitesten radial auf dem Proc. styloideus radii liegt, verlaufen die Sehnen der Mm. abductor pollicis longus und extensor pollicis brevis.
➤ Im 2. Sehnenfach über der glatten Radiusfläche radial des Tuberculum dorsale liegen die Sehnen der Mm. extensores carpi radiales longus und brevis.
➤ Das 3. Sehnenfach an der ulnaren Seite des Tuberculum dorsale nimmt die Sehne des M. extensor pollicis longus auf, die schräg zu ihrer Insertionsstelle am Daumenendglied zieht und sich als erhabene Begrenzung der Fovea radialis (Tabatière) tasten lässt.
➤ In dem großen 4. Sehnenfach, dessen Boden vom glatten ulnaren Drittel des Radius gebildet wird, befinden sich die 4 Sehnen des M. extensor digitorum, die in der Tiefe von der Sehne des M. extensor indicis begleitet werden.
➤ Das kleine 5. Sehnenfach liegt direkt über dem distalen Radioulnargelenk und wird lediglich von der Sehne des M. extensor digiti minimi benützt.
➤ Das 6. Sehnenfach auf dem Ulnakopf wird vom Ansatz des Retinaculum extensorum am Processus styloideus ulnae begrenzt und umschließt die Sehne des M. extensor carpi ulnaris.

Sehnenscheiden

Die Sehnenscheiden vermindern die zwischen den Sehnen und den Sehnenfächern bzw. Knochen auftretende Reibung. Sie haben die Form eines doppelwandigen Rohrs, wobei die zarte Innenwand der Sehnenscheide der Sehne anliegt, die Außenwand hingegen das Sehnenfach auskleidet. An den Enden des Rohrs und im Rohrinneren liegen die beiden Blätter mit ihren einander zugekehrten glatten Flächen aneinander und werden lediglich durch Synovia voneinander getrennt.

In jedem Sehnenfach am Handwurzelrücken ist eine synoviale Sehnenscheide vorhanden, die die in dem betreffenden Sehnenfach liegenden Sehnen umhüllt. Die Sehnenscheiden beginnen unmittelbar proximal des Retinaculum extensorum und reichen unterschiedlich weit nach distal. Am kürzesten sind die karpalen Sehnenscheiden, da die von ihnen umhüllten Sehnen bald nach dem Retinaculum extensorum inserieren. Am längsten sind entsprechend der größeren Spannweite der Fingermuskelsehnen die digitalen Sehnenscheiden.

Die am Handrücken auseinander strebenden Sehnen des M. extensor digitorum werden von Connexus intertendinei zusammengehalten. Diese verbinden die Sehnen des 3.–5. Fingers miteinander und schränken damit erheblich die Eigenbeweglichkeit dieser Finger, insbesondere des Ringfingers, ein. Nur der Zeigefinger kann selbstständig bewegt werden. Die auf die Sehnen der Mm. abductor pollicis longus und extensor pollicis brevis zustrebende Sehne des M. extensor pollicis longus schließt eine als Fovea radialis (Tabatière anatomique) bezeichnete Grube ab, auf deren Grund die A. radialis zum Handrücken zieht und dabei den R. carpalis dorsalis entlässt.

Anatomie der Hand II

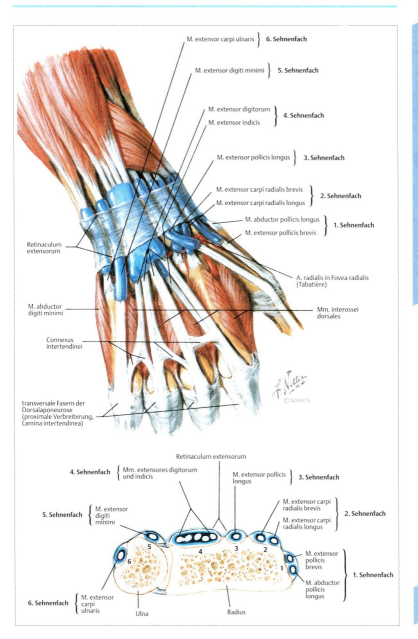

Hand – Grundlagen

Beugemuskeln des Unterarms

Die Flexoren des Handgelenks und der Finger befinden sich auf der Volarseite des Unterarms. Die oberflächlichen Flexoren sind von radial nach ulnar die Mm. flexor carpi radialis, palmaris longus, flexor carpi ulnaris und flexor digitorum superficialis. Diese Muskeln setzen mit einer gemeinsamen Sehne am Epicondylus medialis an und können bei chronischer Überlastung eine Reizung der Ansatzstelle verursachen (Epicondylitis humeri ulnaris, Werferellenbogen). Weitere Ursprünge der Flexorengruppe sind die Unterarmknochen und die Membrana interossea. Hier entspringen auch die zur tiefen Schicht gehörigen Mm. flexor digitorum profundus und flexor pollicis longus. Die Sehnen der Flexoren der Hand zu den Ansatzstellen an der Handwurzel bzw. den Fingern treten durch den Karpaltunnel in die Hohlhand ein, wo sie von der Palmaraponeurose bedeckt werden.

Karpaltunnel

Das Retinaculum flexorum befindet sich zum Teil distal des Lig. carpi palmare und wird von diesem bedeckt. Es spannt sich zwischen den Enden der Konkavität der Handwurzelknochen aus und schließt auf diese Weise einen osteofibrösen Kanal (Canalis carpalis, Karpaltunnel) ab, durch den zahlreiche Sehnen sowie der N. medianus auf ihrem Weg in die Hand ziehen.

Mit einer Länge von 2–3 cm ist das Retinaculum flexorum fast ebenso breit wie lang. Es ist radial am Tuberculum ossis scaphoidei und an beiden Abhängen der Einsenkung im Os trapezium befestigt; ulnar befindet sich seine Verankerung im Hamulus ossis hamati und am Os pisiforme. Durch die zweifache Befestigung auf der radialen Seite wird es in 2 Schenkel gespalten, zwischen denen in der Grube am Os trapezium die Sehne des M. flexor carpi radialis verläuft.

Den weiten Karpaltunnel benützen die Sehnen der Mm. flexor pollicis longus, flexor digitorum superficialis und flexor digitorum profundus. Dabei kommen die Sehnen der oberflächlichen Fingerbeuger für den 3. und den 4. Finger oberflächennah zu liegen und bedecken die Beugersehnen für den 2. und den 5. Finger. Unter diesen ziehen nebeneinander die 4 Sehnen des tiefen Fingerbeugers, und darunter – auf der radialen Seite des Karpaltunnels – verläuft die Sehne des langen Daumenbeugers. Auch der N. medianus zieht, vom Retinaculum flexorum bedeckt, in die Hand, und zwar radial der oberflächennahen Beugersehnenreihe.

Sehnenscheiden

Auf der volaren Seite liegen die Sehnen der Mm. palmaris longus und flexor carpi ulnaris, die keine synoviale Sehnenscheide besitzen. Zum Schutz der Fingerbeuger ist jedoch an der Handwurzel und in der Hand eine recht kompliziert aufgebaute Sehnenscheidenumhüllung (karpale Sehnenscheidensäcke) vorgesehen. So wird die Sehne des langen Daumenbeugers von einer langen synovialen Scheide umschlossen, die einige Zentimeter proximal des Retinaculum flexorum beginnt und unmittelbar proximal der Insertionsstelle der Sehne am Daumenendglied endet. Sie wird als radiale Sehnenscheide (Bursa radialis) bezeichnet.

Die ulnare Sehnenscheide (Bursa ulnaris) weist als Hülle der Fingerbeugersehnen insofern eine primitivere Form auf, als sie sich von der radialen Seite her oberflächennah um die Sehnen des oberflächlichen Fingerbeugers und in der Tiefe um die Sehnen des tiefen Fingerbeugers stülpt. Mit Ausnahme der Sehnenscheide für den Kleinfinger, die bis knapp an die Insertionsstelle des M. flexor digitorum profundus heranreicht, setzt sich die gemeinsame Hülle der 8 Fingerbeugersehnen nur annähernd bis in die Mitte der Hohlhand fort. Mitunter besteht zwischen der radialen und der ulnaren Sehnenscheide eine offene Verbindung.

Zur Umhüllung der digitalen Anteile der Beugersehnen für den 2.–4. Finger sind eigene Scheiden vorgesehen. Auch die Sehne des M. flexor carpi radialis besitzt eine eigene Scheide, die sie in dem Y-förmigen Spaltraum zwischen den beiden Schenkeln des Retinaculum flexorum schützt und bis zu ihrer Insertionsstelle begleitet.

Anatomie der Hand III

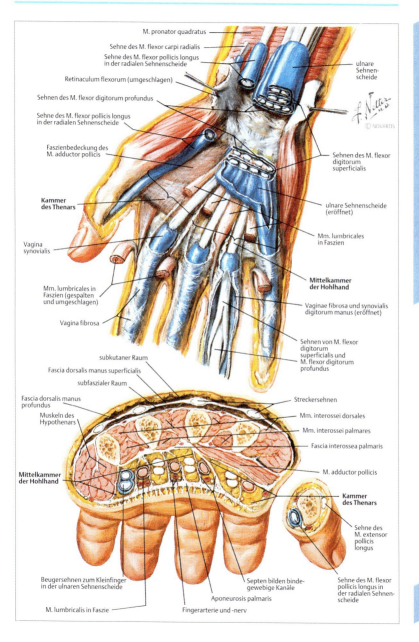

Hand – Grundlagen

Kurze Handmuskeln

Muskeln des Thenars und Hypothenars. Die auch als intrinsische Muskeln bezeichneten kurzen Handmuskeln liegen in der Hohlhand und werden vom N. medianus bzw. vom N. ulnaris innerviert. Für den Daumen und den Kleinfinger sind die speziellen Muskelgruppen des Thenars und des Hypothenars zuständig, die jeweils einen Abduktor, einen Opponator und einen Flexor beinhalten (Mm. abductor pollicis brevis, flexor pollicis brevis und opponens pollicis bzw. Mm. abductor digiti minimi, flexor digiti minimi brevis und opponens digiti minimi). Die Sehne des M. adductor pollicis enthält normalerweise ein Sesambein, das gemeinsam mit dem Sesambein in der Sehne des M. flexor pollicis brevis zu beiden Seiten der Sehne des M. flexor pollicis longus ein Paar bildet.

Mm. interossei. Die in den Spatia interossea metacarpi liegenden Mm. interossei gliedern sich in eine dorsale und eine palmare Gruppe, wobei in jedem Zwischenknochenraum jeweils ein dorsaler und ein palmarer Muskel vorhanden ist. Die 4 Mm. interossei dorsales entspringen mit 2 Köpfen und wirken als Abduktoren der Finger; die 3 Mm. interossei palmares haben nur einen Ursprung und sind Adduktoren. Bezugsebene für die Abduktion und Adduktion der Finger ist die dorsopalmare Achse, die durch den Mittelfinger verläuft.

Mm. lumbricales. Die 4 Mm. lumbricales sind kleine, rundliche Muskeln, die mit den Sehnen des M. flexor digitorum profundus in Beziehung stehen. Die 2 radialen Muskeln entspringen an der volaren Fläche des M. flexor digitorum profundus für den 2. und 3. Finger, die 2 ulnaren von den Sehnen für den 3. und 4. bzw. 4. und 5. Finger. Mit ihren Endsehnen ziehen die Mm. lumbricales nach distal, wenden sich dann auf den Handrücken und inserieren in Höhe der Grundphalanx an der Dorsalaponeurose.

Beugesehnen der Finger

Die Sehnen der Mm. flexor digitorum superficialis und flexor digitorum profundus treten aus der Handwurzel am distalen Rand des Retinaculum flexorum hervor und ziehen in die Mittelkammer der Hohlhand. Dort fächern sie sich in Richtung auf die ihnen zugeordneten Finger auf. Sie ordnen sich dabei paarweise übereinander liegend an.

Da die Sehnen des M. flexor digitorum profundus an der Basis der Endphalangen des 2.–5. Fingers ansetzen, die Sehnen des M. flexor digitorum superficialis hingegen an den Schäften der Mittelphalangen, müssen die Sehnen des M. flexor digitorum profundus die des M. flexor digitorum superficialis durchbohren, um nach distal zu gelangen. Die Spaltung des M. flexor digitorum superficialis (Chiasma tendinum) liegt über der Grundphalanx, wo sich die beiden Hälften trennen, um sich unter die Sehne des M. flexor digitorum profundus zu schieben und so den Knochen der Mittelphalanx zu erreichen, an dem sie mit kreuzförmig angeordneten Fasern ansetzen.

Strecksehnen der Finger

Der M. extensor digitorum des Unterarms entwickelt 4 Sehnen, die über die Metakarpophalangealgelenke (MCP-Gelenke) hinwegziehen, sich abplatten und mit den Gelenkkapseln verwachsen, wobei sie als dorsale Bänder für diese Gelenke dienen. Wie eine Kapuze über den MCP-Gelenken zieht von beiden Seiten jeder Strecksehne je ein Faserbündel seitlich am Gelenk vorbei nach ventral zum Lig. palmare (Interosseuszügel).

Über der Grundphalanx teilen sich die Strecksehnen in je 3 Stränge. Der breite Mittelstrang zieht nach distal und inseriert am Rücken der Mittelphalanx. Die nach beiden Seiten divergierenden Seitenstränge nehmen auf der radialen Seite die Sehne eines M. lumbricalis und beidseits Sehnen der Mm. interossei auf und vereinigen sich mit ihnen zu einem nach distal verlaufenden Zügel, der an der Basis der Endphalanx ansetzt.

Anatomie der Hand IV

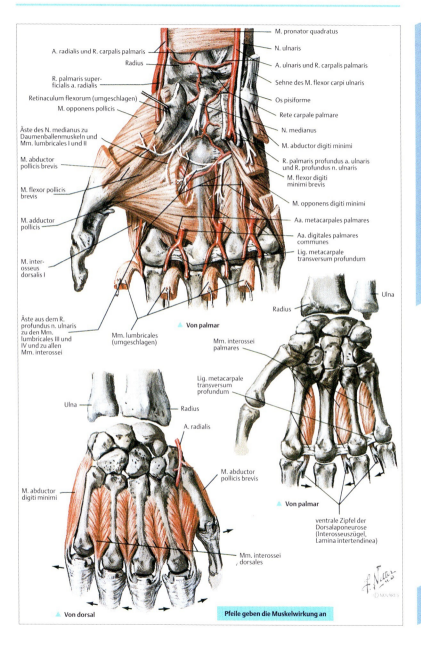

Hand – Grundlagen

Muskelwirkungen bei Fingerbewegungen

Für die Bewegungen der Finger sind v. a. die Flexoren und Extensoren des Unterarms zuständig. Ihre Kontraktionskraft wird über lange Sehnen auf die Fingerknochen übertragen. Die beiden randständigen Finger, also Daumen und Kleinfinger, besitzen jeweils noch eine besondere eigene Muskulatur, die deren Beweglichkeit über die reine Flexion und Extension hinaus erweitert.

Fingerbeugung. Oberflächlicher und tiefer Fingerbeuger wirken zusammen:

- Der M. flexor digitorum superficialis wirkt als Beuger in den proximalen Interphalangeal- und MCP-Gelenken der medialen 4 Finger und ist gleichzeitig der Hauptflexor des Handgelenks.
- Die Hauptwirkung des M. flexor digitorum profundus besteht in der Beugung der Endphalanx. Bei stärkerer Kontraktion kommt es dabei jedoch auch zu einer Flexion der Mittel- und Grundphalanx.

Während der M. flexor digitorum profundus für die langsame Fingerbeugung zuständig ist, wird der M. flexor digitorum superficialis bei schnellen Bewegungen gegen Widerstand beansprucht.

Fingerstreckung. Neben den Mm. extensor digitorum sind dabei auch die Mm. interossei und lumbricales beteiligt:

- Der M. extensor digitorum gewährleistet mit Hilfe der Zeige- und Kleinfingerstrecker als Antagonist der Flexoren eine Streckung der Finger. Einer isolierten vollständigen Extension des 3.–5. Fingers stellen sich jedoch sehnige Verbindungen zwischen den Sehnen dieser Finger, die Connexus intertendinei, entgegen. Lediglich der Zeigefinger kann völlig unabhängig von den anderen Fingern bewegt werden.
- Bei der vollständigen Streckung der Finger spielen die Mm. interossei und lumbricales eine entscheidende Rolle. Dabei entfalten die Mm. interossei ihre größte Kraft bei gebeugten MCP-Gelenken und bewirken v. a. eine Streckung in den Interphalangealgelenken.
- Die Mm. lumbricales sind bei voller Flexion entspannt, kommen jedoch bei der Extension in den proximalen und distalen Interphalangealgelenken sowie bei in Extension festgestellten Interphalangealgelenken während der Flexion in den MCP-Gelenken zum Zug.

Spezielle Bewegungen des Daumens. Für die Feinbewegungen der Hand ist die freie Beweglichkeit des Daumens ausschlaggebend. Der Daumen wird vom M. flexor pollicis longus gebeugt und von den Mm. extensor pollicis longus und extensor pollicis brevis gestreckt. Als zusätzlicher Flexor im Handgelenk wirkt der M. abductor pollicis longus, der den entsprechenden Mittelhandknochen in Abduktions- und Extensionsstellung bringt.

Die kurzen Daumenmuskeln ermöglichen die Flexion, Abduktion, Adduktion und Opposition des Daumens: Bei seiner *Abduktion* wird der Daumen aus der Ebene der Hohlhand nach ventral bewegt, da das Os metacarpale I mit seiner palmaren Seite nach medial weist. An der *Flexion* des Daumens ist auch der M. abductor pollicis brevis beteiligt. Der M. opponens pollicis wirkt ausschließlich auf das Os metacarpale I. Er stellt den Daumen den anderen Fingern in der Hohlhand gegenüber und rotiert ihn einwärts. Zur *Opposition* sind Abduktion, Flexion und Einwärtsdrehung erforderlich, damit die Daumenspitze die Fingerbeeren der anderen, leicht gebeugten Finger erreichen kann (Spitzgriff). Beim festen Zugreifen wird der M. flexor pollicis brevis besonders stark beansprucht. Die 3 dabei beteiligten Muskeln werden von einem motorischen Ast aus dem N. medianus innerviert. Der M. adductor pollicis adduziert den Daumen und presst ihn an die radiale Handkante.

Spezielle Bewegungen des Kleinfingers. Wie die Thenarmuskeln auf den Daumen, so wirken die des Hypothenars entsprechend auf den Kleinfinger. Mm. abductor digiti minimi und flexor digiti minmi brevis bewirken eine Abduktion bzw. Beugung des Kleinfingers. Der M. opponens digiti minimi dreht das Os metacarpale V nach medial und vertieft somit den Handteller. Im Zusammenwirken von Kleinfinger und Daumen kann die Hohlhand so schüsselartig geformt werden.

Anatomie der Hand V

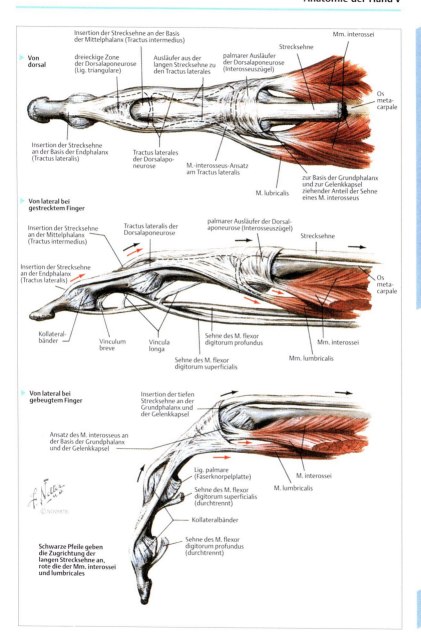

Hand – Erkrankungen

Ätiologie

Bei diesem Krankheitsbild handelt es sich um eine stenosierende Tendosynovitis der Sehnen der Mm. abductor pollicis longus und extensor pollicis brevis am Processus styloideus des Radius.

Das Manifestationsalter liegt zwischen dem 30. und 50. Lebensjahr, eindeutig bevorzugt betroffen sind Frauen. Die Ätiologie der Erkrankung ist ungeklärt. Möglicherweise sind bei Daumen- und Handgelenksbewegungen entstehende Reibungsmomente zwischen den Sehnen, ihren Scheiden und der knöchernen Gleitrinne kausal beteiligt. Die daraus resultierende Entzündung verursacht eine Verdickung und Verengung der Sehnenscheide im ersten Fach des Retinaculum extensorum. Selten kommt die Erkrankung auch als angeborene Form oder nach Traumen der Hand vor.

Klinik

Kennzeichnend ist bei der Tendovaginitis de Quervain ein Bewegungsschmerz und keine mechanische Bewegungsblockierung, wie es z. B. beim schnellenden Finger der Fall ist. Geklagt wird über einen vom Processus styloideus ausgehenden und in den Unterarm sowie in den Daumen ausstrahlenden Schmerz, der gelegentlich abrupt nach Überlastung des Handgelenks auftritt, bei Handbewegungen stärker wird, allmählich an Intensität zunimmt und mitunter zu deutlicher Kraftlosigkeit und Behinderung führt.

Diagnostik

Bei der Untersuchung fällt über dem Processus styloideus radii ein Druckschmerzpunkt auf. Die Sehnenscheiden können sichtbar geschwollen und tastbar verdickt sein. Bei aktiver Streckung und Abduktion des Daumens gegen Widerstand wird über dem 1. Sehnenfach in der Regel ein heftiger Schmerz verspürt, der auch bei einer durch den Untersucher durchgeführten passiven forcierten Ulnarabduktion bei opponiertem Daumen (Finkelstein-Test) ausgelöst wird. Gelegentlich ist bei Daumenbewegungen über den Sehnen des 1. Sehnenfachs ein Reiben tastbar.

Therapie

Konservative Therapie. Mit der Injektion von Kortikosteroiden in die Sehnenscheide und/oder mit einer etwa einmonatigen Ruhigstellung von Unterarm, Handgelenk und Daumen in einem Gipsverband kann oftmals Beschwerdefreiheit erzielt werden.

Operative Therapie. Bei rezidivierenden und unter der konservativen Therapie persistierenden Schmerzen ist die operative Behandlung angezeigt. Der Eingriff kann ambulant vorgenommen werden.

In Leitungs- oder Lokalanästhesie wird seitlich am Handgelenk über dem Sehnenfach eine kurze Hautinzision durchgeführt, wobei die sensiblen Fasern des oberflächlichen Astes des N. radialis unbedingt geschont werden müssen. Die verdickte Sehnenscheide wird über einen Längsschnitt im 1. Sehnenfach eröffnet, und die Sehnen werden dekomprimiert. Da in diesem Areal aberrierende Sehnen sowie anatomische Varianten sowohl der Sehnen als auch der Sehnenscheiden besonders häufig vorkommen, ist der Eingriff mit großer Sorgfalt durchzuführen, damit alle Sehnen aufgesucht und dekomprimiert werden können. Nach der Dekompression wird das Sehnenfach nicht durch Naht verschlossen, sondern es wird nur ein einfacher Wundverschluss der Subkutis und der Haut durchgeführt.

Nachbehandlung und Prognose

In den ersten postoperativen Tagen kann bei sehr empfindlichen Patienten eine leichte Schiene angelegt werden. Nach Möglichkeit sollte auf eine Ruhigstellung aber verzichtet werden. Meist genügt ein einfacher Verband. Wichtig sind regelmäßige, mehrmals täglich durchgeführte Bewegungsübungen, um ein Verkleben der Sehnen zu vermeiden. Die Prognose ist gut, in den meisten Fällen lässt sich eine völlige Beschwerdefreiheit ohne Rezidivneigung erreichen.

Tendovaginitis stenosans de Quervain

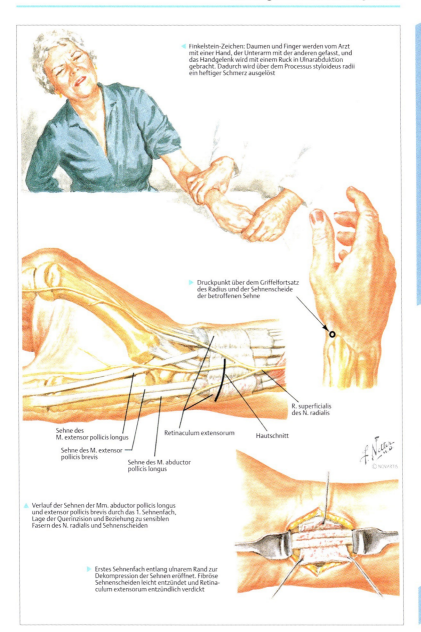

Finkelstein-Zeichen: Daumen und Finger werden vom Arzt mit einer Hand, der Unterarm mit der anderen gefasst, und das Handgelenk wird mit einem Ruck in Ulnarabduktion gebracht. Dadurch wird über dem Processus styloideus radii ein heftiger Schmerz ausgelöst

▶ Druckpunkt über dem Griffelfortsatz des Radius und der Sehnenscheide der betroffenen Sehne

R. superficialis des N. radialis

Sehne des M. extensor pollicis longus

Sehne des M. extensor pollicis brevis

Sehne des M. abductor pollicis longus

Retinaculum extensorum

Hautschnitt

▲ Verlauf der Sehnen der Mm. abductor pollicis longus und extensor pollicis brevis durch das 1. Sehnenfach, Lage der Querinzision und Beziehung zu sensiblen Fasern des N. radialis und Sehnenscheiden

▶ Erstes Sehnenfach entlang ulnarem Rand zur Dekompression der Sehnen eröffnet. Fibröse Sehnenscheiden leicht entzündet und Retinaculum extensorum entzündlich verdickt

Hand – Erkrankungen

Kollapsdeformitäten des Dreigelenksystems der Finger sind durch eine Hyperextension eines Gelenks bei gegensinniger Flexion der benachbarten Gelenke gekennzeichnet. Sie treten auf, wenn das Gleichgewicht zwischen dem Sehnen- und dem Bandapparat gestört ist, und werden durch axial eingeleitete Kräfte verstärkt.

Schwanenhalsdeformität (A.)

Als Schwanenhalsdeformität wird eine Überstreckung des proximalen (PIP) bei gleichzeitiger Beugung des distalen Interphalangealgelenks (DIP) bezeichnet.

Ätiologie. Diese Deformität wird – wie auch die Knopflochdeformität – häufig bei der chronischen Polyarthritis beobachtet. Sie entsteht durch die vermehrte Zugwirkung der Strecker am Metakarpophalangealgelenk und die dorsale Subluxation der Seitenbänder, die damit zu Extensoren des PIP werden. Begünstigt wird das mechanische Übergewicht der Extensoren durch die palmare Subluxation des Metakarpophalangealgelenks.

Weitere Ursachen einer Schwanenhalsdeformität sind fibröse Schrumpfungen der kurzen Handmuskeln, z. B. im Rahmen einer ischämischen Kontraktur, außerdem Störungen des Kapsel-Band-Apparats wie beim Ehlers-Danlos-Syndrom oder dem Lupus erythematodes sowie Verletzungen der tiefen Beugesehne mit Retraktion der Mm. lumbricales.

Klinik. Zu Beginn der Deformität kann sie durch den Patienten noch aktiv behoben werden. Im weiteren Verlauf nimmt diese Fähigkeit jedoch kontinuierlich ab und es kommt zu einer fixierten Fehlstellung, die den Faustschluss und den Spitzgriff schwächt oder unmöglich macht, wodurch die Gebrauchsfähigkeit der Hand stark eingeschränkt wird.

Therapie. Zur operativen Korrektur einer Schwanenhalsdeformität wird der Mittelzügel der Strecksehne mobilisiert, indem die Verbindungsfasern zu den Seitenzügeln teilweise durchtrennt werden. Anschließend wird der Mittelzügel durch eine stufenförmige Sehnenplastik verlängert, die seitlichen Zügel werden nach palmar verlagert. Zusätzlich kann eine Desinsertion der Mm. interossei und/oder eine subkapitale Keilosteotomie der Metakarpalia durchgeführt werden. Bei Gelenkdestruktion, wie sie bei der chronischen Polyarthritis vorkommen, kann auch eine zusätzliche Alloarthroplastik des PIP notwendig werden.

Knopflochdeformität (B.)

Kennzeichnend für diese Deformität ist die Beugung im PIP bei gleichzeitiger Überstreckung im DIP.

Ätiologie. Bei der chronischen Polyarthritis entsteht die Knopflochdeformität dadurch, dass es im Rahmen der chronischen Synovitis des PIP zu einer Dehnung der Gelenkkapsel kommt und sich die zentrale Strecksehne verlängert. Zusätzlich subluxieren die Seitenbänder nach palmar und werden damit funktionell zu Flexoren des PIP.

Traumatisch entsteht eine Knopflochdeformität dadurch, dass der Mittelzügel der Strecksehne reißt und das Mittelgliedköpfchen nach dorsal zwischen die erhaltenen Seitenzügel der Strecksehne luxiert, die damit das PIP in Beugestellung fixieren. Ein solcher Sehnenriss kann z. B. durch eine schwere Prellung des PIP oder durch seine Luxation nach palmar auftreten.

Klinik. Bei Beginn der Deformität ist die Beugestellung im PIP meist nur diskret ausgebildet und die Streckung, wenn auch mühsam, noch eingeschränkt möglich. Im Verlauf einiger Tage oder Wochen wird die Fehlstellung jedoch immer stärker fixiert und die Streckung ganz aufgehoben.

Therapie. Vor der Operation einer Knopflochdeformität muss eine evtl. bereits fixierte Fehlstellung zunächst mobilisiert werden, z. B. durch Quengelschienen und krankengymnastische Behandlung. Beim korrigierenden Eingriff wird der Strecksehnenapparat wiederhergestellt, indem der Mittelzügel der Strecksehne reinseriert oder der proximale Stumpf mit dem distalen durch direkte Naht oder über ein Interponat wieder vereinigt wird.

Die Kollateralbänder werden je nach der vorliegenden Situation gerafft oder am Knochen reinseriert. Bei knöchernen Gelenkdestruktionen kann der Eingriff mit einer Alloarthroplastik des PIP kombiniert werden.

Schwanenhals- und Knopflochdeformität

A. Schwanenhalsdeformität

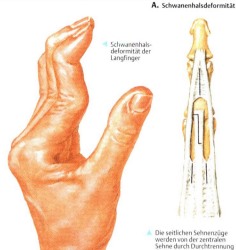

Schwanenhalsdeformität der Langfinger

▲ Die seitlichen Sehnenzüge werden von der zentralen Sehne durch Durchtrennung der Verbindungsfasern abgesetzt. Die zentrale Sehne wird stufenförmig eingeschnitten und nach proximal abpräpariert

▲ Die lateralen Sehnenzüge werden nach palmar versetzt. Die zentrale Sehne wird verlängert und dann in 10–15° Flexion mit versenkten Nähten wiedervereinigt

B. Knopflochdeformität

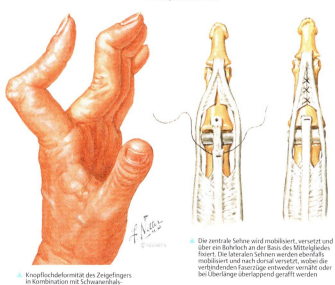

▲ Knopflochdeformität des Zeigefingers in Kombination mit Schwanenhalsdeformität der übrigen Langfinger

▲ Die zentrale Sehne wird mobilisiert, versetzt und über ein Bohrloch an der Basis des Mittelgliedes fixiert. Die lateralen Sehnen werden ebenfalls mobilisiert und nach dorsal versetzt, wobei die verbindenden Faserzüge entweder vernäht oder bei Überlänge überlappend gerafft werden

Hand – Erkrankungen

Bei der Dupuytren-Kontraktur handelt es sich um eine progrediente Verdickung und Kontraktur der Palmaraponeurose (Hohlhandfaszie), die oft auch die palmaren Fingerfaszien, die Seitenzügel der Beugesehnen und die in die Haut einstrahlenden Bindegewebszüge einbezieht. Die Erkrankung tritt meist auf beiden Seiten auf. Selten ist auch die Plantaraponeurose am Fuß betroffen (Morbus Ledderhose).

Ätiologie

Die Ätiologie ist ungeklärt. Traumen spielen keine Rolle. Das gehäufte familiäre Auftreten lässt eine genetische Komponente vermuten. Dupuytren-Kontrakturen kommen vorwiegend bei weißen Männern mittleren Alters nordeuropäischen Ursprungs vor. Bei Alkoholikern mit Leberzirrhose und bei Diabetikern ist die Erkrankung überdurchschnittlich häufig.

Klinik

Ring- und Kleinfinger sind am häufigsten betroffen. Manchmal erkrankt auch der Mittelfinger. Ein Befall von Zeigefinger und Daumen ist hingegen selten. Zunächst entsteht ein langsam größer werdender, derber, leicht schmerzender Knoten unter der Haut an der distalen Hohlhandfalte in Höhe des Ringfingers, mitunter weitere Knoten an der Basis des Ring- und Kleinfingers. Später bilden sich subkutan kontrakte Stränge, die von der Hohlhandbasis zum Fingergrundglied ziehen.

An den Metakarpophalangealgelenken, später auch an den proximalen Interphalangealgelenken kommt es zu Beugekontrakturen, die sich innerhalb von Wochen, Monaten oder auch Jahren ausbilden. Mit Fortschreiten der Beugesteife schrumpfen Haut, Nerven, Blutgefäße und Gelenkkapseln. Die aktive Beugung der Finger bleibt uneingeschränkt.

Die Haut über der betroffenen Faszie ist deutlich verändert. Die kurzen, von der Palmaraponeurose zur Haut ziehenden Faszienfasern schrumpfen, sodass an der Haut Einziehungen, Loch-, Graben- und Höckerbildungen entstehen. Da das Unterhautfettgewebe schwindet, ist die Haut verdickt, schlecht verschieblich und in dem betroffenen Areal an der Faszie fixiert. Diese Veränderungen finden sich v. a. im Bereich der distalen Hohlhandfalte an der ulnaren Seite der Handfläche. Im Entstehungsstadium können die Knoten schmerzhaft und druckdolent sein. Die deformierten Finger beeinträchtigen den Gebrauch der Hand. Ein eindeutiger Stadienverlauf lässt sich nicht nachweisen. Histologisch wird die anfängliche noduläre Form der Zellproliferation von der späteren lamellären Form mit Strangbildung unterschieden. Beide Formen kommen jedoch nebeneinander vor.

Therapie

Die einzig wirksame Behandlung besteht in der Operation, die durchgeführt werden sollte, bevor sich die Haut verändert hat und mit den Nerven und Gelenkkapseln bereits geschrumpft ist, jedoch erst nachdem sich eindeutige Kontrakturen eingestellt haben.

Sowohl bei der partiellen als auch bei der kompletten Fasziektomie muss in Blutleere operiert werden. Bei der Präparation muss mit besonderer Sorgfalt vorgegangen werden, um eine Nekrose der Haut zu vermeiden und Nerven und Blutgefäße zu schonen. Außerdem muss auf eine exakte Blutstillung geachtet werden. Optimale Resultate werden nur erzielt, wenn über mehrere Monate mit Schienung und v. a. Bewegungs- und Dehnungsübungen nachbehandelt wird.

Partielle Fasziektomie. Bei diesem als häufigsten durchgeführten Eingriff wird der meist betroffene ulnare Anteil der Aponeurose entfernt, wobei sowohl betroffenes als auch normales Gewebe abgetragen wird.

Komplette Fasziektomie. Hierbei wird die Hohlhandfaszie und ihre Ausläufer an den Fingern vollständig entfernt. Dabei wird sowohl verändertes als auch gesundes Gewebe abgetragen.

Fasziotomie. Die Fasziotomie, bei der nur Kontrakturstränge quer durchtrennt werden, bleibt älteren Patienten mit einem erhöhten Operationsrisiko vorbehalten. Bei ausgeprägten Kontrakturen und straff gespannter, an der Unterlage fixierter Haut kann sie auch als Vorbehandlung vor einer Fasziektomie oder zur reinen Öffnung der stark kontrakten Hand zur Pflegeerleichterung erwogen werden.

Dupuytren-Kontraktur

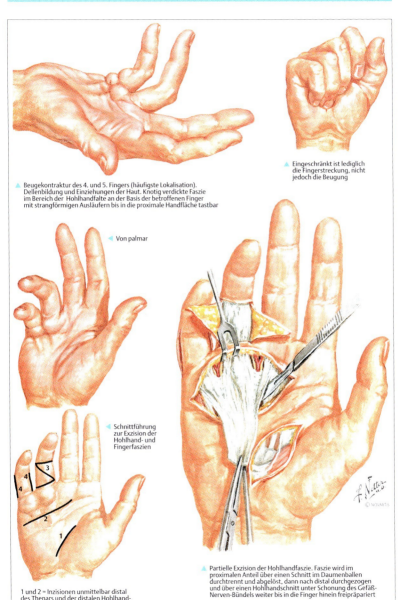

▲ Beugekontraktur des 4. und 5. Fingers (häufigste Lokalisation). Dellenbildung und Einziehungen der Haut. Knotig verdickte Faszie im Bereich der Hohlhandfalte an der Basis der betroffenen Finger mit strangförmigen Ausläufern bis in die proximale Handfläche tastbar

▲ Eingeschränkt ist lediglich die Fingerstreckung, nicht jedoch die Beugung

◀ Von palmar

◀ Schnittführung zur Exzision der Hohlhand- und Fingerfaszien

1 und 2 = Inzisionen unmittelbar distal des Thenars und der distalen Hohlhandfalten; 3 und 4 = als Alternative Z-Plastik und mediolaterale Fingerinzisionen

▲ Partielle Exzision der Hohlhandfaszie. Faszie wird im proximalen Anteil über einen Schnitt im Daumenballen durchtrennt und abgelöst, dann nach distal durchgezogen und über einen Hohlhandschnitt unter Schonung des Gefäß-Nerven-Bündels weiter bis in die Finger hinein freipräpariert

Hand – Erkrankungen

An den Fingern treten arthrotische Veränderungen in vielfältigen Formen auf. Besonders typisch sind 2 spezifische Varianten der Handarthrosen, nämlich die Heberden- und die Bouchard-Arthrose. Überwiegend betroffen sind Frauen nach der Menopause. Prädisponierende genetische Faktoren sind bekannt.

Heberden-Arthrose

Pathogenese und Klinik. Betroffen sind ausschließlich die Fingerendgelenke. Die Erkrankung beginnt mit rezidivierenden entzündlichen Schüben. Während der Knorpel an den distalen Interphalangealgelenken degeneriert, bilden sich durch die dorsoradial und ulnar an der Basis der Endphalanx entstehenden Exophyten knotenförmige Vorsprünge. Die Knoten sind zunächst druckdolent und schmerzhaft, machen jedoch, sobald sie ausgereift sind, keine Beschwerden mehr und sind nur kosmetisch störend. Häufig beobachtet man auch Pseudomuzinzysten an den Endgelenken, bei denen es sich um ganglionähnliche Ausstülpungen der Gelenkkapsel handelt. In fortgeschrittenen Stadien wird dann die Gelenkfunktion zunehmend beeinträchtigt: es entstehen Beugekontrakturen und schwere Deformitäten.
Diagnostik. Diagnostisch wegweisend ist der typische klinische Aspekt. Im Röntgenbild stellen sich die knöchernen Gelenkveränderungen dar. Es fallen Gelenkdestruktionen, exophytäre Anbauten und sklerotische Knochenveränderungen mit gelenknahen Verdichtungen auf; der Gelenkspalt ist verschmälert oder aufgehoben.
Therapie. Konservative Maßnahmen wie Bewegungsübungen und Röntgenreizbestrahlungen haben meist nur einen geringen und wenig dauerhaften Effekt. Operativ kann die Abtragung der ossären Exophyten und Pseudomuzinzysten versucht werden. Häufig lässt sich dadurch jedoch kein befriedigendes Ergebnis erzielen. Dann kommt die Arthrodese der betroffenen Endgelenke in Streckstellung oder leichter Beugestellung in Betracht.

Bouchard-Arthrose

Klinik und Diagnostik. Die Bouchard-Arthrose ist wesentlich seltener als die Heberden-Arthrose und tritt ausschließlich an den proximalen Interphalangealgelenken der Langfinger und dem Endgelenk des Daumens auf. Auch hierbei stehen am Beginn der Erkrankung entzündliche Veränderungen, die sich in einer schmerzhaften Synovitis der Fingermittelgelenke äußern. Die betroffenen Gelenke sind aufgetrieben, überwärmt und bei Bewegungen schmerzhaft. Durch den chronischen Entzündungsreiz kommt es im weiteren Verlauf zu Gelenkveränderungen wie exophytären Anbauten und Knochendestruktionen, die auch im Röntgenbild deutlich erkennbar sind.
Therapie. Aufgrund der ätiologisch bedeutenden Rolle, die die Synovitis bei der Bouchard-Arthrose spielt, kann eine Synovektomie den Krankheitsverlauf bremsen und die Beweglichkeit erhalten. Eine zusätzliche Denervierung kann die Schmerzen lindern. Reichen diese Maßnahmen nicht aus, wird an den betroffenen Gelenken eine Arthrodese durchgeführt.

Rhizarthrose

Klinik und Diagnostik. Der Begriff bezeichnet die Arthrose des Daumensattelgelenks. Sie kann isoliert oder in Kombination mit anderen Arthrosen auftreten, betrifft aber fast immer beide Daumen. Es kommt zu Schmerzen bei Bewegung, v.a. bei festem Zupacken, aber auch in Ruhe. Die Gelenke sind aufgetrieben, mitunter überwärmt und druckdolent. Später kommt es zu knöchernen Anbauten und Bewegungseinschränkung; der 1. Mittelhandknochen kann nach dorsoradial subluxieren. Im Röntgenbild sind subchondrale Sklerosierungen, teils auch gelenknahe Zystenbildungen und eine Verschmälerung des Gelenkspalts erkennbar.
Therapie. Konservative Maßnahmen wie Ruhigstellung, Röntgenreizbestrahlung oder lokale Infiltrationen helfen meist nur passager. Die Synovektomie und Denervierung kann das Krankheitsgeschehen verzögern. Bei fortgeschrittenen Fällen ist eine Resektionsinterpositionsarthroplastik indiziert: Das Os trapezium wird reseziert; in den dadurch entstehenden Raum wird eine von der Sehne des M. flexor carpi radialis abgespaltene und aufgerollte Portion interponiert.

Arthrosen der Fingergelenke

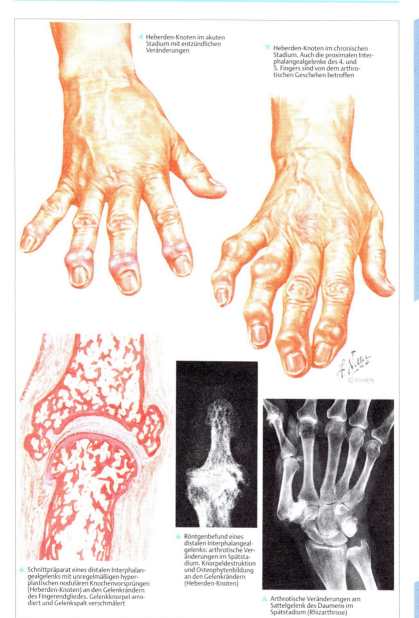

Heberden-Knoten im akuten Stadium mit entzündlichen Veränderungen

Heberden-Knoten im chronischen Stadium. Auch die proximalen Interphalangealgelenke des 4. und 5. Fingers sind von dem arthrotischen Geschehen betroffen

Schnittpräparat eines distalen Interphalangealgelenks mit unregelmäßigen hyperplastischen nodulären Knochenvorsprüngen (Heberden-Knoten) an den Gelenkrändern des Fingerendgliedes. Gelenkknorpel arrodiert und Gelenkspalt verschmälert

Röntgenbefund eines distalen Interphalangealgelenks: arthrotische Veränderungen im Spätstadium. Knorpeldestruktion und Osteophytenbildung an den Gelenkrändern (Heberden-Knoten)

Arthrotische Veränderungen am Sattelgelenk des Daumens im Spätstadium (Rhizarthrose)

Hand – Erkrankungen

Bei der Lunatummalazie, die auch als Morbus Kienböck oder Mondbeinnekrose bezeichnet wird, bricht das Os lunatum infolge einer aseptischen (avaskulären) Nekrose zusammen. Die Erkrankung ist zwischen dem 15. und 40. Lebensjahr am häufigsten, Männer sind dabei 4-mal häufiger betroffen als Frauen. Ein einseitiges Vorkommen ist die Regel, ein beidseitiger Befall kommt vor, ist aber selten.

Ätiologie

Die Knochennekrose entsteht durch eine Durchblutungsstörung. Die Ursachen für diese Durchblutungsstörung sind aber nicht geklärt. Das gehäufte Auftreten der Erkrankung ist beobachtet worden:
➤ bei einer Verkürzung der Ulna gegenüber dem Radius (Minusvariante) und dadurch fehlende Stütze bzw. erhöhte Belastung des Mondbeins,
➤ nach Arbeiten mit Pressluftgeräten oder anderen vibrierenden Maschinen über viele Jahre.

Klinik und Diagnostik

Zum primären Beschwerdebild der Lunatummalazie gehören Schmerzen im Handgelenk, die in den Unterarm ausstrahlen, außerdem eine Druckdolenz und Schwellung über dem Os lunatum. Die passive Dorsalextension des Mittelfingers löst die typische Schmerzsymptomatik aus. Bei der klinischen Untersuchung ist der Bewegungsumfang des Handgelenks, v. a. die Dorsalextension, eingeschränkt und die Greifkraft auffällig gering. Mit zunehmendem Zusammenbruch des Os lunatum und dem Auftreten sekundärer degenerativer Veränderungen nehmen die Schmerzen und die Schwäche zu, sodass eine schwere, chronische Behinderung resultiert.

Die Lunatummalazie kann in ihrem Schweregrad variieren, äußert sich jedoch röntgenologisch in typischen, stets nachweisbaren Zeichen. Bei der Erstuntersuchung finden sich oft außer der Verkürzung der Elle keine Auffälligkeiten. Erst im Lauf der Zeit stellt sich das röntgenologische Kennzeichen der aseptischen Nekrose ein, nämlich eine porzellanartige Weißverfärbung (Lunatumsklerose). Anschließend verliert das Os lunatum zunehmend an Höhe und splittert sich schließlich röntgenologisch in mehrere Fragmente auf. Mit dem weiteren Zusammenbruch wird das Handgelenk instabil und es entstehen degenerative Gelenkveränderungen. Letztlich findet sich eine Knochenruine mit großen Lunatumzysten. Die degenerativen Veränderungen können schließlich das gesamte Handgelenk erfassen.

Therapie und Prognose

Da die Ätiologie des Morbus Kienböck nicht eindeutig geklärt ist, gibt es keine verlässlich wirksame Behandlung.

Ruhigstellung. Mit einer längeren Ruhigstellung kann zwar eine symptomatische Besserung erzielt werden; die Durchblutung des Os lunatum lässt sich allerdings beim Erwachsenen nicht ohne weiteres normalisieren, sodass der Bewegungsumfang im Handgelenk ebenso wie die Kraft beim Zugreifen allmählich schlechter werden.

Exstirpation. Die alleinige Exstirpation des Os lunatum bringt zwar anfangs gute Ergebnisse; allerdings wandern die verbleibenden Handwurzelknochen in die Lücke ein, sodass das Gelenk inkongruent wird. Die Beweglichkeit im Handgelenk ist dadurch eingeschränkt und die Greifkraft reduziert. Letzten Endes resultiert eine Osteoarthrose.

Lunatumersatz. Die Verschiebung der übrigen Handwurzelknochen kann durch Auffüllen der Lücke mit einem Platzhalter aus Silikon, Vitallium oder Acryl verhindert werden. Dabei müssen allerdings Bandapparat und Gelenkkapsel des Handgelenks exakt rekonstruiert werden, um dem Implantat Halt zu geben und seine Luxation zu verhindern. Gelegentlich werden neben dem Os lunatum auch die proximalen $2/3$ des Os scaphoideum reseziert.

(Teil-)Arthrodese. Die Teilarthrodese mit Verblockung der Os capitatum und hamatum konnte den „carpal collapse" ebenfalls erfolgreich verhindern. Allerdings nimmt die Kraft nach diesem Eingriff nur sehr zögernd wieder zu. Die Arthrodese des Handgelenks ist nur bei hochgradigen degenerativen Veränderungen und bei Versagen anderer Operationsverfahren angezeigt.

Gelenkausgleich, Arthrodese. Gelenkausgleichende Methoden mit Kürzung des Radius oder Verlängerung der Ulna haben v. a. bei frühzeitiger Operation ausgezeichnete Langzeitresultate erbracht.

Lunatummalazie

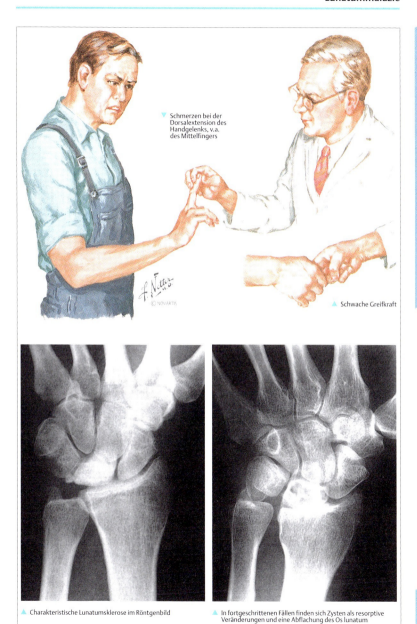

Schmerzen bei der Dorsalextension des Handgelenks, v.a. des Mittelfingers

Schwache Greifkraft

Charakteristische Lunatumsklerose im Röntgenbild

In fortgeschrittenen Fällen finden sich Zysten als resorptive Veränderungen und eine Abflachung des Os lunatum

Hand – Verletzungen

Panaritium. Das Panaritium kann als subepidermaler Abszess beginnen, der in die Weichteile der Fingerkuppe einbricht. Die Ausbreitung in die benachbarten Faser- und Fettgewebsräume der Fingerkuppen verursacht eine Auftreibung (**A1.**) mit starken, pulssynchronen Schmerzen (Pochen). Bei weiterer Ausbreitung kann es zu einer Osteomyelitis des Endglieds mit Destruktion der Fingerkuppe, septischer Arthritis des distalen Interphalangealgelenks oder Tenosynovitis der Beugesehnenscheide kommen. Im frühesten Stadium kann die Infektion durch Entleerung des subepidermalen Abszesses und Antibiose beherrscht werden. Bereits manifeste Panaritien zwingen zur Inzision und Drainage. Dazu wird die Haut direkt über dem sezernierenden oder nekrotischen Areal unter Schonung des Fingernervs längs indiziert (**A2.**). Nur bei sehr ausgedehnten Befunden müssen zur vollständigen Drainage die Septen der Fingerkuppe durchtrennt werden (**A3.**). In die Schnittwunde wird ein Gazedocht oder eine Gummidrainige eingelegt und tägliche Spülungen bzw. Tauchbäder in einer antiseptischen Lösung durchgeführt.

Paronychie. Sie geht meist von einem nicht bemerkten eingerissenen oder abstehenden Nagelhäutchen (Eponychium) aus. Die Betroffenen haben oft eine besonders trockene Haut. Die Keime stammen nicht selten aus dem Nasopharynx. Zu den Frühzeichen gehören Rötung und Brennen, die sich entlang des Nagelwalls ausbreiten (**B1.**). Die Schmerzen stehen in keinem Verhältnis zum Entzündungsgrad. In diesem Stadium kann durch sachtes Abheben des Nagelwalls mit einer Klinge (**B2.**) eine Drainage erzielt werden, sodass sich die Entzündung ohne weitere Therapie zurückbildet. Unbehandelt kann sich die Infektion subungual ausbreiten und zum Verlust des Nagels führen. In diesem Stadium kann mit der Exzision des proximalen Nagelanteils eine ausreichende Entlastung erzielt werden (**B3.**). Allerdings ist dabei oftmals eine radiäre Inzision des Nagelfalzes unvermeidlich. In seltenen Fällen kann eine Paronychie durch eine Schleimzyste, die sich u. U. auch infizieren kann, vorgetäuscht werden. Breitet sich die Infektion entlang des Zystenstiels in den Gelenkspalt aus, entsteht eine septische Arthritis des distalen Interphalangealgelenks.

Subkutane Abszesse. Sie können überall an den Fingern oder an der Hand entstehen, werden oft durch kleinste, infizierte Hautrisse verursacht und kündigen sich durch Schmerzen, Rötung und Turgor an. Am Handrücken gehen sie nicht selten von einem Haarbalg aus. Mitunter fließen mehrere sezernierende Fistelgänge zu einem Karbunkel zusammen (**E.**). Subkutane Abszesse haben oft einen zentralen Eiterherd, der das Auffinden erleichtert. Behandelt werden sie durch Inzidieren (**C.**) und Drainage in Regionalanästhesie, die proximal der sichtbaren Entzündung und unter Aussparung eines lymphangitischen Areals gesetzt wird. Die Inzision wird unter Schonung der tieferen Strukturen, v.a. der Hautnerven, über dem fluktuierenden Areal in Hautfalten bzw. schräg dazu gelegt.

Pyodermie. Die auch als subepidermale Phlegmone bezeichnete Pyodermie ist meist bei Kindern anzutreffen und manifestiert sich dorsal an den 2 distalen Fingersegmenten (**D.**). Häufigste Erreger sind Streptokokken aus dem Nasopharynx, aber auch Staphylokokken und Pseudomonasspezies kommen vor. Das Punktat aus den Bläschen kann zur Sicherung der Diagnose kulturell aufbereitet werden. Meist sprechen die Veränderungen ausgezeichnet auf eine Antibiotikatherapie an. Kontakt mit dem Mund ist zu vermeiden. Da die Pyodermie ausgesprochen ansteckend ist, müssen Vorsichtsmaßnahmen getroffen werden, um eine Ausbreitung in der Familie bzw. in der Schule zu verhindern.

Herpes simplex. Herpes-simplex-Infektionen an Händen und Fingern kommen meist bei Zahnärzten und beim Pflegepersonal vor. Sie sind zwar ansteckend und oft auch recht unangenehm, nehmen aber meist einen gutartigen Verlauf, wobei sich langsam an mehreren Stellen Bläschen bilden (**F.**), die in 2–3 Wochen abheilen. Die Bläschen können unter sterilen Kautelen punktiert werden. Die betroffene Hand muss sauber und trocken gehalten werden. Eine Selbst- bzw. Kreuzkontamination ist sorgsam zu vermeiden.

Infektionen der Hand I

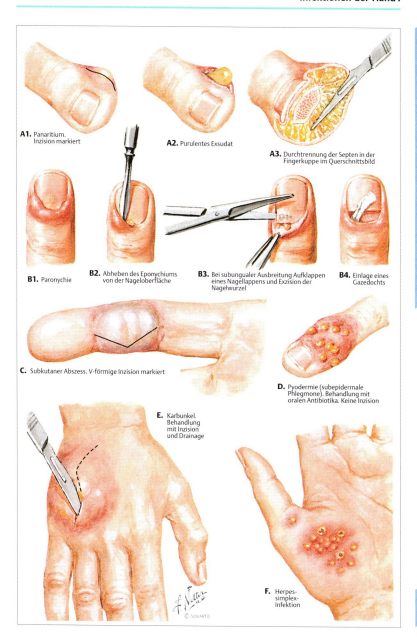

Hand – Verletzungen

Infektionen der tiefen Kompartimente der Hand kommen entweder direkt zustande, wobei penetrierende Wunden dem Erreger als Eintrittspforte dienen, oder aber durch Ausbreitung eines Infekts per continuitatem. Sie führen rasch zu schweren Schäden an Sehnen und Weichteilen und neigen zur weiteren Ausbreitung.

Infektionen der Hohlhand

Ausbreitungswege. Das Mittelfach der Hohlhand wird an der Oberfläche von den Beugesehnen der 3 ulnaren Finger, in der Tiefe von der Faszienloge über den kleinen Handmuskeln, ulnar von den Muskeln des Hypothenars und radial vom M. adductor pollicis begrenzt. Eitrige Infektionen gelangen über die Lumbrikalislogen zur Hohlhand und breiten sich auch auf diesem Weg aus. Auch ein Einbruch in den Karpaltunnel und das Fach des Daumenballens ist möglich.

Klinik und Diagnostik. Klinisch imponiert oft eine rasche Verschlechterung der Beschwerden, darunter Bewegungsschmerz, Schwellung, Rötung und erhebliche Druckdolenz. Bricht die Infektion in die Lymphbahnen ein, schwillt auch der Handrücken an. Mitunter entwickelt sich eine Sehnenscheidenentzündung. Richtungsweisend für die Diagnose ist die ausgeprägte Druckdolenz in der Hohlhand.

Therapie. Die Behandlung besteht in der unverzüglichen Inzision und Ausräumung. Bei der Eröffnung des Mittelfachs ist sorgsam auf die Gefäß-Nerven-Bündel zu achten, die aufgesucht und abgeschoben werden. Die Eiteransammlung wird abgesaugt und das Fach gründlich gespült. Aufschluss über eine Ausbreitung in benachbarte Fächer erhält man durch Ausmassieren der Hohlhand vom Rand her. Abschließend wird eine Drainage eingelegt. Zusätzlich zu den chirurgischen Maßnahmen wird eine antibiotische Behandlung durchgeführt.

Infektionen des Daumenballenfachs

Ausbreitungswege. Das Fach des Daumenballens wird an der Oberfläche von den Beugesehnen des Zeigefingers und in der Tiefe vom M. adductor pollicis begrenzt. Die ulnare Begrenzung bildet das zum Metakarpale III ziehende Septum, die radiale die Muskeln des Thenars. In diesem Fach können sich Infekte in die Lumbrikalisloge des Zeigefingers und über die distale Fläche des M. adductor pollicis ausbreiten. Dorsale Infekte des Daumenballenfachs an der dorsalen Fläche des M. adductor pollicis können unter den M. interosseus dorsalis I durchbrechen.

Klinik und Diagnostik. Wie bei Infektionen der Hohlhand imponieren Schwellung, Rötung und Druckschmerz.

Therapie. Bei der Inzision des Daumenballenfachs muss unbedingt der rekurrente motorische Ast des N. medianus geschont werden. Die Inzision kann nach distal als Z-Plastik über die erste Kommissur verlängert werden.

Kragenknopfabszess

Diese Abszessform hat ein oberflächliches subkutanes Eiterdepot, das über einen dünnen Kanal um den Rand des Lig. metacarpale transversum superficiale mit dem tiefen Abszessanteil verbunden ist. Der Abszess kann sowohl dorsal als auch palmar lokalisiert sein. Die Gefahr eines solchen Abszesses liegt darin, den tiefen Anteil bei der Ausräumung zu übersehen. Die Behandlung besteht in der vollständigen Drainage über eine Zickzackinzision in der distalen Interdigitalfalte.

Infektionen nach Bissverletzungen

Bei Bissverletzungen werden virulente Keime tief in die Gewebe der Hand eingeschleust. Hunde und Katzen sind meist Träger von Pasteurella multocida, einem Keim, der eine sich rasch ausbreitende Entzündung mit Einbruch in das subkutane Gewebe und in die subfaszialen Räume sowie in die Sehnenscheiden und tiefen Sehnenfächer hervorruft. Bei Menschenbissen werden Streptokokken, Staphylokokken, Spirochäten und gramnegative Keime übertragen. Die Eröffnung eines Metakarpophalangealgelenks durch einen Schneidezahnbiss kann zu einer destruierenden septischen Arthritis mit Ausbreitung in die benachbarten Räume führen. Voraussetzung für eine erfolgreiche Behandlung derartiger Infektionen sind die Früherkennung sowie die ausreichende Inzision und Spülung.

Infektionen der Hand II

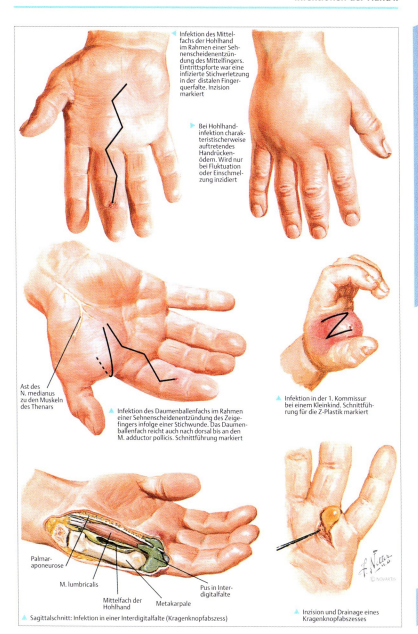

Hand – Verletzungen

Eitrige Sehnenscheidenentzündung

Die eitrige Sehnenscheidenentzündung ist eine gravierende Infektion, da sie zu nur schwer zu behebenden Verklebungen im Sehnenscheidenkanal führen kann, die die Fingerbeweglichkeit dauerhaft erheblich einschränken können. Ist einer der 3 ulnaren Finger betroffen, kann auch die Bewegung der Nachbarfinger durch den sog. Quadriga-Effekt beeinträchtigt werden. Hat einmal die Granulationsphase eingesetzt, ist kaum mehr mit einer vollen funktionellen Wiederherstellung zu rechnen. Bei zu spät einsetzender Behandlung oder nicht ausreichender bzw. unwirksamer Antibiotikatherapie kann die Infektion einen subakuten Verlauf nehmen und letzten Endes zu einer progredienten Destruktion führen.

Ausbreitungswege und Verlaufsformen. Sehnenscheidenentzündungen entstehen z. B. durch Stichverletzungen und verlaufen zunächst schleichend.

- *Ausbreitung in den Unterarm:* Da die Sehnenscheiden am Daumen und Kleinfinger bis in die radialen und ulnaren Schleimbeutel reichen, kann sich die Infektion bis weit in den distalen Unterarm ausbreiten.
- *V-Phlegmone:* Über die Verbindung zwischen den beiden Sehnenscheidensäcken kann eine Daumen und Kleinfinger in Mitleidenschaft ziehende V-Phlegmone entstehen. Ist sie erst manifest, ist das empfindliche Gleitgewebe der Sehnenscheide bereits irreparabel geschädigt. Infolge der Vernarbung der Vincula und der Drucksteigerung im Sehnenfach tritt rasch eine avaskuläre Nekrose der Sehnen ein.

Bei weniger virulenten Erregern nimmt die Infektion einen weniger akuten Verlauf. Bleibt sie unbemerkt und damit unbehandelt, ist das Endergebnis jedoch nicht weniger verheerend.

Klinik. Werden Sehnenscheidenentzündungen von besonders virulenten Erregern hervorgerufen, beispielsweise von Staphylokokken, können sie schon innerhalb weniger Stunden hochgradige Schmerzen verursachen. Bei weniger virulenten Keimen entwickelt sich die typische Symptomatik über einen Zeitraum von mehreren Tagen. Für eine Sehnenscheideninfektion sprechen die 4 Kardinalzeichen:

- Schwellung,
- fixierte Beugestellung,
- Schmerzen bei der passiven Fingerstreckung,
- Druckdolenz entlang der Sehnenscheiden in die distale Hohlhand.

Diagnostik und Therapie. Da direkt über der Sehnenscheide lokalisierte, subkutane Abszesse leicht mit einer eitrigen Sehnenscheidenentzündung zu verwechseln sind, muss bei fraglicher Diagnose stets eine Inzision mit Drainage vorgenommen werden. Der Schnitt wird zunächst über dem schmerzhaftesten Druckpunkt gelegt. Tritt dabei ein subkutaner Abszess zutage und ist die darunter liegende Sehnenscheide durchscheinend und ergussfrei, erübrigt sich die weitere Präparation. Bei Zeichen eines Ergusses, einer Eiteransammlung sowie einer Auftreibung, Verdickung oder Trübung der Sehnenscheide muss die Inzision zickzackförmig erweitert werden.

Zur Sicherung einer ausreichenden Drainage und Perfusion der Sehnenscheide werden an den Kreuzbändern mehrere Lappen aufgeklappt. Kann ein Sekret punktiert werden, muss daraus unverzüglich eine Kultur angelegt werden. Bei Zeichen einer Entzündung der Sehnenscheide werden Gewebeproben für die Erregerzüchtung, die Gram-Färbung und die histologische Untersuchung gewonnen. Der exakte Erregernachweis spielt hier eine besondere Rolle, da eitrige Tenosynovitiden auch von ungewöhnlichen Keimen, darunter Brucella, Pasteurella multocida und verschiedenen Mykobakterienstämmen hervorgerufen werden können.

Ein Ausmelken der Sehnenscheide durch passive Fingerbewegungen ist möglich. Effektiver ist aber eine Spülung mit einem in die Sehnenscheide eingelegten kleinlumigen Katheter, der 1–2 d liegen bleibt. Die Haut kann zum Schutz der Sehne locker geschlossen werden. Frühzeitige Bewegungsübungen der Finger sind unbedingt erforderlich. Sind der ulnare und der radiale Blindsack betroffen, werden zusätzliche Inzisionen an der Handwurzel gelegt oder aber die Schnitte an den Fingern verlängert, wobei das Lig. carpi transversum sorgsam geschont werden muss.

Infektionen der Hand III

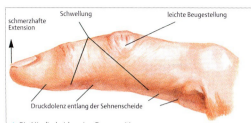

▲ Die 4 Kardinalzeichen einer Tenosynovitis

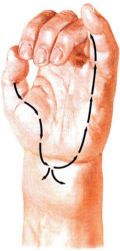

▲ V-Phlegmone: Ausgangspunkt ist ein Infektionsherd am Daumen, Ausbreitung über den radialen und ulnaren Sehnenscheidenblindsack und die Sehnenscheide des Kleinfingers bis in den Unterarm

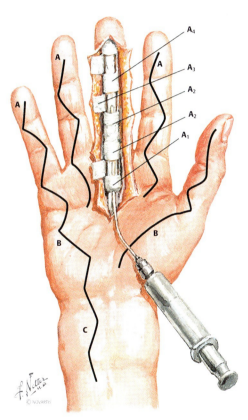

▲ Tenosynovitis des Mittelfingers. Palmare Zickzackinzision, Kreuzbänder zur Eröffnung der Sehnenscheide umgeschlagen. Spülung über kleinlumigen Kunststoffkatheder. A. Schnittführung für die Inzision an den anderen Fingern, B. radialer und ulnarer Sehnenscheidensack, C. Erweiterung auf den Unterarm

Hand – Verletzungen

Kollateralbandruptur des Daumengrundgelenks

Ätiologie. Die Ruptur des ulnaren Kollateralbandes des Daumengrundgelenks ist die häufigste Bandläsion am Daumen. Sie kommt durch eine plötzliche kräftige Abduktion des Daumens zustande. Ein solcher Abduktionsstress kann durch einen Sturz auf den abduzierten Daumen oder durch einen in der Hand gehaltenen Gegenstand, z. B. ein Stock oder ein Seil, der nach radial aus der Hand gehebelt wird, ausgeübt werden. Ein solcher Unfallmechanismus findet sich am häufigsten bei Stürzen von Skifahrern (deshalb auch die Bezeichnung Skidaumen); weitere typische Situationen sind andere Sportverletzungen, außerdem Verkehrs- und Arbeitsunfälle. Radiale Bandrupturen am Daumengrundgelenk sind eine Seltenheit. Sie werden von Hyperadduktionstraumen verursacht.

Klinik und Diagnostik. Bei Verletzungen des ulnaren Kollateralbandes am Daumengrundgelenk geht die Gelenkstabilität verloren, wodurch der Grobgriff beeinträchtigt wird. Über dem Daumengrundgelenk ist meist eine Schwellung, mitunter eine hämatombedingte Verfärbung erkennbar. Aktive und passive Bewegungen des Daumens sind schmerzhaft. Die vermehrte ulnare Aufklappbarkeit des Daumengrundgelenks ist schmerzbedingt klinisch nicht immer sicher zu erfassen. Auf einer gehaltenen Röntgenaufnahme mit Abduktionsstress des Daumens, ggf. in Lokalanästhesie, zeigt sich die Instabilität deutlich. In Zweifelsfällen können Vergleichsaufnahmen der Gegenseite angefertigt werden. Bei der Beurteilung der Röntgenaufnahmen muss auf mögliche knöcherne Bandausrisse und Frakturen geachtet werden.

Klinik und Untersuchungsbefunde radialer Bandverletzungen entsprechen mit Ausnahme der Lokalisierung denen der ulnaren Verletzung.

Therapie. Frische Bandrisse werden durch eine adaptierende Bandnaht rekonstruiert. Dabei ist intraoperativ häufig eine Interposition der Adduktoraponeurose zwischen den Seitenbandstümpfen erkennbar. Auf das Band selbst beschränkte Rupturen ohne Knochenbeteiligung werden mit einer Bandnaht mit Einzelknopfnähten versorgt. Bei für eine Naht ungenügenden Bandverhältnissen kann eine Verstärkung durch Faszienstreifen durchgeführt werden. Bandausrisse direkt am Knochen müssen mit einer Ausziehnaht nach Bunnell rekonstruiert werden. Bei knöchernen Ausrissen wird das abgesprengte Knochenfragment reponiert und mit einer Kleinfragmentschraube, mit einem Ausziehdraht oder mit Kirschner-Drähten fixiert.

Zur Sicherung der Stabilität wird das Gelenk mitunter mit einem Kirschner-Draht transfixiert, um das rekonstruierte Band zu entlasten. In der Regel genügt jedoch eine einfache Ruhigstellung. Dazu wird der Daumen mindestens 4 Wochen lang in einem Gipsverband ruhig gestellt. Ab der 4. Woche kann er nach Gipsabnahme und Metallentfernung vorsichtig bewegt werden. Mit einer frühzeitigen anatomischen Rekonstruktion des Skidaumens lassen sich befriedigende Ergebnisse erzielen.

Die Versorgung älterer Bandrisse ist komplizierter. Meist wird dazu eine Bandplastik durchgeführt, bei der eine Sehne (z. B. die Sehne des M. palmaris longus) mit dem Band durchflochten und proximal sowie distal des Gelenks knöchern fixiert wird.

Luxation des Daumensattelgelenks

Auch bei der Luxation des Daumensattelgelenks handelt es sich um eine behindernde Verletzung des Daumens, die aufgrund der Konfiguration des Gelenks zur Instabilität neigt. Die Luxation lässt sich zwar ohne weiteres einrichten, aber mit einem Gipsverband kaum retinieren, sodass eine Stabilität meist nur mit einer Drahtspickung erreicht werden kann, mit der das Gelenk zur Ausheilung der Gelenkkapsel, also 4–6 Wochen lang, transfixiert wird.

Für chronische, erst spät erkannte oder rezidivierende Luxationen des Daumensattelgelenks kommt entweder die Sehnenplastik aus der Sehne des M. flexor carpi radialis oder bei bereits fortgeschrittener destruierender Arthrose eine Arthrodese des Gelenks in Betracht.

Bandverletzungen des Daumens

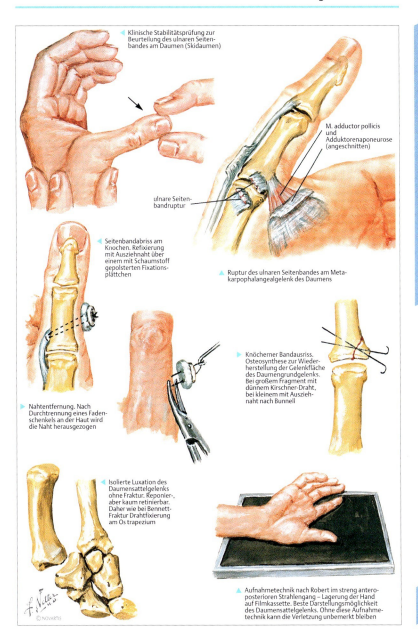

Hand – Verletzungen

Da die freie Beweglichkeit im Daumensattelgelenk für die Funktion der Hand von entscheidender Bedeutung ist, muss bei der Behandlung aller Frakturen des 1. Strahls darauf geachtet werden, eine adäquate Reposition und achsengerechte Stellung zu erzielen und zu erhalten.

Ätiologie. Diese Frakturen entstehen durch Stauchungskräfte auf den 1. Strahl, z. B. durch einen Sturz auf den Daumen mit axialer Krafteinleitung. Am häufigsten kommt es dabei zu einer Rolando-Fraktur.

Klinik und Diagnostik. Im Frakturbereich findet man eine Schwellung und ein Hämatom. Die Beweglichkeit des Daumens ist schmerzbedingt eingeschränkt. Mitunter ist bei stark dislozierten Frakturen auch eine Verkürzung des Daumens feststellbar. Bei geringer Dislokation kann die Symptomatik nur sehr diskret ausgebildet sein. Röntgenologisch sind die Frakturen, v. a. bei geringer Dislokation oder kleinen Fragmenten, mitunter schwierig zu erkennen. Neben a. p. und streng seitlichen Aufnahmen können daher zur exakten Diagnose Schrägaufnahmen notwendig sein.

Prognose. Nach basisnahen intraartikulären Frakturen des Metakarpale I tritt nicht selten eine Arthrose auf, sodass im Spätverlauf eine Arthrodese des Daumensattelgelenks erforderlich werden kann, um Schmerzfreiheit zu erzielen.

Bennett-Fraktur (A.)

Bei dieser intraartikulären Fraktur wird ein mediales Fragment von der Basis des Os metacarpale I abgesprengt, das einen Teil der Gelenkfläche einbezieht. Dieses Fragment bleibt am Bandansatz des ulnaren Kollateralbandes und wird dadurch und aufgrund der kräftigen palmaren Sehnenplatte, die an der Basis der Metakarpalgelenkfläche inseriert, in seiner physiologischen Stellung zum Os trapezium gehalten. Das radiale Hauptfragment des Metakarpaleschafts dagegen disloziert durch die Zugwirkung der Sehne des M. abductor pollicis longus nach radial und proximal.

Therapie. Da sich das Repositionsergebnis selten in einem Gipsverband halten lässt, erfordern Bennett-Frakturen meist eine offene Stabilisierung. Bei kleinem ulnarseitigem Fragment an der Metakarpalebasis kann das dislozierte Metakarpale mühelos durch Zug und Abduktion des Daumens reponiert und mit einem perkutan eingeführten Kirschner-Draht retiniert werden (**D.**). Bei großem intraartikulären Fragment ist hingegen zur weitgehend stufenlosen Einstellung des Gelenks die offene Reposition in Erwägung zu ziehen, wobei zur Stabilisierung Schrauben, Kirschner-Drähte oder eine kleine Abstützplatte eingesetzt werden.

Rolando-Fraktur (B.)

Bei dieser Trümmerfraktur ist ebenfalls die Gelenkfläche des Os metacarpale I betroffen, wobei im Gegensatz zur Bennett-Fraktur eine Dislokation des Metakarpaleschafts größeren Ausmaßes in aller Regel fehlt. Die Trümmerzone reicht von radial entlang der Basis der Metakarpale I nach distal bis zur Ansatzstelle der Sehne des M. abductor pollicis longus. Der Frakturspalt weist einen Y-förmigen Verlauf auf.

Therapie. Zur Behandlung einer Rolando-Fraktur wird eine offene Reposition mit osteosynthetischer Stabilisierung durchgeführt. Eine adäquate Einstellung lässt sich oft nur mit großer Mühe erzielen. Kirschner-Drähte reichen zur sicheren Fixierung des Repositionsergebnisses oft nicht aus, meist wird daher eine kleine T-Platte in Kombination mit einer durch die Platte eingebrachten Zugschraube verwendet.

Bei ausgedehnter Zertrümmerung der Metakarpalebasis bedarf es zur Erhaltung des Repositionsergebnisses einer Knochen- oder Oberflächenextension.

Winterstein-Fraktur (C.)

Dieser Frakturtyp ist eine extraartikuläre Quer- oder Schrägfraktur und kann im Kindesalter als Epiphysenfraktur vorkommen (**C3.**).

Therapie. Extraartikuläre Frakturen werden geschlossen reponiert und ruhig gestellt. Eine Operationsindikation besteht nur bei einem Repositionshindernis oder einer konservativ nicht retinierbaren Fraktur.

Basisnahe Frakturen des Metakarpale I

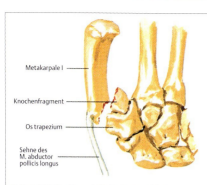

- Metakarpale I
- Knochenfragment
- Os trapezium
- Sehne des M. abductor pollicis longus

A. Bennett-Fraktur. Intraartikuläre Fraktur mit Dislokation des Metakarpale I nach proximal und radial und Abscherung eines dreieckigen Knochenfragments

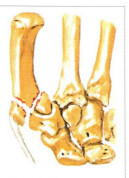

B. Rolando-Fraktur. Intraartikuläre Fraktur mit Y-förmiger Konfiguration

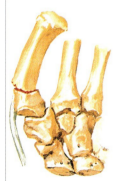

C1. Extraartikulärer Querbruch

C. Winterstein-Frakturen

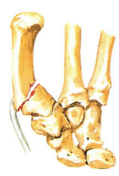

C2. Extraartikulärer Schrägbruch

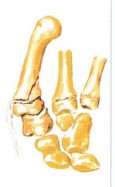

C3. Epiphysenfraktur mit Epiphysenlösung im Kindesalter

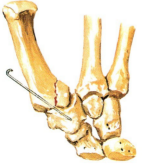

D. Perkutane Drahtosteosynthese bei Bennett-Fraktur. Metakarpale I wird am Os trapezium fixiert. Fixierungsdraht darf nicht durch das ulnare Knochenfragment geführt werden

Hand – Verletzungen

Die Handwurzel- und Mittelhandknochen bilden die Längs- und Querwölbung des knöchernen Skeletts der Hand. Bei der Behandlung von Metakarpalefrakturen muss die Architektur des Handskeletts so wiederhergestellt werden, dass die Mittelhand ihre physiologische Konfiguration erhält, die für eine korrekte Funktion der Hand unerlässlich ist.

Subkapitale Metakarpalefraktur

Die häufigste Metakarpalefraktur ist die subkapitale Fraktur des Metakarpale V, die auch als Boxerfraktur bezeichnet wird. Sie entsteht wie auch ähnliche Frakturen der anderen Langfinger durch eine axiale Krafteinwirkung auf das Metakarpaleköpfchen. Die bei dieser Fraktur meist erhebliche Zertrümmerung an der volaren Seite verursacht eine Achsenknickung nach dorsal.

Therapie. Bei nicht oder nur wenig dislozierten Frakturen besteht die Behandlung in der geschlossenen Reposition durch Längszug und Rotation an dem betroffenen Finger. Anschließend wird eine ulnare Schiene angelegt, mit der das Metakarpophalangealgelenk in einer Beugestellung von 70–90° eingestellt wird. Damit kann in den meisten Fällen ein befriedigendes Behandlungsergebnis erzielt werden. Rotationsfehler müssen dabei unbedingt vermieden werden. Ein verbleibender dorsaler Achsenknick ist am Metakarpale V hingegen tolerierbar, da sich die flexible Ulnarseite der Hand einer geringen Fehlstellung anzupassen vermag. Nach der knöchernen Konsolidierung verbleibt dann jedoch eine geringgradige Streckschwäche.

Bei subkapitalen Metakarpalefrakturen mit einer Abkippung des distalen Fragments von mehr als 30° nach volar sollte eine operative Reposition und Stabilisierung durch Spickdrahtosteosynthese vorgenommen werden. Auch Frakturen, die sich konservativ nicht ausreichend stabil retinieren lassen, werden operativ stabilisiert.

Frakturen, die die Gelenkfläche des Metakarpaleköpfchens einbeziehen, sind nur schwer exakt zu reponieren, häufig kommt es zu Bewegungseinschränkungen und im Spätverlauf zu einer Arthrose in den betroffenen Gelenken.

Metakarpaleschaftfrakturen

Diese Frakturen sind meist durch eine direkte Gewalteinwirkung wie eine Quetschung oder einen Schlag verursacht, seltener ist eine axiale Gewalteinwirkung. In etwa 20% der Fälle kommt es dabei zu Kettenfrakturen mit Beteiligung mehrerer Metakarpalia. Durch den Zug der Handbinnenmuskeln besteht bei Querfrakturen des Metakarpaleschafts meist eine Achsenknickung nach dorsal. Da die Metakarpalia III und IV jedoch durch die benachbarten Mittelhandknochen des 2. und 5. Strahls und die Ligg. metacarpalia transversa profunda gesichert werden, kommt es selbst bei Trümmerfrakturen im Allgemeinen nicht zur Verkürzung. Eine Verkürzungstendenz besteht hingegen bei Frakturen der Metakarpalia II und V aufgrund der fehlenden radialen bzw. ulnaren Abstützung.

Therapie. Metakarpaleschaftfrakturen heilen unter Ruhigstellung in einem Gipsverband bei 70° Beugestellung im Metakarpophalangealgelenk und voller Streckstellung im Mittelgelenk meist problemlos aus. Da die Handbinnenmuskeln in dieser Stellung nicht unter Spannung stehen, können Apposition, Länge und Rotationsstellung der Mittelhandknochen exakt eingestellt werden. Besonders Rotationsfehler müssen vermieden werden, da es sonst beim Faustschluss zu einem Überkreuzen der Finger kommt (S. 91).

Lässt sich eine Metakarpalefraktur konservativ nicht retinieren, wird sie durch Transfixation mit Kirschner-Drähten an den Nachbarknochen oder eine axiale Spickdrahtosteosynthese stabilisiert. Schrägfrakturen können auch durch einfache Zugschrauben versorgt werden. Alternativ kommen, v. a. bei Kettenfrakturen, Osteosynthesen mit Miniplatten in Betracht. Dabei ist jedoch auf eine ausreichende Gleitschicht zwischen Osteosynthesematerial und Strecksehnen zu achten.

Bei schweren Quetschungen der Hand mit multiplen Frakturen und erheblicher Schädigung des Weichteilmantels ist die Osteosynthese mit einem Fixateur externe angezeigt.

Metakarpalefrakturen

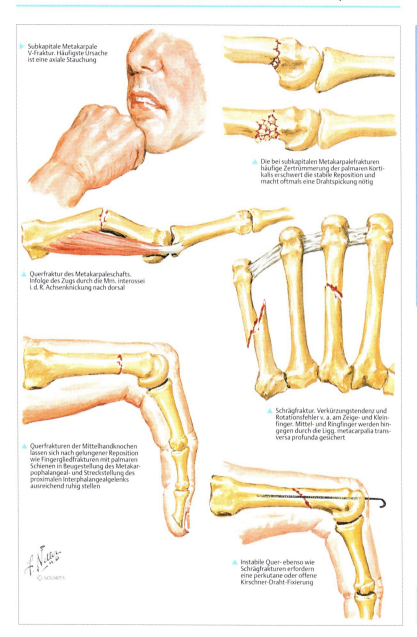

Subkapitale Metakarpale V-Fraktur. Häufigste Ursache ist eine axiale Stauchung

Die bei subkapitalen Metakarpalefrakturen häufige Zertrümmerung der palmaren Kortikalis erschwert die stabile Reposition und macht oftmals eine Drahtspickung nötig

Querfraktur des Metakarpaleschafts. Infolge des Zugs durch die Mm. interossei i. d. R. Achsenknickung nach dorsal

Querfrakturen der Mittelhandknochen lassen sich nach gelungener Reposition wie Fingergliedfrakturen mit palmaren Schienen in Beugestellung des Metakarpophalangeal- und Streckstellung des proximalen Interphalangealgelenks ausreichend ruhig stellen

Schrägfraktur. Verkürzungstendenz und Rotationsfehler v. a. am Zeige- und Kleinfinger. Mittel- und Ringfinger werden hingegen durch die Ligg. metacarpalia transversa profunda gesichert

Instabile Quer- ebenso wie Schrägfrakturen erfordern eine perkutane oder offene Kirschner-Draht-Fixierung

Obere Extremität

Hand – Verletzungen

Ätiologie

Frakturen der Grund- und Mittelglieder der Finger machen etwa $1/3$ aller Handfrakturen aus. Sehr häufig handelt es dabei um Arbeits- und Sportunfälle. Ursachen sind meist direkte Gewalteinwirkungen wie Quetschungen oder Verletzungen durch Fräs- oder Sägemaschinen, seltener Stürze auf die gestreckten Finger oder Bissverletzungen. Die typischen Unfallmechanismen führen häufig zu Frakturen mehrerer Finger gleichzeitig und/oder zu ausgedehnten Weichteilschäden.

Klinik und Diagnostik

Klinik. Klinisch fallen neben den Weichteilverletzungen Schwellungen und Fehlstellungen auf. Bei der Untersuchung muss besonders auf begleitende Läsionen der Beuge- und Strecksehnen geachtet werden, außerdem auf die Durchblutung und Sensibilität peripher der Fraktur. Da Fingerverletzungen meist durch Quetschungen zustande kommen, handelt es sich häufig um offene Frakturen.

Fehlstellungen. Zu der Fehlstellung bei Grund- und Mittelphalanxfrakturen tragen mehrere Muskeln durch ihren Zug bei. Für die Achsenfehlstellung entscheidend ist die Frakturlokalisation bezogen auf die Insertionsstelle der Sehne des M. flexor digitorum superficialis. Liegt eine Mittelgliedfraktur distal davon, entsteht ein Achsenknick mit Dislokation des peripheren Fragments nach dorsal. Liegt sie proximal davon, resultiert eine Dislokation nach volar. Bei Grundgliedfrakturen bewirken die Ansätze der Mm. interossei an der Grundgliedbasis eine Beugefehlstellung des proximalen Fragments, bei distalen oder Schaftfrakturen kommt es durch den Zug der Beuge- und Strecksehnen zu einer Dislokation des peripheren Fragments nach dorsal.

Röntgen. Bei der Röntgenuntersuchung im a.-p. und streng seitlichen Strahlengang lassen sich Schaftfrakturen meist problemlos beurteilen. Bei Beteiligung der Gelenkflächen sind für die exakte Diagnosestellung oft Schrägaufnahmen notwendig.

Therapie und Prognose

Reposition. Bei der Reposition von Fingergliedfrakturen muss der Ausgleich einer Rotationsfehlstellung ebenso bedacht werden wie die funktionsgerechte Einstellung in der a.-p. und seitlichen Ebene. In Streckstellung fällt eine Rotationsfehlstellung oftmals nicht auf, wird aber deutlich, wenn die Finger gebeugt werden. An der gesunden Hand weisen die Fingerspitzen in Beugestellung gegen den Kahnbeinhöcker. Eine unsachgemäße Reposition mit bleibender Rotationsfehlstellung beeinträchtigt die Greiffähigkeit. Daher ist die Beurteilung des Repositionsergebnisses sowohl in Beuge- als auch in Streckstellung unverzichtbar.

Stabile Frakturen. Als stabile Fingergliedfrakturen gelten die meisten nicht dislozierten Frakturen, die langen Spiralbrüche und die nur geringgradig verschobenen intraartikulären Frakturen. Diese stabilen Frakturen können konservativ behandelt werden. Nach Reposition werden sie auf einer Fingerschiene für 3–4 Wochen ruhig gestellt. Alternativ kann die Immobilisierung durch eine schräge oder axiale Drahtspickung oder eine Heftpflasterfixierung am Nachbarfinger („buddy taping") erreicht werden. Bei jeder Immobilisierung der Hand muss auf die Funktionsstellung geachtet werden, d. h. 45° Extension im Handgelenk, 70° Flexion in den Metakarpophalangealgelenken, 20° Flexion in den proximalen Interphalangealgelenken und Abduktion des Daumens. In dieser Stellung kann selbst bei Vernarbungen eine Verkürzung der Weichteile und eine Versteifung der Gelenke weitgehend ausgeschlossen werden.

Instabile Frakturen. Zur Dislokation neigende Frakturen werden immer osteosynthetisch versorgt. Sehr kleine Fragmente müssen mit sehr feinen Spickdrähten oder einer Lengemann-Naht fixiert werden, größere Fragmente mit Kleinfragmentschrauben oder Zuggurtungen. Platten werden an den Fingergliedern praktisch nie verwendet und kommen höchstens bei Trümmerfrakturen in Betracht. Läsionen der Sehnen müssen penibel rekonstruiert werden. Gelegentlich sind dazu Sehnenplastiken erforderlich.

Bei Frakturen mit Gelenkbeteiligung kann es zu dauerhaften endgradigen Bewegungseinschränkungen kommen.

Grund- und Mittelphalanxfrakturen

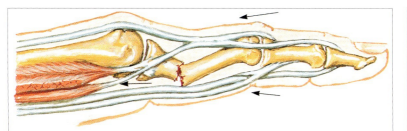

▲ Grundgliedquerfrakturen neigen aufgrund des Zugs der Mm. interossei an der Grundgliedbasis und des Zugeffekts der langen Streck- und Beugesehnen zur Achsenabknickung nach volar

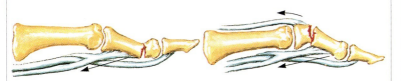

▲ Frakturen am Hals des Grundglieds knicken i. d. R. aufgrund des Zugs der Sehne des M. flexor digitorum superficialis, die am proximalen Fragment inseriert, nach volar ab

▲ Bei Frakturen an der Grundgliedbasis wird durch den Zug des Strecksehnenmittelzügels am proximalen Fragment und die Spannung beider langer Beugesehnen meist eine Abknickung nach dorsal hervorgerufen

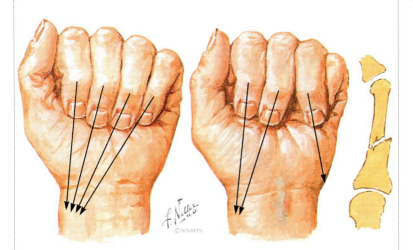

▲ Frakturen der Fingerglieder und der Mittelhandknochen erfordern neben der Einrichtung in der Longitudinalen auch eine Korrektur der Rotationsfehlstellung. An der gesunden Hand weisen die Fingerspitzen bei gebeugten Fingern wie links dargestellt gegen den Kahnbeinhöcker. In der Mitte dargestellt ist ein in Rotationsfehlstellung verheilter Ringfinger. Eine i. d. R. auch klinisch ohne weiteres erkennbare Rotationsfehlstellung zeigt sich mitunter radiologisch an einem Missverhältnis im Querschnittsdurchmesser der Fragmente, also an einer Kortikalisstufe (rechts). Diese kommt am deutlichsten im streng seitlichen Strahlengang zur Darstellung, ist aber bis zu einem gewissen Grad auch auf a.-p. Aufnahmen zu erkennen

Hand – Verletzungen

Luxationen der Fingergelenke betreffen in der überwiegenden Mehrzahl der Fälle das proximale Interphalangealgelenk (PIP). Dieses ist, wie auch das distale Interphalangealgelenk (DIP), als Scharniergelenk ausgebildet und wird durch kräftige laterale Kollateralbänder gesichert, die durch ein ebenfalls kräftiges palmares Band verstärkt werden.

PIP. Die häufigste Luxationsform am PIP ist die Luxation nach dorsal. Seltener, aber auch gravierender ist die Luxation nach palmar, bei der der Mittelzügel der Strecksehne einreißt und die eine Knopflochdeformität nach sich ziehen kann. Häufig sind auch die Kollateralbänder gerissen.

DIP. Bei Luxationen des DIP nach dorsal kann die palmare Gelenkkapsel einreißen und in das Gelenk einschlagen. Auch ein knöcherner Beugesehnenausriss kommt bei dieser Luxation gehäuft vor. Bei palmaren Luxationen kann es zu einer Ruptur oder einem Ausriss der Strecksehne kommen.

Seltene Luxationen. Rotationsluxationen stellen eine Rarität dar, führen aber oft zu schweren Quetschungen der Blutgefäße und Nerven des betroffenen Fingers. Ebenfalls selten sind Luxationen der Fingergrundgelenke, die meist am 2. und 5. Strahl auftreten und bei denen das Grundglied praktisch immer nach dorsal luxiert.

Ätiologie

In der Mehrzahl der Fälle handelt es sich um Sport- oder Arbeitsunfälle. Ursache von Luxationen der Fingergelenke ist meist ein kräftiger axialer Schlag auf den ausgestreckten oder leicht gebeugten Finger, z. B. durch einen auftreffenden Hand- oder Basketball. Mitunter führen Scherkräfte bei Quetschungen oder bei einem Hängenbleiben mit dem Finger zum Aushebeln des Gelenks.

Klinik und Diagnose

Über dem betroffenen Gelenk kommt es zu Ruhe- und Bewegungsschmerzen, die aber evtl. nur leicht ausgeprägt sind. Es besteht eine unverkennbare, federnd fixierte Fehlstellung, die Schwellung ist meist nur diskret. Bei der Erstuntersuchung müssen die periphere Durchblutung und Sensibilität geprüft und dokumentiert werden.

Röntgenologisch bietet eine Fingerluxation ein typisches und kaum zu verwechselndes Bild. Leicht übersehen werden können jedoch kleine knöcherne Absprengungen von Gelenkrand und knöcherne Sehnenausrisse. Bei Unklarheiten sollten daher außer den beiden Standardprojektionen auch Schrägaufnahmen angefertigt werden.

Therapie

Die Reposition von Fingergelenkluxationen stellt meist kein großes Problem dar. In einer Leitungsanästhesie nach Oberst reponiert sich das Gelenk unter einem kräftigen gleichmäßigen Längszug meist ohne weitere Maßnahmen. Gelegentlich muss mit einem leichten Druck auf den peripheren Gelenkanteil nachgeholfen werden. Nach Reposition werden Durchblutung und Sensibilität erneut überprüft sowie die Stabilität und Beweglichkeit des Gelenks kontrolliert. Der betroffene Finger wird auf einer Fingerschiene für 2–3 Wochen in leichter Beugestellung ruhig gestellt. Die Luxationen nach palmar erfordern eine Schienung über 4–6 Wochen in Streckstellung um sicherzustellen, dass keine Knopflochdeformität entsteht. Bei geschlossen nicht reponierbaren Luxationen werden in das Gelenk eingeschlagene Weichteile operativ entfernt.

Größere Kantenabsprengungen, die zu einer dorsalen und palmaren Instabilität führen, und knöcherne Sehnenausrisse werden mit feinen Kirschner-Drähten oder Ausziehnähten fixiert, distale Strecksehnenausrisse können auch konservativ mit einer Stack-Fingerschiene für 6 Wochen behandelt werden.

Mitunter ist bei unkomplizierten Luxationsfrakturen eine geschlossene Reposition und Ruhigstellung in einer Schiene möglich, die zwar die volle Fingerbeugung erlaubt, eine Streckung aber nur bis in jene Stellung zulässt, die das Repositionsergebnis und die Gelenkstabilität nicht gefährdet. Bei dieser Behandlungsmethode sind engmaschige Röntgenkontrollen wichtig. Mit zunehmender Konsolidierung und damit Stabilität auf der palmaren Seite wird der Streckumfang nach und nach vergrößert, bis auch in endgradiger Streckstellung die volle Stabilität erreicht ist.

Fingergelenkluxationen

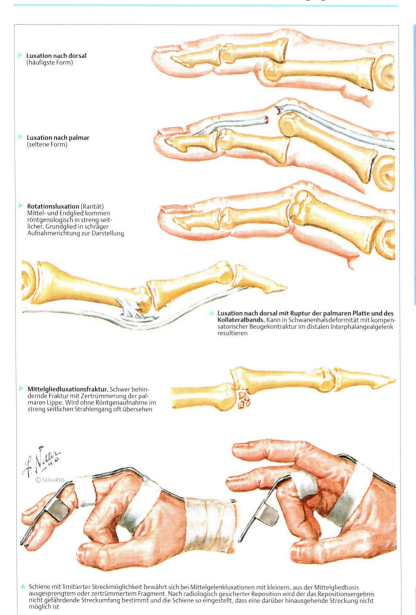

▶ **Luxation nach dorsal** (häufigste Form)

▶ **Luxation nach palmar** (seltene Form)

▶ **Rotationsluxation** (Rarität) Mittel- und Endglied kommen röntgenologisch in streng seitlicher, Grundglied in schräger Aufnahmerichtung zur Darstellung

▲ **Luxation nach dorsal mit Ruptur der palmaren Platte und des Kollateralbands.** Kann in Schwanenhalsdeformität mit kompensatorischer Beugekontraktur im distalen Interphalangealgelenk resultieren

▶ **Mittelgliedluxationsfraktur.** Schwer behindernde Fraktur mit Zertrümmerung der palmaren Lippe. Wird ohne Röntgenaufnahme im streng seitlichen Strahlengang oft übersehen

▲ Schiene mit limitierter Streckmöglichkeit bewährt sich bei Mittelgelenkluxationen mit kleinem, aus der Mittelgliedbasis ausgesprengtem oder zertrümmertem Fragment. Nach radiologisch gesicherter Reposition wird der das Repositionsergebnis nicht gefährdende Streckumfang bestimmt und die Schiene so eingestellt, dass eine darüber hinausgehende Streckung nicht möglich ist

Hand – Verletzungen

Ätiologie

Anatomische Voraussetzung. Das kräftige Lig. radiocarpale palmare zwischen dem Os lunatum, dem Radius und der distalen Handwurzelknochenreihe bietet der Handwurzel palmar einen sicheren Halt. Auf der dorsalen Seite ist die Bandführung schwächer. Außerdem sind die Ansätze der den Radius mit der proximalen Handwurzelknochenreihe verbindenden Bänder wesentlich fester als die der Bandverbindungen zwischen der proximalen und der distalen Handwurzelknochenreihe. Aufgrund dieser unterschiedlichen Sicherung der beiden Handwurzelknochenreihen und aufgrund des Fehlens einer festen Bandverbindung zwischen dem Os lunatum und dem Os capitatum ist die Handwurzel besonders luxationsgefährdet.

Unfallmechanismus. Eine karpale Instabilität ist die Folge einer Hyperextension des Handgelenks, beispielsweise bei einem Sturz auf die ausgestreckte Hand. Der Grad der dabei entstehenden perilunären Instabilität wird von der Intensität und der Richtung der eingeleiteten Kräfte bestimmt.

- Im leichtesten Fall rupturiert das Lig. scapholunatum, wodurch auch die Bandverbindung zwischen Radius und dem Os scaphoideum einreißt. Dadurch entsteht eine Dissoziation zwischen dem Os scaphoideum und Os lunatum.
- Bei stärkerer Dorsalextension reißt das Lig. radiocapitatum, und das Os lunatum luxiert. Durch die Ruptur des Lig. radiotriquetrum in Kombination mit der perilunären Dislokation entsteht zusätzlich eine lunotriquetrale Instabilität.
- Im schwersten Fall sind Hand und distale Handwurzelreihe auf dem Os triquetrum supiniert, wodurch das Lig. radiotriquetrum dorsale reißt und das instabile Os lunatum durch das Os capitatum palmarwärts gedrängt wird. Die Folge ist eine palmare Luxation

Klinik und Diagnostik

Eine palmare Luxation äußert sich in Schmerzen und in einer Weichteilschwellung am Handgelenk. Als Begleiterscheinung imponiert häufig eine Par- und Dysästhesie im Versorgungsgebiet des N. medianus.

Bei lunären und perilunären Luxationen stellt sich das Os lunatum auf a.-p. Röntgenaufnahmen oft nicht viereitig, sondern keilförmig dar. Im Seitenbild ist es aus dem Gelenk mit dem Kopf des Os capitatum herausgekippt und zeigt nach palmar. Mitunter ist es auch vollständig nach palmar luxiert.

Therapie und Prognose

Geschlossene Reposition. Die Reposition wird in Regionalanästhesie oder Allgemeinnarkose durch Zug an den in Extensionshülsen (Mädchenfänger) aufgehängten Fingern und Gegenzug mit einem 5–10 kg schweren Gewicht am Oberarm durchgeführt. Während der Extension wird eine Röntgenaufnahme des Handgelenks im a.-p. Strahlengang angefertigt, um das Ausmaß der Bandschädigung beurteilen und ggf. Knochen-Knorpel-Frakturen feststellen zu können.

Nach 10–15 Minuten unter Distraktion wird das Handgelenk langsam nach palmar flektiert und proniert und das Os lunatum durch Daumendruck reponiert. Zeigt sich nach gelungener geschlossener Reposition röntgenologisch eine erhebliche Lunatuminstabilität, wird bei leichter Radialdeviation der Hand und Beugung im Handgelenk ein Oberarmgips mit einem Kornährenzug über den Daumen angewickelt.

Offene Reposition. Bei nicht möglicher geschlossener Reposition oder einer schweren Instabilität kann eine offene Reposition und Draht- oder Schraubenosteosynthese des Karpus durchgeführt werden. Als Vorteil bietet sie die Möglichkeit einer sicheren anatomischen Reposition bei gleichzeitiger Rekonstruktion der Bandrupturen. Außerdem können frei im Handgelenk liegende Knochen-Knorpel-Fragmente dabei entfernt werden.

Von Frakturen im Rahmen von Luxationen im Handwurzelbereich können das Os scaphoideum, das Os triquetrum und das Os capitatum sowie der Processus styloideus radii betroffen sein. Zur sicheren Reposition und Fixierung ist meist eine Osteosynthese erforderlich.

Prognose. Nach schweren Verletzungen kann es zu bleibenden Einschränkungen des Bewegungsumfangs und eine frühzeitig auftretende Arthrose kommen.

Luxationen der Handwurzel

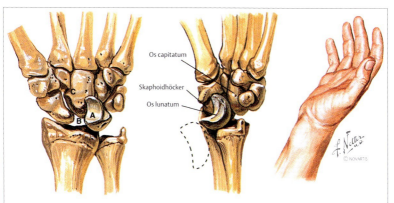

- Von palmar betrachtet erscheint (A) das Os lunatum rotiert und nach palmar disloziert, (B) die Distanz zwischen Os scaphoideum und Os lunatum vergrößert und (C) das Os capitatum nach proximal und dorsal luxiert

- Von der Seite betrachtet ist das Os lunatum nach palmar disloziert und rotiert. Mögliche weitere Abkippung auf die palmare Seite des distalen Radius gestrichelt

- Typische Fehlstellung, luxiertes Os lunatum imponiert palmar als Wulst

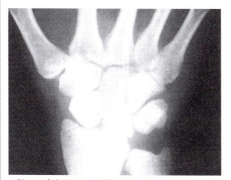

- Röntgenaufnahme im a.-p. Strahlengang: Rotation und Luxation des Os lunatum nach palmar

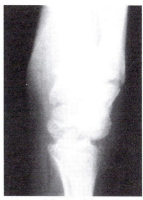

- Röntgenaufnahme im seitlichen Strahlengang: Infolge der Rotation liegt das Os lunatum vor dem Os capitatum

Hand – Verletzungen

Ätiologie und Frakturformen

Das Os scaphoideum wirkt als Verbindungsglied zwischen der proximalen und der distalen Handwurzelknochenreihe und ist dementsprechend besonders verletzungsgefährdet. Frakturen des mittleren Drittels des Os scaphoideum sind die häufigste Frakturform, beispielsweise durch einen Sturz auf die ausgestreckte Hand: während der proximale Pol durch die kräftigen Ligg. radiocapitatum und radioscaphoideum gesichert ist, wirkt am distalen Pol eine Extensionskraft ein. An weiteren Formen finden sich Frakturen des distalen Höckers und des proximalen Pols sowie vertikale Scherfrakturen des Körpers des Os scaphoideum.

Klinik und Diagnostik

Unter den Frakturen der oberen Extremität werden Skaphoidfrakturen am häufigsten übersehen, obwohl eine möglichst frühzeitige Diagnosestellung für den Behandlungserfolg entscheidend ist.

Symptomatik. Zu ihren Frühzeichen gehören Druckdolenz und Schmerz über der Tabatière, eine diskrete Weichteilschwellung und ein Verstreichen der dorsal-radialen Konkavität des Handgelenks sowie ein Schmerzgefühl bei Daumenbewegungen und bei Druck des Metakarpale I gegen die proximale Handwurzelreihe.

Röntgen. Auf den initialen Röntgenaufnahmen sind Frakturen des mittleren Knochendrittels nicht immer exakt abgrenzbar. Infolgedessen müssen Spezialaufnahmen bei geschlossener Faust mit und ohne Ulnardeviation angefertigt werden (Skaphoid-Quartett). Damit wird das Os scaphoideum in Extension gebracht. Okkulte Frakturen lassen sich oft darstellen, wenn der Zentralstrahl nicht in spitzem Winkel zur vermuteten Frakturlinie, sondern parallel dazu eingestellt wird.

Therapie

Bei der Frakturheilung spielt die Gefäßversorgung des Knochens eine ausschlaggebende Rolle. Die Blutgefäße treten in den Knochen dorsal an dessen distalem Pol ein, der proximale Pol ist vergleichsweise gefäßarm. Bei Frakturen des mittleren Drittels des Os scaphoideum wird die Blutzufuhr zum proximalen Pol weitgehend unterbrochen. Infolgedessen gehört die Knochennekrose zu den häufigen Komplikationen dieser Frakturen.

Konservative Therapie. Sind Symptome vorhanden, die den Verdacht auf eine Fraktur des Os scaphoideum nahe legen, wird das Handgelenk auch bei unauffälligem Röntgenbefund 2–3 Wochen lang in einem Unterarm-Faust-Gips unter Einschluss des Daumens ruhig gestellt. Auf den Kontrollaufnahmen nach der Gipsabnahme zeigt sich vielfach eine vorher nicht nachweisbare Resorptionslinie als Zeichen der Fraktur. In diesen Fällen wird erneut ein Gipsverband angelegt.

Nicht dislozierte Frakturen lassen sich meist mit einem Hand und Handgelenk starr immobilisierenden Unterarm-Faust-Gips unter Einschluss des abduzierten Daumens behandeln. Aufgrund der langsamen Konsolidierung von Skaphoidfrakturen beträgt die Dauer der Ruhigstellung 8–12 Wochen.

Operative Therapie. Da dislozierte Skaphoidfrakturen stark zur Pseudarthrosenbildung neigen, werden sie offen reponiert und osteosynthetisch versorgt. Zur Stabilisierung und Kompression von Skaphoidfrakturen bewährt sich die Herbert-Schraube, die an beiden Enden unterschiedliche Gewindegänge trägt. Alternativ kommt eine Matti-Russe-Plastik in Betracht, bei der über einen palmaren Zugang, der dorsal die Gefäßversorgung unberührt lässt, das Os scaphoideum dargestellt wird. In beide Fragmente wird eine Nut gefräst und die Spongiosa am distalen und proximalen Pol weitgehend ausgeschabt, um ein ausreichendes Implantatlager zu schaffen. In dieses wird ein kortikospongiöser Knochenspan zur Stabilisierung der Fragmente eingebracht und zur Förderung der Konsolidierung zusätzlich mit Spongiosa umfüttert. Kann damit die Instabilität nicht restlos behoben werden, werden die Fragmente mit Kirschner-Drähten oder Schrauben gesichert. Ohne Stabilisierung der Fraktur mit Metallimplantaten ist nach Knochentransplantaten eine lange Immobilisierungsdauer erforderlich. Bleibt der knöcherne Durchbau aus, stellt sich in der Regel eine Arthrose des Handgelenks ein.

Skaphoidfraktur

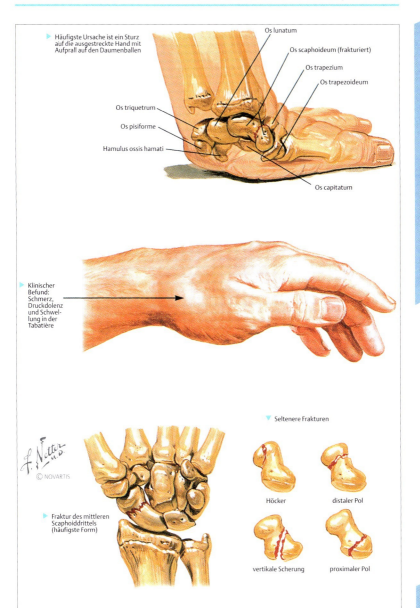

- Häufigste Ursache ist ein Sturz auf die ausgestreckte Hand mit Aufprall auf den Daumenballen

Os lunatum
Os scaphoideum (frakturiert)
Os trapezium
Os trapezoideum
Os triquetrum
Os pisiforme
Hamulus ossis hamati
Os capitatum

- Klinischer Befund: Schmerz, Druckdolenz und Schwellung in der Tabatière

▼ Seltenere Frakturen

- Fraktur des mittleren Scaphoiddrittels (häufigste Form)

Höcker — distaler Pol
vertikale Scherung — proximaler Pol

Hand – Operationen

Rekonstruktionen am distalen Interphalangealgelenk

Bei Instabilität, Subluxation oder Deviation sowie bei Schädigung des distalen Interphalangealgelenks stellt die Arthrodese die Methode der Wahl dar. Gelenkkontrakturen werden mit einer Weichteilablösung und einer temporären Kirschner-Draht-Fixierung behandelt, um eine eventuelle Restbeweglichkeit nutzen zu können. Für die Feinmotorik ist zwar eine zumindest geringe Beugefähigkeit im distalen Interphalangealgelenk Voraussetzung, bei ausreichender Beweglichkeit des proximalen Interphalangealgelenks ist jedoch eine Versteifung in Funktionsstellung durchaus zumutbar. Wird ein bewegliches Gelenk gewünscht, kann bei ausreichendem Knochenangebot und funktionsfähigem Bandapparat mit der Rekonstruktion des distalen Interphalangealgelenks unter Verwendung eines kleinen Scharnierimplantats ein brauchbarer Bewegungsumfang erzielt werden.

Rekonstruktionen am proximalen Interphalangealgelenk

Indikation. Die Alloarthroplastik des proximalen Interphalangealgelenks bietet sich bei schmerzhaften, arthrotischen oder posttraumatischen Deformitäten mit Destruktion oder Subluxation des Gelenks sowie bei einer mit alleinigen Weichteileingriffen nicht korrigierbaren Gelenksteife an, ist jedoch bei rheumatisch bedingten Deformierungen und bei der Schwanenhalsdeformität kaum jemals indiziert. Sie stellt bei isolierter Deformität des Gelenks am Zeigefinger die bevorzugte Methode dar.

Sind jedoch bei einem aktiven Patienten sowohl der Zeige- als auch der Mittelfinger betroffen, wird besser das proximale Interphalangealgelenk des Zeigefingers in 20–40° Beugung versteift und die Alloarthroplastik nur am Mittelfinger durchgeführt. Die auf diese Weise erzielte größere Stabilität des Zeigefingers wirkt sich beim Spitzgriff günstig aus, während die größere Beweglichkeit des Mittelfingers den Breitgriff erleichtert. Da die Beugefähigkeit in den proximalen Interphalangealgelenken des Ring- und Kleinfingers beim Ergreifen von kleineren Gegenständen eine wichtige Rolle spielt, muss auch sie so weit wie möglich wiederhergestellt werden.

Operationstechnik. Voraussetzung für ein optimales Operationsergebnis ist eine ausreichende Entlastung aller evtl. bestehenden Gelenkkontrakturen. Die Kollateralbänder sollen möglichst erhalten werden. Gegebenenfalls können sie zur Korrektur einer Lateralabweichung oder einer Instabilität an der geschwächten Seite gerafft werden. Bei hochgradig kontraktem Gelenk muss der Knochen ausgiebiger reseziert werden. Löst sich die Kontraktur auch dann nicht, können die Palmaraponeurose und die Kollateralbänder je nach Bedarf proximal oder distal durchtrennt und etwas versetzt wieder am Knochen inseriert werden.

Der operative Zugang zum Gelenk wird zwischen dem lateralen Sehnenzügel und der zentralen Sehne an beiden Seiten des Gelenks unter Erhaltung der zentralen Sehne angelegt. Dabei wird das Gelenk nach beidseitiger proximaler Entlastung der Kollateralbänder und proximaler Ablösung der Palmaraponeurose durch Luxation nach lateral dargestellt. Nach Knochenpräparation, Implantatsetzung und Reinsertion der Kollateralbänder am Knochen werden die Seitenbänder wieder mit der zentralen Sehne vereinigt. Bei Anwendung dieser Technik kann bereits am 3.–5. postoperativen Tag mit Bewegungsübungen begonnen werden, da die zentrale Sehne dabei nicht tangiert wird.

Nachbehandlung. Postoperativ wird die Hand mit einem dick gepolsterten Verband versorgt. Am 2.–3. Tag werden in Neutralstellung des Fingers kleine gepolsterte Aluminiumschienen angelegt. Die rekonstruierten Kollateralbänder müssen 6 Wochen lang gegen eine Lateralabweichung geschützt werden. Dazu bewährt sich u. a. eine Swanson-Schiene, die 6–8 Wochen lang nachts und bei Bedarf auch während des Tages angelegt wird.

Am 10. postoperativen Tag wird mit aktiven krankengymnastischen Übungen begonnen. Das Metakarpophalangealgelenk muss dabei stets in Extension geschient sein.

Rekonstruktion von Fingergelenken

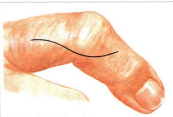

▲ Leicht gebogener Längsschnitt über dem proximalen Interphalangealgelenk

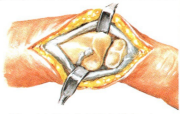

▲ Der zentrale Sehnenzügel wird unter Erhaltung des Ansatzes am Mittelglied durchtrennt. Beide Hälften werden nach palmar abgeschoben. Die Insertionen des Kollateralbandes am Grundglied bleiben erhalten

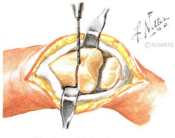

▲ Das Köpfchen des Grundglieds wird reseziert

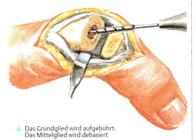

▲ Das Grundglied wird aufgebohrt. Das Mittelglied wird debasiert

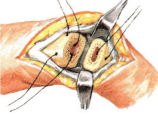

▲ Das Mittelglied wird aufgefräst. Zur Reinsertion der Kollateralbänder und des zentralen Teils werden Nähte gelegt

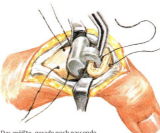

▲ Das größte, gerade noch passende Implantat wird zuerst in das Grund- und dann in das Mittelglied eingelagert

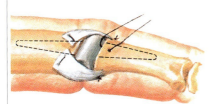

▲ Die Knochenstümpfe dürfen bei gestrecktem Gelenk nicht das Mittelstück der Prothese berühren. Kollateralbänder bereits reinseriert

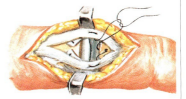

▲ Die beiden Hälften der zentralen Sehne werden approximiert und über Bohrlöcher an der Mittelgliedbasis fixiert

Obere Extremität

Hand – Operationen

Sind bei Fingerverletzungen Knochen und Weichteile so schwer geschädigt, dass eine Rekonstruktion nicht möglich ist, bleibt nur die Amputation. Häufig ist dies bei Verletzungen durch Maschinen wie Fräsen oder Sägen der Fall, außerdem bei schweren Quetschungen oder Bissverletzungen. Selten können auch Tumoren, nicht zu beherrschende Infektionen oder Weichteilnekrosen zur Amputation zwingen. An den Fingern sind die distalen Anteile, also die Fingerkuppe und das Endglied, am häufigsten von Amputationen betroffen.

Allgemeine Amputationsgrundsätze

Amputationshöhe. Oberstes Ziel ist bei jeder Fingeramputation die Erhaltung einer größtmöglichen Stumpflänge und möglichst vieler gebrauchsfähiger Gelenke. Bei einer Gangrän bzw. bei anderen aggressiven Infektionen muss das nekrotische bzw. infizierte Gewebe vollständig abgetragen werden. Auch maligne Tumoren müssen komplett reseziert werden.

Stumpfdeckung. Bei der Amputation sollte ein mit einer dicken Lage gesunder Haut bedeckter Stumpf angestrebt werden. Als allgemeiner Grundsatz gilt daher, das Stumpfende mit Vollhaut zu decken, die verschieblich sein und über eine protektive Sensibilität verfügen soll. Dabei kommt es nicht so sehr auf die Form bzw. Kontur des Lappens an, sondern vielmehr auf die Sensibilität und die Belastbarkeit.

Knochenglättung. Scharfkantige Knochenränder werden geglättet und gerundet, damit es nicht zu einer schmerzhaften Kompression der Haut kommen kann. Auch das Periost wird um den Knochenstumpf reseziert. Durch die Ablösung des Periosts vom Knochenstumpf bei Frakturen oder Amputationen wird die Knochenneubildung stimuliert, sodass bei regelloser Kallusbildung ein schmerzhafter Knochensporn am Stumpfende entstehen kann. Diesem Risiko kann durch die saubere Deperiostierung des Knochens während der Amputation begegnet werden.

Blutstillung. Um Nachblutungen zu vermeiden, müssen alle Blutgefäße sorgsam kauterisiert bzw. ligiert werden. Bildet sich am Amputationsstumpf subkutan ein ausgedehntes Hämatom, kann der Hautlappen infolge der Druckbelastung nekrotisch werden. Außerdem können sich ausgedehnte Hämatome infizieren.

Nervendurchtrennung. Nerven haben die Tendenz, unter axonaler Proliferation zu heilen. Dadurch entsteht als verdickte kugelige Schwellung am Nervenstumpf ein Neurom. Liegt dieses unmittelbar unter der Hautoberfläche oder einem Knochenvorsprung, sind schmerzhafte Kompressionen und Irritationen die Folge. Um dieser Gefahr zu begegnen, müssen alle Nerven in Amputationshöhe sorgsam aufgesucht und unter leichtem Zug scharf durchtrennt werden, sodass sie in die Stumpfmuskulatur zurückschlüpfen.

Fingerkuppenamputation

Über die Stumpflänge entscheidet der Zustand der palmaren Haut. Diese soll so weit wie möglich zur Lappendeckung erhalten werden, da sie die besten Voraussetzungen für die Wiederherstellung der Fingerfunktion bietet. Ist sie abgeledert oder zerstört, muss der Finger so weit gekürzt werden, dass der Stumpf palmar mit sensibler Vollhaut gedeckt werden kann. Die Fingernerven sind sorgsam einzeln aufzusuchen und unter leichtem Zug zu durchtrennen. Damit wird erreicht, dass sie in die Weichteile zurück schlüpfen, sodass sich am Stumpfende kein schmerzhaftes Neurom ausbilden kann.

Amputation des Fingerendglieds

Bei Endgliedamputationen muss darauf geachtet werden, die Nagelmatrix vollständig zu resezieren. Verbleibt ein Teil, kommt es zu einem irregulären Nagelwachstum, das zu schmerzenden und störenden Nagelteilen führt. Die distalen Ansätze der Streck- und Beugesehnen sollten dagegen nach Möglichkeit erhalten werden. Kann wenigstens der Ansatz der Sehne des M. flexor digitorum superficialis teilweise erhalten werden, bleibt der Fingergliedstumpf beweglich. Bei einem Ausriss der Sehne ist die Exartikulation unumgänglich. Wie bei der Fingerkuppenamputation wird der Stumpf mit einem palmaren Hautlappen gedeckt, der auf der Dorsalseite durch Naht fixiert wird.

Distale Fingeramputation

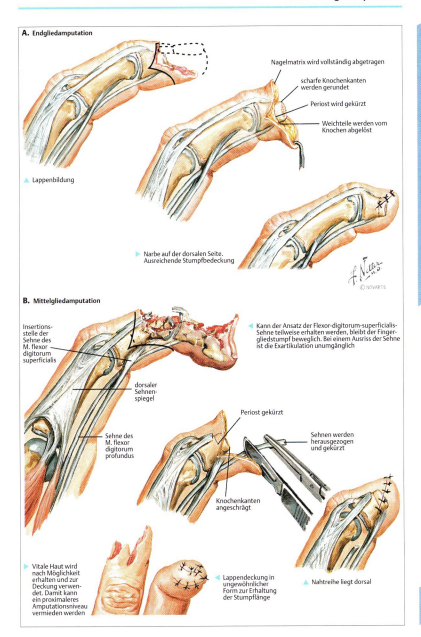

A. Endgliedamputation

- Lappenbildung
- Nagelmatrix wird vollständig abgetragen
- scharfe Knochenkanten werden gerundet
- Periost wird gekürzt
- Weichteile werden vom Knochen abgelöst
- Narbe auf der dorsalen Seite. Ausreichende Stumpfbedeckung

B. Mittelgliedamputation

- Insertionsstelle der Sehne des M. flexor digitorum superficialis
- dorsaler Sehnenspiegel
- Sehne des M. flexor digitorum profundus
- Kann der Ansatz der Flexor-digitorum-superficialis-Sehne teilweise erhalten werden, bleibt der Fingergliedstumpf beweglich. Bei einem Ausriss der Sehne ist die Exartikulation unumgänglich
- Periost gekürzt
- Sehnen werden herausgezogen und gekürzt
- Knochenkanten angeschrägt
- Vitale Haut wird nach Möglichkeit erhalten und zur Deckung verwendet. Damit kann ein proximaleres Amputationsniveau vermieden werden
- Lappendeckung in ungewöhnlicher Form zur Erhaltung der Stumpflänge
- Nahtreihe liegt dorsal

Untere Extremitäten

Hüftgelenk

Grundlagen 204

Erkrankungen 216

Verletzungen 228

Fehlbildungen. 234

Operationen 246

Kniegelenk

Grundlagen 256

Erkrankungen 266

Verletzungen 280

Operationen 300

Sprunggelenk

Grundlagen 304

Verletzungen 308

Fuß

Grundlagen 312

Erkrankungen 324

Verletzungen 336

Operationen 344

Fehlbildungen 356

Hüftgelenk – Grundlagen

Oberschenkelknochen

Das Os femoris (Femur) ist der längste und kräftigste Knochen des Körpers. Er besteht aus einem Schaft und 2 unregelmäßig geformten Enden zur Artikulation im Hüft- und Kniegelenk.

Proximales Femur. An seinem oberen Ende trägt das Femur auf einem schräg aufwärts gerichteten Hals einen nahezu kugelförmigen Kopf und 2 erhabene Rollhügel, die zahlreichen Muskeln als Ansatz dienen. Der glatte Kopf (Caput femoris) hat eine Gelenkfläche, die vorne und oben am größten ist. Dazwischen liegt medial eine Grube, die Fovea capitis femoris, in der das Lig. capitis femoris befestigt ist.

Der ca. 5 cm lange Schenkelhals (Collum femoris) bildet mit dem Schaft beim gesunden Erwachsenen einen Winkel von 115–140°, ist sanduhrförmig eingezogen und weist auffällige Eintrittspforten für die Blutgefäße auf.

Der große quadratische Trochanter major der Hüfte ist 12–14 cm distal des Darmbeinkamms tastbar und bildet das obere Ende des Femurschafts. Seine große vierseitige Oberfläche wird von einer schräg vom hinteren oberen zum vorderen unteren Winkel verlaufenden Leiste unterteilt. Vor und über dieser Leiste befindet sich eine (meist glatte) dreieckige Fläche zur Aufnahme eines Schleimbeutels. Unter und hinter ihr ist der Knochen ebenfalls glatt. Mit ihrem gekrümmten Hinterrand begrenzt sie die Fossa trochanterica, eine tiefe, medial am Trochanter vorhandene Grube, und setzt sich als Crista intertrochanterica nach distal fort.

Femurschaft. Der Femurschaft (Corpus femoris) ist in seiner gesamten Länge annähernd gleich breit, verbreitert sich jedoch an seinem distalen Ende, ist leicht nach vorn gebogen und weist eine glatte Oberfläche auf. Nur an der Hinterseite springt eine Knochenleiste, die Linea aspera, vor, die besonders im mittleren Schaftdrittel stärker ausgebildet ist, wo sich 2 Knochenkämme, Labium laterale und Labium mediale, erheben. Das Labium laterale geht kranial in die Tuberositas glutaealis über, das Labium mediale setzt sich als Linea intertrochanterica fort. Dazwischen verläuft als weitere Leiste die Linea pectinea zum Hinterrand des Trochanter minor. Auf der Linea aspera liegt das nach kranial offene Foramen nutricium des Femurs.

Distales Femur. An seinem distalen Ende verbreitert sich der Oberschenkelknochen bis auf das ca. 3fache zu einer nur die beiden Seiten aussparenden Gelenkfläche mit dem Kniegelenk. Er trägt 2 längliche, rollenförmige, von einer Seite zur anderen gekrümmte Auftreibungen, die Condyli medialis und lateralis, die durch die Fossa intercondylaris getrennt werden und ventral über die Facies patellaris miteinander in Verbindung stehen. Die Fossa intercondylaris ist dorsal besonders tief und wird nach kranial gegen die Facies poplitea des Femurs von einer Leiste, der Linea intercondylaris, abgegrenzt. Der Condylus medialis ist größer als der Condylus lateralis. Beide ruhen auf den horizontalen Kondylen der Tibia, der Femurschaft ist nach unten innen geneigt.

Von der gekrümmten Oberfläche der Kondylen ragen nach kranial die Epicondyli medialis und lateralis auf. Der kräftigere Epicondylus medialis wird vom Lig. collaterale tibiale des Kniegelenks als Ansatz benützt und trägt an seiner Oberseite ein spitzes Höckerchen, das Tuberculum adductorium. Am Epicondylus lateralis ist das Lig. collaterale fibulare befestigt. Distal der Epikondylen grenzt eine Furche den Gelenkrand ab.

Ossifikation. Die Verknöcherung des Femurs verläuft von 5 Knochenkernen aus, und zwar von einem für den Schaft, je einem für den Kopf und das distale Ende und je einem weiteren für die Trochanteren. Während der Schaft bei der Geburt bereits verknöchert ist, beginnt die Ossifikation des Halses erst nach der Geburt. Der distale Epiphysenkern tritt im 9. Entwicklungsmonat in Erscheinung, der proximale für den Schenkelkopf im 1. Lebensjahr, das Ossifikationszentrum für den Trochanter major im Alter von 3–5 Jahren und das für den Trochanter minor ungefähr im 9.–10. Lebensjahr. Die proximalen Epiphysenkerne, also für den Kopf und die Trochanteren, verschmelzen mit dem Schaft im Alter von 14–17, der distale Kern beim männlichen Geschlecht im Alter von 17,5 und beim weiblichen im Alter von 15 Jahren.

Anatomie des Oberschenkels I

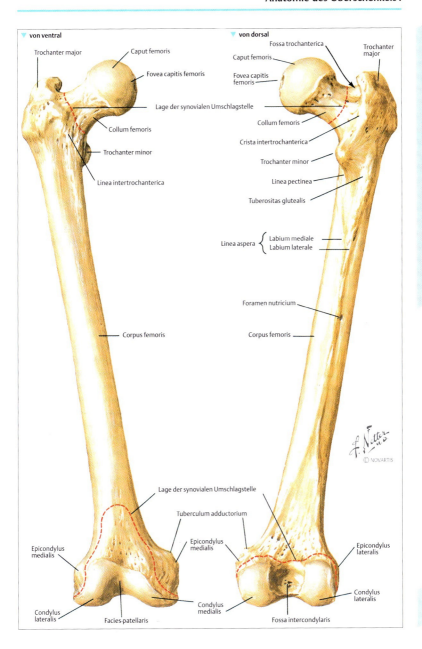

Hüftgelenk – Grundlagen

An Hüfte und Oberschenkel lassen sich 4 Muskelgruppen unterscheiden, und zwar die ventralen, die medialen, die dorsalen und die lateralen Oberschenkelmuskeln. Dazu kommen noch die Mm. psoas major und iliacus, die zwar größtenteils im unteren Abdomen liegen und dort auch entspringen, jedoch im Oberschenkel, und zwar am Trochanter minor, ihre Ansatzfelder finden und ihre Hauptwirkung als Oberschenkelflexoren entfalten.

Vordere Oberschenkelmuskeln

M. sartorius. Der bandförmige M. sartorius ist der längste Muskel des Körpers. Er entspringt an der Spina iliaca anterior superior und der unmittelbar darunter liegenden Inzisur, zieht diagonal zum medialen Unterschenkel fast bis zur Tibiakante und setzt an der medialen Tibiafläche unterhalb der Tuberositas tibiae an. An dieser Insertionsstelle bildet er einen Teil des Pes anserinus superficialis, der von der Tibia durch einen Schleimbeutel getrennt wird. Der M. sartorius bewirkt eine Flexion, Abduktion und Außenrotation des Oberschenkels. Da seine Ansatzsehne hinter der transversalen Achse des Kniegelenks verläuft, beugt er außerdem den Unterschenkel im Kniegelenk. Seine Innervation bezieht er aus dem N. femoralis, der den Muskel mit 2 Fasern aus L2 und L3 führenden Ästen versorgt.

M. quadriceps femoris. Dieser mächtige Muskel hat 4 Anteile, die zwar getrennte Ursprünge haben, aber in enger Nachbarschaft zueinander an der Tuberositas tibiae und den Condyli tibiae ansetzen.

➤ Der spindelförmige M. rectus femoris entspringt mit seinem Caput rectum an der Spina iliaca inferior und mit dem Caput reflexum von der Rinne über der Hüftgelenkspfanne. Distal läuft er in eine Endsehne aus, die als Lig. patellae zur Tuberositas tibiae zieht. Der Muskel wird von 2 Ästen des N. femoralis mit Fasern aus L3 und L4 innerviert.

➤ Der M. vastus lateralis entspringt mit einem breiten Sehnenblatt von der Linea intertrochanterica bis zum Septum intermusculare femoris laterale. Mit seiner Endsehne setzt er oben seitlich an der Patella und am Condylus lateralis tibiae an. Innerviert wird er von einem Ast des N. femoralis aus L3 und L4.

➤ Der M. vastus medialis entspringt entlang des gesamten Labium mediale lineae asperae, an der distalen Hälfte der Linea intertrochanterica und am Septum intermusculare femoris mediale. Mit seinen sehnigen Ursprungsfasern ist er an den Ansatzsehnen der Mm. adductor longus und adductor magnus befestigt und setzt mit seiner Endsehne am medialen Oberrand der Patella und am Condylus medialis der Tibia an. Versorgt wird er von 2 Ästen aus dem N. femoralis (L3 und L4).

➤ Der M. vastus intermedius entspringt am Femurschaft, an der unteren Hälfte des Labium laterale lineae asperae und am Septum intermusculare femoris laterale und endet in einem Sehnenblatt, das in das tiefe Blatt der Rektussehne sowie in die Mm. vastus medialis und vastus lateralis einstrahlt. Er wird oberflächlich von einem Ast des N. femoralis (L3 und L4) und zusätzlich von dem oberen der Femoralisäste für den M. vastus medialis innerviert.

An der Patella, die als Sesambein in die Quadrizepssehne eingelagert ist, laufen die 4 Muskelbäuche zu einer gemeinsamen Endsehne zusammen, die als Lig. patellae an der Tuberositas tibiae inseriert. Zwischen der Quadrizepssehne und dem distalen Ende des Femurs befindet sich die Bursa suprapatellaris, die mit der Gelenkhöhle des Kniegelenks kommuniziert. Eine kleine Bursa infrapatellaris profunda trennt das Lig. patellae unmittelbar proximal seiner Insertion von der Tibia. An den Tibiakondylen setzen die Retinacula patellae mediale und laterale an. Der M. quadriceps femoris ist der Strecker des Unterschenkels im Kniegelenk. Da seine Zugrichtung nicht exakt in der Längsachse der Tibia liegt, wird die Patella bei der Kontraktion des Muskels nach lateral verlagert. Dem wirken die zahlreichen, nahezu horizontal ausgerichteten Fasern des M. vastus medialis entgegen.

M. articularis genus. Dieser Muskel besteht aus einigen kleinen Muskelbündeln, die ihren Ursprung im distalen Viertel des Femurschafts haben. Sie inserieren im proximalen Teil der Synovialmembran des Kniegelenks.

Anatomie des Oberschenkels II

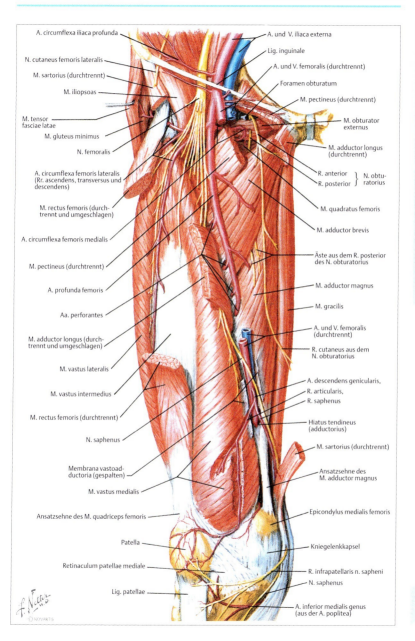

Hüftgelenk – Grundlagen

Mediale Oberschenkelmuskeln

M. gracilis. Der lange, schlanke M. gracilis liegt oberflächennah an der Oberschenkelinnenseite. Er entspringt sehnig an der Symphyse und am R. inferior ossis pubis und inseriert mit seiner Endsehne als Teil des Pes anserinus superficialis am proximalen Tibiaschaft. Zwischen seiner Endsehne und dem Lig. collaterale tibiale befindet sich ein Schleimbeutel. Der M. gracilis adduziert den Oberschenkel im Hüftgelenk und unterstützt die Beugung des Unterschenkels im Kniegelenk. Er beteiligt sich auch an der Flexion und Innenrotation des Oberschenkels. Seine Innervation bezieht er von einem Ast aus dem R. anterior des N. obturatorius (L2, L3).

M. pectineus. Der platte, im Querschnitt rechteckige M. pectineus entspringt am Pecten ossis pubis und einem darunter liegenden Knochenstreifen zwischen der Eminentia iliopubica lateral und dem Tuberculum pubicum medial und inseriert mit einer 5 cm breiten Endsehne an der Linea pectinea des Femurs. Er wirkt als Adduktor und Innenrotator des Oberschenkels, beteiligt sich aber auch an dessen Flexion. Versorgt wird er von einem Ast des N. femoralis, der von lateral in den Muskel eintritt, sowie von dem inkonstanten N. obturatorius accessorius.

M. adductor longus. Dieser Muskel entspringt mit einer platten Sehne am medialen Teil des R. superior ossis pubis, verbreitert sich zu einem im Querschnitt dreieckigen Bauch und inseriert mit einer zarten Endsehne im mittleren Drittel des Labium mediale lineae asperae zwischen den Sehnen der Mm. vastus medialis und adductor magnus am Femur. Seine Wirkung besteht in der Adduktion des Oberschenkels, dessen Flexion und Innenrotation er unterstützt. Versorgt wird er von einem Ast des R. anterior aus dem N. obturatorius (L2, L3), der ihn im mittleren Drittel von unten erreicht.

M. adductor brevis. Der von den Mm. pectineus und adductor longus bedeckte M. adductor brevis wirkt als Adduktor des Oberschenkels, an dessen Flexion und Innenrotation er sich ebenfalls beteiligt. Von seiner schmalen Ursprungslinie am R. inferior ossis pubis strahlen seine Fasern fächerförmig in eine Aponeurose aus, mit der er am Femur in den unteren $2/3$ der Linea pectinea und in der oberen Hälfte des Labium mediale lineae asperae inseriert. Innerviert wird er von Ästen aus dem R. anterior des N. obturatorius (L2, L3), die im mittleren Drittel in der Nähe des proximalen Randes in ihn eintreten. Seine Endsehne wird von den Aa. perforantes aus der A. profunda femoris und ihren Begleitvenen durchbrochen.

M. adductor magnus. Dieser kräftigste Muskel der medialen Gruppe ist im Querschnitt dreieckig und setzt sich eigentlich aus 2 Muskeln mit getrennter Innervation zusammen. Von seinen Ursprüngen am unteren Teil des R. inferior ossis pubis, am R. ossis ischii und am Tuber ischiadicum verlaufen seine oberen Fasern horizontal, die unteren vertikal. Mit seinen auch als M. adductor minimus bezeichneten oberen Fasern inseriert er an der Tuberositas glutaealis und im proximalsten Abschnitt der Linea aspera. Darunter setzt er sehnig am Labium mediale lineae asperae und an der Linea supracondylaris medialis des Femurs an. Sein am weitesten medial und dorsal liegender Teil (ischiokondyläre Portion) entspringt vom Tuber ischiadicum und entwickelt eine runde Sehne, die am Tuberculum adductorium des Epicondylus medialis femoris ansetzt. Der vordere obere Teil des Muskels wirkt als kräftiger Adduktor des Oberschenkels und beteiligt sich auch an dessen Flexion und Innenrotation. Er wird vom R. posterior des N. obturatorius (L3, L4) innerviert. Die ischiokondyläre Portion zählt zu den ischiokruralen Muskeln der Schenkelrückseite, bewirkt v. a. die Extension und Innenrotation des Oberschenkels und wird von dorsal her von einem Ast aus dem Tibialisanteil des N. ischiadicus (L4, S1) versorgt.

M. obturator externus. Der M. obturator externus entspringt an den Rr. superior und inferior ossis pubis und am R. ossis ischii sowie an der Außenfläche der Membrana obturatoria. Seine Sehne zieht auf der Rückseite des Femurhalses und der Hüftgelenkkapsel zu ihrer Insertionsstelle in der Fossa trochanterica. Sie wird vom Femurhals durch einen Schleimbeutel getrennt. Der M. obturator externus bewirkt eine Außenrotation des Oberschenkels und wird von einem Ast des N. obturatorius (L3, L4) versorgt.

Anatomie des Oberschenkels III

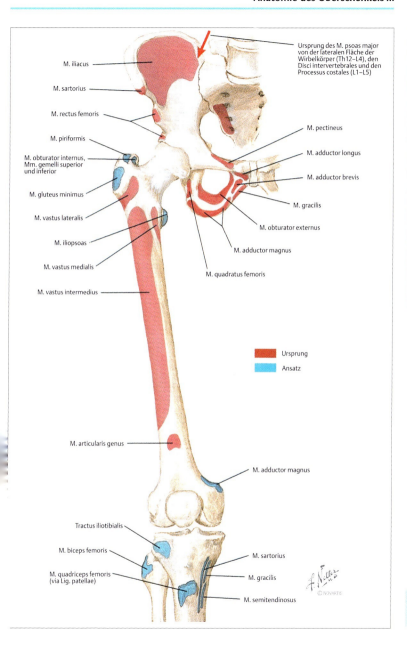

Hüftgelenk – Grundlagen

Hintere Oberschenkelmuskeln

Zu den auch als ischiokrurale Muskeln bezeichneten hinteren Oberschenkelmuskeln gehören die Mm. semitendinosus, semimembranosus und biceps femoris sowie die ischiokondyläre Portion des M. adductor magnus.

Die am Os pubis und Os ischii entspringenden Muskeln sind gegenüber dem Skelett präaxial und werden über Aufzweigungen der ventralen Äste aus dem Plexus lumbosacralis innerviert, nämlich über die Nn. obturatorius und tibialis.

Die am Os ilii und am Femur entspringenden Muskeln sind hingegen postaxial und beziehen ihre Innervation aus den Nn. femoralis und fibularis communis, die aus Aufteilungen der dorsalen Äste des Plexus hervorgehen.

Muskelwirkung. Die ischiokruralen Muskeln beugen den Unterschenkel im Knie und strecken den Oberschenkel in der Hüfte. Von besonderer Bedeutung ist ihre bänderartige Wirkung im Hüftgelenk, die als Schutzmechanismus wirkt. Bei der im normalen Bewegungsablauf gleichzeitig ausgeführten Beugung im Knie und Streckung in der Hüfte begrenzt der maximale Ausschlag in einem Gelenk automatisch den Ausschlag im anderen, sodass nie gleichzeitig im Knie- und im Hüftgelenk maximale Ausschläge erzielt werden können. Die ischiokruralen Muskeln bewirken auch eine geringgradige Rotation, wobei das Bein von den Mm. semimembranosus und semitendinosus nach einwärts, vom M. biceps femoris nach auswärts gedreht wird.

M. semitendinosus. Der M. semitendinosus besteht, wie sein Name schon sagt, zur Hälfte aus einer Sehne. Er entspringt gemeinsam mit dem langen Kopf des M. biceps femoris von der kaudalen und medialen Grube am Tuber ischiadicum. Seine Sehne bildet die mediale Begrenzung der Kniekehle, windet sich dann im Bogen um den Condylus medialis tibiae und inseriert als Teil des Pes anserinus superficialis oben an der medialen Tibiafläche. Vom Lig. collaterale tibiale wird sie durch einen Schleimbeutel getrennt. Für die Innervation des Muskels sorgen 2 Äste aus dem Tibialisanteil des N. ischiadicus (L4, L5, S1, S2).

M. semimembranosus. Der M. semimembranosus entspringt von der oberen und der äußeren Grube am Tuber ischiadicum mit einer langen Sehnenplatte, die sich ungefähr in der Mitte des Oberschenkels zum Muskelbauch ausweitet. An seiner Insertionsstelle (Pes anserinus profundus) in Höhe des Kniegelenks setzt er mit seinem größeren Anteil in der horizontalen Rinne an der posteromedialen Fläche des Epicondylus medialis tibiae an und gelangt von dort mit einem kräftigen Zipfel als Lig. popliteum obliquum zur Kniegelenkkapsel. Einige seiner Fasern ziehen von seiner Endsehne zum Lig. collaterale tibiale und von dort weiter zur Faszie des M. popliteus. Der M. semimembranosus wird von einem Ast aus dem Tibialisanteil des N. ischiadicus innerviert, der gemeinsam mit dem unteren, den M. semitendinosus versorgenden Ast abgeht.

M. biceps femoris. Der M. biceps femoris ist sekundär aus der Kombination eines präaxialen Anteils, des Caput longum, und eines postaxialen Anteils, des Caput breve, entstanden.

➤ Das Caput longum entspringt in enger Beziehung zum M. semitendinosus von der unteren und medialen Grube am Tuber ischiadicum und vom kaudalen Abschnitt des Lig. sacrotuberale.

➤ Das Caput breve entspringt vom Labium laterale lineae asperae, von den proximalen 2/3 der Linea supracondylaris lateralis und vom Septum intermusculare femoris laterale.

Die Fasern des kurzen Bizepskopfs vereinigen sich mit der Sehne des langen Kopfs zu einer gemeinsamen, kräftigen, runden Endsehne, die die laterale Begrenzung der Fossa poplitea bildet. In Höhe des Knies spaltet sich diese gemeinsame Endsehne um das Lig. collaterale fibulare auf und setzt an der lateralen Fläche des Fibulakopfs, am Condylus lateralis tibiae und lateral an der Fascia cruris an. Da die beiden Bizepsköpfe nicht von derselben Anlage abstammen, werden sie auch getrennt innerviert. Das Caput longum erhält 2 Äste aus dem Tibialisanteil des N. ischiadicus (S1–S3), und zwar einen für das proximale und einen für das mittlere Drittel des Muskels, das Caput breve einen Ast aus dem Fibularisanteil des N. ischiadicus (L5, S1 und S2), der den Muskel von oben erreicht.

Anatomie des Oberschenkels IV

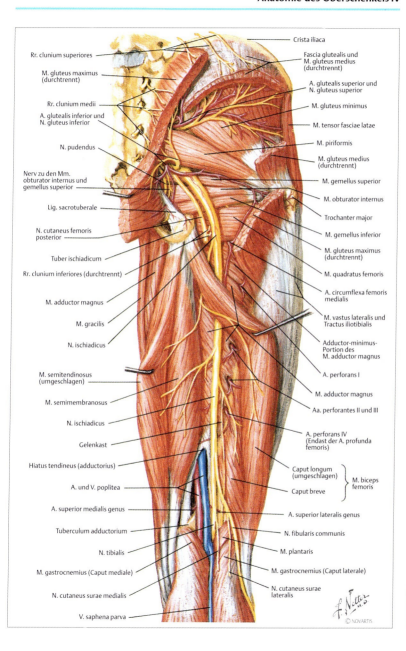

Hüftgelenk – Grundlagen

Laterale Oberschenkelmuskeln

M. gluteus maximus. Sein Ursprung liegt an der Linea glutealis posterior des Os ilii und der Rückseite des Kreuz- und Steißbeins. Mit seiner größeren oberen Portion (Pars sacroiliaca) und den oberflächlichen Fasern der unteren Portion (Pars coccygea) inseriert er am Tractus iliotibialis der Fascia lata, mit den tiefen Fasern der unteren Portion erreicht er die Tuberositas glutealis am Femur und das Septum intermusculare femoris laterale. Zwischen der oberen Portion des Muskels und dem Trochanter major liegt die Bursa trochanterica m. glutei maximi. Weitere Schleimbeutel trennen seine Ansatzsehne vom Ursprungsfeld des M. vastus lateralis, einem der Köpfe des M. quadriceps femoris, und seine untere Portion vom Tuber ischiadicum. Er wirkt als kraftvoller Strecker des Oberschenkels im Hüftgelenk. An der Außenrotation im Hüftgelenk ist er ebenfalls beteiligt. Mit seinen oberflächlichen Fasern wird er zudem bei der Abduktion des Oberschenkels gegen Widerstand wirksam. Die Innervation des Muskels wird ausschließlich vom N. gluteus inferior (L5, S1 und S2) besorgt.

M. gluteus medius. Er entspringt an der Außenfläche des Os ilii zwischen den Lineae gluteales anterior und posterior und der Fascia glutealis und inseriert mit seiner flachen Sehne an der oberen hinteren Kante des Trochanter major und an einer diagonalen Leiste an dessen lateraler Fläche. Zwischen seiner Ansatzsehne und dem Trochanter major befindet sich proximal seiner Insertion ein Schleimbeutel.

M. gluteus minimus. Der am Os ilii zwischen den Lineae gluteales anterior und inferior entspringende M. gluteus minimus unterlagert den M. gluteus medius und inseriert am vorderen oberen Rand des Trochanter major, dessen ventrale Fläche von der Ansatzsehne des Muskels durch einen Schleimbeutel getrennt wird. Die Mm. glutei medius und minimus abduzieren den Oberschenkel und drehen ihn einwärts. Diese Funktionen spielen besonders beim Gehen eine große Rolle. Ihre Innervation beziehen sie aus dem N. gluteus superior (L4, L5 und S1).

M. tensor fasciae latae. Dieser spindelförmige Muskel entspringt im ventralen Teil des Labium externum cristae iliacae und der Außenseite der Spina iliaca anterior superior und inseriert am Tractus iliotibialis. Seine Wirkung besteht in der Unterstützung der Flexion, Abduktion und bis zu einem gewissen Grad auch der Innenrotation des Oberschenkels. Innerviert wird der Muskel vom N. gluteus superior.

M. piriformis. Auf dem Weg vom Ursprung an der Kreuzbeinvorderfläche zum Ansatz am Oberrand des Trochanter major durchzieht dieser Muskel das Foramen ischiadicum majus. Er wirkt als Außenrotator des Oberschenkels und unterstützt auch dessen Abduktion. Seine Innervation erhält er über 1 oder 2 Äste aus dem 1. und 2. Sakralnerv.

M. obturator internus. Er entspringt am Knochenrand des Foramen obturatum und der Innenseite der Membrana obturatoria sowie an der Facies pelvica ossis coxae. Seine Fasern ziehen durch das Foramen ischiadicum minus, in dem sie vom Knochen durch einen großen Schleimbeutel getrennt werden. Die Endsehne verläuft nach Verlassen des Foramens horizontal und inseriert an der medialen Fläche des Trochanter major. Der Muskel dreht den Oberschenkel auswärts und wirkt auch abduktorisch. Die ihn versorgenden Nerven stammen aus den Segmenten L5, S1 und S2.

Mm. gemelli superior und inferior. Parallel zur Ansatzsehne des M. obturator internus liegen die kleinen Mm. gemelli superior und inferior. Der M. gemellus superior entspringt an der Spina ischiadica, der M. gemellus inferior am Tuber ischiadicum. Als Hilfsmuskeln des M. obturator internus haben sie dieselbe Wirkung wie dieser. Der M. gemellus superior teilt sich mit dem M. obturator internus auch die Innervation, der M. gemellus inferior wird gemeinsam mit dem M. quadratus femoris versorgt.

M. quadratus femoris. Der kräftige vierseitige Muskel schließt sich dem unteren Rand des M. gemellus inferior an, entspringt vom oberen lateralen Rand des Tuber ischiadicum und inseriert an einer die Crista intertrochanterica nach distal fortsetzenden Linie. Er wirkt als kraftvoller Außenrotator des Oberschenkels und erhält seine Innervation aus L4 und L5 sowie aus S1.

Anatomie des Oberschenkels V

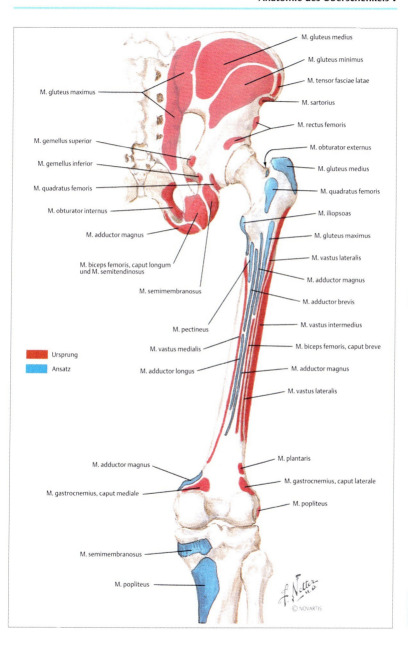

Hüftgelenk – Grundlagen

Das Hüftgelenk (Articulatio coxae) ist ein synoviales Kugelgelenk, in dem der kugelförmige Kopf des Femurs mit dem pfannenartigen Azetabulum des Hüftbeins artikuliert. Gegenüber dem Schultergelenk weist es zwar eine größere Stabilität, dafür aber eine geringere Bewegungsfreiheit auf.

Femurkopf. Der Femurkopf gleicht einem Kugelabschnitt, der zirka $2/3$ einer Kugel ausmacht, und ist von Gelenkknorpel bedeckt. Dieser ist im oberen Teil am dicksten und wird gegen die unregelmäßig konfigurierte Knochen-Knorpel-Grenze am Übergang zum Schenkelhals dünner.

Azetabulum. In der Gelenkpfanne des Beckens sitzt eine hufeisenförmige Gelenkfläche, die sich im Bogen um die Fossa acetabuli legt. Diese wird kaudal vom Lig. transversum acetabuli verschlossen. An diesem Band und am knöchernen Rand des Azetabulums setzt die Gelenklippe (Labrum acetabulare) an, deren dünner freier Rand sich wie eine Schale um den Femurkopf legt und diesen festhält.

Gelenkkapsel. Die feste Kapsel des Hüftgelenks ist an der Pfanne oben am knöchernen Rand und unten am Lig. transversum acetabuli, am Femur ventral an der Linea intertrochanterica und am Übergang vom Schenkelhals in die Trochanteren befestigt. Die Fasern der Gelenkkapsel ziehen größtenteils in Längsrichtung vom Os coxae zum Femur. In der Tiefe der Kapsel bilden v. a. im dorsalen Abschnitt einige zirkulär verlaufende Faserzüge ein Ringband, die Zona orbicularis, das den Femurkopf in der Gelenkpfanne hält.

Bandapparat. Zur Verstärkung verdickt sich die Gelenkkapsel zu 3 Bändern:

➤ *Lig. iliofemorale:* Das ausgesprochen kräftige Lig. iliofemorale liegt der Kapselvorderseite in Form eines umgekehrten Y an und ist mit seinem Stamm am unteren Teil der Spina iliaca anterior inferior befestigt, mit seinen beiden auseinanderstrebenden Bandzügen (Pars medialis, Pars lateralis) entlang der gesamten Ausdehnung der Linea intertrochanterica. Es ist bei voller Streckung des Femurs gespannt und trägt damit zur aufrechten Körperhaltung bei, bei der das Becken sonst unter dem Gewicht des Körpers auf den Femurköpfen nach hinten abrollen würde.

➤ *Lig. pubofemorale:* Das Lig. pubofemorale liegt der Kapsel medial und kaudal an. Es entspringt von dem vom oberen Schambeinast beigesteuerten Teil des Azetabulums und der Crista obturatoria, reicht bis zur Unterseite des Schenkelhalses und zum Lig. iliofemorale und spannt sich in Extension, hemmt aber gleichzeitig die Abduktion. Zwischen den Ligg. iliofemorale und pubofemorale ist die Gelenkkapsel am schwächsten, wird jedoch an dieser Stelle von der kräftigen Iliopsoassehne überkreuzt, die von ihr durch die Bursa iliopectinea getrennt wird.

➤ *Lig. ischiofemorale:* Das Lig. ischiofemorale bildet den Hinterrand der Kapsel. Es entspringt an dem vom Os ischii beigesteuerten Teil der Pfanne und zieht in einer Schraubentour nach lateral oben, um im proximalen Teil des Schenkelhalses anzusetzen.

Als 3,5 cm langes intraartikuläres Band spannt sich das Lig. capitis femoris zwischen den beiden Rändern der Incisura acetabuli und dem Unterrand des Lig. transversum acetabuli einerseits und der Fovea capitis femoris andererseits aus. Es ist bei adduziertem Femur gespannt.

Synovialmembran. Die Gelenkkapsel wird an ihrer Innenseite von einer Synovialmembran ausgekleidet, die das Labrum acetabulare bedeckt, sich wie eine Manschette um das Lig. capitis femoris legt und das fettreiche Bindegewebe in der Incisura acetabuli umschließt. Dort, wo die Gelenkkapsel am Femur ansetzt, schlägt sich die Synovialis auf den Schenkelhals um. Unter dieser synovialen Umschlagfalte verlaufen die Blutgefäße in das Caput und Collum femoris. Am Umschlag entstehen 3 synoviale Falten (Frenula).

Gefäß- und Nervenversorgung. Die Gefäßversorgung des Hüftgelenks wird von Ästen der Aa. circumflexae femoris medialis und lateralis, vom R. profundus der A. glutealis superior und von der A. glutealis inferior sichergestellt, wobei der Femurkopf zu einem erheblichen Anteil vom R. posterior der A. obturatoria versorgt wird. Seine Innervation bezieht das Hüftgelenk aus den die Mm. quadratus femoris und rectus femoris versorgenden Nerven, aus dem R. anterior des N. obturatorius und dem N. gluteus superior. In seltenen Fällen beteiligt sich auch der N. obturatorius accessorius an der Innervation.

Anatomie des Hüftgelenks

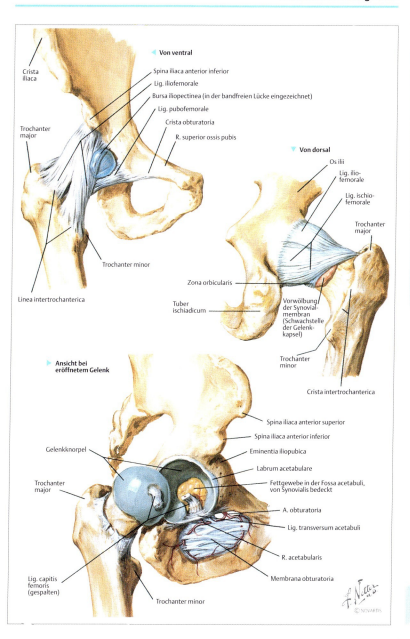

Hüftgelenk – Erkrankungen

Das Hüftgelenk ist nach dem Knie- und Schultergelenk das am dritthäufigsten von einer Arthrose befallene Gelenk. Die Koxarthrose, auch als Arthrosis deformans oder Osteoarthrose des Hüftgelenks bezeichnet, ist eine nicht entzündliche, degenerative Veränderung des Hüftgelenks, die mit Knorpelläsionen und knöchernen Veränderung einhergeht. Betroffen sind vorwiegend Patienten nach dem 60. Lebensjahr, Frauen etwas häufiger als Männer.

Man unterscheidet die primäre Koxarthrose, die auf dem Boden des physiologischen Alterungsprozesses entsteht (S. 40), von der sekundären Koxarthrose. Diese machen ca. $3/4$ aller Hüftgelenksarthrosen aus und kommen durch Gelenkschäden zustande, die z.B. von angeborenen Hüftluxationen, Epiphyseolysen des Humeruskopfs, Infektarthritiden oder rheumatischen Veränderungen herrühren oder traumatisch bedingt sind.

Ätiologie

Welche pathophysiologischen Vorgänge zu einer Arthrose führen, ist nicht genau geklärt. Allerdings sind zahlreiche Faktoren bekannt, die zwar nicht für die Arthroseentstehung verantwortlich sind, die den Verlauf der Arthrose jedoch modifizieren. So können chronische starke körperliche Belastungen, Bewegungsmangel, Übergewicht sowie klimatische und genetische Faktoren eine Arthrose verschlimmern bzw. deren Erstmanifestation beschleunigen.

Klinik und Diagnostik

Die Koxarthrose beginnt schleichend. Das subjektive Beschwerdebild korreliert nicht immer mit dem röntgenologischen Bild. So können bereits im Frühstadium bei fehlenden Röntgenbefunden starke Beschwerden auftreten, umgekehrt können trotz röntgenologisch schweren Veränderungen nur mäßige Schmerzen bestehen. Erste Symptome sind Bewegungs- und Belastungsschmerzen, die sich mit der Zeit verstärken. Im weiteren Verlauf treten auch nächtliche Ruheschmerzen und eine zunehmende Bewegungseinschränkung, insbesondere eine endgradige Beugekontraktur, auf. Später kommt eine Einschränkung der Abduktion und Innenrotation hinzu. Im fortgeschrittenen Stadium kann es durch die eingeschränkte Beweglichkeit und schmerzbedingte Schonung zu einer Muskelatrophie am Oberschenkel kommen. Typischerweise berichten die Patienten über Probleme beim Aufstehen aus tiefen Sesseln und verstärkte Schmerzen nach längerem Sitzen. Nicht selten strahlen die Schmerzen in den Oberschenkel und v.a. die Knieregion aus.

Thomas-Handgriff. Eine fortgeschrittene Bewegungseinschränkung ist klinisch leicht fassbar. Die anfängliche diskrete Beugekontraktur ist jedoch meist nur durch den Thomas-Handgriff festzustellen: Bei Aufhebung der kompensatorischen Beckenkippung nach ventral durch maximale Beugung des kontralateralen Hüftgelenks in Rückenlage hebt sich das betroffene Bein von der Unterlage ab. Die Beugekontraktur bewirkt zudem eine scheinbare Beinverkürzung, die zu einem hinkenden Gangbild führt.

Röntgenologische Befunde. Typische röntgenologische Zeichen einer Koxarthrose sind eine subchondrale Knochenverdichtung sowie osteophytäre Anbauten am Pfannenrand und Hüftkopf, der eine entrundete und pilzförmige Form annehmen kann. Der Gelenkspalt ist verschmälert, bei späten Stadien aufgehoben. In den periartikulären Weichteilen können ektope Ossifikationen auftreten.

Therapie

Im Frühstadium wird konservativ behandelt mit aktiven krankengymnastischen Übungen zum Erhalt der Beweglichkeit und Prophylaxe von Muskelatrophien. Wärmeanwendungen, Bewegungsbäder und Elektrotherapie werden von den Patienten meist als angenehm empfunden. Präarthrotische Deformitäten sollten operativ durch eine Umstellungsosteotomie korrigiert werden. Im Spätstadium hat sich der endoprothetische Ersatz des Hüftgelenks (S. 250f.) gegenüber den früher üblichen Umstellungsoperationen durchgesetzt. Die endoprothetische Versorgung sollte jedoch nicht zu lange aufgeschoben werden und auf jeden Fall vor dem Eintritt stärkerer Kontrakturen und Atrophien durchgeführt werden.

Koxarthrose

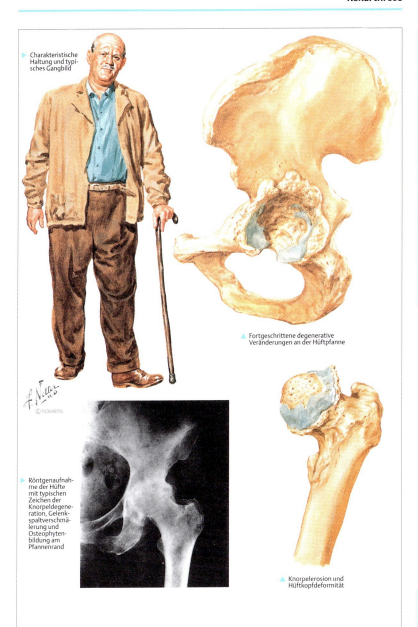

Charakteristische Haltung und typisches Gangbild

Fortgeschrittene degenerative Veränderungen an der Hüftpfanne

Röntgenaufnahme der Hüfte mit typischen Zeichen der Knorpeldegeneration, Gelenkspaltverschmälerung und Osteophytenbildung am Pfannenrand

Knorpelerosion und Hüftkopfdeformität

Hüftgelenk – Erkrankungen

Bei der Legg-Calve-Perthes-Erkrankung, die meist nur kurz als Morbus Perthes bezeichnet wird, handelt es sich um eine idiopathische aseptische Nekrose der Femurkopfepiphyse. Sie kommt im Alter von 2–12 Jahren (durchschnittlich 7 Jahren) vor und betrifft Jungen ca. 4-mal häufiger als Mädchen. Sind beide Hüften betroffen, treten die Veränderungen an der zweiten Hüfte meist 1 Jahr nach der ersten in Erscheinung. Liegt das Manifestationsalter jenseits des 12. Lebensjahrs, handelt es sich nicht mehr um einen Morbus Perthes im eigentlichen Sinn, sondern um eine juvenile Hüftkopfnekrose, die mit einer ebenso schlechten Prognose behaftet ist wie die Erwachsenenform.

Ätiologie

Die Ätiologie der Perthes-Erkrankung ist ungeklärt. Die aseptische Nekrose ist auf eine Unterbrechung der Blutzufuhr zur Femurkopfepiphyse zurückzuführen, und zwar v. a. der oberen und unteren zur Epiphyse aufsteigenden Gefäße.
Genetische Aspekte. In den Familien betroffener Kinder liegt die Inzidenz um 1%–20% höher als in der Normalbevölkerung. Obwohl eine eindeutige Erblichkeit bislang nicht bewiesen ist, kommt die Erkrankung gehäuft vor bei:
➤ einem niedrigeren Geburtsgewicht,
➤ einer pathologischen Kindslage (Beckenendlage bzw. Querlage),
➤ einem höheren Elternalter.

Außerdem erkranken später geborene Kinder (v. a. das dritte bis sechste Kind) häufiger. Die Perthes-Erkrankung kommt v. a. bei Japanern, Mongolen, Eskimos und Zentraleuropäern vor, ist hingegen bei Schwarzen, australischen Ureinwohnern, Indianern und Polynesiern selten.
Wachstums- und Entwicklungsstörungen. Möglicherweise handelt es sich bei der Perthes-Erkrankung nicht um eine isolierte Erkrankung des Hüftgelenks, sondern vielmehr um eine Manifestation einer noch unbekannten Systemerkrankung. Bei den erkrankten Kindern liegt das Knochenalter typischerweise 1–3 Jahre unter dem chronologischen Alter. Infolgedessen sind die Betroffenen i. d. R. kleiner als gleichaltrige gesunde Kinder und bleiben auch im Erwachsenenalter klein. Bei erkrankten Kindern wurden ein leicht disproportionierter Wuchs, Skelettwachstums- und -reifungsstörungen sowie erhöhte Somatomedinkonzentrationen im Serum nachgewiesen. Die Körpermaße sind mit Ausnahme des Schädelumfangs reduziert; die Gliedmaßen haben verkürzte distale Segmente. Ob zwischen den Wachstumsstörungen und der Ischämie der Femurkopfepiphyse ein Zusammenhang besteht, ist ungeklärt. Die genannten Befunde bekräftigen jedoch die Theorie einer systemischen Grundkrankheit.

Pathogenese

Das initiale Ereignis ist eine Ischämie der Epiphyse unbekannter Ursache (**A.**). Am Epiphysenknorpel und an der Wachstumsfuge sistiert die enchondrale Knochenbildung vorübergehend, während der Gelenkknorpel, der aus der Synovia versorgt wird, weiter wächst.
Im weiteren Verlauf kommt es parallel zum Knochenabbau zu einer Revaskularisation der morphologisch zwar intakten, jedoch avaskulären Epiphyse (**B.**). Dabei sprossen neue Kapillargefäße von peripher in die vorgeformten Gefäßkanäle ein. Auch die enchondrale Ossifikation beginnt peripher und setzt sich nach zentral fort. Auf dem avaskulären Knochen wird neu gebildete Knochensubstanz abgelegt, wobei allerdings im subchondralen Bereich mehr Knochen ab- als angebaut wird. Schließlich wird der subchondrale Knochen biomechanisch geschwächt und damit frakturanfällig. Bis zu diesem kritischen Zeitpunkt verläuft der Krankheitsprozess klinisch stumm und bleibt symptomlos.
Schließlich kommt es zu pathologischen subchondralen Frakturen (**C.**). In den meisten Fällen ist kein adäquates Trauma nachweisbar. Die Frakturen treten meist bei kräftigen, normalen Bewegungen auf, sind schmerzhaft und markieren den Beginn des klinisch manifesten Morbus Perthes. Letztlich geht die Krankheit in das Reparationsstadium über. Die Krankheitsdauer bis zur vollständigen Ausheilung ist variabel und kann wenige Monate, aber auch 2–4 Jahre oder mehr betragen.

Morbus Perthes I

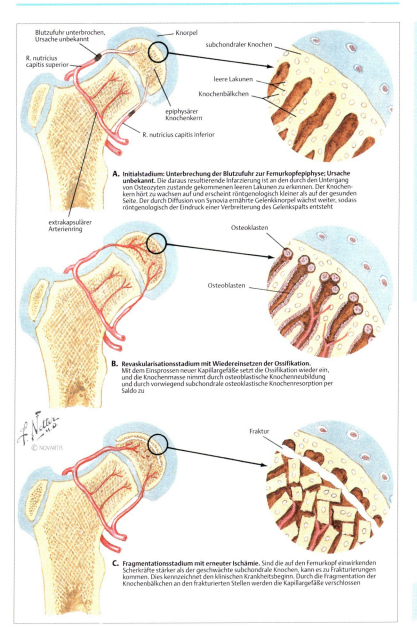

A. Initialstadium: Unterbrechung der Blutzufuhr zur Femurkopfepiphyse; Ursache unbekannt. Die daraus resultierende Infarzierung ist an den durch den Untergang von Osteozyten zustande gekommenen leeren Lakunen zu erkennen. Der Knochenkern hört zu wachsen auf und erscheint röntgenologisch kleiner als auf der gesunden Seite. Der durch Diffusion von Synovia ernährte Gelenkknorpel wächst weiter, sodass röntgenologisch der Eindruck einer Verbreiterung des Gelenkspalts entsteht

B. Revaskularisationsstadium mit Wiedereinsetzen der Ossifikation. Mit dem Einsprossen neuer Kapillargefäße setzt die Ossifikation wieder ein, und die Knochenmasse nimmt durch osteoblastische Knochenneubildung und durch vorwiegend subchondrale osteoklastische Knochenresorption per Saldo zu

C. Fragmentationsstadium mit erneuter Ischämie. Sind die auf den Femurkopf einwirkenden Scherkräfte stärker als der geschwächte subchondrale Knochen, kann es zu Frakturierungen kommen. Dies kennzeichnet den klinischen Krankheitsbeginn. Durch die Fragmentation der Knochenbälkchen an den frakturierten Stellen werden die Kapillargefäße verschlossen

Untere Extremität

Klinik und Diagnostik

Zu den Frühzeichen des Morbus Perthes gehören Schonhinken, Muskelkontrakturen und Bewegungseinschränkung sowie eine Atrophie des proximalen Oberschenkels. Als weiterer typischer Befund fällt die durch das retardierte Knochenalter bedingte kleine Statur auf.

Gangbild. Die Schonhaltung äußert sich darin, dass die Betroffenen beim Gehen die betroffene Extremität möglichst kurz belasten, um den Schmerz zu reduzieren. Schmerzbedingt kann es zu einer reflektorischen Hemmung der hüftabduktorischen Muskulatur kommen, was sich in einem positiven Trendelenburg-Zeichen äußert, das zu den häufigsten Frühzeichen der Erkrankung gehört und meist der erste Befund ist.

Schmerzen. Als erste Beschwerden können leichte, intermittierende Schmerzen an der Vorderseite des Oberschenkels auftreten. Allerdings findet man diesen Befund nur in etwa der Hälfte der Fälle. Die Schmerzen setzen mitunter nicht spontan, sondern erst bei eindringlichem Befragen angegeben. Sie setzen meist akut ein, können aber auch schleichend beginnen. Typischerweise sind sie nicht in der Hüfte lokalisiert, sondern werden in den Oberschenkel oder in das Kniegelenk projiziert.

Weil die Beschwerden typischerweise nur mäßig sind, wird oft erst Wochen nach dem klinischen Krankheitsbeginn der Arzt aufgesucht.

Gelenkbeweglichkeit. Normalerweise findet man bei der Untersuchung der passiven Beweglichkeit eine geringgradige Bewegungseinschränkung, v. a. bei der Abduktion und Innenrotation.

▶ *Viererzeichen:* Die typische Abduktions- und Rotationseinschränkung ist v. a. durch das „Viererzeichen" zu erkennen, das allerdings auch bei anderen Erkrankungen wie z. B. Entzündungen des Hüftgelenks (Coxitis) positiv ist. Wird in Rückenlage ein Hüftgelenk abduziert und außenrotiert, sodass die Ferse auf das kontralaterale Knie zu liegen kommt, ergeben die beiden Beine von oben betrachtet normalerweise die Form einer liegenden Ziffer 4. Das Knie des abgespreizten Beins befindet sich dabei in Höhe des kontralateralen Knies, die beiden Oberschenkel befinden sich in einer Ebene. Bei eingeschränkter Beweglichkeit im Hüftgelenk weicht der Oberschenkel des erkrankten abgespreizten Beins nach ventral ab und die Viererfigur befindet sich nicht mehr parallel zur Unterlage.

▶ *Thomas-Handgriff:* In ausgeprägten Fällen kann zusätzlich zur Abduktion und Rotation auch die Adduktion und Extension im Hüftgelenk eingeschränkt sein. Eine nicht vollständig mögliche Extension äußert sich in einer leichten Beugekontraktur des Hüftgelenks. Diese ist meist nur diskret ausgebildet und wird durch eine Ventralkippung des Beckens und eine Hyperlordose ausgeglichen. Beugt man jedoch bei dem Patienten in Rückenlage das nicht betroffene Bein in der Hüfte maximal, wird das Becken angehoben und das erkrankte Bein hebt sich von der Unterlage ab (Thomas-Handgriff).

Muskelkontrakturen. Eine Verkürzung der Muskulatur lässt sich mit dem „Rolltest" nachweisen. Dabei handelt es sich um einen schmerzlosen Test, der besonders beim Einwärtsrollen des betroffenen Beins Abwehrspannungen und Muskelkontrakturen infolge einer Reizung des Hüftgelenks erkennen lässt. An der Ventralseite des Hüftgelenks kann ein Druckschmerz auslösbar sein.

Muskelatrophie. Zur Inaktivitätsatrophie der proximalen Oberschenkelmuskulatur kommt es infolge der ständigen Irritation des Hüftgelenks und der daraus resultierenden Bewegungseinschränkung und Schonung. Der Oberschenkel der erkrankten Seite weist meist v. a. im symptomatischen Frühstadium einen um 2–3 cm geringeren Umfang auf. Mit Abklingen der Beschwerden bildet sich auch die Atrophie zurück.

Beinlängendifferenz. Durch das gestörte Längenwachstum des proximalen Femurs kommt es zu einer typischen Verkürzung und Verdickung des Schenkelhalses (Coxa vara), wodurch eine Beinlängendifferenz von 1–2 cm entstehen kann.

Labor. Die Laborbefunde liegen in der Norm. Lediglich die Blutkörperchensenkungsgeschwindigkeit ist mitunter etwas erhöht (30–40 mm/h).

Morbus Perthes II

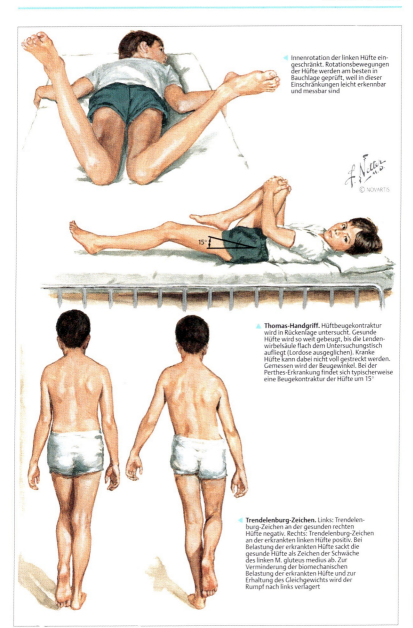

Innenrotation der linken Hüfte eingeschränkt. Rotationsbewegungen der Hüfte werden am besten in Bauchlage geprüft, weil in dieser Einschränkungen leicht erkennbar und messbar sind

Thomas-Handgriff. Hüftbeugekontraktur wird in Rückenlage untersucht. Gesunde Hüfte wird so weit gebeugt, bis die Lendenwirbelsäule flach dem Untersuchungstisch aufliegt (Lordose ausgeglichen). Kranke Hüfte kann dabei nicht voll gestreckt werden. Gemessen wird der Beugewinkel. Bei der Perthes-Erkrankung findet sich typischerweise eine Beugekontraktur der Hüfte um 15°

Trendelenburg-Zeichen. Links: Trendelenburg-Zeichen an der gesunden rechten Hüfte negativ. Rechts: Trendelenburg-Zeichen an der erkrankten linken Hüfte positiv. Bei Belastung der erkrankten Hüfte sackt die gesunde Hüfte als Zeichen der Schwäche des linken M. gluteus medius ab. Zur Verminderung der biomechanischen Belastung der erkrankten Hüfte und zur Erhaltung des Gleichgewichts wird der Rumpf nach links verlagert

Hüftgelenk – Erkrankungen

Röntgenuntersuchung

Die routinemäßige röntgenologische Abklärung stellt die Grundvoraussetzung für die Diagnosestellung und Verlaufsbeobachtung ebenso wie für die Beurteilung der Formveränderungen des Femurkopfs, einer eventuellen Dezentrierung oder Sequestrierung der Epiphyse und des Behandlungserfolges dar.

In aller Regel lässt sich der Krankheitsverlauf auf Nativröntgenaufnahmen im a.-p. Strahlengang und in der Lauenstein-Projektion beurteilen, wobei immer beide Hüften darzustellen sind. Röntgenologisch können beim Morbus Legg-Calve-Perthes 5 Stadien unterschieden werden, die einem kontinuierlichen Krankheitsgeschehen entsprechen.

Wachstumsstillstand (Initialstadium). Dieses Stadium setzt unmittelbar nach der initialen Durchblutungsstörung im Femurkopf ein, wenn die enchondrale Verknöcherung der knorpeligen Knochenanlage sistiert. Während dieses avaskulären Stadiums, das 6–12 Monate dauern kann, besteht ein zwar geringer, aber immer deutlicher werdender Seitenunterschied in der Epiphysengröße, also der Epiphysenhöhe und -breite. Da der Gelenkknorpel weiter wächst, erscheint der Gelenkspalt verbreitert. Die mit 1–3 mm relativ geringen Unterschiede sind auf Beckenübersichtsaufnahmen gut erkennbar und messbar. Gegen Ende dieses Stadiums, das klinisch stumm verläuft, nimmt die Dichte der Epiphyse zu.

Subchondrale Frakturierung (Sklerosierungs- bzw. Kondensationsstadium). Mit der subchondralen Frakturierung beginnt das Vollbild des Morbus Perthes. Die röntgenologische Darstellbarkeit der Frakturierung hängt vom Erkrankungsalter und vom Ausmaß des Epiphysenbefalls ab. Das Frakturierungsstadium dauert bei Kindern bis zu 4 Jahren durchschnittlich 3 Monate, bei Kindern über 10 Jahre bis zu 8 Monate.

Resorption (Fragmentations- oder Nekrosestadium). In diesem Stadium wird die nekrotische Knochen unterhalb der subchondralen Fraktur nach und nach abgebaut. Röntgenologisch entsteht der Eindruck einer Fragmentation, da Knochen resorbiert und zunächst durch vaskularisiertes fibröses Gewebe im Sinne einer langsamen Substitution und in weiterer Folge durch Primärknochen ersetzt wird. Das Fragmentationsstadium dauert 6–12 Monate. Es ist bei ausgedehntem Epiphysenbefall sowie bei einem Manifestationsalter von 10 Jahren und darüber am längsten und 12–17 Monate nach dem klinischen Krankheitsbeginn abgeschlossen.

Reossifikation (Regenerationsstadium). Während des Heilungs- bzw. Reossifikationsstadiums beginnt die Verknöcherung des Primärknochens an verschiedenen Stellen subchondral und setzt sich dann nach zentral fort. Schließlich fließen die neu gebildeten Knochenfelder zusammen, und die Epiphyse gewinnt nach und nach ihre normale Festigkeit wieder. Die Reossifikation nimmt zwischen 6 und 24 Monaten in Anspruch.

Endstadium. Im End- oder Reststadium ist die Femurkopfepiphyse mit oder ohne Restdeformität wieder vollständig aufgebaut.

Kernspintomographie

Die Kernspintomographie bewährt sich zum Nachweis einer epiphysären Infarzierung und lässt auch die Femurkopfform gut erkennen. Beides sind prognostisch wertvolle Parameter. Zudem liefert die Kernspintomographie Hinweise auf die Revaskularisation und liefert bereits Befunde, bevor in Röntgenaufnahmen erste Veränderungen sichtbar werden, was aber für das therapeutische Vorgehen keine Konsequenzen hat. Im Fragmentationsstadium kann durch eine Kernspintomographie nach Gadoliniumgabe die Vitalität des Hüftkopfs beurteilt werden.

Knochenszintigraphie

Die Knochenszintigraphie mit Technetium kam früher häufig zum Nachweis des Frühstadiums, bei dem röntgenologische Zeichen noch nicht fassbar sind, zum Einsatz. Eine fehlende Speicherung im Femurkopf gibt zwar einen exakten Hinweis auf die avaskuläre Nekrose, nicht aber auf das Ausmaß des Epiphysenbefalls. Die Knochenszintigraphie wurde inzwischen weitgehend durch die Kernspintomographie ersetzt.

Morbus Perthes III

▼ Catterall 3: Subchondrale Fraktur

Aufnahme im a.-p. Strahlengang, 7-jähriger Junge. Befall entsprechend Gruppe 3 nach Catterall

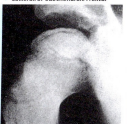

Lauenstein-Projektion

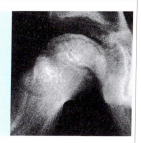

▼ Catterall 3: Maximales Resorptionsstadium

Aufnahme im a.-p. Strahlengang 8 Monate später

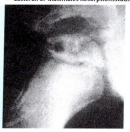

Lauenstein-Projektion

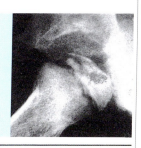

▼ Catterall 4: Subchondrale Fraktur

Aufnahme im a.-p. Strahlengang, 8-jähriger Junge. Befall entsprechend Gruppe 4 nach Catterall

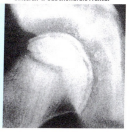

Lauenstein-Projektion

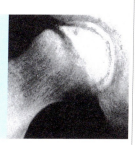

▼ Catterall 4: Maximales Resorptionsstadium

Aufnahme im a.-p. Strahlengang 8 Monate später

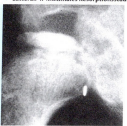

Lauenstein-Projektion

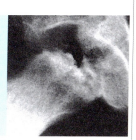

Untere Extremität

Hüftgelenk – Erkrankungen

Stadieneinteilung nach Catterall

Aufgrund des röntgenologischen Erscheinungsbildes des Femurkopfs zum Zeitpunkt der maximalen epiphysären Resorption gab Catterall 1971 eine Stadieneinteilung in 4 Gruppen an. Diese hat sich zur retrospektiven Beurteilung des Behandlungserfolgs bzw. der Ausheilung bewährt, besitzt jedoch prognostisch nur einen begrenzten Aussagewert.

Gruppe 1. Die subchondrale Fraktur ist auf den ventralen Epiphysenanteil beschränkt. Sie kommt im a.-p. Strahlengang nicht zur Darstellung, da sie nicht bis in den kranialen Epiphysenanteil hineinreicht. Die Epiphyse erscheint auf der Übersichtsaufnahme verkleinert und weist mitunter im zentralen Anteil Dichteunregelmäßigkeiten auf. In der Lauenstein-Projektion ist die auf den ventralen Epiphysenanteil beschränkte subchondrale Fraktur eindeutig erkennbar.

Im maximalen Resorptionsstadium ist lediglich der unterhalb der subchondralen Fraktur liegende Epiphysenanteil resorbiert. Medial, lateral und dorsal bleibt die Epiphyse hingegen verschont.

Die Prognose ist sehr gut, weil der Femurkopf ohne schwere Deformierungen oder sonstige Folgen ausheilen kann.

Gruppe 2. Hierbei ist die laterale Epiphysenkante intakt. In der Übersichtsaufnahme ist die subchondrale Frakturierung erkennbar, da sich der Krankheitsprozess über die Epiphysenoberkante hinaus nach dorsal ausgedehnt hat. Dennoch bleibt sie auf das Zentrum beschränkt, ohne den medialen und lateralen Epiphysenrand mit einzubeziehen.

In der Lauenstein-Projektion sieht man, dass die Fraktur den ventralen Anteil durchzieht und in unterschiedlichem Ausmaß auch bis in die dorsale Epiphysenfläche reicht. Selbst bei maximaler Resorption bleibt die Epiphysenfuge medial und lateral, teilweise auch dorsal verschont. Die Gruppe 2 hat noch eine relativ günstige Prognose, zumal der Außenrand der Epiphyse intakt bleibt und somit nur ein geringes Sequestrierungs- und Deformierungsrisiko besteht.

Gruppe 3. Die laterale Epiphysenkante wird in die Knochenveränderungen einbezogen, verschont bleiben nur die dorsale und die mediale Fläche. Auf der Übersichtsaufnahme zieht sich die subchondrale Fraktur durch den lateralen Epiphysenanteil und erfasst auch einen erheblichen Anteil der medialen Fläche. In der Lauenstein-Projektion sind der ventrale Anteil und ein Großteil des dorsalen Anteils betroffen. Dennoch bleibt selbst bei maximaler Resorption in allen Fällen posteromedial ein unterschiedlich großes Areal vital. Da mit dem Befall der lateralen Kante das Risiko einer Sequestrierung und Deformierung ansteigt, ist die Prognose ungünstiger als in den Gruppen 1 und 2.

Gruppe 4. Röntgenologisch kennzeichnend ist der Befall des gesamten Femurkopfs. Sowohl die Übersichtsaufnahme als auch die Lauenstein-Projektion zeigen, dass die subchondrale Fraktur den gesamten subchondralen Knochen durchzieht. Bei maximaler Resorption erscheint die gesamte Epiphyse devitalisiert, sodass ein erhebliches Sequestrierungs- und Deformationsrisiko besteht. Häufig ist auch die Wachstumsfuge schwer in Mitleidenschaft gezogen, wodurch die Gefahr einer Restdeformität noch verstärkt wird.

Einteilung nach Salter und Thompson

Diese Einteilung basiert auf der Beobachtung, dass die Langzeitresultate von 3 Behandlungsformen, nämlich der Beobachtung, der Behandlung mit und der ohne Zentrierung des Hüftkopfs, zwischen Gruppe 1 und 2 nach Catterall keinen sowie zwischen Gruppe 3 und 4 lediglich einen geringen Unterschied aufweisen.

Ausschlaggebend für die Gruppenzuordnung nach Salter und Thompson ist das Vorhandensein einer intakten und vitalen lateralen Epiphysenkante (Gruppe A) bzw. deren Fehlen (Gruppe B). Eine intakte laterale Kante wirkt als Stützpfeiler, der die Epiphyse vor Belastungen schützt und der Sequestrierung und Abflachung weitgehend entgegenwirkt.

Bei Gruppe A ist meist kein aktives Eingreifen erforderlich, da die Ergebnisse mit und ohne Behandlung keinen wesentlichen Unterschied erkennen lassen. Im Gegensatz dazu kann bei der Gruppe B ohne Behandlung in nur 53% mit einem befriedigenden Langzeitergebnis gerechnet werden.

Morbus Perthes IV

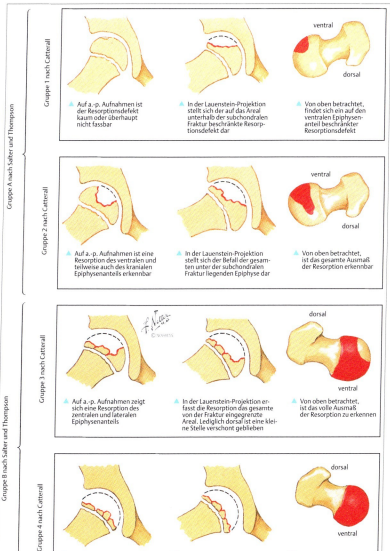

Gruppe A nach Salter und Thompson

Gruppe 1 nach Catterall
- Auf a.-p. Aufnahmen ist der Resorptionsdefekt kaum oder überhaupt nicht fassbar
- In der Lauenstein-Projektion stellt sich der auf das Areal unterhalb der subchondralen Fraktur beschränkte Resorptionsdefekt dar
- Von oben betrachtet, findet sich ein auf den ventralen Epiphysenanteil beschränkter Resorptionsdefekt

Gruppe 2 nach Catterall
- Auf a.-p. Aufnahmen ist eine Resorption des ventralen und teilweise auch des kranialen Epiphysenanteils erkennbar
- In der Lauenstein-Projektion stellt sich der Befall der gesamten unter der subchondralen Fraktur liegenden Epiphyse dar
- Von oben betrachtet, ist das gesamte Ausmaß der Resorption erkennbar

Gruppe B nach Salter und Thompson

Gruppe 3 nach Catterall
- Auf a.-p. Aufnahmen zeigt sich eine Resorption des zentralen und lateralen Epiphysenanteils
- In der Lauenstein-Projektion erfasst die Resorption das gesamte von der Fraktur eingegrenzte Areal. Lediglich dorsal ist eine kleine Stelle verschont geblieben
- Von oben betrachtet, ist das volle Ausmaß der Resorption zu erkennen

Gruppe 4 nach Catterall
- Auf a.-p. Aufnahmen erscheint die gesamte Femurkopfepiphyse resorbiert
- In der Lauenstein-Projektion findet sich dasselbe Bild
- Von oben betrachtet, zeigt sich eine Resorption der gesamten Epiphyse

Untere Extremität

Hüftgelenk – Erkrankungen

Therapie

Das Hauptziel der Behandlung ist beim Morbus Perthes, eine Deformierung des Femurkopfs zu verhindern. Ist der Femurkopf bereits deformiert, richtet sich die Therapie darauf, die Gelenkkongruenz möglichst weitgehend wiederherzustellen, um eine sekundäre Arthrose zu verhindern.

Abwartende Beobachtung. Unabhängig vom Ausmaß des Epiphysenbefalls ist bei einem Manifestationsalter unter 6 Jahren eine bloße Beobachtung angezeigt, vorausgesetzt, dass weder eine Bewegungseinschränkung im Hüftgelenk noch eine Subluxation nachweisbar sind. Eine abwartende Haltung empfiehlt sich auch bei Kindern über dem 6. Lebensjahr mit einem Befall entsprechend der Gruppe 1 und 2 nach Catterall (Gruppe A nach Salter und Thompson) ohne wesentliche Einschränkung des Bewegungsumfangs und ohne röntgenologische Zeichen einer Dezentrierung oder Sequestration des Hüftkopfs. Bei unter Beobachtung stehenden Kindern können vorübergehend bzw. in periodischen Abständen rezidivierende Reizzustände des Hüftgelenks auftreten, die durch kurzzeitige Bettruhe und Dehnungsübungen in Abduktion behandelt werden.

Beseitigung des Reizzustands der Hüfte. Als Folge der subchondralen Frakturierung entzündet sich die Synovialis und führt zu einem Reizzustand der Hüfte. Durch die dabei auftretenden Schmerzen kommt es zu Muskelkontrakturen, v.a. der Adduktoren und des M. iliopsoas, mit Einschränkung des Bewegungsumfangs und evtl. auch zur anterolateralen Dezentrierung bzw. Subluxation des Femurkopfs. Die Beseitigung des akuten Reizzustands kann mit Bettruhe über 1–2 Wochen erreicht werden. Die früher übliche langfristige Immobilisierung wird aufgrund der damit verbundenen starken Muskelatrophie und möglichen Verkürzung des Beins nicht mehr durchgeführt.

Erhaltung und Wiederherstellung des Bewegungsumfangs. In der Regel stellt sich mit der Beseitigung des Reizzustands der Hüfte wieder ein ausreichender Bewegungsumfang ein, obwohl mitunter eine gewisse Steifigkeit bestehen bleibt. Mit aktiven und passiven krankengymnastischen Übungen kann der freie Bewegungsumfang häufig verbessert werden. Zur Erhaltung der Beweglichkeit der Hüfte bewähren sich v.a. Abduktionsübungen. Bei praktisch allen Kindern mit einem Erkrankungsstadium der Gruppe 3 und 4 nach Catterall sind allerdings – unabhängig von der Femurkopfform – infolge der leichten Coxa magna Abduktion und Innenrotation zwar geringfügig, aber persistierend eingeschränkt.

Entlastung. Eine Entlastung wird bei Patienten ab dem 6. Lebensjahr (bei Mädchen ab dem 5. Lebensjahr) durchgeführt. Dazu wird ein Hülsenschienenapparat wie z.B. eine Thomas-Schiene oder eine Mainzer Orthese für das betroffene Bein angefertigt. Diese Geräte leiten die Belastung vom Becken auf einen Bügel unter der Fußsohle und entlasten somit das Hüftgelenk. Zum Ausgleich der Beinlängendifferenz durch den Bügel wird das kontralaterale Bein mit einer entsprechenden Schuhsohlenerhöhung versehen. Bei den Orthesen muss auf einen einwandfreien Sitz ohne Druck- oder Scheuerstellen geachtet werden.

Varisation. Wenn röntgenologisch Hinweise auf eine beginnende oder bereits manifeste Deformierung des Hüftkopfs nachweisbar sind, muss eine operative Zentrierung durchgeführt werden, um ein Fortschreiten der Veränderungen zu verhindern. Erste Anzeichen und Risikofaktoren für eine Deformierung sind eine Lateralisierung des Hüftkopfs (Vergrößerung des kranialen Gelenkspalts), eine metaphysäre Beteiligung und eine laterale Verkalkung der Epiphyse.

Zur Zentrierung des Hüftkopfs wird eine Varisations- bzw. Varisations-Derotations-Osteotomie durchgeführt. Bei der Varisation sollte ein CCD-Winkel von 110° nicht unterschritten werden. Bei einer zusätzlichen Derotation wird eine Innenrotation des proximalen Segments um 10–15° vorgenommen. Zur Osteosynthese werden i.d.R. Platten verwendet. Alternativ kommt eine Beckenosteotomie nach Salter in Betracht.

Morbus Perthes V

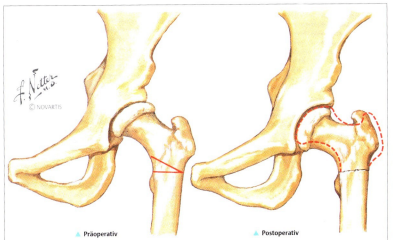

Präoperativ

Der abgeflachte und subluxierte Femurkopf ragt über den Seitenrand der Pfanne hinaus. Geplante Osteotomie und zu resezierender Knochenkeil rot umrandet

Postoperativ

Durch Resektion des Knochenkeils wurden Schenkelhals und -kopf so tief eingestellt, dass die Epiphyse sicher vom Azetabulum umschlossen wird. Gestrichelte Linie gibt die ursprüngliche Stellung an

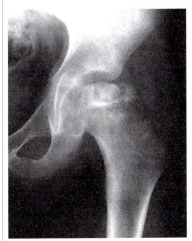

Nativröntgenaufnahme im a.-p. Strahlengang, 8-jähriger Junge, Befall der linken Hüfte entsprechend Gruppe 2 nach Catterall (Gruppe A nach Salter und Thompson). Durch Subluxation kommt die laterale Pfannenkante direkt über dem Resorptionsdefekt zu liegen. Laterale Kante des Femurkopfes bietet keine Abstützung mehr

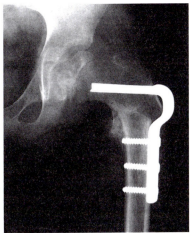

Übersichtsaufnahme 3 Monate nach Variations-Derotations-Osteotomie. Nach Korrektur der Subluxation liegt die laterale Femurkante innerhalb der Pfanne und wirkt wieder als Stützpfeiler

Untere Extremität

Hüftgelenk – Verletzungen

Von proximalen Femurfrakturen sind vorwiegend ältere Menschen über 70 Jahre betroffen. Bei Frauen kommen diese Frakturen häufiger vor als bei Männern, wobei das Geschlechterverhältnis 2:1–8:1 beträgt.

Je nach Verlauf der Frakturlinie, die immer extrakapsulär bleibt, werden subtrochantäre, intertrochantäre und pertrochantäre Femurfrakturen unterschieden. Entscheidend für die Stabilität der Frakturen ist das Vorhandensein einer posteromedialen Abstützung. Fehlt diese, ist also ein Frakturfragment der Trochanter-minor-Region vorhanden, ist dies ein Zeichen für eine Instabilität.

➤ Der Bruchspalt liegt bei *subtrochantären Femurfrakturen* unmittelbar distal des Trochanter minor, der mitbetroffen sein kann. Somit handelt es sich streng genommen um eine proximale Femurschaftfraktur.
➤ Bei *intertrochantären Femurfrakturen* zieht der Bruchspalt von der Region distal des Trochanter major entlang der Linie, die den Trochanter major mit dem Trochanter minor verbindet.
➤ Die *pertrochantäre Frakturlinie* verläuft ebenfalls in dieser Linie, beginnt jedoch direkt am oder im Trochanter major.

Ätiologie

Frakturen der Trochanterregion entstehen bei älteren Menschen meist durch einen Sturz auf die Hüfte. Gelegentlich treten auch pathologische Frakturen bei schwerer Osteoporose, Knochenzysten oder ossäre Metastasen auf. Bei jüngeren Patienten ist für die Entstehung trochantärer Frakturen eine erhebliche Gewalteinwirkung erforderlich, wie sie bei Stürzen aus größerer Höhe (v. a. Arbeitsunfälle) und Verkehrsunfällen vorkommt.

Klinik und Diagnostik

Klinische Untersuchung. Gemeinsam ist allen Frakturen der Trochanterregion ein Bewegungs- und Stauchungsschmerz im Hüftgelenk, der regelmäßig bei der passiven Beweglichkeitsprüfung ausgelöst wird. Gelegentlich besteht auch ein Ruheschmerz, der aber meist nicht stark ausgeprägt ist. Bei dislozierter Fraktur ist das betroffene Bein verkürzt (Trochanterhochstand) und steht wie bei der Schenkelhalsfraktur in einer typischen Außenrotationsfehlstellung. Die periphere Durchblutung, Motorik und Sensibilität sind meist nicht beeinträchtigt, müssen aber dennoch sorgfältig überprüft werden. In bis zu 15% der Fälle bestehen gleichzeitig Frakturen am Os pubis, distalen Radius, proximalen Humerus, an den Rippen oder der Wirbelsäule. Daher muss gezielt nach solchen Begleitverletzungen gesucht werden.

Röntgen. Im Röntgenbild sind die trochantären Frakturen meist schon auf der a.-p. oder Beckenübersichtsaufnahme zu erkennen. Wenn der Winkel zwischen Femurhals und -schaft verkleinert ist, kommt es zu einer Varusdeformität, bei vergrößertem Winkel zur Valgusfehlstellung des distalen Fragments. Zur exakten Beurteilung ist eine axiale Aufnahme des Hüftgelenks oder eine Aufnahme nach Lauenstein hilfreich. Besteht ein dringender Verdacht auf eine trochantäre Fraktur, ohne dass sie sich in den konventionellen Röntgenaufnahmen darstellt, kann eine CT erforderlich werden, ebenso bei Trümmerfrakturen.

Therapie und Prognose

Trochantäre Femurfrakturen werden immer operativ behandelt. Lediglich bei multimorbiden, bettlägerigen Patienten mit hohem Operationsrisiko kann eine Minimalosteosynthese ohne Belastungsstabilität oder eine konservative Therapie mit Extension erwogen werden. Ziel der Behandlung ist es, eine möglichst rasche Mobilisierung der Patienten zu erreichen. Dennoch gewinnen über 50% der Patienten ihre ursprüngliche Mobilität und Selbstständigkeit nicht wieder. Die Verfahrenswahl hängt von der Art der Fraktur, dem Allgemeinzustand des Patienten und der Knochenbeschaffenheit ab. Bei nicht rekonstruierbaren Trümmerfrakturen oder stark osteoporotischem Knochen kann der Ersatz des proximalen Femurs durch eine Endoprothese erforderlich werden. Zur Osteosynthese werden folgende Implantate eingesetzt:

➤ Gamma-Nagel
➤ proximaler Femurnagel (PFN)
➤ unaufgebohrter Femurnagel (UFN)
➤ dynamische Hüftschraube (DHS)
➤ dynamische Kondylenschraube (DCS).

Trochantäre Femurfrakturen

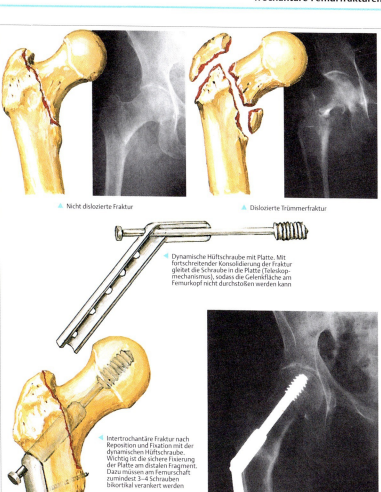

▲ Nicht dislozierte Fraktur

▲ Dislozierte Trümmerfraktur

Dynamische Hüftschraube mit Platte. Mit fortschreitender Konsolidierung der Fraktur gleitet die Schraube in die Platte (Teleskopmechanismus), sodass die Gelenkfläche am Femurkopf nicht durchstoßen werden kann

Intertrochantäre Fraktur nach Reposition und Fixation mit der dynamischen Hüftschraube. Wichtig ist die sichere Fixierung der Platte am distalen Fragment. Dazu müssen am Femurschaft zumindest 3–4 Schrauben bikortikal verankert werden

▲ Röntgenaufnahme im a.-p. Strahlengang: Intertrochantäre Fraktur nach Stabilisierung mit der dynamischen Hüftschraube

Untere Extremität

Hüftgelenk – Verletzungen

Die Hüftgelenkspfanne (Azetabulum) besteht aus den Ossa ilii, ischii und pubis, die im Zentrum des Azetabulums Y-förmig aufeinander treffen. Für die Beurteilung der biomechanischen Stabilität nach Verletzungen hat es sich bewährt, einen vorderen von einem hinteren Pfeiler zu unterscheiden. Dabei wird der längere vordere Pfeiler vom Os pubis und der kürzere hintere vom Os ischii gebildet. Das Dach des Azetabulum besteht vorwiegend aus Anteilen des Os ilii.

Ätiologie

Azetabulumfrakturen setzen eine wesentlich höhere Krafteinwirkung voraus als die typischen Schenkelhals- bzw. trochantären Frakturen und werden meist in jüngerem Alter durch Krafteinleitung in den Pfannenrand über den Femurkopf verursacht. Der Unfallmechanismus ist ein Schlag oder Sturz auf den Trochanter major oder eine axiale Stauchung des Femurs. Letztere kommt z. B. bei einem Knieanpralltrauma („dashboard injury"), bei Verkehrsunfällen oder bei Stürzen auf das gestreckte Bein aus größerer Höhe vor. Da zur Entstehung von Azetabulumfrakturen eine enorme Gewalteinwirkung erforderlich ist, bestehen bei ca. 75% der Patienten zusätzliche Verletzungen wie Vorfuß-, Knie- oder Wirbelläsionen. Etwa die Hälfte der Azetabulumfrakturen tritt im Rahmen eines Polytraumas auf.

Die Art der Azetabulumfraktur ist von der Position des Femurkopfs zum Zeitpunkt der Krafteinleitung abhängig. Der vordere Pfeiler ist eher bei einer Extension und Außenrotation des Hüftgelenks betroffen, der hintere Pfeiler bei Flexion und Innenrotation.

Einteilung

Die Azetabulumfrakturen werden nach Judet und Letournel in Grundformen und Kombinationsformen eingeteilt.
- Zu den Grundformen gehören Frakturen des ventralen oder dorsalen Pfannenrands, des ventralen oder dorsalen Pfeilers und Querfrakturen.
- Als Kombinationsformen werden Frakturen des hinteren Pfannenrands und des dorsalen Pfeilers, Querfrakturen mit Frakturen des dorsalen Pfannenrands, T-Frakturen, Zwei-Pfeiler-Frakturen und Frakturen des ventralen Pfannenrands bzw. des ventralen Pfeilers mit dorsaler Hemiquerfraktur bezeichnet.

Klinik und Diagnostik

Das Verletzungsspektrum reicht von einfachen Ausrissen am Pfannenrand bis hin zur totalen Sprengung der Hüftpfanne. Bei Pfannenfrakturen ist der Hüftkopf i.d.R. gegenüber dem unversehrt gebliebenen Anteil der Pfanne nach ventral, medial oder dorsal luxiert oder subluxiert.
Klinische Untersuchung. Bei der Untersuchung kann eine Rotationsfehlstellung auffallen. Meist besteht ein Beckenkompressionsschmerz sowie ein Bewegungs- und Stauchungsschmerz im Hüftgelenk. Die Beweglichkeit sollte jedoch erst nach der Röntgendiagnostik geprüft werden, um iatrogene Knorpelschäden am Hüftkopf zu vermeiden.
Zusatzverletzungen. Besonders wichtig ist bei Azetabulumfrakturen die sorgfältige Prüfung der peripheren Durchblutung, Motorik und Sensibilität und die Fahndung nach begleitenden Beckenringfrakturen oder anderen Zusatzverletzungen (auch intraabdominalen Verletzungen). Insbesondere der N. ischiadicus ist gelegentlich von Begleitverletzungen betroffen.
Röntgen. Standard sind die Beckenübersichts-, Ala- und Obturatoraufnahme:
- Auf der *Beckenübersichtsaufnahme* ist eine orientierende Beurteilung des Hüftgelenks und von Begleitverletzungen des Beckens möglich.
- Zur exakten Darstellung des vorderen Pfeilers und des beckenseitigen Pfannengrundes eignet sich die *Ala-Aufnahme,* bei der die unverletzte Beckenseite um 45° angehoben bzw. der Zentralstrahl entsprechend geneigt wird.
- Auf der *Obturatoraufnahme* mit Anhebung der verletzten Seite um 45° stellen sich der hintere Pfeiler, das Pfannendach und das Foramen obturatum dar.

Bei komplexen Frakturen oder dem Verdacht auf eine Weichteilinterposition ist ein CT in Schichten von 2 mm erforderlich.

Azetabulumfrakturen I

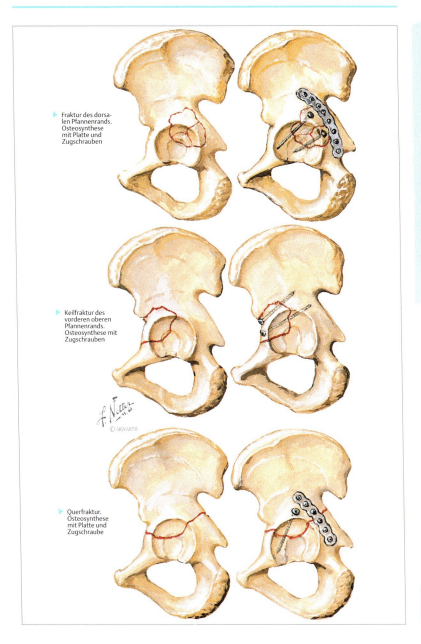

- Fraktur des dorsalen Pfannenrands. Osteosynthese mit Platte und Zugschrauben

- Keilfraktur des vorderen oberen Pfannenrands. Osteosynthese mit Zugschrauben

- Querfraktur. Osteosynthese mit Platte und Zugschraube

Hüftgelenk – Verletzungen

Therapie

Die operative Versorgung von Azetabulumfrakturen wird i.d.R. erst am 3.–5. d nach dem Trauma durchgeführt, da zu diesem Zeitpunkt die Blutung aus den Knochenfragmenten zum Stillstand gekommen ist, sich das Frakturhämatom jedoch noch nicht organisiert hat. Luxationsfrakturen, die sich geschlossen nicht reponieren lassen, werden dagegen sofort offen reponiert und osteosynthetisch versorgt. Da die Rekonstruktion von Azetabulumfrakturen sehr anspruchsvoll ist, sollte sie nur von erfahrenen Operateuren durchgeführt werden. Steht ein solcher nicht zur Verfügung, sollte der Patient in ein geeignetes traumatologisches Zentrum verlegt werden.

Konservative Therapie. Bei nur geringfügig dislozierten Azetabulumfrakturen und solchen, bei denen das Pfannendach intakt ist, wird eine konservative Behandlung durchgeführt. Voraussetzung dafür ist, dass die Gesamtgeometrie des Beckens nicht gestört und der Hüftkopf in allen Röntgenprojektionen zu mindestens 45° überdacht ist („roof arc measurements"). Insbesondere kommen kleine knöcherne Absprengungen vom hinteren Pfannenrand sowie tiefe Frakturen des vorderen Pfeilers oder tiefe Azetabulumquerfrakturen für die konservative Therapie in Betracht.

Diese besteht aus einer passiven Mobilisierung des Hüftgelenks über den gesamten Bewegungsumfang in Flexion, Extension, Ab- und Adduktion. Können die Bewegungen weitgehend schmerzfrei ausgeführt werden, was meist nach etwa 3–4 d der Fall ist, beginnt die Mobilisierung mit Unterarmgehstützen, wobei die betroffene Seite nur mit ca. 15 kg teilbelastet werden darf. Mit begleitenden Röntgenkontrollen wird der Verlauf der Frakturheilung sowie eine etwaige Restluxation des Femurkopfs beurteilt. Je nach röntgenologischem Befund und Beschwerderückgang wird schrittweise auf eine Vollbelastung übergegangen.

Extension. Bei nicht rekonstruierbaren Azetabulumtrümmerfrakturen und bei Polytraumatisierten, die nicht primär versorgt werden können, wird eine Extensionsbehandlung über 2–3, in Ausnahmefällen auch bis 6 Wochen durchgeführt. Dazu wird am proximalen Femur transversal ein Steinmann-Nagel oder ein kräftiger Kirschner-Draht suprakondylär eingebracht. An diesem wird der Zugbügel befestigt. Der Extensionszug soll $1/7 - 1/10$ der Körpergewichts des Patienten betragen und muss genau in der Längsachse des Femurs ausgerichtet werden.

Operative Therapie. Dislozierte Azetabulumfrakturen und solche, die nicht geschlossen reponierbar sind, müssen operativ versorgt werden. Ebenso zwingen Nerven- oder Gefäßschäden zur offenen Reposition und Rekonstruktion. Zur Osteosynthese werden Platten und/oder Zugschrauben eingesetzt, bei schwierigen Fällen auch ein Fixateur externe. Die passive Mobilisierung beginnt am 1. postoperativen Tag. Je nach Stabilität der Rekonstruktion, röntgenologischem Verlauf und Zustand des Patienten wird möglichst bald mit der aktiven Mobilisierung unter Teilbelastung begonnen, die nach und nach gesteigert wird. Nach 8 Wochen kann in aller Regel auf eine Vollbelastung übergegangen werden, in Einzelfällen mit komplizierten Rekonstruktionen auch erst nach 3 Monaten oder später.

Bei älteren Patienten kann alternativ zur Osteosynthese eine Versorgung mit einer Totalendoprothese des Hüftgelenks erwogen werden.

Zentrale Azetabulumfraktur

Bei der zentralen Azetabulumfraktur, auch als zentrale Hüftluxation bezeichnet, frakturiert der Pfannengrund und der Hüftkopf dringt in das Becken vor.

Therapie. Schwere zentrale Luxationsfrakturen des Azetabulum erfordern eine aufwändige Extensionsbehandlung. Nach Anbringen einer suprakondylären Extension wird eine Röntgenkontrolle durchgeführt. Ergibt diese weiterhin eine Subluxation des Femurkopfs, wird dieser durch Lateralzug über eine Schlinge oder einen Steinmann-Nagel im Femur distal des Trochanter major aus dem Becken gezogen. Die Extensionsbehandlung dauert in aller Regel 6–8 Wochen. Die betroffene Extremität darf für mindestens 3–4 Monate nur teilbelastet werden.

Azetabulumfrakturen II

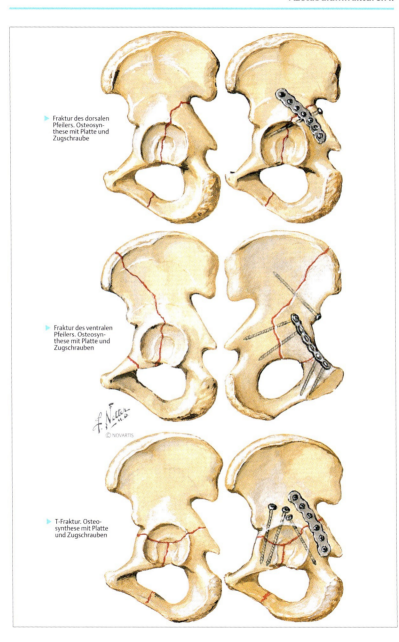

- Fraktur des dorsalen Pfeilers. Osteosynthese mit Platte und Zugschraube

- Fraktur des ventralen Pfeilers. Osteosynthese mit Platte und Zugschrauben

- T-Fraktur. Osteosynthese mit Platte und Zugschrauben

Hüftgelenk – Fehlbildungen

Der auch als Femurdysplasie bezeichnete angeborene Femurdefekt („proximal femoral focal deficiency", PFFD) ist eine nicht erbliche, angeborene Fehlbildung des proximalen Femurs und des Hüftgelenks. Er ist in den meisten Fällen einseitig und kann mit einer Hemimelie der Fibula oder anderen zusätzlichen Skelettfehlbildungen kombiniert sein.

Klinik

Die betroffene Extremität ist in unterschiedlichem Ausmaß flektiert, abduziert und im Hüftgelenk außenrotiert, das Femur ist gegenüber der gesunden Seite verkürzt. Bei einer zusätzlich bestehenden Hemimelie der Fibula befindet sich die Fußsohle auf der fehlgebildeten Seite i. d. R. in Höhe des Kniegelenks der nicht betroffenen Seite. Außerdem sind die Weichteile um das Hüftgelenk kontrakt. Am Kniegelenk besteht eine Beugekontraktur. Durch diese Deformitäten entstehen zahlreiche biomechanische Probleme, darunter eine Beinlängendifferenz, eine Malrotation, eine inadäquate proximale Muskulatur und eine Instabilität des Hüftgelenks. Bei einseitigem Auftreten ist die Gehfähigkeit infolge der Beinlängendifferenz behindert. Bei Doppelseitigkeit verursacht die symmetrische Beinverkürzung einen auffälligen disproportionierten Zwergwuchs.

Diagnostik

Je nach dem Ausmaß des anatomischen Defekts variiert das röntgenologische Bild ganz erheblich. Diagnostisch bereitet die Differenzierung eines nur leicht ausgebildeten Femurdefekts gegenüber dem angeborenen Minderwuchs des Femurs mit Coxa vara Schwierigkeiten. In beiden Fällen sind die frühkindlichen Röntgenbefunde schwer zu deuten. Kann die Diagnose nicht gesichert werden, empfiehlt es sich, mit der Behandlung abzuwarten, bis sich die Deformität eindeutig anhand von Verlaufsbetrachtungen diagnostizieren lässt.

Therapie

Angesichts der Komplexität der Fehlbildung muss die Behandlungsplanung von realistischen Rehabilitationsvorstellungen ausgehen. Vorrangiges Ziel ist es, die aufrechte Haltung und beidbeinige Gehfähigkeit zu erreichen.

Stellungskorrektur. Die Flexions-, Abduktions- und Außenrotationsfehlstellung des Hüftgelenks sollte operativ korrigiert werden. Insbesondere bei leichteren Fällen, bei denen die proximalen Femuranteile zwar fehlkonfiguriert, aber immerhin vorhanden sind, wird bereits im Kleinkindesalter möglichst früh eine Aufrichtungs- und Umstellungsosteotomie durchgeführt. Damit werden die Biegebeanspruchung des Schenkelhalses vermieden und die Knochen-Knorpel-Umbaustörungen an Schenkelhals und Epiphyse reduziert.

Orthesen. Durch Orthesen lässt sich die Beinlängendifferenz ausgleichen, sodass ein befriedigenderes Gangbild möglich wird. Aufgrund der hohen Variationsbreite der Fehlbildungen muss die Therapieplanung in enger Kooperation mit einem erfahrenen Orthopädiemechaniker durchgeführt werden. Der Zeitpunkt einer Orthesenversorgung sollte möglichst früh gelegt werden, um dem Kind eine weitgehend normale aufrechte Gehfähigkeit zu ermöglichen und Sekundärschäden zu vermeiden.

Eine Orthese kann um die Deformität konstruiert werden, sodass zur Abstützung in der Orthese der Fuß, meist im Fersenbereich, dient. Die Deformität kann als *Oberschenkelamputationsstumpf* betrachtet werden und dementsprechend eine Oberschenkelprothese unter Einschluss der Deformität konstruiert werden. Allerdings wird die Prothesenversorgung oft durch eine Amputation des Fußes erleichtert, die z. B. als Sprunggelenksexartikulation mit Rückfußstumpfbildung nach Syme durchgeführt wird und eine gute Endbelastbarkeit des Amputationsstumpfs ergibt.

Als weitere Möglichkeit kann die Deformität auch als Stumpf nach einer *Unterschenkelamputation* angesehen werden, für den eine Unterschenkelprothese in Betracht kommt. Hierbei ist eine Umkehrplastik erforderlich, und zwar als Drehosteotomie der Tibia um 180°, wodurch das erhalten bleibende Sprunggelenk als Kniegelenk genützt werden kann und der Fuß zum Unterschenkelstumpf wird.

Angeborener Femurdefekt

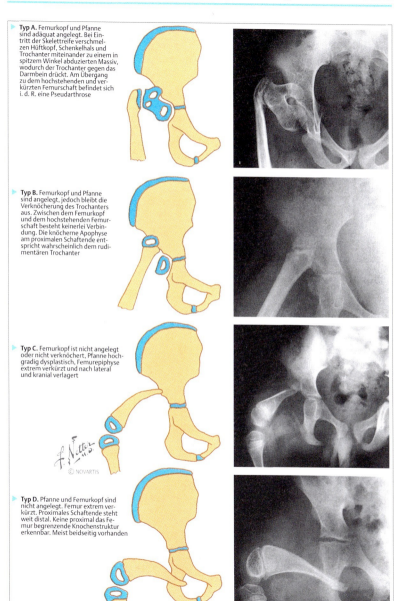

▸ **Typ A.** Femurkopf und Pfanne sind adäquat angelegt. Bei Eintritt der Skelettreife verschmelzen Hüftkopf, Schenkelhals und Trochanter miteinander zu einem in spitzem Winkel abduzierten Massiv, wodurch der Trochanter gegen das Darmbein drückt. Am Übergang zu dem hochstehenden und verkürzten Femurschaft befindet sich i. d. R. eine Pseudarthrose

▸ **Typ B.** Femurkopf und Pfanne sind angelegt, jedoch bleibt die Verknöcherung des Trochanters aus. Zwischen dem Femurkopf und dem hochstehenden Femurschaft besteht keinerlei Verbindung. Die knöcherne Apophyse am proximalen Schaftende entspricht wahrscheinlich dem rudimentären Trochanter

▸ **Typ C.** Femurkopf ist nicht angelegt oder nicht verknöchert, Pfanne hochgradig dysplastisch, Femurepiphyse extrem verkürzt und nach lateral und kranial verlagert

▸ **Typ D.** Pfanne und Femurkopf sind nicht angelegt. Femur extrem verkürzt. Proximales Schaftende steht weit distal. Keine proximal das Femur begrenzende Knochenstruktur erkennbar. Meist beidseitig vorhanden

Hüftgelenk – Fehlbildungen

Ätiologie und Pathogenese

Bei der angeborenen Hüftluxation handelt es sich um ein multifaktorielles Krankheitsbild, das auf eine Störung der Ossifikation des Hüftpfannenerkers zurückzuführen ist. Dadurch kommt es zu einer Deformität der Pfanne, die eine Instabilität des Hüftgelenks und damit eine Luxationstendenz nach sich zieht. Das anatomische Substrat dafür ist die zu flach ausgebildete Hüftpfanne (Pfannendysplasie). Die eigentliche Luxation findet dabei in aller Regel erst im Rahmen der frühkindlichen Entwicklung statt. Manifeste Hüftluxationen bei der Geburt sind sehr selten. Sie geht meist mit einer Arthrogryposis multiplex congenita sowie mit Chromosomenanomalien und schweren Fehlbildungen wie der lumbosakralen Agenesie und der Myelodysplasie einher.

In nur 20% aller Fälle ist die rechte Hüfte luxiert, eine Doppelseitigkeit findet sich in 25%. Überwiegend, d.h. 8-mal häufiger als Jungen, sind Mädchen von der angeborenen Hüftdysplasie betroffen.

Ätiologisch werden für das Krankheitsgeschehen zahlreiche Faktoren angenommen, ohne dass deren genaue Relevanz für die spätere Ossifikationsstörung bekannt wäre.

Mechanische Faktoren. Diese werden v.a. im letzten Schwangerschaftstrimenon wirksam und führen zu einer Raumnot des Feten im Uterus.

➤ *Erstgeburten:* Aus der Tatsache, dass 60% aller betroffenen Kinder Erstgeburten sind, lässt sich vermuten, dass der Bewegungsspielraum des Feten durch die feste, noch nicht gedehnte Bauch- und Gebärmuttermuskulatur der Mutter eingeschränkt ist. Der Fetus steckt so fest im mütterlichen Becken, dass er seine Lage nicht frei verändern kann und die physiologische Hüft- und Kniebeugung (Unterschlagen der Beine) gehemmt ist.

➤ *Beckenendlagen:* Auch Beckenendlagen sind wesentlich am Zustandekommen einer Luxationshüfte beteiligt. Sie finden sich in der geburtshilflichen Anamnese bei 30–50% der betroffenen Kinder. Durch die Streckung im Kniegelenk werden die Ischiokruralmuskeln stärker angespannt, wodurch die Hüftgelenkinstabilität weiter verstärkt wird. Dass die linke Hüfte häufiger betroffen ist als die rechte, hat möglicherweise seine Ursache darin, dass bei Beckenendlage der linke Oberschenkel des Feten meist gegen das mütterliche Kreuzbein gepresst wird. Dadurch sitzt das fetale Becken im mütterlichen Becken fest, und die Hüfte wird durch den gegen das mütterliche Kreuzbein drückenden Oberschenkel flektiert und adduziert. In dieser Haltung wird der Femurkopf größtenteils von der Gelenkkapsel und nicht von der knöchernen Pfanne gesichert.

➤ *Intrauterine Zwangshaltungen:* Auch beim angeborenen Genu recurvatum, bei Kniegelenksluxationen und bei anderen durch intrauterine Zwangshaltungen zustande kommenden Krankheitsbildern, darunter der angeborene muskuläre Schiefhals und der Metatarsus adductus, treten Hüftluxationen gehäuft auf.

Hormonelle Faktoren. Mütterliche Östrogene und andere Hormone, die unmittelbar vor der Geburt eine Relaxation des Beckens bewirken, spielen bei der Hüftgelenkinstabilität bzw. -luxation möglicherweise ebenfalls eine Rolle, da sie auch zu einer vorübergehenden Instabilität des Hüftgelenks und dessen Kapsel beim Neugeborenen führen.

Diese hormonellen Veränderungen kommen insbesondere bei weiblichen Neugeborenen zum Tragen, woraus möglicherweise die Bevorzugung des weiblichen Geschlechts erklärt werden könnte.

Die in 20% aller Fälle beobachtete familiäre Häufung kann vielleicht auf angeborene, möglicherweise erbliche Östrogenstoffwechselfehler zurückzuführen sein.

Postnatale exogene Einflüsse. Während der ersten Lebensmonate ist die Hüfte physiologischerweise flektiert und abduziert. In denjenigen Kulturen, in denen Säuglinge traditionsgemäß in Wiegen gewickelt oder verschnürt werden, um die Hüfte gestreckt zu halten, kommt die angeborene Hüftluxation 10-mal häufiger vor.

Die Praxis, Neugeborene unmittelbar nach der Geburt an den Füßen zu halten und damit eine Streckung der Hüften zu erzwingen, kann ebenfalls zur Luxation führen.

Angeborene Hüftluxation I

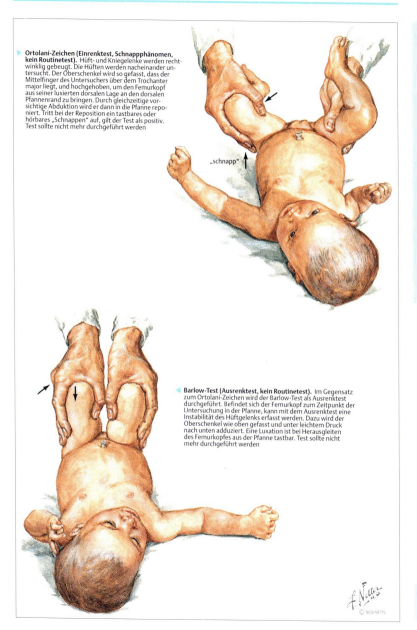

▶ **Ortolani-Zeichen (Einrenktest, Schnappphänomen, kein Routinetest).** Hüft- und Kniegelenke werden rechtwinklig gebeugt. Die Hüften werden nacheinander untersucht. Der Oberschenkel wird so gefasst, dass der Mittelfinger des Untersuchers über dem Trochanter major liegt, und hochgehoben, um den Femurkopf aus seiner luxierten dorsalen Lage an den dorsalen Pfannenrand zu bringen. Durch gleichzeitige vorsichtige Abduktion wird er dann in die Pfanne reponiert. Tritt bei der Reposition ein tastbares oder hörbares „Schnappen" auf, gilt der Test als positiv. Test sollte nicht mehr durchgeführt werden

„schnapp"

◀ **Barlow-Test (Ausrenktest, kein Routinetest).** Im Gegensatz zum Ortolani-Zeichen wird der Barlow-Test als Ausrenktest durchgeführt. Befindet sich der Femurkopf zum Zeitpunkt der Untersuchung in der Pfanne, kann mit dem Ausrenktest eine Instabilität des Hüftgelenks erfasst werden. Dazu wird der Oberschenkel wie oben gefasst und unter leichtem Druck nach unten adduziert. Eine Luxation ist bei Herausgleiten des Femurkopfes aus der Pfanne tastbar. Test sollte nicht mehr durchgeführt werden

Hüftgelenk – Fehlbildungen

Klinische Untersuchung

Je länger die Hüftdysplasie unerkannt und damit unbehandelt bleibt, desto schwieriger wird eine erfolgreiche Therapie. Infolgedessen muss die routinemäßige Suche nach einer Luxationstendenz unverzichtbarer Bestandteil jeder Neugeborenenuntersuchung sowie jeder kinderärztlichen Kontrolluntersuchung sein.

Bereits bei der ersten orientierenden Inspektion sind bei einem subluxierten oder luxierten Hüftgelenk Hinweise auf die Fehlstellung zu finden. Dabei handelt es sich allerdings um unsichere Zeichen, deren Fehlen eine Pfannendysplasie nicht ausschließen. Insbesondere bei beidseitigem Befall können diese Zeichen durch die fehlende Seitendifferenz nur schwer erkennbar sein.

Fehlstellung und Bewegungseinschränkung. Bei einer Hüftgelenkluxation steht das betroffene Bein in einer Außenrotations-, Adduktions- und Beugefehlhaltung. Bei der Beweglichkeitsprüfung ist die Innenrotation und v. a. die Abduktion eingeschränkt. Wenn die maximal mögliche Abduktion weniger als 60° beträgt, ist dies immer ein deutlicher Hinweis auf eine Pfannendysplasie. Zudem kann das Bein verkürzt sein, sodass ein Trochanterhochstand zu tasten ist. Beim Strampeln und Krabbeln wird das Bein geschont.

Asymmetrie von Weichteilen und Hautfalten. Die Glutealregion ist asymmetrisch, wobei die Weichteilkontur auf der erkrankten Seite am Oberschenkel eine nach lateral vorragende Wölbung und am Gesäß eine Einziehung aufweist. Die Analfurche weicht zur betroffenen Seite hin aus der Mittellinie ab, bei Mädchen zusätzlich auch die Schamfalte.

Adduktorenspannung. In Abduktion des betroffenen Beins tastet man eine vermehrte Spannung der Adduktorenmuskulatur. Zwischen dem Trochanter major und dem Tuber ossis ischii ist eine Eindellung spürbar.

Ludloff-Hohmann-Zeichen. Ist die Extension des Kniegelenks bei Säuglingen vollständig möglich, was normalerweise nicht der Fall ist, bezeichnet man dies als Ludloff-Hohmann-Zeichen. Die vollständige Extension kommt bei einer Hüftgelenkluxation durch die Beinverkürzung und die damit verbundene verminderte Spannung der Ischiokruralmuskulatur zustande.

Roser-Nélaton-Linie. Bei einer Flexion im Hüftgelenk von 90° ergeben im Normalfall die 3 Knochenpunkte Spina iliaca anterior superior, Tuberculum innominatum und Tuber ossis pubis eine gerade Linie (Roser-Nélaton-Linie). Diese ist im Fall der Erkrankung unterbrochen.

Ortolani- und Barlow-Test. Klinisch am sichersten zu diagnostizieren ist die angeborene Hüftluxation beim Neugeborenen mit Hilfe der von Ortolani und der von Barlow angegebenen Untersuchungstechnik (S. 237). Allerdings sollten diese Tests nicht mehr durchgeführt werden, weil einerseits eine Schädigung des Hüftkopfs, andererseits die Bahnung der Luxation möglich ist und mit der Sonographie (S. 240) eine ausreichend genaue und nebenwirkungsarme Untersuchungsmethode zur Verfügung steht. Beim Ortolani-Test handelt es sich um einen Einrenkversuch. Ist die kindliche Hüfte luxiert, lässt sich der Femurkopf mit Hilfe des Ortolani-Handgriffs mit einem deutlich spürbaren Schnappen in das Azetabulum reponieren. Dies gilt als positives Ortolani-Zeichen. Beim Barlow-Test wird umgekehrt geprüft, ob sich der Femurkopf bei der Untersuchung in der Pfanne befindet. Wird die Hüfte flektiert und der Oberschenkel adduziert, rutscht er aus der Pfanne heraus bzw. lässt sich als Zeichen der Instabilität des Hüftgelenks durch sanften Druck nach dorsal aus der Pfanne luxieren. Der Einrenk- und der Ausrenkversuch werden gemeinsam als Roser-Ortolani-Test bezeichnet.

Klinik bei größeren Kindern. Mit zunehmendem Wachstum passen sich Weichteile und Knochenstrukturen der unbehandelten Fehllage des Femurkopfs an. Der Oberschenkel verkürzt sich und die Hautfalten werden tiefer. In Rückenlage stehen bei flektierten Hüft- und Kniegelenken die Kniegelenke nicht in derselben Höhe (Allis- bzw. Galeazzi-Zeichen). Die Kinder beginnen deutlich zu hinken. Zur Prüfung der Muskelkraft der Abduktoren dient der Trendelenburg-Test.

Bei doppelseitiger Luxation ist der Damm verbreitert, und die Trochanteren springen deutlicher hervor. Das Gesäß ist breit und abgeflacht, die Lendenwirbelsäule hyperlordosiert, der Gang watschelnd.

Angeborene Hüftluxation II

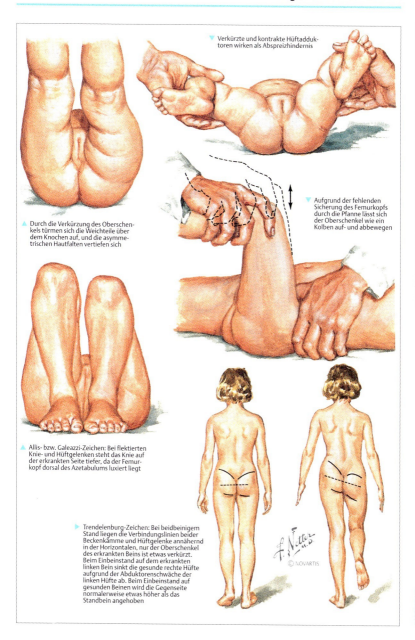

▼ Verkürzte und kontrakte Hüftadduktoren wirken als Abspreizhindernis

▲ Durch die Verkürzung des Oberschenkels türmen sich die Weichteile über dem Knochen auf, und die asymmetrischen Hautfalten vertiefen sich

▼ Aufgrund der fehlenden Sicherung des Femurkopfs durch die Pfanne lässt sich der Oberschenkel wie ein Kolben auf- und abbewegen

▲ Allis- bzw. Galeazzi-Zeichen: Bei flektierten Knie- und Hüftgelenken steht das Knie auf der erkrankten Seite tiefer, da der Femurkopf dorsal des Azetabulums luxiert liegt

▶ Trendelenburg-Zeichen: Bei beidbeinigem Stand liegen die Verbindungslinien beider Beckenkämme und Hüftgelenke annähernd in der Horizontalen, nur der Oberschenkel des erkrankten Beins ist etwas verkürzt. Beim Einbeinstand auf dem erkrankten linken Bein sinkt die gesunde rechte Hüfte aufgrund der Abduktorenschwäche der linken Hüfte ab. Beim Einbeinstand auf gesunden Beinen wird die Gegenseite normalerweise etwas höher als das Standbein angehoben

Hüftgelenk – Fehlbildungen

Bildgebende Diagnostik

Sonographie. Heute ist die Sonographie die unumstrittene Domäne für Vorsorge- und Screeninguntersuchungen sowie Kontrolluntersuchungen vor, während und nach einer Therapie in den ersten Lebensmonaten. Diese Methode ist wesentlich zuverlässiger als die klinische Untersuchung. Besonders bewährt haben sich 7,5- oder 5-Mhz-Linearschallköpfe.

Die Methode basiert auf der Erkenntnis, dass bei der Hüftgelenkdysplasie und -luxation eine Reifestörung des Gelenkknorpels und der Gelenkpfanne zugrunde liegt und der klinisch manifesten Erkrankung vorangeht. Diese Reifungsstörung führt zu typischen Veränderungen des Schallschattens des periartikulären Weichteilgewebes, und auch die sekundären Veränderungen des Knochens lassen sich gut darstellen. Die Hüftgelenkspfanne eines Säuglings kann durch die Form und Stellung der sonographisch gut identifizierbaren Strukturen, Periost, Iliumpfeiler, Limbus und Knorpel des Pfannengrunds charakterisiert werden.

Trifft der Schall von lateral auf das Säuglingshüftgelenk, erkennt man von proximal nach distal:
- das Periost, das in distaler Richtung in das proximale Perichondrium übergeht, darunter das schalldichte Os ilii,
- distal des proximalen Perichondriums erkennt man eine Stelle, die wegen des hier sehr dünnen zarten Perichondriums sonographisch als Loch erscheint (Perichondriumloch),
- daran schließt sich das distale Perichondrium und schließlich
- die Gelenkkapsel an.

Lateral und kaudal des Perichondriumlochs kann man sonographisch das Labrum acetabulare identifizieren. Dieses liegt hier immer der Innenseite der Gelenkkapsel an. Das Labrum acetabulare behält immer Hüftkontakt.

Als Frühzeichen einer Hüftgelenkdysplasie werden Veränderungen des knorpeligen Pfannenrandes (Abflachungen oder Verziehungen) gesehen, die mit der Sonographie in der von Graf angegebenen Standardebene mit hoher Sicherheit und wesentlich früher als mit Röntgenaufnahmen erfasst werden können. Bei einer schon bestehenden Luxation findet man sonographisch die leere Pfanne.

Da sonographisch eine morphologische Beurteilung des Hüftkopfs nicht möglich ist, sollte beim Abschluss einer Hüftdysplasiebehandlung ein Röntgenbild angefertigt werden, um Kopfumbaustörungen erfassen zu können.

Röntgenuntersuchung. Beim *Neugeborenen* ist die röntgenologische Diagnostik selten verlässlich genug, weil sich viele der charakteristischen pathologischen Veränderungen noch nicht eingestellt haben. Die sonographische Untersuchung ist hier wesentlich aussagekräftiger. Selbst wenn die Hüfte röntgenologisch in klinisch luxierter Lage dargestellt wird, ist die Luxation auf dem Röntgenbild meist nicht erkennbar, zumal das kindliche Becken zum größten Teil noch knorpelig ausgebildet und damit röntgennegativ ist. Ein negativer Röntgenbefund schließt daher die Luxation keineswegs aus. Auch aus strahlenhygienischer Sicht sollten Röntgenaufnahmen nach Möglichkeit vermieden werden.

Bei *älteren Kindern oder Erwachsenen* bringt die Sonographie dagegen keine wesentliche Information mehr. In diesen Fällen sind Röntgenaufnahmen aussagekräftiger. Mit zunehmendem Wachstum treten die adaptiven Veränderungen am Hüftgelenk und am Femur stärker hervor. Zu den darauf fassbaren charakteristischen Auffälligkeiten zählen die Lateralisation und proximale Auswanderung des Schenkelhalses entlang des Os ilii, eine flache, steil stehende, unvollständig ausgebildete Pfanne (Pfannendysplasie), die Ausbildung einer Sekundärpfanne und die verspätet einsetzende Ossifikation des Knochenkerns des proximalen Femurs.

Zum Nachweis einer Luxationshüfte hat sich auf den Beckenübersichtsaufnahmen ein *Linienraster* bewährt. Voraussetzung für dessen Anwendung ist die exakte Lagerung bei extendierten Hüften, achsengerechter Stellung der unteren Extremitäten und Nullrotation. Der Linienraster erweist sich wegen der Möglichkeit des Seitenvergleichs v. a. zur Beurteilung einer einseitigen Hüftluxation als wertvolle Hilfe, hat jedoch bei Doppelseitigkeit nur begrenzten Wert.

Angeborene Hüftluxation III

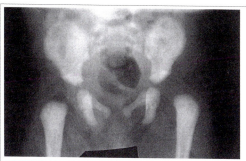

Becken- und Hüftaufnahme eines 4 Tage alten Säuglings mit angeborener Luxation der linken Hüfte erscheint unauffällig. Routineaufnahmen sind im ersten Lebensmonat selten diagnostisch verwertbar

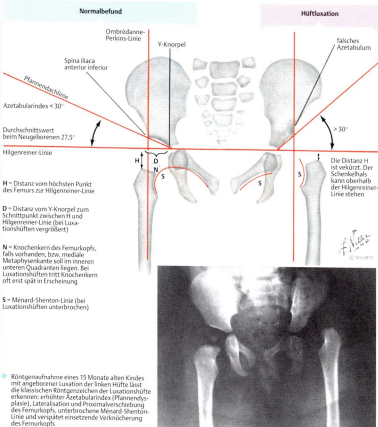

Normalbefund

Ombrédanne-Perkins-Linie
Y-Knorpel
Spina iliaca anterior inferior
Pfannendachlinie
Azetabularindex < 30°
Durchschnittswert beim Neugeborenen 27,5°
Hilgenreiner-Linie

H = Distanz vom höchsten Punkt des Femurs zur Hilgenreiner-Linie

D = Distanz vom Y-Knorpel zum Schnittpunkt zwischen H und Hilgenreiner-Linie (bei Luxationshüften vergrößert)

N = Knochenkern des Femurkopfs, falls vorhanden, bzw. mediale Metaphysenkante soll im inneren unteren Quadranten liegen. Bei Luxationshüften tritt Knochenkern oft erst spät in Erscheinung

S = Ménard-Shenton-Linie (bei Luxationshüften unterbrochen)

Hüftluxation

falsches Azetabulum
> 30°

Die Distanz H ist verkürzt. Der Schenkelhals kann oberhalb der Hilgenreiner-Linie stehen

Röntgenaufnahme eines 15 Monate alten Kindes mit angeborener Luxation der linken Hüfte lässt die klassischen Röntgenzeichen der Luxationshüfte erkennen: erhöhter Azetabularindex (Pfannendysplasie), Lateralisation und Proximalverschiebung des Femurkopfs, unterbrochene Ménard-Shenton-Linie und verspätet einsetzende Verknöcherung des Femurkopfs

Untere Extremität

Hüftgelenk – Fehlbildungen

Therapie bei klinisch reponierbarer Luxationshüfte

Geschlossene Reposition. Bei Neugeborenen und Säuglingen vor dem 6. Lebensmonat führt die geschlossene Reposition durch vorsichtiges Zurückführen des Femurkopfs in die Pfanne in aller Regel zum Erfolg. Gelingt die Reposition aufgrund des erhöhten Adduktorentonus nicht, wird dieser durch eine vorausgehende krankengymnastische Behandlung auf neurophysiologischer Basis (Vojta-Therapie) über ca. 2 Wochen vorbehandelt. Alternativ kann v. a. bei größeren Kindern eine Extensionsbehandlung (Overheadtraktion) zur Weichteildehnung durchgeführt werden. Zur geschlossenen Reposition wird bei flektierter Hüfte der Oberschenkel vorsichtig angehoben und abduziert, bis der Hüftkopf in die Pfanne zurückgleitet.

Die Retention wird in der physiologischen Flexions-Abduktions-Stellung vorgenommen. Die Lagerung muss darauf abzielen, eine übermäßige Belastung des Gelenks zu vermeiden und gleichzeitig die Reluxation des Hüftkopfs zu verhindern. Ideal ist die Lagerung bei ca. 90° Flexion und mäßiger Abduktion der Hüfte. Der Femurkopf muss tief in das Azetabulum eingestellt sein, wobei Hüftkopf und Schenkelhals gegen den Y-Knorpel ausgerichtet werden.

Die Behandlungsdauer steht in direktem Zusammenhang mit dem Alter bei Behandlungsbeginn. Als Faustregel kann das 2fache des Alters bei Behandlungsbeginn gelten.

Breite Wickelung. Zur Erhaltung der Abduktionsstellung kommt häufig die breite Wickelung, mit einem verdickten Windelpaket zur Anwendung. Sie ist jedoch unzuverlässig und sollte höchstens der ersten 2 Lebenswochen vorbehalten bleiben. Bei ausgesprochen instabilen Luxationen kommt die breite Wickelung aufgrund der Reluxationstendenz überhaupt nicht in Betracht.

Spreizhose. Die Spreizhose wird als breites Paket zwischen den Oberschenkeln angelegt. Mit der breiten Wickelung mit Windeln hat sie gemeinsam, dass sie bei jedem Windelwechsel neu angelegt werden muss und die Reluxationstendenz nicht sicher verhindert.

Spreizschiene nach Craig (Ilfeld). Im Gegensatz dazu ist bei der Spreizschiene nach Craig (Ilfeld) die Säuglingspflege ungehindert möglich. Allerdings rutscht die Schiene gern an den Beinen abwärts, wodurch infolge der geringeren Flexion und stärkeren Adduktion der Hüften eine Reluxation begünstigt wird.

Rosen-Schiene. Bei der Rosen-Schiene, einer Konfektionsschiene aus Metall, wird das Abgleiten durch Umgreifen der Schultern und Oberschenkel verhindert. Allerdings muss die Rosen-Schiene entsprechend zurechtgebogen werden, um eine exzessive Abspreizung zu vermeiden. Außerdem muss sie dem Wachstum entsprechend häufig nachjustiert werden.

Pavlik-Bandage. Dieses Retentionsmittel wird am häufigsten angewendet, da mit ihm die genannten Probleme größtenteils gelöst werden können. Die Pavlik-Bandage sorgt mit Schultergurten, Fußschalen und Riemen mit Schnallen oder häufiger mit Klettverschluss dafür, dass die unteren Exremitäten in der richtigen Stellung fixiert werden. Dabei kommt es v. a. auf die Einstellung des Rückenriemens an. Der Rückenriemen wird als Zügel benützt, der verhindert, dass der Oberschenkel über den Relaxationspunkt hinaus adduziert wird. Die Hüften gelangen dabei zwanglos in eine bequeme Spreizhaltung. Die Pavlik-Bandage wird zunächst lose angelegt, die Hüfte mit dem Ortolani-Handgriff reponiert und 90° flektiert. Mit dem Barlow-Handgriff wird dann die Reluxationszone bestimmt, d. h. der Adduktionsgrad, bei dem die Hüfte luxiert, und der Rückenriemen wird so eingestellt, dass der Oberschenkel nicht in diese Zone geraten kann, die Hüfte sich aber innerhalb der sicheren Zone nach Ramsey frei bewegen kann. Ist die Bandage angelegt, werden Repositionsergebnis und Ausrichtung von Schenkelkopf und -hals gegen den Y-Knorpel sonographisch kontrolliert.

Die Pavlik-Bandage erlaubt eine aktive Hüftbewegung bei Reposition innerhalb der sicheren Zone. Außerdem kann sie bei der üblichen Säuglingspflege, beim Stillen und Windelwechsel belassen werden. Hinzu kommt noch, dass das Risiko einer avaskulären Nekrose verringert wird, da die forcierte Abduktion wegfällt.

Angeborene Hüftluxation IV

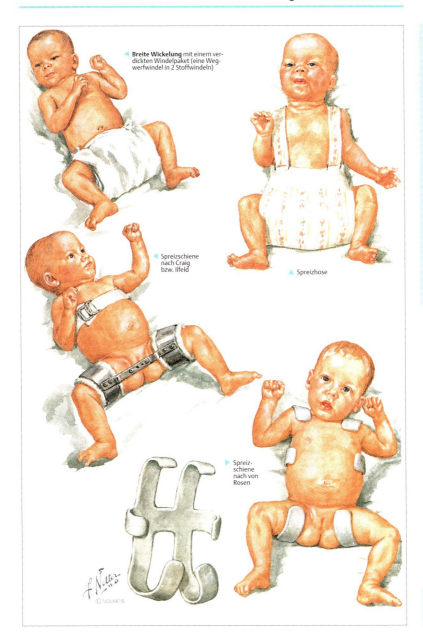

Breite Wickelung mit einem verdickten Windelpaket (eine Wegwerfwindel in 2 Stoffwindeln)

Spreizschiene nach Craig bzw. Ilfeld

Spreizhose

Spreizschiene nach von Rosen

Konservative Therapie bei nicht reponierbarer Hüftluxation

Etwa ab dem 6. Lebensmonat sind Luxationshüften aufgrund von Kontrakturen häufig geschlossen nicht mehr reponierbar. Da dann jeder Repositionsversuch einen erheblichen Kraftaufwand erfordert, ist die Gefahr einer Dauerschädigung des Hüftgelenks besonders groß. Lässt es sich nicht ohne größeren Kraftaufwand reponieren, ist das Ortolani-Zeichen also negativ, muss der geschlossenen Reposition eine Extensionsbehandlung zur Dehnung der Weichteile vorausgehen.

Extensionsbehandlung. Hierdurch wird das Risiko einer avaskulären Nekrose deutlich gesenkt. Die Extension wird so lange fortgesetzt, bis der Femurkopf sonographisch bzw. röntgenologisch gegenüber dem Y-Knorpel steht. Dafür sind i. d. R. 2–3 Wochen ausreichend. Danach wird das Repositionsergebnis durch Immobilisation im Gipsverband gehalten.

Retention im Gips. Sobald der Hüftkopf gegenüber dem Y-Knorpel steht, wird durch sanften Zug in Vollnarkose ein Repositionsversuch unternommen. Gelingt dieser ohne Gewalt, wird die Zentrierung des Femurkopfs in der Pfanne sonographisch bzw. röntgenologisch kontrolliert. Ist die Reposition eingetreten, schließt sich die Retention im Gips an. Vor Anlegen des Gipses muss die sichere Zone nach Ramsey bestimmt werden, in der weder ein übermäßig großer Druck auf den Hüftkopf wirkt und damit das Risiko einer Nekrose erhöht, noch eine Reluxationstendenz besteht. Eine zu schmale sichere Zone lässt sich mit einer Adduktorentenotomie verbreitern.

Operative Therapie

In seltenen Fällen ist mit einer geschlossenen Reposition trotz einer vorangegangenen Extensionsbehandlung auch in Allgemeinnarkose keine befriedigende Lage des Femurkopfs in der Pfanne zu erreichen. Dann liegt möglicherweise ein Repositionshindernis vor. Ist ein solches sonographisch nicht nachweisbar, kann eine Arthrographie zur Identifizierung von hinderlichen Strukturen in der Tiefe der Pfanne notwendig werden. Erscheint eine geschlossene Reposition aussichtslos, muss die operative Behandlung in Erwägung gezogen werden.

Medialer Zugang. Er kommt bei Kindern vor dem 12. Lebensmonat in Betracht. Auch die Körpergröße des Kindes spielt bei der Wahl des Zugangs eine Rolle. Je größer das Kind und je weiter proximal der luxierte Femurkopf, desto größer die Strecke zwischen der medial ansetzenden Schnittführung und der Lage des Femurkopfs. Der mediale Zugang erlaubt zwar eine direkte Darstellung der kontrakten Kapsel, nicht aber die Präparation von funktionslosen Kapselanteilen und die Kapselraffung zur Prophylaxe einer Reluxation. Die A. circumflexa femoris medialis, die die Sehne des M. iliopsoas wenige Millimeter vor seiner Insertion am Trochanter minor umrundet, muss unbedingt geschont werden. Sie ist bei Säuglingen besonders gefährdet.

Nach Eröffnung der Kapsel wird der Femurkopf vorsichtig in die Pfanne reponiert. Dazu muss mitunter die Pfanne durch Resektion des elongierten Lig. capitis femoris und Entfernung des hypertrophen Pulvinars vertieft werden. Ist der Limbus eingekrempelt, reicht es meist, ihn abzuschieben, um eine Reposition zu erreichen. Das meist kontrakte Lig. transversum acetabuli kann durchtrennt werden. Ein Verschluss der Kapsel erübrigt sich. Postoperativ werden beide Hüften mit einem Gipsverband ruhig gestellt.

Anterolateraler Zugang. Dieser kommt bei älteren bzw. größeren Kindern zur Anwendung, bei denen man von medial nicht an den Femurkopf herankommt. Die Schnittführung wird vorzugsweise knapp unterhalb des Darmbeinkamms schräg angelegt. Wie beim medialen Zugang werden das Pulvinar, das überlange Lig. capitis femoris und das Lig. transversum acetabuli zur Schaffung einer adäquaten Pfanne nach Bedarf reseziert. Den eingekrempelten Limbus kann man meist zur Reluxationsprophylaxe hinter den Femurkopf verlagern. Wirkt er als Repositionshindernis, wird er exzidiert. Das überschüssige Kapselgewebe wird entfernt und die Kapsel als Sicherung gegen eine Reluxation verschlossen. Die postoperative Immobilisierung im Gipsverband wird in leichter Flexion, Abduktion und Innenrotation durchgeführt.

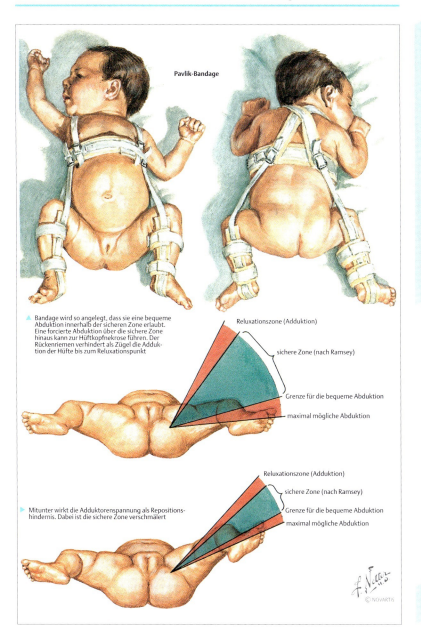

Hüftgelenk – Operationen

Mit der intertrochantären Osteotomie bzw. hüftnahen Femurosteotomie wird eine Verbesserung der Gelenkflächenkongruenz des Hüftgelenks, eine Umverteilung der Gelenkbelastung sowie eine Entspannung der Sehnen, Muskeln und Bänder angestrebt.

Bei der häufigeren Hüftgelenkarthrose vom superolateralen Typ konzentriert sich die Belastung im superolateralen Pfannenanteil, womit die Adduktoren, Abduktoren, Außenrotatoren und Flexoren des Hüftgelenks unter vermehrter Spannung stehen. Mit der Resektion eines Keils mit medialseitiger Basis oberhalb des Trochanter minor entsprechend einer Varisierung oder mit einer Varisierungs-Derotations-Osteotomie wird eine Muskelentspannung erreicht, zugleich aber auch gesunder Knorpel in den belasteten Bereich gebracht.

Da sich der Totalersatz des Hüftgelenks hinsichtlich der Schmerzbefreiung als erfolgreich erwiesen hat und noch dazu eine ausgesprochen kurze Rehabilitationsbehandlung erforderlich macht, wird die Osteotomie zunehmend seltener angewendet. Sie sollte auch als provisorische Maßnahme betrachtet werden, die es ermöglicht, bei jüngeren Patienten den Totalersatz 5–10 Jahre hinauszuschieben.

Indikation

Die intertrochantäre Osteotomie eignet sich v. a. für Patienten jüngeren und mittleren Alters. Sie bietet als Hauptvorteile die Möglichkeit, knochensparend zu operieren und prothesenbedingte Langzeitkomplikationen vermeiden zu können.

Im Rahmen der Indikationsstellung ist auf einen ausreichenden Bewegungsumfang im Hüftgelenk zu achten, da dieser durch den Eingriff nicht vergrößert werden kann. Bei der präoperativen Röntgenuntersuchung wird das Hüftgelenk in Ab- und Adduktion dargestellt. Röntgenologisch sind als Zeichen einer mechanischen Überbelastung lokalisierte Sklerosezonen, Zysten und eine Verschmälerung des Gelenkspalts feststellbar. Zur Beurteilung der optimalen Gelenkflächenkongruenz bietet sich die Durchleuchtung mit oder ohne Arthrographie an.

Verfahrenswahl

Wird der Hüftkopf in Abduktion besser von der Pfanne umschlossen, wird eine Varisierungsosteotomie durchgeführt. Ergibt umgekehrt die Adduktion eine günstigere Gelenkflächenkongruenz, wird eine Valgisierungsosteotomie vorgenommen.

Zur Korrektur einer pathologischen Antetorsion des Femurs, die v. a. bei jungen Patienten mit einer Valgusfehlstellung der Hüfte vorkommt, kann eine Derotationsosteotomie durch Drehung des proximalen Fragments gegenüber dem distalen Femurschaft durchgeführt werden. Bei Beugekontrakturen kommt eine Extensionsosteotomie in Betracht.

Nachbehandlung

Die Rehabilitation nimmt relativ viel Zeit in Anspruch. Meist ist über 8–12 Wochen nur eine Teilbelastung mit Gehstützen erlaubt. Danach muss beim Gehen ein Stock zu Hilfe genommen werden. Wie lange ein mitunter unvermeidbares Hinken anhält, lässt sich nicht vorhersagen. Nach abgeschlossener Rehabilitation können junge, aktive Patienten wieder ihre gewohnten Aktivitäten aufnehmen.

Komplikationen

Durch die Medialisierung des Femurkopfmittelpunkts wird der Hebelarm des Abduktors verlängert, die Abduktionskraft jedoch infolge der Verkürzung der Muskelstrecke zwischen Ursprung und Insertion (Höhertreten des Trochanter major) vermindert. Dabei muss als Nachteil bei einer Varisierungsosteotomie ein oft vorübergehendes, mitunter aber auch persistierendes Hinken sowie eine bleibende Verkürzung des Beins in Kauf genommen werden. Außerdem macht in etwa 20% der Fälle das Fortbestehen unzumutbarer Schmerzen einen totalen Gelenkersatz erforderlich.

Operationsbedingte Gelenk- oder Weichteilinfektionen sind unter einer perioperativen antibiotischen Kurzzeit- bzw. „Single-shot"-Therapie selten. Das Risiko einer ausbleibenden Konsolidierung kann durch eine stabile Plattenosteosynthese weitgehend reduziert werden.

Intertrochantäre Osteotomie

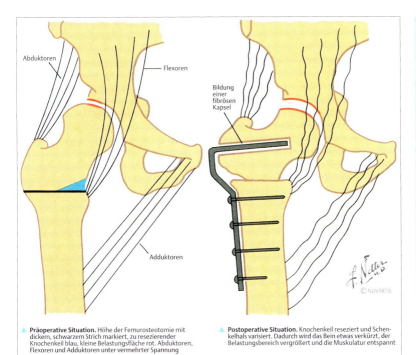

▲ **Präoperative Situation.** Höhe der Femurosteotomie mit dickem, schwarzem Strich markiert, zu sezierender Knochenkeil blau, kleine Belastungsfläche rot. Abduktoren, Flexoren und Adduktoren unter vermehrter Spannung

▲ **Postoperative Situation.** Knochenkeil reseziert und Schenkelhals varisiert. Dadurch wird das Bein etwas verkürzt, der Belastungsbereich vergrößert und die Muskulatur entspannt

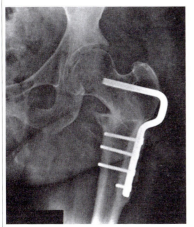

▲ Intertrochantäre Varisierungsosteotomie

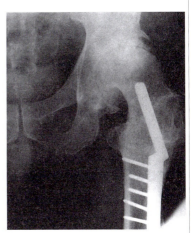

▲ Intertrochantäre Valgisierungsosteotomie

Untere Extremität

Hüftgelenk – Operationen

Bei der Hemiarthroplastik des Hüftgelenks wird im Gegensatz zur Totalendoprothese lediglich der Femurkopf prothetisch ersetzt. Das Azetabulum bleibt unverändert erhalten.

Indikation

Die Hemiarthroplastik bzw. Teilrekonstruktion des Hüftgelenks zeichnet sich im Vergleich zum totalen Hüftgelenkersatz durch eine geringere Radikalität aus und ist indiziert, wenn die pathologischen Veränderungen auf den femurseitigen Anteil des Gelenks beschränkt sind, die knorpelige Gelenkpfanne jedoch intakt geblieben ist.

Die häufigsten Indikationen sind Frakturen und Metastasen im gelenknahen Femur, v. a. wenn ein erhöhtes Frakturrisiko besteht. Die Hemiarthroplastik eignet sich aber auch zur Behandlung von Knochennekrosen (aseptischen Nekrosen) des Hüftkopfs mit Einbruch der subchondralen Knochenschale, vorausgesetzt, dass der Pfannenknorpel noch nicht in Mitleidenschaft gezogen worden ist. Osteonekrosen sind v. a. bei jungen Erwachsenen anzutreffen und stehen ursächlich mit Frakturen oder Luxationen, einer Glukokortikoidtherapie, einem Alkoholabusus, selten auch mit einem Morbus Gaucher sowie mit der Sichelzellanämie und der Caisson-Krankheit in Zusammenhang.

Die Indikation zur Hemiarthroplastik bei Schenkelhalsfrakturen ist nur eingeschränkt gegeben, da bei jüngeren Patienten alles versucht werden muss, um den Hüftkopf und den Schenkelhals durch eine Osteosynthese zu erhalten. Diese bietet sich auch bei älteren Patienten mit nur geringer Dislokation oder Einstauchung der Bruchfragmente und bei stabil reponierbaren Frakturen an. Da jedoch bei älteren Patienten mit der Behandlung eine möglichst baldige Wiederherstellung der Gehfähigkeit anzustreben ist, kann sich die Hemiarthroplastik in Einzelfällen auch bei nur gering dislozierten Frakturen als Methode der Wahl erweisen, v. a. wenn eine hochgradige Osteoporose besteht.

Prothesenfunktion

Die ersten Versuche eines Teilersatzes des Hüftgelenks wiesen mit 40% eine sehr hohe Frühversagerquote mit Schmerzen, Lockerungen und Pfannenerosionen auf. Die Entwicklung der bipolaren Prothesen hat die Ergebnisse deutlich verbessert. Bipolare Prothesen zeichnen sich durch 2 Gelenkverbindungen aus, die beide zur Bewegung im Hüftgelenk beitragen: Das Außenlager wird dabei von einem großen bipolaren Kopf gebildet, der dem Pfannenknorpel anliegt, das Innenlager von einem kleineren Femurkopf, der in den größeren, mit Polyäthylen ausgekleideten bipolaren Kopf passt. Durch dieses zusätzliche Gelenk bleibt der Pfannenknorpel länger erhalten und die mechanischen Kräfte, die auf den Prothesenschaft wirken, werden verringert. Ein weiterer Vorteil der bipolaren Prothesen ist die leichte Konvertierbarkeit zu einem Totalersatz des Hüftgelenks. Dazu wird der große bipolare Kopf von dem kleineren abgezogen und danach eine Pfannenschale in das Becken einzementiert. Der Schaft braucht dabei nicht ausgewechselt zu werden, sofern er stabil verankert und funktionstüchtig ist.

Verankerungstechnik

Bipolare Prothesen können zementfrei implantiert oder in den Markraum des Femurs einzementiert werden. Zementfreie Prothesen werden nach dem „Pressfit-Prinzip", also unter Vorspannung, formschlüssig verankert, was v. a. bei jungen Patienten einen Vorteil darstellt. Eine später evtl. notwendig werdende Revision wird damit wesentlich erleichtert. Schäfte, deren Oberfläche so beschaffen ist, dass sie das Einwachsen des Knochens und damit eine Osseointegration begünstigt, stehen ebenfalls zur Verfügung. Voraussetzung für eine erfolgreiche Prothesenverankerung durch Vorspannung ebenso wie durch Osseointegration ist jedoch ein umfangreiches Inventar an Implantaten unterschiedlichster Größe und Form, eine sehr sorgfältige Operationsplanung sowie eine exakte Operationstechnik. Bei schwerer Osteoporose wird zur stabilen Verankerung in aller Regel ein zementierter Schaft vorgezogen.

Hemiarthroplastik des Hüftgelenks

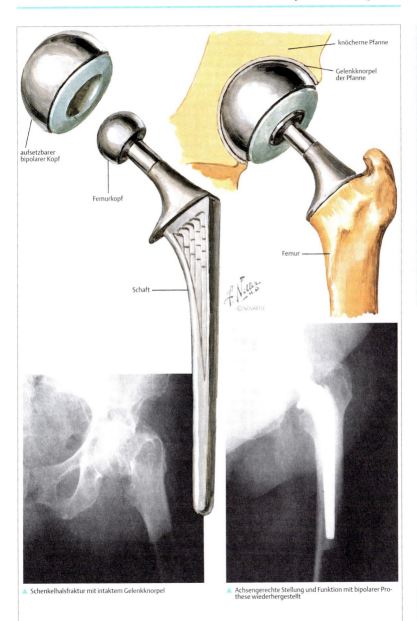

Schenkelhalsfraktur mit intaktem Gelenkknorpel

Achsengerechte Stellung und Funktion mit bipolarer Prothese wiederhergestellt

Hüftgelenk – Operationen

Indikation

Ein vollständiger prothetischer Ersatz des Hüftgelenks kommt immer dann in Betracht, wenn sowohl der Hüftkopf als auch die Hüftpfanne durch Verletzungen oder Erkrankungen so stark verändert sind, dass eine schmerzfreie Gelenkfunktion nicht mehr gewährleistet ist und durch andere Maßnahmen auch nicht wiederhergestellt werden kann. Neben degenerativen und rheumatischen Gelenkschäden können auch angeborene, entwicklungsbedingte, traumatische oder maligne Hüftgelenkerkrankungen eine Indikation für einen Gelenkersatz darstellen.

Prothesenaufbau

Für jede Endoprothese gelten 2 Grundforderungen, die sich entscheidend auf die Materialauswahl auswirken. Einerseits muss die Prothese mechanisch ausreichend stabil sein und das Kunstgelenk soll eine möglichst geringe Reibung aufweisen, wobei auch möglichst wenig Abrieb an den Gelenkflächen entstehen soll. Andererseits müssen die Gelenkteile langfristig stabil im Knochen verankert sein. Für das Gelenk hat sich die Materialpaarung aus einer hochpolierten Metalllegierung oder Keramik mit einem ultrahochmolekularen Polyethylen als Gleitlager bewährt. Als Metalle kommen v. a. spezielle Stahllegierungen für die einzementierten Prothesen und Titanlegierungen für zementfreie Modelle zum Einsatz.

Die Prothesen setzen sich aus einem Schaftteil und einer künstlichen Pfanne zusammen. Sowohl der Schaft- als auch der Pfannenteil stehen in verschiedenen Größen zur Wahl.

Schaft. Der Schaft trägt einen künstlichen Hüftkopf, der zusammen mit dem Schaft aus einem Stück geschmiedet sein kann, meist aber gesondert aufgesetzt wird. In diesem Fall wird der gelenkseitige Abschluss des Schaftteils von einem Konus gebildet, auf der dann die Kopfprothese aufgesetzt wird. Bei einem solchen System kann die Länge des Prothesenhalses durch Köpfe mit unterschiedlich tiefen Konusbohrungen variiert und damit die Korrektur einer möglichen Beinlängendifferenz erreicht werden.

Pfanne. Die künstliche Pfanne aus hochdichtem Polyethylen lässt sich entweder direkt am Knochen verankern oder sie wird in eine Metallschale eingesetzt, die ihrerseits im Azetabulum fixiert wird. Neben mit Zement verankerten Pfannen gibt es auch Modelle mit einer zusätzlichen Sicherung durch Schrauben und auch zementfreie Varianten (Schraubpfannen). Für Spezialfälle existieren auch Pfannen mit breitem Kragen, mit denen Knochendefekte bei Entwicklungsstörungen des Beckens oder nach Traumen überbrückt werden können.

Verankerungstechniken

Knochenzement. Die zementierten Prothesenmodelle werden durch Acrylatzement im Knochen verankert. Dabei muss darauf geachtet werden, dass die Prothese vollständig von einer möglichst gleichmäßig dicken Zementschicht umgeben ist und keine Luftblasen oder andere Fehlstellen die Stabilität der Verbindung gefährden.

Zementfreie Verankerung. Um bei zementfrei implantierten Prothesenmodellen einen möglichst stabilen und dauerhaften Knochenkontakt zu erreichen, wurden unterschiedlichste Techniken entwickelt. Gemeinsam ist ihnen die hohe Porosität der Prothesenoberfläche.

Bei manchen Modellen wird dies durch ein Netz aus Titandraht erreicht. Eine poröse Oberfläche kann außerdem durch das Aufsintern von kleinen Metallkügelchen auf die Oberfläche erzielt werden. In derartige Oberflächen wächst Knochen ein, ein Prozess, der auch bei der Kallusbildung während der Frakturheilung abläuft. Daneben gibt es noch Prothesenschäfte mit sandgestrahlten, gerillten oder gewellten Oberflächen, die sich fest in den Markkanal einfügen und den Vorteil bieten, dass sie bei notwendig werdenden Revisionsoperationen mühelos explantiert werden können.

Schraubpfannen tragen an ihrer Zirkumferenz ein hohes Gewinde, mit dem sie in das entsprechend ausgefräste Azetabulum eingeschraubt werden.

Totalendoprothese des Hüftgelenks I

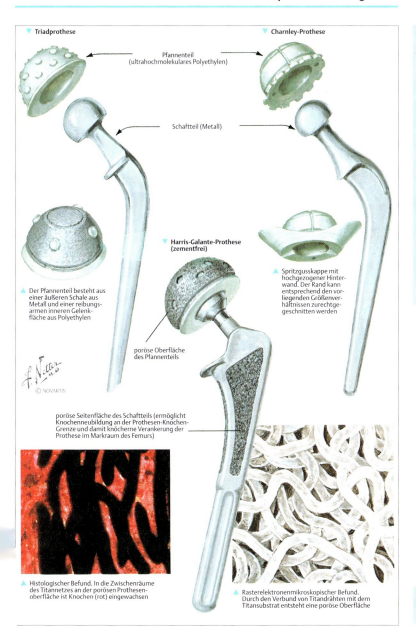

Hüftgelenk – Operationen

Operationsplanung

Bei der Prothesenwahl muss mit großer Sorgfalt auf die dem jeweiligen Fall entsprechende optimale Passgenauigkeit und Funktion geachtet werden. Auf Röntgenaufnahmen im seitlichen und a.-p. Strahlengang werden die anatomischen Verhältnisse und v. a. die Weite des Markkanals beurteilt. Zur Ermittlung der optimalen Prothesengröße werden durchsichtige Kunststoffschablonen verschiedener Prothesen über die Röntgenbilder gelegt, wobei auch jede Deformität in die Überlegungen einbezogen werden muss. Vielfach besteht eine Beinlängendifferenz, meist eine Verkürzung der betroffenen Extremität infolge der durch die Destruktion des Gelenkspalts verursachten Luxation des Hüftkopfs nach kranial. Diese lässt sich durch eine Femurosteotomie in entsprechender Höhe und ein Implantat mit entsprechender Schenkelhalslänge ausgleichen. Zur Überbrückung von Femurfrakturen oder -defekten ist oft eine Langschaftprothese erforderlich.

Lagerung

Der Patient wird in Seitenlage bzw. in Rückenlage auf einem entsprechend modifizierten Repositionstisch gelagert. Für den totalen Hüftgelenkersatz steht eine Reihe unterschiedlicher Zugangswege zur Wahl. Am meisten verwendet wird der modifizierte dorsale Zugang nach Moore. Dieser ermöglicht eine rasche und sichere Darstellung des Gelenks, ohne die Hüftadduktoren zu beeinträchtigen. Das Bein wird so abgedeckt, dass es frei bewegt werden kann.

Zugang

Die typische Schnittführung verläuft von der Mitte des Trochanter major aus in flachem Bogen nach dorsal, folgt dabei nach proximal der Faserrichtung des M. gluteus maximus und verläuft nach distal über dem Femurschaft. Nach Spaltung der Fascia lata und der den M. gluteus maximus bedeckenden Faszie werden die Fasern des M. gluteus maximus proximal stumpf auseinandergedrängt, ohne dabei den Muskel zu denervieren. Seine Sehne wird an ihrer Insertionsstelle am proximalen Femur teilweise abgelöst, wobei auf die Schonung des unter ihr verlaufenden N. ischiadicus geachtet werden muss. Darauf wird die Hüfte nach innen rotiert und die Sehne des M. piriformis aufgesucht.

Darstellung des Hüftgelenks

Über dem M. piriformis und unter den Mm. gluteus medius und minimus wird zur Darstellung der oberen Hüftgelenkkapsel ein Spreizer eingebracht. Mit einem zweiten Spreizer, der tief unter den proximalen Rand des M. quadratus femoris eingeschoben wird, wird die Gelenkkapsel dargestellt. M. piriformis und kurze Außenrotatoren werden an ihren Insertionsstellen am Trochanter scharf abgetrennt und abgeschoben. Die dabei zur Darstellung kommende hintere Kapsel wird eröffnet. Die Inzision oder Entfernung der vorderen Kapsel ist nicht obligat. Sie erleichtert aber die Darstellung der Pfanne und gibt am Femur mehr Bewegungsspielraum. Daher empfiehlt sie sich bei hochgradigen Hüftdeformitäten und bei aus anderen Gründen beengtem Zugang. Ist die Kapsel eröffnet, kann der Hüftkopf aus dem Azetabulum herausluxiert werden. Dazu wird sie flektiert, nach innen rotiert und adduziert. Bei innenrotiertem Bein werden dann der M. quadratus femoris an seinen Insertionen und die untere hintere Kapsel inzidiert und umgeschlagen, wodurch der Trochanter minor zur Darstellung kommt.

Femurosteotomie

Zur Bestimmung der Osteotomiehöhe, des gewünschten Drehmittelpunkts des künstlichen Hüftkopfes und der zu erzielenden Beinlänge wird vom Trochanter minor nach kranial gemessen. Dazu kann z. B. eine Probeprothese angehalten werden. Die Absetzungshöhe wird am Schenkelhals markiert und dieser mit einer oszillierenden Säge rechtwinklig glatt durchtrennt.

Totalendoprothese des Hüftgelenks II

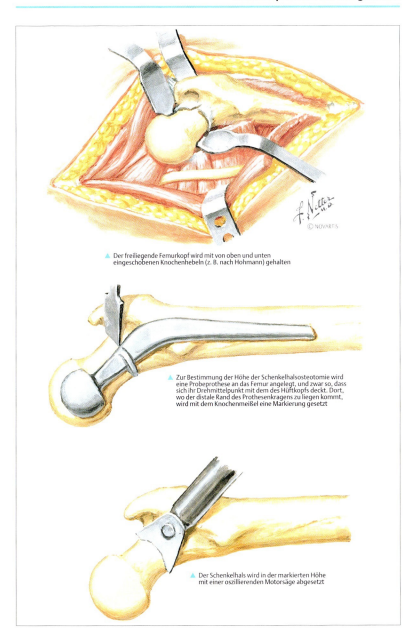

▲ Der freiliegende Femurkopf wird mit von oben und unten eingeschobenen Knochenhebeln (z. B. nach Hohmann) gehalten

▲ Zur Bestimmung der Höhe der Schenkelhalsosteotomie wird eine Probeprothese an das Femur angelegt, und zwar so, dass sich ihr Drehmittelpunkt mit dem des Hüftkopfs deckt. Dort, wo der distale Rand des Prothesenkragens zu liegen kommt, wird mit dem Knochenmeißel eine Markierung gesetzt

▲ Der Schenkelhals wird in der markierten Höhe mit einer oszillierenden Motorsäge abgesetzt

Untere Extremität

Hüftgelenk – Operationen

Präparation des Azetabulums

Die Pfanne wird dargestellt, indem das Femur nach ventral gebracht wird. Ihre komplette Darstellung ist für das Ausfräsen des Knochens und die Positionierung der Prothese von ausschlaggebender Bedeutung und erleichtert die Arbeit. Eine noch bessere Übersicht bekommt man, wenn man einen Haken dorsal in das Sitzbein treibt, der während des Fräsens zugleich auch den N. ischiadicus schützt, und einen weiteren kaudal unter das Lig. transversum acetabuli schiebt. Die Pfanne wird dann in medialer Richtung ausgefräst, um Osteophyten zu entfernen und ihre mediale Wand aufzufinden. Mit zunehmend größeren Knochenfräsen wird der Fräsvorgang so lange fortgesetzt, bis ein Lager in entsprechender Größe präpariert ist. Die richtige Größe der künstlichen Pfanne wird mit Probepfannen bestimmt.

Implantation des Pfannenteils

Die Schale muss in entsprechender Anteversion und Seitneigung zur Horizontalen liegen. Ihre optimale Lage richtet sich nach dem Prothesendesign, wobei die für die einzelnen Prothesentypen angegebenen Empfehlungen möglichst genau eingehalten werden sollten. In aller Regel soll die Seitneigung nicht mehr als 45° und die Anteversion nicht mehr als 30° betragen. Je größer die Seitneigung, desto geringer die Anteversion und umgekehrt. Zur Fixierung der Schale mit Knochenzement werden das Darm-, das Sitz- und das Schambein angebohrt, das Azetabulum ausgespült und, während der Zement angemischt wird, trocken getupft. Hat der Zement eine bearbeitbare Konsistenz erreicht, wird er unter Druck in die Pfanne und die Spongiosa eingepresst. Sobald er eine teigige Konsistenz angenommen hat, wird die Pfanne mit dem Führungsinstrument in die richtige Position gebracht, in den Zement eingedrückt und so lange angepresst, bis der Zement gehärtet ist. Überstehender Zement wird entfernt. Wird eine Schraubpfanne verwendet, wird diese nach dem Ausfräsen mit dem Platzierungsinstrument eingebracht, wobei auf die korrekte Winkelstellung in allen Ebenen geachtet werden muss, da eine spätere Korrektur nicht möglich ist.

Implantation des Schaftteils

Zunächst wird der Schenkelhals durch Unterschieben eines breiten Hakens dargestellt. Während der Markkanal ausgefräst wird, muss das Bein so gelagert werden, dass eine entsprechende Anteversion und Valgisierung des Prothesenschafts zustande kommt. Durch Flexion, Einwärtsdrehung und Adduktion des Oberschenkels erhält man die beste Übersicht über den Markraum des Femurs. Die Fräsrichtung wird mit einer Markraumsonde oder einem scharfen Löffel ermittelt. Die Modellierung des Markraums wird meist, je nach Prothesenmodell, zunächst mit geraden Fräsen, dann mit Raspeln durchgeführt. Nach Einführen einer Probeprothese wird die Hüfte probeweise reponiert und der Bewegungsumfang sowie die Stabilität in den Endlagen geprüft.

Lässt sich die Hüfte zu leicht luxieren, sitzt einer der beiden Prothesenteile nicht richtig. Ist die Hüfte infolge einer Schlaffheit der Weichteile instabil, muss u. U. eine Prothese mit längerem Halsteil gewählt werden.

Hat man sich vergewissert, dass die Hüfte bewegungsstabil ist, wird die Probeprothese entfernt und ein Markraumsperrer ca. 2 cm über die Länge des Prothesenschafts hinaus in den Markraum eingeführt. Mit diesem wird gewährleistet, dass der unter Druck eingebrachte Knochenzement nicht in das distale Femur abfließen kann. Der Markraum wird dann von Blut und Detritus freigespült und, während die 2. Portion Zement angemischt wird, getrocknet. Der Zement wird unter Druck mit einer Spritze in den Markraum eingebracht. Dann wird der Prothesenschaft in Neutralstellung oder mit einer geringen Valgität eingeführt. Er wird in der Mediolateralen oder mit leichter Antetorsion ausgerichtet und so lange in dieser Stellung gehalten, bis der Zement ausgehärtet ist.

Zementfreie Schaftimplantate werden direkt nach dem Auffräsen und Spülen der Markhöhle eingeschlagen.

Nach Aufsetzen des Kopfteils wird das Hüftgelenk reponiert und ein schichtweiser Wundverschluss unter Rekonstruktion der Muskeln und Faszien durchgeführt.

Totalendoprothese des Hüftgelenks III

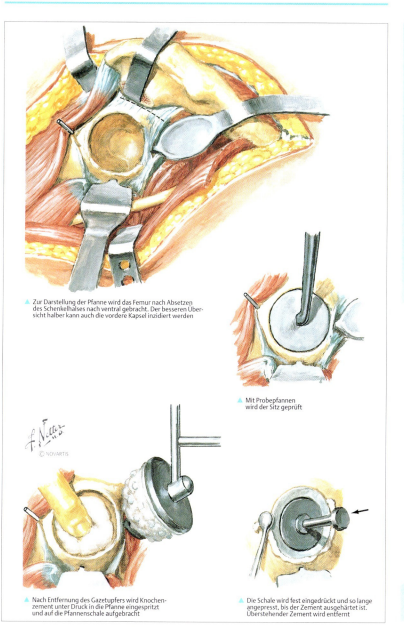

▲ Zur Darstellung der Pfanne wird das Femur nach Absetzen des Schenkelhalses nach ventral gebracht. Der besseren Übersicht halber kann auch die vordere Kapsel inzidiert werden

▲ Mit Probepfannen wird der Sitz geprüft

▲ Nach Entfernung des Gazetupfers wird Knochenzement unter Druck in die Pfanne eingespritzt und auf die Pfannenschale aufgebracht

▲ Die Schale wird fest eingedrückt und so lange angepresst, bis der Zement ausgehärtet ist. Überstehender Zement wird entfernt

Untere Extremität

Kniegelenk – Grundlagen

Gelenkstruktur

Gelenkanteile. Das Kniegelenk setzt sich aus 3 Anteilen zusammen:
- aus der Articulatio femoropatellaris,
- aus den beiden Articulationes femorotibiales.

Die Articulationes femorotibiales werden durch die intraartikulären Kreuzbänder (S. 262) und die Plica synovialis infrapatellaris voneinander getrennt. Zwischen den Gelenkhöhlen aller 3 Gelenkanteile bestehen Verbindungen.

Femur. Am Femur bilden die Condyli medialis und lateralis sowie die Facies patellaris die Gelenkflächen. Dabei sind die Kondylen als dicke Walzen ausgebildet, die nach unten und hinten auseinanderstreben. Ihre Oberflächen sind vorne flach gekrümmt und verstärken sich nach hinten zu. An ihrem Übergang in die Facies patellaris liegen Kanten, die Lineae condylopatellares (terminales) mediales und laterales.

Tibia. An der Tibiaoberseite finden sich 2 voneinander getrennte überknorpelte Gelenkflächen:
- Auf dem Condylus medialis ist die Gelenkfläche größer, oval und leicht konkav gekrümmt
- Auf dem Condylus lateralis ist die Gelenkfläche kreisförmig und quer konkav, jedoch längs konkav-konvex gekrümmt.

Beide Gelenkflächen werden von den scheibenförmigen Menisken (S. 260) vertieft.

Gelenkkapsel. Die Kapsel des Kniegelenks lässt sich nur schwer von den ihr anliegenden Bändern und aponeurotischen Verstärkungen trennen. Sie ist dorsal mit vertikal verlaufenden Fasern, die kaudal vom Lig. popliteum obliquum überlagert werden, an den Femurkondylen und der Fossa intercondylaris befestigt und heftet sich distal an den Tibiakondylen und teilweise an den Menisken an. Die Gelenkkapsel wird durch mehrere Bänder verstärkt:
- *Kapselbänder:* Man unterscheidet ein mediales und ein laterales Kapselband sowie ein hinteres Schrägband.
- *Äußere Verstärkungsbänder:* Die Fascia lata und der Tractus iliotibialis, die Retinacula patellae mediale und laterale sowie die Ligg. patellae, popliteum obliquum und popliteum arcuatum dienen der Gelenkkapsel als äußere Verstärkungsbänder.
- *Lig. collaterale tibiale:* An der medialen Seite wird die Gelenkkapsel auch vom Lig. collaterale tibiale verstärkt, das aber nicht direkt mit ihr verbunden ist.
- *Retinacula:* An den beiden Seiten der Patella setzen die aponeurotisch verstärkten Sehnen der Mm. vasti an und bilden als Retinacula patellae mediale und laterale ventral und lateral Verstärkungszüge. Sie inserieren kaudal an der Vorderseite der Tibiakondylen und der Linea m. solei und reichen nach lateral damit fast bis an die Seitenbänder heran. Gegen die Oberfläche zu werden sie von der Fascia lata überlagert, die auf ihrem Weg zu ihrer Insertion an den Tibiakondylen und der Linea m. solei in sie einstrahlt. Beide Retinacula bestehen aus mehreren Faserzügen. Lateral zieht der Tractus iliotibialis im Bogen über das Retinaculum patellae laterale nach vorn und verwächst ventral mit der Kapsel. Zwischen seinem freien Hinterrand und der Gelenkkapsel findet sich normalerweise Fettgewebe.

Patellasehne und Schleimbeutel. Als Lig. patellae setzt sich die Ansatzsehne des M. quadriceps femoris bis zur Tuberositas tibiae in Form eines besonders kräftigen, relativ flachen Bandes fort, das teilweise oberhalb der Patella befestigt ist und teilweise mit Fasern der Muskelsehne in schrägem Verlauf zur Tuberositas tibiae weiterzieht (s. a. S. 259). Zwischen der Sehne und dem Knochen liegt ein tiefer Schleimbeutel, die Bursa infrapatellaris profunda, in dem das Band überlagernden Gewebe befindet sich die Bursa subcutanea infrapatellaris.

Semimembranosussehne. Zu einem Verstärkungsband der Hinterseite der Gelenkkapsel ist die Sehne des M. semimembranosus ausgebildet. Sie inseriert in der Rinne an der Hinterseite des Condylus medialis tibiae und verbreitert sich dementsprechend als Lig. popliteum obliquum nach lateral und kranial über die Hinterseite der Gelenkkapsel.

Popliteussehne. Der am lateralen Epicondylus ansetzende M. popliteus zieht auf der Dorsalseite des Kniegelenks und des proximalen Unterschenkels zu seinem Ansatz an der dorsalen Tibia.

Gelenkstruktur

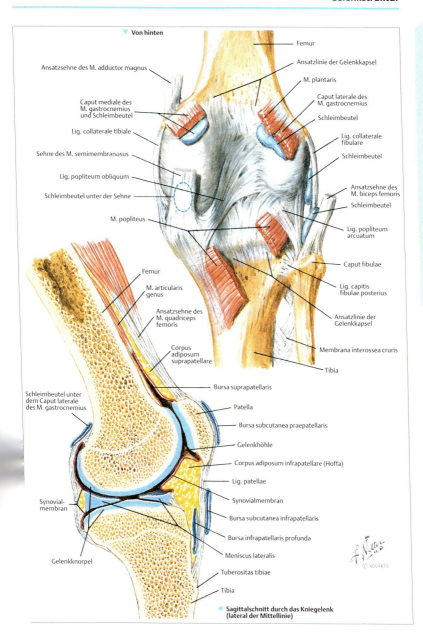

Kniegelenk – Grundlagen

Synovialmembran und Gelenkhöhle

Die Höhle des Kniegelenks ist der größte Gelenkraum des menschlichen Körpers. Sie umfasst den Raum zwischen und um die Kondylen, schließt nach oben zu hinter der Patella die Articulatio femoropatellaris ein und kommuniziert dann frei mit der Bursa suprapatellaris zwischen der Sehne des M. quadriceps femoris und dem Femur. Die Gelenkkapsel wird wie die Bursa suprapatellaris von Synovia ausgekleidet. Die Ausbuchtungen der Gelenkhöhle haben ebenfalls eine synoviale Auskleidung. Dazu gehören der Recessus subpopliteus hinter dem Condylus medialis und weitere Recessus hinter dem dorsalen Teil der Femurkondylen. Am oberen Ende des Recessus subpopliteus kann der Schleimbeutel unter dem medialen Kopf des M. gastrocnemius mit der Gelenkhöhle kommunizieren.

Der Hoffa-Fettkörper, das Corpus adiposum infrapatellare, bildet den vorderen Teil des medialen Septums, das gemeinsam mit der Plica synovialis infrapatellaris und den Kreuzbändern die beiden Articulationes femorotibiales voneinander trennt (s. a. S. 257, 259). Vom medialen und lateralen Rand der Facies articularis patellae schlägt sich die Synovialmembran zu 2 flügelartigen Falten, den Plicae alares, um, die in das Gelenkinnere hineinragen und den Fettkörper bedecken.

Kniescheibe

Morphologie. Die Patella ist als großes Sesambein in die Sehne des M. quadriceps femoris eingelagert und sorgt so für einen günstigeren Anstellwinkel der Sehne an der Tuberositas tibiae. Auf ihrer konvexen Facies anterior hinterlassen die Sehnenfasern eine vertikale Streifung. Die Patella wird in vertikaler und seitlicher Richtung stabilisiert: vertikal durch den M. quadriceps femoris und die Patellarsehne, seitlich durch die Retinacula und Verbindungen zu Femur und Tibia sowie zu den Menisken. Ihr Oberrand ist zur Befestigung der Mm. rectus femoris und vastus intermedius verdickt. An ihrem dünneren lateralen und medialen Rand nimmt sie Fasern der Mm. vasti lateralis und medialis auf. Beide Ränder bilden den spitzwinkeligen Apex patellae, an dem von einem aufgerauten, nicht artikulierenden Feld das Lig. patellae entspringt. Die glatte, ovale Gelenkfläche wird von einer vertikalen Leiste, die in der Rinne an der Facies patellaris femoris läuft, in eine mediale und eine breitere und tiefere laterale Facette geteilt. Diese finden ihr Gegenstück in den entsprechenden Gelenkflächen am Femur. Außer den als normal anzusehenden Asymmetrien der Gelenkfacetten gibt es pathologische Formen (Dysplasien der Patella).

Bewegungen. Die Patella steht in allen Kniegelenkstellungen mit dem Femur in wechselndem Kontakt. Wird das Gelenk aus der maximalen Beugung maximal gestreckt, kommt die Gelenkfläche der Kniescheibe mit der Facies patellaris des Femurs nacheinander mit dem oberen, dem mittleren und zuletzt mit dem unteren Teil in Berührung.

Blutgefäße und Nerven

Blut- und Lymphgefäße. In der Knieregion bildet ein oberflächlicher Plexus oberhalb und unterhalb der Kniescheibe mit einem tiefen Plexus auf der Kniegelenkkapsel und den benachbarten Knochenflächen eine wichtige Gefäßanastomose. Zu dieser schließen sich die Endäste von 10 Gefäßen zusammen:

- von oben der R. descendens der A. circumflexa femoris lateralis und die A. descendens genicularis aus der A. femoralis
- in Gelenkhöhe 5 Äste der A. poplitea: die Aa. superior medialis, superior lateralis, media, inferior lateralis und inferior medialis genus
- von unten die A. recurrens tibialis posterior, der R. circumflexus fibularis und die A. recurrens tibialis anterior.

Alle diese Gefäße werden von gleichnamigen Venen begleitet. Die Lymphgefäße der Knieregion ziehen zu den poplitealen und inguinalen Lymphknotenstationen.

Nerven. Für die Innervation des Kniegelenks sorgen zahlreiche Nerven. Gelenkäste des N. femoralis erreichen das Knie über die die Mm. vasti versorgenden Nervenäste und über den N. saphenus. Auch der R. posterior des N. obturatorius zieht in das Kniegelenk. Hinzu kommen noch Gelenkäste aus den Nn. tibialis und fibularis communis.

Gelenkhöhle und Patella

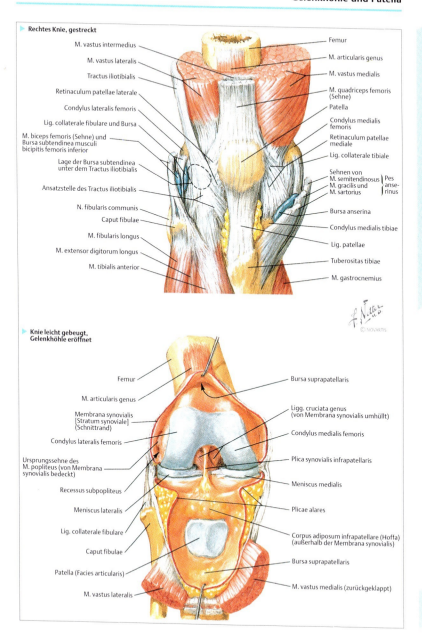

Kniegelenk – Grundlagen

Menisken

Als sichelförmige Faserknorpelscheiben liegen die Menisken peripher den Gelenkflächen der Tibia auf. Sie sind außen dicker als an ihrem freien, in das Gelenkinnere ragenden Rand und vertiefen die Gelenkpfannen zur Aufnahme der Femurkondylen. Ihre Ansatzzonen befinden sich über der Gelenkkapsel am Außenrand der Tibiakondylen und mit ihren Hörnern ventral und dorsal der Eminentia intercondylaris.

Innenmeniskus. Der Meniscus medialis hat einen annähernd ovalen Umriss, sein Hinterhorn ist breiter als sein Vorderhorn, das in der Area intercondylaris anterior tibiae ventral vom Ursprung des vorderen Kreuzbandes ansetzt.

Außenmeniskus. Der mehr kreisförmige Meniscus lateralis ist zwar kleiner als sein mediales Gegenstück, bedeckt aber einen vergleichsweise größeren Teil der Tibiafläche. Er ist vorn in der Area intercondylaris anterior seitlich und hinter dem Ende des vorderen Kreuzbandes angeheftet und hinten in der Area intercondylaris posterior vor der Ansatzzone des Meniscus medialis. Am Rand des Condylus lateralis tibiae (über der Gelenkkapsel) ist er nur schwach befestigt. Dort, wo er von der Popliteussehne überkreuzt und eingekerbt wird, liegt er ganz frei. An der Hinterseite des Gelenks dient er einigen Fasern des M. popliteus als Ursprung.

Meniskofemorale Bänder. Vom Hinterhorn des Außenmeniskus zieht ein als Lig. meniscofemorale posterius (Roberti) bezeichnetes Band entweder zum hinteren Kreuzband, in das es dann einstrahlt, oder zum Condylus medialis femoris hinter dem Ansatz des hinteren Kreuzbandes. In analoger Weise kann ein allerdings inkonstantes Lig. meniscofemorale anterius mit dem hinteren Kreuzband vor dessen Ansatz in Beziehung treten.

Lig. transversum genus. Zwischen dem konvexen Vorderrand des Meniscus lateralis und dem Vorderhorn des Meniscus medialis spannt sich das inkonstante Lig. transversum genus aus (s. a. S. 263).

Kollateralbänder

Die Seitenbänder liegen direkt auf der Gelenkkapsel; zwischen ihnen und der Gelenkkapsel liegen die Vasa inferiora genus; eindeutig gegen die Kapsel abgrenzbar ist jedoch nur das Lig. collaterale fibulare. Zwischen Lig. collaterale tibiale und Gelenkkapsel liegt eine kleine Bursa.

Innenband. Das kräftige, flache Innenband, das Lig. collaterale tibiale, spannt sich zwischen den Condyli mediales des Femurs und der Tibia aus.

▶ Sein vorderer Teil ist gut ausgebildet, strahlt in das Retinaculum patellae mediale ein und wird distal von der Sehne der Anserinusgruppe überlagert. Dazwischen liegt die Bursa anserina.

▶ Der hintere Teil, das Lig. collaterale tibiale posterius (hinteres Schrägband), besteht aus schräg verlaufenden Fasern, die von oben und unten auf das Gelenk zustreben und am Meniscus medialis befestigt sind. Mit seinem Hauptanteil heftet sich das Innenband distal ca. 5 cm unterhalb der Facies articularis tibiae unmittelbar dorsal der Insertion des Pes anserinus an.

Außenband. Das runde, bleistiftähnliche Außenband, das Lig. collaterale tibulare, hat keine feste Verbindung mit der Gelenkkapsel. Es zieht vom Epicondylus lateralis femoris über und hinter der vom M. popliteus benützten Rinne zur Seitenfläche des Fibulaköpfchens, wo es ungefähr 1 cm ventral von dessen Spitze endet. Unter ihm liegt die Sehne des M. popliteus; an seiner Ansatzstelle an der Fibula teilt sich die Sehne des M. biceps femoris in 2 Züge. Dazwischen liegt ein kleiner Schleimbeutel, die Bursa subtendinea m. bicipitis femoris inferior. Ein weiterer Schleimbeutel trennt das Außenband an seinem proximalen Ende von der Popliteussehne. Zwischen diese und den Meniscus lateralis schiebt sich die Membrana synovialis als Recessus subpopliteus.

Funktion. Die Kollateralbänder verhindern eine Überstreckung im Kniegelenk und wirken bei gestrecktem Kniegelenk einer Abduktion und Adduktion entgegen.

Menisken und Kollateralbänder

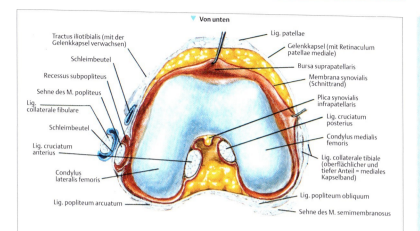

Von unten

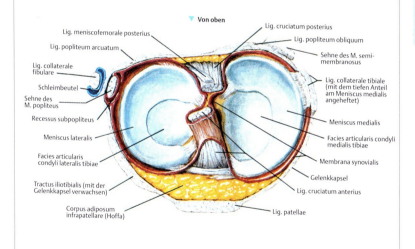

Von oben

Untere Extremität

Kniegelenk – Grundlagen

Kreuzbänder

Die Kreuzbänder liegen zwar vollständig innerhalb der Gelenkkapsel, und zwar in der vertikalen Ebene zwischen den Kondylen, werden aber von der Gelenkhöhle selbst durch die sie bedeckende Synovia ausgeschlossen. An ihren knöchernen Ansatzzonen, insbesondere an den Femurkondylen, sind beide Kreuzbänder in gerader Linie befestigt.

Verlauf. Das vordere Kreuzband, Lig. cruciatum anterius, zieht von einem aufgerauten, außerhalb der Gelenkfläche liegenden Feld vor der Eminentia intercondylaris tibiae nach oben hinten zum dorsalen Teil der medialen Fläche des Condylus lateralis am Femur, das hintere Kreuzband, das Lig. cruciatum posterius, von der Eminentia intercondylaris medial des vorderen nach oben vorne zur Seitenfläche des Condylus medialis femoris.

Funktionelle Fasertypen. Jedes Kreuzband stellt eine morphologische Einheit dar. Die Gestalt der Anheftungsareale, deren Lagen zueinander und die Fasertopik sind die Grundlagen der Kreuzbandfunktionen. Aufgrund des Spannungsverhaltens können in der Beuge-Streck-Phase 3 verschiedene funktionelle Fasertypen unterschieden werden:
- Faserbündel, die ständig gespannt sind (das „Führungsbündel" eines Kreuzbandes; isometrischer Faserzug),
- Bündel, die in Zwischenstellungen gespannt sind (unterstützen das Führungsbündel),
- Bündel, die in Extremstellungen gespannt sind (in maximaler Extension, maximaler Flexion oder beiden; „Hemmbündel").

Das Führungsbündel des Lig. cruciatum anterius und das des Lig. cruciatum posterius bilden zusammen mit Femur und Tibia das biologische Pendant zum technischen Gelenkviereck. Dieses ist für die funktionelle Kongruenz und für den Gleit-Roll-Mechanismus des Knies verantwortlich.

Funktion. Die Kreuzbänder verhindern sowohl die Vorwärts- als auch die Rückwärtsbewegung (Schiebebewegungen) der Tibia gegenüber den Femurkondylen. Sie sind zwar in allen Beugestellungen teilweise gespannt, spannen sich aber erst in maximaler Extension und Flexion straff.

Mechanik

Schlussrotation. Das Kniegelenk ist ein Kondylengelenk, das eine Beuge- und Streckbewegung zulässt. In Beugestellung bietet es ausreichend Spielraum für eine gewisse aktive Rotation; die maximale Streckstellung wird erst durch eine leichte Innenrotation des Femurs (automatische Schlussrotation) erreicht.

Streckbewegung. An den Femurkondylen sind die Gelenkflächen größer als an den Tibiakondylen. Diese Diskrepanz wird durch Abroll- und Verschiebebewegungen der femoralen Gelenkflächen ausgeglichen. Bewegt sich das Knie in die Streckstellung, wird der kleinere laterale Meniskus auf der Tibia nach ventral verschoben und rastet in einer Grube am Condylus lateralis des Femurs ein. Dadurch wird die Extension zwar theoretisch gehemmt. Der Condylus medialis wird jedoch dabei frei und kann weiter nach dorsal gleiten, sodass er dennoch mit seiner flacheren ventralen Fläche in vollen Kontakt mit der Tibia kommt.

Streckstellung. Durch die automatische Rotation spannen sich die Kreuzbänder und verriegeln das Kniegelenk. Dabei werden auch die Seitenbänder straff gespannt, sodass eine stabile Streckstellung gewährleistet wird. Durch die Spannung der Bänder und den engen Kontakt der flacheren Kondylenteile kann der Mensch relativ mühelos aufrecht stehen.

Beugebewegung. Bei Beugebewegungen kehrt sich der Bewegungsablauf um. Die Beugung im Kniegelenk ist bis 130° möglich. Gehemmt wird sie erst, wenn Unter- und Oberschenkel einander berühren. Für die Bewegungen im Kniegelenk sind primär die Oberschenkelmuskeln zuständig.

Gelenkviereck. Das Führungsbündel des vorderen und das des hinteren Kreuzbandes bilden mit Femur und Tibia ein Gelenkviereck, das den Steuermechanismus des Kniegelenks darstellt. Die Hauptmasse des vorderen Kreuzbandes besteht aus Fasern, die die Extension hemmen, die des hinteren Kreuzbandes aus Flexionshemmfasern.

Kreuzbänder und Gelenkmechanik

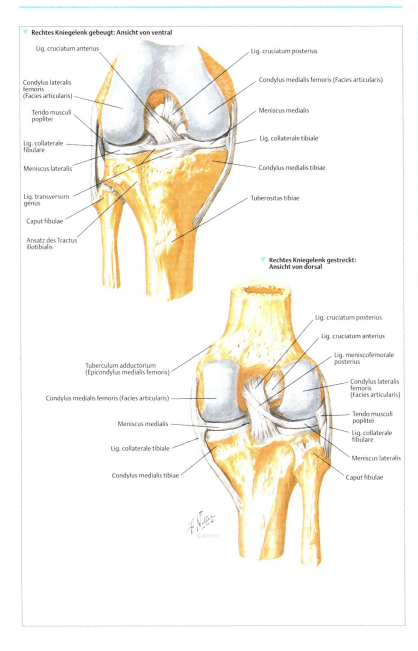

Kniegelenk – Grundlagen

Klinik und Diagnostik

Kniegelenkverletzung. Schwellung und Ekchymosen, oft verbunden mit Ruheschmerzen und/oder einer deutlichen Druckdolenz, sind Zeichen einer schweren Kniegelenkverletzung. Klinisch ist in diesen Fällen meistens ein Gelenkerguss nachweisbar, die Bewegung ist eingeschränkt und das Gelenk instabil. Traumatische Gelenkergüsse entstehen in aller Regel relativ schnell und werden z. B. durch einen Unfall (mit der Folge einer gelenkbeteiligenden Tibiafraktur oder Ruptur des vorderen Kreuzbandes) oder eine plötzliche Drehbewegung verursacht. Das Gelenk kann dabei so stark anschwellen, dass alleine die Dehnung der Gelenkkapsel stark schmerzhaft ist und eine Gelenkpunktion deutliche Erleichterung schafft. Auf der anderen Seite ist es auch möglich, dass der blutige Gelenkerguss (Hämarthros) durch die Verletzung der Gelenkkapsel in die umliegenden Gewebe sickert, wodurch die Schwellung massiv, der Erguss aber gering ausgeprägt ist.

Degenerative Schäden. Dagegen entstehen die Gelenkergüsse, die auf degenerative Schäden zurückgehen (z. B. Meniskusschäden, Arthrose), langsam und nehmen je nach Belastung ab oder zu.

Diagnostik. Im Seitenvergleich fällt auch ein nur leicht geschwollenes Gelenk sofort auf; die Konturen des Knies sind verstrichen, bei starken Ergüssen kann das Knie sogar „aufgebläht" erscheinen. Allerdings müssen weniger starke Ergüsse von extraartikulären Schwellungen abgegrenzt werden. Dazu wird das Gelenk palpiert, eine Hand umfasst die Patella von kaudal und presst den fraglichen Erguss in den oberen Recessus. Die andere Hand drückt auf die Patella, die auf dem Erguss schwimmt und beim Loslassen zurückfedert („tanzende" Patella). Auch die Palpation des oberen Recessus ermöglicht es, die für einen Erguss typische Fluktuation festzustellen.

Punktion. Mit der gleichen Technik ist auch eine Punktion des Gelenks möglich, wobei eine großlumige Kanüle etwa auf Höhe der Patellaoberkante in den oberen Recessus eingebracht wird. Bei geringfügigen Ergüssen ist manchmal der anteromediale oder -laterale Zugang erfolgreicher.

Punktatdiagnostik

Das Punktat wird zuerst inspiziert und kann dabei auf Farbe, Viskosität, Blut- und evtl. Fettgehalt untersucht werden. Darüber hinaus sind weitere Untersuchungen möglich: Gram-Färbung, mikroskopische Untersuchung, Kultur, Bestimmung der Erythrozyten- sowie Leukozytenzahl und der Glukosekonzentration. Aus einem gesunden Gelenk lassen sich i. d. R. höchstens 5 ml abpunktieren, wobei eine klare, blassgelbe Flüssigkeit gewonnen wird, die dickflüssiger ist als Wasser und im Durchschnitt etwa 65 Leukozyten/mm^3, darunter meist Lymphozyten und Monozyten, enthält. Bei akuten entzündlichen Prozessen ist das Verhältnis zwischen Granulozyten und Lymphozyten bzw. Monozyten erhöht.

Bei Ergusspunktaten werden folgende Unterscheidungen getroffen:

- *Nicht entzündliches Punktat:* stark viskös, blass- bis dunkelgelb, durchsichtig, Leukozyten i. d. R. < 200/mm^3, davon 25% Granulozyten; Glukosekonzentration wie im Serum. Typisch bei arthrotischen Gelenken.
- *Entzündliches Punktat:* gering viskös, gelb bis hellgrün, durchscheinend. Leukozyten 2000–75000/mm^3, davon ca. 50% Granulozyten. Glukosegehalt meist geringer als im Serum. Typisch für die chronische Polyarthritis.
- *Septisches Punktat:* unterschiedliche Viskosität und Farbe, trüb. Leukozyten ca. 100000/mm^3, davon 75% Granulozyten. Glukose deutlich geringer als im Serum.
- *Hämorrhagisches Punktat:* unterschiedliche Viskosität, blutig; sieht makroskopisch oft wie normales Blut aus. Überwiegt das Blut im Punktat (Hämarthros), ist das z. B. typisch für eine Ruptur des vorderen Kreuzbandes. Blutige Punktate mit zahlreichen Lipidtröpfchen sprechen für eine intraartikuläre Fraktur. Im entsprechenden Punktat schwimmt eine deutlich abgrenzbare Fettschicht auf der mit Blut vermischten Gelenkflüssigkeit. Ein Hämarthros mit geringem Fettanteil findet sich auch bei anderen Verletzungen, beispielsweise bei einem knöchernen Ausriss des vorderen Kreuzbandes.

Kniegelenkpunktion

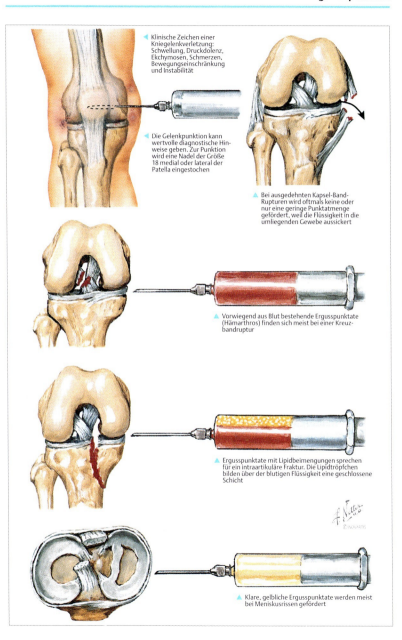

Klinische Zeichen einer Kniegelenkverletzung: Schwellung, Druckdolenz, Ekchymosen, Schmerzen, Bewegungseinschränkung und Instabilität

Die Gelenkpunktion kann wertvolle diagnostische Hinweise geben. Zur Punktion wird eine Nadel der Größe 18 medial oder lateral der Patella eingestochen

▲ Bei ausgedehnten Kapsel-Band-Rupturen wird oftmals keine oder nur eine geringe Punktatmenge gefördert, weil die Flüssigkeit in die umliegenden Gewebe aussickert

▲ Vorwiegend aus Blut bestehende Ergusspunktate (Hämarthros) finden sich meist bei einer Kreuzbandruptur

▲ Ergusspunktate mit Lipidbeimengungen sprechen für ein intraartikuläre Fraktur. Die Lipidtröpfchen bilden über der blutigen Flüssigkeit eine geschlossene Schicht

▲ Klare, gelbliche Ergusspunktate werden meist bei Meniskusrissen gefördert

Untere Extremität

Kniegelenk – Erkrankungen

Formen und Diagnostik

Vorkommen. O- bzw. X-Beine (Genu varum/valgum) kommen als Achsdeformitäten bei Kindern während des Wachstums häufig vor. Sie entsprechen in den meisten Fällen der physiologischen Entwicklung (physiologisches Genu varum/valgum) und gleichen sich auch unbehandelt mit der Zeit aus. Sie müssen aber von vielen pathologischen Achsenfehlstellungen abgegrenzt werden, die einer speziellen Behandlung bedürfen.

Klinische Diagnostik. Zur klinischen Diagnostik einer Achsdeformität gehören:
- die Familienanamnese,
- eine Beschreibung der Deformität,
- die Eruierung des Krankheitsbeginns,
- die Beurteilung der Progredienz,
- die Beobachtung des Gangbildes.

Bei der Beobachtung des Gangbildes ist besonders das Standbein zu beachten, um festzustellen, ob unmittelbar nach der Belastung ein lateraler Schub der Femurkondylen auf die Tibiaoberfläche (Genu varum) oder ein medialer Schub (Genu valgum) auftritt. Schubbewegungen weisen darauf hin, dass die medialen und lateralen Bänder der Deformität keinen ausreichenden Widerstand entgegensetzen, das Knie also nicht ausreichend gesichert ist. Bei physiologischem Genu varum/valgum fehlt eine solche Schubbewegung. Sie ist jedoch als Zeichen einer Insuffizienz der Kniebänder und aller Wahrscheinlichkeit nach einer progredienten Deformität bei den meisten Krankheitsbildern vorhanden, die eine Varus- oder Valgusfehlstellung verursachen.

Physiologisches Genu varum/valgum

Spontanverlauf. Der Spontanverlauf des physiologischen Genu varum/valgum wurde von Salenius und Vankka (1975) aufgrund der Entwicklung des klinisch und röntgenologisch bestimmten Tibia-Femur-Winkels bei 1480 gesunden Kindern beschrieben. Dieser Winkel beträgt beim Neugeborenen 15° im Varussinn. Im Alter von 18 Monaten scheint sich das Bein gerade zu stellen, schlägt aber zwischen dem 2. und 4. Lebensjahr in eine ausgeprägte Valgusstellung (12°) um und stellt sich schließlich in der als physiologisch geltenden leichten Valgusstellung des Erwachsenen ein.

Klinik. Das gesunde Kind steht normalerweise mit gespreizten Beinen, und die physiologische Varusfehlstellung wird im frühen Alter mitunter durch Fettpolster larviert. Da sie jedoch häufig mit einem Innenrotationsfehler der Tibia einhergeht, kommt sie beim Stehen oder Gehen zur Geltung. Das physiologische Genu valgum manifestiert sich i. d. R. im Alter von 2,5–3 Jahren. Der mitunter gleichzeitig vorhandene Plattfuß (Pes planus) und die Außenrotation der Tibia verstärken den Eindruck der X-Beinstellung.

Therapie. Bei physiologischen Achsfehlstellungen reicht i. d. R. die weitere Beobachtung aus. Nachtschienen, orthopädisches Schuhwerk und aktive sowie passive Übungen ändern an den unteren Gliedmaßen nichts, was sich nicht auch während des normalen Wachstums ändern würde. Vor dem 7. Lebensjahr kann eine X-Beinstellung außer bei stärkerer Ausprägung (Tibia-Femur-Winkel > 15° im Valgussinn) oder Asymmetrie ohne Bedenken ignoriert werden.

Pathologisches Genu varum/valgum

Häufigste Ursache des pathologischen O-Beins ist die Tibia vara (Morbus Blount, S. 274). Eine Varus- bzw. Valgusfehlstellung kann im Rahmen einer Rachitis auftreten (S. 241ff), die Varusfehlstellung durch eine Vitamin-D-abhängige bzw. eine sog. Vitamin-D-resistente Rachitis während der frühen Kindheit, die Valgusfehlstellung durch eine renale Osteodystrophie (durch Niereninsuffizienz verursachte Rachitis) im späteren Kindesalter.

Bei einseitigem Genu varum/valgum kommen außerdem folgende Ursachen in Betracht: Traumen, Wachstumsstörungen nach Verletzungen der Epiphysenfugen, operative Eingriffe, Lähmungen, Tumoren, angeborene Kniegelenkdeformitäten, metaphysäre Chondrodysplasie, kartilaginäre Exostosen, Hemihypertrophien, paraxiale Fibulahemimelie, multiple epiphysäre Dysplasie und fibröse Dysplasie.

Genu varum und Genu valgum

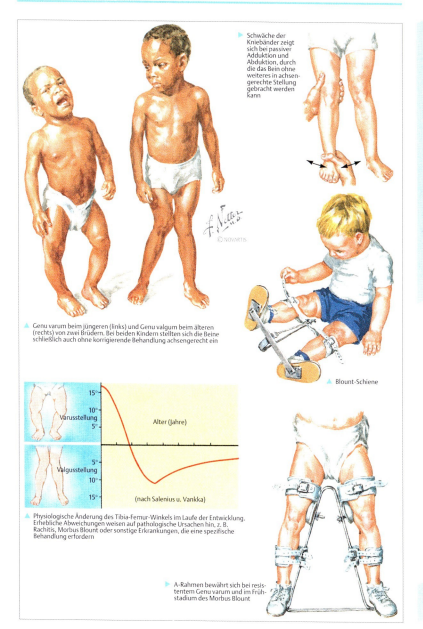

Genu varum beim jüngeren (links) und Genu valgum beim älteren (rechts) von zwei Brüdern. Bei beiden Kindern stellten sich die Beine schließlich auch ohne korrigierende Behandlung achsengerecht ein

Schwäche der Kniebänder zeigt sich bei passiver Adduktion und Abduktion, durch die das Bein ohne weiteres in achsengerechte Stellung gebracht werden kann

Blount-Schiene

Physiologische Änderung des Tibia-Femur-Winkels im Laufe der Entwicklung. Erhebliche Abweichungen weisen auf pathologische Ursachen hin, z. B. Rachitis, Morbus Blount oder sonstige Erkrankungen, die eine spezifische Behandlung erfordern

A-Rahmen bewährt sich bei resistentem Genu varum und im Frühstadium des Morbus Blount

Kniegelenk – Erkrankungen

Pathogenese

Entwicklungsgeschichte. Unter Plicae synoviales sind bei der embryonalen Ausdifferenzierung des Kniegelenks stehengebliebene Falten der Synovia zu verstehen: Beim Feten wird das Kniegelenk von dünnen Synoviasepten in ein mediales, ein laterales und ein patellares Kompartiment unterteilt. Diese Unterteilungen bilden sich normalerweise während des 5. Entwicklungsmonats zurück, sodass eine ungeteilte Kniegelenkhöhle entsteht. Bleibt die Rückbildung eines oder mehrerer dieser Septen unvollständig, entstehen Plicae synoviales. Sie finden sich immerhin in 25–30% aller Kniegelenke. Da die meisten Plicae reichlich Elastin und Fettgewebe enthalten, sind sie dehnbar, machen keine Beschwerden und werden oft erst als Zufallsbefund bei arthroskopischen Eingriffen aus anderer Indikation entdeckt.

Plica mediopatellaris. Plicae synoviales können prinzipiell an jeder Seite des Kniegelenks vorhanden sein. Am häufigsten findet sie sich über dem medialen Femurkondylus als Plicae mediopatellares („medial shelf") in einem Gebiet, das besonders verletzungsanfällig ist und zu Irritationen neigt. Bei der Streckung des Kniegelenks wird die Vorderseite der Femurkondylen von der Kniescheibe geschützt. Bei der Beugung fehlt dieser Schutz hingegen, sodass besonders der mediale Kondylus gefährdet ist. Wiederholte, selbst geringste Traumen, die den Kondylus einbeziehen, wiederholte Beugungen und Streckungen sowie Quetschungen können zu einer Entzündung und damit zur Verdickung der Plika führen. Hieraus kann lokal eine Reizung und eine Druckschädigung des darunter liegenden hyalinen Knorpels der Femurkondylen resultieren.

Klinik und Diagnostik

Beschwerden. Typische Beschwerden für eine Plika gibt es nicht – eine symptomatische Plika kann die Beschwerden einer Meniskussymptomatik oder eines retropatellaren Knorpelschadens imitieren: Die Patienten klagen über mechanische Beschwerden wie z. B. Gelenkschnappen, Beuge-Streck-Hemmungen oder ein Schnappen im Knie nach dem Aufstehen aus dem Sitzen. Die Knieschmerzen sind medialseitig lokalisiert und treten insbesondere nach Belastung auf. Auch retropatellare Schmerzen nach längerem Sitzen sind nicht selten.

Untersuchung. Eine Plica synovialis mediopatellaris ist mitunter kranial des Gelenkspalts als derber Strang tastbar und manchmal druckdolent (wobei dann auch der mediale Kondylus druckempfindlich ist). Die Untersuchung ist nicht ganz einfach. Prinzipiell gibt es 2 Möglichkeiten:
- Bei Palpation des Kondylus in Patellanähe lässt sich bei Beugung und Streckung ein Schnappen verspüren.
- Wenn die Patienten ihr Bein gestreckt anheben und gegen leichten Widerstand beugen, kann mit der auf der Patella liegenden Hand ebenfalls ein Schnappen spürbar sein.

Apparative Diagnostik. In einer Arthrographie kann eine Plika mit der Doppelkontrastmethode dargestellt werden. Diese Methode ist allerdings heute weitgehend verlassen, weil mit der Arthroskopie nicht nur eine bessere diagnostische, sondern auch eine therapeutische Methode zur Verfügung steht. Das arthroskopische Bild zeigt oft eine fibrosierte, breite, gelegentlich eingerissene Plika. Im medialen Anteil des femoropatellaren Gleitlagers und am Kondylus ist der Knorpel geschädigt.

Therapie

Konservative Therapie. Bei einer symptomatischen Plika beginnt die Behandlung, indem das Kniegelenk geschont wird, nicht steroidale Antirheumatika gegeben und Eispackungen verordnet werden.

Operative Therapie. Bei anhaltenden Beschwerden kann die Plika arthroskopisch durchtrennt oder besser reseziert werden. Da die Synovia gut durchblutet und in den meisten symptomatischen Fällen auch entzündet ist, kann es zu postoperativen Blutungen in das Gelenk kommen. Darüber hinaus sind die Ergebnisse jedoch meist gut.

Plikasyndrom

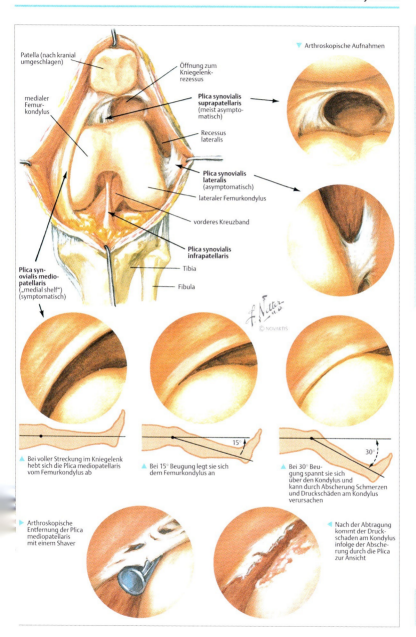

Kniegelenk – Erkrankungen

Pigmentierte villonoduläre Synovialitis

Ätiologie und Pathogenese. Diese diffuse oder aber noduläre xanthomatöse Veränderung geht vom synovialen Gewebe aus und betrifft Gelenke, Bursen und Sehnenscheiden. Bei weitgehend ungeklärter Ätiologie gilt sie allgemein als Folge eines entzündlichen Prozesses unbekannten Ursprungs.

Diffuse Form (A.). Sie manifestiert sich zwischen dem 20. und 40. Lebensjahr meist an einem einzigen Gelenk der unteren Extremitäten, am häufigsten am Kniegelenk. An der verdickten Synovialmembran bilden sich lange, verflochtene, rötliche bis gelblichbraune Zotten, die miteinander zu Plaques verbacken können. Im weiteren Verlauf entstehen sowohl breitbasige als auch gestielte Knoten von gummiartiger Konsistenz, die im Spätstadium den Knochen eindellen können und mitunter zur Erosion an den Gelenkrändern und zu Osteolysen führen.

Hauptsymptom ist eine chronische, langsam zunehmende, leicht schmerzende Gelenkschwellung. Mitunter sind akute Schmerzattacken mit stärkerer Gelenkschwellung möglich, die durch eine Einklemmung der Zotten zwischen den Gelenkflächen und durch eine dadurch ausgelöste Blutung zustande kommen sollen. Aufgrund des meist gutartigen Verlaufs wird die Diagnose oft erst spät gestellt und damit auch die Therapie spät begonnen. Der Tastbefund ergibt eine diffuse druckdolente höckerige Schwellung mit lokaler Überwärmung. Das Punktat ist blutig und bräunlich oder serös-blutig.

Röntgenologisch finden sich vermehrt Gelenkflüssigkeit und eine Verdickung der Synovialmembran. Im Spätstadium lassen sich an der Kortikalis der Gelenkränder oberflächliche Erosionen sowie unregelmäßige Osteolysen nachweisen.

Die Therapie besteht in der vollständigen offenen Synovektomie. Lässt sich dabei die Synovialmembran nicht in ihrer Gesamtheit entfernen, kommt es zu einem Lokalrezidiv, das eine Bestrahlung erforderlich machen kann (Radiosynoviorthese). Sind Osteolysen vorhanden, wird das pathologisch veränderte Gewebe exzidiert. Dadurch entstehende größere Knochendefekte werden mit Knochentransplantaten aufgefüllt. Ist der Knochen bereits stark zerstört, ist eine Totalendoprothese indiziert.

Noduläre Form. Sie ist häufiger und manifestiert sich an Gelenken, Bursen und Sehnenscheiden. Am häufigsten ist eine auch als xanthomatöser Riesenzelltumor der Sehnenscheide bezeichnete Tendosynovialitis, die vorwiegend an der Hand oder am Fuß vorkommt und sich als diskreter, derber, langsam wachsender Knoten äußert. Die Beschwerden bestehen lediglich in einer intermittierend auftretenden, gering schmerzhaften Schwellung. Knotenbildung und Schwellung sind typische Befunde bei der klinischen Untersuchung.

Die Behandlung besteht in der vollständigen Abtragung der knotigen Veränderungen.

Meniskusganglion (B.)

Epidemiologie und Ätiologie. Die Erkrankung tritt in unterschiedlichem Alter von der Adoleszenz bis in das mittlere Lebensalter auf. Die Ätiologie ist nicht bekannt. Mögliche Ursachen sind Traumen oder anlagebedingte Veränderungen, die zu einer zystischen oder mukoiden Degeneration des Faserknorpels und des Bindegewebes führen. Ganglien bilden sich peripher im mittleren Meniskusdrittel und in den benachbarten Weichteilen; innerhalb der Gelenkkapsel. Sie sind meist multilokulär, mit Endothel ausgekleidet und enthalten eine klare Gallerte.

Klinik. Ganglien- oder Zystenbildungen am Meniskus des Kniegelenks sind die häufigste Ursache einer auf Höhe des Gelenkspalts isoliert auftretenden Schwellung. Der Außenmeniskus ist wesentlich häufiger betroffen als der Innenmeniskus. Hauptsymptom ist ein Dauerschmerz in dem betroffenen Areal. Bei der Untersuchung findet sich eine pralle, tastbare, oft auch sichtbare Schwellung am Gelenkspalt über dem mittleren Meniskusdrittel meist unmittelbar ventral des fibularen Seitenbandes, die sich mit der Tibia bewegt und am deutlichsten bei Extension des Kniegelenks auftritt, bei Flexion hingegen verschwindet.

Therapie. Bei erheblichen Schmerzen und Behinderungen ist die Exzision des Ganglions und (eines Teils) des Meniskus angezeigt.

Synovialitis und Meniskusganglion

A. Pigmentierte villonoduläre Synovitis

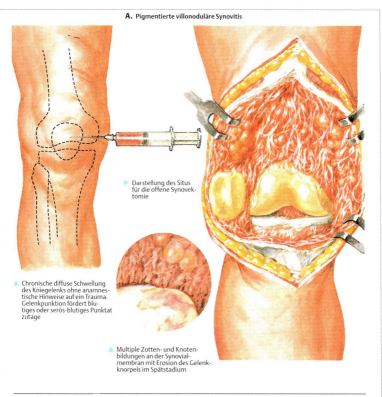

▶ Darstellung des Situs für die offene Synovektomie

▲ Chronische diffuse Schwellung des Kniegelenks ohne anamnestische Hinweise auf ein Trauma. Gelenkpunktion fördert blutiges oder serös-blutiges Punktat zutage

▲ Multiple Zotten- und Knotenbildungen an der Synovialmembran mit Erosion des Gelenkknorpels im Spätstadium

B. Meniskusganglion

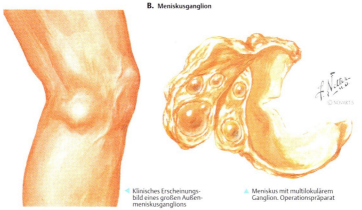

◀ Klinisches Erscheinungsbild eines großen Außenmeniskusganglions

▲ Meniskus mit multilokulärem Ganglion. Operationspräparat

Kniegelenk – Erkrankungen

Epidemiologie

Als Morbus Osgood-Schlatter oder juvenile Osteochondrose wird die partielle Ablösung der Tuberositas tibiae bezeichnet. Sie tritt gegen Ende der Kindheit und zu Beginn der Adoleszenz auf. Sportlich aktive Jungen im Alter von 10–14 Jahren erkranken am häufigsten daran.

Pathogenese

Entwicklung der Tuberositas. Die Tuberositas tibiae entsteht während der fetalen Entwicklung als kleiner ventraler Vorsprung an der proximalen Tibiaepiphyse. Sie verlagert sich nach der Geburt nach distal und bildet eine eigene Epiphysenfuge aus, die im Gegensatz zur typischen Epiphyse mit ihrem hyalinen Säulenknorpel größtenteils aus Faserknorpel besteht. Da Faserknorpel Zugbeanspruchungen besser standhält als hyaliner Knorpel, dürfte er an der Tuberositas tibiae als Strukturanpassung an die Zugwirkung des Lig. patellae entstanden sein.

Pathogenese. Im Alter von 7–9 Jahren bilden sich an der Tuberositas mehrere eigene Knochenkerne, die schließlich mit dem Knochenkern der Tibiaepiphyse verschmelzen. Möglicherweise aufgrund stärkerer oder wiederholter Zugbeanspruchung der Tuberositas kann sich die Struktur des im Entstehen begriffenen Knochens und/oder des hyalinen Knorpels so sehr auflockern, dass sich der oberflächlichste Anteil ablöst.

Weitere Entwicklung. Sowohl das aus dem Knochenverbund gelöste Fragment (es können auch mehrere sein) als auch der intakte Anteil der Tuberositas entwickeln sich während des Wachstums weiter. Für den Raum zwischen dem abgelösten Fragment und der intakten Tuberositas gibt es 2 Möglichkeiten:

➤ Er wird mit Knochensubstanz aufgefüllt (Normalfall), sodass bei der Skelettreife eine Prominenz der Tuberositas an der Vorderseite der proximalen Tibia zurückbleibt.
➤ Er füllt sich mit fibrösem Gewebe auf, wobei eine schmerzhafte Pseudarthrose, mitunter sogar ein Falschgelenk entsteht.

Klinik

Die Osgood-Schlatter-Erkrankung manifestiert sich in einer lokalen Schwellung und Druckdolenz. Der Schmerz wird bei direkter Druckbelastung, beispielsweise beim Knien, und bei Zugbeanspruchung, also beim Laufen, Springen und bei der forcierten Beugung, stärker. Er tritt oft nach sportlicher Belastung erstmals auf. Bei der körperlichen Untersuchung sind die Streckung des Kniegelenks gegen Widerstand und die Palpation der Prominenz ebenfalls schmerzhaft.

Röntgenbefunde

Tritt die Ablösung noch im Präossifikationsstadium auf, ist sie röntgenologisch nicht fassbar. In derartigen Fällen bereitet die Diagnose Schwierigkeiten. Verknöchert der abgesprengte Knorpel schließlich, stellt er sich röntgenologisch als kleines Knochenfragment dar, das sich vollständig von der Tuberositas tibiae gelöst hat.
Im Ossifikationsstadium zeigt sich in der seitlichen Aufnahme der Tuberositas tibiae die Ablösung ihres oberflächlichen Anteils. Dabei kann es sich auch um mehrere Fragmente handeln.

Therapie

Konservative Therapie. Da die Erkrankung meist völlig problemlos ausheilt, ist in erster Linie die Schonung des Kniegelenks indiziert. Insbesondere mit der sportlichen Belastung (in Schule und Freizeit) sollte ausgesetzt werden (Attest!). Lokale antiphlogistische Salbenanwendungen sind oft hilfreich. In manchen Fällen ist eine Schiene oder eine Gipshülse erforderlich, um eine Belastung der Tuberositas sicher ausschließen zu können.

Operative Therapie. Eine operative Behandlung kommt nur ausnahmsweise in refraktären Fällen in Betracht, in denen die konservative Behandlung versagt. Nach Wachstumsabschluss ist in einigen Fällen die Abtragung der (immer noch schmerzhaften) knöchernen Prominenz der Tuberositas tibiae erforderlich.

Morbus Osgood-Schlatter

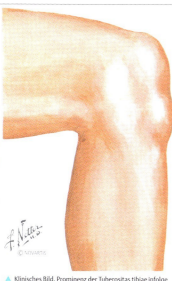

Klinisches Bild. Prominenz der Tuberositas tibiae infolge Weichteilschwellung und Absprengung von Knochen-Knorpel-Fragmenten

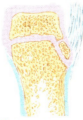

Physiologische Insertion des Lig. patellae an der verknöchernden Tuberositas tibiae

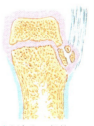

Bei der Osgood-Schlatter-Erkrankung löst sich der oberflächliche Anteil der Tuberositas aus dem Knochenverbund, sodass mehrere getrennte Knochenfragmente entstehen

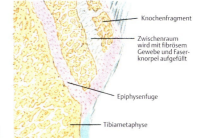

Knochenfragment

Zwischenraum wird mit fibrösem Gewebe und Faserknorpel aufgefüllt

Epiphysenfuge

Tibiametaphyse

Betroffene Areale bei starker Vergrößerung

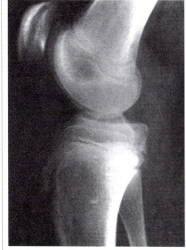

Ablösung des oberflächlichen Anteils der Tuberositas tibiae im Röntgenbild

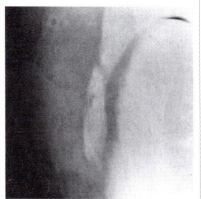

Auf der Zielaufnahme ist das Fragment an der Insertionsstelle des Lig. patellae zu erkennen

Kniegelenk – Erkrankungen

Ätiologie

Häufigste Ursache des pathologischen O-Beins ist die Tibia vara (Morbus Blount), deren Ätiologie nach wie vor ungeklärt ist:
➤ Früher wurde vermutet, dass die pathologische Verbiegung Folge einer primären Wachstums- und Ossifikationsstörung am medialen Anteil der proximaten Tibiaepi- und -metaphyse ist.
➤ Neuere Untersuchungen legen jedoch den Schluss nahe, dass sie sich sekundär unter dem Einfluss der mechanischen Belastung des medialen tibiofemoralen Kompartiments einstellt, durch die das Wachstum der medialen Tibiaepiphyse verzögert wird.

Klinik

Beim Morbus Blount unterscheidet man eine infantile und eine juvenile Form:
➤ *Infantile Form:* Bei der i.d.R. doppelseitigen und progredienten infantilen Form besteht gleichzeitig ein erheblicher Innenrotationsfehler der Tibia.
➤ *Juvenile Form:* Die seltenere juvenile Form manifestiert sich zwischen dem 6. und 14. Lebensjahr, ist meist auf eine Seite beschränkt, weniger stark ausgeprägt und nicht einem Innenrotationsfehler der Tibia vergesellschaftet.

Röntgenbefunde

Stadien. Röntgenologisch kann der Morbus Blount in 6 Stadien eingeteilt werden. Sie basieren auf der nachweisbaren Impression der Epiphyse und Fragmentation der Metaphyse an der medialen proximalen Tibia.

Metaphysen-Diaphysen-Winkel. Das Initialstadium des infantilen Morbus Blount lässt sich nicht ohne weiteres von einem ausgeprägten physiologischen Genu varum abgrenzen. Umgekehrt entspricht möglicherweise ein physiologisches Genu varum in extremer Ausformung bereits dem Initialstadium des Morbus Blount. Inwieweit die Gefahr besteht, dass sich aus einem physiologischen Genu varum das Vollbild des Morbus Blount entwickelt, lässt sich anhand des Metaphysen-Diaphysen-Winkels beurteilen. Dazu wird auf a.-p. Aufnahmen durch den breitesten Teil der Tibiametaphyse eine Horizontale und parallel zur äußeren, lateralen Seitenkante der Tibia eine Tangente gezogen. Dann wird auf der Metaphyse durchziehenden Horizontalen das Lot errichtet. Der Winkel zwischen Lot und Tangente entlang der lateralen Tibiaseitenkante ist der Metaphysen-Diaphysen-Winkel. Beträgt er weniger als 11°, gleicht sich die O-Beinstellung aus. Ist er größer als 11°, ist mit einem Morbus Blount zu rechnen. Ungünstig ist die Prognose auch beim Auftreten einer seitlichen Schubbewegung unter Belastung.

Therapie

Für die Behandlungsplanung sind der Deformitätsgrad und das Alter des Patienten ausschlaggebend. Die infantile Form schreitet i.d.R. in den ersten 4 Lebensjahren rasch fort; während der verbleibenden Wachstumsperiode verlangsamt sich die Progredienz hingegen.

Konservative Therapie. Nicht unumstritten sind (nächtliche) Orthesen (S. 267), die insbesondere dann verschrieben werden können, wenn sich die Varusfehlstellung bis zum 18.–24. Monat nicht bessert. Sie sind jedoch unbequem, führen zu Schlafstörungen und entsprechender Reizbarkeit der Kinder, während die gewünschte Wirkung nicht eindeutig nachgewiesen werden konnte.

Operative Therapie. Bei persistierender Varusfehlstellung, einem Tibia-Femur-Winkel über 15° und einem Röntgenbefund entsprechend den Stadien III–IV nach Blount ist eine proximale Tibiaosteotomie mit Fibuladurchtrennung indiziert. Mit dieser kann bei gering- bis mäßiggradigen Fehlstellungen meist eine vollständige und definitive Korrektur erzielt werden. Je später die Operation durchgeführt wird, desto größer ist das Rezidivrisiko. Dies gilt v.a. dann, wenn sich die mediale Epiphyse bereits geschlossen hat (Stadium IV).

Da im Gefolge einer Unterschenkelosteotomie stets das Risiko schwerwiegender Komplikationen besteht, ist eine sorgfältige postoperative Beobachtung angezeigt, um ggf. Zeichen einer neurovaskulären oder motorischen Störung an der unteren Extremität rechtzeitig erkennen zu können.

Morbus Blount

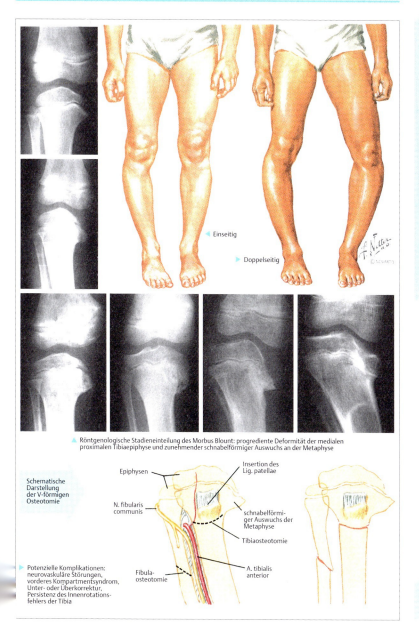

Einseitig

Doppelseitig

Röntgenologische Stadieneinteilung des Morbus Blount: progrediente Deformität der medialen proximalen Tibiaepiphyse und zunehmender schnabelförmiger Auswuchs an der Metaphyse

Schematische Darstellung der V-förmigen Osteotomie

Epiphysen
Insertion des Lig. patellae
N. fibularis communis
schnabelförmiger Auswuchs der Metaphyse
Tibiaosteotomie
A. tibialis anterior
Fibulaosteotomie

Potenzielle Komplikationen: neurovaskuläre Störungen, vorderes Kompartmentsyndrom, Unter- oder Überkorrektur, Persistenz des Innenrotationsfehlers der Tibia

Kniegelenk – Erkrankungen

Ätiologie und Pathogenese

Bei der Osteochondrosis dissecans handelt es sich um einen subchondralen Defekt an der Apo- bzw. Epiphyse eines Knochens, bei dem sich das Knochenfragment teilweise oder vollständig aus dem Knochenverbund lösen kann. Die Osteochondrosis dissecans kommt im Schulter-, Ellenbogen-, Knie- und Sprunggelenk vor. Am häufigsten betroffen ist der mediale Femurkondylus.

Als wahrscheinlichste Ursache gelten wiederholte Überbelastungen, die die lokale Durchblutung beeinträchtigen. Die Dissekate können sich vollständig aus dem Knochenverbund lösen und als freie Gelenkkörper („Gelenkmaus") im Gelenk liegen. Das leere „Mausbett" stellt dann eine Präarthrose dar. Bei ausgedehnten Defekten tritt eine Inkongruenz der Gelenkflächen mit entsprechender Symptomatik auf. Aufgrund der röntgenologischen Darstellbarkeit steht meist der Knochendefekt im Vordergrund. Prognostisch bedeutsamer ist jedoch, ob in der Lastaufnahmezone die Gelenkfläche glatt geblieben ist.

Klinik und Diagnostik

Symptome. Die Osteochondrosis dissecans beginnt meist schleichend, oft mit intermittierend auftretenden, nicht näher lokalisierbaren Schmerzen. Diese werden im Allgemeinen bei Belastung stärker, können aber auch in Ruhe vorhanden sein. Oft wird eine Steifigkeit im Kniegelenk angegeben. Durch die frei im Gelenk liegenden Dissekate können rezidivierende Gelenkblockaden entstehen. Bei intermittierenden Einklemmungen eines größeren Dissekats zwischen dem Kondylus und der Tibia treten akut Schmerzen auf, und es kann sich ein Gelenkerguss bilden.

Untersuchung. Bei der klinischen Untersuchung löst die forcierte Kompression des Kniegelenks auf der betroffenen Seite in Beuge- und Streckstellung ein Reibegeräusch aus. Außerdem ist der betroffene Femurkondylus bei der Palpation druckschmerzhaft.

Apparative Diagnostik. Röntgenologisch ist im a.-p. Strahlengang bei 90° Flexion (Fossa- oder Tunnelaufnahme), bei a.-p. Schichtaufnahmen sowie auf Seitenaufnahmen ein umschriebener, subchondraler Verdichtungsbezirk zu sehen. Zur Differenzierung von akuten und chronischen Prozessen bietet sich die Knochenszintigraphie an. Computer- und Kernspintomographie sind mitunter zur Klärung der Defektgröße angezeigt.

Therapie und Prognose

Konservative Therapie. Im Frühstadium reichen konservative Maßnahmen aus. Bei noch unvollständiger Dissekation gilt der Defekt als heilende Fraktur und ist entsprechend zu schützen. Liegt er in der Lastaufnahmezone des Femurs, sind Gehstützen zur Entlastung des betroffenen Beins indiziert, solange die Beschwerden anhalten. Eine Immobilisierung ist grundsätzlich zu vermeiden, da aktive Kniebewegungen den gefährdeten Gelenkknorpel günstig beeinflussen.

Operative Therapie. Das Vorgehen ist vom Stadium der Erkrankung abhängig:
- retrograde Spongiosaplastik bei noch intakter Gelenkfläche,
- Refixierung des Dissekats (u. a. abhängig von der Vitalität des Dissekats), z. B. mit Stiften oder Schrauben,
- arthroskopische Entfernung des Dissekats, wobei gleichzeitig der schlecht durchblutete Knochen bis in die regelrecht durchblutete Knochensubstanz angebohrt wird (sog. Pridie-Bohrung), um die Einheilung zu stimulieren.

Prognose. Die Prognose wird vom Manifestationsalter und vom Ausmaß des Befalls der Lastaufnahmezone bestimmt. Je jünger der Patient ist, desto besser ist seine Prognose, und je ausgedehnter die belastete Gelenkfläche betroffen ist, desto größer ist die Gefahr einer Arthrose.

Vor dem Epiphysenfugenschluss auftretende Herde heilen unter konservativer Behandlung meist aus, sofern noch keine Dissekation eingetreten ist, sodass wohl viele Fälle überhaupt nicht diagnostiziert werden. Bei der Röntgenuntersuchung aus anderer Indikation sind Osteochondroseherde als Zufallsbefunde nichts Ungewöhnliches. Bei vollständiger Dissekation und einem ausgeprägten Defekt in der Lastaufnahmezone ist die Prognose mit Vorsicht zu stellen. Nach dem Epiphysenfugenschluss auftretende Defekte haben eine schlechtere Heilungstendenz.

Osteochondrosis dissecans

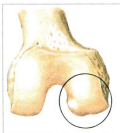

Stadium 1. Vorwölbung am medialen Femurkondylus infolge beginnender Demarkierung des Dissekats bei noch durchgehender Knorpelschicht. Defekt röntgenologisch bereits fassbar

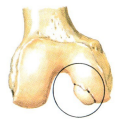

Stadium 2. Demarkierung des Dissekats mit Lösung des Gelenkknorpels

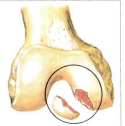

Stadium 3. Dissekation des Knorpel-Knochen-Fragments als Gelenkmaus (Corpus liberum), die oft in den medialen oder lateralen Rezessus wandert

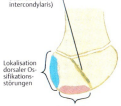

Blumensaat-Linie (entspricht dem Dach der Fossa intercondylaris)

Lokalisation dorsaler Ossifikationsstörungen

Lokalisation osteochondrotischer Herde

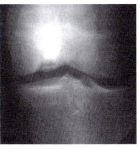

Nachweis der Osteochondrosis dissecans durch strahlendurchlässige Linie, die ein Fragment am medialen Femurkondylus abgrenzt

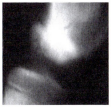

Dorsale Ossifikationsstörung in der Schichtaufnahme

Röntgenbefund eines konservativ mit Schienung und Entlastung behandelten Kindes zeigt Ausheilung nach 4 Monaten

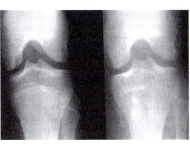

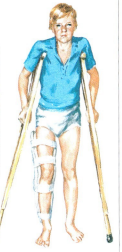

Schiene bringt symptomatische Besserung. Klettverschluss ermöglicht Abnahme der Schiene bei krankengymnastischen Übungen zur Vermeidung von Muskelatrophie und -steifigkeit

Untere Extremität

Kniegelenk – Erkrankungen

Definition und Ätiologie

Beim femoropatellaren Schmerzsyndrom handelt es sich um eine Erkrankung mit Schmerzen an der Vorderseite des Kniegelenks, die überwiegend bei Jugendlichen auftritt und häufig spontan ausheilt oder sich spontan deutlich bessert. Mädchen sind häufiger betroffen als Jungen.

Synonym wird noch der Begriff der Chondropathie patellae oder die „Chondromalazie" verwendet, wobei die Chondromalazie aber eine Erweichung des retropatellaren Knorpels im pathologisch-anatomischen Sinn bezeichnet, die in keinster Weise mit der Beschwerdesymptomatik korreliert.

Das femoropatellare Schmerzsyndrom ist gekennzeichnet durch ein Missverhältnis zwischen Belastbarkeit des Knorpels und Belastung; die Ätiologie ist multifaktoriell, z. B. kommen Achsenfehlstellungen, Fehlbildungen der Patella, Schwäche der Quadrizepsmuskulatur, Adipositas oder Überlastung in Frage.

Klinik und Diagnostik

Symptomatik. Typisch sind Schmerzen an der Vorderseite des Kniegelenks beim Treppabsteigen, Bergabgehen oder nach längerem Sitzen (z. B. im Kino). Manchmal werden auch Blockierungen oder eine „Givingway-Symptomatik" geschildert.

Klinische Untersuchung. Bei der klinischen Untersuchung fällt häufig eine Atrophie der Oberschenkelmuskulatur, insbesondere des M. vastus medialis auf. Die Patella steht manchmal lateralisiert, wird sie in das femoropatellare Gleitlager gepresst, löst das retropatellare Schmerzen, manchmal auch Schmerzen entlang des medialen und lateralen Retinakulums aus (Patellaanpressschmerz). Wird diese Kompression während Beugung und Streckung des Kniegelenks beibehalten, ist ein Reiben zu spüren und manchmal auch zu hören, das als unangenehm empfunden wird (Patellaverschiebeschmerz). Eine parapatellare Schwellung und/oder ein Gelenkerguss sind ebenfalls möglich.

Apparative Diagnostik. Auf den Röntgenaufnahmen der Patella in 2 Ebenen und einer Patellatangentialaufnahme kann beurteilt werden, ob die Patella zu hoch, zu tief oder zu weit lateral steht. Auch Fehlformen der Patella können so festgestellt werden. Auf den Defilé-Aufnahmen der Patella bei 30°, 60° und 90° kann eine in Streckstellung noch nicht sichtbare Tendenz zur Subluxation nachgewiesen werden.

Therapie und Prognose

Es gibt keine einheitliche Therapieempfehlung. Allerdings besteht Einigkeit darüber, dass immer zuerst ein konservativer Therapieversuch indiziert ist.

Konservative Therapie. Im Mittelpunkt steht die krankengymnastische Therapie, die unbedingt auch ein selbstständiges Training mit einschließen sollte. Letzteres darf allerdings nicht über die Schmerzgrenze hinausgehen. Der M. vastus medialis wird auftrainiert, die ischiokrurale Muskulatur gedehnt. Gleichzeitig sollte das Knie geschont werden, d. h. längeres Sitzen oder Hocken sollte vermieden werden, ebenso die sportliche Überlastung (z. B. Sprungsportarten, Skilaufen). Medikamentös sind bei entsprechendem Beschwerdebild Antiphlogistika indiziert.

Operative Therapie. Die Indikation zur Operation ist grundsätzlich sehr streng zu stellen. Vorher müssen die Patienten erstens auf die hohe Spontanheilung eines femoropatellaren Schmerzsyndroms und zweitens auf die häufig unbefriedigenden Ergebnisse einer Operation hingewiesen werden.

- *Laterales Release:* Längsspaltung des lateralen Retinakulums und Raffung des medialen, um die Patella bei entsprechender Lateralisierung wieder in ihre Gleitbahn zurückzuführen.
- *Arthroskopie:* Retropatellare Knorpelschäden gehen oft mit einem entsprechenden Knorpelschaden am Femurkondylus einher. Solche Läsionen können zwar nicht mehr beseitigt, aber geglättet werden (Abrasionsarthroplastik). Der Knochen kann dann knorpelseitig angebohrt werden (Pridie-Bohrung), um die Bildung eines Knorpelsatzgewebes anzuregen.

Prognose. Bei Jugendlichen ist die Prognose gut, viele Schmerzsyndrome heilen spontan. Bei Erwachsenen nehmen die Knorpelschäden eher zu, und es bildet sich eine Retropatellararthrose.

Femoropatellares Schmerzsyndrom

▶ Arthroskopisch imponiert eine Fragmentation des Patellarknorpels. Dabei können abgesprengte Knorpelteile frei im Gelenk liegen und einen Gelenkerguss verursachen

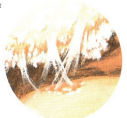

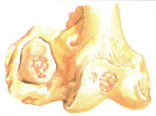

▲ Retropatellarer Knorpelschaden mit entsprechendem gegenüberliegenden Schaden am Femurkondylus („kissing lesion")

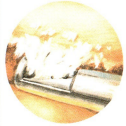

▲ Arthroskopisches Shaving der Patella

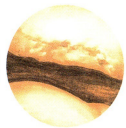

▲ Zustand unmittelbar nach der Abrasionsarthroplastik

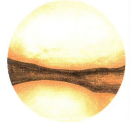

▲ Nach 15 Monaten: Bei Perforation des subchondralen Knochens kann sich mit der Wiederaufnahme der Bewegung der Defekt mit Faserknorpel auffüllen, der allerdings weniger widerstandsfähig ist als der normale Gelenkknorpel

▼ Zur Stärkung der Muskelfunktion werden Quadrizeps und Ischiokruralmuskeln bei leicht gebeugtem Knie gleichzeitig angespannt

▼ Isometrische Kontraktionsübungen zur Kräftigung des M. vastus medialis

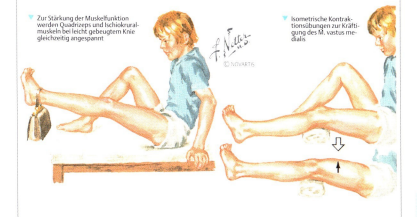

Untere Extremität

Kniegelenk – Verletzungen

Scheibenmeniskus (A.)

Pathogenese. Der Meniskus hat normalerweise die Form eines Halbmonds (Semilunarknorpel). Vor allem am Außenmeniskus sind jedoch verschiedenste Scheibenformen beschrieben worden. Diese reichen von einer kreisrunden Scheibe bis zu der ausgesprochen seltenen Ringform mit pathologischer Verdickung. 2 mögliche Erklärungen sind beschrieben worden:

▶ *Meniskusanlage:* Der ursprünglich scheibenförmig angelegte Meniskus bildet sich in seinem zentralen Anteil nicht zurück, sodass als kongenitale Formvariante des lateralen Meniskus die Scheibenform beibehalten wird (gängigste Erklärung). Allerdings ist in der vergleichenden Anatomie bei keinem Säugetier ein derartiger Entstehungsmechanismus gefunden worden.

▶ *Fehlentwicklung:* Bei der Scheibenform des Außenmeniskus entsprechen die Ansätze an der Tibia nicht der anatomischen Norm. Bei insuffizienter Befestigung am dorsalen Tibiaplateau wird dann nämlich der Ansatz am medialen Femurkondylus über das kräftige Lig. meniscofemorale (Wrisberg-Band) gesichert. Dadurch wird eine pathologische Bewegungsbahn des Außenmeniskus ermöglicht, da das Hinterhorn bei voller Streckung des Kniegelenks in die Mitte des lateralen Kompartiments gleiten kann. Im Laufe der Zeit könnte dies zur Narbenbildung und Fibrosierung und damit zur Verdickung des Außenmeniskus führen.

Klinik. Scheibenmenisken verursachen meist keine Beschwerden. Bei Kindern und Jugendlichen ist bei Beugung und Streckung des Kniegelenks ein Springen oder Schnappen des Meniskus häufig.

Therapie. Der alleinige Nachweis eines Scheibenmeniskus oder das o.g. Springen sind keine Indikation zur Operation. Erst Schmerzen, Schwellungen und ein anamnestischer Hinweis auf eine Verletzung gelten als relative Indikationen für eine Arthroskopie. Meniskuseinrisse oder degenerative Veränderungen der Meniskusoberfläche können eine Teilresektion erforderlich machen. Die Arthroskopie ermöglicht die partielle Resektion des lateralen Scheibenmeniskus, bei der ein funktionsfähiger peripherer Saum belassen wird. Allerdings bereitet sie aufgrund der Verdickung des Meniskus oft Schwierigkeiten.

Prognose. Die Prognose ist günstig. Da Scheibenmenisken ohne degenerative Veränderungen auch im Alter beobachtet worden sind, muss stets versucht werden, die Funktion zu erhalten.

Rissbildungen (B.)

Physiologie und Pathophysiologie. Beide Menisken wirken einerseits als Gelenkflächen, andererseits als Stoßdämpfer. Sie schaffen eine größere Kontaktfläche zwischen Femur und Tibia. Werden sie entfernt, verkleinert sich die Kraftübertragungsfläche zwischen Femur und Tibia. Die daraus resultierende Kräftekonzentration kann zur vorzeitigen Degeneration des hyalinen Knorpels führen. Ein Meniskus mit einem Einriss, der die Lateralverschiebung nicht mehr unterbinden kann, hat allerdings auch keine protektive Wirkung mehr.

Vertikalriss. Als Korbhenkelriss wird ein Längs- bzw. Vertikalriss innerhalb der Substanz des Meniskus bezeichnet, bei dem der ausgerissene Anteil am Vorder- und Hinterhorn fixiert bleibt. Luxiert er, wie im Falle instabiler Korbhenkelrisse, in die Fossa intercondylaris, besteht eine aktive Strecksperre. Das Kniegelenk kann aber mitunter passiv in die volle Streckstellung gebracht werden, was an einem lauten, hör- und tastbaren Klicken oder „Plopp" zu merken ist. Dieses Geräusch sowie die vorübergehende Schmerzlinderung signalisieren eine Reposition des Korbhenkelrisses in die normale anatomische Lage.

Radialriss. Kleine Quer- bzw. Radialrisse verursachen zunächst zwar kaum Beschwerden, können aber unbehandelt tiefer werden, sodass ein schmerzhafter Papageienschnabelriss entsteht. Der instabile Meniskuslappen kann zu rezidivierenden Ergüssen Anlass geben und sich mechanisch in „Givingway"-Attacken und dem Gefühl des „Einrastens" bemerkbar machen.

Horizontalriss. Bei den horizontalen Meniskusrissen löst sich offenbar eine Schicht von der Substanz des Meniskus ab. Werden sie vernachlässigt, bildet sich oft ein instabiler Lappen, der ebenfalls mechanische Beschwerden auslöst.

Scheibenmeniskus und Meniskusrisse I

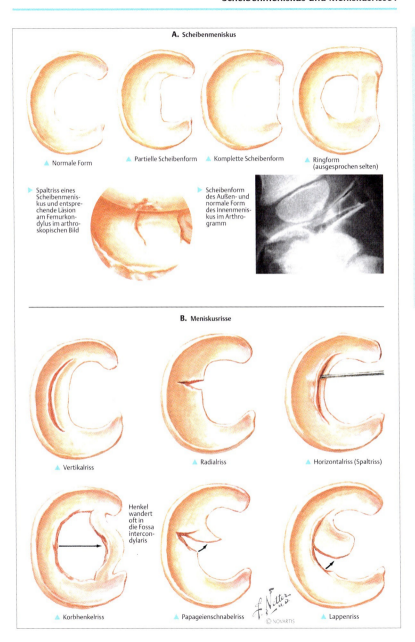

A. Scheibenmeniskus

- Normale Form
- Partielle Scheibenform
- Komplette Scheibenform
- Ringform (ausgesprochen selten)

▸ Spaltriss eines Scheibenmeniskus und entsprechende Läsion am Femurkondylus im arthroskopischen Bild

▸ Scheibenform des Außen- und normale Form des Innenmeniskus im Arthrogramm

B. Meniskusrisse

- Vertikalriss
- Radialriss
- Horizontalriss (Spaltriss)
- Korbhenkelriss (Henkel wandert oft in die Fossa intercondylaris)
- Papageienschnabelriss
- Lappenriss

Kniegelenk – Verletzungen

Ätiologie

Etwa die Hälfte der Meniskusrisse ist nichts anderes als ein degenerativer Meniskusschaden. Ein Großteil der verbleibenden Meniskusrisse entsteht bei degenerativ vorgeschädigtem Meniskus durch belastete, „normale" Drehbewegungen. Primär traumatische Meniskusrisse sind selten und entstehen v. a. bei Rotationstraumen des Kniegelenks, wobei einer der beiden Menisken oder aber auch beide gleichzeitig einreißen können.

Klinik und Diagnostik

Symptomatik. Beschwerden entstehen durch Meniskusrisse erst dann, wenn der ausgerissene Anteil luxiert und zwischen die Gelenkflächen am Femur und an der Tibia gleitet. Allerdings können belastete Rotationsbewegungen schon vorher Schmerzen verursachen, z.B. das Ein- oder Aussteigen aus dem Auto oder schnelle Drehbewegungen beim Sport. Zum Beschwerdebild gehören Schmerzen am Gelenkspalt und eine Blockade der Kniestreckung und/oder -beugung. Dazu kommen „Givingway"-Episoden und rezidivierende Gelenkergüsse.

Untersuchung. Die verschiedenen Meniskuszeichen beruhen i. d. R. darauf, den jeweiligen Meniskus zu komprimieren und dadurch Schmerzen auszulösen. Sind die Mensikuszeichen negativ, beweist das allerdings nicht, dass der Meniskus intakt ist:

- *Steinmann-Zeichen I:* die Außenrotation des gebeugten Kniegelenks führt bei Innenmeniskusläsion zu Schmerzen am medialen Gelenkspalt, umgekehrt spricht der Schmerz am lateralen Gelenkspalt bei Innenrotation für eine Außenmeniskusläsion.
- *Steinmann II:* Bei Kniebeugung wandert ein Druckschmerz nach dorsal.
- *Payr-Zeichen:* Bei Innenmeniskusschaden tritt im Schneidersitz ein Schmerz am medialen Gelenkspalt auf.
- *Apley-Test:* Beim auf dem Bauch liegenden Patienten wird der 90° angewinkelte Oberschenkel axial gestaucht und rotiert. Schmerzen bei Innenrotation sprechen für einen Außenmeniskus-, bei Außenrotation für einen Innenmeniskusschaden.

Therapie

Da der Meniskus für die Funktion des Kniegelenks von wesentlicher Bedeutung ist, muss stets – v. a. bei jungen Patienten – versucht werden, das Meniskusgewebe zu erhalten. Ist eine Wiederherstellung nicht möglich, kommt die Teilresektion in Betracht, wobei jedoch lediglich der instabile, funktionslose Anteil reseziert werden soll.

Indikation. Klemmt sich der Meniskuslappen in der Fossa intercondylaris ein, blockiert das Kniegelenk. Blockaden können jedoch auch von einem freien Gelenkkörper oder von dem verbleibenden Rest bei Ruptur des vorderen Kreuzbandes hervorgerufen werden. Eine Kniegelenkblockade macht ein dringliches Eingreifen erforderlich. Darüber hinaus sind persistierende Kniegelenkschmerzen, rezidivierende Ergüsse und sich selbst lösende Einklemmungen Indikationen für eine Arthroskopie, bei der neben der Bestätigung der Diagnose gleich auch entsprechende therapeutische Maßnahmen möglich sind.

Arthroskopische Refixation. Bei jungen, aktiven Patienten mit Meniskusriss ist stets eine arthroskopische Refixation in Betracht zu ziehen. Je jünger der Patient, desto eher stellt sich diese Forderung, denn der Untergang eines größeren Meniskusanteils kann verheerende Folgen haben. Die Refixation des Innen- und Außenmeniskus hat sich im peripheren (vaskularisierten) Drittel als ausgesprochen erfolgreich erwiesen.

Meniskus(teil)resektion. Zur Erhaltung des Gelenkknorpels sollte der Meniskus immer dann arthroskopisch teilreseziert werden, wenn die Verletzung im nicht vaskularisierten Anteil des Meniskus liegt, ein Meniskuslappen bereits abgerundet oder verkalkt ist oder der geschädigte Meniskusanteil bereits stark degenerativ verändert ist.

Nachbehandlung. Nach arthroskopischen Eingriffen und Meniskusteilresektionen wird im Allgemeinen bei minimaler Ruhigstellung des Kniegelenks die frühfunktionelle Therapie mit sofortiger Belastung empfohlen. Dazu gehören Gehtraining, aktive und passive Bewegungsübungen und die Kräftigung des M. quadriceps. Bei Bedarf werden Eis- oder Wärmeanwendungen verordnet. Nach der Rekonstruktion von Menisken wird mit der Belastung, nicht aber mit dem Übungsprogramm (z. B. Quadrizepstraining), wesentlich später begonnen.

Meniskusrisse II

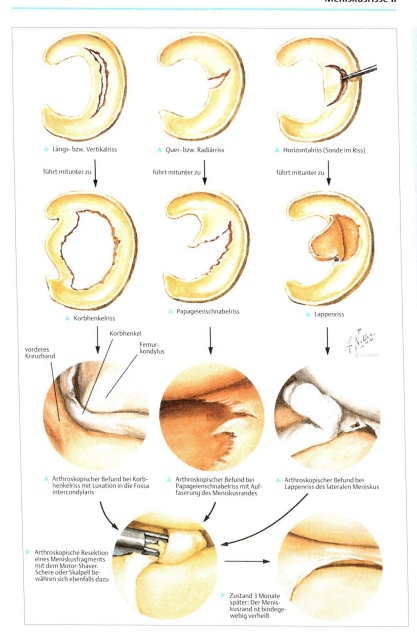

Kniegelenk – Verletzungen

Ätiologie und Formen

Schädigungen des Kapsel-Band-Apparats am Kniegelenk gehören zu den besonders häufigen Sportunfällen. Verletzungen des medialen Seitenbandes entstehen durch das Einwirken von Valguskräften auf das Kniegelenk. Die Betroffenen geben häufig ein Zerreißgefühl an und klagen über Schmerzen an der medialen Kniegelenkfläche. Bei isolierter Verletzung des medialen Seitenbandes ist die Geh- und Sportfähigkeit meist nicht eingeschränkt.

Grad 1. Bei der Bandverletzung Grad 1 (Zerrung) ist das betroffene Band lediglich gedehnt, aber kaum oder höchstens geringgradig eingerissen.

Grad 2. Bandverletzungen Grad 2 sind durch eine Teilruptur des verletzten Bandes gekennzeichnet.

Grad 3. Die komplette Zerreißung des Bandes stellt den Schweregrad 3 dar und verursacht eine Instabilität des Gelenks.

Klinik

Grad 1. Das Gelenk ist bis 5° aufklappbar. Es besteht eine leichte, punktförmige Druckdolenz bei nur geringer Hämatombildung und Schwellung. Über dem schmerzhaften Areal kann sich ein Erythem bilden, das jedoch nach 2–3 Wochen wieder abklingt. Die Stabilität des Gelenks ist voll gewährleistet, eine bleibende Behinderung nicht zu erwarten.

Grad 2. Das Gelenk ist bis 10° aufklappbar, lokalisiert (druck-)schmerzhaft, und es besteht eine Schwellung. Beim Stresstest spürt man eindeutig einen Anschlag.

Grad 3. Das Gelenk ist mehr als 10° aufklappbar. Kennzeichnend für diese Verletzung sind Druckdolenz, Instabilität, das Fehlen eines eindeutigen Anschlags beim Stresstest sowie hochgradige Ekchymosen.

Untersuchung

Die Untersuchung beginnt mit dem nicht verletzten Bein, um die „normale" Aufklappbarkeit des Gelenks zu ermitteln (wenn es bisher nie verletzt war). Am verletzten Gelenk ergibt sich eine Druckdolenz entlang des tibialen Seitenbandes. Bei sorgfältiger Palpation lässt sich die Läsionsstelle exakt bestimmen, und zwar am Ursprung des Bandes, am medialen Femurkondylus, in Höhe des Gelenkspalts (intraligamentäre Ruptur) oder entlang der langstreckigen distalen Insertion des Bandes an der medialen Tibia. Die Untersuchung der Aufklappbarkeit ist gerade bei frischen Verletzungen nicht einfach, weil die Patienten schmerzbedingt die Muskulatur anspannen. Sie belastet am wenigsten, wenn sie in Rückenlage mit abgestütztem Oberschenkel durchgeführt wird. Der Unterschenkel wird mit beiden Händen gefasst, über die Tischkante gezogen und abwechselnd mit einem Varus- und Valgusstress belastet (Varus- bzw. Valgusstresstest). Bei voll gestrecktem Bein ist für die medial-laterale Stabilität v.a. das hintere Kreuzband maßgebend. Bei 30° Beugestellung wird das hintere Kreuzband jedoch sozusagen ausgeschaltet, sodass das mediale Seitenband mit dem Valgusstresstest untersucht werden kann.

Therapie

Grundsätzlich besteht die Behandlung in der Schonung des Gelenks und in der Rehabilitation der Muskelfunktion. Diese konservative Therapie ist bis zum Grad 3 einer isolierten Kollateralbandverletzung indiziert, es sei denn, das Seitenband ist knöchern ausgerissen. Dann ist die Schraubenrefixation sinnvoll, insbesondere, wenn es sich um junge, sportliche Patienten handelt.

Zusatzverletzungen

Als Zeichen einer Mitverletzung des posteromedialen Kapselecks kann eine stark vermehrte mediale Aufklappbarkeit (in Valgusrichtung) nachweisbar sein, die operativ behoben werden muss, um einer verbleibenden Rotationsinstabilität vorzubeugen.

Eine noch schwerere Verletzung ist die als „unhappy triad" bezeichnete Kombinationsverletzung, bei der das Innenband, das vordere Kreuzband sowie der mediale Meniskus gerissen sind. Diese Verletzung wird oft offen versorgt, wobei die Bänder je nach Bedarf und der mediale Meniskus nach Möglichkeit rekonstruiert werden.

Kollateralbandverletzung

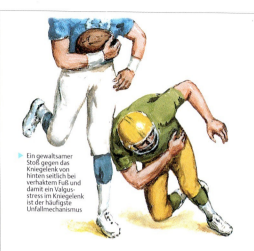

▶ Ein gewaltsamer Stoß gegen das Kniegelenk von hinten seitlich bei verhaktem Fuß und damit ein Valgusstress im Kniegelenk ist der häufigste Unfallmechanismus

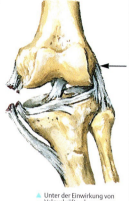

▲ Unter der Einwirkung von Valguskräften kann es zur Ruptur des tibialen Seitenbandes und der Kapselbänder kommen

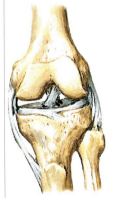

▲ **Bandverletzung Grad 1:** Lokalisierter Gelenkschmerz und Druckdolenz, aber keine Aufklappbarkeit

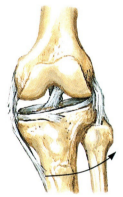

▲ **Bandverletzung Grad 2:** Nachweisbare Aufklappbarkeit mit lokalisiertem Schmerz und Druckdolenz

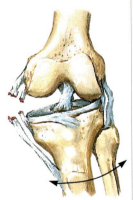

▲ **Bandverletzung Grad 3:** Totale Bandzerreißung und hochgradige Gelenkinstabilität

Kniegelenk – Verletzungen

Ätiologie

Vordere Kreuzbandrupturen sind prinzipiell bei allen Tätigkeiten möglich, bei denen der Körper gedreht wird, während der Fuß fest auf dem Boden aufgesetzt ist. Am häufigsten sind sie im Fußball, beim Skifahren und in den Kampfsportarten. Dabei hört der Betroffene manchmal ein Krachen ("Plopp"), hat ein Zerreißgefühl, verspürt einen akuten Schmerz im Kniegelenk und kann meistens nicht weiterspielen. Unter Belastung besteht ein ausgesprochenes Unsicherheitsgefühl im Kniegelenk.

Klinik und Diagnostik

Klinik. Oft schwillt das Gelenk nach der Verletzung schnell und stark an. Schmerzen treten insbesondere bei Belastung auf, oft wird ein Unsicherheitsgefühl beschrieben. Etwas ältere Verletzungen manifestieren sich oft in "Givingway"-Attacken. Dabei wird darüber geklagt, dass das Knie beim Rechts- oder Linkswenden mit aufgesetztem Fuß aushakt bzw. weggeht. Dies entspricht der Subluxation der Tibia gegenüber dem Femur nach ventral.

Lachman-Test. Dieser nach akuten Verletzungen relativ schmerzarme Test vergleicht das Spiel des verletzten Knies bis zum Anschlag mit der Gegenseite. Beim 20° gebeugten Knie wird die proximale Tibia gegenüber dem Femur nach vorn bewegt. Ist das Band gerissen, kann die Tibia über den physiologischen Anschlag hinaus nach vorn geschoben und subluxiert werden. Der Anschlag ist dann weich und schwammig. Ein harter vorderer Anschlag spricht dagegen dafür, das das vordere Kreuzband nur teilrupturiert oder gar nicht verletzt ist.

Das Testergebnis kann erst nach Prüfung des hinteren Kreuzbandes (S. 288) als gesichert gelten. Ist dieses gerissen, sackt die proximale Tibia nach hinten, und der Lachman-Test erscheint bei Reposition der dorsalen Subluxation positiv.

Vordere Schublade. Die vordere Schublade wird in Rückenlage bei 90° Beugestellung im Kniegelenk geprüft. Der Untersucher setzt sich auf den Fuß des Patienten und zieht die Tibia nach vorn. Ist das vordere Kreuzband gerissen, gleitet die Tibia gegenüber dem Femur nach vorn. Der Test wird in Innenrotation, Neutralstellung und Außenrotation durchgeführt und die Ergebnisse mit der Gegenseite verglichen.

Pivot-Shift-Test. Der Patient liegt entspannt auf dem Rücken. Der Untersucher steht neben dem verletzten Bein, fasst mit einer Hand den Fuß des Verletzten und legt die andere lateral an das Knie, und zwar mit dem Daumen unter dem Fibulaköpfchen. In voller Extensionsstellung wird die Tibia dann unter Valgusstress vom Fuß her innenrotiert. Dadurch subluxiert das laterale Tibiaplateau auf dem Femur nach vorn. Der Tractus iliotibialis wirkt bei Extensionsstellung des Kniegelenks als Strecker. Darauf wird das Kniegelenk langsam gebeugt, wodurch die Subluxation noch stärker zutage tritt. Zwischen 20° und 40° Flexionsstellung wird der Tractus iliotibialis zum Beuger, wodurch die Tibia reponiert wird. Die Reposition ist nicht nur tast- und sichtbar, sondern oft auch hörbar.

Apparative Diagnostik. Röntgenologisch kann ein knöcherner Ausriss ausgeschlossen werden, im MRT ist der Nachweis von Begleitverletzungen möglich.

Therapie

Bei wiederholten, unkontrollierten Pivot-Shift-Bewegungen des Kniegelenks während alltäglicher Aktivitäten entwickelt sich u.a. eine Meniskusschädigung und darüber hinaus langfristig eine Arthrose. Daher ist bei einem Hämarthros nach Trauma eine Arthroskopie indiziert, mindestens um die Diagnose zu bestätigen und Begleitverletzungen (z.B. Meniskusschaden) zu therapieren. Ob das vordere Kreuzband ersetzt wird, und ob dies primär oder sekundär geschieht, hängt von vielen Faktoren ab: Alter, Beruf, Compliance, Instabilitätsgefühl und Erwartung des Patienten, Zustand des Kniegelenks (z.B. Arthrose, Beweglichkeit), Art der Begleitverletzungen, Erfahrung des Operateurs. Für die Operation sind neben der korrekten (Re-)Implantation des Kreuzbandes am isometrischen Insertionspunkt die Mitarbeit des Patienten (lange Rehabilitationsphase) und die frühfunktionelle Nachbehandlung mit beispielsweise steigernder Belastung und Bewegung, Muskeltraining und Patellamobilisation entscheidend.

Vordere Kreuzbandruptur

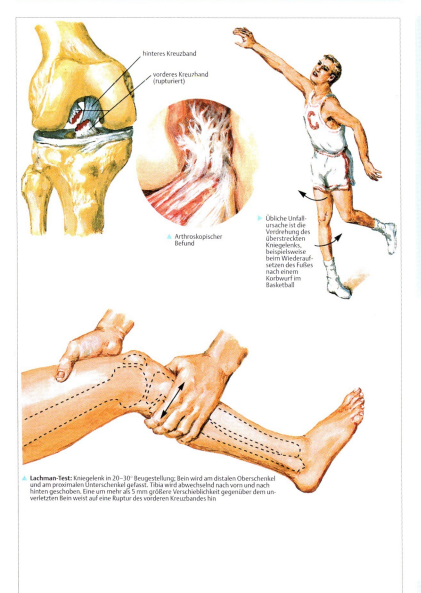

hinteres Kreuzband

vorderes Kreuzband (rupturiert)

▲ Arthroskopischer Befund

▶ Übliche Unfallursache ist die Verdrehung des überstreckten Kniegelenks, beispielsweise beim Wiederaufsetzen des Fußes nach einem Korbwurf im Basketball

▲ **Lachman-Test:** Kniegelenk in 20–30° Beugestellung; Bein wird am distalen Oberschenkel und am proximalen Unterschenkel gefasst. Tibia wird abwechselnd nach vorn und nach hinten geschoben. Eine um mehr als 5 mm größere Verschieblichkeit gegenüber dem unverletzten Bein weist auf eine Ruptur des vorderen Kreuzbandes hin

Kniegelenk – Verletzungen

Ätiologie

Das hintere Kreuzband ist der Hauptstabilisator des Kniegelenks in voller Streckstellung. Als häufigste Ursachen einer Ruptur des Bandes kommen eine Hyperextension des Kniegelenks sowie ein direkter Schlag gegen die Vorderseite des gebeugten Knies in Betracht. Ein schwerer Varus- oder Valgusstress nach Seitenbandverletzungen kann ebenfalls zur Ruptur führen.

Klinik und Diagnostik

Anamnese. Für die Diagnose ist zunächst die Anamnese sehr wichtig: Der genaue Unfallhergang muss eruiert und dokumentiert werden. Die klinische Untersuchung sollte erst beginnen, wenn durch die Anamnese „klar" ist, ob es sich um eine hintere oder vordere Kreuzbandruptur handelt.

Klinik. Noch viel eher als nach einer vorderen Kreuzbandruptur schwillt das Gelenk nach einer Verletzung des hinteren Kreuzbandes schnell an. Die Schmerzen sind oft ungleich stärker, das Unsicherheitsgefühl ist ausgeprägter. Bei alten Verletzungen des hinteren Kreuzbandes stehen oft retropatellare Schmerzen und die Instabilität im Vordergrund.

Hintere Schublade. Der hintere Schubladentest wird in Rückenlage bei 90° Beugung im Kniegelenk durchgeführt. Der Untersucher fixiert mit seinem Oberschenkel im Sitzen den Fuß und schiebt die gelenknahe Tibia mit beiden Händen nach hinten, um sie auf dem distalen Femur zu luxieren. Die Unversehrtheit des vorderen Kreuzbandes und die Rückwärtsbewegung der proximalen Tibia werden durch abwechselndes Schieben und Ziehen beurteilt. Dabei muss zunächst der Ausgangspunkt der Schublade bestimmt werden, um exakt feststellen zu können, welches der beiden Kreuzbänder verletzt ist. Unbedingt ist der Befund mit dem der Gegenseite zu vergleichen.

Dorsaler Durchhang. In entspannter Rückenlage wird der distale Oberschenkel auf der betroffenen Seite auf einem Kissen gelagert, die Ferse ruht auf dem Untersuchungstisch und die Unterschenkel hängen frei herunter. Der Untersucher beobachtet das Knie von der Seite her. Ist das hintere Kreuzband gerissen, subluxiert die proximale Tibia nach hinten, und die Vorderseite des proximalen Unterschenkels hängt nach hinten durch.

Hyperextension. Bei fehlender Stabilisierung durch das hintere Kreuzband kann das Kniegelenk während der Untersuchung hyperextendiert werden. Der Untersucher steht zu Füßen des auf dem Rücken liegenden Patienten und beobachtet den Extensionsgrad an beiden Knien. Wird ein Varus- oder Valgusstress bei durchgestrecktem Kniegelenk ausgeübt, zeigt sich bei einer hinteren Kreuzbandruptur eine deutliche Hyperextension und eine stärkere Laxität als auf der gesunden Gegenseite.

Therapie

OP-Indikation. Sie ist umstritten, eine allgemeingültige Therapieempfehlung gibt es nicht, u. a. weil die Ergebnisse manchmal nicht besser sind als die bei konservativer Therapie. Auf jeden Fall kommt eine Operation nur in Betracht, wenn an das Kniegelenk hohe Anforderungen gestellt werden und eine hochgradige Instabilität besteht.

Rekonstruktion. Abrisse des hinteren Kreuzbandes aus der Insertion an der Tibia und am Femur können wie beim vorderen Kreuzband direkt rekonstruiert werden. Ist eine Rekonstruktion „Knochen zu Knochen" nicht möglich, wird vielfach eine konservative Behandlung bevorzugt, zumal sich das hintere Kreuzband nicht so gut rekonstruieren lässt wie das vordere, und das Kniegelenk nach der Rekonstruktion oftmals wieder instabil wird und sogar seine Beweglichkeit einbüßen kann. Bei Mitverletzung des hinteren lateralen Kapselecks (Popliteuseck) ist mit einem schlechteren Operationsergebnis zu rechnen.

Kreuzbandersatz. Eine Möglichkeit ist der Transfer des sehnigen Ursprungs des medialen Gastroknemiuskopfs. Alternativ ist der arthroskopische Ersatz mit einem Patellarsehnendrittel möglich. Postoperativ wird das Kniegelenk in einer Schiene wesentlich langsamer mobilisiert als beim vorderen Kreuzband. Entscheidend ist auch hier eine konsequente Physiotherapie, mit der neben der muskulären Stabilisierung u. a. die volle Streckfähigkeit des Gelenks wieder erarbeitet werden muss.

Hintere Kreuzbandruptur

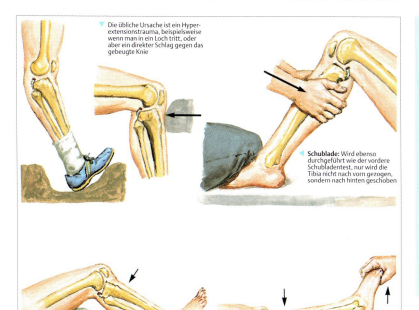

Die übliche Ursache ist ein Hyperextensionstrauma, beispielsweise wenn man in ein Loch tritt, oder aber ein direkter Schlag gegen das gebeugte Knie

Schublade: Wird ebenso durchgeführt wie der vordere Schubladentest, nur wird die Tibia nicht nach vorn gezogen, sondern nach hinten geschoben

Hinterer Durchhang. Unterschenkel hängt nach hinten durch

Nachweis der Hyperextension

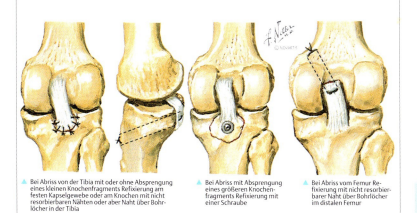

Bei Abriss von der Tibia mit oder ohne Absprengung eines kleinen Knochenfragments Refixierung am festen Kapselgewebe oder am Knochen mit nicht resorbierbaren Nähten oder aber Naht über Bohrlöcher in der Tibia

Bei Abriss mit Absprengung eines größeren Knochenfragments Refixierung mit einer Schraube

Bei Abriss vom Femur Refixierung mit nicht resorbierbarer Naht über Bohrlöcher im distalen Femur

Kniegelenk – Verletzungen

Ätiologie

Der Streckapparat des Kniegelenks wird meist durch aktive Kontraktion des M. quadriceps femoris bei forcierter Beugung im Kniegelenk verletzt. Typisches Beispiel ist das Vertreten auf einer Leiter oder Treppenstufe. Rupturen des Streckapparats treten meist in höherem Alter auf, wenn die Quadrizepssehne altersbedingt degeneriert oder vorgeschädigt ist, z. B. durch:
- Psoriasisarthritis,
- chronische Polyarthritis,
- Arteriosklerose,
- Gicht,
- Hyperparathyreoidismus,
- Diabetes,
- chronische Niereninsuffizienz,
- Kortisondauertherapie.

Klinik und Diagnostik

Symptomatik. Beim Unfall verspüren die Patienten einen plötzlichen Schmerz und haben oft auch das Gefühl, dass etwas zerreißt. Bei alten Rupturen der Quadrizepssehne wird über ein Aushaken des Kniegelenks („givingway") und eine deutlich spürbare Schwäche bei aktiven Streckversuchen geklagt.

Klinische Untersuchung. Wichtigster klinischer Befund ist die Unfähigkeit, das Kniegelenk aktiv gegen die Schwerkraft zu strecken. Meist ist es den Patienten auch nicht möglich, die passive Streckung gegen die Schwerkraft zu halten. Bei Quadrizeps- bzw. Patellarsehnenrupturen ohne Beteiligung der Retinakula gelingt mitunter die aktive Streckung bis auf die letzten 10° des vollen Streckumfangs. Bei breiten Sehnenrupturen unter Beteiligung der Retinakula bereitet die aktive Streckung hingegen ausgesprochene Schwierigkeiten.

Palpatorisch imponiert ein Hämatom, das die Untersuchung erschweren kann. Ein Patellahochstand (Patella alta) spricht für eine Ruptur der Patellarsehne, ein Patellatiefstand (Patella baja) hingegen für eine Ruptur der Quadrizepssehne. Große Defekte sind bald nach der Verletzung tastbar. Bleiben sie Wochen bis Monate unbehandelt, füllt sich die Delle mit Narbengewebe.

Gelenkpunktion. Der Gelenkerguss sollte punktiert werden, was nicht selten zu einer deutlichen Erleichterung der Beschwerden führt. Punktiert wird normalerweise ein Hämarthros mit Fettaugen oder sogar einer ganzen Schicht von Fetttröpfchen.

Apparative Diagnostik. Röntgenologisch werden Frakturen oder Abrissfrakturen ausgeschlossen und der Stand der Patella überprüft, sonographisch können die Sehnenrupturen, manchmal auch das Ausmaß der Ruptur direkt nachgewiesen werden.

Therapie und Nachbehandlung

Einriss am Patellapol. Die Quadrizepssehne reißt i. d. R. an ihrer Insertionsstelle am oberen Pol der Patella, die Patellarsehne am unteren Patellapol. In beiden Fällen und bei jeweils vollständigen Rupturen ist die operative Versorgung zur Wiederherstellung der Kontinuität des Streckapparats obligat. Dabei werden die Sehnen mit Nähten über Bohrkanäle an der Patella refixiert und die Retinakula genäht. Postoperativ wird das Kniegelenk je nach intraoperativem Befund frühfunktionell nachbehandelt (langsam zunehmende Bewegung und Belastung) oder in Streckstellung 4–6 Wochen lang in einem Gipstutor oder einer Sperrorthese ruhig gestellt. Eine aktive Streckhebung des verletzten Beins sollte in dieser Zeit vermieden werden.

Riss bei vorgeschädigter Sehne. Bei chronischen Stoffwechselerkrankungen oder Kortisondauertherapie ist eine kompliziertere Rekonstruktion mit Sehnen- oder Faszienplastiken oder Drahtcerclagen zur Verstärkung des Streckapparats erforderlich. Nach 8–10-wöchiger Immobilisierung wird langsam mit protegierten Bewegungsübungen begonnen. Zum Gehen wird längere Zeit eine Gehhilfe oder ein Laufwagen empfohlen.

Riss an der Tuberositas. Die Patellarsehne kann auch an ihrer Insertionsstelle an der Tibia mit oder ohne Ausriss der Tuberositas tibiae reißen. Bei Kindern wird die Verletzung in diesem Fall vor dem Epiphysenfugenschluss mit einer einfachen Sehnennaht versorgt, da sonst das Wachstum der proximalen Tibia gefährdet werden könnte.

Quadrizeps- und Patellarsehnenruptur

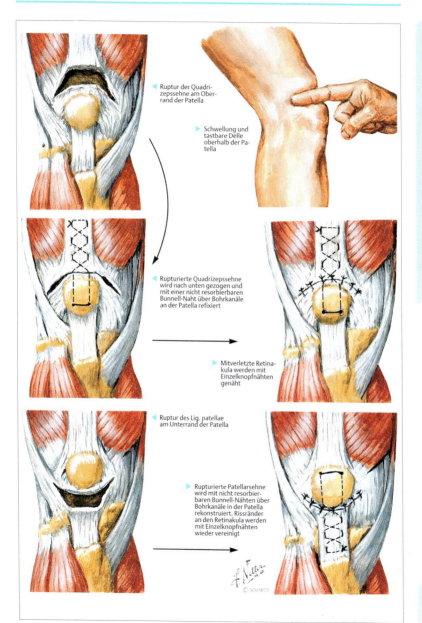

◀ Ruptur der Quadrizepssehne am Oberrand der Patella

▶ Schwellung und tastbare Delle oberhalb der Patella

◀ Rupturierte Quadrizepssehne wird nach unten gezogen und mit einer nicht resorbierbaren Bunnell-Naht über Bohrkanäle an der Patella refixiert

▶ Mitverletzte Retinakula werden mit Einzelknopfnähten genäht

◀ Ruptur des Lig. patellae am Unterrand der Patella

▶ Rupturierte Patellarsehne wird mit nicht resorbierbaren Bunnell-Nähten über Bohrkanäle in der Patella rekonstruiert. Rissränder an den Retinakula werden mit Einzelknopfnähten wieder vereinigt

Untere Extremität

Kniegelenk – Verletzungen

Vorkommen und Formen

Subluxationen der Patella kommen häufig vor – oft in Kombination mit einem Genu valgum und einer Außenrotation der Tibia – und machen v. a. bei Mädchen während der Adoleszenz und bei jungen Frauen Beschwerden. Kennzeichnend für sie ist, dass die Kniescheibe nicht regelrecht in ihrer Gleitbahn am distalen Femur läuft.

Prädisponierend dürfte sowohl für Subluxationen als auch für Luxationen ein vergrößerter Valguswinkel Q sein, dessen Scheitel im Schnittpunkt zweier Geraden von der Spina iliaca anterior superior und der Tuberositas tibiae zur Patellamitte liegt. Eine zweite Prädisposition ist eine Fehlform der Patella. Weil beide Prädispositionen relativ häufig sind, ist eine echte traumatische Patellaluxation selten; in den meisten Fällen handelt es sich um akute dispositionelle, rezidivierende oder habituelle (angeborene gewohnheitsmäßige) Luxationen.

Die Patella luxiert fast ausschließlich nach lateral, dabei wird das mediale Retinakulum überdehnt (bei der Subluxation) oder reißt ein. Außerdem entstehen oft Knorpelschäden am lateralen Kondylus und an der medialen Patellafacette, die bei einer Arthroskopie in den meisten Fällen nachgewiesen werden können.

Klinik und Diagnostik

Die akute Erstluxation der Patella ist schmerzhaft, die habituelle Luxation oder rezidivierende Luxation dagegen so gut wie nicht. Bei bereits reponierter Patella kann die Schmerzsymptomatik relativ schnell wieder nachlassen. Bei den nicht habituellen Erstluxationen entwickelt sich schnell eine starke Gelenkschwellung.

Bei der klinischen Untersuchung ist das mediale Retinakulum und der Patellarand druckschmerzhaft. Der Fairbank- oder Apprehension-Test ist der Versuch, die Patella nach lateral zu subluxieren. Er ist bei Patellasubluxationen positiv, d. h. er löst Schmerzen und eine reflektorische Kontraktion des M. quadriceps femoris aus; bei Patellaluxationen ist er i. d. R. deutlich positiv.

Röntgenologisch müssen knöcherne Verletzungen ausgeschlossen werden (Knorpel-Knochen-Flake); in einer Defilé-Aufnahme in 30°, 60° und 90° Beugung ist die Stellung der Patella in der Gleitbahn und ihre Form zu beurteilen.

Bei der Kniegelenkpunktion wird häufig sehr viel und blutiges Punktat gewonnen.

Therapie

Konservative Therapie. Rezidivierende oder habituelle Patellaluxationen werden bevorzugt konservativ behandelt. Dabei kommen ein Quadrizepstraining (kreisende Übungen im kleinen Bogen zur Muskelkräftigung) sowie nicht steroidale Antiphlogistika zur Schmerzbekämpfung zum Einsatz. Mit den Übungen soll der Tonus des M. vastus medialis obliquus verbessert und damit eine bessere Führung der Patella in ihrem Gleitlager angestrebt werden.

Operative Therapie. Bei erheblicher Behinderung trotz konservativer Therapie bietet sich eine Reihe von operativen Maßnahmen an:

▶ *Normaler Q-Winkel:* Bei normalem Q-Winkel kann das laterale Retinakulum arthroskopisch oder offen gespalten werden (laterales Release). Nach der Lösung des kontrakten, gespannten lateralen Retinakulums wird die Patella durch den Zug des M. vastus medialis obliquus wieder regelrecht in ihrem Gleitlager geführt. In offener Technik wird die mediale, parapatellare Inzision der Gelenkkapsel durch Aufeinandersteppen der Schnittränder verschlossen und der M. vastus medialis distalisiert und lateralisiert. Dadurch wird die Patella medial gefesselt und ihre Führung im femoropatellaren Gleitlager verbessert.

▶ *Pathologischer Q-Winkel:* Bei pathologischem Q-Winkel kann die laterale Retinakulumspaltung mit einer Verlagerung der Tuberositas tibiae kombiniert werden. Dazu wird die Tuberositas osteotomiert, nach medial versetzt und mit Schrauben refixiert. Dabei ist streng darauf zu achten, dass die Tuberositas nicht nach distal oder dorsal versetzt wird, weil beides den Druck im femoropatellaren Gleitlager erhöhen kann.

Patellaluxation

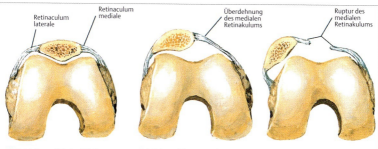

▲ Axiale/tangentiale Ansicht: Normalerweise läuft die Patella in ihrem Gleitlager zwischen dem medialen und dem lateralen Femurkondylus

▲ Bei einer Subluxation ist die Patella infolge der Schwäche des M. vastus medialis, der Gespanntheit des lateralen Retinakulums und eines großen Q-Winkels teilweise dezentriert

▲ Bei einer Luxation ist die Patella vollständig aus der Interkondylargrube ausgewandert

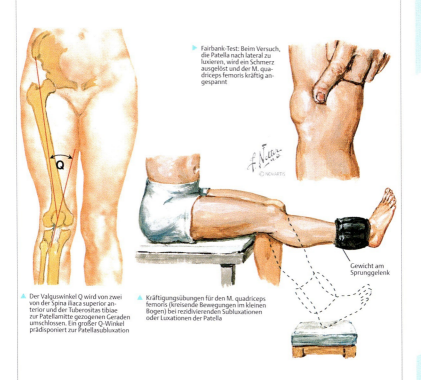

▲ Der Valguswinkel Q wird von zwei von der Spina iliaca superior anterior und der Tuberositas tibiae zur Patellamitte gezogenen Geraden umschlossen. Ein großer Q-Winkel prädisponiert zur Patellasubluxation

▶ Fairbank-Test: Beim Versuch, die Patella nach lateral zu luxieren, wird ein Schmerz ausgelöst und der M. quadriceps femoris kräftig angespannt

▲ Kräftigungsübungen für den M. quadriceps femoris (kreisende Bewegungen im kleinen Bogen) bei rezidivierenden Subluxationen oder Luxationen der Patella

Kniegelenk – Verletzungen

Die Luxation des Kniegelenks ist streng von der Patellaluxation (S. 292) zu trennen: Bei der Patellaluxation ist das Femoropatellargelenk betroffen, bei der Kniegelenkluxation die gelenkige Verbindung zwischen Tibia und Femur, was die ungleich schwerere und seltenere Verletzung ist.

Ätiologie und Klinik

Ätiologie. Häufigste Ursache der Kniegelenkluxation ist der Anprall des Kniegelenks an das Armaturenbrett bei Autounfällen (dashboard injury). Sportverletzungen kommen aber ebenfalls ursächlich in Betracht. In jedem Fall muss die auf das Knie einwirkende Kraft beträchtlich oder das Kniegelenk bereits vorgeschädigt sein.
Einteilung. Kniegelenkluxationen werden nach der Stellung der Tibia gegenüber dem Femur eingeteilt. Bei ventralen Luxationen steht die Tibia vor dem Femur, bei dorsalen hinter diesem. Laterale und mediale Luxationen sowie Rotationsluxationen und Kombinationsformen, also anterolaterale und posterolaterale Luxationen, kommen ebenfalls vor.
Klinik. Das Knie ist massiv geschwollen, eine Belastung nicht mehr möglich. Im luxierten Zustand ist das Knie stark deformiert. Massive Ergüsse bzw. ein Hämarthros fehlen allerdings oft, da Gelenkflüssigkeit und Blut durch den ausgedehnten Kapselriss in das periartikuläre Bindegewebe aussickern können. Ekchymosen in der Fossa poplitea sind möglich. Meist liegt das Knie auf einer Schiene (in Beugestellung) und kann schmerzbedingt nicht bewegt werden. Eine Überprüfung der Stabilität ist i. d. R. nicht – oder erst in Narkose – möglich. Immer sind die periphere Durchblutung, Motorik und Sensibilität zu prüfen.
Begleitverletzungen. Begleitverletzungen der Gefäße finden sich am häufigsten bei der ventralen Luxation. In jedem Fall muss aber die A. poplitea mit ihren Ästen kontrolliert werden, da sie häufig mitverletzt ist. Zum Nachweis ihrer Verletzung ist zuerst eine Dopplersonographie, dann aber oft auch eine Arteriographie erforderlich. Ergibt diese einen positiven Befund, muss das Gefäß sofort versorgt werden. Eine Läsion des N. fibularis tritt meist bei posterolateralen Luxationen auf.

Diagnostik

Die Diagnose wird anhand der Anamnese und des typischen klinischen Befundes gestellt. Dies ist einfach, wenn eine Spontanreposition vor der Untersuchung ausbleibt; da Kniegelenkluxationen jedoch häufig zur Spontanreposition neigen, muss bei trotz schwerer Knieverletzung negativem klinischen und radiologischen Befund stets an diese Möglichkeit gedacht werden. Röntgenologisch werden knöcherne Verletzungen ausgeschlossen.

Therapie

Reposition. Die initiale Behandlung richtet sich nach den üblichen Grundsätzen (S. 58) und muss unverzüglich eingeleitet werden. Reponiert wird unter leichtem Längszug, wobei sich eine Sedierung meist erübrigt. Bestehen auch nur die geringsten Schwierigkeiten, muss unverzüglich eine Narkose eingeleitet werden. Vor und nach der Reposition muss der neurovaskuläre Status der Extremität erhoben werden.
Operative Versorgung. Kniegelenkluxationen werden vielfach in einer Schiene oder in einem Gipsverband ruhig gestellt. Aufgrund der hochgradigen Instabilität gelingt es aber ohne Osteosynthese kaum, die Gelenkflächen in Apposition zu halten. Daher ist in den meisten Fällen die baldige operative Versorgung indiziert. Mit der operativen Versorgung lässt sich das Repositionsergebnis besser halten, sodass mit einer brauchbaren Langzeitstabilität gerechnet werden kann.
Kompartmentsyndrom. Da die Trifurkation der A. poplitea an der Durchtrittsstelle der A. tibialis anterior durch die Membrana interossea am umgebenden Gewebe fixiert ist, werden die Gefäße bei ventralen Luxationen oft gedehnt und somit verletzt. Auch nach nur relativ kurzer Unterbrechung der Durchblutung kann sich nach Reposition und Reperfusion als schwerwiegende Komplikation mit oftmals irreversiblen Folgen ein Kompartmentsyndrom einstellen (S. 70ff). Bei längerer Störung der Durchblutung sind ischämische Schäden möglich, die in 4% der Fälle zur Amputation führen können.

Kniegelenkluxation

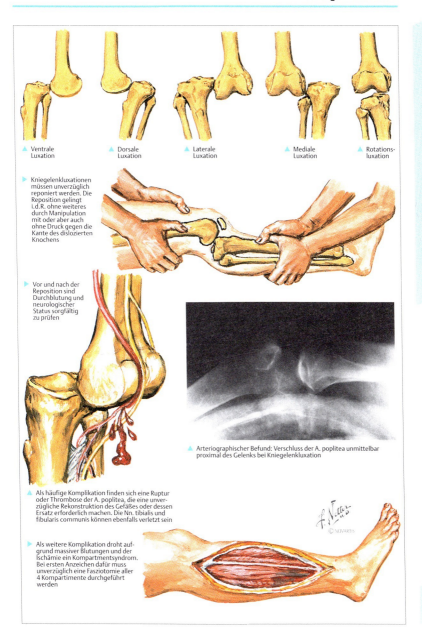

- Ventrale Luxation
- Dorsale Luxation
- Laterale Luxation
- Mediale Luxation
- Rotationsluxation

▶ Kniegelenkluxationen müssen unverzüglich reponiert werden. Die Reposition gelingt i.d.R. ohne weiteres durch Manipulation mit oder aber auch ohne Druck gegen die Kante des dislozierten Knochens

▶ Vor und nach der Reposition sind Durchblutung und neurologischer Status sorgfältig zu prüfen

▲ Arteriographischer Befund: Verschluss der A. poplitea unmittelbar proximal des Gelenks bei Kniegelenkluxation

▲ Als häufige Komplikation finden sich eine Ruptur oder Thrombose der A. poplitea, die eine unverzügliche Rekonstruktion des Gefäßes oder dessen Ersatz erforderlich machen. Die Nn. tibialis und fibularis communis können ebenfalls verletzt sein

▶ Als weitere Komplikation droht aufgrund massiver Blutungen und der Ischämie ein Kompartmentsyndrom. Bei ersten Anzeichen dafür muss unverzüglich eine Fasziotomie aller 4 Kompartimente durchgeführt werden

Untere Extremität

Kniegelenk – Verletzungen

Definition und Vorkommen

Frakturen der proximalen Tibia, bei denen auch die tibiale Kniegelenkfläche betroffen ist, werden als Tibiaplateau- oder (nicht ganz korrekt) als Tibiakopffrakturen bezeichnet. Sie entstehen meistens durch einen Sturz aus größerer Höhe (axiale Stauchung) oder durch direkte Gewalteinwirkung von lateral oder medial. Die Frakturlinie zieht meist durch das laterale Tibiaplateau (Kondylus), während isolierte mediale Tibiaplateaufrakturen und bikondyläre Frakturen eher selten vorkommen. Frakturen durch das Tibiaplateau und den proximalen Tibiaschaft gehören zu ausgesprochenen Seltenheiten. Bei den lateralen Tibiaplateaufrakturen handelt es sich im Allgemeinen entweder um Spaltfrakturen oder um Spalt-Impressions-Frakturen. Bei beiden ist eine anatomische Reposition des Frakturfragments gegenüber dem unversehrten Anteil der Gelenkfläche erforderlich.

Klinik und Diagnostik

Befund. Das Gelenk und evtl. auch die umgebenden Weichteile sind geschwollen, das Knie ist in der Bewegung deutlich eingeschränkt und i. d. R. nicht mehr belastbar.

Klinische Untersuchung. Meist ist die genaue Untersuchung der Kniegelenksstabilität erst in Narkose möglich, sodass die Diagnostik begleitender Kapsel-Band-Verletzungen (und deren Versorgung) der Operation vorbehalten bleibt. Ein Erguss ist normalerweise leicht zu diagnostizieren. Immer muss auf die Sensibilität, motorische Funktion und Durchblutung der Peripherie geachtet werden; bei Tibiaplateaufrakturen kommt es nicht selten zu einem Kompartmentsyndrom, auf das bereits bei der Erstuntersuchung geachtet werden muss.

Punktion. Bei der Punktion wird typischerweise blutiges Punktat gewonnen, auf dem Fettaugen oder eine Schicht von Fetttropfen zu sehen sind (S. 264).

Apparative Diagnostik. Auf den Röntgenaufnahmen in 2 Ebenen ist die Fraktur i. d. R. gut zu erkennen; bei nicht dislozierten Frakturen sind Schrägaufnahmen und/oder Tomographien notwendig. Im CT ist das Ausmaß der Fraktur und die Beteiligung der Gelenkfläche genauer zu erkennen.

Therapie und Nachbehandlung

Wie bei allen Gelenkfrakturen muss die Gelenkfläche exakt wiederhergestellt, die Fraktur sicher stabilisiert und das Gelenk möglichst bald mobilisiert werden. Dazu ist außer bei nicht dislozierten Frakturen immer die operative Versorgung notwendig.

Spaltfrakturen. Spaltfrakturen lassen sich mit Hilfe einfacher Zugschrauben sicher am gesunden, kräftigen Knochen stabilisieren. Bei Spalt-Impressions-Frakturen muss das Imprimat in seine anatomische Lage gehoben werden. Dabei entsteht an der darunterliegenden Spongiosa der Tibiametaphyse ein Defekt, der zur Unterfütterung und Sicherung des gehobenen Fragments mit Spongiosa aufgefüllt werden muss. Um das Repositionsergebnis zu halten, werden Spaltfrakturen oft mit einer Abstützplatte stabilisiert.

Mediale Tibiaplateaufrakturen. Frakturen des medialen Tibiaplateaus beziehen meist auch die Eminentia intercondylaris und die Kreuzbänder mit ein. Dabei kommt es häufig zur Dehnung oder Ruptur des N. fibularis communis. Infolgedessen ist vor der Versorgung von medialen Tibiaplateaufrakturen stets die Fibularisfunktion zu prüfen.

Weitere Frakturen. Einige Beispiele komplizierterer Frakturen der proximalen Tibia sind in der Tafel dargestellt. Diese Verletzungen erfordern aufwändigere Osteosynthesen zur Retention des Repositionsergebnisses und Frühmobilisierung.

Nachbehandlung. Nach der operativen Versorgung wird mit frühfunktionellen Übungen zur Vergrößerung des Bewegungsumfangs begonnen, die allerdings zunächst ohne Belastung durchgeführt werden. Häufig werden Bewegungsschienen eingesetzt. Bei klinisch und radiologisch gesichertem, unauffälligem Heilungsverlauf kann im Allgemeinen innerhalb von 10–12 Wochen die Belastung freigegeben werden. Bei nicht ausreichend sicherer Osteosynthese und schlechter Knochenqualität wird oft postoperativ ein Gipsverband oder eine funktionelle Orthese verordnet, womit bei Fortschreiten der Frakturheilung eine zunehmende Übungsfähigkeit gegeben ist.

Proximale Tibiafraktur

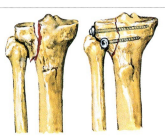

Spaltfraktur des lateralen Tibiaplateaus. Osteosynthese mit langen Spongiosaschrauben

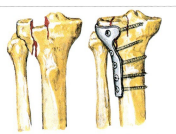

Spaltfraktur und Impression des lateralen Tibiaplateaus. Rekonstruktion mit Hebung und Unterfütterung des Imprimats und Abstützplatte

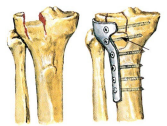

Reine Impressionsfraktur des lateralen Tibiaplateaus ohne Spaltbruch. Rekonstruktion mit Hebung und Unterfütterung des Imprimats und Abstützplatte

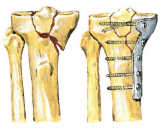

Trümmerfraktur des medialen Tibiaplateaus und der Eminentia intercondylaris. Osteosynthese mit Abstützplatte

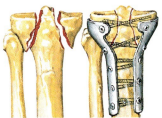

Klaffende bikondyläre Fraktur des medialen und lateralen Tibiaplateaus. Zugschraubenosteosynthese mit Abstützplatte

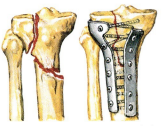

Laterale Tibiaplateaufraktur mit Kontinuitätsdurchtrennung an der Grenze zwischen Meta- und Diaphyse. Rekonstruktion mit Abstützplatte sowie ventraler Platten- und Schraubenosteosynthese

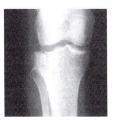

Spalt-Impressions-Fraktur des lateralen Tibiaplateaus

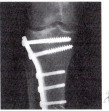

Rekonstruktion mit Hebung und Unterfütterung des Imprimats und Abstützplatte

Kniegelenk – Verletzungen

Ätiologie

Ursache von Patellafrakturen sind meistens kombinierte direkte und indirekte Traumen. In etwa 30 % sind sie durch Anprallverletzungen am Armaturenbrett (dashboard injury) bedingt.

Indirektes Trauma. Es entsteht immer dann, wenn die Kniescheibe in ihrem inneren Gefüge geschwächt ist oder aber der Strecksehnenspiegel dem Zug des M. quadriceps femoris nicht standhalten kann. Sie werden i. d. R. durch indirekte Gewalteinwirkung infolge einer kraftvollen Kontraktion des Streckapparats beim Versuch, das gewaltsam gebeugte Knie zu strecken, verursacht. Beim Stolpern wird beispielsweise zunächst ein schmerzhafter Riss empfunden und es „knackt" im Knie, bis die Kniescheibe bricht und der Betroffene hinfällt. Infolge der anhaltenden Kontraktion des M. quadriceps femoris und der gehaltenen Beugung im Kniegelenk rupturiert daraufhin der Reservestreckapparat (Retinacula mediale und laterale). Für die Diastase der Patellafragmente ausschlaggebend ist das Ausmaß der Ruptur des Reservestreckapparats. Die indirekte Gewalteinwirkung verursacht i. d. R. Querfrakturen, mitunter aber auch eine Zertrümmerung der Kniescheibe.

Direktes Trauma. Als Sesambein kann die Patella aber auch durch direkte Schläge verletzt werden. Unfallursachen sind in diesem Fall ein Anprall an das Armaturenbrett oder ein Sturz auf den Boden. Dadurch entstehen meist Sternfrakturen mit Zertrümmerung der Patella. Da diese i. d. R. nicht disloziert sind, kann das Knie nach Analgesie aktiv gestreckt werden. Gelegentlich treten an der Patella auch Längsfrakturen auf, die bestenfalls geringgradig disloziert sind.

Klinik und Diagnostik

Die Weichteile um das Kniegelenk sind geschwollen, im Gelenk ist ein Erguss nachweisbar. Bei direktem Trauma findet sich meistens eine Prellmarke, oft ist auch das Frakturhämatom sichtbar. Schmerz- und/oder frakturbedingt kann das Knie kaum mehr gebeugt und v. a. nicht gestreckt angehoben werden.
Bei der klinischen Untersuchung ist die Diastase bei dislozierter Fraktur palpabel, das Knie ist deutlich (druck-)schmerzhaft, der Erguss erweist sich bei Punktion i. d. R. als Hämarthros. Radiologisch ist die Fraktur und ihre Dislokation bei den Aufnahmen in 2 Ebenen nachweisbar, auf einer Tangentialaufnahme (wenn die Beugung des Gelenks möglich ist) ist die Verletzung des femoropatellaren Gelenks beurteilbar.

Therapie und Nachbehandlung

Nicht dislozierte Frakturen. Die nicht dislozierten Längs- und Querfrakturen werden je nach Compliance des Patienten funktionell, mit einer Sperrorthese oder mit einem Oberschenkelgipsverband ruhig gestellt. Die Beugung liegt dabei anfänglich bei max. 10–20° und wird innerhalb der ersten 4–6 Wochen auf max. 40° gesteigert. Nach der knöchernen Ausheilung ist eine weitere intensive Physiotherapie notwendig.

Dislozierte Frakturen. Bei dislozierten Frakturen werden die Fragmente anatomisch eingestellt und im Fall einer Querfraktur mit einer Zuggurtungsosteosynthese fixiert, wobei der Zuggurtungsdraht in einer Achtertour um 2 Steinmann-Nägel gelegt wird. Danach wird der Reservestreckapparat rekonstruiert. Bei dislozierten Längsfrakturen wird durch eine Verschraubung die retropatellare Gelenkfläche rekonstruiert. Die partielle Patellektomie kommt bei Frakturen des proximalen oder distalen Pols mit schwerer Zertrümmerung in kleine Fragmente zur Anwendung. Damit wird bei Resektion der kleinen Trümmer die Erhaltung von mindestens der Hälfte der Gelenkfläche angestrebt. Die Quadrizepssehne bzw. das Lig. patellae werden an den Patellarest refixiert und der Reservestreckapparat wird rekonstruiert. Für die Nachbehandlung ist i. d. R. sowohl die Bewegung als auch die Belastung für 4–6 Wochen eingeschränkt.

Trümmerfrakturen. Die Patellektomie ist schweren, operativ nicht zu rekonstruierenden Trümmerfrakturen vorbehalten, da die Biomechanik des Streckapparats durch die Resektion der Kniescheibe beeinträchtigt wird.

Prognose. Wenn die retropatellare Gelenkfläche betroffen ist, muss immer mit einer frühzeitigen Arthrose im femoropatellaren Gleitlager gerechnet werden.

Patellafraktur

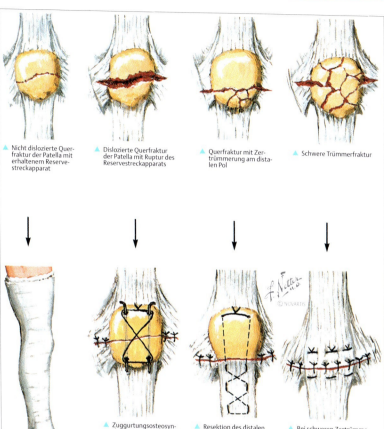

▲ Nicht dislozierte Querfraktur der Patella mit erhaltenem Reservestreckapparat

▲ Dislozierte Querfraktur der Patella mit Ruptur des Reservestreckapparats

▲ Querfraktur mit Zertrümmerung am distalen Pol

▲ Schwere Trümmerfraktur

▲ Oberschenkelgipsverband für 4–6 Wochen. Danach funktionelle Therapie

▲ Zuggurtungsosteosynthese. Steinmann-Nägel werden über vertikale Bohrkanäle eingeschlagen und in einer Achtertour mit einer Zuggurtung umwickelt. Reservestreckapparat mit Nähten rekonstruiert

▲ Resektion des distalen Pols, Refixierung des Lig. patellae am Kniescheibenrest mit Drahtnähten über Bohrlöcher. Naht des Reservestreckapparats

▲ Bei schweren Zertrümmerungen Patellektomie, Vereinigung der Quadrizepssehne mit dem Lig. patellae mit nicht resorbierbaren Nähten, Rekonstruktion des Reservestreckapparats

Kniegelenk – Operationen

Indikationen und Kontraindikationen

Die hohe Tibiaosteotomie bewährt sich seit langem zur Korrektur von Varusdeformitäten bei Arthrosen eines Kompartiments. Coventry konnte mit der Resektion eines Knochenkeils mit lateraler Basis proximal der Tuberositas tibiae ausgezeichnete Resultate erzielen. Bereits 1875 berichtete Volkmann erstmals über eine Tibiaosteotomie. Auch als Korrekturoperation nach misslungenem Ersteingriff ist sie mit Erfolg angewendet worden.

Indikationen. Indiziert ist die Tibiaosteotomie bei einer Arthrose des medialen Kompartiments und einer Varusfehlstellung des Kniegelenks, die jedoch 15° nicht überschreiten sollte (s. u.). Als Altersgrenze gilt in den USA das 60. Lebensjahr. Danach wird der totale Gelenkersatz vorgezogen. In anderen Ländern wird jedoch auch noch in höherem Alter osteotomiert. Eine Indikation für die hohe Tibiaosteotomie findet sich auch beim Morbus Blount (Tibia vara), bei der Poliomyelitis und bei anderen Dysplasien der proximalen Tibia.

Kontraindikationen. Die Osteotomie ist bei einer Varusfehlstellung von über 15° nicht zu empfehlen, da dann die Schlaffheit der Bänder den Operationserfolg in Frage stellen kann. Weitere Kontraindikationen sind:
➤ eine Valgität über 10°,
➤ Seitenbandinstabilität,
➤ Begleitarthrose des Femoropatellargelenks,
➤ eine in 20° fixierte Beugefehlstellung,
➤ ein auf unter 70° eingeschränkter Bewegungsumfang.

Technik

Präoperativ wird auf einer im a.-p. Strahlengang aufgenommenen Standaufnahme (sog. Achsenaufnahme) die mechanische Achse bestimmt. Mit der Tibiaosteotomie wird eine ideale Achsenstellung mit 5–10° Valgität angestrebt. Die Keilresektion muss möglichst genau bemessen werden. Bei Frauen ergibt die Resektion eines 1 mm starken Keils eine Korrektur von 1°, bei Männern kann mit einem 10 mm starken Keil eine Korrektur von ca. 8° erzielt werden.
Der Zugang erfolgt über eine laterale Inzision in Höhe der Tuberositas tibiae und der proximalen Fibula. Die vordere Muskelgruppe wird subperiostal über der proximalen Tibiafläche abgeschoben und die Syndesmosis tibiofibularis gelöst, sodass die Fibula nach Verschluss der Osteotomie nach proximal verschoben werden kann. Bei der von Coventry angegebenen Technik wird das Fibulaköpfchen reseziert und der Außenbandapparat über transossäre Nähte am Stumpf reinseriert. Nach Festlegen der Keilbasis wird ein Knochenkeil entsprechender Größe mit scharfen Knochenmeißeln herausgemeißelt und die entstehende Lücke geschlossen. Danach wird mit einem Richtstab geprüft, ob die gewünschte 10°-Valgität der mechanischen Achse erzielt worden ist. Die Wunde wird nach Spülung schichtweise verschlossen. Um die Stellungskorrektur zu erhalten, wird ein Gipsverband mit Dreipunktfixierung angelegt. Heute sind zur Fixierung der Osteotomie auch Metallklammern oder eine Plattenosteosynthese üblich. Meist lässt sich damit eine übungsstabile Osteosynthese erzielen.

Prognose

Nachuntersuchungen mit langen Beobachtungszeiten ergaben, dass mit der hohen Tibiaosteotomie 2–12 Jahre lang bei Erhaltung des vollen Bewegungsumfangs und ohne prothesenbedingte Risiken eine deutliche Schmerzlinderung erzielt werden kann. Allerdings ließen dieselben Nachuntersuchungen auch erkennen, dass sich das Operationsergebnis nicht auf Dauer aufrechterhalten lässt, sondern sich jährlich um 1% verschlechtert. Dementsprechend ist der Eingriff auch als Überbrückungshilfe zur Schmerzbefreiung zu verstehen, bis ein totaler Gelenkersatz angezeigt erscheint. Dieser fällt, wie ebenfalls aus einschlägigen Studien hervorgeht, nach einer Osteotomie nicht wesentlich besser aus als ohne vorausgegangene Osteotomie. Kommt eine Arthroplastik in Betracht, steht sie i. d. R. etwa 6 Jahre nach der Osteotomie an. Daher wird man sich bei älteren Patienten die Vor- und Nachteile der Osteotomie gegenüber der Alloarthroplastik genau überlegen müssen. Bei jungen Patienten stellt die hohe Tibiaosteotomie hingegen die Methode der Wahl dar.

Hohe Tibiaosteotomie

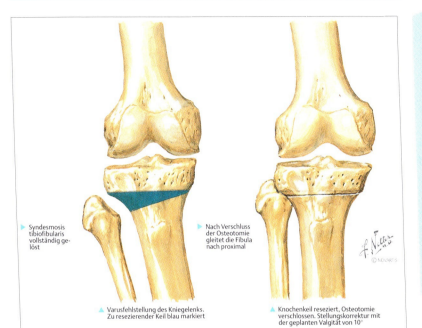

▶ Syndesmosis tibiofibularis vollständig gelöst

▶ Nach Verschluss der Osteotomie gleitet die Fibula nach proximal

▲ Varusfehlstellung des Kniegelenks. Zu resezierender Keil blau markiert

▲ Knochenkeil reseziert, Osteotomie verschlossen. Stellungskorrektur mit der geplanten Valgität von 10°

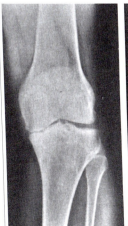

▲ Präoperativer Röntgenbefund im Stehen lässt Varusfehlstellung erkennen

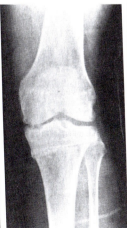

▲ Postoperativer Röntgenbefund im Stehen zeigt gutes Operationsergebnis mit 10° Valgität

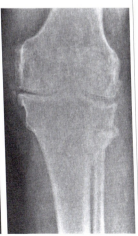

▲ Deutliche Verschlechterung des Gelenkzustandes 3 Jahre nach der Osteotomie macht Alloarthroplastik erforderlich

Untere Extremität

Kniegelenk – Operationen

In Deutschland werden ca. 50 000 Implantationen pro Jahr vorgenommen, wobei diese Zahl ständig steigt. Bei den Prothesen muss zwischen einem (monokondylären) Gelenkflächenersatz, Schlitten- und Scharnierprothesen sowie einer zunehmend verwendeten Modularbauweise unterschieden werden. Die Prothesen können je nach Modell mit Knochenzement oder zementfrei implantiert werden.

Indikationen und Kontraindikationen

Der totale Kniegelenkersatz kommt bei schweren, invalidisierenden Kniegelenkschmerzen infolge von Arthrosen, Osteonekrosen oder chronischen Polyarthritiden in Betracht, sofern alle konservativen Behandlungsmöglichkeiten, darunter nicht steroidale Antirheumatika, Gehhilfen und Gewichtsreduktion bei Übergewicht, ausgeschöpft wurden. Bei älteren Patienten ergibt sich je nach Kniegelenkstatus, Aktivität und allgemeiner Konstitution des Patienten eine Indikationsüberschneidung mit der Tibiakopfosteotomie (S. 300).
Kniegelenkstatus. In Abhängigkeit vom Zustand des Gelenks, der evtl. durch eine vorherige Arthroskopie festgestellt werden sollte, sind die folgenden Prothesenmodelle möglich:
- Sind die Seitenbänder auf einer oder auf beiden Seiten geschädigt, ist ein Modell mit enger Führung indiziert (achsengeführte Scharnierprothese). Mit ihnen können auch schwere Fehlstellungen und Kontrakturen wenigstens teilweise korrigiert werden.
- Ist der Bandapparat noch intakt, sollten ungekoppelte kondyläre Prothesen eingesetzt werden, weil diese den Bewegungsabläufen des Kniegelenks eher gerecht werden als die achsengeführten Prothesen.
- Wenn die Gelenkfläche nur eines Kompartiments geschädigt ist und eine Umstellungsosteotomie keine Aussicht auf Erfolg bietet, können unikondyläre Schlittenprothesen verwendet werden.
- Eine schwere femoropatellare Arthrose bei älteren Menschen mit geringfügiger Verschmälerung des Gelenkspalts und flächiger Degeneration des Femorotibialgelenks lässt sich ebenfalls erfolgreich mit einem totalen Gelenkersatz behandeln.

Arthrodese. Ist in der Anamnese eine Infektion erhebbar, muss diese vor dem Gelenkersatz ausgeheilt sein. Wenn sie fortbesteht und der Erreger nicht beherrschbar ist, stellt die Arthrodese die Behandlung der Wahl dar. Allerdings sollte das andere Kniegelenk und die Hüfte der gleichen Seite möglichst noch ausreichend beweglich sein.

Technik

Sie ist je nach verwendetem Modell unterschiedlich. Bei der Totalkondylarprothese wird nach einem ventralen Hautschnitt, medianer Arthrotomie und Freipräparation des Lig. patellae die Patella nach lateral umgeschlagen; dann werden das mediale Seitenband subperiostal abgeschoben und die Kreuzbänder reseziert. Die Gelenkflächen der Tibia und des Femurs werden mit Hilfe von Sägelehren reseziert, wobei bereits auf die spätere Achsenstellung und die Spannung der Seitenbänder geachtet werden muss. Anschließend werden die Prothesenteile (meist unter Einschluss einer Prothese für die Patellarückfläche) eingepasst und ggf. einzementiert.

Nachbehandlung und Prognose

Manchmal wird das Gelenk direkt nach der Operation auf eine Motorschiene gelagert, in jedem Fall ist jedoch eine intensive aktive Krankengymnastik und Mitarbeit des Patienten erforderlich, die bereits am 1. oder 2. postoperativen Tag beginnen sollte. Nach der Mobilisierung ist die Gangschule besonders wichtig: Die Patienten sollten erst dann in die weitere Rehabilitationsbehandlung entlassen werden, wenn sie sicher (evtl. noch mit einer Gehhilfe) auf ebener Erde und auf der Treppe laufen können. Dies ist i. d. R. nach 10–14 Tagen der Fall.
Die Infektionsrate nach Knieprothesen ist etwas höher als nach Hüftprothesen, die Rate der Prothesenlockerungen bei achsengeführten Prothesen am höchsten. Entsprechend den Operationszielen Schmerzfreiheit, Stabilität und ausreichende Beugung des Gelenks sind die Ergebnisse i. d. R. auch langfristig gut.

Kniegelenkarthroplastik

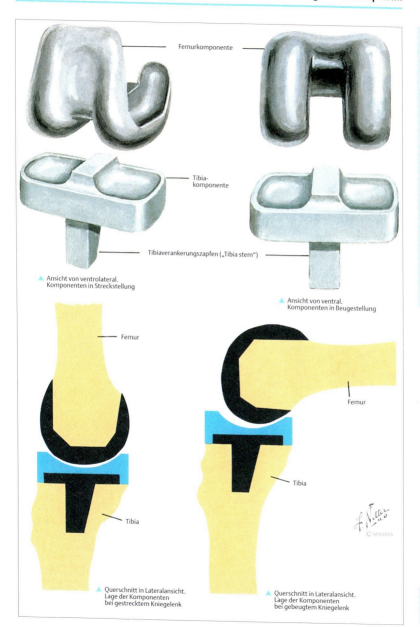

Artikulierende Anteile

Das obere Sprunggelenk, die Articulatio talocruralis, ist ein synoviales Scharniergelenk (Ginglymus). Seine Konstruktionsteile sind eine von den Enden der beiden Unterschenkelknochen gebildete Gabel und eine Rolle.

Malleolengabel. Die Gabel besteht aus den überknorpelten Gelenkflächen am Tibiaende, der Seitenfläche des medialen Malleolus und der dreieckigen Gelenkfacette an der Innenseite des lateralen Malleolus. In ihr bewegt sich die Trochlea tali als Rolle. Dorsal wird die Malleolengabel vom Lig. tibiofibulare transversum vertieft.

Trochlea tali. Die Trochlea tali ist von ventral nach dorsal konvex, von links nach rechts leicht konkav gekrümmt und medial von ventral nach dorsal gerade, wobei der laterale Rand jedoch schräg verläuft. Damit ist sie vorne breiter als hinten. Sie artikuliert mit einer kleinen Gelenkfläche an der anteromedialen Seite mit dem medialen Malleolus. Ihre Seitenfläche ist vollständig als Gelenkfläche ausgebildet, hat eine Dreiecksform und artikuliert mit dem lateralen Malleolus.

Gelenkkapsel und Bandapparat

Die Gelenkkapsel ist zur Sicherung der freien Beweglichkeit des oberen Sprunggelenks in Flexion und Extension vorne und hinten weit und dünn, wohingegen die Seitenbänder des Gelenks besonders kräftig sind. Sie ist mit ihrem vorderen und hinteren Teil kranial an den Tibia- und Fibulakanten und kaudal sowohl vor als auch hinter der Facies superior trochleae am Talus befestigt. Medial erhält sie vom Lig. mediale (deltoideum), lateral von den Ligg. talofibularia anterius und posterius Verstärkung.

Deltaband. Das kräftige, im Querschnitt dreieckige Lig. mediale (deltoideum) heftet sich am Vorder- und Hinterrand sowie an der medialen Malleolenspitze an und verbreitert sich nach kaudal zu einem durchgehenden Ansatzfeld an den Fußknochen. Seine 4 Teile werden entsprechend ihren getrennten distalen Ansatzfeldern bezeichnet. Der am weitesten dorsal liegende, stärkste Bandzug des Deltabandes ist die Pars tibiotalaris posterior, deren Fasern nach lateral und dorsal zur medialen Talusseite und zum Tuberculum mediale des Processus posterior tali ziehen.

Außenband. Der laterale Bandapparat besteht aus 3 Bändern, die jedoch keine so kräftige ligamentäre Hülle bilden wie das Deltaband an der Innenseite des Knöchels. Das Lig. talofibulare anterius entspringt am Vorderrand und an der Spitze des lateralen Malleolus und inseriert am Collum tali. Das Lig. calcaneofibulare zieht als schlanker, runder Strang von der lateralen Malleolenspitze zu einem Höckerchen in der Mitte der Seitenfläche des Kalkaneus. Das kräftige, dicke Lig. talofibulare posterius verläuft von seinem Ursprung in der Fossa malleoli lateralis nahezu horizontal nach medial und dorsal zur Oberseite des Processus posterior tali.

Mechanik

Das obere Sprunggelenk lässt v.a. eine Dorsalextension und eine Plantarflexion bis 90° zu.

Dorsalextension. Bei der Dorsalextension wird der breitere vordere Teil der Trochlea fest von der Malleolengabel geführt, sodass die Stabilität des Fußes in dieser Position am größten ist. Dabei befindet sich das Gelenk im Gelenkschluss, d.h. die Gelenkflächen stehen in maximaler Kongruenz zueinander, und die Bänder sind maximal gespannt.

Plantarflexion. Bei maximaler Plantarflexion wird hingegen der schmalste Teil der Trochlea von der Malleolengabel erfasst, sodass die Stabilität wesentlich geringer ist. Dadurch werden auch geringe seitliche Translationsbewegungen sowie Rotationen und Abduktions-Adduktions-Bewegungen möglich.

Muskelwirkung. Die Plantarflexion wird von den Muskeln bewirkt, die hinter den Malleolen in den Fuß eintreten, also von den Muskeln des lateralen und der beiden hinteren Unterschenkelkompartimente, die Dorsalextension von den Muskeln des vorderen Unterschenkelkompartiments.

Bandfunktion im Stehen. Da die Schwerkraftlinie des Körpers im aufrechten Stand vor der transversalen Achse des oberen Sprunggelenks liegt, käme es zum Vorwärtskippen des Körpers in diesem Gelenk, wenn die Bänder nicht den Großteil der Körperlast beim aufrechten Stehen abfangen würden.

Oberes Sprunggelenk

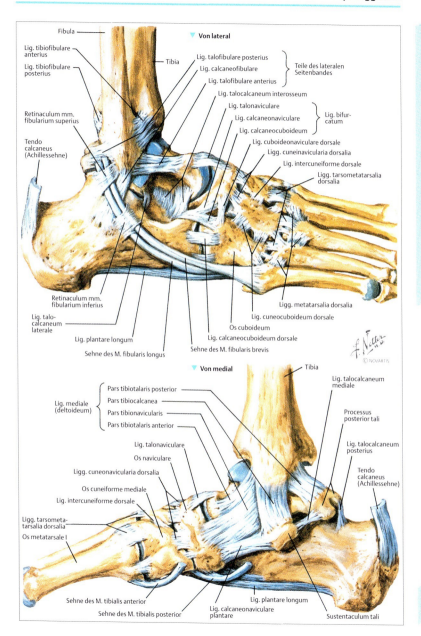

Sprunggelenk – Grundlagen

Der Übergang von der Senkrechten zur Waagrechten an der Grenze zwischen Unterschenkel und Fuß bedingt, dass sämtliche Sehnen, Gefäße und Nerven bei ihrem Eintritt in den Fuß eine Vorwärtswendung erfahren. Für den Zusammenhalt dieser Strukturen mit den Knochen der Knöchelregion sorgen verschiedene Haltebänder, Retinacula, die gleichzeitig auch einen Bogensehneneffekt verhindern.

Retinaculum mm. extensorum superius

Das Retinaculum mm. extensorum superius dient der Fascia cruris unmittelbar oberhalb der Knöchelregion als Verstärkung. Es ist lateral am unteren Fibulaende, medial an der Tibia befestigt und bedeckt die Strukturen im vorderen Unterschenkelkompartiment. Von seiner Unterfläche zieht ein kräftiges Septum zur Tibia und grenzt so ein mediales Fach für die Sehne des M. tibialis anterior von einem die langen Strecksehnen aufnehmenden lateralen Fach ab.

Retinaculum mm. extensorum inferius

Das Retinaculum mm. extensorum inferius liegt als gut abgrenzbares Y-förmiges Band (Lig. cruciforme) dem Fußrücken und der Knöchelvorderseite auf. Es entspringt mit der Basis an der Oberseite des Kalkaneus in Form von 2 Blättern:
► ein oberflächliches Blatt, das über den Sehnen der Mm. fibularis tertius und extensor digitorum longus liegt,
► ein darunter liegendes, tiefes Blatt.
Diese verschmelzen am medialen Rand der langen Strecksehne. An dieser Stelle beginnen die beiden Schenkel auch auseinanderzustreben:
► Einer zieht nach medial oben über die Sehne des M. extensor hallucis longus, die Vasa dorsalia pedis und den N. fibularis profundus zum Malleolus medialis, bildet dabei jedoch mit einer Abspaltung ein getrenntes Führungsrohr für die Sehne des M. tibialis anterior.
► Der andere Schenkel verläuft über die mediale Fußkante hinweg nach medial und geht in der Fascia plantaris profunda über.

Retinaculum mm. flexorum

Das Retinaculum mm. flexorum spannt sich zwischen dem Innenknöchel und dem Processus medialis tuberis calcanei aus. Von seiner Unterseite ziehen Septen zur Rückseite des distalen Tibiaendes und zur Kapsel des oberen Sprunggelenks. In den dadurch entstehenden 4 Fächern liegen von medial nach lateral
► die Sehne des M. tibialis posterior,
► die Sehne des M. flexor digitorum longus,
► die Vasa tibialia posteriora und der N. tibialis,
► die Sehne des M. flexor hallucis longus.
An seinem Oberrand setzt sich das Retinaculum mm. flexorum in die Lamina profunda der Fascia cruris fort. An seinem Unterrand geht es in die Fascia plantaris profunda über und dient den Fasern des M. abductor hallucis als Ursprung.

Retinacula mm. fibularium

Als Retinacula mm. fibularium werden Verdickungen der Fascia cruris an der Außenseite des Knöchels bezeichnet.
► Das obere Halteband, das *Retinaculum mm. fibularium superius*, zieht vom lateralen Malleolus zur Faszie an der Rückseite des Unterschenkels, in die es einstrahlt, und zur Seitenfläche des Kalkaneus.
► Das untere Halteband, das *Retinaculum mm. fibularium inferius*, heftet sich als Faszienverstärkung mit beiden Enden an der Seitenfläche des Kalkaneus an und geht proximal in den Schaft des Y-förmigen Retinaculum mm. extensorum inferius über.

Unter den Retinacula mm. fibularium verlaufen die Sehnen der Mm. fibulares longus und brevis, wobei die Sehne des M. fibularis brevis hinter dem medialen Malleolus weiter ventral und unter dem unteren Halteband weiter kranial zu liegen kommt als die Sehne des M. fibularis longus.

Sehnenscheiden der Knöchelregion

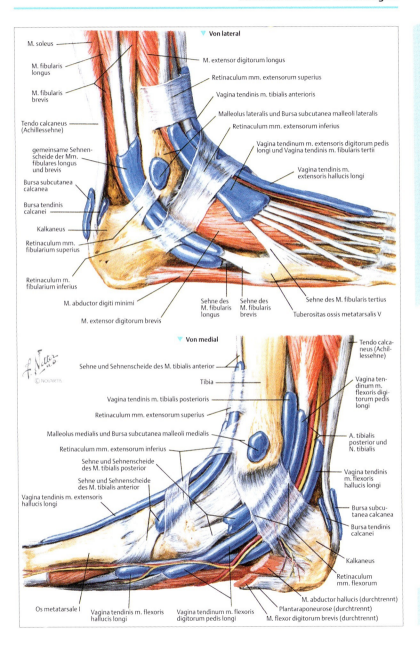

Sprunggelenk – Verletzungen

Knöchelfrakturen gehören zu den häufigen Verletzungen und reichen nach dem Schweregrad von einfachen, stabilen, nicht dislozierten malleolären Ausrissen bis hin zu komplizierten bimalleolären Luxationsfrakturen unter Beteiligung eines Teils des Bandapparats. Sowohl für die Diagnose als auch für die Therapie ist die Kenntnis des Unfallmechanismus ausschlaggebend. Dabei sind die Rotationsfrakturen des Talus in der Malleolengabel von vertikalen Kompressionsfrakturen (Stauchungsfrakturen) des Gelenks abzugrenzen.

Pathogenese

Knöchelfrakturen entstehen überwiegend durch eine Verdrehung mit Rotation des Talus in der Frontalen, wodurch der Talus gegen einen Malleolus gepresst wird, der dadurch bricht. Der Bandapparat der Gegenseite gerät unter vermehrte Spannung, sodass es zur Bandzerrung oder -ruptur und Abrissfraktur des gegenseitigen Malleolus kommt. Die Einteilung in 3 Typen nach Weber (A, B und C) erleichtert dem Unfallchirurgen die Therapieplanung, also die Wahl der optimalen Repositionstechnik bzw. die Indikationsstellung für die offene Reposition und Osteosynthese bei instabilen Frakturen.

Frakturen Typ A. Diese entstehen durch Einwärtsdrehung des Talus in der Malleolengabel, wobei zunächst nur die Außenknöchelspitze oder aber auch der gesamte Außenknöchel unterhalb der Tibiakante ausreißt. Die Syndesmose bleibt dabei intakt. Bei weiterer Einwärtsdrehung in Kombination mit einer Dislokation des Talus kommt es dann zur Abscherfraktur des Innenknöchels.

Frakturen Typ B. Sie entstehen durch Seitwärtsdrehung des Talus in der Malleolengabel, wodurch das Lig. deltoideum oder der Innenknöchel ganz bzw. teilweise abgesprengt werden. Bei fortgesetzter Seitwärtsdrehung schlägt der Talus am Außenknöchel an und verursacht dadurch eine schräge Abscherfraktur in Höhe der Tibiakante.

Frakturen Typ C. Beim Typ A und B verursachen Rotationskräfte im Talus eine Verletzung der Malleolen in Höhe des Gelenkspalts bei intakter Membrana interossea zwischen Tibia und Fibula. Beim Typ C verläuft die Frakturlinie hingegen weiter nach proximal, sodass die Membrana interossea ganz oder teilweise zerreißt und die distale Fibula aus ihrer achsengerechten Stellung gegenüber der Tibia gedrängt wird. Dabei handelt es sich um die häufigste instabile Malleolarfraktur, bei der die Fibula oft zertrümmert, das Deltaband rupturiert und der Innenknöchel zumindest teilweise abgesprengt ist. Außerdem ist die hintere Gelenkklippe der Tibia infolge des durch die Lateralverschiebung der Fibula vermehrten Zuges des hinteren Syndesmosenbandes oft ebenfalls ausgesprengt.

Maisonneuve-Fraktur. Als Maisonneuve-Fraktur wird eine Variante der Frakturen Typ C bezeichnet. Sie entsteht durch Seitwärtsverdrehung des Talus, wodurch das Lig. deltoideum abgesprengt wird. Durch die gleichzeitige Lateralverschiebung der Fibula reißt die Membrana interossea in ihrer gesamten Länge ein und verursacht damit eine hohe Fibulafraktur. Da bei dieser Fraktur meist nur über Knöchelschmerzen geklagt wird und der Röntgenbefund häufig unauffällig ist, wird die proximale Fibulafraktur leicht übersehen.

Therapie

Konservative Therapie. Sie ist nur bei völlig unverschobenen Frakturen indiziert, bei denen auch das Gelenk oder die Funktion der Malleolengabel nicht betroffen ist (z. B. Typ-A-Fraktur). Die Behandlung besteht in einem 6-wöchigen Unterschenkel(geh-)gips, die Belastung ist allerdings erst nach etwa 2 Wochen (zunehmend) erlaubt.

Operative Therapie. Alle dislozierten Frakturen, Maisonneuve-Frakturen und offenen Frakturen müssen offen reponiert und i. d. R. osteosynthetisiert werden (z. B. Zugschrauben, Platten, Zuggurtung). Die Maisonneuve-Fraktur ist wie alle anderen Frakturen Typ C instabil und erfordert die Wiederherstellung der anatomischen Fibulalänge sowie die Fixierung der Fibula an die Tibia (Stellschraube).

Nachbehandlung. Nach Abschwellen im gespaltenen Unterschenkelgips wird dieser geschlossen und für insgesamt etwa 6 Wochen belassen. Oft ist eine Vollbelastung im Gips bereits nach 1–2 Wochen möglich. Eine evtl. Stellschraube sollte nach 6 Wochen, Platten und weitere Schrauben sollten nach etwa 1 Jahr entfernt werden.

Rotationsfrakturen der Malleolengabel

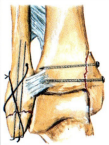

▲ **Typ A.** Kleine Abrissfraktur der Fibula wird mit Kirschner-Drähten und einer Zuggurtungsosteosynthese versorgt. Bei ausgedehnteren Innenknöchelfrakturen Osteosynthese mit 2 Schrauben

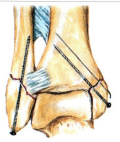

▲ Ausgedehntere Außenknöchelfrakturen werden mit einer langen, schräg eingebrachten Schraube stabilisiert. Bei kleineren Innenknöchelfrakturen Kirschner-Draht- und Schraubenosteosynthese

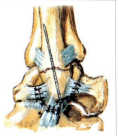

▲ Rupturen des Seitenbandes und der Gelenkkapsel werden genäht

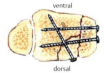

▲ Querschnittsansicht: Innenknöchelfraktur und posteromediale Tibiafraktur werden mit Schrauben fixiert

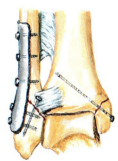

▲ **Typ B.** Versorgung einer Fibulafraktur mit schräger Schraube und Platte. Innenknöchelfraktur verschraubt

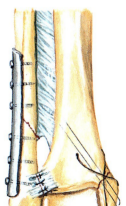

▲ **Typ C.** Fibula verplattet, kleine Innenknöchelfraktur mit Kirschner-Draht und Zuggurtungsosteosynthese versorgt, Ligg. tibiofibularia genäht

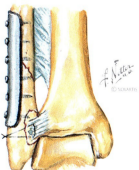

▲ Abrissfraktur des Lig. tibiofibulare mit Drahtnaht über Bohrloch fixiert

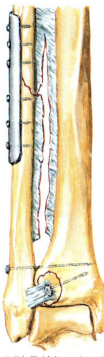

▲ Hohe Fibulafraktur verplattet, Abriss des Lig. tibiofibulare mit Zugschraube fixiert. Ausgedehnte Ruptur der Membrana interossea erfordert Verschluss der Diastase mit Transfixationsschrauben

Sprunggelenk – Verletzungen

Osteochondrale Fraktur der Talusrolle (A.)

Typen. Frakturen der Talusrolle kommen entweder isoliert vor oder in Kombination mit einer Rotationsfraktur der Malleolengabel. Dabei wird entweder ein kleines Gelenkknorpelstück ausgesprengt (transchondrale Fraktur) oder aber ein größeres Fragment aus der Gelenkfläche und dem darunter liegenden subchondralen Knochen (osteochondrale Fraktur).

Pathogenese. Meist handelt es sich um eine Inversionsverletzung, bei der der laterale Anteil der Talusrolle gegen den Außenknöchel gedrängt wird, wodurch eine Abscherfraktur entsteht. Osteochondrale Frakturen kommen aber auch medial vor und dürften durch die Einstauchung der Talusrolle in die tibiale Gelenkfläche zustande kommen.

Diagnostik. Kleine Knorpelabsprengungen ohne knöchernen Ausriss sind auf Standardröntgenaufnahmen nicht erkennbar, lassen sich aber mit der Kernspintomographie (MRT) nachweisen.

Therapie und Prognose. Nicht dislozierte osteochondrale Frakturen heilen meist nach 6-wöchiger Immobilisation im Gipsverband aus. Kleine dislozierte Gelenkknorpelfragmente werden exzidiert, größere Knochen-Knorpel-Fragmente hingegen an der Talusrolle mit Stiften oder Kleinfragmentschrauben refixiert. Sequester, die zu Dauerbeschwerden Anlass geben, werden arthroskopisch entfernt.

Talushalsfrakturen (B.)

Pathogenese. Bei etwa einem Drittel aller Talusfrakturen ist der Talushals betroffen. Unfallursache ist i. d. R. ein Rasanztrauma oder ein Sturz aus größerer Höhe bei extrem dorsalextendiertem Fuß. Dadurch schlägt der Talushals an der Vorderkante der distalen Tibia an und bricht. Bei fortgesetzter Dorsalextension kommt es zur Subluxation oder Luxation des Subtalargelenks, bei extremer, nach proximal gerichteter Gewalteinwirkung kann der gesamte Taluskörper aus der Malleolengabel nach dorsal herausgehebelt werden.

Einteilung. Talushalsfrakturen werden in 3 Typen eingeteilt:
➤ nicht dislozierte Frakturen,
➤ Frakturen mit Subluxation oder Luxation des Subtalargelenks,
➤ Frakturen mit Luxation des Subtalar- und Tibiotalargelenks.

Therapie. Alle dislozierten Fragmente müssen reponiert und die Luxation im Subtalargelenk aufgehoben werden. Größere Defekte werden mit Spongiosa aufgefüllt, die Reposition wird i. d. R. mit einer Osteosynthese gehalten. Postoperativ bleibt die Belastung i. d. R. für 8–10 Wochen untersagt.

Komplikationen. Bei Talushalsfrakturen wird oft die Blutzufuhr zum Taluskörper unterbrochen, wodurch avaskuläre Nekrosen des Taluskörpers entstehen. Ebenso häufig tritt als Komplikation eine posttraumatische Arthrose des Subtalar- oder Tibiotalargelenks auf. Das Nekroserisiko lässt sich durch eine anatomisch exakte Reposition in Grenzen halten. Während der ersten 2 Jahre nach dem Unfall besteht jedoch die Gefahr, dass der nicht durchblutete Taluskörper in sich zusammenbricht, wodurch die Kongruenz der Gelenkflächen verloren geht und das Tibiotalargelenk arthrotisch werden kann.

Talusfortsatzfrakturen

Frakturen des Processus lateralis oder posterior tali sind radiologisch nicht ohne weiteres fassbar. Daher ist zu vermuten, dass dem Beschwerdebild einer einfachen Knöchelzerrung nicht selten eine Talusfortsatzfraktur zugrunde liegen dürfte. Wird diese nicht erkannt, bleiben u. U. Dauerbeschwerden und eine Einschränkung der Belastbarkeit bestehen.

Frakturen des Processus lateralis tali mit einem großen singulären Fragment werden offen reponiert und osteosynthetisch stabilisiert. Gelingt die anatomisch exakte Reposition nicht, tritt häufig eine Pseudarthrosenbildung mit persistierenden Beschwerden ein. Mit der Exzision der nicht konsolidierten Fragmente kann Beschwerdefreiheit erzielt werden.

Frakturen des Processus posterior tali entstehen bei extremer Plantarflexion im Sprunggelenk, wodurch der Talusfortsatz zwischen der hinteren Gelenkklippe der Tibia und dem Kalkaneus gestaucht wird. Die meist nicht dislozierten Frakturen können durch 4–6-wöchige Ruhigstellung in einem Unterschenkelgips ohne Belastung behandelt werden. Bleibt die knöcherne Heilung aus, wird das nicht konsolidierte Fragment exzidiert.

Talusfrakturen

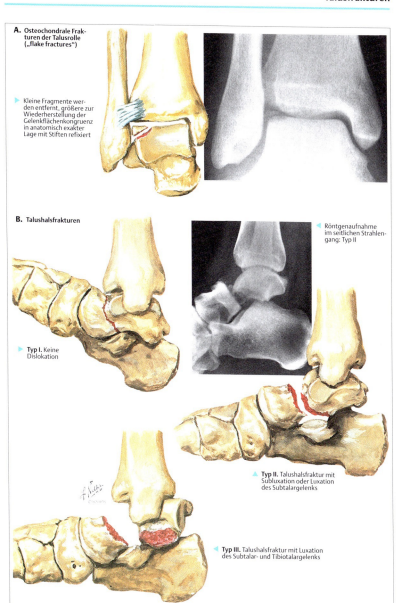

A. Osteochondrale Frakturen der Talusrolle („flake fractures")

▶ Kleine Fragmente werden entfernt, größere zur Wiederherstellung der Gelenkflächenkongruenz in anatomisch exakter Lage mit Stiften refixiert

B. Talushalsfrakturen

▶ **Typ I.** Keine Dislokation

◀ Röntgenaufnahme im seitlichen Strahlengang: Typ II

▲ **Typ II.** Talushalsfraktur mit Subluxation oder Luxation des Subtalargelenks

◀ **Typ III.** Talushalsfraktur mit Luxation des Subtalar- und Tibiotalargelenks

Fuß – Grundlagen

Überblick Fußknochen

Am Fußskelett wiederholt sich der knöcherne Aufbau der Handwurzel und der Hand. Es besteht aus 7 Fußwurzelknochen, 5 Mittelfußknochen und 14 Zehenknochen. Zu den Fußwurzelknochen, den Ossa tarsalia, gehören:
➤ das Sprungbein (Talus),
➤ das Fersenbein (Kalkaneus),
➤ das Kahnbein (Os naviculare),
➤ die 3 Keilbeine (Ossa cuneiformia mediale, intermedium und laterale),
➤ das Würfelbein (Os cuboideum).

Aus der Anordnung der Fußwurzelknochen ergibt sich eine wenn auch begrenzte selbstständige Beweglichkeit der Knochen des medialen Strahls, d. h. der medialen 3 Zehen, einerseits und der Knochen des lateralen Strahls, d. h. der lateralen 2 Zehen, andererseits. Das Sprungbein nimmt die Körperlast im oberen Sprunggelenk auf und bildet damit den „Schlussstein" der Längswölbung des Fußes.

Sprungbein, Talus

Der Talus steht mit mehreren Knochen in gelenkigem Kontakt, nämlich:
➤ mit der Tibia und der Fibula an seinem oberen Ende und den beiden Seitenflächen,
➤ mit dem Kalkaneus am unteren Ende,
➤ mit dem Os naviculare an der Vorderseite.

Er wird zwar von keinen Muskeln zur Insertion benützt, dafür ist aber eine Reihe von Bändern an ihm befestigt. Man unterscheidet einen Kopf, einen Körper und einen Hals.

Caput tali. Als Taluskopf, Caput tali wird das gerundete vordere Ende bezeichnet, das nach ventromedial ausgerichtet ist und 3 Gelenkflächen aufweist. Die größte, die Facies articularis navicularis, ist gerundet, konvex gekrümmt und hat Ellipsenform. Sie geht an ihrer Unterseite in die flache, dreieckige Facies articularis calcanea anterior über, über die der Taluskopf mit der Facies articularis talaris anterior des Kalkaneus und mit dem Lig. calcaneonaviculare plantare in Kontakt steht. Am weitesten dorsal liegt die dritte, ovale Gelenkfläche, die Facies articularis calcanea media, die mit der Oberseite des Sustentaculum tali artikuliert.

Collum tali. Als Talushals, Collum tali, wird der sich verjüngende Teil zwischen Kopf und Körper bezeichnet. Er ist an seiner Oberseite dort, wo er Bändern als Ansatz dient, aufgeraut und weist eine Reihe von Gefäßöffnungen auf. Am unteren Ende befindet sich eine tiefe Rinne, der Sulcus tali. Sie bildet das Dach des Sinus tarsi, der das Lig. talocalcaneum interosseum beherbergt.

Corpus tali. Der Taluskörper, das Corpus tali, ist annähernd vierseitig und steuert dem oberen Sprunggelenk die als Talusrolle, Trochlea tali, bezeichnete obere Partie bei. Kaudal der kleinen medialen Gelenkfläche ist er dort, wo das Lig. mediale (deltoideum) ansetzt, aufgeraut und weist zahlreiche Gefäßöffnungen auf. An seiner Unterseite fällt die tiefe Wölbung einer länglichen, querkonkaven Gelenkfläche, die Facies articularis calcanea posterior, auf. In den Processus posterior tali gräbt die Sehne des M. flexor hallucis longus eine rinnenartige Vertiefung ein. Medial davon liegt das Tuberculum mediale, das den Ligg. talocalcaneum mediale und tibiotalare posterius als Haftstelle dient. Lateral davon befindet sich das Tuberculum laterale als Ansatzzone für das Lig. talofibulare posterius des Sprunggelenks.

Kahnbein, Os naviculare

Das Kahnbein, das Os naviculare, liegt als abgeplatteter, ovaler Knochen zwischen dem Caput tali und den 3 Keilbeinen.
➤ Es trägt an seiner Hinterseite eine große konkave Gelenkfläche von ovaler Form für den Taluskopf.
➤ An seiner Innenfläche befindet sich ein rundlicher, nach plantar aufragender Höcker, die Tuberositas ossis navicularis, an dem der M. tibialis posterior inseriert.
➤ An der Vorderfläche liegen 3 durch vertikal verlaufende Leisten getrennte dreieckige Gelenkfacetten zur Artikulation mit den 3 Keilbeinen.
➤ An der Ober- und Unterseite ist das Kahnbein aufgeraut und dient dem Bandapparat als Ansatz.
➤ An der lateralen Fläche findet sich häufig eine kleine Gelenkfacette für das Würfelbein.

Anatomie des Fußes I

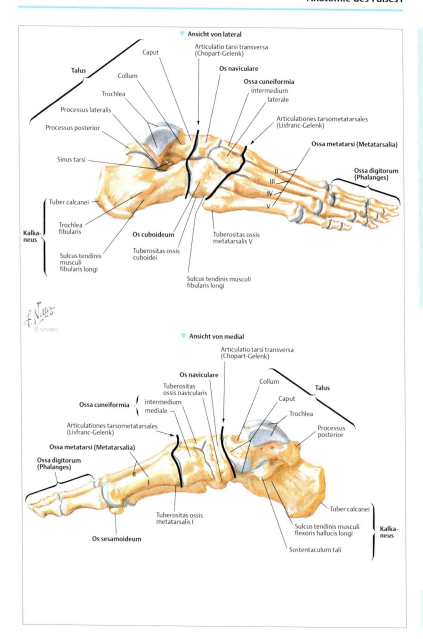

Fuß – Grundlagen

Fersenbein, Kalkaneus

Der Kalkaneus ist der größte und kräftigste Knochen des Fußes. Er ist lang, von einer Seite zur anderen abgeplattet und bildet mit seinem gerundeten hinteren Ende die Ferse.

Gelenkflächen. An seiner Oberseite trägt er vorne 3 Gelenkflächen zur Artikulation mit dem Talus:

➤ Die größte, die Facies articularis talaris posterior, hat Dreiecksform und ist von hinten nach vorne konvex gewölbt. Ventral davon senkt sich eine tiefe Rinne, der Sulcus calcanei, ein. Diese bildet das Dach des Sinus tarsi und geht in über.

➤ Das Sustentaculum tali trägt an seiner Oberseite eine kleinere Gelenkfläche für die hintere Gelenkfläche des Talus, die Facies articularis talaris media.

➤ Am Vorderrand der Oberseite sitzt eine weitere kleine, ovale Gelenkfläche, die Facies articularis talaris anterior.

Oberseite. Gegen das hintere Ende zu ist die Oberseite des Fersenbeins aufgeraut und tritt mit dem Fettgewebe unter der Achillessehne in enge Beziehung.

Unterseite. An der Unterseite ist der Knochen schmal und uneben. Er dient an dieser Stelle dem Lig. plantare longum als Ansatzzone. Am hinteren, unteren Teil des Knochens ragt der Fersenhöcker, der Tuber calcanei, nach hinten, der dort, wo die Achillessehne inseriert, eine Streifung aufweist und deutlich aufgeraut, im oberen Bereich jedoch glatt ist. An dieser glatten Stelle liegt zwischen ihm und der Achillessehne die Bursa tendinis calcanei. An der Unterseite trägt der Fersenhöcker 2 Knochenvorsprünge:

➤ Am größeren, dem Processus medialis tuberis calcanei, entspringen die Mm. abductor hallucis, flexor digitorum brevis und abductor digiti minimi.

➤ Von dem schmäleren Processus lateralis tuberis calcanei holt sich der M. abductor digiti minimi einen Ursprung.

Innenfläche. Die konkave Innenfläche des Kalkaneus ist glatt und wird von einem Vorsprung, dem Sustentaculum tali, überdacht, an dessen Unterseite der M. flexor hallucis longus in einer Rinne liegt.

Außenfläche. An der aufgerauten lateralen Fläche befindet sich ungefähr in der Mitte ein Höckerchen, an dem das Lig. calcaneofibulare befestigt ist. Darunter hebt sich die Trochlea fibularis ab, die die Sehnen der Mm. fibulares longus und brevis voneinander trennt, wobei die Fibularis-longus-Sehne kaudal gelegen ist.

Vorderfläche. Die Vorderfläche des Kalkaneus bildet die Facies articularis cuboidea. An dieser annähernd dreieckigen, sattelförmigen Gelenkfläche artikuliert das Fersenbein mit dem Würfelbein.

Würfelbein, Os cuboideum

Das Würfelbein, das Os cuboideum, liegt im lateralen Fußstrahl zwischen dem Kalkaneus und den Ossa metatarsalia IV und V.

Dorsalfläche. Seine dem Fußrücken zugekehrte Seite ist aufgeraut, weist jedoch keine Gelenkfläche auf.

Plantarfläche. An seiner plantaren Fläche wölbt sich eine Leiste vor, die vom Lig. plantare longum als Insertionsfeld benützt wird und lateral in einem Höcker, der Tuberositas ossis cuboidei, endet. Dieser trägt eine konvexe überknorpelte Gelenkfläche, die der Sehne des M. fibularis longus bei ihrem Eintritt in den Fuß als Widerlager dient. Am Leichenskelett ist diese Sehne in der Rinne vor der Tuberositas normalerweise nicht zu sehen. Sie verläuft auf der kurzen, konkaven Außenfläche des Knochens, dessen längere Innenfläche hinten eine entweder dreieckige oder ovale Gelenkfläche für das Os cuneiforme laterale trägt.

Hinterfläche. Die Hinterfläche des Würfelbeins ist in ihrer gesamten Ausdehnung als sattelförmige Gelenkfläche mit dem Kalkaneus in der Articulatio calcaneocuboidea ausgebildet.

Distale Fläche. An der distalen Fläche befinden sich eine kleine mediale und eine größere laterale konkave Gelenkfacette für die Basen der Ossa metatarsalia IV bzw. V.

Anatomie des Fußes II

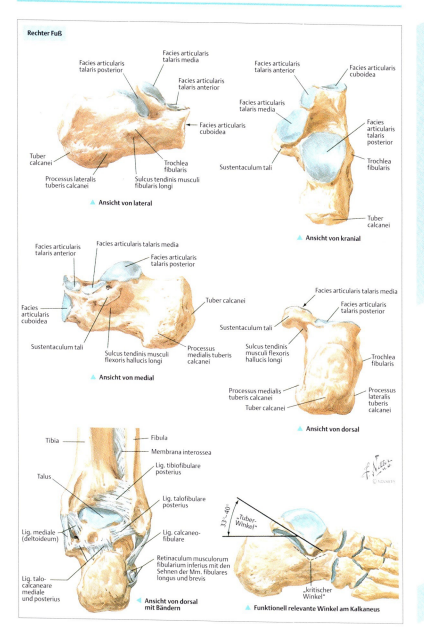

Fuß – Grundlagen

Keilbeine, Ossa cuneiformia

Die Keilbeine haben zwar alle Keilform, unterscheiden sich jedoch dadurch, dass die Basis des Keils beim Os cuneiforme mediale nach plantar, bei den anderen beiden Keilbeinen fußrückenwärts weist. An ihrem hinteren Ende sind alle 3 Keilbeine konkav gewölbt und artikulieren mit je einer Gelenkfacette des Kahnbeins. Ihr vorderes Ende ist an der Bildung der Tarsometatarsalgelenke der 1. bis 3. Zehe beteiligt. Zwischen den 3 Keilbeinen untereinander sowie zwischen dem Os cuneiforme laterale und dem Os cuboideum befinden sich ebenfalls Gelenkflächen. An den aufgerauten dorsalen und plantaren Flächen setzen Bänder und Sehnen an. Das Os cuneiforme mediale ist das größte, das Os cuneiforme intermedium das kleinste der 3 Keilbeine. Aufgrund dieses Größenunterschieds entsteht eine Vertiefung, in die sich das Os metatarsale II schmiegt. Das Os cuneiforme laterale steht über eine große, an der Seitenfläche hinten oben liegende Gelenkfläche mit dem Os cuboideum in gelenkiger Verbindung.

Mittelfußknochen, Ossa metatarsalia

Die Mittelfußknochen sind wie die Mittelhandknochen Röhrenknochen mit einer Basis metatarsalis, einem Corpus metatarsale und einem Caput metatarsale. Bei einer Länge von 6–8 cm sind sie fußrückenwärts relativ platt, plantarwärts hingegen in Längsrichtung konkav gewölbt. Sie tragen an ihrer Basis glatte Gelenkflächen für die Keilbeine und das Würfelbein, stehen meist auch untereinander in gelenkiger Verbindung und weisen an ihren Seiten kleine, als Bandansatzzonen dienende Vertiefungen auf. Die schmalen Schäfte sind im Querschnitt annähernd dreieckig. Die Köpfe haben konvexe, seitlich abgeplattete Gelenkflächen für die Grundphalangen der Zehen. Gegen den Fußrücken zu ragen an den Seiten kleine Höckerchen hervor, die den Kollateralbändern der Metatarsophalangealgelenke als Ansatz dienen.

Os metatarsale I. Es ist der kürzeste, breiteste und kräftigste Mittelfußknochen und besitzt an seiner Basis einen nach plantar-lateral weisenden Höcker, die Tuberositas ossis metatarsalis I, der die Sehne des M. fibularis longus aufnimmt. Sein breiter Kopf hat plantar 2 tiefe, durch eine Leiste voneinander getrennte Einsenkungen, in denen die in die Sehnen des M. flexor hallucis longus eingelagerten Sesambeine gleiten.

Os metatarsale II. Es ist der längste Mittelfußknochen und passt sich mit seiner Basis exakt der Vertiefung zwischen den 3 Keilbeinen an. Somit steht es mit diesen sowie mit der Basis des Os metatarsale III in gelenkiger Verbindung.

Os metatarsale III. Es artikuliert mit dem Os cuneiforme laterale und über seitlich an seiner Basis liegende Gelenkflächen mit den Seitenflächen der Ossa metatarsalia II und IV.

Os metatarsale IV. Es hat Gelenkkontakt mit der medialen Gelenkfläche des Os cuboideum und mit den Ossa metatarsalia III und V, mitunter auch mit dem Os cuneiforme laterale.

Os metatarsale V. Es verbreitert sich an seiner Basis zu einem aufgerauten Höcker, der der Sehne des M. fibularis brevis als Ansatz dient. Es artikuliert mit der lateralen Gelenkfläche des Os cuboideum und medial mit dem Os metatarsale IV. Sein Schaft ist nicht seitlich, sondern plantarwärts abgeplattet.

Phalangen

Wie die Finger setzen sich die Zehen aus 14 Skelettelementen, Phalangen, zusammen, nämlich je 3 pro Zehe, aber nur 2 an der Großzehe.

Zehengrundglieder. Die Phalanges proximales haben schlanke Schäfte, die sich nach distal zu verbreitern. Nur die Großzehe hat einen durchweg breiten, dicken Schaft. An ihren Basen tragen die Grundphalangen jeweils eine runde bis ovale, schalenförmige Gelenkfläche für die Köpfe der entsprechenden Mittelfußknochen. Ihre Köpfe haben gerundete, rollenförmige Gelenkflächen mit erhabenen Rändern und einer Führungsrinne in der Mitte, in die sich die jeweilige Mittelgliedbasis einsenkt.

Zehenmittelglieder. Die kurzen Phalanges mediae haben breitere Schäfte als die Grundglieder und sind an beiden Enden mit rollenförmigen Gelenkflächen ausgestattet.

Zehenendglieder. Auch die Phalanges distales sind kurz, tragen an ihrer breiten Basis eine rollenförmige Gelenkfläche und distal einen aufgerauten Höcker, die Tuberositas phalangis distalis, als Verankerungsbereich der Nägel und des Zehenbindegewebes.

Anatomie des Fußes III

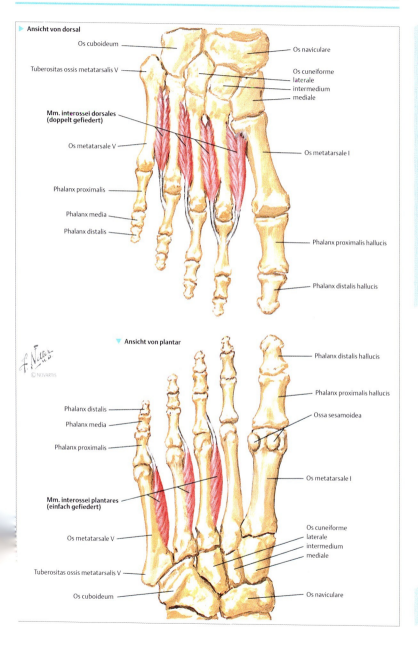

Fuß – Grundlagen

Unteres Sprunggelenk

Mit seinen beiden Kammern ist das untere Sprunggelenk an allen Kombinationsbewegungen des Fußes beteiligt. Seine Bewegungsachse zieht durch den Sinus tarsi; somit kann der Fuß auch auf schrägen und unregelmäßigen Flächen fest aufgesetzt werden.

Articulatio subtalaris. In ihr artikuliert die große konkave Gelenkfläche an der Unterseite des Taluskörpers mit der konvexen Facies articularis talaris posterior an der Oberseite des Kalkaneus. Das Gelenk hat eine weite, dünne Gelenkkapsel, deren verstärkte Anteile als Ligg. talocalcanea posterius, mediale und laterale bezeichnet werden. Im Sinus tarsi verläuft das kräftige Lig. talocalcaneum interosseum, das die einander zugekehrten Flächen des Talus und des Kalkaneus entlang ihren schrägen Sulci im Sinus tarsi verbindet. Zusätzliche Verstärkung erhält das Gelenk von jenen Knöchelbändern, die auf ihrem Weg von der Tibia und der Fibula zum Kalkaneus über das Fersenbein hinwegziehen.

Articulatio talocalcaneonavicularis. Sie wird von den Gelenkflächen des Taluskopfs und des Os naviculare, vom Pfannenband, vom Sustentaculum tali und vom angrenzenden Teil der vorderen Gelenkfläche des Kalkaneus gebildet. Die gemeinsame Gelenkhöhle wird von einer dünnen Gelenkkapsel umschlossen, die zwischen dem Talushals und der Dorsalfläche des Kahnbeins durch das Lig. talonaviculare verstärkt wird. Auf der Plantarseite wird das Gelenk vom Lig. calcaneonaviculare plantare (Pfannenband) gestützt (S. 320).

Weitere Fußgelenke

Articulatio calcaneocuboidea. Das Gelenk verbindet Kalkaneus und Os cuboideum. Seine Gelenkhöhle wird von einer Gelenkkapsel umschlossen, die auf der Dorsalseite vom Lig. calcaneocuboideum dorsale verstärkt wird. Das Lig. bifurcatum, das mit seinem Lig. calcaneonaviculare auch an der Articulatio talocalcaneonavicularis beteiligt ist, heftet sich mit seinem zweiten Teil, dem Lig. calcaneocuboideum, am dorsomedialen Winkel des Os cuboideum an und bildet eine der Hauptverbindungen zwischen der ersten und zweiten Fußwurzelknochenreihe. Da über das Gelenk ein Großteil der Körperlast auf die Außenkante und den lateralen Teil der Längswölbung des Fußes übertragen wird, verlaufen an der Plantarseite noch 2 kräftige Bänder als Stütze, nämlich das Lig. calcaneocuboideum plantare und das Lig. plantare longum.

Articulatio tarsi transversa. Das Chopart-Gelenk wird medial vom Talonavikular- und lateral vom Kalkaneokuboidgelenk gebildet. Ihre Gelenkspalten bilden die Chopart-Gelenklinie und ziehen transversal durch den Fuß. Im Chopart-Gelenk ist v. a. die Inversions- und Eversionsbewegung des Fußes möglich, wobei die Inversion mit einer Adduktion und Flexion, die Eversion mit einer Abduktion und Dorsalextension einhergeht.

Intertarsalgelenke. Sie liegen zwischen den Keilbeinen und dem Kahnbein, den Keilbeinen untereinander und zwischen diesen und dem Os cuboideum und werden von einer gemeinsamen Gelenkkapsel umschlossen.

Tarsometatarsalgelenke. In diesen planen Gelenken artikulieren die Basen der medialen 3 Mittelfußknochen mit den Keilbeinen und die der lateralen 2 mit dem Os cuboideum. Sie bilden 3 Gelenkhöhlen.

Intermetatarsalgelenke. Darin artikulieren die lateralen 4 Mittelfußknochen an ihren Basen miteinander, wobei die Knochenzwischenräume von den Ligg. metatarsalia dorsalia, plantaria und interossea überbrückt werden. Neben den geringen Gleitbewegungen dieser Gelenke, die zur elastischen Verformbarkeit des Fußes beitragen, lässt das erste Intermetatarsalgelenk auch eine gewisse Rotation der Großzehe zu.

Metatarsophalangealgelenke. Diese Scharniergelenke zwischen den Mittelfußknochen und den Zehengrundgliedern werden von je einer Gelenkkapsel umschlossen, die von Ligg. plantaria, Kollateralbändern und der Dorsalaponeurose verstärkt wird. Plantar liegen dem proximalen Rand der Phalangen die Ligg. plantaria als derbe Faserknorpelplatten (Fibrokartilago) auf. Sie dienen den Metatarsalköpfen als Gleitflächen; an der Großzehe finden sich an ihrer Stelle 2 Sesambeine mit ihren Haltebändern. Die Gelenke lassen Dorsalextension, Plantarflexion, Abduktion, Adduktion und Zirkumduktion zu.

Interphalangealgelenke. In ihnen ist eine Dorsalextension und Plantarflexion möglich. Sie haben eigene Gelenkkapseln und Plantar- sowie Kollateralbänder.

Anatomie des Fußes IV

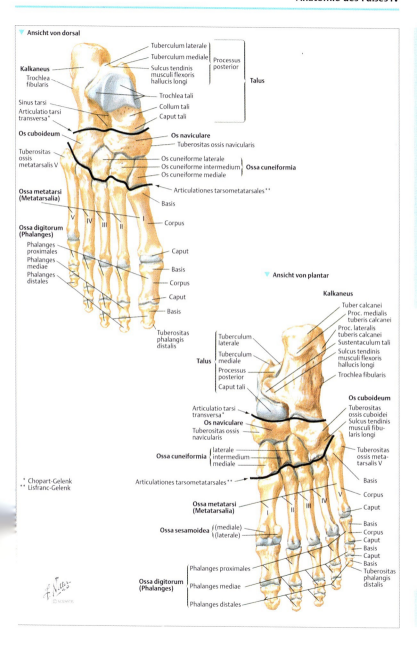

* Chopart-Gelenk
** Lisfranc-Gelenk

Fuß – Grundlagen

Der Fuß ist kräftig genug, um die Last des Körpers zu tragen, besitzt aber zugleich eine ausreichende federnde Elastizität, sodass er Stöße abfangen und dem Körper bei dynamischer Belastung eine entsprechende Sprungkraft verleihen kann. Seine Skelettelemente, also die durch Gelenke und Bänder miteinander verbundenen Knochen, sind so angeordnet, dass sie eine Längs- und eine Querwölbung bilden.

Wölbung des Fußes

Beteiligte Knochen. Der Längswölbung dienen der Tuber calcanei und die Köpfe der 5 Mittelfußknochen als Auflagestellen; die Querwölbung resultiert aus der Form der distalen Fußwurzelknochen und der Basen der Mittelfußknochen. Diese sind im Allgemeinen dorsal breiter, sodass sich bei Knochenkontakt eine Wölbung ergibt. Der Talus bildet den „Schlussstein" des Fußes.

Längswölbung. Die Schubkraft des Talus ist hauptsächlich gegen das Kahnbein, die Keilbeine und die medialen 3 Mittelfußknochen gerichtet. Diese Knochen bilden somit gemeinsam das mediale Segment der Längswölbung. Lateral bewegt sich der Kalkaneus gegen das Os cuboideum und die lateralen 2 Mittelfußknochen und bildet mit diesen das laterale Segment der Längswölbung. Entsprechend der Anordnung der Skelettelemente ist das mediale Segment stärker gewölbt und elastischer als das laterale, das nicht nur flacher, sondern auch weniger biegsam ist und bei Belastung als erstes Bodenkontakt hat.

Funktion. Die Skelettteile und Gelenke des Fußes entsprechen einer in sich verwundenen Platte, die sich zwischen den Metatarsalköpfen und dem Kalkaneus ausspannt, wobei der gewölbten Fußhöhlung medial der abgeflachte Rand der Platte lateral entgegensteht. Die Knochen gewährleisten mit ihren Gelenken und Verbindungen untereinander eine doppelte Funktion: Stabilität und Verformungsbeständigkeit auf der einen Seite und elastische Rückstellkraft und dynamische Reaktionsfähigkeit auf der anderen Seite.

Belastung beim Stehen und Gehen

Im Stand verteilt sich die Körperlast gleichmäßig auf Vor- und Rückfuß und je nach der Haltung auf beide Füße. Im entspannten Stehen wird dabei vorwiegend der Bandapparat beansprucht, die Muskeln treten nur bei Plattfuß, Gleichgewichtsstörungen und bei der Auslösung von Bewegungen in Aktion.

Bandapparat. Der hauptsächlich beanspruchte Bandapparat setzt sich zusammen aus:
- *Plantare Bänder:* Die stärksten Bänder des Fußes sind die Ligg. plantaria, deren Tragefunktion durch die festen Ligg. interossea verstärkt wird, die außerdem die Knochenelemente zusammenhalten. Besonders erwähnenswert sind an der Fußsohle die Ligg. plantare longum, calcaneonaviculare plantare und calcaneocuboideum (plantare breve).
- *Pfannenband:* Aufgrund seiner elastischen Verformbarkeit wird das Lig. calcaneonaviculare plantare, das sich elastisch um das Widerlager des Taluskopfs windet, im anglo-amerikanischen Schrifttum als Federband, im Deutschen als Pfannenband bezeichnet. Es zieht vom Sustentaculum tali und von der distalen Kalkaneusfläche zur plantaren Fläche des Os naviculare, die es in ihrer gesamten Breite ausfüllt, und zur medialen Fläche des Kahnbeins hinter der Tuberositas ossis navicularis.
- *Plantaraponeurose:* Die Plantaraponeurose verspannt die Längswölbung des Fußes im Sinne einer Zuggurtung: Dadurch dass sie sich an den beiden Auflagestellen verbreitert, verhindert sie die Abflachung des Längsgewölbes.

Zehen- und Metatarsalefunktion. An der Anpassung des Fußes an den Boden sind auch die Zehen beteiligt, wobei die Großzehe von besonderer Bedeutung ist: wird sie auf den Boden aufgesetzt, hebt sich der Fuß, wodurch seine Knochen und Muskeln zum Abstoßen beim Gang beitragen. Die Abstoßphase belastet hauptsächlich den Großzehenstrahl. Im Stand wird der Bodendruck vom Sohlenballen aufgenommen und verteilt sich im Verhältnis 1:2 auf den Kopf des Os metatarsale I und die Köpfe der übrigen Mittelfußknochen.

Anatomie des Fußes V

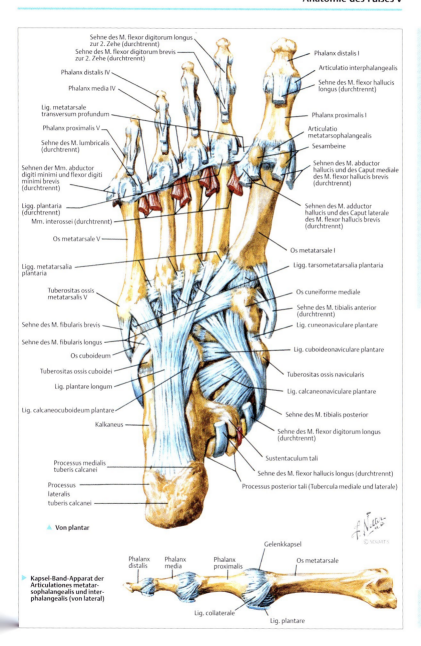

▲ Von plantar

▶ Kapsel-Band-Apparat der Articulationes metatarsophalangealis und interphalangealis (von lateral)

Fuß – Grundlagen

Muskellogen der Fußsohle

Unterteilung. Die Planta pedis lässt sich in eine Loge für die Großzehe und deren Weichteile, eine für die Kleinzehe, eine mittlere Muskelloge und eine tiefe für die Mm. interossei und adductores unterteilen.

- Jede der beiden seitlichen Logen beherbergt einen Abduktor und einen Flexor für die entsprechende Zehe.
- In der mittleren Muskelloge befinden sich der M. flexor digitorum brevis und die Sehnen des M. flexor digitorum longus sowie die mit diesen in Beziehung stehenden Muskeln, nämlich der M. quadratus plantae und die 4 Mm. lumbricales.
- Die Interossei-Adduktor-Loge enthält die Mm. interossei dorsales und plantares sowie den M. adductor hallucis.

In den einzelnen Muskellogen verlaufen auch die Äste der Nn. plantares medialis und lateralis sowie die Blutgefäße. Dabei handelt es sich durchweg um Äste aus dem N. tibialis und der A. tibialis posterior. Die Muskeläste der Nerven zeigen die gleiche Verteilung wie die Nn. medianus und ulnaris der Hand.

Großzehenloge. Darin liegen die Mm. abductor hallucis und flexor hallucis brevis, die Endsehne des M. flexor hallucis longus, der N. plantaris medialis und die entsprechenden Blutgefäße sowie das Os metatarsale I.

Kleinzehenloge. Sie beherbergt die Mm. abductor digiti minimi und flexor digiti minimi brevis sowie das Os metatarsale V.

Mittlere Muskelloge. Sie wird von der Plantaraponeurose bedeckt, deren sich in die Tiefe einsenkende Septen sie von den anderen Logen trennt. Sie beherbergt den M. flexor digitorum brevis, die Endsehne des M. flexor digitorum longus sowie die mit diesem in Beziehung stehenden Mm. quadratus plantae und lumbricales, einen Teil der Ansatzsehne des M. flexor hallucis longus sowie den N. plantaris lateralis und die entsprechenden Blutgefäße.

Tiefe Muskelloge. Die tiefe Muskelloge wird am Fußrücken vom tiefen Blatt der Fascia dorsalis pedis und deren Anheftungen am Periost der Mittelfußknochen begrenzt, an der Planta von der den M. adductor hallucis bedeckenden Fascia plantaris profunda. Sie beherbergt die Mm. interossei und adductor hallucis sowie den Arcus plantaris, den R. profundus des N. plantaris lateralis und die Aa. metatarsales dorsales aus der A. dorsalis pedis.

Muskelfunktionen

Muskelaktivität. Elektromyographische Befunde lassen darauf schließen, dass die Fußmuskeln im aufrechten Stand bei Gleichgewichtslage und normaler Muskelkraft kaum zur Unterstützung der Körperlast beitragen (s. a. S. 320). Bei Plattfuß ist im entspannten Stehen i. d. R. eine gewisse Muskelaktivität erforderlich. Bei Körperbewegungen setzt diese selbstverständlich sofort ein.

Funktion einzelner Muskeln. Die Muskeln des Fußes haben folgende Funktionen:

- In der Groß- und Kleinzehenloge sind jeweils ein *Abduktor* und ein *Flexor* vorhanden. Die Abduktoren spreizen und beugen das Zehengrundglied, die Flexoren unterstützen die Beugung im Zehengrundgelenk.
- Die Mittelphalangen der lateralen 4 Zehen werden vom *M. flexor digitorum brevis* gebeugt, der sich auch an der Beugung der entsprechenden Zehen im Metatarsophalangealgelenk beteiligt.
- Der *M. quadratus plantae* unterstützt die Wirkung der Sehnen des M. flexor digitorum longus bei der Beugung der Zehen und trägt auch dazu bei, dass deren Zugrichtung annähernd der Längsachse des Fußes parallel verläuft.
- Der *M. adductor hallucis* adduziert die Großzehe und wirkt auch auf die Verspannung der Querwölbung des Fußes.
- Die *Mm. lumbricales* beugen die Grundphalangen in den Metatarsophalangealgelenken und strecken die Mittel- und Endphalangen.
- Wie in der Hand spreizen und schließen die *Mm. interossei* die Zehen und sind auch an der Flexion in den Metatarsophalangealgelenken beteiligt. Ob sie wie in der Hand auch an der Streckung der Mittel- und Endphalangen Anteil haben, ist ungewiss.
- Der auf dem Fußrücken liegende *M. extensor digitorum brevis* unterstützt die Extension der medialen 4 Zehen.

Anatomie des Fußes VI

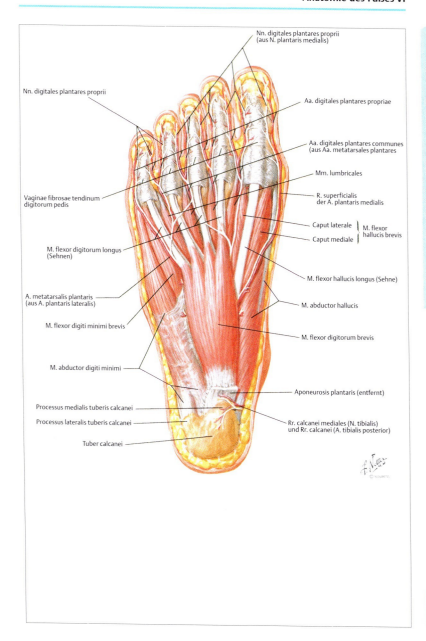

Fuß – Erkrankungen

Vorfußdeformitäten

Vorfußdeformitäten gehören zu den schmerzhaftesten und am stärksten behindernden Veränderungen der chronischen Polyarthritis. Als initiale Symptome imponieren Schmerzen unter Belastung, Schwellung und Überwärmung des Vorfußes. Nach Monaten bis Jahren stellen sich dann Vorfußdeformitäten ein.

Formen. Als typische Vorfußdeformitäten oft auch nicht rheumatischer Genese kommen vor:
➤ Hallux valgus mit einer Exostose,
➤ Hammerzehen mit kontrakten Weichteilen am Fußrücken,
➤ Spreizfuß und nach plantar vorspringende Metatarsaleköpfchen.

Schwielen und Klavus. Durch den belastungsbedingten Druck auf die plantar vorspringenden Metatarsaleköpfchen bilden sich besonders bei der chronischen Polyarthritis an der Fußsohle große druckdolente und mitunter exulzerierte Schwielen. Kleinere Schwielen- und Klavusbildungen entstehen auch dorsal an den deformierten Zehen 2–5 sowie über der medialen Prominenz des Os metatarsale I unter dem Druck von schlecht sitzendem Schuhwerk. Die gleichzeitige Pronation der Großzehe verstärkt den Druck auf das 1. Metatarsaleköpfchen, wodurch wie an der Fußsohle ebenfalls schmerzhafte Schwielen- oder Schleimbeutelbildungen vorhanden sein können.

Deformitäten der 2.–5. Zehe. Sie sind auf eine Synovitis der Zehengrundgelenke zurückzuführen. Mit Fortschreiten der Entzündung gewinnen die langen Streck- und Beugesehnen gegenüber den kurzen Fußmuskeln die Oberhand, sodass ähnlich wie bei einer Lähmung der kleinen Fußmuskeln fixierte Beugefehlstellungen zustande kommen. Die Beugesehnen subluxieren nach lateral und wandern so weit nach dorsal, dass sie die Zehengrundglieder nicht mehr beugen können. Bleibt die pathologisch veränderte Mechanik des Fußes unkorrigiert, sinken die Metatarsaleköpfchen weiter ein und springen noch deutlicher nach plantar vor.

Deformitäten der Großzehe. Durch die rheumatische Synovitis und die Sehnenimbalance kommt es auch an der Großzehe zu Deformitäten. Vor allem wenn die Sehne des M. abductor hallucis beteiligt ist, gerät die Großzehe in Valgusstellung. Die funktionell bedeutsamen Sesambeine in der Sehne des M. flexor hallucis brevis werden aus ihrer physiologischen Lage unter dem 1. Metatarsaleköpfchen verdrängt und rutschen zur Seite, was die Belastungsfähigkeit herabsetzt. Eine steife Hyperextensions- oder Valguskontraktur kann sich auch am Interphalangealgelenk einstellen, wodurch die Schmerzen noch weiter verstärkt werden.

Mittel- und Rückfußdeformitäten

Durch die rheumatischen Begleitdeformitäten am Rück- und Mittelfuß wird die Statik des Fußes beeinträchtigt, sodass die durch die Vorfußveränderungen verursachten Schmerzen und Behinderungen noch zunehmen.

Rückfußveränderungen. Vorläufer einer Valgusfehlstellung des Rückfußes ist i. d. R. eine Veränderung am Talonavikulargelenk. Später breitet sich der entzündliche Prozess auch auf das Subtalargelenk aus. Die gleichzeitige Kontraktur der Fibularissehne verstärkt nicht nur die Valgusfehlstellung, sondern auch die Instabilität des Talonavikulargelenks. Die fortgeschrittene Rückfußvalgität zieht oft eine Ruptur der Tibialis-posterior-Sehne nach sich.

Mittelfußveränderungen. Durch das Zusammenwirken von Mittelfußsynovitiden und Weichteilveränderungen, darunter auch eine Tendosynovitis der Tibialis-posterior-Sehne, wird der Mittelfuß in Pronationsstellung gedrängt. Rückfußvalgität und Mittelfußpronation bilden gemeinsam die Kennzeichen des hypermobilen pronierten Plattfußes.

Diagnostik

Zur Beurteilung der Deformitäten sind Röntgenaufnahmen unter Belastung unerlässlich. Dabei zeigt sich an den Metatarsaleköpfchen und an den Basen der Grundglieder i. d. R. eine wesentlich stärkere Erosion, als aufgrund der Klinik zu vermuten wäre. Die Gelenkspalten erscheinen verschmälert. Im a.-p. Strahlengang findet sich meist eine Subluxation bzw. Luxation der Zehengrundgelenke, wobei die Zehengrundglieder sich über die Metatarsaleköpfchen stellen. Der Vorfuß ist verbreitert, der Winkel zwischen dem 1. und dem 2. Os metatarsale vergrößert.

Fußdeformitäten I

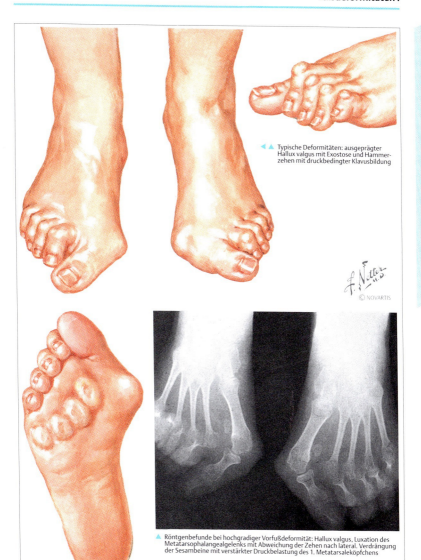

▲▲ Typische Deformitäten: ausgeprägter Hallux valgus mit Exostose und Hammerzehen mit druckbedingter Klavusbildung

▲ Röntgenbefunde bei hochgradiger Vorfußdeformität: Hallux valgus, Luxation des Metatarsophalangealgelenks mit Abweichung der Zehen nach lateral. Verdrängung der Sesambeine mit verstärkter Druckbelastung des 1. Metatarsaleköpfchens

▲ Schmerzhafte Schwielen an der Fußsohle über den Metatarsaleköpfchen verursachen schwere Gehbehinderung

Untere Extremität

Therapieindikationen

Konservative Therapie. In vielen Fällen können die Beschwerden am Vorfuß mit medikamentöser Behandlung und orthopädietechnischen Maßnahmen, d. h. orthopädischem Schuhwerk und Einlagen gelindert werden.

Solange sich eine Rückfußdeformität passiv korrigieren lässt, kann mit einer auf eine weiche Brandsohle aufzementierten medialen Schaumgummikeileinlage eine ausreichende Abstützung des Fußgewölbes erreicht werden. Mitunter kommen dazu auch Maßeinlagen zur Anwendung.

Operationsindikation. Eine Operationsindikation besteht bei chronischen Vorfußdeformitäten mit persistierenden Schmerzen und Druckbelastungen. Mit der Rekonstruktion des Vorfußes durch eine Arthroplastik der Metatarsophalangealgelenke, der ältesten Form der Arthroplastik an der unteren Extremität, werden bereits seit über 40 Jahren ausgezeichnete Ergebnisse erzielt. Dauerschmerzen und Deformitäten des Rückfußes werden im Allgemeinen mit einer Arthrodese behandelt, wodurch die Deformität korrigiert und ein stabiler Rückfuß geschaffen werden kann.

Konservative Behandlungsmaßnahmen

Mit konservativen Behandlungsmaßnahmen wird bei rheumatisch bedingten Vorfußdeformitäten eine Entlastung der vermehrt druckbelasteten Areale angestrebt. Bei seit längerem bestehenden Deformitäten ist nach Abklingen der aktiven Synovitis die Druckbelastung Hauptursache der Schmerzen und Beschwerden.

Anfangsstadium. Im Anfangsstadium werden Fußveränderungen mit einfachem orthopädischem Schuhwerk und Orthesen behandelt. Dazu kommen Übungen zur Erhaltung der Elastizität und Beweglichkeit der Zehen sowie der Tarsus- und Rückfußgelenke. Besondere Bedeutung kommt dabei der passiven Dehnung der angespannten dorsalen Weichteile und Strecksehnen zu.

Als Schuhwerk empfehlen sich Schuhe mit geschlossenem Zehenteil und niedriger bis mittlerer Absatzhöhe sowie ggf. mit Polsterung der Ossa metatarsalia, Stützung des Längsgewölbes oder Fersenkeilen. Für die Längsgewölbeanhebung muss festes Gummimaterial mit einem Lederüberzug verwendet werden. Stahl sowie Hartkunststoffe eignen sich wegen ihrer Härte für den Rheumafuß nicht. Nach Maß angefertigte Fußstützen erfordern oft eine Nachjustierung. Auch Schuhwerk mit übergroßem Zehenfach kommt in Betracht. Mit speziellen Plastazoteeinlagen kann damit eine Entlastung des deformierten Fußes erreicht werden. In manchen Fällen bieten Laufschuhe, die auch in der postoperativen Behandlung zur Anwendung kommen, einen guten Tragekomfort.

Fortgeschrittenes Stadium. Selbst bei fortgeschrittenen rheumatisch bedingten Fußveränderungen lassen sich mitunter ohne operative Eingriffe befriedigende Behandlungsergebnisse erzielen. Extratiefe Schuhe mit Plastazoteinnenteil eignen sich prinzipiell für die meisten Fälle. Bei schweren Deformitäten sind jedoch Sandalen oder Maßschuhe mit speziellen Einlagen erforderlich.

Behandlungserfolg. Der Behandlungserfolg hängt von der exakten Anfertigung des orthopädischen Schuhwerks und damit von der Zusammenarbeit mit einem erfahrenen Orthopädietechniker ab. Nach längerem Tragen fußgerechter, bequemer Schuhe entscheiden sich viele Patienten aus dem Wunsch heraus, modisches Schuhwerk tragen zu können, aber doch für die Operation. Allerdings muss auch nach operativen Eingriffen bequemes Schuhwerk, das dem Fuß Bewegungsspielraum lässt, getragen werden. Mitunter sind auch einfache Ballenbettungen mit Längsgewölbeanhebung erforderlich.

Schienen. Bei schwerer Valgusdeformität des Rückfußes hilft gelegentlich eine Schiene, die allerdings nur vorübergehend Erleichterung bringt, die operative Stabilisierung aber nicht zu ersetzen vermag. Zur Schmerzentlastung des Sprunggelenks wird eine kurze, am Unterschenkel hochgezogene Außenschuhschiene verordnet. Bei schwereren Schmerzen kann eine hohe Doppelschiene zur Zügelung der Sprunggelenkbewegungen notwendig werden. Für die Anfertigung von Schienen zur Fuß- und Sprunggelenkunterstützung stehen heute Werkstoffe wie Polypropylene zur Verfügung.

Fußdeformitäten II

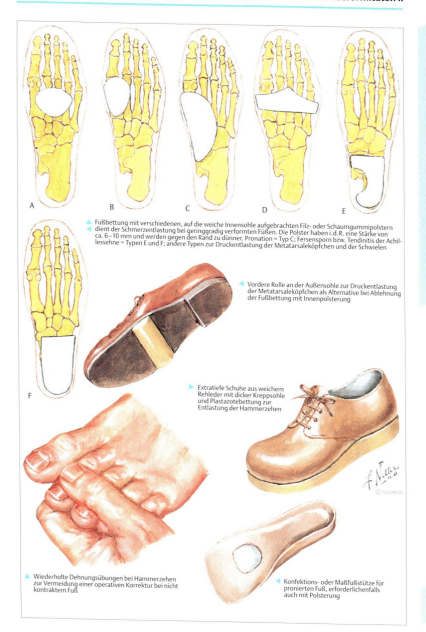

Fußbettung mit verschiedenen, auf die weiche Innensohle aufgebrachten Filz- oder Schaumgummipolstern dient der Schmerzentlastung bei geringgradig verformten Füßen. Die Polster haben i.d.R. eine Stärke von ca. 6–10 mm und werden gegen den Rand zu dünner. Pronation = Typ C; Fersensporn bzw. Tendinitis der Achillessehne = Typen E und F; andere Typen zur Druckentlastung der Metatarsaleköpfchen und der Schwielen

Vordere Rolle an der Außensohle zur Druckentlastung der Metatarsaleköpfchen als Alternative bei Ablehnung der Fußbettung mit Innenpolsterung

Extratiefe Schuhe aus weichem Rehleder mit dicker Kreppsohle und Plastazotebettung zur Entlastung der Hammerzehen

Wiederholte Dehnungsübungen bei Hammerzehen zur Vermeidung einer operativen Korrektur bei nicht kontraktem Fuß

Konfektions- oder Maßfußstütze für pronierten Fuß, erforderlichenfalls auch mit Polsterung

Fuß – Erkrankungen

Epidemiologie und Ätiologie

Der Hallux valgus ist eine meist progredient verlaufende Deformität. Er gehört zu den häufigeren Schmerzursachen und Behinderungen, kommt oft beidseitig vor, ist bei Frauen vermehrt anzutreffen, zeigt eine familiäre Häufung und ist oft mit einem Spreizfuß kombiniert.

Klinik

Hauptmerkmale. Die Deformität weist 3 Hauptmerkmale auf:
- Valgität der Großzehe (Hallux valgus),
- medialer Vorsprung am 1. Metatarsalköpfchen (sog. Ballen),
- meist auch Adduktions- oder Varusfehlstellung des Os metatarsale I (Metatarsus primus varus).

Die durch die Valgität entstehende deutliche Erhabenheit am Kopf des Os metatarsale I kann als große Exostose fehlgedeutet werden.

Weitere Merkmale. An weiteren klinischen und röntgenologischen Auffälligkeiten finden sich:
- eine Innenrotation der Großzehe,
- eine Subluxation des 1. Metatarsophalangealgelenks nach lateral,
- eine Exostose medial am 1. Metatarsalköpfchen, die von einer verdickten, mitunter auch entzündeten Bursa überdeckt sein kann,
- eine Lateralverschiebung der Sehnen des M. flexor hallucis brevis und der in sie eingelagerten Sesambeine,
- ein Bogensehneneffekt der langen Großzehenstrecker und -beuger.

Die Gelenkkapsel des 1. Metatarsophalangealgelenks erscheint medial weit und lateral geschrumpft. Mitunter bestehen deutliche degenerative Veränderungen an dem betroffenen Gelenk, die für die Therapiewahl maßgeblich sind.

Begleitdeformitäten. Häufig sind auch die anderen Zehen, v. a. die 2. Zehe, deformiert. An diesen finden sich Klavi, Klauen- und Hammerzehenbildungen sowie dorsale Subluxationen oder Luxationen der Metatarsophalangealgelenke. Am Fuß imponieren oft schmerzhafte Schwielen an den Sohlen, eine Pronation und degenerative Veränderungen. Durch diese symptomatischen Begleitdeformitäten wird die Behandlung des Hallux valgus erschwert.

Adduktionsfehlstellung des Os metatarsale I. Neben der Valgität der Großzehe findet sich bei mäßig- bis hochgradigem Hallux valgus i. d. R. auch eine Adduktionsfehlstellung des Os metatarsale I, die jedoch häufig übersehen oder jedenfalls nicht als wesentliche Komponente erkannt wird.

Therapie

Konservative Therapie. Im Anfangsstadium kann eine konservative Behandlung ausreichend sein. Infolgedessen besteht die Therapie außer bei hochgradigen Beschwerden und Deformierungen initial im Tragen von gut sitzendem Schuhwerk (ausreichend Platz für die Zehen) oder Barfußlaufen, von Einlagen zur Fußgewölbeabstützung, von Schutzkappen sowie in aktiven und passiven Übungen und in sonstigen konservativen Maßnahmen. Bei nur etwas weiter fortgeschrittenen oder bereits deutlich schmerzhaften Veränderungen kann mit einer konservativen Therapie die Progredienz des Prozesses i. d. R. nicht aufgehalten werden.

Operationsindikation. Eine Operation (Operationsmethoden S. 352) ist dann indiziert, wenn mit den konservativen Maßnahmen keine Schmerzfreiheit erzielt werden kann bzw. wenn die Schmerzbeschwerden und Deformierungen ein Ausmaß erreicht haben, das eine nicht operative Therapie sinnlos erscheinen lässt:
- Mit der operativen Behandlung wird in erster Linie Schmerzfreiheit angestrebt. Eine Korrektur aus kosmetischer Indikation ist nicht angebracht.
- Bei Jugendlichen kann auch bei geringgradiger Symptomatik eine Operation indiziert erscheinen, wenn bereits im Frühstadium eines Hallux valgus ein hochgradiger Metatarsus primus varus besteht.
- Jede Adduktion des Os metatarsale I mit einem Intermetatarsalwinkel von mehr als 10° auf Belastungsaufnahmen erfordert eine operative Korrektur.

Hallux valgus

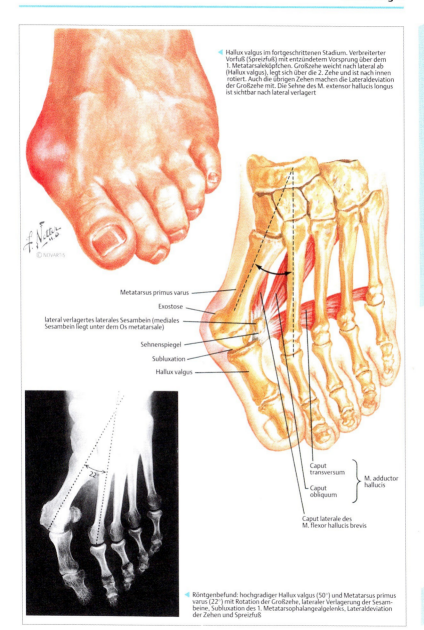

Hallux valgus im fortgeschrittenen Stadium. Verbreiterter Vorfuß (Spreizfuß) mit entzündetem Vorsprung über dem 1. Metatarsaleköpfchen. Großzehe weicht nach lateral ab (Hallux valgus), legt sich über die 2. Zehe und ist nach innen rotiert. Auch die übrigen Zehen machen die Lateraldeviation der Großzehe mit. Die Sehne des M. extensor hallucis longus ist sichtbar nach lateral verlagert

- Metatarsus primus varus
- Exostose
- lateral verlagertes laterales Sesambein (mediales Sesambein liegt unter dem Os metatarsale)
- Sehnenspiegel
- Subluxation
- Hallux valgus

- Caput transversum } M. adductor hallucis
- Caput obliquum
- Caput laterale des M. flexor hallucis brevis

Röntgenbefund: hochgradiger Hallux valgus (50°) und Metatarsus primus varus (22°) mit Rotation der Großzehe, lateraler Verlagerung der Sesambeine, Subluxation des 1. Metatarsophalangealgelenks, Lateraldeviation der Zehen und Spreizfuß

Fuß – Erkrankungen

Epidemiologie, Ätiologie und Pathogenese

Definition und Epidemiologie. Beim Morbus Köhler I handelt es sich um eine selbstlimitierende aseptische Nekrose des Os naviculare in der Kindheit. Folgendes ist für das Auftreten der Erkrankung charakteristisch:
- in etwa 2/3 der Fälle auf eine Seite beschränkt,
- das männliche Geschlecht ist bevorzugt betroffen,
- bei Knaben tritt sie im 4., bei Mädchen im 5. Lebensjahr auf.

Ätiologie. Wodurch die aseptische Nekrose zustande kommt, ist nicht genau bekannt. Es spricht jedoch manches für eine mechanische Ursache:
- Das Os naviculare befindet sich am Scheitelpunkt der Längswölbung des Fußes und ist damit bei Belastung repetitiven Kompressionskräften ausgesetzt.
- Es verknöchert als letzter aller Knochen des Fußskeletts. Eine unregelmäßige Ossifikation ist nicht ungewöhnlich, v.a. bei Knaben, bei denen das Os naviculare auch später verknöchert als bei Mädchen. Diese verspätete Ossifikation dürfte den Knochen gegen Druckschädigungen anfälliger machen.

Pathogenese. Nach Waugh (1958) soll es zu einer unregelmäßigen Verknöcherung kommen, wenn der spongiöse Knochenkern des Kahnbeins während der kritischen Wachstumsphase komprimiert wird. Unter dem Einfluss der Kompressionskräfte verschließen sich die den weichen Knochenkern versorgenden Blutgefäße, sodass dieser nicht durchblutet wird. Histologisch lassen sich dann auch die für die avaskuläre Nekrose typischen Veränderungen nachweisen, nämlich Knochennekrose, Resorption des nekrotischen Knochens und Knochenneubildung.

Klinik

Wenn der Morbus Köhler I symptomatisch wird, dann imponiert ein Schmerzhinken, wobei das Gewicht zur Entlastung des Längsgewölbes auf die Außenkante des Fußes verlagert wird. Die Abrollbewegung ist damit behindert und bei länger dauernder Erkrankung ist eine Kontraktur des Sprunggelenks möglich. Der Bereich um das Os naviculare ist schmerzhaft, druckdolent und geschwollen. Mitunter wird der Schmerz durch Kontraktion des M. tibialis posterior ausgelöst. Manchmal lässt sich als auslösendes Moment der Beschwerden ein Bagatelltrauma nachweisen.

Röntgenbefunde

Die röntgenologischen Veränderungen verlaufen in Phasen (wie beim Morbus Perthes). Im Röntgenbild sieht das Os naviculare in den meisten Fällen wie eine dünne Knochenscheibe aus und ist gekennzeichnet durch:
- sklerotische Areale,
- Strukturauflockerungen,
- Verlust der normalen Bälkchenstruktur.

Dadurch erscheint es zusammengesintert. Manchmal behält es aber auch seine normale Form, zeigt jedoch eine einheitliche Verdichtung mit angedeuteter Sequestrierung. Dabei kann es sich um eine mitunter familiär auftretende physiologische Variante im Sinne einer nicht regelrecht erfolgenden Verknöcherung handeln. Man sieht dieses Bild nicht selten beim Morbus Köhler I am zweiten, asymptomatischen Fuß sowie bei völliger Beschwerdefreiheit.

Therapie und Prognose

Therapie. Um die Schmerzen und die Schwellungen zu beherrschen, sind symptomatische Maßnahmen angezeigt. Diese bestehen in weichen Einlagen zur Abstützung des Fußgewölbes, einem seitlichen Fersenkeil und Schonung. Bei schweren, anhaltenden Schmerzen empfiehlt sich eine 4- bis 6-wöchige Ruhigstellung in einem kurzen Gehgips und die Weiterbehandlung mit entsprechender Schuhzurichtung.

Prognose. Da die Erkrankung selbstlimitierend abläuft, hat sie eine ausgezeichnete Prognose und hinterlässt keine bleibende Behinderung oder Deformität. Um das Os naviculare schlingen sich ausreichend zirkumferenzielle Gefäße, die rasch für eine Revaskularisation sorgen. Das betroffene Kahnbein gewinnt noch vor Abschluss des Fußwachstums seine normale Form wieder und verknöchert meist innerhalb von 2 Jahren regelrecht.

Morbus Köhler I

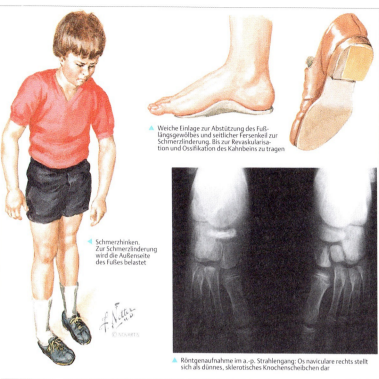

Weiche Einlage zur Abstützung des Fußlängsgewölbes und seitlicher Fersenkeil zur Schmerzlinderung. Bis zur Revaskularisation und Ossifikation des Kahnbeins zu tragen

Schmerzhinken. Zur Schmerzlinderung wird die Außenseite des Fußes belastet

Röntgenaufnahme im a.-p. Strahlengang: Os naviculare rechts stellt sich als dünnes, sklerotisches Knochenscheibchen dar

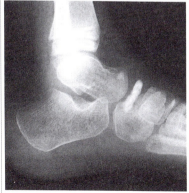
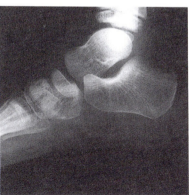

Typische röntgenologische Veränderungen des Os naviculare im erkrankten rechten Fuß (links) gegenüber dem normalen linken Fuß (rechts)

Fuß – Erkrankungen

Epidemiologie, Ätiologie und Pathogenese

1914 wurde von Freiberg eine i. d. R. das Mittelfußköpfchen II betreffende Metatarsalgie beschrieben, die bevorzugt bei Mädchen (75% aller Fälle) während des pubertären Wachstumsschubes auftritt. Der Morbus Freiberg-Köhler wird auch als Morbus Köhler II bezeichnet. Beim Morbus Köhler I (S. 330) handelt es sich um denselben Krankheitsprozess am Os naviculare.

Ätiologie. Ursache ist eine aseptische Nekrose des Metatarsalköpfchens. Welche Ursache allerdings die Gefäßinsuffizienz hat, ist nicht bekannt.

Pathogenese. Offenbar werden durch die repetitive Traumatisierung unter Belastung Mikrofrakturen am Übergang zwischen der Metaphyse und der Epiphyse hervorgerufen, durch die die Blutzufuhr zur Epiphyse eingeschränkt wird. Dafür spricht auch das häufigere Auftreten bei Personen mit einem gegenüber dem Os metatarsale II kurzen Os metatarsale I, weil dann die Hauptlast vom 2. Mittelfußköpfchen aufgenommen werden muss.

Klinik

Kennzeichen des Morbus Freiberg-Köhler sind schleichend einsetzende Schmerzen, die i. d. R. am Mittelfußköpfchen II lokalisiert sind, bei sportlicher Betätigung, Zehenbewegungen und durch hochhackiges Schuhwerk verstärkt werden, sich aber in Ruhe bessern. Als häufige Begleitbefunde imponieren eine lokale Schwellung und eine Bewegungseinschränkung im Metatarsophalangealgelenk. Die Abrollbewegungen sind normalerweise eingeschränkt, sodass es zum Schmerzhinken kommt. Im Spätstadium sind Zehenkontrakturen möglich.

Röntgenbefunde

Nach einer Zirkulationsunterbrechung beginnt sich das Metatarsalköpfchen mit der Wiederherstellung der Durchblutung langsam zu regenerieren. Dies äußert sich röntgenologisch in einer typischen Folge von Veränderungen:
- Zunächst zeigt die Epiphyse sklerotische Veränderungen,
- in weiterer Folge erscheint sie fragmentiert,
- darauf folgen osteolytische Veränderungen und
- schließlich die Wiederherstellung des normalen Knochenaufbaus.

Während des Fragmentations- und Osteolysestadiums ist das Mittelfußköpfchen, wahrscheinlich infolge der ständigen Belastung des weichen, sich regenerierenden Knochens, unregelmäßig verbreitert und an seiner Gelenkfläche abgeplattet. Das Röntgenbild entspricht in diesem Stadium dem Aussehen des Femurkopfes bei der Perthes-Erkrankung (S. 224). Im Frühstadium ist der Gelenkspalt verbreitert. Eine Verschmälerung tritt erst wesentlich später in Erscheinung. Die unregelmäßigen knöchernen Oberflächen, die sklerotischen Veränderungen und die Knochensporne an den Rändern vermitteln den Eindruck einer Arthrose.

Therapie und Prognose

Therapie. Zur Behandlung der Schmerzen werden zunächst Schuhe mit niedrigen Absätzen und einer Auf- oder Einlage zur Abstützung des Metatarsalköpfchens sowie eine 4- bis 6-wöchige Schonung verschrieben. Anhaltende, starke Schmerzen machen eine Immobilisierung des Fußes in einem kurzen Gehgips erforderlich, der bis zum Abklingen der Beschwerden getragen wird, also i. d. R. 3–4 Wochen. Die Weiterbehandlung erfolgt wieder mit entsprechendem Schuhwerk und Einlagen. Nach der Ausheilung sind schmerzhafte Bewegungen zumindest ein Jahr lang zu meiden.

Prognose. Die Prognose ist schlechter als beim Morbus Köhler I. Treten am Metatarsophalangealgelenk arthrotische Veränderungen auf, können die Beschwerden im Erwachsenenalter wiederkehren. Halten sie an und lassen sich konservativ nicht beeinflussen, kann ein operativer Eingriff angezeigt sein, wobei die proximale Hälfte des benachbarten proximalen Zehengliedes reseziert und das Mittelfußköpfchen zugerichtet wird.

Morbus Köhler II

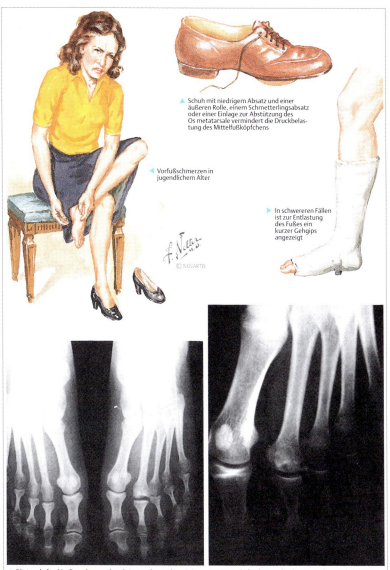

Schuh mit niedrigem Absatz und einer äußeren Rolle, einem Schmetterlingsabsatz oder einer Einlage zur Abstützung des Os metatarsale vermindert die Druckbelastung des Mittelfußköpfchens

Vorfußschmerzen in jugendlichem Alter

In schwereren Fällen ist zur Entlastung des Fußes ein kurzer Gehgips angezeigt

Röntgenbefund im Erwachsenenalter: Bei normalem rechten Fuß zeigt der linke sekundäre arthrotische Veränderungen. Das Köpfchen des Os metatarsale II erscheint verbreitert und unregelmäßig geformt; die Gelenkfläche ist abgeplattet

Röntgenbefund im Kindesalter: zystische, avaskuläre Veränderungen im Frühverlauf bei noch normaler Konfiguration des Mittelfußköpfchens II

Fuß – Erkrankungen

Unguis incarnatus

Vorkommen und Klinik. Das Einwachsen eines Fußnagels gehört zu den häufigsten Infektionsursachen am Fuß. Meist ist die Großzehe am medialen oder lateralen Nagelfalz betroffen. Der Nagel wächst zunächst unter den Nagelfalz. Je länger er wird, desto größer wird der Druck an der Nagelfalzunterseite. Die Folge davon ist eine Entzündung und Schwellung mit sekundärer Infektion. Durch enges Schuhwerk, das den Nagelfalz lateral gegen den Zehennagel presst, wird die Infektion oft ausgelöst oder begünstigt.

Prophylaxe. Die beste Prophylaxe liegt im sachgerechten Nagelschneiden: Der Nagel soll quer, nicht in Halbkreisform und nicht zu kurz geschnitten werden; er soll etwas über den Nagelfalz hinausragen. Bequem sitzendes Schuhwerk ist ebenfalls empfehlenswert.

Therapie. Ist ein eingewachsener Nagel chronisch entzündet oder infiziert, ist die operative Exzision angezeigt (sog. Emmet-Plastik). Die Basis des hypertrophen Nagelfalzes wird längs inzidiert, ebenso der Nagel, und zwar etwa in Viertelbreite. Der hypertrophe Nagelfalz wird gemeinsam mit dem Granulationsgewebe en bloc exzidiert, wobei der Nagel in diesem Anteil über die gesamte Länge entfernt wird. Auf die vollständige Mitentfernung der Nagelmatrix (derbes, weißes Gewebe am proximalen Nagelrand) ist zu achten. Wird sie nicht entfernt, wächst der Nagel nach und wird sehr wahrscheinlich auch wieder einwachsen. Nach der Teilresektion des Nagels und des umliegenden Granulationsgewebes werden Breitbandantibiotika oral und zweimal täglich warme Fußbäder verordnet. Die Wunde heilt per secundam.

Pilzinfektionen der Fußnägel

Chronische Pilzinfektionen der Haut, v. a. beim sog. „athlete's foot", können auf das Nagelbett übergreifen und eine Onychomykose verursachen. Dadurch hypertrophiert der Nagel, verfärbt sich gelblich, wird brüchig und deformiert. Hat sich ein Nagelpilz einmal etabliert, ist er faktisch nicht mehr auszumerzen.

Konservativ bietet sich als einzige Maßnahme an, dem Nagel durch Zuschneiden eine annähernd normale Form und ein annähernd normales Aussehen zu geben. Schwere Deformierungen und Verdickungen verursachen einen schmerzhaften Druck auf die benachbarte Haut. Mitunter kommt es sekundär zu einer Gewebsentzündung niedrigen Aktivitätsgrades um den Nagelrand. Um die Schmerzen und die Entzündung zu beseitigen, muss der Nagel manchmal operativ entfernt werden, wobei eine vollständige Sanierung nur durch die operative Exzision des gesamten Nagels mitsamt der Nagelmatrix gelingt.

Infektionen nach Stichverletzung

Vorkommen. Zu den häufigen Erregern im Zusammenhang mit Stichwunden am Fuß zählen gram-positive Kokken, also Staphylokokken und Streptokokken, aber auch zahlreiche gram-negative Keime, allen voran Pseudomonas aeruginosa. Gram-negative Infekte sind mitunter ausgesprochen aggressiv und können, v. a. wenn die Wunde bis an den Knochen reicht, eine Osteomyelitis verursachen. Vernachlässigte Stichverletzungen des Fußes können bereits innerhalb weniger Tage zu ausgedehnten tiefen Infektionen mit Fieber, Schmerzen, diffuser Schwellung und Rötung führen. Dabei ist v. a. die mittlere Muskelloge (S. 322) betroffen.

Therapie. Auf jeden Fall muss die Tetanusimmunisierung kontrolliert und ggf. aufgefrischt werden. Die Wunde wird gespült, die Hautränder scharf abgetragen, das nekrotische Gewebe am Wundgrund debridiert, wobei auch im Fuß verbliebene Fremdkörper zu entfernen sind. Nach dem Debridement bleibt die Wunde offen.

Bei Abszessen ist die operative Inzision und Entleerung indiziert. An das mittlere Kompartiment geht man am besten über einen medialen Schnitt heran, wobei der M. abductor hallucis nach plantar abgeschoben wird, sodass der kritische Gefäß- und Nervenstrang zu den Zehen gut dargestellt werden kann. Nekrotisches und infiziertes Gewebe wird debridiert, die Wunde ausgiebig gespült und offen gelassen. Zur Sanierung sind u. U. wiederholte Verbandwechsel oder aber Wiederholungsdebridements im Operationssaal erforderlich.

Zur Keimzüchtung wird ein Abstrich genommen. Bis zum Erregernachweis wird ein Breitbandantibiotikum verabreicht, danach entsprechend dem Antibiogramm eine gezielte Antibiose durchgeführt.

Infektionen des Fußes

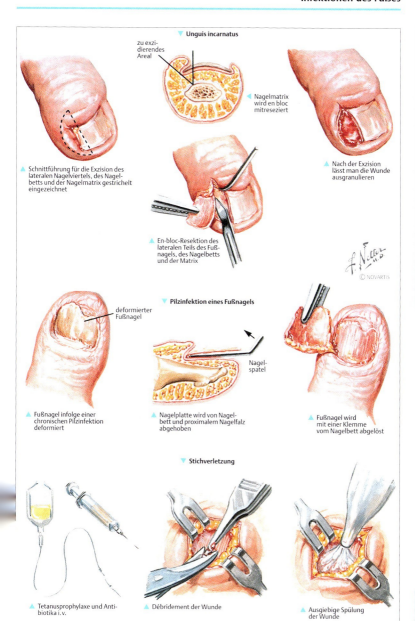

Fuß – Verletzungen

Frakturen der Processus

Processus anterior calcanei. Bei Adduktion und Plantarflexion des Fußes spannt sich das am Processus anterior calcanei ansetzende Lig. bifurcatum an. Dadurch kann eine Abrissfraktur des Processus anterior calcanei entstehen, wobei die Bruchfragmente in ihrer Größe von kleinen Knorpelabschlagfragmenten bis hin zu großen, bis in das Kalkaneokuboidalgelenk ziehenden Bruchstücken reichen. Bei stärkerer Verschiebung der Fragmente verbleibt eine Gelenkflächeninkongruenz und eine posttraumatische Arthrose. Infolgedessen sind größere, gelenktragende Fragmente zur Wiederherstellung der Gelenkflächenkongruenz zu reponieren und durch Kirschner-Drähte zu sichern. Kleine Abrissfrakturen des Processus anterior calcanei konsolidieren sich mitunter nicht und verursachen dann persistierende Schmerzen, die sich durch die operative Entfernung des nicht konsolidierten Fragments beheben lassen.

Processus medialis calcanei. Frakturen sind selten und meist Folge eines direkten Schlags gegen die mediale Fersenfläche. Dabei ist das Bruchfragment nur selten disloziert, sodass die Fraktur i. d. R. nach 6-wöchiger Ruhigstellung in einem Gipsverband heilt. Spätfolgen sind selten.

Frakturen des Tuber calcanei

Meist handelt es sich um monofragmentäre knöcherne Abrisse der Achillessehne (sog. Entenschnabelfraktur). Als Unfallmechanismen kommen die gewaltsame Dorsalextension des Fußes oder die abrupte Kontraktion der Mm. gastrocnemius und soleus, durch die an der Achillessehne eine enorme Zugkraft wirksam wird, in Betracht. Stark dislozierte Fragmente sind zur Wiederherstellung der Arbeitslänge der kräftigen Achillessehne operativ zu reponieren und zu fixieren.

Frakturen des Sustentaculum tali

Durch Aufspringen auf die Ferse bei hochgradiger Inversionsstellung des Fußes kann eine isolierte Fraktur des Sustentaculum tali zustande kommen. Sie ist meist nicht disloziert und konsolidiert sich nach 6-wöchiger Ruhigstellung in einem Gipsverband.

Fraktur des Corpus calcanei

Bei axialer Belastung wie z. B. beim Aufspringen oder Aufprallen auf der Ferse kann der Talus in das Fersenbein getrieben werden, wodurch der Fersenbeinkörper von einer oder mehreren Bruchlinien gesprengt wird. Ist das Subtalargelenk dabei nicht betroffen, d. h., bleibt die Kongruenz seiner Gelenkflächen erhalten, kann die Fraktur mit gutem Erfolg geschlossen behandelt werden.

Im akuten Stadium sind Bettruhe, Hochlagerung des Fußes und Druckverbände zur Minderung der Schwellung angezeigt. Sobald die Schwellung abgeklungen ist, wird ein Unterschenkelgipsverband anmodelliert, womit das Gehen mit Unterarmgehstützen allerdings nur unter Teilbelastung, also unter entlastendem Zehen-Boden-Kontakt erlaubt ist. Als Alternative können nach Abklingen der akuten Schwellung auch ein Kompressionsverband oder -strumpf und eine frühfunktionelle Bewegungstherapie verordnet werden, um die Funktion des Subtalargelenks zu erhalten. Bis zur Konsolidierung der Fraktur, die relativ rasch erfolgt, da der Fersenbeinkörper aus Spongiosa besteht, sind Unterarmgehstützen zu verwenden.

Mitunter verbreitert sich das Fersenbein durch die Fraktur. Das daraus resultierende Impingement der Fibularissehnen verursacht dann chronische Tendinitis. Bei erheblicher Verbreiterung der Ferse können die mediale und die laterale Wand des Fersenbeins unter Narkose manuell in ihre ursprüngliche Lage gebracht werden. Wichtig ist es auch bei den extraartikulären Kalkaneusfrakturen, die Funktion des Sprunggelenks zu erhalten. Durch die starken Schwellungen mit Vernarbungen und Kontrakturen der Weichteile ist die Beweglichkeit des Gelenks eingeschränkt. Dadurch wird seine Stoßdämpferfunktion beim Gehen und Laufen reduziert. Infolgedessen ist eine längere Immobilisierung im Gipsverband zu vermeiden. Vielmehr empfiehlt sich eine frühfunktionelle Übungstherapie unter Teilbelastung, sobald die Beschwerden es zulassen.

Extraartikuläre Kalkaneusfrakturen

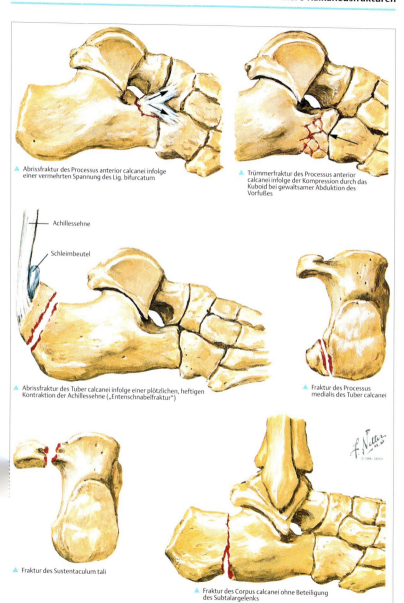

▲ Abrissfraktur des Processus anterior calcanei infolge einer vermehrten Spannung des Lig. bifurcatum

▲ Trümmerfraktur des Processus anterior calcanei infolge der Kompression durch das Kuboid bei gewaltsamer Abduktion des Vorfußes

▲ Abrissfraktur des Tuber calcanei infolge einer plötzlichen, heftigen Kontraktion der Achillessehne („Entenschnabelfraktur")

▲ Fraktur des Processus medialis des Tuber calcanei

▲ Fraktur des Sustentaculum tali

▲ Fraktur des Corpus calcanei ohne Beteiligung des Subtalargelenks

Fuß – Verletzungen

Häufigkeit und Ätiologie

Intraartikuläre Kalkaneusfrakturen machen 60% aller Verletzungen des Fußskeletts aus. Etwa 75% aller Kalkaneusfrakturen beziehen ein Gelenk mit ein. Der übliche Unfallmechanismus besteht in einem Sturz aus größerer Höhe mit Aufprall auf der Ferse, dem das aus Spongiosa aufgebaute Fersenbein nicht standhalten kann. Infolgedessen wird der Talus in den Kalkaneus getrieben, wodurch eine intraartikuläre Fraktur des Subtalargelenks entsteht. Begleitverletzungen der Sprunggelenke, des Unterschenkels oder gar der Lendenwirbelsäule sind nicht ungewöhnlich.

Frakturformen

Primär- und Sekundärfraktur. Intraartikuläre Kalkaneusfrakturen weisen meist 2 Bruchlinien auf. Die *Primärfraktur* durchzieht die hintere Facette des Subtalargelenks und lässt 2 Fragmente, nämlich ein anteromediales und ein posterolaterales, entstehen. Oft ist daneben auch eine *Sekundärfraktur* vorhanden, die in 2 Formen vorkommt:
- Verläuft der sekundäre Bruchspalt vom Subtalargelenk rückwärts durch den Tuber calcanei, liegt eine Fraktur vom „Tongue"-Typ vor.
- Zieht er hingegen vom Subtalargelenk zur Tuberhinterseite, resultiert eine Fraktur vom „Joint-depression"-Typ.

Je weiter der Talus in den Fersenbeinkörper getrieben wird, desto stärker verdrehen sich die Bruchfragmente, sodass die Kongruenz an der hinteren Facette des Subtalargelenks verloren geht und das laterale Profil des Fersenbeins verschoben wird.

Tubergelenkwinkel. Zur Beurteilung der Fersenbeinform wird der Tubergelenkwinkel nach Böhler herangezogen. Er wird von einer Geraden durch den Processus anterior und den höchsten Punkt der hinteren Gelenkfacette des Kalkaneus und einer Parallelen zur kranialen Kortikalis des Tuber calcanei gebildet und beträgt normalerweise 25–40°, verkleinert sich jedoch bei Frakturen auf 0° oder nimmt einen negativen Wert an. Sowohl mit der geschlossenen als auch mit der offenen Reposition muss die Normalisierung des Tubergelenkwinkels angestrebt werden.

Therapie

Das Subtalargelenk wirkt beim Gehen als Stoßdämpfer. Hat es seine Funktion eingebüßt, bereitet das Gehen auf unebenem Boden Schwierigkeiten. Infolgedessen muss die bei Kalkaneusfrakturen verloren gegangene Kongruenz der Gelenkflächen wiederhergestellt werden. Da das Fersenbein jedoch aus Spongiosa aufgebaut ist, lassen sich die Fragmente oft nicht ohne weiteres anatomisch exakt reponieren.

Essex-Lopresti-Technik. Mitunter gelingt die Reposition einer dislozierten Fraktur vom „Tongue"-Typ mit Hilfe der Technik nach Essex-Lopresti. Dabei wird ein Steinmann-Nagel in das dislozierte, zungenförmige Fragment eingeschlagen und dieses in seine anatomische Lage gedreht. In dieser wird das reponierte Tuberfragment dadurch gehalten, dass der Steinmann-Nagel über den primären Bruchspalt hinweg weiter eingeschlagen wird.

Offene Reposition. Als Alternative kommt zur anatomisch exakten Einstellung des Subtalargelenks die offene Reposition und Osteosynthese in Betracht. Über einen lateralen Zugang können sowohl das zungenförmige als auch das Impressionsfragment dargestellt und durch Rotation in ihrer anatomischen Lage eingestellt werden. Mitunter ist zusätzlich eine mediale Inzision erforderlich. Mit der offenen Reposition und Osteosynthese wird darüber hinaus die Wiederherstellung der normalen Fersenbreite angestrebt, um ein persistierendes Impingement der Fibularissehnen und eine chronische Tendinitis zu vermeiden. Nach der Reposition verbleibt im Fersenbeinkörper häufig ein ausgedehnter knöcherner Defekt, der mit Knochenspänen aufgefüllt werden muss. Das Repositionsergebnis wird mit Schrauben und/oder Klammern gesichert. Auch wenn die offene Reposition und Osteosynthese bei schweren Zertrümmerungen Schwierigkeiten bereiten, muss alles versucht werden, um die Kongruenz des Subtalargelenks wiederherzustellen und eine übungsstabile Osteosynthese für die frühfunktionelle Therapie zu gewährleisten.

Komplikationen. Zu den Komplikationen intraartikulärer Kalkaneusfrakturen gehören die Arthrose des Subtalar- bzw. Kalkaneokuboidalgelenks, schmerzhafte Spornbildungen am Fersenbein und die persistierende Tendinitis der Fibularissehnen.

Intraartikuläre Kalkaneusfrakturen

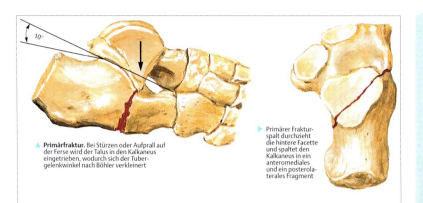

▲ **Primärfraktur.** Bei Stürzen oder Aufprall auf der Ferse wird der Talus in den Kalkaneus eingetrieben, wodurch sich der Tubergelenkwinkel nach Böhler verkleinert

▶ Primärer Frakturspalt durchzieht die hintere Facette und spaltet den Kalkaneus in ein anteromediales und ein posterolaterales Fragment

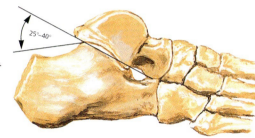

▶ **Tubergelenkwinkel nach Böhler.** Wird von einer Geraden durch den Processus anterior calcanei und den höchsten Punkt an der hinteren Kalkaneusfacette und einer Parallelen zur kranialen Kortikalis des Tuber calcanei gebildet und beträgt physiologischerweise 25°–40°

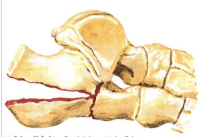

▲ **Sekundärfraktur.** Durchzieht meist den Tuber calcanei und bildet ein zungenförmiges Fragment (Fraktur vom „Tongue"-Typ)

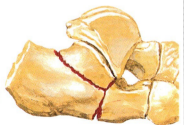

▲ Bei dorsal durch den Kalkaneus ziehendem Frakturspalt liegt eine Fraktur vom „Joint-depression"-Typ vor

Untere Extremität

Fuß – Verletzungen

Verletzungen des Chopart-Gelenks (A.)

Als Chopart-Gelenk werden das Talonavikular- und das Kalkaneokuboidalgelenk bezeichnet, die gemeinsam für die Pro- und Supination des Mittelfußes sowie für eine gewisse Dorsalextension und Plantarflexion zuständig sind.

Frakturformen. Häufigster Unfallmechanismus am Mittelfuß ist die Längsstauchung, die entweder zu einer Kompressionsfraktur des Kuboids oder zu einer vertikalen Fraktur des Navikularekörpers führt. Die Luxation des gesamten Chopart-Gelenks mit Plantarverschiebung des Vorfußes kommt seltener vor und findet sich meist in Kombination mit Abriss- oder Kompressionsfrakturen der benachbarten Knochen. Sie erfordert wegen der Gefährdung der in den Vorfuß ziehenden Blutgefäße eine unverzügliche Reposition. Abrissfrakturen der Tuberositas ossis navicularis werden durch den kräftigen Zug der Tibialis-posterior-Sehne an ihrer Insertion an der Tuberositas verursacht. Nur bei der seltenen erheblichen Dislokation ist die offene Reposition mit Osteosynthese erforderlich, da sich die Funktion der Tibialis-posterior-Sehne nur dadurch wiederherstellen lässt.

Prognose. Da die meisten Frakturen in dieser Region ein Gelenk betreffen, besteht auch bei sofortiger Reposition das Risiko einer posttraumatischen Arthrose im Spätverlauf. Persistierende Schmerzen und Schwellungen können dann Indikation für eine Arthrodese sein.

Verletzungen des Lisfranc-Gelenks (B.)

Ätiologie. Das Lisfranc-Gelenk ist durch direkte, indirekte und zertrümmernde Gewalteinwirkung gefährdet, durch die viele unterschiedliche Verletzungen zustande kommen, wobei kaum jemals eines der 5 Teilgelenke isoliert betroffen ist.

Die Metatarsalebasen luxieren typischerweise infolge einer axialen Belastung bei Plantarflexion des Fußes. Aufgrund der gegenüber den übrigen 4 Metatarsalia weiter proximal artikulierenden Basis des Metatarsale II besitzt das Lisfranc-Gelenk eine gewisse Stabilität und vermag Ab- und Adduktionskräften einigermaßen standzuhalten. Plantar werden die Metatarsalia an ihren Basen von einem kräftigen Band zusammengehalten, dorsal ist der Bandapparat hingegen relativ schwach. Dementsprechend treten Luxationen an den Metatarsalebasen auch meist dorsal auf. Bei Quetschung des Mittelfußes durch direkte Gewalteinwirkung entsteht i.d.R. eine Fraktur der Basis des Metatarsale II in Kombination mit einer Luxation bzw. Subluxation eines oder aber auch aller anderen Tarsometatarsalgelenke.

Klassifikation. Für Verletzungen des Lisfranc-Gelenks sind verschiedenste Klassifikationen angegeben worden. In einer der gängigsten wird zwischen homolateralen, isolierten und divergierenden Luxationen unterschieden (**B.**). Neben diesen Deformitäten in der Frontalen findet sich meist auch eine Verschiebung der Metatarsalebasen nach dorsal. Mitunter sind auch proximalere Strukturen betroffen, und zwar im Sinne einer Luxation bzw. Subluxation der gelenkigen Verbindung zwischen den Cuneiformia und einer Begleitfraktur des Kuboids oder des Navikulare.

Therapie. Voraussetzung für eine anatomisch exakte Reposition ist die exakte Einstellung der medialen Kante der Metatarsale-II-Basis gegenüber der medialen Kante des Cuneiforme mediale, die Einstellung der Basis des Metatarsale IV gegenüber der medialen Gelenkfläche des Kuboids und die Korrektur jedweder dorsalen Verschiebung der Metatarsalebasen.

Mit Hilfe der Zehenextension lässt sich meist eine ausreichende Reposition erzielen, die allerdings mit perkutanen Kirschner-Drähten gesichert werden muss. Die Drähte bleiben bis zur Abheilung der Weichteile und Konsolidierung der Fraktur an der Basis des Metatarsale II etwa 6 Wochen lang in situ. Bei Trümmerbrüchen wirken mitunter die an der Basis des Metatarsale II interponierten Fragmente als Repositionshindernis und müssen operativ entfernt werden, damit der Schaft des Metatarsale II korrekt eingestellt werden kann, denn seine achsengerechte Stellung ist ausschlaggebend für die Rekonstruktion des Lisfranc-Gelenks.

Schmerzen im Spätverlauf auftretende posttraumatische Arthrosen lassen sich am besten durch eine Versteifung des Gelenks beseitigen.

Verletzungen des Chopart- und Lisfranc-Gelenks

A. Verletzungen des Chopart-Gelenks

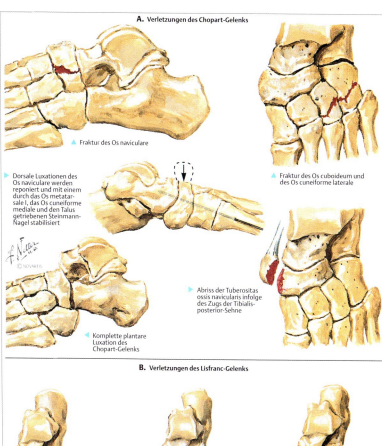

Fraktur des Os naviculare

Dorsale Luxationen des Os naviculare werden reponiert und mit einem durch das Os metatarsale I, das Os cuneiforme mediale und den Talus getriebenen Steinmann-Nagel stabilisiert

Fraktur des Os cuboideum und des Os cuneiforme laterale

Abriss der Tuberositas ossis navicularis infolge des Zugs der Tibialis-posterior-Sehne

Komplette plantare Luxation des Chopart-Gelenks

B. Verletzungen des Lisfranc-Gelenks

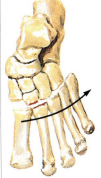

Homolaterale Luxation. Alle 5 Metatarsalia weichen in die gleiche Richtung ab. Die Basis des Metatarsale II ist frakturiert

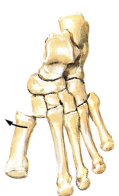

Isolierte Luxation. Ein oder zwei Metatarsalia sind bei anatomisch korrekter Stellung der übrigen Mittelfußknochen luxiert

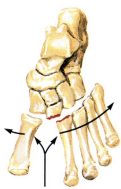

Divergierende Luxation. Os metatarsale I nach medial luxiert, die übrigen Mittelfußknochen nach superolateral

Fuß – Verletzungen

Metatarsaleschaftfrakturen

Sie entstehen meist durch einen direkten Schlag gegen den Vorfuß. Da sie i. d. R. kaum disloziert sind, lassen sie sich erfolgreich mit einer 6-wöchigen Ruhigstellung in einem Unterschenkelgehgips behandeln.

Bei erheblicher Verschiebung der Fragmente weicht das Metatarsaleköpfchen nach dorsal oder plantar ab, wodurch die Belastbarkeit beeinträchtigt wird. Bei stärkerer Verschiebung des Metatarsaleköpfchens nach plantar bildet sich direkt unter diesem eine schmerzhafte Schwiele, bei stärkerer Verschiebung nach dorsal entstehen hingegen infolge der Überbelastung unter den übrigen Metatarsaleköpfchen Schwielen. In derartigen Fällen ist zur korrekten Einstellung des Metatarsaleköpfchens in einer für die Belastbarkeit günstigen Stellung die geschlossene oder auch offene Reposition angezeigt. Metatarsaleschaftfrakturen bieten eine ausgezeichnete Heilungstendenz. Bei adäquater Reposition ist kaum mit Spätfolgen zu rechnen.

Frakturen der Metatarsale-V-Basis

Häufigste Frakturform in dieser Lokalisation ist die Abrissfraktur mit Knochenfragment, die zwar meistens nur wenig disloziert ist, aber ohne Osteosynthese oft sekundär disloziert.

Die Fraktur im proximalen Schaftteil des Metatarsale V ist bei Läufern und Spitzensportlern häufig (wahrscheinlich als Ermüdungsfraktur). Sie besitzt generell eine schlechte Heilungstendenz. Dementsprechend oft findet sich auch eine schmerzhafte Pseudarthrose. Die Behandlung besteht initial in einer 6-wöchigen unbelasteten Immobilisierung im Gipsverband. Lässt die Röntgenkontrolle danach keine Konsolidierung erkennen, ist mitunter eine Schraubenosteosynthese mit Knochenspanbolzung angezeigt.

Sesambeinfrakturen

Durch ein direktes Trauma oder eine repetitive Belastung kann es zu einer Fraktur eines der beiden Sesambeine unterhalb des Metatarsale-I-Köpfchens kommen. Sie findet sich meist bei Sportlern oder Tänzern infolge der wiederholten Belastung der Strecksehnen, in die die Sesambeine eingebettet sind, und äußern sich in einem Dauerschmerz über den Sesambeinen. Sesambeinfrakturen haben eine schlechte Heilungstendenz. Voraussetzung für die Konsolidierung ist die Ausschaltung der ursächlichen repetitiven Belastung. Dies wird i. d. R. mit einem Unterschenkelgipsverband und einer Zehenstützplatte erreicht, die mindestens 2 Monate lang getragen werden müssen. Nur wenn die Konsolidierung vollends ausbleibt, ist zur Beseitigung der Schmerzen die operative Entfernung der Fragmente erforderlich. Sie gilt allerdings als Mittel der letzten Wahl, zumal dadurch die Funktion der Strecksehnen beeinträchtigt werden kann.

Zehenfrakturen

Zehenfrakturen sind häufig, heilen jedoch meist ohne Spätkomplikationen. Sie sind anfangs ausgesprochen schmerzhaft und in den ersten 3–4 Wochen stark behindernd. Bei fehlender oder nur geringer Dislokation reicht zur Behandlung die Heftpflasterfixierung an der Nachbarzehe (sog. „buddy taping"). Bis zur Schmerzfreiheit sind Analgetika, Unterarmgehstützen und Stützschuhe zu empfehlen. Frakturen der Großzehe können durch einen Unterschenkelgehgips geschützt werden. Dislozierte Frakturen werden durch Längszug reponiert. Da die Reposition meist stabil gelingt, kann sie ebenfalls durch Heftpflasterfixierung an der Nachbarzehe gehalten werden. Bei den seltenen instabilen Frakturen der Zehenglieder ist eine perkutane Kirschner-Draht-Spickung angezeigt.

Verletzungen des 1. Metatarsophalangealgelenks

An diesem kommen v. a. bei Sportlern und Balletttänzern häufig Zerrungen, aber auch eindeutige Luxationen vor. Infolge der wiederholten extremen Dorsalextension reißt schließlich die plantare Gelenkkapsel. Die dadurch verursachten Schmerzen machen das Laufen sowie die sportliche Betätigung und das Tanzen unmöglich. Manifeste Luxationen und Zerrungen müssen geschient werden, damit die Gelenkkapsel ausheilen kann. Unter einer etwa 4-wöchigen Ruhigstellung in einem Gipsverband heilen die Weichteile so weit ab, dass Laufen, Springen und Tanzen wieder möglich werden.

Verletzungen der Metatarsalia und Zehen

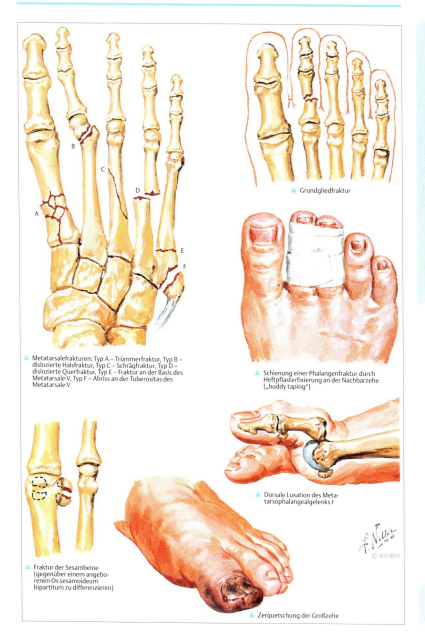

Metatarsalefrakturen: Typ A – Trümmerfraktur, Typ B – dislozierte Halsfraktur, Typ C – Schrägfraktur, Typ D – dislozierte Querfraktur, Typ E – Fraktur an der Basis des Metatarsale V, Typ F – Abriss an der Tuberositas des Metatarsale V

Grundgliedfraktur

Schienung einer Phalangenfraktur durch Heftpflasterfixierung an der Nachbarzehe („buddy taping")

Fraktur der Sesambeine (gegenüber einem angeborenen Os sesamoideum bipartitum zu differenzieren)

Dorsale Luxation des Metatarsophalangealgelenks I

Zerquetschung der Großzehe

Fuß – Operationen

Zum Repertoire der Vorfußrekonstruktion bei der chronischen Polyarthritis gehören:
- die sorgfältig auszuführende Gelenkresektion,
- die Wiederherstellung der Weichteilbalance,
- die Stellungskorrektur der Zehen,
- bei einigen Operationsmethoden die Interposition von Geweben oder Implantaten in die Gelenke.

Zugang

Der Zugang zum seitlichen Vorfuß ist über einen Querschnitt am Fußrücken an der Basis der 2.–5. Zehe möglich, wobei die am Fußrücken längs verlaufenden Venen geschont werden müssen. Mit einer gleichzeitigen Tendotomie der Strecksehnen wird eine bessere Darstellung gewährleistet. Die durchtrennte Sehne heilt allerdings nicht, wenn die Weichteile am Fußrücken kontrakt und die Metatarsophalangealgelenke luxiert sind.

Der dorsale Zugang zu der 2.–5. Zehe ist insofern kritisiert worden, als die Zehen dabei oft noch Jahre nach der Operation „abstehen" und instabil bleiben. Daher wird bei den neueren Methoden eine Osteosynthese mit Kirschner-Drähten durchgeführt, womit die postoperative Instabilität in Grenzen gehalten, zugleich aber auch die Achsenstellung der Zehen gebessert und die Heilung der Weichteile und die Bildung eines bindegewebigen Gelenks gefördert werden kann.

Resektion

Vor der Resektion müssen unbedingt alle Metatarsalköpfchen und -hälse der 2.–5. Zehe bzw. bei Luxation der Basen der Grundglieder nach dorsal, die keinen direkten Zugang zu den Metatarsalhälsen erlaubt, die Basen der Grundglieder der 2.–5. Zehe dargestellt werden. Anschließend werden die Metatarsalköpfchen sparsam reseziert, wobei darauf zu achten ist, dass die Länge der Ossa metatarsalia von der 2. bis zur 5. Zehe zunehmend abnimmt. Der Schnitt wird an den Hälsen nach plantar geführt, sodass fußsohlenseitig eine angeschrägte, glatte und damit belastungsgerechte Fläche entsteht. Scharfe Kanten an den Schnittflächen, die bei Belastung schmerzen könnten, werden mit einer Raspel oder Feile sorgfältig abgetragen. An der Kleinzehe wird lediglich die Strecksehne durchtrennt und das Metatarsalköpfchen reseziert, wobei die plantare und die laterale Fläche angeschrägt werden, um eine seitliche Druckbelastung des distalen Metatarsalstumpfs zu vermeiden.

Besonderheiten

Hammerzehen. Bei einer fixierten Beugefehlstellung der 2.–5. Zehe (Hammerzehen) geht der Zehengliedteilresektion eine passive Manipulation voraus, allerdings ohne Hyperextension. Nach der manuellen Osteoklase, die einen wesentlichen Bestandteil der Operation darstellt und möglicherweise die Rezidivrate verringert, werden die 2., 3. und 4. Zehe debasiert.

Durchblutungsstörungen. Bei schweren Durchblutungsstörungen oder Vernarbungen nach vorausgegangenen Operationen werden die Großzehe und die Metatarsophalangealgelenke der 2.–5. Zehe über 3 dorsale Längsschnitte dargestellt.

Rheumafuß. Der Rheumafuß mit stark nach plantar vorspringenden Metatarsalköpfchen, Hammerzehen und einer Hypertrophie der sohlenseitigen Haut sowie der Unterhaut- und synovialen Gewebe erfordert u. U. einen plantaren Zugang. Über diesen ist die Teilresektion der Grundphalangen technisch schwieriger; die Metatarsalköpfchen können jedoch i. d. R. suffizient abgetragen werden. Ausschlaggebend bei dieser Technik ist die Haut- und Weichteilexision. Beim Verschluss des nach Entfernung eines 1,5–2 cm breiten elliptischen Hautstreifens verbleibenden Hautdefekts werden die luxierten Zehen in eine gegenüber den Retentionsstümpfen der Metatarsalschäfte physiologischere Stellung gedrängt.

Hohlfußdeformitäten. Sie sind bei einer chronischen Polyarthritis selten und treten meist bei Kindern mit juveniler chronischer Arthritis auf. Die Operationsmethode geht auf die von Hoffman (1912) für den Lähmungshohlfuß beschriebene Methode zurück: anstelle der Debasierung werden dabei die distalen Ossa metatarsalia relativ ausgiebig reseziert. Durch die daraus resultierende Abflachung der Längswölbung wird nicht nur Schmerzfreiheit an den Ossa metatarsalia erzielt, sondern auch das Aussehen des Hohlfußes gebessert.

Operationen bei Vorfußdeformitäten

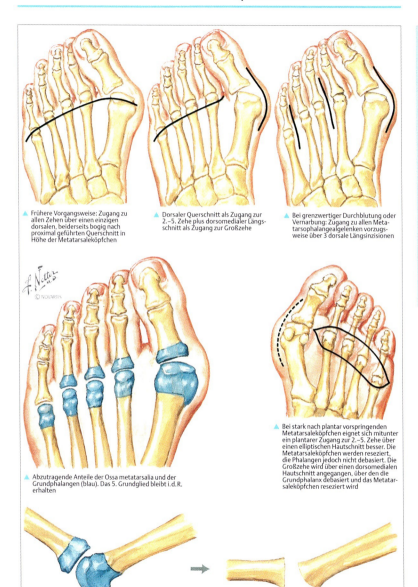

▲ Frühere Vorgangsweise: Zugang zu allen Zehen über einen einzigen dorsalen, beiderseits bogig nach proximal geführten Querschnitt in Höhe der Metatarsaleköpfchen

▲ Dorsaler Querschnitt als Zugang zur 2.–5. Zehe plus dorsomedialer Längsschnitt als Zugang zur Großzehe

▲ Bei grenzwertiger Durchblutung oder Vernarbung: Zugang zu allen Metatarsophalangealgelenken vorzugsweise über 3 dorsale Längsinzisionen

▲ Abzutragende Anteile der Ossa metatarsalia und der Grundphalangen (blau). Das 5. Grundglied bleibt i.d.R. erhalten

▲ Bei stark nach plantar vorspringenden Metatarsaleköpfchen eignet sich mitunter ein plantarer Zugang zur 2.–5. Zehe über einen elliptischen Hautschnitt besser. Die Metatarsaleköpfchen werden reseziert, die Phalangen jedoch nicht debasiert. Die Großzehe wird über einen dorsomedialen Hautschnitt angegangen, über den die Grundphalanx debasiert und das Metatarsaleköpfchen reseziert wird

▲ Zur Erzielung einer relativ flachen, belastungsgerechten Auflagefläche werden alle Resektionsflächen angeschrägt. Als Alternative können Silasticimplantate eingesetzt werden

Fuß – Operationen

Indikation

In der Behandlung rheumatisch bedingter Vorfußdeformitäten ist zur Rekonstruktion des Metatarsophalangealgelenks der Großzehe die Resektionsarthroplastik in Kombination mit einem Silasticimplantat möglich. Die Endoprothesen nach Swanson (sog. Silastic-Spacer) dienen nicht nur zur Stabilisierung und Stellungskorrektur des Gelenks, sondern wirken auch als Platzhalter, um den sich durch Verkapselung eine fibröse Gelenkkapsel bildet.

Technik

Resektion. Die Gelenkkapsel wird dorsolateral Y-förmig inzidiert („Mercedes-Stern-Schnitt"). Der dadurch geschaffene Kapsellappen bietet zusätzliche Stabilität und sichert so die Stellungskorrektur der Großzehe. Wie viel Knochen vom Metatarsalköpfchen und vom Grundglied abgetragen werden muss, richtet sich nach dem Längenverhältnis der Großzehe zu den anderen Zehen und nach dem für die anatomisch korrekte Einstellung der Zehe erforderlichen Platzbedarf. Das Metatarsalköpfchen wird distal der Schaftverbreiterung so reseziert, dass eine plane, medial etwas abgeschrägte Fläche entsteht, wodurch beim Einbringen des beweglichen Implantats für eine leichte Varisierung der in Valgusstellung stehenden Großzehe gesorgt ist. Bei ausgeprägtem Spreizfuß muss das erste Metatarsalköpfchen oft ausgiebiger reseziert werden, um einem Halluxrezidiv vorzubeugen. Am Grundglied wird möglichst sparsam reseziert: nur der Knorpel und gerade so viel Knochen wird entfernt, dass eine plane Fläche entsteht, aber der Ansatz der kurzen Beugesehnen erhalten bleibt. Erweist es sich als notwendig, doch mehr Knochen abzutragen, werden die kurzen Beugesehnen mit Nähten an der Basis des Grundgliedes fixiert, um einer Hammerzehenbildung vorzubeugen.

Implantation. Nach der Aufbereitung des Markkanals am Os metatarsale und am Zehengrundglied wird das längste Implantat, das, ohne im Scharnierteil zu voluminös zu sein, gerade noch passt, im Gegensatz zu den biegsamen Scharnierimplantaten für das Metatarsophalangealgelenk „mit dem Kopf nach unten" eingeführt. In umgekehrter Lage bietet es nämlich bessere Dorsalextensionsmöglichkeiten für die Großzehe. Ist das Os metatarsale oder die Grundphalanx zu kurz, wird der Implantatschaft so weit gekürzt, dass der Markkanal nicht noch nach distal eröffnet wird, das Implantat aber stabil im Knochen verankert werden kann. Danach wird die Großzehe in korrigierter Stellung leicht varisiert mit einer sorgfältigen Kapselraffnaht gesichert.

Tendotomie. Mitunter wird in der gleichen Sitzung auch die Sehne des M. extensor hallucis longus neu eingestellt. Dazu erfolgt die Tendotomie in schrägem Verlauf proximal des Metatarsophalangealgelenks. Nach der Wundheilung und Regeneration der Sehne stellt sich an der Großzehe wieder eine relativ normale Streckfunktion ein.

Komplikationen

Die heutigen Silasticimplantate zeichnen sich durch eine ausgezeichnete Haltbarkeit aus, sodass bei lege artis ausgeführter Operation wenig Implantatverlagerungen oder -frakturen zu befürchten sind. Mitunter tritt jedoch infolge des Abriebs an scharfen Knochenkanten eine als „Abriebsynovialitis" bezeichnete entzündliche Reaktion auf, die die Explantation erforderlich macht. (Abriebsynovialitiden kommen meist bei den einsteiligen Silasticimplantaten vor, die heute für die Rekonstruktion des Metatarsophalangealgelenks der Großzehe bei der chronischer Polyarthritis nicht mehr zur Anwendung gelangen.) Nach Entfernung des Implantats verbleibt funktionell eine Resektionsarthroplastik.

Nachbehandlung

Durch die Fixierung mit den Kirschner-Drähten können kleine Zehengefäße abgeknickt werden (Kinking). Daher ist eine sorgfältige Kontrolle der Zehendurchblutung und ggf. ihre Begradigung durch Längszug an der Zehe notwendig. In der Nachbehandlungszeit werden die Verbände zunehmend entfernt, und der Vorfuß kann mehr und mehr belastet werden. Die Zehen werden dann bis zur 6. postoperativen Woche durch Tapes redressiert.

Resektionsarthroplastik mit Implantaten

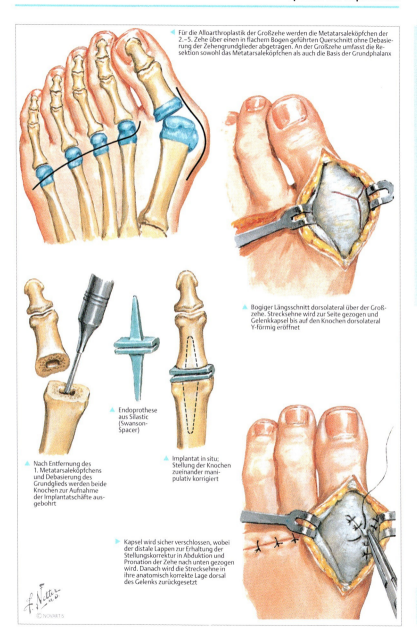

Für die Alloarthroplastik der Großzehe werden die Metatarsaleköpfchen der 2.–5. Zehe über einen in flachem Bogen geführten Querschnitt ohne Debasierung der Zehengrundglieder abgetragen. An der Großzehe umfasst die Resektion sowohl das Metatarsaleköpfchen als auch die Basis der Grundphalanx

▲ Bogiger Längsschnitt dorsolateral über der Großzehe. Strecksehne wird zur Seite gezogen und Gelenkkapsel bis auf den Knochen dorsolateral Y-förmig eröffnet

▲ Endoprothese aus Silastic (Swanson-Spacer)

▲ Nach Entfernung des 1. Metatarsaleköpfchens und Debasierung des Grundglieds werden beide Knochen zur Aufnahme der Implantatschäfte ausgebohrt

▲ Implantat in situ; Stellung der Knochen zueinander manipulativ korrigiert

▶ Kapsel wird sicher verschlossen, wobei der distale Lappen zur Erhaltung der Stellungskorrektur in Abduktion und Pronation der Zehe nach unten gezogen wird. Danach wird die Strecksehne in ihre anatomisch korrekte Lage dorsal des Gelenks zurückgesetzt

Untere Extremität

Fuß – Operationen

Indikation. Eine Operationsindikation besteht immer dann, wenn die Deformität nicht mehr passiv korrigiert werden kann oder sich die Schmerzbeschwerden trotz konservativer Therapie (S. 326) verstärken.

Vorausgehende Vorfußkorrektur. Sind sowohl der Vor- als auch der Rückfuß betroffen, wird zuerst der Vorfuß korrigiert, da dabei bessere Erfolgsaussichten bestehen als bei der Rückfußrekonstruktion und die Vorfußdeformitäten i. d. R. auch schmerzhafter sind.

Arthrodese des Talonavikulargelenks

Sie findet ihre Hauptindikation bei Schmerzbeschwerden am Subtalar- oder Talonavikulargelenk ohne stärkere Valgusdeformität des Rückfußes. Über eine kurze mediale Inzision werden die Gelenkflächen denudiert, und die Adaptation der Knochenflächen wird mit Draht- oder Klammernähten fixiert. Zur Sicherung können Spongiosablöcke aus der Umgebung, meist aus der Tuberositas ossis navicularis, eingebracht werden. Beckenkammspongiosa muss dazu nur selten entnommen werden. Das Gelenk wird etwa 8 Wochen lang im Gipsverband ruhig gestellt. Mit der Belastung kann allerdings bereits früher begonnen werden.

Die alleinige Arthrodese des Subtalargelenks besitzt aufgrund der Progredienz des Leidens am Rückfuß nur begrenzten Wert. Ihr gegenüber hat sich die frühzeitige Versteifung des Talonavikulargelenks als erfolgreicher erwiesen.

Tripelarthrodese

Sie stellt bei schmerzhaftem rheumatischem Rückfuß mit einer fixierten Valgusdeformität nach wie vor die Methode der Wahl dar. Da bei lateraler Schnittführung über dem Sinus tarsi oft Komplikationen vonseiten der Haut auftreten, empfiehlt sich als Zugang die vertikale Inzision vom lateralen Malleolus zur Basis des Os metatarsale V in Kombination mit einem medialen Schnitt über dem Talonavikulargelenk. Wie bei der Arthrodese des Talonavikulargelenks können auch dabei Knochentransplantate eingelagert werden, und zwar vorzugsweise Spongiosaautotransplantate aus dem Beckenkamm oder aus der Umgebung, mit denen die Gelenke gedübelt oder gebolzt und dann mit Klammern fixiert werden. Der Rückfuß soll dabei leicht valgisiert werden, da damit die beste Belastbarkeit erzielt wird. Bei der chronischen Polyarthritis ist dafür Sorge zu tragen, dass der Rückfuß mit dem Sprunggelenk im Lot steht und nicht mit dem Knie, das sich häufig in außenrotierter Valgusstellung befindet. Das Gelenk wird zunächst in einem nicht belastbaren Gipsverband ruhig gestellt. Nach 4–6 Wochen kann es nach und nach beim Gehen belastet werden. Der knöcherne Durchbau ist i. d. R. nach 2–4 Monaten abgeschlossen.

Sind mehrere Rückfußgelenke, darunter die Sprunggelenke, betroffen, wird zunächst zur Stabilisierung eine Tripelarthrodese durchgeführt, woran später eine Alloarthroplastik oder eine totale Fusion angeschlossen wird. Bei schwerer Deformität des Rückfußes mit ausgeprägter Osteoporose der Sprunggelenke bietet die pantalare Arthrodese (Tripelarthrodese mit totaler Sprunggelenkversteifung; Quadrupelarthrodese) Aussicht auf Erfolg.

Alloarthroplastik des Sprunggelenks

Sowohl die totale Fusion als auch der alloplastische Ersatz der Sprunggelenke bleiben schwersten Rheumafällen vorbehalten. Die Arthrodese des oberen Sprunggelenks findet zwar als etabliertes Verfahren im breiten Rahmen Anwendung. Der alloplastische Gelenkersatz ist beim rheumatischen Sprunggelenk jedoch insofern vorzuziehen, als mit der Versteifung offenbar die Schmerzbeschwerden an den anderen Rückfußgelenken zunehmen. Allerdings kann sich der Sprunggelenksatz nach wie vor nicht mit der Hüft- und Knieendoprothetik messen. Obwohl die meisten Rheumatiker körperlich kaum aktiv sind, ist es nach 5- bis 10-jähriger Liegedauer immer wieder zur Auslockerung und zum Versagen von Prothesenteilen gekommen. Außerdem erweisen sich Rückzugsoperationen mit Gelenkversteifung technisch als ausgesprochen schwierig und sind nicht immer erfolgreich. Somit ist die Arthrodese des Sprunggelenks nach wie vor als Standardverfahren anzusehen.

Rekonstruktion von Rückfußdeformitäten

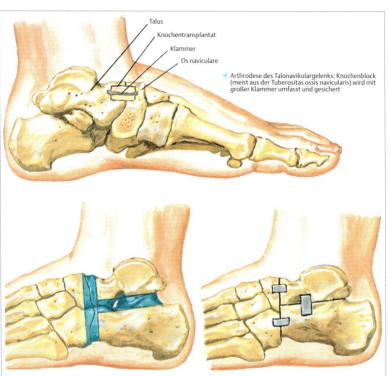

Arthrodese des Talonavikulargelenks: Knochenblock (meist aus der Tuberositas ossis navicularis) wird mit großer Klammer umfasst und gesichert

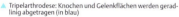

▲ Tripelarthrodese: Knochen und Gelenkflächen werden geradlinig abgetragen (in blau)

▲ Tripelarthrodese abgeschlossen: Spongiosaschnittflächen in Apposition mit 3 großen Klammern fixiert

▶ Alloarthroplastik des oberen Sprunggelenks: Bleibt unbeherrschbaren Fällen vorbehalten. Wird oft nach vorausgegangener Tripelarthrodese durchgeführt

Tibiakomponente

Taluskomponente

▶ Komponenten in situ: Stifte werden über einen ventralen Zugang in tiefe, in die entsprechenden Knochen eingefräste Rillen eingeführt

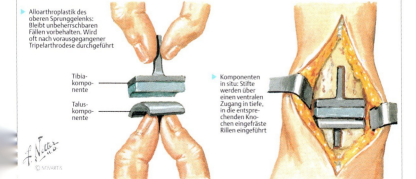

Untere Extremität

Interposition der Plantaraponeurose zur Rekonstruktion der 2.–5. Zehe (A.)

Mit den Interpositionsarthroplastiken konnten die Rekonstruktionsmöglichkeiten des Vorfußes erweitert werden.

Plantaraponeurose. Die Plantaraponeurose stellt sich als dicke fibrokartilaginäre Platte dar, die funktionell und anatomisch der Palmaraponeurose im Bereich der Metakarpophalangealgelenke der Hand entspricht. Sie ist plantar über den Grundgliedern der 2.–5. Zehe leicht aufzufinden, kann nach proximal umgeschlagen und nach Resektion der Metatarsophalangealgelenke in den Defekt interponiert werden. Die Methode kommt nicht in Frage, wenn das Grundglied nicht debasiert wird oder die Plantaraponeurose extrem stark ausgedünnt ist.

Ziel der Methode. Bei der chronischen Polyarthritis weichen die Beugesehnen des Vorfußes oft nach fibular ab. Mit der Interposition der Plantaraponeurose und der zusätzlichen Sicherung des Interponats im Metatarsalschaft mit Kirschner-Drähten wird nicht nur eine Lagekorrektur der Beugesehnen, sondern zugleich auch eine funktionell und kosmetisch befriedigende Situation an der Zehe erreicht. Auch die Qualität der damit geschaffenen fibrösen Gelenkverbindung soll damit verbessert werden.

Vorgehen bei eingeschränkter Durchblutung. Bei eingeschränkter Durchblutung, z. B. bei einer rheumatisch bedingten Vaskulitis oder bei diabetogenen Gefäßerkrankungen, entfällt die Kirschner-Draht-Fixierung, da dadurch die Durchblutung noch weiter gemindert werden könnte. Als Alternative bietet sich die Nahtfixierung der interponierten Plantaraponeurose am distalen Ende des Os metatarsale durch kleine Bohrlöcher an. Damit wird eine frühzeitige postoperative Mobilisierung gewährleistet, die besonders bei alten Patienten von Vorteil ist.

Kapselinterposition zur Rekonstruktion der Großzehe (B.)

Ziel der Methode. Mit der Standardmethode der medialen Kapselinterposition nach Teilresektion des Grundglieds am Metatarsophalangealgelenk der Großzehe kann ein robustes, schmerzfreies Gelenk mit einer zufriedenstellenden Bewegungsfreiheit geschaffen werden.

Zugang und Resektion. Über einen dorsomedialen Längsschnitt werden das 1. Metatarsalköpfchen und das Grundglied der Großzehe im proximalen Drittel bzw. in der proximalen Hälfte dargestellt. Das Metatarsalköpfchen wird reseziert und die Resektionsfläche so modelliert, dass am 1. und 2. Os metatarsale gleiche Längenverhältnisse geschaffen werden. Gleichzeitig wird die Grundphalanx debasiert. Wie viel Knochen abgetragen werden muss, hängt von der gewählten Operationsmethode ab, nämlich davon, ob eine einfache Resektionsarthroplastik (S. 344), eine Alloarthroplastik (S. 346) oder eine Interpositionsarthroplastik geplant ist.

Sesambeine. Die Sesambeine werden plantar vom 1. Metatarsalköpfchen abgelöst, sodass sie nach proximal gleiten und damit unter dem ummodellierten distalen Os metatarsale als Last aufnehmende Elemente wirken können. Geschieht dies nicht, ergibt sich im Bereich des resezierten Metatarsophalangealgelenks selbst bei Einbringen eines Implantats eine ungleichmäßig verteilte und damit schmerzhafte Belastung. Reseziert werden die Sesambeine nur bei degenerativen Veränderungen am Knochen, bei einer hypertrophen Osteophytose oder einer Ankylose.

Kapselinterposition. In das neu geschaffene Metatarsophalangealgelenk wird nur ein Teil des normalerweise redundanten medialen Kapselgewebes interponiert. Der verbleibende Teil der medialen Kapsel wird gerafft, womit nicht nur ein sicherer Wundverschluss, sondern auch eine Stellungskorrektur der Großzehe erzielt werden kann. Obwohl das Kapselinterponat heute i. d. R. mit Kirschner-Drähten gesichert wird, ist auch eine Sicherung der Korrektur durch Naht über dem distalen Ende des 1. Os metatarsale möglich. Wie bei der Rekonstruktion der 2.–5. Zehe gewährleistet die Drahtfixierung jedoch eine bessere Stellungskorrektur der Großzehe und fördert die Weichteilheilung sowie die Bildung eines fibrösen Gelenks.

Interpositionsarthroplastik der 2.–5. Zehe

A. Arthroplastik der 2.–5. Zehe mit Interposition der Plantaraponeurose

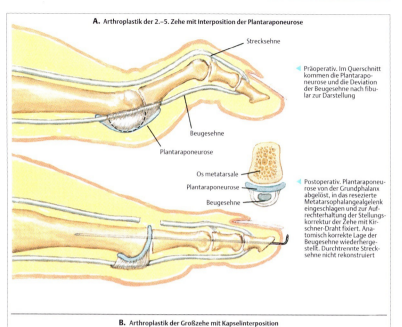

◁ Präoperativ. Im Querschnitt kommen die Plantaraponeurose und die Deviation der Beugesehne nach fibular zur Darstellung

◁ Postoperativ. Plantaraponeurose von der Grundphalanx abgelöst, in das resezierte Metatarsophalangealgelenk eingeschlagen und zur Aufrechterhaltung der Stellungskorrektur der Zehe mit Kirschner-Draht fixiert. Anatomisch korrekte Lage der Beugesehne wiederhergestellt. Durchtrennte Strecksehne nicht rekonstruiert

B. Arthroplastik der Großzehe mit Kapselinterposition

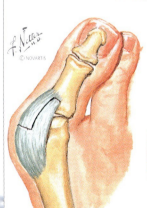

▲ Kapsel inzidiert. Ein Teil von der Basis des Grundgliedes abgelöst

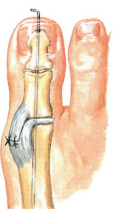

▲ Nach Gelenkresektion wird ein Kapselanteil zwischen den Resektionsflächen am Knochen eingeschlagen und mit Kirschner-Draht fixiert. Der verbleibende Teil wird zum Gelenkverschluss und zur Sicherung der Stellungskorrektur herangezogen

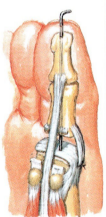

▲ Die Ablösung der Sehnen des M. flexor hallucis brevis an ihrer Insertion am Grundglied ermöglicht eine Proximalverschiebung der Sesambeine und damit deren Lastaufnahme unter dem neu geschaffenen Metatarsophalangealgelenk

Operationen bei Hallux valgus

Keller-Operation bei Hallux valgus mit Exostosenbildung (A.). Die Keller-Operation kommt vorwiegend bei Hallux valgus mit ausgeprägter Steifigkeit und hochgradigen arthrotischen Veränderungen am 1. Metatarsophalangealgelenk zur Anwendung, ist jedoch nicht indiziert, wenn eine gelenkerhaltende Operation möglich erscheint oder der Hallux valgus mit einem Metatarsus primus varus kombiniert ist. Sie bringt zwar Schmerzfreiheit und vermag die Großzehendeformität zu korrigieren, hinterlässt aber ein geschwächtes Pseudogelenk mit verkürzter Großzehe. Nach Eröffnung des Gelenks und Exostosenabmeißelung wird die proximale Hälfte des Grundgliedes reseziert und die redundante Gelenkkapsel in das Gelenk interponiert und über dem Metatarsalköpfchen vernäht. Postoperativ wird die Großzehe in der korrigierten Stellung bandagiert.

Operation nach McBride. Als Weichteiloperation ist sie beim mäßiggradigen Hallux valgus indiziert. Von einem medialen und einem lateralen Hautschnitt über dem 1. Metatarsophalangealgelenk wird über der Exostose und dem 1. Metatarsalköpfchen ein am Grundglied gestielter, V-förmiger Kapsellappen aufgeklappt. Das in die Sehne des M. flexor hallucis brevis eingelagerte laterale Sesambein kann ggf. über den lateralen Schnitt entfernt werden. Der Sehnenspiegel des M. adductor hallucis wird an seiner Insertion am Grundglied abgelöst und lateral auf den Hals des Os metatarsale I versetzt. Die Exostose und der verdickte Schleimbeutel werden über die mediale Inzision entfernt. Die Kapsel des Gelenks wird gerafft, um die Stellungskorrektur der Großzehe zu erhalten. Postoperativ ist 3 Wochen lang eine entsprechende Schienung indiziert.

Osteotomie nach Mitchell (Modifikation nach Hammond). Mit der Osteotomie nach Mitchell lässt sich die Varusfehlstellung im distalen Anteil des Metatarsalschafts korrigieren.
Der Zugang für die Bildung des medialen Kapsellappens und die Abtragung der Exostose entspricht der Technik nach McBride, allerdings ohne den lateralen Schnitt. Der Metatarsalhals wird doppelt osteotomiert, wobei die proximale Osteotomie bis in den lateralen Kortex hinein erfolgt. Das distale Fragment wird so weit nach lateral verlagert, dass es mit der Stufe im lateralen Kortex des proximalen Fragments einrastet. In der Modifikation nach Hammond wird die Doppelosteotomie nicht mit paralleler, sondern mit auseinander laufender Schnittführung durchgeführt. Dies ergibt eine leicht nach außen gewinkelte Stellung der Fragmente, die die Varusfehlstellung des Os metatarsale vermindert.

Arthrodese des 1. Metatarsophalangealgelenks. Die Arthrodese ist als Primäroperation des Hallux valgus genauso möglich wie nach nicht erfolgreicher anderer Hallux-valgus-Operation. Das Metatarsalköpfchen wird zu einem stumpfen Konus modelliert und in eine in die Grundgliedbasis gefräste konische Öffnung inseriert. Danach werden die beiden Knochen verschraubt. Wichtig ist die richtige Dosierung der Dorsalextension der Zehe, die sich nach der vom Patienten üblicherweise getragenen Absatzhöhe richtet. Der Fuß muss bis zur stabilen Versteifung geschützt bleiben.

Operation bei fixierter Hyperextension der Großzehe (B.)

Diese Deformität kann mit einer Arthrodese des Interphalangealgelenks der Großzehe korrigiert werden. Als Alternative kommt die Frakturierung des Knochens im Sinne einer Osteoklasie in Betracht. In beiden Fällen wird die Großzehe mit einem Kirschner-Draht oder einer Schraube in Neutralstellung fixiert.

Operation bei fixierter Beugefehlstellung der 2.–5. Zehe (C.)

Die Korrektur von fixierten Beugefehlstellungen bzw. Hammerzehen erfolgt durch Resektion des proximalen Interphalangealgelenks oder nur des distalen Anteils des Grundglieds in Kombination mit einer Tendotomie der Strecksehnen und einer Kirschner-Draht-Fixierung. In besonders leichten Fällen reicht die über eine kleine Inzision auszuführende Tendotomie der Strecksehnen mit passiver Zehenmanipulation zur Begradigung aus.

Operationen von Zehendeformitäten

A. Keller-Operation zur Korrektur eines Hallux valgus mit Exostosenbildung

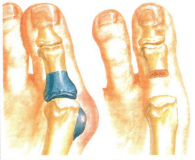

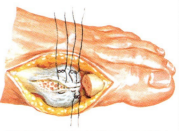

▲ Redundante Gelenkkapsel und Periost vom Grundglied umgeschlagen, in das Gelenk interponiert und über dem Metatarsaleköpfchen vernäht (falls erforderlich, Fixierung mit Stift)

▲ Etwa die Hälfte des Grundgliedes und die Exostose (blau markiert) werden reseziert, und die Zehe wird begradigt

B. Fixierte Hyperextension der Großzehe

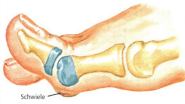

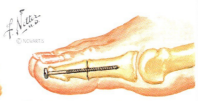

▲ Zehe begradigt, Gelenk versteift und mit Schraube fixiert. Lässt Schwiele abheilen

▲ Gelenk teilweise reseziert (blau markierte Anteile)

C. Fixierte Beugefehlstellung der 2.–5. Zehe (Metatarsophalangealgelenke unauffällig)

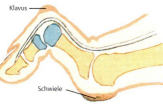

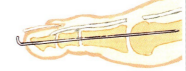

▲ Zehe mit oder ohne Kirschner-Draht-Fixierung eingestellt. Strecksehnentendotomie über dem Metatarsophalangealgelenk. Bringt Schwiele und Klavus zum Abheilen

▲ Proximales Interphalangealgelenk reseziert (blau markierte Anteile)

▶ Bei besonders leichten Fällen reicht oftmals eine transkutane Extensorentendotomie ohne Knochenresektion in Kombination mit einer manipulativen Begradigung der Zehe aus

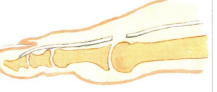

Fuß – Operationen

Zehenamputation (A.)

Bei Verletzungen oder chronischen Infekten besteht nicht selten die Indikation zur Amputation eines Zehenendgliedes. Dazu bietet sich die Technik nach Syme an, die einen endbelastbaren Stumpf schafft. Dieser wird wie bei der klassischen tiefen Unterschenkelamputation nach Syme mit einem langen Fußsohlenhautlappen gedeckt. Der Nagel und die Nagelmatrix werden entfernt, um das Nachwachsen verstümmelter Nagelfragmente zu unterbinden, das Endglied wird teilreseziert. Zur Deckung des Stumpfes wird ein langer Fußsohlenhautlappen nach dorsal hochgeschlagen und möglichst spannungsfrei mit dem Fußrückenhautlappen vereinigt. Die Fußsohlenhaut ist i.d.R. besser durchblutet, robuster und besser belastbar als die dünnere Haut am Fußrücken.

Zehenstrahlamputation

Ist bei einer Verletzung oder Infektion die gesamte Zehe in Mitleidenschaft gezogen, kann mit der Resektion des betroffenen Zehenstrahls, also der Zehe plus dem Metatarsalekopf und -schaft, v.a. bei Eingriffen an den Zehen II bis V die Funktionsfähigkeit des Fußes erhalten werden (**B.**). Auch die Resektion des ersten Strahls ergibt eine brauchbare Funktion, allerdings mit deutlicher Krafteinbuße beim Abstoßen. Die Fußsohlenhaut wird erhalten; die Wunde sollte möglichst auf dem Fußrücken verschlossen werden.

Transmetatarsale Amputation (C.)

Die Absetzung des Vorfußes in Höhe der Mittelfußknochen gehört zu den häufigsten Amputationen bei diabetogenen Vorfußinfektionen und schweren Vorfußtraumen. Dabei liegt der Hautschnitt an der Fußsohle etwas weiter distal als auf dem Fußrücken, sodass die Wunde auf dem Fußrücken verschlossen werden kann. Damit wird eine bessere Belastbarkeit erzielt.
Meist werden die Mittelfußknochen im Halsteil abgesetzt, zur Gewährleistung eines spannungsfreien Wundverschlusses mitunter aber auch weiter proximal. Der Knochen wird glatt im Bogenschnitt durchtrennt, wobei der Stumpf am Metatarsaleschaft II am längsten sein soll. Plantar werden die Knochen außerdem abgeschrägt, um zu verhindern, dass scharfe Knochenspitzen gegen die Fußsohle drücken. Mit dem Verschluss der tiefen Faszie über dem Knochenende wird ein gut belastbares Kissen geschaffen.
Amputationen in dieser Höhe bieten den großen Vorteil, dass ausreichend Knochen erhalten bleibt, sodass die Patienten mit normalen Schnürschuhen und einer Schaumstoffeinlage im Zehenfach gehen können. Eine spezielle Prothese ist i.d.R. nicht erforderlich.

Amputation nach Syme (Modifikation nach Wagner)

Von Syme wurde eine Technik zur Exartikulation im Sprunggelenk unter Belassung des Fersenkissens angegeben. Die Modifikation nach Wagner beinhaltet ein zweizeitiges Vorgehen:
- Bei der Erstoperation wird das Fußskelett reseziert. Dabei wird zunächst der Talus dargestellt und aus dem Sprunggelenk gelöst. Dann wird der Kalkaneus scharf aus dem Fettpolster an der Fußsohle herauspräpariert. Das Fettpolster sowie die A. und der N. tibialis posterior werden sorgsam geschont. Nach der Auslösung des Fußskeletts aus dem Amputationsstumpf wird der Fußsohlenlappen gemeinsam mit dem plantaren Fersenkissen locker mit dem ventralen Hautlappen bei eingelegtem Drain vereinigt.
- Die Zweitoperation wird nach dem Abheilen der Lappen durchgeführt, also i.d.R. 6–10 Wochen später. Dabei werden die Malleolen nach Darstellung des Sprunggelenks von medial und lateral abgetragen. Nach abgeschlossener Knochenheilung haften das plantare Fettkissen und die intakte Rückfußsohlenhaut am distalen Ende der Tibia an.

Der Hauptvorteil der Syme-Amputation liegt darin, dass sowohl die Fußsohlenhaut als auch das Fersenkissen erhalten werden. Damit ist der Amputationsstumpf ohne Schutz endbelastbar, sodass der Amputierte trotz der Verkürzung der Restgliedmaße kurze Strecken auch ohne Prothese gehen kann.

Fußamputationen

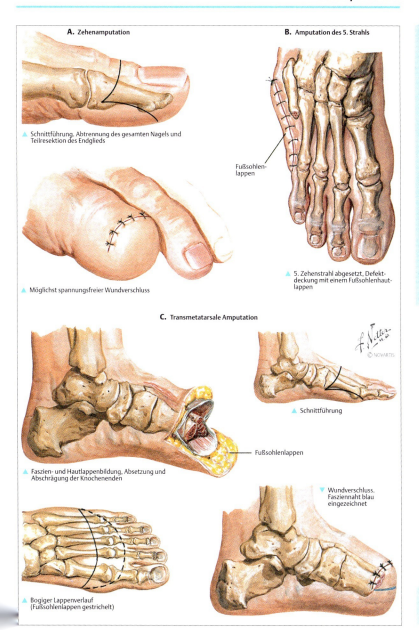

A. Zehenamputation

▲ Schnittführung. Abtrennung des gesamten Nagels und Teilresektion des Endglieds

▲ Möglichst spannungsfreier Wundverschluss

B. Amputation des 5. Strahls

Fußsohlenlappen

▲ 5. Zehenstrahl abgesetzt, Defektdeckung mit einem Fußsohlenhautlappen

C. Transmetatarsale Amputation

Fußsohlenlappen

▲ Schnittführung

▲ Faszien- und Hautlappenbildung, Absetzung und Abschrägung der Knochenenden

▼ Wundverschluss. Fasziennaht blau eingezeichnet

▲ Bogiger Lappenverlauf (Fußsohlenlappen gestrichelt)

Fuß – Fehlbildungen

Ätiologie, Epidemiologie, Klinik und Röntgenbefunde

Beim angeborenen Klumpfuß (Pes equinovarus) handelt es sich um eine Strukturfehlbildung des Fußes, bei der der gesamte Fuß in Spitzfußstellung plantarflektiert (Pes equinus) ist; der Vorfuß und die Ferse befinden sich in Inversions- bzw. Varusstellung. Die Deformität tritt ein- oder auch doppelseitig bei 1 von 800 Geburten auf und betrifft Jungen wesentlich häufiger als Mädchen. Bei Mädchen ist die Deformität aber meist stärker ausgeprägt und lässt sich insbesondere bei Doppelseitigkeit schwerer korrigieren. Das gehäufte Auftreten bei den Kindern und Enkelkindern Betroffener spricht für eine erbliche Komponente. Die genaue Ätiologie ist jedoch nicht bekannt.

Formen. Zu unterscheiden sind der idiopathische Klumpfuß, der in verschiedensten Ausprägungsgraden vorkommt, und der Fehlbildungsklumpfuß, z. B. im Rahmen einer Arthrogrypose, der als hochgradige Deformität fast immer frühzeitig radikal operativ korrigiert werden muss.

Charakteristika. Kennzeichnend für den angeborenen Klumpfuß sind:
- die pathologische Beziehung der Knochen zueinander,
- die pathologische Knochengröße und -form (wodurch der idiopathische Klumpfuß selbst nach der Korrektur stets verkleinert und deformiert ist),
- Kontrakturen und Verkürzungen der die Knochen miteinander verbindenden Bänder und der an den Knochen ansetzenden Muskeln und Sehnen,
- fast obligat eine ausgeprägte mediale Verbiegung am Talushals und -kopf, die auch nach Korrektur bis zu einem gewissen Grad bestehen bleibt,
- gestörte enchondrale Knochenbildung und Entwicklung an den Knochenkernen der Ossa tarsalia.

Therapie

Manipulation. Mit der Behandlung muss sofort nach der Geburt begonnen werden. An erster Stelle steht in jedem Fall die Korrektur durch vorsichtige und schrittweise Manipulation (Redressement) und die Gipsversorgung (anfangs zirkulär, später Schienen), um das Korrekturergebnis zu halten. Sowohl bei der Manipulation als auch beim Eingipsen kommt es v.a. auf eine exakte Technik an. Die Manipulation soll sooft wie möglich durchgeführt werden (Gipsintervalle anfangs ca. 2- bis 4-mal wöchentlich). Bei suffizientem Resultat kann nach ca. 3 Monaten auf eine Schienenbehandlung mit täglichen Manipulationen durch die angeleiteten Eltern oder Physiotherapeutin umgestellt werden. Bis zum Abschluss des Wachstums ist ein Klumpfuß regelmäßig zu kontrollieren und zu behandeln.

Operative Korrektur. Bei der Operation wird die Fehlstellung der Knochen und Gelenke zueinander angestrebt, indem Bänder und Sehnen verlängert werden. Dafür steht eine Reihe von Techniken und Verfahren zur Verfügung.

Zu verlängern sind im Fuß meist die Pars tibionavicularis des Lig. mediale (deltoideum), die Sehne des M. tibialis posterior, die Gelenkkapsel des Talonavikular- und des Subtalargelenks sowie das Lig. interosseum, mitunter auch die langen Zehenbeuger. Dies wird durch eine Innenrandentfaltung („medial release") erzielt. Besteht gleichzeitig auch eine deutliche Hohlfußdeformität, werden mit dem sog. „plantar medial release" auch die kontrakten plantaren Muskeln entlastet.

Der Spitzfuß wird durch die Rückfußentwicklung („posterior release") korrigiert. Dabei wird die Achillessehne verlängert, die Sprunggelenkkapsel sowie die Ligg. talofibulare und calcaneofibulare und die Pars tibiotalaris posterior des Lig. mediale werden durchtrennt, und die Syndesmosis tibiofibularis wird dorsal gespalten. Häufig müssen „medial release" und „posterior release" kombiniert werden.

Nach der operativen Korrektur werden der Fuß und das Sprunggelenk in einem gut gepolsterten Oberschenkelgips immobilisiert. Zur Wundinspektion und Kontrolle des Korrekturergebnisses wird der Gipsverband nach der 1. und nach der 2. Woche gewechselt. Danach wird ein fester sitzender Gips mit nur geringer Fütterung angelegt. Dieser wird nach 6 bis 12 Wochen durch Fixierungsschienen oder -bandagen ersetzt, die mehrere Monate lang, bei refraktären Fällen, v. a. beim arthrogrypotischen Klumpfuß, mehrere Jahre lang getragen werden müssen.

Klumpfuß

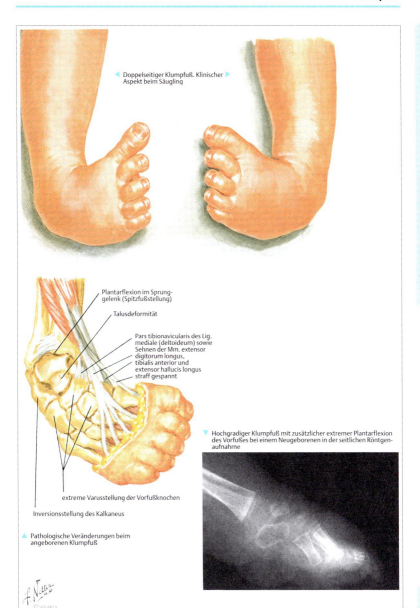

◄ Doppelseitiger Klumpfuß. Klinischer ►
Aspekt beim Säugling

Plantarflexion im Sprunggelenk (Spitzfußstellung)

Talusdeformität

Pars tibionavicularis des Lig. mediale (deltoideum) sowie Sehnen der Mm. extensor digitorum longus, tibialis anterior und extensor hallucis longus straff gespannt

▼ Hochgradiger Klumpfuß mit zusätzlicher extremer Plantarflexion des Vorfußes bei einem Neugeborenen in der seitlichen Röntgenaufnahme

extreme Varusstellung der Vorfußknochen

Inversionsstellung des Kalkaneus

▲ Pathologische Veränderungen beim angeborenen Klumpfuß

Untere Extremität

Fuß – Fehlbildungen

Ätiologie

Die Ätiologie konnte bislang nicht völlig geklärt werden. Da es sich aber um eine angeborene Fehlform handelt, ist eine genetische Grundlage wahrscheinlich.

Klinik und Röntgenbefunde

Obwohl der angeborene Talus verticalis bereits bei der Geburt manifest ist, wird er aufgrund der oberflächlichen Ähnlichkeit mit dem Hackenfuß beim Säugling oft nicht diagnostiziert. Die Bezeichnung Schaukelfuß leitet sich vom klinischen Erscheinungsbild her, nämlich von der Valgusstellung der Ferse und der Konvexität der Fußsohle. Schaukelfüße kommen wesentlich seltener vor als Klumpfüße. Fast immer sind dabei auch andere angeborene Fehlbildungen vorhanden, darunter Klumpfüße, Syndaktilien, ein neuromuskuläres Syndrom und eine lumbosakrale Agenesie.

Wie beim angeborenen Klumpfuß stehen die Knochen nicht nur in Fehlbeziehung zueinander, sondern weisen auch in ihrer Größe und Form und an ihren Gelenkflächen pathologische Veränderungen auf. Die fuß- und sprunggelenknahen Bänder, Muskeln und Sehnen sind kontrakt, wodurch die Knochen starr fixiert werden.

Auffällig an dieser paradoxen Fehlform ist die Plantarflexion (Pes equinus) des Rückfußes und Sprunggelenks bei dorsalextendiertem Mittel- und Vorfuß. Der Talus steht steil. Das Os naviculare ist in einer nach dorsal subluxierten oder luxierten Stellung am oberen Ende des Taluskopfs und -halses fixiert. Diese Fehlstellung ist auf Röntgenaufnahmen des Fußes im seitlichen Strahlengang ohne weiteres aufgrund der vermehrten Dichte an der Vorderseite des Talushalses nachweisbar, die dem luxierten Talonavikulargelenk entspricht.

Therapie

Die Kombination einer Dorsalextension des Vorfußes mit einer Plantarflexion des Rückfußes macht faktisch immer eine operative Korrektur notwendig, wobei aufgrund der paradoxen Komponenten der Schaukelfußdeformität nicht nur die dorsalen, sondern auch die ventralen Bänder und Sehnen (Strecker und Dorsalextensoren) teils verlängert, teils durchtrennt werden müssen.

Konservative Redression. Mit Korrekturmaßnahmen muss begonnen werden, sobald die Diagnose gestellt ist. In aller Regel wird es sich dabei um eine operative Korrektur handeln, obwohl mitunter die konservative Redressions- und Fixationsbehandlung gelingen mag. Diese dehnt auf jeden Fall die Haut am Fußrücken und verlängert passiv jene Sehnen, die den Vorfuß und die Zehen in Dorsalextension bringen. Bei der späteren operativen Korrektur lässt sich dadurch der Hautschnitt leichter schließen und kann sich u. U. die Verlängerung der Streckersehnen erübrigen.

Mit der Redression wird eine Plantarflexion des Fußes angestrebt. Dazu wird der Fuß wöchentlich ohne Gewalt plantarflektiert und in dieser Stellung so lange mit einem Gipsverband fixiert, bis eine maximale Plantarflexion erreicht ist.

Operative Korrektur. Die operative Korrektur ist unmittelbar nach Abschluss der Redressions- und Fixationsbehandlung anzusetzen, wenn das Kind dann zumindest 3 Monate alt ist, jedenfalls aber noch vor Beginn der Laufphase, da sie vor dem Laufalter wesentlich weniger kompliziert ist und auch bessere Ergebnisse bringt.

Der Korrektureingriff kann ein- oder zweizeitig erfolgen, zumal es nicht so sehr auf die Abfolge der einzelnen Behandlungsschritte ankommt als auf das Behandlungskonzept. Da der Vorfuß in achsengerechte Stellung zum Rückfuß gebracht werden muss, müssen das Talonavikular- und das Subtalargelenk reponiert und stabilisiert werden. Die dorsalen Sprunggelenkstrukturen müssen entfaltet werden, um die Spitzfußstellung des gesamten Fußes zu beheben.

Im Laufalter ist zur Erreichung und Erhaltung eines stabilen Subtalargelenks oft eine subtalare extraartikuläre Arthrodese erforderlich, die bei kleineren Kindern nur selten in Betracht kommt.

Postoperativ wird der Fuß 3 Monate lang in einem Gipsverband ruhig gestellt und danach mehrere Monate mit einer gut passenden Sprunggelenk-Fuß-Orthese geschient.

Schaukelfuß

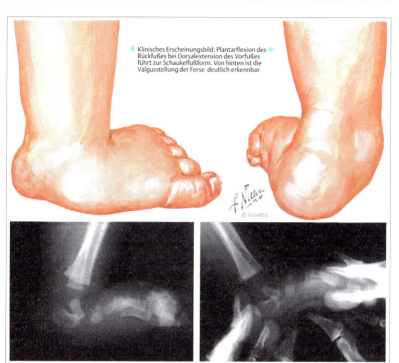

◀ Klinisches Erscheinungsbild: Plantarflexion des Rückfußes bei Dorsalextension des Vorfußes führt zur Schaukelfußform. Von hinten ist die Valgusstellung der Ferse deutlich erkennbar ▶

▲ Röntgenaufnahme im seitlichen Strahlengang: Steilstand des Talus (Talus verticalis), Plantarflexion des Rückfußes und Dorsalextension des Vorfußes

▲ Aus der Röntgenaufnahme wird deutlich, dass die Fehlstellung des Rückfußes durch forcierte Plantarflexion des Vorfußes nicht korrigierbar ist

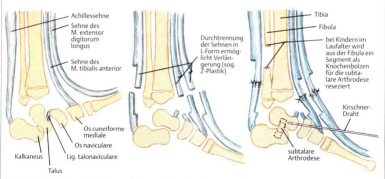

▲ Typische Fehlbeziehung der Knochen und Gelenke zueinander. Steilstand des Talus, Equinusstellung des Rückfußes und Dorsalextension des Vorfußes

▲ Zur Wiederherstellung der anatomisch richtigen Lagebeziehungen werden straff gespannte Sehnen und Bänder durchtrennt

▲ Sehnen verlängert, Talonavikulargelenk mit Kirschner-Draht stabilisiert

Fuß – Fehlbildungen

Epidemiologie und Ätiologie

Der Hohlfuß ist insofern eine ungewöhnliche Deformität, als er verschiedenste Ursachen haben kann. Mit welcher Häufigkeit er vorkommt, ist nicht gesichert. Fest steht lediglich, dass er keineswegs selten ist. Er ist bei der Geburt kaum jemals erkennbar, sondern stellt sich erst allmählich während des Wachstums und der Reifung des kindlichen Fußes ein.

Nach der Ätiologie lassen sich 3 Gruppen unterscheiden:

- ➤ Lähmungshohlfuß infolge eines lähmungsbedingten gestörten Gleichgewichts der Muskulatur,
- ➤ die Hohlfußdeformität als Restzustand bei angeborenem Klumpfuß,
- ➤ der idiopathische Hohlfuß unbekannter Ursache.

Um eine entsprechende Behandlung zu gewährleisten, muss die Ursache geklärt werden. Dementsprechend ist bei Auftreten einer Hohlfußstellung an einem vorher normalen Fuß stets nach einer eventuellen neurologischen Grundkrankheit zu fahnden (z.B. Elektromyographie, Röntgendarstellung der lumbosakralen Wirbelsäule, Myelographie, Computertomographie oder Kernspintomographie zur Darstellung der Lendenwirbelsäule und des Kreuzbeins).

Klinik

Die Hohlfußdeformität setzt sich aus 2 Komponenten zusammen, nämlich der Varusstellung des Rückfußes und dem hochgesprengten Längsgewölbe (dementsprechend auch die Bezeichnung „cavovarus" im angloamerikanischen Schrifttum). Der Vorfuß, v.a. das Os metatarsale I, befindet sich in extremer Plantarflexion. Bei Kindern und Jugendlichen ist das steilgestellte Os metatarsale I das auffälligste Zeichen, nicht nur weil dadurch die stärkere Höhlung des Fußgewölbes zustande kommt, sondern auch weil dadurch unter Belastung die Ferse in Varusstellung gezwungen wird, sodass die Last primär vom Außenrand des Fußes aufgenommen wird. Ein weiteres charakteristisches Merkmal sind die Krallenzehen.

Therapie

Liegt die Ursache in einer operativ behebbaren neurologischen Grundkrankheit, ist diese zu behandeln, bevor die Fußfehlstellung korrigiert wird. Der Hohlfuß mit Varusstellung der Ferse muss meistens operativ angegangen werden. Gipsbehandlungen und Orthesen vermögen weder die Deformität zu korrigieren noch eine Progredienz zu verhindern.

Vor der operativen Korrektur muss die Elastizität des Vor- und Rückfußes geprüft werden. Das ist z.B. dadurch möglich, dass der Patient auf einem 4–5 cm hohen Holzbrett steht, wobei die Ferse und das Os metatarsale V aufgesetzt werden, das Os metatarsale I jedoch sozusagen „hängengelassen" wird. Dadurch fällt der Einfluss der fixierten Vorfußpronation auf den Rückfuß weg („Dreifußeffekt"). Kommt es dabei zu einer Valgisierung der Ferse, ist der Rückfuß elastisch (bei den meisten Kindern und Jugendlichen). Bleibt die Ferse hingegen in der Varusstellung, ist der Rückfuß kontrakt, und das eigentliche Problem liegt in der Pronationsstellung des Vorfußes.

Bei kleineren Kindern erfolgt die Korrektur im Sinne eines radikalen „plantar release". Ist der Hohlfuß als Restzustand bei angeborenem Klumpfuß anzusehen, besteht die Behandlung in einem „plantar medial release". Weiterbehandelt wird in beiden Fällen mit etappenweisen Redressionen und Retentionen im Gipsverband. Ein Sehnentransfer ist bei neurologischen Grundkrankheiten mit nachweislich gestörtem muskulären Gleichgewicht angezeigt. Dabei werden in den meisten Fällen die langen Zehenstrecker auf die Ossa metatarsalia (Technik nach Jones) oder auf die Ossa tarsalia (Technik nach Hibbs) versetzt. Mitunter wird mit der Versetzung der Sehne des M. fibularis longus auf die Basis des Os metatarsale V der beste Ausgleich erzielt.

Bei größeren Kindern und Jugendlichen reichen einfache Weichteileingriffe vielfach insofern nicht mehr aus, als bereits adaptive Veränderungen an den Knochen eingetreten sind. Ist der Rückfuß elastisch, muss die Weichteillösung mit einer Osteotomie des Os metatarsale I oder cuneiforme mediale kombiniert werden. Bei bereits kontrakten Weichteilen am Rückfuß im jugendlichen Alter ist eine Tripelarthrodese angezeigt, die in seltenen Fällen mit einer Vorfußosteotomie kombiniert werden muss.

Hohlfuß

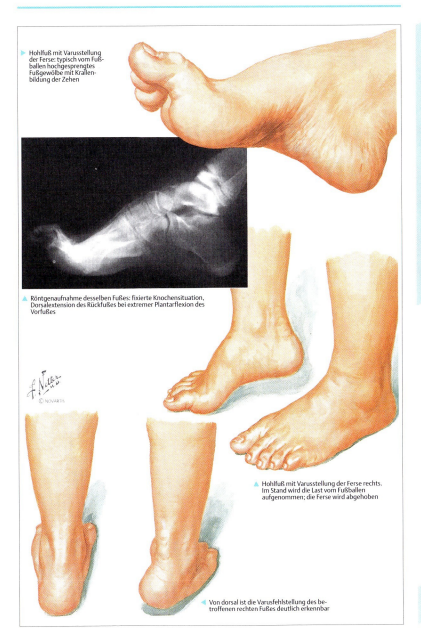

▶ Hohlfuß mit Varusstellung der Ferse: typisch vom Fußballen hochgesprengtes Fußgewölbe mit Krallenbildung der Zehen

▲ Röntgenaufnahme desselben Fußes: fixierte Knochensituation, Dorsalextension des Rückfußes bei extremer Plantarflexion des Vorfußes

▲ Hohlfuß mit Varusstellung der Ferse rechts. Im Stand wird die Last vom Fußballen aufgenommen; die Ferse wird abgehoben

◀ Von dorsal ist die Varusfehlstellung des betroffenen rechten Fußes deutlich erkennbar

Fuß – Fehlbildungen

Definition

Als „Pes calcaneovalgus" und „Pes planovalgus" wird im angloamerikanischen Schrifttum ein und dieselbe Fußfehlform, allerdings mit unterschiedlichem Manifestationsalter, bezeichnet. Beim *Pes calcaneovalgus* (Pes calcaneovalgus congenitus) handelt es sich um einen lockeren, nicht fixierten Plattfuß beim Säugling und Kleinkind, beim *Pes planovalgus* um eine analoge Deformität bei größeren Kindern und Jugendlichen. Beide sind nicht fixierte, haltungsbedingte Fehlformen unbekannter Ätiologie und Prävalenz, bei denen keine Strukturveränderungen vorhanden sind.

Klinik und Differenzialdiagnose

Beim Säugling und Kleinkind ist der klinische Befund eindeutig. Bei Dorsalextension des Fußes im Sprunggelenk lässt sich der Fußrücken nahezu bis an die Vorderseite der Tibia heranbringen. Die Fußsohle ist flach, der Rückfuß valgisch eingestellt und der Vorfuß abduziert. Bei oberflächlicher Betrachtung besteht eine ausgesprochene Ähnlichkeit mit dem Schaukelfuß (S. 358). Zur Abgrenzung hilft meist die Elastizität des Pes calcaneovalgus. Mitunter ist jedoch zur Sicherung der Diagnose eine röntgenologische Klärung erforderlich.

Der Pes planovalgus (Senkfuß) ist durch ein unter Belastung abgeflachtes oder aufgehobenes Längsgewölbe des Fußes bei valgisch eingestelltem Rückfuß und Plantarflexion sowie Innenrotation des Talus auf dem Kalkaneus gekennzeichnet. Mittel- und Vorfuß sind abduziert; mitunter ist die Achillessehne kontrakt. Bei Entlastung nimmt der Fuß wieder eine normale Form an. Auch beim Gehen auf Zehenspitzen oder auf den Fußballen weist das Fußgewölbe eine normale Höhlung auf.

Röntgenbefunde

Bei beiden Fehlformen finden sich an den Fußknochen normal ausgebildete Knochenkerne. Die einzige Auffälligkeit besteht röntgenologisch in der Fehlstellung der Knochen zueinander, die sich jedoch bei entsprechender Haltung oder bei Entlastung ohne weiteres reponieren lässt. Auf seitlichen Aufnahmen findet sich eine deutliche Divergenz der Längsachsen des Talus und des Kalkaneus, die einen verringerten Winkel zwischen sich einschließen (oft unter 30°). Eine ähnliche Abweichung der Längsachsen ist auch auf a.-p. Aufnahmen des belasteten Fußes zu erkennen.

Therapie

Der nicht fixierte Plattfuß macht meist keine Beschwerden. Ob er im Erwachsenenalter schmerzhaft werden wird, lässt sich nicht prognostizieren. Wenn sich im Laufe des Wachstums keine Spontankorrektur einstellt und irreversible adaptive Veränderungen eintreten, kann auch ein lockerer Plattfuß mitunter fixiert werden.

Die Behandlung des Plattfußes ist aus folgenden Gründen umstritten:

➤ Der nicht kontrakte Plattfuß lässt sich quantitativ nicht definieren.
➤ Es gibt keinen Apparat, der in vorhersehbarer Weise in das Wachstum und die Entwicklung eingreifen und damit die Endform des nicht fixierten Plattfußes beim Erwachsenen beeinflussen könnte.
➤ Es lässt sich objektiv schwer ermessen, inwieweit Schmerzen und eine Überbeanspruchung des Schuhwerks zumutbar sind.
➤ Die mit einer operativen Behandlung erzielbaren Resultate sind ausgesprochen schwer zu beurteilen.
➤ Es ist nicht erwiesen, dass ein nicht fixierter Plattfuß überhaupt behandlungsbedürftig ist.

Bei starker Abnützung der Schuhe, Beschwerden und hochgradiger Verformung erscheint in einigen wenigen Fällen eine Stützung, am besten mit einer individuellen Einlage, die in jedem Schuh getragen werden kann, gerechtfertigt.

Die operative Korrektur hat bei asymptomatischem, nicht fixiertem Plattfuß im Kindesalter keine Berechtigung. Bei Jugendlichen mit persistierenden, symptomatischen Plattfüßen, die das Tragen von Schuhwerk erschweren, haben sich einige wenige Eingriffe bewährt. Der seltene schmerzhafte kontrakte Plattfuß muss allerdings aggressiver behandelt werden. Dies geschieht meist mit einer Triplearthrodese, mit der die Deformität korrigiert und die Schmerzsymptomatik behoben werden kann.

Plattfuß

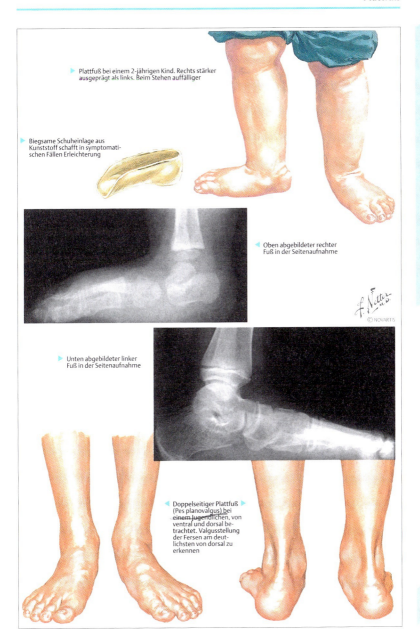

- Plattfuß bei einem 2-jährigen Kind. Rechts stärker ausgeprägt als links. Beim Stehen auffälliger
- Biegsame Schuheinlage aus Kunststoff schafft in symptomatischen Fällen Erleichterung
- Oben abgebildeter rechter Fuß in der Seitenaufnahme
- Unten abgebildeter linker Fuß in der Seitenaufnahme
- Doppelseitiger Plattfuß (Pes planovalgus) bei einem Jugendlichen, von ventral und dorsal betrachtet. Valgusstellung der Fersen am deutlichsten von dorsal zu erkennen

Fuß – Fehlbildungen

Os tibiale externum

Klinik und Röntgenbefunde. Als überzähliges Kahnbein liegt das Os tibiale externum an der medialen Seite des Fußes proximal des Os naviculare in unmittelbarem Kontakt mit der Sehne des M. tibialis posterior.

Beziehung zum Os naviculare. Das Os tibiale externum stellt sich röntgenologisch zwar als eigener Knochen dar, besitzt aber eine fibröse oder knorpelige Verbindung mit dem eigentlichen Os naviculare. In einer Studie an 14 Patienten, die bis zur Skelettreife nachuntersucht werden konnten, wurde festgestellt, dass das Os tibiale externum in 5 Fällen vollständig und in 3 Fällen teilweise mit dem Os naviculare verschmolz. In 6 Fällen blieb die Verschmelzung aus. Das mit dem Os naviculare verschmolzene Os tibiale externum wird auch als Os naviculare cornutum bezeichnet.

Kombination mit Plattfuß. Ein Os tibiale externum findet sich häufig in Kombination mit einem Plattfuß. Das hat möglicherweise seine Ursache darin, dass die Tibialis-posterior-Sehne größtenteils an dem überzähligen Knochen inseriert und damit ein Ausweichen des Fußes in die Valgusstellung zulässt. Dadurch kommt es zur Plattfußbildung mit prominentem Os tibiale externum und Os naviculare. Durch den Druck der Schuhe auf den Knochenvorsprung können Schmerzen auftreten. Das Subtalargelenk bleibt aber frei beweglich, und die Sehnen der Mm. fibularis longus und brevis behalten ihre normale Länge bei.

Konservative Therapie. Schmerzhaftigkeit und Druckdolenz des Knochenvorsprungs lassen sich durch eine entsprechende Schuhform oder durch die Auflage eines weichen Rings (z. B. aus Schaumstoff) beheben.

Operative Therapie. Wenn die Beschwerden nicht auf konservative Maßnahmen ansprechen oder nach Absetzen der konservativen Behandlung wiederkehren, kann das Os tibiale externum exzidiert werden.

Bei der Operation nach Kidner wird das prominente Os tibiale externum abgetragen. Als Nebeneffekt tritt danach auch eine Besserung des Plattfußes ein. Macht der durch ein Os tibiale externum verursachte Plattfuß keine Beschwerden, besteht keine Operationsindikation. Der Zugang erfolgt bei der Operation nach Kidner von der medialen Fußseite dorsal des prominenten Os naviculare, da bei Schnittführung unmittelbar über dem Knochenvorsprung eine schmerzhafte Narbe zurückbleiben kann. Die Tibialis-posterior-Sehne wird vom Os tibiale externum abgelöst, wobei jedoch ein dünnes Knochenscheibchen an der Sehne belassen wird. Dann wird das gesamte Os tibiale externum mit dem vorspringenden Anteil des Os naviculare abgetragen, sodass an der medialen Fußseite keine Knochenvorsprünge mehr stehen. Die Tibialis-posterior-Sehne wird mit dem belassenen Knochenscheibchen mit Nähten an der Unterseite des Os naviculare reinseriert, wobei der Vorfuß teilweise in Inversion steht.

Andere akzessorische Fußknochen

Neben dem Os tibiale externum sind viele weitere akzessorische Fußknochen bekannt, die aber nicht so häufig sind und daher eine geringere klinische Bedeutung haben. Sie müssen immer von Restfragmenten nach Verletzungen abgegrenzt werden:

Os supranaviculare. Auch dorsal des Os naviculare können akzessorische Fußknochen liegen. Sie befinden sich im seitlichen Röntgenbild an der proximalen Kante des Os naviculare.

Os supratalare. Dieser akzessorische Fußknochen liegt etwa an gleicher Stelle wie das Os supranaviculare, nur etwas weiter proximal dorsal des Talus und meistens etwas weiter lateral.

Os trigonum. Das Os trigonum liegt im dorsalen Talokalkanealwinkel. Differenzialdiagnostisch kann es sich dabei auch um einen Abriss des Processus posterior tali handeln.

Os vesalianum. Es liegt an der Basis des Os metatarsale V, meistens lateral vom Os cuboideum und kann mit einer Abrissfraktur des Os metatarsale V verwechselt werden. Es ist auch möglich, dass das Os vesalianum mit dem Os metatarsale V verschmilzt.

Os fibulare. Dabei handelt es sich oft um mehrere Einzelfragmente, die in der Sehne des M. fibularis longus liegen. Im seitlichen Röntgenbild befinden sie sich unterhalb des Os cuboideum oder werden von diesem überlagert.

Akzessorische Fußknochen

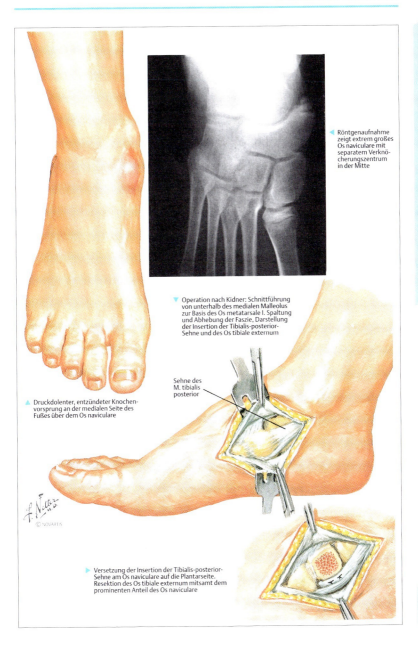

Röntgenaufnahme zeigt extrem großes Os naviculare mit separatem Verknöcherungszentrum in der Mitte

Operation nach Kidner: Schnittführung von unterhalb des medialen Malleolus zur Basis des Os metatarsale I. Spaltung und Abhebung der Faszie, Darstellung der Insertion der Tibialis-posterior-Sehne und des Os tibiale externum

Sehne des M. tibialis posterior

Druckdolenter, entzündeter Knochenvorsprung an der medialen Seite des Fußes über dem Os naviculare

Versetzung der Insertion der Tibialis-posterior-Sehne am Os naviculare auf die Plantarseite. Resektion des Os tibiale externum mitsamt dem prominenten Anteil des Os naviculare

Fuß – Fehlbildungen

Polydaktylie (Doppelbildungen)

Wie an der Hand kommen auch am Fuß oft Überschuss- bzw. Fehlbildungen vielfach in familiärer Häufung vor. Hauptziel der Behandlung ist dabei stets die Verschmälerung des Fußes zur Gewährleistung einer befriedigenden Schuhversorgung.

Nur locker befestigte Zehen können (gleichzeitig mit der simplen Raffung der überschüssigen Haut) schon auf der Säuglingsstation in Lokalnarkose entfernt und damit die Fußkontur normalisiert werden.

Mit größeren operativen Eingriffen, die eine Allgemeinnarkose und Blutsperre erfordern, wird bis zu einem Alter von 12–18 Monaten gewartet. Bei Doppelung der Zehen mit einer Fehl- oder Doppelbildung der Mittelfußknochen muss der gesamte Strahl reseziert werden. Die Doppelung der Großzehe mit Deformierung und Verkürzung des Os metatarsale I stellt insofern ein besonderes Problem dar, als dabei meist auch ein Hallux varus besteht. Zur anatomisch korrekten Einstellung der Zehe und zur Rezidivprophylaxe müssen daher in einem ausgedehnteren Eingriff die Sehne des M. abductor pollicis verlängert und der M. adductor sowie die medialen Weichteile gerafft werden.

Gelegentlich findet sich ein Digitus bifidus mit einem gemeinsamen Glied bzw. einer gemeinsamen Basis. In derartigen Fällen muss die Basis erhalten werden, da sie den Kollateralbändern als Ansatz dient und ihre Abtragung zur Gelenkinstabilität und/oder progredienten Achsenfehlstellung der Restzehe führen kann.

Gigantismus (partieller Riesenwuchs)

Der Überwuchs der Zehen oder des Fußes kommt keineswegs selten vor. Mitunter ist die gesamte untere Extremität davon betroffen. Beim Neugeborenen ist i. d. R. keine Behandlung erforderlich. Später können jedoch kosmetisch-ästhetische Schwierigkeiten mit der Schuhversorgung Operationsindikation sein, z. B. die Verschmälerung des Fußes durch Resektion eines Strahls, Epiphyseodese oder Amputation der Großzehe oder der Endphalanx.

Varuszehen (Digiti vari)

Bei dieser relativ häufigen Deformität sind eine oder mehrere Zehen adduziert, sodass die Endglieder unter die der nächsten Zehen geraten. Varuszehen kommen offenbar in familiärer Häufung vor und sollen auf eine angeborene Hypo- oder Aplasie der kleinen Zehenmuskeln zurückzuführen sein. Bessern sich diese nicht mit dem Wachstum, können durch Schuhdruck oder unter Belastung Schmerzen auftreten.

Konservative Maßnahmen, z. B. Heftpflasterverbände und Bandagierungen, sind wirkungslos. Besteht bei kleinen Kindern eine Operationsindikation, reicht meist eine simple Flexorentenotomie aus. Später können bei kontrakter Deformität die Syndaktylieoperation und die Resektion der Phalanx erforderlich sein.

Digitus quintus superductus

Kennzeichnend für diese familiär auftretende Deformität ist die Kontraktion der Haut über dem Fußrücken und der dorsalen Kapsel des Metatarsophalangealgelenks. Dadurch hebt sich die Kleinzehe über die Nachbarzehe und neigt zu Irritationen aufgrund des Schuhdrucks. Die Dehnung und Schienung in Pflasterverbänden sind therapeutisch nicht besonders wirkungsvoll. Bleibt bis in das spätere Kindesalter eine deutliche Fehlstellung bestehen, kann eine operative Korrektur notwendig werden.

Syndaktylie

Die auch an der Hand vorkommende Schwimmhautbildung ist nur behandlungsbedürftig, wenn sie eine Winkelfehlstellung verursacht.

Spaltfuß

Diese i. d. R. doppelseitige Deformität wird autosomal dominant vererbt und ist oft mit einer Spalthand oder anderen Anomalien, darunter Veränderungen am Harntrakt, Taubheit und Lippen-Gaumen-Spalten, vergesellschaftet. Die Fußfunktion ist dadurch nicht beeinträchtigt, und die operative Verschmälerung des Fußes wird allein aus kosmetisch-ästhetischen Erwägungen durchgeführt.

Angeborene Zehendeformitäten

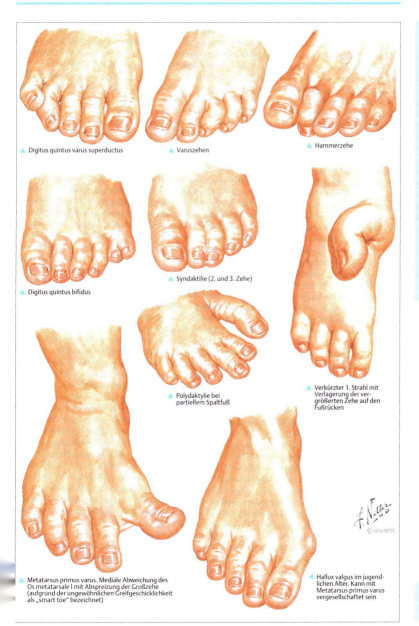

▲ Digitus quintus varus superductus

▲ Varuszehen

▲ Hammerzehe

▲ Digitus quintus bifidus

▲ Syndaktilie (2. und 3. Zehe)

▲ Polydaktylie bei partiellem Spaltfuß

▲ Verkürzter 1. Strahl mit Verlagerung der vergrößerten Zehe auf den Fußrücken

▲ Metatarsus primus varus. Mediale Abweichung des Os metatarsale I mit Abspreizung der Großzehe (aufgrund der ungewöhnlichen Greifgeschicklichkeit als „smart toe" bezeichnet)

▲ Hallux valgus im jugendlichen Alter. Kann mit Metatarsus primus varus vergesellschaftet sein

Untere Extremität

Wirbelsäule und Becken

Grundlagen 370
Erkrankungen 394
Verletzungen 412
Fehlbildungen........... 422

Grundlagen

Die Wirbelsäule setzt sich in abwechselnder Folge aus knöchernen Wirbeln und aus den aus Faserknorpel bestehenden Zwischenwirbelscheiben zusammen. Sie wird von kräftigen Bändern zusammengehalten und von mächtigen Muskel-Sehnen-Massen gestützt.

Arten und Form der Wirbel

Der Mensch besitzt 33 Wirbel, und zwar 7 Hals-, 12 Brust-, 5 Lenden-, 5 Kreuz- und 4 Steißwirbel, wobei die Kreuz- und Steißwirbel i. d. R. zum Kreuz- bzw. Steißbein verschmolzen sind. Die einzelnen Wirbel haben eine gemeinsame Grundform, die jedoch in verschiedenen Regionen abgewandelt ist. An der typischen Grundform ist ventral der mehr oder minder zylindrische Wirbelkörper und dorsal der aus 2 Bogenfüßen (Pediculi arcuum vertebrarum) und 2 Bogenplatten (Laminae arcuum vertebrarum) bestehende Wirbelbogen zu erkennen. Die beiden Laminae vereinigen sich dorsal zum Dornfortsatz (Processus spinosus), dessen Form, Größe und Richtung in den einzelnen Wirbelsäulensegmenten wechselt. Außerdem trägt der Wirbelbogen auf jeder Seite einen Querfortsatz (Processus transversus) und einen oberen und unteren Gelenkfortsatz (Processus articulares superior und inferior). Die Gelenkfortsätze bilden mit ihren jeweiligen Gegenstücken an benachbarten Wirbeln synoviale Gelenke. Dorn- und Querfortsätze dienen den zahlreichen Muskeln, die sie als Ansatz benützen, als Hebelarme. Die nach kaudal zunehmende Größe der Wirbelkörper entspricht der dort größeren Belastung der Wirbelsäule. Die zu einer festen keilförmigen Platte verschmolzenen Kreuzwirbel bilden sozusagen den Tragstein eines Brückenbogens, der sich nach kaudal gegen die Hüftgelenke zu spannt.

Funktion

Beweglichkeit. Die Beweglichkeit benachbarter Wirbel gegeneinander ist zwar gering, ergibt jedoch summiert für die gesamte Wirbelsäule einen erheblichen Bewegungsumfang. Dieser umfasst Flexions- und Extensionsbewegungen, Seitbeugung, Drehung und Zirkumduktion. In der Hals- und der Lendenwirbelsäule sind diese Bewegungen freier möglich als in der Brustwirbelsäule, weil die zervikalen und lumbalen Bandscheiben stärker ausgebildet sind, der Schienungseffekt des Brustkorbs wegfällt, die Dornfortsätze der Hals- und Lendenwirbel kürzer sind, weiter auseinander stehen und die Gelenkfortsätze eine andere Form und Anordnung aufweisen.

Krümmung. Bei der Geburt hat die Wirbelsäule eine durchgehende dorsalkonvexe Krümmung (*primäre Krümmung* durch die fetale Haltung im Uterus bedingt). Sobald der Säugling jedoch den Kopf heben (3.–4. Lebensmonat) und aufrecht sitzen (6.–9. Monat) kann, krümmen sich die Hals- und Lendenwirbelsäulensegmente in die Gegenrichtung (kompensatorische Krümmung nach ventral, *sekundäre Krümmung*). Durch den ungleichen Muskelzug entstehen bei Rechts- bzw. Linkshändern zusätzliche leichte Abweichungen nach lateral.

Aufrechter Gang. Zur Aufrichtung des Menschen aus dem vierbeinigen Gang haben die Kippung des Kreuzbeins zwischen den Hüftknochen, die Vergrößerung des Lumbosakralwinkels sowie geringfügige Abwandlungen in der vorderen und hinteren Höhe verschiedener Wirbel und Bandscheiben wesentlich beigetragen. Da jedoch bei aufrechter Haltung die Belastung der kaudaleren Wirbelsäulenverbindungen enorm zunimmt, konnten diese entwicklungsgeschichtlichen Anpassungsvorgänge, so sinnvoll sie auch waren, gewisse statische und dynamische Unvollkommenheiten nicht verhindern, die bis heute zu Belastungen und Rückenschmerzen prädisponieren.

Sonstige Strukturen der Wirbelsäule

Die Wirbelsäule ist beim erwachsenen Mann durchschnittlich 72 cm lang, bei der Frau um 7–10 cm kürzer. Sie wird in ihrer gesamten Länge vom Wirbelkanal durchzogen, der dem Rückenmark, der Cauda equina und deren Häuten ausgezeichneten Schutz bietet. Einschnitte am Ober- und Unterrand der Bogenfüße benachbarter Wirbel (Incisurae vertebrales superior und inferior) bilden die Foramina intervertebralia, die ventral von den entsprechenden Zwischenwirbelscheiben und dorsal von den gelenkigen Verbindungen zwischen den Gelenkfortsätzen benachbarter Wirbel begrenzt werden und den Blutgefäßen und Nerven als Durchtritt dienen.

Aufbau der Wirbelsäule

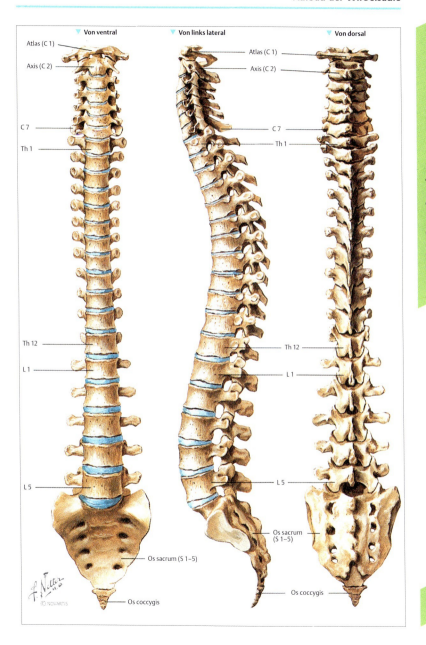

Grundlagen

Der 1. und der 2. Halswirbel, Atlas und Axis (C1 und C2), weichen entscheidend von der typischen Grundform der Wirbel ab. Sie sind untereinander, mit dem Schädel und mit den anderen Halswirbeln durch kraniozervikale Ligamente unterschiedlicher Verlaufsrichtung und Lage verbunden (S. 384).

Atlas (C1)

Der Atlas ist nach dem sagenhaften Riesen benannt, der die Erdkugel auf seinen Schultern trug, und trägt den Schädel. Er besitzt anstelle eines Wirbelkörpers einen kürzeren vorderen und einen längeren hinteren Bogen, die sich zu einem Ring schließen, sowie seitlich die Massae laterales. Dazwischen liegt ein verhältnismäßig großes Wirbelloch (Foramen vertebrale).

Arcus anterior. Dieser leicht gekrümmte vordere Bogen trägt ventral in der Mittellinie ein Höckerchen (Tuberculum anterius) und dorsal in der Mittellinie eine Gelenkfläche, die Fovea dentis, zur Artikulation mit dem Zahn des Axis.

Massae laterales. An den Massae laterales finden sich kraniale und kaudale Gelenkflächen sowie Querfortsätze. Die konkav-ovalen, in der Mitte oft nierenförmig eingezogenen Facies articulares superiores sind zur Aufnahme der Condyli occipitales wie flache Schalen nach innen und oben gerichtet. Die von ihnen gebildeten atlantookzipitalen Gelenke ermöglichen Vor- und Rückbeugen und Seitneigen des Kopfs. Die leicht konkaven, nahezu kreisrunden Facies articulares inferiores sind nach unten sowie etwas nach medial und dorsal gerichtet und artikulieren mit den oberen Gelenkflächen des Axis. Die Querfortsätze, die Processus transversi, sind von den Foramina transversaria für die Aa. vertebrales durchbrochen und laden so weit nach der Seite aus, dass sie sich zwischen Kieferwinkel und Warzenfortsatz gut tasten lassen. Sie dienen den an der Kopfdrehung beteiligten Muskeln als Ansatz und Hebelarm. An der anteromedialen Fläche der Massae laterales befindet sich ein kleines Höckerchen, an dem das Lig. transversum atlantis befestigt ist.

Arcus posterior. Der hintere Atlasbogen ist stärker gekrümmt als sein vorderes Gegenstück und trägt als rudimentären Dornfortsatz einen kleinen Höcker, das Tuberculum posterius. Unmittelbar hinter den Facies articulares superiores befindet sich eine flache Rinne (Sulcus a. vertebralis), in der die A. vertebralis, und zwischen dieser und dem Knochen der 1. zervikale Spinalnerv verlaufen.

Axis (C2)

Dens. Vom Wirbelkörper des Axis ragt ein zahnförmiger Fortsatz (Dens) empor. Um diesen kann der Atlas mit dem darauf ruhenden Kopf rotiert werden. An seiner Vorderfläche trägt der Zahn eine ovale Gelenkfläche, die Facies articularis anterior, die mit der Gelenkfläche an der Hinterfläche des vorderen Atlasbogens artikuliert. Die kleinere hintere Gelenkfläche, die Facies articularis posterior, befindet sich weiter kaudal an der Hinterfläche, wo sie vom Lig. transversum atlantis durch eine kleine Bursa getrennt wird. An der Spitze des Zahns ist das Lig. apicis dentis mit seinem unteren Ende befestigt; an seinen Seitenflächen setzen die Ligg. alaria an.

Wirbelkörper. Der Körper des 2. Halswirbels besitzt nach kaudal einen Vorsprung, der sich über den vorderen oberen Rand des 3. Halswirbels schiebt. An seiner Vorderfläche ist zwischen leichten Einsenkungen für die Ansätze der Mm. longi colli eine mediane Leiste zu erkennen. Die hintere untere Begrenzung ist flacher und dient der Membrana tectoria und dem Lig. longitudinale posterius als Ansatz.

Pediculi und Laminae arcus vertebrae sind kräftig ausgebildet. Von den Laminae ragt ein mächtiger, gegabelter Dornfortsatz vor. Das Wirbelloch ist am Axis etwas kleiner als am Atlas. Der Wirbelkörper trägt beidseits obere und untere Gelenkfortsätze und Querfortsätze. Im Vergleich zu den anderen Halswirbeln sind die Gelenkfortsätze des Axis versetzt, wobei das obere Paar gegenüber dem unteren weiter ventral liegt. Sie bilden mit den benachbarten Gelenkfortsätzen des Atlas und des 3. Halswirbels Gelenke. Die Foramina transversaria der im Vergleich zum Atlas kleineren und kürzeren Querfortsätze neigen sich von oben zur Seite, sodass die Aa. vertebrales und die Nerven, die sie als Durchzug benützen, ungehindert in die breiteren Foramina transversaria des Atlas eintreten können.

Halswirbelsäule I

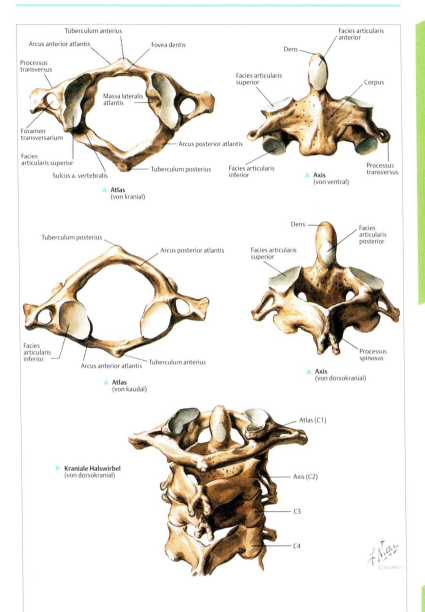

Grundlagen

Halswirbelkörper

Neben Atlas und Axis verbleiben 5 Halswirbel (C3–C7), die weitgehend der typischen Wirbelgrundform entsprechen. Sie sind jedoch an ihren Foramina transversaria, die außer beim 7. Halswirbel von den Aa. vertebrales und den entsprechenden Nerven benützt werden, leicht als Halswirbel zu erkennen.

Im Vergleich zu den Wirbeln der restlichen freien Wirbelsäule sind die Körper der Halswirbel kleiner, vergrößern sich aber von kranial nach kaudal und sind quer breiter als von vorne nach hinten. Ihre kraniale Endfläche ist in transversaler Richtung schaufelförmig konkav, von vorne nach hinten leicht konvex gekrümmt, ihre kaudale weist eine reziproke sattelförmige Krümmung auf. An der kranialen Fläche sind die Seitenränder aufgeworfen (Uncus corporis), an der kaudalen abgeschrägt und gefurcht. Vom Uncus corporis gehen gelegentlich Knochenwucherungen aus, die auf den jeweiligen Spinalnerv drücken können. Die kleinen Furchen oder Spalten an der kaudalen Fläche werden unterschiedlich interpretiert:

➤ nach Meinung einiger Autoren handelt es sich um Synovialgelenke in Miniaturform (Unkovertebralgelenke),
➤ nach Meinung anderer Autoren sind sie lediglich kleine Hohlräume in den seitlichen Abschnitten der jeweiligen Zwischenwirbelscheiben.

Halswirbellöcher

Wirbellöcher. Um die zervikale Anschwellung des Rückenmarks, die Intumescentia cervicalis, aufnehmen zu können, sind die Wirbellöcher verhältnismäßig groß. Sie werden von den Wirbelkörpern, den Bogenfüßen und den Bogenplatten begrenzt.

Foramina intervertebralia. Die Bogenfüße ragen posterolateral über die Wirbelkörper hinaus und tragen kranial und kaudal annähernd gleich tiefe Einschnitte, die Incisurae vertebrales superior und inferior, die gemeinsam mit ihren Gegenstücken an benachbarten Wirbeln die Foramina intervertebralia bilden.

Halswirbelfortsätze

Dornfortsatz. Die nach medial gerichteten, dünnen und relativ langen Bogenplatten vereinigen sich dorsal zu einem kurzen, gegabelten Dornfortsatz. Lateral der Grenze zwischen Bogenfüßen und Bogenplatten stehen Gelenkpfeiler als Stützen für die Facies articulares superior und inferior.

Querfortsätze. Die Querfortsätze werden von einem Foramen unterbrochen, das von 2 schmalen Knochenspangen begrenzt wird. Diese enden an kleinen Höckern, den Tubercula anterius und posterius. Seitlich des Foramens stehen diese Höcker über eine kostotransversale Verwachsung miteinander in Verbindung. Denn lediglich der mediale Anteil der hinteren Spange entspricht dem eigentlichen Processus transversus; die vordere Spange sowie der laterale Anteil der hinteren Spange entsprechen Rippenanlagen. Aus diesen kostalen Anteilen können insbesondere am 7. und/oder 6. Halswirbel Halsrippen entstehen. An der Oberseite der die Spangen der Processus transversi verbindenden Knochenbälkchen finden sich Rinnen zur Aufnahme der Spinalnerven, die hinter der A. vertebralis verlaufen.

6. Halswirbel

Der 6. Halswirbel hat ein besonders kräftiges Tuberculum anterius. Es wird als Tuberculum caroticum bezeichnet, da an seiner Vorderseite die Aa. carotides communes vorbeiziehen und dagegen gedrückt werden können.

7. Halswirbel

Der 7. Halswirbel heißt Vertebra prominens, weil sein langer Dornfortsatz in einem deutlichen Höcker endet, der am unteren Ende der Nackenfurche ohne weiteres tastbar ist. Ebenso deutlich ausgeprägt ist der Dornfortsatz des 1. Brustwirbels. Dem 7. Halswirbel fehlt mitunter das Foramen transversarium auf einer oder auch auf beiden Seiten. Ist es vorhanden, wird es lediglich von kleinen Vv. vertebrales benützt.

Halswirbelsäule II

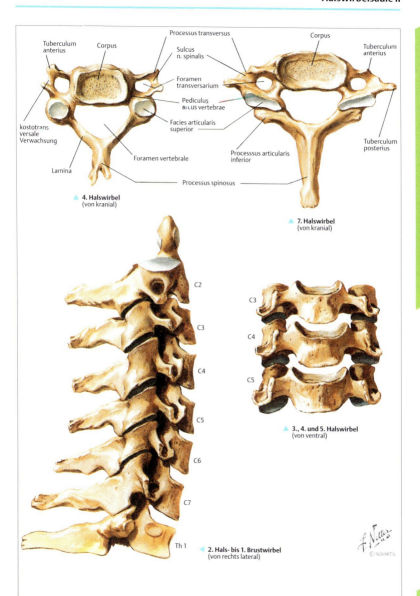

Grundlagen

Wirbelkörper und -fortsätze

Die 12 Brustwirbel (Th1–Th12) sind kleiner als die Hals-, aber größer als die Lendenwirbel. Ihre Körper sind herzförmig und vorne etwas niedriger als hinten. Sie sind leicht an den Foveae costales an beiden Seiten und (außer beim 11. und 12. Brustwirbel) an den Querfortsätzen zu erkennen. Diese Foveae bilden mit den Gelenkflächen am Kopf und an den Höckern der entsprechenden Rippen Gelenke.

Foramina vertebralia. Die Foramina vertebralia sind entsprechend der geringeren Größe und der runderen Form des Rückenmarkstrangs im thorakalen Abschnitt kleiner und stärker gerundet als in der Halsregion. Sie werden von den Hinterflächen der Wirbelkörper und Bogenfüßen und Bogenplatten begrenzt. Die kräftigen Bogenfüße weisen nach dorsal und tragen eine flache Incisura vertebralis superior sowie eine wesentlich tiefere Incisura vertebralis inferior. Die Bogenplatten sind kurz, relativ dick und überlappen einander von oben nach unten.

Gelenkfortsätze. Der Processus articularis superior eines typischen Brustwirbels erhebt sich über der Verbindungsstelle zwischen Bogenfuß und Bogenplatte. Seine Gelenkfläche ist nach hinten und leicht nach oben und außen geneigt. Der Processus articularis inferior ist hingegen vom vorderen Abschnitt der Bogenplatte nach kaudal gerichtet, wobei sich die Gelenkfläche nach ventral und leicht nach unten und innen neigt. Am Übergang vom zervikalen zum thorakalen und von diesem zum lumbalen Abschnitt der Wirbelsäule bieten die Gelenkfortsätze und -flächen bereits die Merkmale des jeweils benachbarten Bereichs.

Dornfortsätze. Die Dornfortsätze der Brustwirbel sind größtenteils lang und nach unten und hinten geneigt. Nur an den obersten und untersten Brustwirbeln stehen sie mehr horizontal.

Querfortsätze. Auch die Querfortsätze sind relativ lang. Sie reichen von der Grenze zwischen Bogenfuß und -platte nach posterolateral und tragen auf an den letzten 2, mitunter auch 3 Brustwirbeln kleine ovale Gelenkflächen an der Spitze, die mit den entsprechenden Gelenkflächen an den Rippenhöckerchen artikulieren.

Bänder

Benachbarte Wirbelkörper sind durch Zwischenwirbelscheiben und die Ligg. longitudinalia anterius und posterius miteinander verbunden, die Querfortsätze durch die Ligg. intertransversaria, die Bogenplatten durch die Ligg. flava, die Dornfortsätze durch die Ligg. supraspinalia und interspinalia. Die Gelenke zwischen den Gelenkfortsätzen besitzen eine fibröse Gelenkkapsel, von der keilförmige Falten in die Gelenkhöhle hineinragen können.

Wirbel-Rippen-Verbindungen

Die Rippen sind mit den Wirbelkörpern und Querfortsätzen durch verschiedene Bänder verbunden.

Articulatio capitis costae. Wirbelkörper und Rippenkopf bilden die Articulatio capitis costae, die eine Gelenkkapsel besitzt. Der Kopf der 2.–10. Rippe artikuliert jeweils mit 2 Wirbeln und verbindet sich mit den entsprechenden Zwischenwirbelscheiben durch das Lig. capitis costae intraarticulare. Ein Lig. capitis costae radiatum verbindet die Vorderseite des Rippenkopfs mit den Seitenflächen der nächsthöheren und -tieferen Wirbel und den dazwischen liegenden Zwischenwirbelscheiben.

Articulationes costotransversariae. Auch die Articulationes costotransversariae zwischen den Gelenkflächen der Querfortsätze und den Rippenhöckern sind von einer Gelenkkapsel umgeben. Sie werden zusätzlich gesichert durch:
- das (mediale) Lig. costotransversarium zwischen Rippenhals und angrenzendem Querfortsatz,
- das Lig. costotransversarium superius zwischen Rippenhals und Querfortsatz der nächsthöheren Rippe,
- das Lig. costotransversarium laterale, das das Ende des Querfortsatzes mit dem keine Gelenkfläche tragenden Teil des entsprechenden Rippenhöckers verbindet.

Brustwirbelsäule

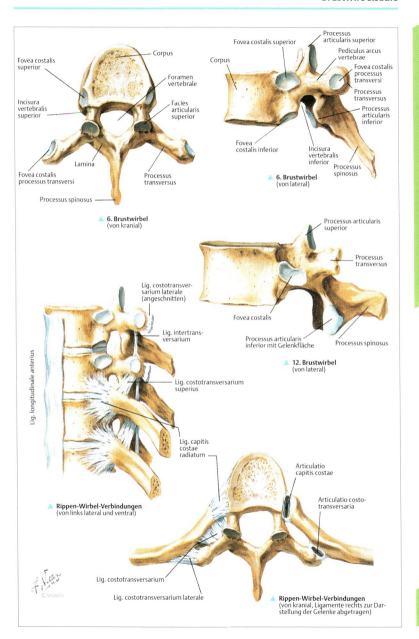

Grundlagen

Wirbelkörper und Wirbelfortsätze

Die 5 Lendenwirbel sind unter den nicht miteinander verschmolzenen Wirbeln am größten und zeichnen sich u. a. dadurch aus, dass sie keine Foramina transversaria und keine Foveae costales besitzen. Ihre Körper sind im Querdurchmesser größer als von vorne nach hinten. Ober- und Unterseite sind nierenförmig und stehen nahezu parallel, mit Ausnahme des 5. Lendenwirbelkörpers, der etwas keilförmig ausgebildet ist. Im Verhältnis zu den Brustwirbeln ist das dreieckige Foramen vertebrale klein, gegenüber den Halswirbeln jedoch relativ groß.

Wirbelbogen. Die kurzen und kräftigen Bogenfüße entspringen an der oberen und posterolateralen Seite des Wirbelkörpers. Ihre Incisura vertebralis superior ist deshalb flacher als die Incisura vertebralis inferior. Die kurzen, breiten Bogenplatten treffen sich in der Mittellinie und bilden den vierseitigen, nahezu horizontal stehenden Dornfortsatz. Zwischen aneinandergrenzenden Bogenplatten und Dornfortsätzen ist relativ viel Platz.

Gelenkfortsätze. Die Gelenkfortsätze gehen von der Grenze zwischen Bogenplatte und Bogenfuß aus und stehen senkrecht nach oben und unten. Ihre leicht konkaven oberen Gelenkflächen sind nach posteromedial gerichtet und umfassen so die unteren Gelenkflächen des nächsthöheren Wirbels, die gekrümmt und genau umgekehrt angeordnet sind. Diese Stellung der Gelenkflächen gestattet zwar eine gewisse Beugung und Streckung, aber kaum eine Drehbewegung. An den kranialen 3 Lendenwirbeln (L1–L3) sind die Querfortsätze (Processus costales) lang und schlank; am 4. und insbesondere 5. entspricht ihre Form eher einer Pyramide.

Querfortsätze. An der Wurzel jedes Querfortsatzes liegt ein kleiner Processus accessorius und am Hinterrand des kranialen Gelenkfortsatzes ein kleiner rundlicher Processus mamillaris: Der Processus accessorius dürfte dem eigentlichen Processus transversus (bzw. dessen Spitze) entsprechen, da die sog. Querfortsätze in Wirklichkeit Rippenrudimente sind. Am 1. Lendenwirbel bildet sich auch mitunter aus diesem kostalen Element eine Lendenrippe.

5. Lendenwirbel. Dieser Wirbel ist besonders groß, ventral höher als dorsal und weist mit seinen kaudalen, weit auseinander liegenden Gelenkflächen nahezu nach ventral. Die Wurzeln seiner kurzen Querfortsätze gehen in die posterolateralen Anteile des Wirbelkörpers und die Seitenflächen der Bogenfüße über.

Zwischenwirbelscheiben

Zwischen benachbarten Wirbeln liegen vom 2. Halswirbel bis zum Kreuzbein überaus kräftige Faserknorpelplatten, die Zwischenwirbelscheiben (Disci intervertebrales), die als feste Bindeglieder und druckelastische Puffer wirken. Sie bestehen aus:

➤ einem äußeren, in konzentrischen Lagen angeordneten Faserring, dem Anulus fibrosus, dessen Fasern sich in aufeinanderfolgenden Lagen zur Erhöhung des Widerstands gegen eine Verwindung überkreuzen,
➤ einem zentralen, druckelastischen, gallertigen Kern, dem Nucleus pulposus.

Die Zwischenwirbelscheiben selbst werden nur spärlich mit Gefäßen und Nerven versorgt. Geben die Fasern des Anulus fibrosus bei Verletzungen oder Erkrankungen nach, kann der von ihnen umschlossene, unter Quellungsdruck stehende Nucleus pulposus jedoch prolabieren und Nerven sowie Gefäße komprimieren.

Beim gesunden Erwachsenen machen die Disci intervertebrales nahezu 25% der Gesamtlänge der Wirbelsäule aus. Sie sind im kranialen thorakalen Segment von geringer Stärke und weisen im lumbalen Segment ihre größte Dicke auf. Im Vertikalschnitt erscheinen sie keilförmig, wobei die höhere Kante ventral liegt. Dadurch ist die konvexe Krümmung der Lendenwirbelsäule wesentlich mitbedingt.

Der Nucleus pulposus erfährt mit dem Alter gewisse Veränderungen: Sein Wassergehalt verringert sich, und die gallertige Grundsubstanz wird allmählich durch Faserknorpel ersetzt, sodass er schließlich dem Anulus fibrosus immer ähnlicher wird. Dadurch nimmt zwar die Höhe der einzelnen Zwischenwirbelscheiben nur geringfügig ab; insgesamt kann die Wirbelsäule aber 2–3 cm an Länge verlieren.

Lendenwirbelsäule

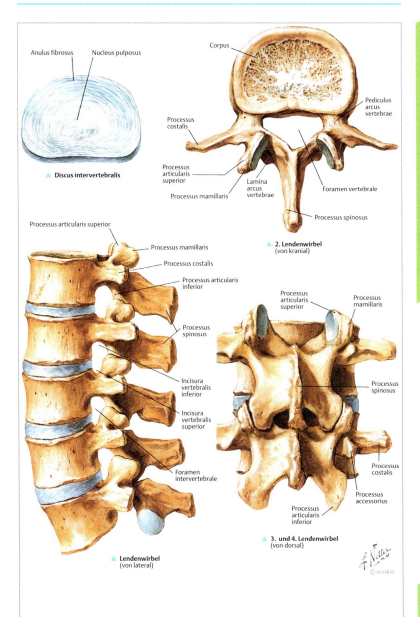

Grundlagen

Kreuzbein

Das Kreuzbein, Os sacrum, besteht aus 5 miteinander verschmolzenen Wirbeln (S1–S5) und hat von kranial nach kaudal und von ventral nach dorsal die Form eines Keils. Es bildet den Großteil der hinteren Beckenwand und ist zwischen den Hüftbeinen in einem Winkel aufgehängt, sodass sich seine gekrümmte Facies pelvica nach unten vorne neigt.

Bestandteile. Mit seiner breiten Basis ossis sacri weist es nach anterosuperior gegen das Abdomen. Das höher stehende mittlere Drittel entspricht dem kranialen Teil des 1. Kreuzwirbelkörpers und trägt eine glatte, ovale Fläche zur Befestigung der lumbosakralen Zwischenwirbelscheibe. Der weit vorspringende Vorderrand heißt Promontorium. Zu beiden Seiten sind die Rippenanteile des Querfortsatzes des 1. Kreuzwirbelkörpers zu einer flügelförmigen lateralen Partie verschmolzen, die Ala sacralis, die von der Facies pelvica durch eine Bogenlinie, den sakralen Anteil der Linea terminalis, getrennt ist. Wie die meisten Teile der Kreuzwirbel sind auch die Gelenkfortsätze miteinander verschmolzen. Lediglich am 1. Kreuzwirbel sind Processus articulares superiores erhalten geblieben. Sie sind zur Artikulation mit den unteren Gelenkfortsätzen des 5. Lendenwirbels nach oben gerichtet, abgeplattet, weisen fast gerade nach hinten und tragen so dazu bei, dass der letzte Lendenwirbel am abgewinkelten Übergang von der Lendenwirbelsäule zum Kreuzbein nicht subluxieren kann (Spondylolisthesis).

Als Apex ossis sacri wird das schmale kaudale Ende bezeichnet, das mit dem Steißbein artikuliert.

Facies pelvica. Die Facies pelvica ist sowohl in vertikaler als auch in horizontaler Richtung konkav und trägt dort, wo die Wirbelkörper der ursprünglichen 5 Wirbel verschmolzen sind, Lineae transversae. Beidseits dieser Leisten bieten 4 Foramina sacralia anteriora (pelvica) Raum für den Durchtritt der vorderen Äste der ersten 4 Kreuzbeinnerven und ihrer Begleitgefäße.

Facies dorsalis. An der konvexen Facies dorsalis sind unregelmäßig verlaufende Leisten, die Cristae sacralis mediana, sacrales intermediae und laterales, vorhanden. Sie entsprechen den miteinander verschmolzenen Dorn-, Gelenk- und Querfortsätzen, die Areale zwischen Crista sacralis mediana und Cristae sacrales intermediae den ursprünglichen Bogenplatten. Für den Austritt der dorsalen Äste der kranialen 4 Kreuzbeinnerven sind 4 Foramina sacralia posteriora vorgesehen. An den Bogenplatten des 5., mitunter auch des 4. Wirbels ist die Verschmelzung ausgeblieben, sodass an dieser Stelle ein Hiatus sacralis vorhanden ist, den man sich für die Sakralanästhesie zunutze macht. Der Hiatus wird beidseits von einem Cornu sacrale als Rest des kaudalen Gelenkfortsatzes begrenzt und von dem kleinen 5. Kreuzbein- sowie den Steißbeinnerven als Durchtritt benützt. Die Kreuzbeinteile seitlich der Foramina sacralia, die Partes laterales, sind durch Verschmelzung von Rippenrudimenten, Querfortsätzen und Bogenfußanteilen entstanden. Sie tragen im breiteren kranialen Teil ihrer Seitenfläche die Facies auricularis, eine ohrmuschelförmige, aufgeraute Gelenkfläche zur Artikulation mit entsprechenden Gelenkflächen an den Darmbeinen.

Auf dem Transversalschnitt durch das Kreuzbein stellt sich das dreieckige Ende des Canalis vertebralis dar. Er umschließt schützend Dura, Arachnoidea und Subarachnoidalraum, die ungefähr in Höhe des 2. Kreuzwirbels enden und die sakralen und kokzygealen Wurzeln der Cauda equina sowie den kaudalen intrathekalen Anteil des Filum terminale enthalten. Zwischen der Dura mater und den Wänden des Wirbelkanals verlaufen, in Faser- und Fettgewebe eingebettet, kleine Arterien und Nerven sowie die sakralen Plexus venosi vertebrales interni.

Steißbein

Das kleine dreieckige Steißbein, das Os coccygis ist durch Verschmelzung von 4, mitunter auch 3 oder 6 rudimentären Schwanzwirbeln entstanden. An seiner Basis artikuliert es mit dem Apex ossis sacri; seine eigene Spitze ist nicht mehr als ein knopfförmiges Knochenstück. Das Steißbein bietet kaum Merkmale eines typischen Wirbels. Lediglich am ersten Steißwirbel sind ein kleiner Processus transversus und beidseits ein Cornu coccygeum vorhanden, das bisweilen so lang ist, dass es mit den Cornua sacralia artikulieren kann.

Kreuz- und Steißbein

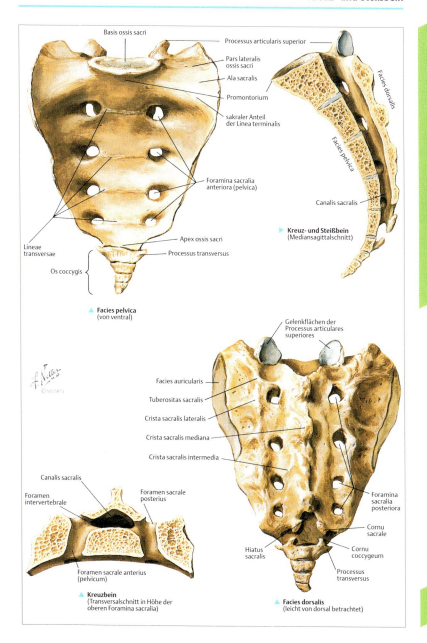

Grundlagen

Hüftbein

Die beiden Hüftbeine bilden gemeinsam das knöcherne Becken. Sie liegen ventral an der Symphyse aneinander, stoßen dorsal an das Kreuzbein und bilden einen Knochenring, der das Becken begrenzt und den Rumpf mit den unteren Extremitäten verbindet. Am Hüftbein unterscheidet man das Darmbein, das Sitzbein und das Schambein. In seiner Gesamtheit erscheint es innen ausgehöhlt, seine Achse zieht durch das nach lateral-kaudal weisende Azetabulum. Auf dieser vertikalen Achse liegen auch die Spina iliaca anterior superior und das Tuberculum pubicum.

Darmbein (Os ilium). Es setzt sich aus fächerförmigen Schaufeln und einem kräftigen, nach kaudal zu schmäler werdenden Körper zusammen, der die kranialen $2/5$ des Pfannenrandes bildet. Seine Schaufel, die Ala, ist konvex gekrümmt und bildet mit ihrem freien Rand den Darmbeinkamm, die Crista iliaca, die den Bauchmuskeln und Faszien als Ursprung dient. Der Darmbeinkamm läuft ventral in die Spina iliaca anterior superior, dorsal in die Spina iliaca posterior superior aus. Nach abwärts schließen sich, durch Inzisuren getrennt, die Spinae iliacae anterior und posterior inferiores an. Als tiefe Einkerbung liegt unmittelbar kaudal der Spina iliaca posterior inferior die Incisura ischiadica major.

Sitzbein (Os ischii). Als mächtiger dorsokaudaler Anteil des Hüftbeins stützt das Sitzbein sowohl den sakrofemoralen als auch den sakroischialen Pfeiler des Beckens ab. Mit seinem stumpfen unteren Ende bildet es den Sitzbeinhöcker, das Tuber ischiadicum, das gemeinsam mit seinem Gegenstück auf der anderen Seite die Last des Oberkörpers im Sitzen aufnimmt. Unmittelbar über dem Tuber liegt die Incisura ischiadica minor, an die sich die Spina ischiadica und die Incisura ischiadica major anschließen. Mit seinem Körper steuert das Sitzbein annähernd $2/5$ zur Gelenkfläche am Pfannenrand bei. Vom Sitzbeinhöcker verläuft der R. ossis ischii nach ventral, um sich mit dem R. inferior ossis pubis zu vereinigen.

Schambein (Os pubis). Es ist der kleinste der 3 Teile des Hüftbeins. Es ist medial zur Facies symphysialis abgeflacht, die sich an der Symphyse beteiligt. Als scharfrandiger Kamm setzt sich der Pecten ossis pubis vom Tuberculum pubicum in der Linea arcuata fort. Seitlich schließt das Schambein an der Eminentia iliopubica an das Darmbein und an das Azetabulum an. Mit seinem kurzen R. inferior begrenzt es kaudal das Foramen obturatum und vereinigt sich mit dem R. ossis ischii.

Lastübertragung

Das Becken dient in erster Linie dazu, das Körpergewicht auf die Extremitäten zu übertragen und die bei aufrechter Körperhaltung durch die Muskelaktivität entstehenden Belastungen aufzunehmen. Im Stehen wird die Last vom Schwerpunkt des Körpers, der sich unmittelbar ventral des Promontorium ossis sacri befindet, über einen enorm widerstandsfähigen sakrofemoralen Knochenpfeiler auf die Femurköpfe übertragen. Für die Lastübertragung im Sitzen ist ein ähnlich robuster Pfeiler zwischen Os sacrum und Os ischii vorgesehen, der an den Tubera ischiadica endet. An diesen Pfeilern bilden die zarteren Rr. ossis pubis und ischii Verklammerungen und verhindern so das Zusammensinken der Knochenstrukturen nach innen. Daraus wird deutlich, welch eminente Bedeutung dem festen Knochengefüge aus 5. Lendenwirbel, Kreuzbein und Hüftbein einerseits und der Schambeinfuge andererseits zukommt.

▶ *Kreuzbein:* Durch die einander entsprechenden Höcker und Gruben an den artikulierenden Gelenkflächen zwischen Kreuz- und Darmbeinen werden Drehbewegungen der Iliosakralgelenke gebremst. Zusammen mit dem besonders kräftigen dorsalen Bandapparat und den Ligg. sacrotuberalia und sacrospinalia sorgt diese Bremswirkung für eine stabile sakroiliakale Gelenkverbindung. Das Kreuzbein ist nicht wie ein Schlussstein eines romanischen Bogens zwischen den Darmbeinen verkeilt, sondern würde ohne den dorsalen Bandapparat in das Becken abgleiten.

▶ *Symphyse:* Sie verbindet die beiden Ossa pubis miteinander. Die knöchernen Gelenkflächen tragen ein Relief aus Firsten und Rinnen, passen exakt ineinander und sind mit einer dünnen Schicht hyalinen Knorpels überzogen. Die Gelenkzwischenscheibe enthält einen mit Synovia gefüllten Spalt, sodass man von einem Hemiarthros spricht.

Beckenknochen

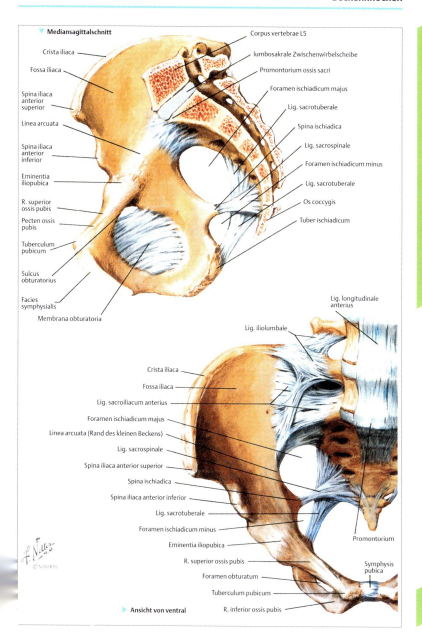

Durch die den kraniozervikalen Bandapparat und die bandartige Wirkung der umgebenden Muskeln wird eine freie und zugleich sichere Bewegung des Kopfs gewährleistet.

Membranae atlantooccipitales

Membrana atlantooccipitalis anterior. Sie ist ein breites, festes, fibroelastisches Band, das sich zwischen dem Vorderrand des Foramen magnum und dem Oberrand des vorderen Atlasbogens ausspannt. Es geht seitlich in die Gelenkkapseln der Atlantookzipitalgelenke über und wird in der Mittellinie von einem kranialen Ausläufer des Lig. longitudinale anterius verstärkt (Lig. atlantooccipitale anterius).

Membrana atlantooccipitalis posterior. Diese ist breiter, aber dünner und verbindet den Hinterrand des Foramen magnum mit dem Oberrand des hinteren Atlasbogens. Sie wölbt sich beidseits über dem Sulcus a. vertebralis und bietet diesem Gefäß auf seinem Verlauf nach oben und dem ersten zervikalen Spinalnerv auf seinem Verlauf nach außen freien Raum.

Gelenkkapseln

Die Gelenke zwischen den Condyli occipitales und den oberen Gelenkflächen des Atlas werden von Gelenkkapseln umschlossen. Diese sind relativ schlaff und erlauben so die Vor- und Rückwärtsbewegung des Kopfs. Medial sind sie dünn, nach lateral werden sie dicker und bilden die Ligg. atlantooccipitalia lateralia, die die Seitneigung des Kopfs hemmen.

Bänder

Lig. longitudinale anterius. Es reicht von der Schädelbasis bis zum Kreuzbein. Mit seinem kranialsten Anteil verstärkt es die Membrana atlantooccipitalis anterior in der Mittellinie. Von dem zwischen dem Tuberculum anterius des Atlas und der vorderen medialen Leiste des Axis liegenden Anteil können seitlich Ausläufer ausgehen, die Ligg. atlantoaxialia.

Lig. nuchae. Diese dünne fibroelastische Bindegewebsplatte spannt sich zwischen der Protuberantia und der Crista occipitalis externa und dem Tuberculum posterius des Atlas sowie den Dornfortsätzen aller anderen Halswirbel aus. Es dient Muskeln zum Ansatz und bildet zwischen den Nackenmuskeln ein medianes Septum. Bei Vierfüßlern ist es stärker ausgebildet als beim Menschen.

Ligg. flava. Die Ligg. flava enthalten einen hohen Anteil gelber elastischer Fasern und verbinden die Laminae benachbarter Wirbel miteinander. Sie sind zwischen dem hinteren Atlasbogen und den Bogenplatten des Axis vorhanden, fehlen hingegen zwischen dem Atlas und dem Schädel.

Membrana tectoria. Die breite, kräftige Membrana tectoria liegt innerhalb des Wirbelkanals und setzt das Lig. longitudinale posterius von der Hinterfläche des Axiskörpers ventral und anterolateral zum Foramen magnum fort, wo sie in die Dura mater übergeht. Sie bedeckt den Dens axis und dessen Bänder und sichert den Übergang von der Medulla oblongata zum Rückenmark.

Lig. transversum atlantis. Als kräftiges Band zieht es horizontal hinter dem Dens vorbei und setzt beidseits an einem Höcker der medialen Fläche der Massa lateralis atlantis an. Von seiner Mitte verlaufen Längszüge nach oben und unten zur Pars basilaris des Hinterhauptbeins zwischen der Membrana tectoria und dem Lig. apicis dentis bzw. zur Hinterfläche des Axiskörpers. Sie werden als Fasciculi longitudinales superior und inferior bezeichnet und bilden gemeinsam mit dem Lig. transversum atlantis das Lig. cruciforme atlantis.

Lig. apicis dentis. Das dünne Band verbindet die Spitze des Dens mit dem vorderen medialen Rand des Foramen magnum. Es liegt zwischen der Membrana atlantooccipitalis anterior und dem kranialen Schenkel des Lig. cruciforme atlantis.

Ligg. alaria. Sie spannen sich als 2 kräftige Faserzüge von der superolateralen Fläche des Dens zu den medialen Flächen der Condyli occipitales nach außen und oben. Sie hemmen die Drehung in der Articulatio atlantooccipitalis mediana.

Lig. atlantoaxiale accessorium. Als akzessorisches Band verläuft es vom Dens an dessen Basis zur Massa lateralis atlantis bis in die Gegend des Ansatzes des Lig. transversum atlantis. Es unterstützt die Ligg. alaria bei der Hemmung der Kopfdrehung.

Kraniozervikaler Bandapparat

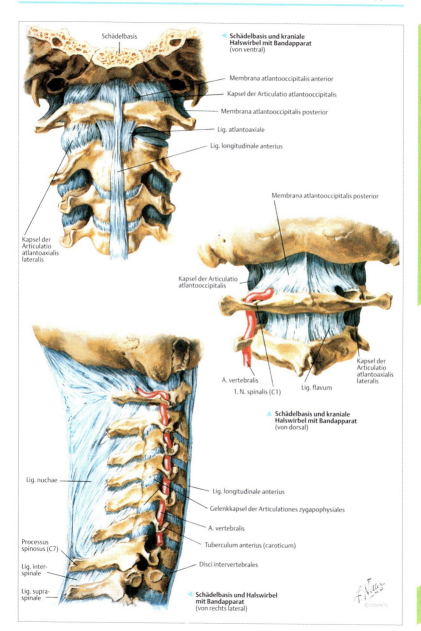

Grundlagen

Die Lumbosakral- und Iliosakralgelenke übertragen die gesamte Last des Körpers auf die Hüftknochen und von dort auf die unteren Extremitäten. Insofern kommt ihrem Bandapparat ganz besondere Bedeutung zu.

Bänder der Wirbelsäule

Lig. longitudinale anterius. Wie ein Gurt zieht dieses Band vom Tuberculum anterius des Atlas bis zum Kreuzbein. Es ist fest an den Vorderrändern der Wirbelkörper verankert. Seine oberflächlichen Fasern ziehen über mehrere Wirbel hinweg; die tiefen kürzeren verbinden 2 benachbarte Wirbelkörper.

Lig. longitudinale posterius. Es ist kranial breiter als kaudal und liegt hinter den Wirbelkörpern im Wirbelkanal. Es spannt sich zwischen dem 2. Halswirbel und dem Kreuzbein aus und geht mit seinem kranialen Ende in die Membrana tectoria über. Seine Ränder sind insbesondere im thorakalen und im lumbalen Abschnitt gezahnt, da es zwischen seinen Ansatzstellen an den Kanten der Wirbelkörper mit seitlichen Ausläufern in die Fasern des Anulus fibrosus der Zwischenwirbelscheiben einstrahlt.

Ligg. flava. Die größtenteils aus gelben elastischen Fasern bestehenden Ligg. flava verbinden benachbarte Bogenplatten miteinander. Sie ziehen von der anteroinferioren Fläche des jeweils kranialeren zur posterosuperioren Fläche des nächsttieferen Wirbelbogens und von der Mittellinie zu den Gelenkkapseln an der Seite. In der Mittellinie lassen sie kleine Spalträume für die vom Plexus venosus vertebralis internus zum Plexus venosus vertebralis externus verlaufenden Venen frei. Die Ligg. flava nehmen vom zervikalen zum lumbalen Abschnitt der Wirbelsäule an Dicke zu.

Ligg. supraspinalia. Sie laufen vom 7. Halswirbel bis zum Kreuzbein über die Spitzen der Processus spinosi hinweg, mit denen sie verbunden sind, setzen sich kranial im Lig. nuchae, ventral in den Ligg. interspinalia fort und werden von kranial nach kaudal dicker. Als dünne membranartige Strukturen verbinden die Ligg. interspinalia die Wurzeln und die Spitzen der Dornfortsätze. Sie sind im lumbalen Segment am besten entwickelt.

Bänder des Sakroiliakalgelenks

Ligg. sacroiliaca anteriora. Sie verschließen die Iliosakralgelenke nach ventral und verbinden die Vorderränder der Facies auriculares an den Ossa sacrum und ilium.

Ligg. sacroiliaca interossea. Sie bestehen aus kurzen, dünnen Faserbündeln und verbinden die Tuberositas sacralis mit der Tuberositas iliaca.

Ligg. sacroiliaca posteriora brevia. Sie füllen die tiefe Einsenkung zwischen Kreuzbein und Tuberositas iliaca aus und verlaufen von den Cristae sacrales intermedia und lateralis horizontal zu den Tubercula iliaca.

Lig. sacroiliacum posterius longum, Lig. sacrotuberale. Das Lig. sacroiliacum posterius longum zieht von der Spina iliaca posterior superior quer zur Crista sacralis lateralis. Mit seinen äußeren Fasern strahlt es in das lange, flache, dreieckige Lig. sacrotuberale ein. Dessen Fasern entspringen von den Spinae iliacae posteriores superior und inferior, vom Kreuz- und Steißbein und laufen kaudal am Tuber ischiadicum zusammen.

Lig. sacrospinale. Es ist mit seiner Spitze an der Spina ischiadica befestigt und entspringt mit seiner breiteren Basis an der Seite des kaudalen Kreuz- und des Steißbeins. Mit der Incisura ischiadica major bildet es das Foramen ischiadicum majus und begrenzt gemeinsam mit dem Lig. sacrotuberale und der Incisura ischiadica minor das Foramen ischiadicum minus.

Die genannten Bänder hemmen die Rotationstendenz des Kreuzbeins unter der vollen Last des Oberkörpers, also das Abgleiten des oberen Kreuzbeinteils nach unten und das Ausweichen des unteren Kreuzbeins nach hinten.

Bänder des Lumbosakralgelenks

Das Lumbosakralgelenk entsteht durch die Vereinigung des 5. Lendenwirbels mit dem kranialen Kreuzbeinabschnitt als echtes Wirbelgelenk mit allerdings starker Neigung. Es weist wie alle Wirbelgelenke die üblichen Bandverbindungen auf. Dazu kommt jedoch noch das kräftige Lig. iliolumbale, das vom Querfortsatz des 5. Lendenwirbels zur Hinterfläche der Crista iliaca zieht und ein Abgleiten des Wirbels entlang der schiefen Ebene an der Basis des Kreuzbeins verhindert.

Lumbosakraler Bandapparat

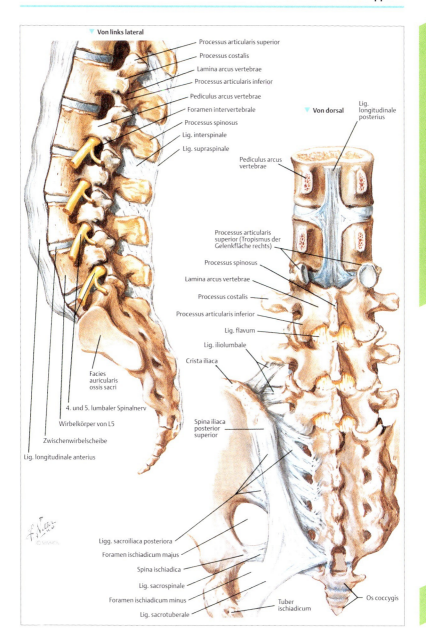

Grundlagen

Die autochthone Rückenmuskulatur sichert die Funktion von oberer Extremität, Thorax, Kopf und Wirbelsäule. Sie erstreckt sich vom Hinterhaupt bis zum Becken und dient dem Achsenskelett des Körpers als Stütze. Ihre Einzelmuskeln sind entsprechend ihrer Lagebeziehung zu Schädel, Wirbelsäule, Brustkorb, Becken und Integument in Funktionseinheiten gegliedert.

Die die autochthonen Rückenmuskeln bedeckenden oberflächlichen Muskeln des Rückens sind fast ausschließlich für die Schulter und die obere Extremität zuständig, weshalb sie auch im Zusammenhang mit der oberen Extremität beschrieben werden. Neben diesen überlagern die autochthone Rückenmuskulatur außerdem 2 weit auseinanderliegende, an den Rippen ansetzende Muskeln, nämlich die Mm. serrati posterior superior und posterior inferior, die der Atemmuskulatur zuzurechnen sind.

Systeme. Die autochthonen tiefen Rückenmuskeln gliedern sich entsprechend ihrer Lagebeziehung zu Wirbelsäule, Brustkorb und Becken in 5 Systeme:
- spinotransversales System,
- sakrospinales System,
- transversospinales System,
- interspinales System,
- intertransversales System.

Sie sind beidseits der medianen Wirbelsäulenachse symmetrisch angeordnet. Man kann einen medialen und einen lateralen Trakt unterscheiden.

Spinotransversales System (M. splenius)

Verlauf und Lage. Der M. splenius wirkt insofern wie ein Riemen, als er die tieferen Muskeln des Nackens nicht nur bedeckt, sondern umschlingt und ihnen so Halt gibt. Er nimmt vom Lig. nuchae und von den Dornfortsätzen des 7. Hals- bis 6. Brustwirbels seinen Ursprung und teilt sich in 2 Teile, nämlich in den M. splenius capitis, der am Processus mastoideus und am lateralen Drittel der Linea nuchalis superior ansetzt, und in den M. splenius cervicis, der an den Querfortsätzen (Tubercula posteriora) der ersten 2–3 Halswirbel befestigt ist. Der M. splenius cervicis bildet den äußeren, kaudaleren Anteil und zieht mit seinen Insertionsfasern entlang des Seitenrandes des M. splenius capitis in die Tiefe. Der M. splenius liegt unmittelbar unter dem M. trapezius und wird von der Fascia nuchae bedeckt. In seinem Ansatzbereich am Processus mastoideus wird er vom M. sternocleidomastoideus überlagert. Unter ihm befinden sich die Mm. erector spinae und semispinalis.

Funktion und Innervation. Der M. splenius zieht Kopf und Hals nach hinten. Bei einseitiger Kontraktion dreht er das Gesicht zur ipsilateralen Seite. Die gemeinsame Kontraktion auf beiden Seiten bewirkt eine Extension des Kopfs und der Halswirbelsäule. Seine Innervation bezieht der M. splenius aus den lateralen Ästen der Rr. posteriores des 2.–5. oder 6. zervikalen Spinalnervs.

Sakrospinales System (M. erector spinae)

Als komplexe Muskelmasse füllt der M. erector spinae die Rinne zwischen den Wirbelkörpern und den Rippen aus. Er liegt unmittelbar unter dem oberflächlichen Blatt der Fascia thoracolumbalis und beginnt kaudal als breite, mächtige Aponeurose, die an der Hinterfläche des Kreuzbeins, dem dorsalen Anteil der Crista iliaca sowie an den Processus spinosi der Lendenwirbel und am Lig. supraspinale befestigt ist.

In Höhe der lumbalen Wirbelsäulensegmente teilen sich die von der Vorderseite der Aponeurose ausgehenden Muskelfasern in 3 Muskelzüge, nämlich in den lateralen M. iliocostalis, den medialen M. spinalis und den M. longissimus zwischen diesen. Als Ganzes betrachtet erstreckt sich der M. erector spinae zwar über die gesamte Länge des Rückens; die ihn bildenden Einzelmuskeln bestehen jedoch aus kürzeren Faszikeln. Jeder Einzelmuskel enthält eine Reihe derartiger Faszikel, bei denen einige Muskelbündel jeweils dort entspringen, wo andere inserieren. Zwischen ihren Befestigungsstellen ziehen die einzelnen Faszikel über 6–10 Segmente hinweg.

Rückenmuskulatur I

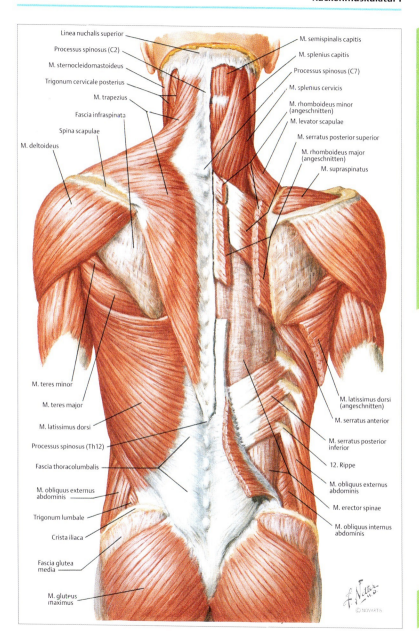

Grundlagen

Sakrospinales System (Fortsetzung)

M. iliocostalis. Dieser am weitesten lateral liegende Teil des M. erector spinae entspringt vom Darmbeinkamm.

- *M. iliocostalis lumborum:* Der M. erector spinae zieht mit dem als M. iliocostalis lumborum bezeichneten Teil zu den Rippenwinkeln der 6 oder 7 unteren Rippen und zu den Processus costales der oberen Lendenwirbel.
- *M. iliocostalis thoracis:* An diesen Teil schließt sich der M. iliocostalis thoracis an, dessen Fasern vom Oberrand der 6 unteren Rippen unmittelbar medial der Insertionen der Faszikel des M. iliocostalis lumborum herkommen und mit ihren Zacken an den 6 oberen Rippen befestigt sind.
- *M. iliocostalis cervicis:* Er entspringt medial des thorakalen Teils von den Rippenwinkeln der oberen Rippen und setzt i.d.R. an den Querfortsätzen des 4., 5. und 6. Halswirbels an.

M. longissimus. Der M. longissimus gliedert sich in 3 Einzelmuskeln, nämlich in die Mm. longissimi thoracis, cervicis und capitis.

- *M. longissimus thoracis:* Davon gibt der M. longissimus thoracis die mittlere Portion des M. erector spinae ab und steigt zu seinen Insertionen an den 9–11 unteren Rippen und den Querfortsätzen gleicher Höhe empor.
- *M. longissimus cervicis:* Medial vom oberen Ende des M. longissimus thoracis entspringt der M. longissimus cervicis aus den Querfortsätzen der 4–6 oberen Brustwirbeln und inseriert mit seinen Zacken an den Querfortsätzen des 2.–6. Halswirbels.
- *M. longissimus capitis:* Er verbindet die Gelenkfortsätze der 4 unteren Halswirbel mit dem Hinterrand des Processus mastoideus.

M. spinalis. Der M. spinalis bildet als schmächtigster und am wenigsten konstanter Muskel die am weitesten medial liegende Portion des M. erector spinae. Auch an ihm lassen sich 3 Einzelmuskeln abgrenzen, nämlich die Mm. spinathoracis, cervicis und capitis.

- *M. spinalis thoracis:* Er entspringt von den Processus spinosi der letzten 3 Brust- und der ersten 3 Lendenwirbel und setzt mit schlanken Sehnen an den Dornfortsätzen des 8.–2. Brustwirbels an.
- *M. spinalis cervicis:* Er ist oft überhaupt nicht angelegt oder schmächtig. Ist er ausgebildet, so entspringt er vom Lig. nuchae und von den Dornfortsätzen des 7. Hals- und u. U. auch der oberen Brustwirbel und setzt an den Dornfortsätzen des 2., evtl. auch des 3. und 4. Halswirbels an.
- *M. spinalis capitis:* Er ist eigentlich kein eigenständiger Muskel, da er lateral mit dem M. semispinalis capitis verwachsen ist.

Funktion. Der M. erector spinae dient der Streckung der Wirbelsäule. Bei einseitiger Kontraktion bewirkt er eine Seitneigung der Wirbelsäule zur gleichen Seite. Mit seinem M. longissimus capitis neigt er den Kopf seitwärts und dreht ihn zur selben Seite. Auch an der Rumpfbeugung ist er insofern beteiligt, als er das v.a. durch die Schwerkraft und die Wirkung der Bauchmuskulatur bestimmte Ausmaß der Rumpfbeugung beeinflusst.

Transversospinales System

Dem transversospinalen System gehören eine Reihe von Muskeln an, die durchweg vom M. erector spinae bedeckt werden. Ihre Ursprünge befinden sich größtenteils an den Quer-, ihre Insertionsstellen an den Dornfortsätzen.

M. multifidus. Er zieht über die gesamte Länge der Wirbelsäule hinweg. Seinen allgemeinen Merkmalen nach gehört er dem transversospinalen System an, obwohl er lediglich im thorakalen Abschnitt die Querfortsätze als Ursprung benützt. Im Halsbereich liegt sein Ursprung an den Gelenkfortsätzen, im Lendenbereich an den Processus mamillares. Mit seinen kaudalsten Fasern entspringt er an der Facies dorsalis des Os sacrum, mit seinen kranialsten am 4. Halswirbel. Faszikel des M. multifidus überspringen jeweils 2–4 Segmente, bevor sie an den Dornfortsätzen sämtlicher Wirbel, vom letzten Lendenwirbel bis zum Axis, inserieren. Der im Lendenbereich am kräftigsten ausgebildete Muskel bewirkt eine Streckung der Wirbelsäule sowie eine geringgradige Drehung zur Gegenseite. Seine Innervation bezieht er aus den Rr. posteriores der Spinalnerven.

Rückenmuskulatur II

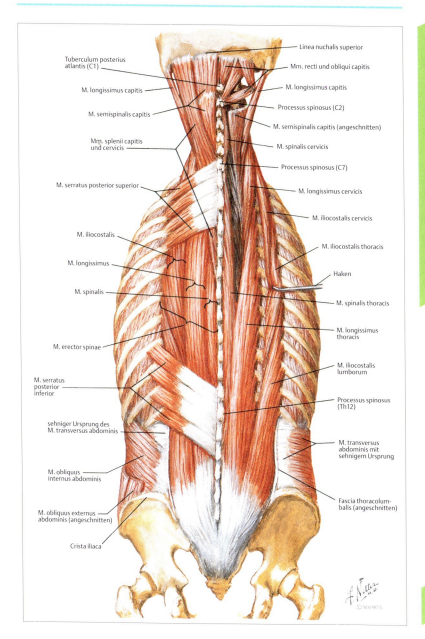

Grundlagen

Transversospinales System (Fortsetzung)

Mm. rotatores. Die Mm. rotatores sind die kürzesten Muskeln des transversospinalen Systems. Ihre Faszikel ziehen lediglich zum jeweils nächsthöheren (Mm. rotatores breves) oder übernächsten Dornfortsatz (Mm. rotatores longi) und setzen an denselben Stellen an wie der M. multifidus (S. 390). Auch in ihrer Innervation und Wirkung sind sie dem M. multifidus vergleichbar. Nach experimentellen Befunden dienen die Mm. multifidus und rotatores in erster Linie der Stabilisierung der Wirbelsäule, während ihr bewegendes Moment nur zur Feineinstellung der Bewegungen dient.

M. semispinalis. Der M. semispinalis erstreckt sich, wie schon sein Name besagt, etwa über die halbe Wirbelsäulenlänge und gliedert sich in die Mm. semispinales thoracis, cervicis und capitis. Seine Innervation bezieht der Muskel aus den dorsalen Ästen der Spinalnerven in der oberen Rückenhälfte.

▶ Die *Mm. semispinales thoracis und cervicis* bilden eine durchgehende Muskelplatte. Sie entspringen an den Querfortsätzen sämtlicher Brustwirbel, ziehen jeweils über 4–6 Segmente hinweg nach kranial und inserieren mit ihren Bündeln an den Dornfortsätzen bis zum 2. Halswirbel. Die Mm. semispinales cervicis und thoracis dienen der Streckung der oberen Wirbelsäule und bewirken eine Neigung zur Gegenseite.

▶ Der *M. semispinalis capitis* ist der mächtigste Nackenmuskel. Er entspringt von den Querfortsätzen des 7. Halswirbels und der oberen 6–7 Brustwirbel sowie von den Processus articulares des 4.–6. Halswirbels, erhält medial Verstärkung durch den M. spinalis capitis und setzt an der Unterseite des Hinterhauptbeins an, wobei er das gesamte Areal zwischen der Linea nuchalis superior und der Linea nuchalis inferior ausfüllt. Im oberen zervikalen Abschnitt enthält er i. d. R. eine unvollständig ausgebildete Zwischensehne. Der M. semispinalis capitis wirkt als kräftiger Strecker in den Kopfgelenken.

Kleine tiefe Rückenmuskeln

Zu den kleinen tiefen Rückenmuskeln zählen die Mm. interspinales, intertransversarii und levatores costarum.

Mm. interspinales. Dies sind kurze, paarige Muskeln, die jeweils 2 benachbarte Dornfortsätze in der Hals- und Lendenwirbelsäule und an den obersten und untersten Brustwirbeln miteinander verbinden.

Mm. intertransversarii. Sie verbinden als kurze Muskelpaare die Querfortsätze benachbarter Hals- und Lendenwirbel. Im Halsbereich zerfallen sie in einen ventral und einen dorsal der Austrittsstelle eines vorderen Spinalnervenasts gelegenen Teil (Mm. intertransversarii anteriores und posteriores cervicis), im Lendenbereich in einen medialen und einen lateralen Teil (Mm. intertransversarii mediales und laterales lumborum), wobei der mediale Teil die Processus mamillares und accessorii der Lendenwirbel miteinander verbindet, der laterale die Processus costales.

Mm. levatores costarum. Die Mm. levatores costarum im thorakalen Abschnitt entsprechen den Mm. intertransversarii posteriores cervicis. Von den an der Spitze der Querfortsätze des 7. Halswirbels und der oberen 11 Brustwirbel entspringenden Muskeln sind auf jeder Seite 12 vorhanden. Sie ziehen schräg nach lateralkaudal und inserieren an der jeweils nächstunteren Rippe (Mm. levatores costarum breves) zwischen Tuberculum und Angulus costae. Die 4 untersten teilen sich in 2 Bündel, wovon eines zur nächstunteren Rippe zieht, das andere hingegen eine Rippe überspringt (Mm. levatores costarum longi). Die Mm. levatores costarum wirken als Rippenheber und unterstützen somit die Atmung, beteiligen sich aber auch an der Seitwärtsneigung der Wirbelsäule. Ihre Innervation beziehen sie ebenso wie die Mm. interspinales und intertransversarii aus kleinen Ästen der Rr. posteriores der Spinalnerven.

Rückenmuskulatur III

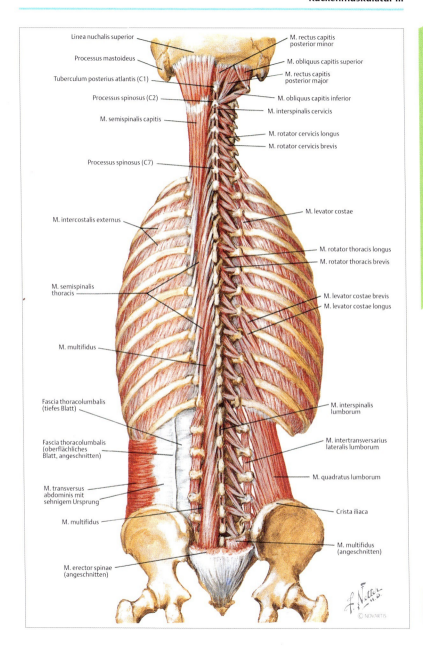

Erkrankungen

Definition und Ätiologie

Unter Skoliose wird eine fixierte Verkrümmung in der Frontalebene mit Verdrehung der Wirbelsäule und sekundär der Rippen verstanden. Ihre Ursache bleibt in vielen Fällen unklar. Vermutlich ist ein genetischer Faktor an ihrer Entstehung beteiligt. Sie kann im Rahmen verschiedenster angeborener, neuromuskulärer, mesenchymaler und traumatisch bedingter Erkrankungen auftreten und ist häufiger Begleitbefund bei der Neurofibromatose von Recklinghausen. Abzugrenzen von diesen Skoliosen sind die funktionellen Skoliosen, z. B. bei Beckenschiefstand oder bei Ischialgien, die nicht progredient sind, bei denen die Wirbelkörper nicht verdreht sind und die sich v. a. in den meisten Fällen vollständig zurückbilden.

Pathogenese

Als komplexe Deformität setzt sich die Skoliose aus einer Verkrümmung der Wirbelsäule in der Frontalebene und einer Verdrehung der Wirbelkörper zusammen. Mit zunehmender Progredienz drehen sich die Wirbelkörper und Dornfortsätze im Bereich der Krümmung zur Konkavseite. Diese Wirbelrotation verläuft immer in einer konstanten Richtung und führt
➤ konvexseitig zum *Rippenbuckel,* weil die Wirbelkörper die konvexseitigen Rippen nach dorsal schieben, und
➤ konkavseitig zum sog. *Rippental,* weil dort die Rippen nach seitlich ventral zusammengeschoben werden.

In fortgeschritteneren Fällen nimmt der gesamte Brustkorb eine Eiform an, wobei die Rippen auf der Konkavseite nach ventral vorstehen und auf der Gegenseite nach dorsal zurückgezogen sind. Als Begleiterscheinungen sind häufig eine Kyphose oder eine Lordose vorhanden. Eine Progredienz der Deformität bis zur Skelettreife ist fast immer anzunehmen.

Neben der Verdrehung (Torsion) finden sich noch weitere pathologische Veränderungen an den Wirbelkörpern und den anderen Gebilden im Bereich der skoliotischen Krümmung:
➤ *Zwischenwirbelräume:* Die Zwischenwirbelräume sind an der Konkavseite der Krümmung verengt, an der Konvexseite verbreitert.
➤ Die Wirbelkörper zeigen eine keilförmige Deformation, d. h. sie werden auf der Konvexseite der Krümmung höher.
➤ Auf der Konkavseite erscheinen die Bogenwurzeln und Wirbelbögen verkürzt und verschmälert; der Wirbelkanal ist eingeengt.

Diese strukturellen Veränderungen finden sich am typischsten bei den idiopathischen Skoliosen. Bei den Lähmungsskoliosen und den angeborenen Skolioseformen können sich manchmal kurzbogige schwerste Krümmungen entwickeln. So können bei der Lähmungsskoliose, die durch eine hochgradige Imbalance der Muskulatur entsteht, die Rippen manchmal auf der Konvexseite nahezu vertikal stehen.

Klassifikation

Die Skoliosen lassen sich nach ätiologischen Gesichtspunkten in folgende Gruppen einteilen:
➤ Idiopathische Skoliosen: eine möglicherweise inhomogene Gruppe noch unbekannter Ursache. Zu dieser Gruppe werden ca. 80–90% der Skoliosen gezählt. Entsprechend ihrem Auftreten werden bei der idiopathischen Skoliose die infantile, die juvenile und die Adoleszentenskoliose unterschieden.
➤ kongenitale Skoliosen, z. B. bei Block- oder Halbwirbeln,
➤ myopathische Skoliosen, z. B. bei Muskeldystrophie,
➤ neuropathische Skoliosen, z. B. bei Meningomyelozele,
➤ Skoliosen bei Neurofibromatose,
➤ Skoliosen bei Mesenchymstörungen,
➤ Skoliosen bei Osteochondrodystrophien,
➤ posttraumatische oder durch Entzündungen oder Verbrennungen erworbene Skoliosen,
➤ Skoliosen bei metabolischen Erkrankungen,
➤ tumorbedingte Skoliosen.

In den meisten Fällen kommt es mit der Seitverbiegung zu einer mehr oder weniger ausgeprägten Torsion. Eine Reduktion des Brust- und/oder Bauchraums ist die Folge der schwereren Formen.

Definition und Klassifikation der Skoliose

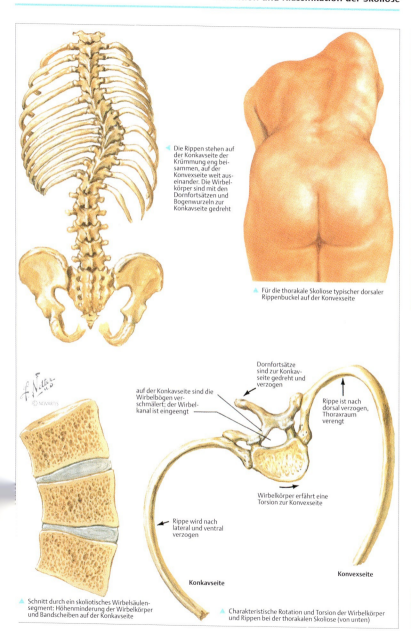

Die Rippen stehen auf der Konkavseite der Krümmung eng beisammen, auf der Konvexseite weit auseinander. Die Wirbelkörper sind mit den Dornfortsätzen und Bogenwurzeln zur Konkavseite gedreht

▲ Für die thorakale Skoliose typischer dorsaler Rippenbuckel auf der Konvexseite

Dornfortsätze sind zur Konkavseite gedreht und verzogen

auf der Konkavseite sind die Wirbelbögen verschmälert; der Wirbelkanal ist eingeengt

Rippe ist nach dorsal verzogen, Thoraxraum verengt

Wirbelkörper erfährt eine Torsion zur Konvexseite

Rippe wird nach lateral und ventral verzogen

Konkavseite

Konvexseite

▲ Schnitt durch ein skoliotisches Wirbelsäulensegment: Höhenminderung der Wirbelkörper und Bandscheiben auf der Konkavseite

▲ Charakteristische Rotation und Torsion der Wirbelkörper und Rippen bei der thorakalen Skoliose (von unten)

Erkrankungen

Epidemiologie und Ätiologie

Epidemiologie. Eine idiopathische (genetisch bedingte) Skoliose liegt in ca. 80–90% aller Fälle vor. Schwere Skoliosen sind bei Mädchen 7-mal so häufig wie bei Jungen. Bei den leichteren Formen ist das Geschlechtsverhältnis dagegen eher ausgeglichen.

Ätiologie, Genetik. Als Hauptursache ist eine Funktionsstörung des Hirnstamms, möglicherweise infolge einer Läsion der Hinterstränge oder des Innenohrs möglich. Es handelt sich demnach nicht vorrangig um eine Knochen- und Gelenkaffektion, sondern vielmehr um die Reaktion auf ein gestörtes neuromuskuläres Gleichgewicht. Zirka 90% aller idiopathischen Skoliosen könnten genetisch bedingt sein (geschlechtsgebundene Vererbung).

Krümmungsformen

Es lassen sich 4 Krümmungsformen unterscheiden, die nach der Hauptkurve (Majorkurve) bezeichnet werden, d.h. nach der größten strukturellen Krümmung. Proximal und distal davon entstehen i.d.R. leichtere Krümmungen zur Gegenseite, sog. Sekundärkrümmungen (Neben- oder Minorkurven). Sie halten den Kopf gegenüber dem Becken im Lot (Körperalignment oder Balance).

Rechtskonvexe thorakale Krümmung. Sie ist am häufigsten; Th4, Th5 oder Th6 bilden die obere und Th11, Th12 oder L1 die untere Begrenzung. Die Krümmung ist typischerweise fixiert und gleicht sich beim Seitbeugen nicht aus. Kardiopulmonale Komplikationen sind möglich.

Einbogige thorakolumbale Krümmung. Sie ist ebenfalls relativ häufig, verläuft länger (zwischen Th4, Th5 und Th6 als oberer und L2, L3 oder L4 als unterer Begrenzung) als die thorakale und kann sowohl rechts- als auch linkskonvex ausgebildet sein. Aufgrund der Wirbelkörperrotation kann es zu einem Thoraxüberhang und Lendenwulst kommen.

Doppelbogige Krümmungen. Sie bestehen aus 2 annähernd gleich starken strukturellen Ausbiegungen und kommen in folgenden Kombinationen vor:

- ▶ rechtskonvex thorakal und linkskonvex lumbal
- ▶ linkskonvex thorakolumbal und rechtskonvex kaudal-lumbal
- ▶ rechts- und linkskonvex thorakal

Lumbale Krümmung. Sie erstreckt sich i.d.R. von Th11 oder Th12 bis L5 und ist in 65% aller Fälle linkskonvex ausgebildet.

Manifestationsalter

Idiopathische Skoliosen werden nach dem Manifestationsalter in infantile, juvenile und Adoleszentenskoliosen unterteilt:

Infantile Skoliose. Sie tritt bis zum 3. Lebensjahr auf und betrifft v.a. Jungen. Meist entsteht eine linkskonvexe thorakale Krümmung, die, wenn keine frühzeitige und aggressive Korsettbehandlung eingeleitet wird, zu einer schweren, fixierten strukturellen Skoliose führen kann.

Juvenile Skoliose. Sie tritt zwischen dem 4. und 10. Lebensjahr auf, das Geschlechterverhältnis ist ausgeglichen, die Krümmung meist rechtskonvex thorakal.

Adoleszentenskoliose. Sie wird zwischen dem 10. Lebensjahr und dem Erreichen der Skelettreife bei Manifestwerden der Verkrümmung diagnostiziert, ist aber wahrscheinlich in den meisten Fällen bereits früher vorhanden.

70% aller progredienten und behandlungsbedürftigen Fälle entfallen auf das weibliche Geschlecht. Die vorherrschende Krümmungsform ist die doppelbogige und die rechtskonvexe thorakale Krümmung.

Prognose

Maßgebend für das Risiko zur Progredienz sind Geschlecht, Manifestationsalter, verspätete Skelettreifung und Wirbelanatomie. Je jünger ein Kind beim Auftreten einer strukturellen Verkrümmung ist, desto ungünstiger die Prognose. Allgemein gilt, dass Skoliosen sich mit dem Wachstumsschub während der Adoleszenz meist verschlechtern.

Ist der Skoliosewinkel bei Erreichen der Skelettreife größer als 60°, besteht aufgrund der skoliotischen Verkrümmung eine Imbalance des Rumpfes oder ist der Muskeltonus ausgesprochen schwach, verschlechtert sich die Skoliose mit großer Wahrscheinlichkeit während des Erwachsenenalters um 1–2° pro Jahr. Skoliosen mit einem Krümmungswinkel unter 30° im Alter von 25 Jahren werden im Allgemeinen nicht stärker.

Idiopathische Skoliose

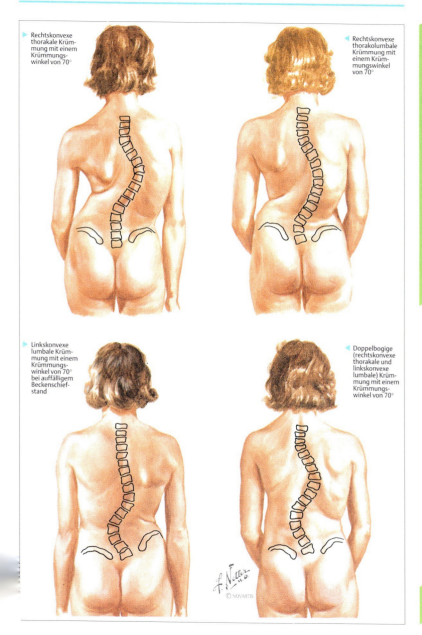

▶ Rechtskonvexe thorakale Krümmung mit einem Krümmungswinkel von 70°

◀ Rechtskonvexe thorakolumbale Krümmung mit einem Krümmungswinkel von 70°

▶ Linkskonvexe lumbale Krümmung mit einem Krümmungswinkel von 70° bei auffälligem Beckenschiefstand

◀ Doppelbogige (rechtskonvexe thorakale und linkskonvexe lumbale) Krümmung mit einem Krümmungswinkel von 70°

Kongenitale Skoliosen

Fehlbildungsskoliosen dürften auf eine Schädigung der Zygote bzw. des Embryos in den ersten embryonalen Wachstumswochen zurückzuführen sein. Die dadurch entstehenden Wirbelfehlbildungen sind sehr häufig von Fehlbildungen des Harntrakts oder des Herzens begleitet; nach Fehlbildungen der Halswirbelsäule wie beim Klippel-Feil-Syndrom (S. 424) sowie nach Deformitäten der Schulterblätter (S. 122) ist bei betroffenen Kindern stets zu fahnden.

Kongenitale Skoliosen erfordern engmaschige Kontrollen, weil mitunter schwere, nicht reversible Krümmungen entstehen können.

Wirbelfehlbildungen. Diese kommen als offene oder geschlossene Fehlbildungen vor. Die durch eine Myelomeningozele verursachten, i. d. R. hochgradigen, *offenen Fehlbildungen* (Dysrhaphien) gehen meist mit partiellen oder totalen neurologischen Ausfällen im Sinne einer Paraplegie und Fehlbildungen des Harntrakts einher. Bei den *geschlossenen Fehlbildungen* unterscheidet man 4 Varianten:
- partielle einseitige Wirbelkörperdefekte (Keilwirbel, **A.**)
- komplette einseitige Wirbelkörperdefekte (Halbwirbel, **B.**)
- einseitige Segmentationsstörungen (sog. unsegmentierter Stab, „congenital bar", **C.**)
- beidseitige Segmentationsstörungen (Blockwirbel, **D.**).

Halbwirbel und der sog. unsegmentierte Stab verursachen ein vermehrtes Längenwachstum der Wirbelsäule auf der Konvexseite, sodass hochgradige Verkrümmungen entstehen. Die folgenschwersten Krümmungen entwickeln sich aus der Kombination von Halbwirbeln auf einer Seite und einem mehrere Wirbel umfassenden unsegmentierten Stab auf der Gegenseite.

Neuromuskuläre Skoliosen

Neuropathische Skoliosen. Ihnen liegt eine Vielzahl von Grundkrankheiten zugrunde. Schwere langbogige C-förmige Verkrümmungen, die von den unteren Halswirbeln bis zum Kreuzbein reichen können, kommen z. B. bei muskulärer Imbalance aufgrund einer Poliomyelitis, bei Erkrankungen des peripheren Motoneurons, bei der Zerebralparese und bei Erkrankungen des zentralen Motoneurons vor. Auch im Rahmen einer Syringomyelie bilden sich schwere Verkrümmungen, die oft operativ behandelt werden müssen.

Myopathische Skoliosen. Ein Beispiel hierfür sind Muskeldystrophien. Die dadurch entstehende Muskelimbalance führt im Allgemeinen zu einer langbogigen C-förmigen Krümmung. Mitunter sind skoliotische Kinder mit einer Muskeldystrophie so schwach, dass ihre Wirbelsäule beim Aufrichten in sich zusammenzufallen scheint.

Neuromuskuläre Skoliosen finden sich auch bei Mischformen, z. B. bei der Friedreich-Ataxie, bei der durch die Muskelimbalance nicht nur eine Muskelschwäche, sondern auch eine vermehrte Zugwirkung der stärkeren Rumpf- und paraspinalen Muskulatur zustande kommt.

Mesenchymstörungen und posttraumatische Veränderungen

Mesenchymstörungen. Sie kommen bei verschiedenen Zwergwuchsformen sowie beim Marfan-Syndrom vor. Vor allem beim Marfan-Syndrom entstehen aufgrund der erheblichen Körpergröße der Betroffenen schwerste Verkrümmungen.

Bei der Osteogenesis imperfecta kann die hochgradige Brüchigkeit der Knochen zu Hunderten von Mikrofrakturen der Wirbelsäule führen, die schließlich eine skoliotische Verkrümmung entstehen lassen. Ohne entsprechende Behandlung kann der Morbus Scheuermann bei Jugendlichen ebenfalls eine progrediente, aber kyphotische Verkrümmung hervorrufen (S. 410).

Posttraumatische Skoliosen. Skoliosen können auch durch traumatische Schädigungen der Wirbelkörper, z. B. durch Brüche mit Keilwirbelbildung oder Nervenwurzelirritationen, bedingt sein. Mitunter bilden sie sich infolge einer Strahlentherapie bei krebskranken Kindern, die die Epiphysenfugen der Wirbelkörper schädigt oder zerstört und damit zu einem ungleichen Wachstum mit Deformierung der Wirbelsäule führt.

Andere Skolioseformen

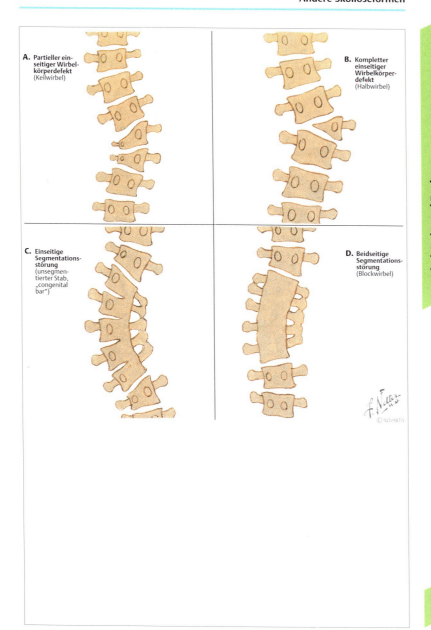

A. Partieller einseitiger Wirbelkörperdefekt (Keilwirbel)

B. Kompletter einseitiger Wirbelkörperdefekt (Halbwirbel)

C. Einseitige Segmentationsstörung (unsegmentierter Stab, „congenital bar")

D. Beidseitige Segmentationsstörung (Blockwirbel)

Erkrankungen

Anamnese und allgemeine Untersuchung

Die meisten Skoliosen werden zufällig entdeckt, oft im Alter von 10–12 Jahren. Beschwerden bestehen i. d. R. nicht.

Anamnese. Bei Mädchen ist die Frage nach der Menarche sinnvoll, weil das Wachstum der Wirbelsäule vom Zeitpunkt der Menarche noch etwa 2 Jahre lang anhält. Wenn die Kinder in der Anamnese Schmerzen angeben (was nur selten vorkommt), ist dies ein möglicher Hinweis auf Osteoidosteome, Rückenmarktumoren, Spondylolysen bzw. Spondylolisthesen oder Infekte.

Körpergröße. Die Bestimmung der Körpergröße ist einer der Faktoren, mit denen eine evtl. Progredienz der Verkrümmung beurteilt werden kann.

Sekundäre Geschlechtsmerkmale. Im Rahmen der umfassenden klinischen Untersuchung ist auf die Entwicklung der sekundären Geschlechtsmerkmale zu achten. Zusammen mit einem Größenvergleich mit den Geschwistern und Eltern der Betroffenen lassen sich daraus Hinweise auf die Wachstumserwartung gewinnen.

Haut. An der Haut ist nach Café-au-lait-Flecken als Zeichen einer Neurofibromatose zu suchen, über der Lendenwirbelsäule nach Pigmentflecken bzw. Haarbüscheln, die für eine angeborene Fehlbildung, z. B. eine Spina bifida oder Diastematomyelie, sprechen.

Neuromuskuläre Untersuchung. Wichtiger Bestandteil der klinischen Untersuchung ist eine kurze, aber sorgfältige neuromuskuläre Untersuchung, die auf jeden Fall die folgenden Untersuchungen beinhalten sollte:

- Reflexprüfung,
- Reaktion auf Reize,
- motorische Koordination.

Weiterführende neurologische Untersuchungen sind i. d. R. nicht erforderlich. Die Ergebnisse der Untersuchung ermöglichen z. B. die folgenden Aussagen:

- Sensible und motorische Ausfälle bei Kindern mit einer kongenitalen Skoliose sprechen für eine intraspinale Erkrankung, z. B. eine Diastematomyelie.
- Eine eingeschränkte Vibrationsempfindung an den Extremitäten (sehr häufiger Befund bei idiopathischen Skoliosen) ist ein Zeichen einer Hirnstammschädigung.

Die neuromuskulären Befunde sind im Detail den Befunden am Rücken gegenüberzustellen.

Untersuchung der Wirbelsäule

An die allgemeine Untersuchung schließt sich eine detaillierte Untersuchung der Verkrümmung an.

Körperalignment. Damit lässt sich eine Achsenverschiebung des Rumpfs feststellen. Mit einem Maßband, das als Lot vom Hinterkopf oder vom Dornfortsatz des 7. Halswirbelkörpers gefällt wird, kann gemessen werden, ob sich Kopf und Rumpf in achsengerechter Stellung zueinander befinden. Dabei ist zu bedenken, dass sich hochgradige doppelbogige Krümmungen oftmals kompensieren, sodass die achsengerechte Stellung gewahrt bleibt.

Schultergürtel. Am Schultergürtel ist die Symmetrie zu prüfen und auf eine eventuelle Prominenz der Schulterblätter zu achten. Bei zervikalen oder hohen thorakalen Skoliosen kann der Nacken-Schulter-Winkel infolge einer Asymmetrie des M. trapezius verschoben sein.

Wirbelsäule. An der Wirbelsäule selbst wird die Krümmungsform beurteilt sowie die Flexibilität der Wirbelsäule beim Seitwärtsbeugen des Rumpfes und bei Extension. Wird der Körper vorsichtig am Kopf angehoben, streckt sich die Krümmung, wobei sich Hinweise auf den Steifheits- bzw. Flexibilitätsgrad der Wirbelsäule ergeben.

Thorax. Auch die Thoraxdeformität wird beurteilt, wobei in Rumpfvorwärtsbeugung mit einem Skoliometer der Rippenbuckel ausgemessen wird. An der ventralen Rumpfseite ist eine eventuelle Rippen- und Brustasymmetrie festzuhalten.

Becken. Mit Sorgfalt abzuklären ist auch ein Beckenschiefstand, der habituell sein kann und dann nicht fixiert ist oder aber durch eine Beinlängendifferenz zustande kommt. Des Weiteren kann ein fixierter, also struktureller Beckenschiefstand auch auf Kontrakturen der Muskulatur proximal oder distal der Darmbeinkämme zurückzuführen sein.

Klinische Untersuchung bei der Skoliose

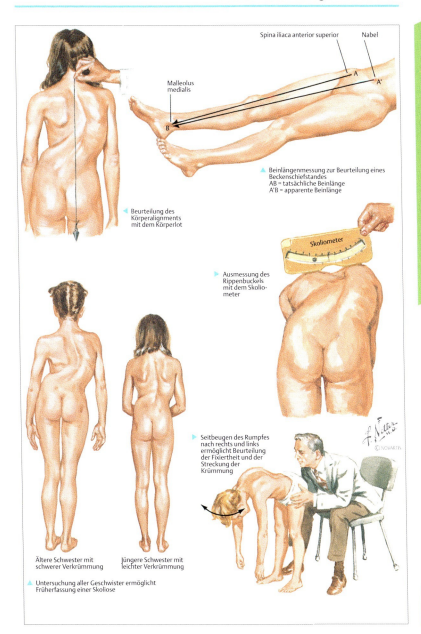

Beinlängenmessung zur Beurteilung eines Beckenschiefstandes
AB = tatsächliche Beinlänge
A'B = apparente Beinlänge

Beurteilung des Körperalignments mit dem Körperlot

Ausmessung des Rippenbuckels mit dem Skoliometer

Seitbeugen des Rumpfes nach rechts und links ermöglicht Beurteilung der Fixiertheit und der Streckung der Krümmung

Ältere Schwester mit schwerer Verkrümmung

Jüngere Schwester mit leichter Verkrümmung

Untersuchung aller Geschwister ermöglicht Früherfassung einer Skoliose

Wirbelsäule und Becken

Erkrankungen

Lungenfunktion

In schweren Fällen und vor einer Operation ist die Überprüfung der Atemfunktion indiziert. Sie kann dann als Verlaufsparameter eingesetzt werden.

Röntgen

Bei der Erstuntersuchung reicht eine Wirbelsäulenganzaufnahme vom Okziput bis zu den Darmbeinkämmen am stehenden Patienten im a.-p. Strahlengang aus. Besteht der Verdacht auf eine Spondylolisthesis oder Spondylolyse (s. a. S. 408), ist eine seitliche Aufnahme des lumbosakralen Übergangs angezeigt. Die Wirbelsäulenganzaufnahme sollte unter den folgenden Gesichtspunkten beurteilt werden:
- Seite der Skoliose: rechts- oder linkskonvex,
- Höhe der Skoliose: thorakal, thorakolumbal, lumbal, thorakal und lumbal,
- Form der Krümmung: C- oder S-förmig in der Frontalebene, lordotisch oder kyphotisch in der Sagittalebene.

Bending-Aufnahmen. Aufnahmen mit seitwärts gebeugtem Rumpf (sog. Bending-Aufnahmen) dienen zur Unterscheidung struktureller und nicht struktureller Verkrümmungen. Wird der Rumpf nach rechts gebeugt, strecken bzw. verringern sich rechtskonvexe thorakale Krümmungen, sodass die Elastizität des Bandapparats und anderer Weichteile beurteilt werden kann. Durch Seitwärtsbeugen des Rumpfes nach links strecken bzw. verringern sich linkskonvexe lumbale Krümmungen.

Grad der Achsenabweichung (A.). Die Krümmung wird auf der initialen Röntgenaufnahme nach Cobb ausgemessen. Die Exaktheit des Messergebnisses hängt dabei von der Wahl des oberen und unteren Endwirbels der Krümmung ab. Als obere und untere Endwirbel (Scheitelwirbel) gelten jene Wirbel, die am stärksten gegen die Konkavität der Krümmung geneigt sind:
- Der obere Endwirbel ist der Wirbel oberhalb einer Krümmung, dessen Deckplatte am stärksten gegen die Konkavität der zu vermessenden Krümmung geneigt ist.
- Der untere Endwirbel ist der Wirbel unterhalb der Krümmung, dessen Grundplatte am stärksten gegen die Konkavität der Krümmung geneigt ist.

In Höhe der Deckplatte des oberen und der Grundplatte des unteren Endwirbels werden zu diesen Deck- bzw. Grundplatten parallele Linien gezogen. Auf diesen wird das Lot errichtet. Gemessen wird der Winkel (Skoliosewinkel) am Schnittpunkt der Lote. Die in der Tafel gestrichelten Pfeile konvergieren nicht gegen die zu vermessende Konkavität, was bedeutet, dass es sich nicht um die Endwirbel handelt, sondern um Wirbel, die einer Nebenkrümmung proximal oder distal der zu vermessenden Krümmung zugehören.

Grad der Rotation (B.). Die Rotation der Wirbelkörper lässt sich am exaktesten anhand des Betrags beurteilen, um den die Bogenwurzeln auf den Übersichtsaufnahmen verdreht erscheinen.

Skelettreife. Auch die Skelettreife muss exakt bestimmt werden, zumal sich die Progredienz der Skoliose mit Erreichen der Skelettreife wenn schon nicht einstellen, so doch zumindest verlangsamen kann. Der Wachstumsabschluss und damit die Skelettreife wird beim weiblichen Geschlecht im Alter von ca. 16,5 Jahren erreicht, beim männlichen 15 bis 18 Monate später. Das Skelettalter kann mit mehreren Methoden bestimmt werden:
- Beurteilung von Röntgenaufnahmen der linken Hand und Handwurzel im Vergleich zu dem Atlas von Greulich und Pyle (1959),
- Darmbeinapophysenzeichen nach Risser, das auf Beckenaufnahmen anhand des Entwicklungsstands der Darmbeinkammapophyse bestimmt wird. Hat der Darmbeinkamm mit dem Sakroiliakalgelenk Kontakt und ist fest mit dem Darmbein verwachsen, ist die Skelettreifung abgeschlossen.
- Beurteilung der kranialen und kaudalen Ringapophysen an thorakalen und lumbalen Wirbelkörpern. Erscheinen sie gefleckt, ist das Skelettwachstum noch nicht abgeschlossen. Eine feste Verbindung der Apophysen mit den Wirbelkörpern zeigt dagegen den Abschluss des Wirbelsäulenwachstums an.

Apparative Diagnostik der Skoliose

A. Vermessung der Krümmung (Methode nach Cobb)

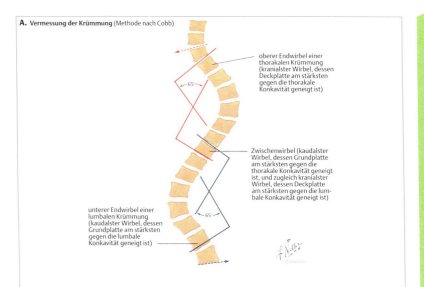

oberer Endwirbel einer thorakalen Krümmung (kranialster Wirbel, dessen Deckplatte am stärksten gegen die thorakale Konkavität geneigt ist)

Zwischenwirbel (kaudalster Wirbel, dessen Grundplatte am stärksten gegen die thorakale Konkavität geneigt ist, und zugleich kranialster Wirbel, dessen Deckplatte am stärksten gegen die lumbale Konkavität geneigt ist)

unterer Endwirbel einer lumbalen Krümmung (kaudalster Wirbel, dessen Grundplatte am stärksten gegen die lumbale Konkavität geneigt ist)

B. Messung der Rotation

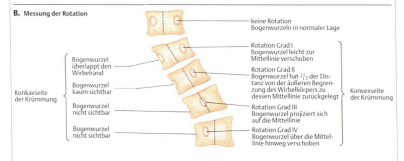

Konkavseite der Krümmung

Bogenwurzel überlappt den Wirbelrand

Bogenwurzel kaum sichtbar

Bogenwurzel nicht sichtbar

Bogenwurzel nicht sichtbar

keine Rotation Bogenwurzeln in normaler Lage

Rotation Grad I Bogenwurzel leicht zur Mittellinie verschoben

Rotation Grad II Bogenwurzel hat $2/3$ der Distanz von der äußeren Begrenzung des Wirbelkörpers zu dessen Mittellinie zurückgelegt

Rotation Grad III Bogenwurzel projiziert sich auf die Mittellinie

Rotation Grad IV Bogenwurzel über die Mittellinie hinweg verschoben

Konvexseite der Krümmung

Erkrankungen

Screening

Voraussetzung für eine optimale Therapie ist die Früherkennung. Dementsprechend sind in zahlreichen Ländern Screeninguntersuchungen an den Schulen vorgesehen (einfache Untersuchung in Rumpfvorwärtsbeugung mit ungezwungen nach vorne hängenden Armen). Dabei zeigt sich selbst eine minimale Asymmetrie der Rippen und der Lendenwirbelsäule ganz deutlich. Schuluntersuchungen sind sinnvollerweise ab der 2. Klasse durchzuführen und bei Mädchen ebenso wie bei Jungen alle 6–9 Monate zu wiederholen. Wird dabei eine Skoliose oder Kyphose festgestellt, sind auch die Geschwister zu untersuchen.

Konservative Therapie

Krankengymnastik. Sie kann nie die einzige therapeutische Maßnahme sein, weil keine der krankengymnastischen Methoden in der Lage ist, eine Progression aufzuhalten. Als begleitende Therapie ist sie aber insbesondere bei der Korsettbehandlung wesentlich.

Korsettbehandlung. Die Indikation ist v. a. bei neuromuskulären Skoliosen und zur postoperativen Nachsorge gegeben. Ein entsprechend konstruiertes, gut sitzendes Korsett (Milwaukee- oder Boston-Korsett) wird aber auch eingesetzt, um die Progredienz der idiopathischen Skoliose aufzuhalten. Voraussetzung dafür ist die Kooperationsbereitschaft des Patienten ebenso wie seiner Angehörigen.

Korsette sind über einem langen Unterhemd 23 h täglich, bei leichteren Krümmungen stundenweise zu tragen. Sie erlauben eine relativ freie Beweglichkeit beim Laufen und Spielen. Zur Erhaltung der Muskelkraft sind täglich krankengymnastische Übungen mit und ohne Korsett erforderlich. Betroffene Kinder sollten nicht vom Schulsport befreit werden.

Das Korsett wird alle 3 Monate nachgestellt. Alle 6 Monate wird eine röntgenologische Kontrolle im Stand ohne Korsett durchgeführt. Ergibt diese, dass die Skelettreife erreicht ist, wird die Korsettbehandlung schrittweise reduziert, sodass das Korsett bis zum Abschluss des Wirbelsäulenwachstums letztlich nur noch nachts getragen wird.

Elektrotherapie. Die Elektrostimulation der Muskulatur war eine Zeit lang die verlockende Alternative zur Korsettbehandlung. Allerdings haben die Langzeitergebnisse keinen wesentlichen Effekt auf eine Skoliose gezeigt.

Operative Therapie

Hauptindikationen sind:
- unaufhaltsame Progredienz,
- erhebliche Verschlechterung trotz Korsettbehandlung,
- Nichtabsetzbarkeit der Korsettbehandlung,
- ausgeprägte thorakale und lumbale Schmerzsymptomatik,
- progrediente thorakale Lordose,
- progrediente Verschlechterung der Lungenfunktion,
- psychische (psychiatrische) Schwierigkeiten unter der Korsettbehandlung,
- ausgeprägte Verunstaltung im Schulterbereich und am Rumpf.

Ziel eines jeden Eingriffs muss die Versteifung einer auf geradem Becken sowohl frontal als auch sagittal im Gleichgewicht stehenden Wirbelsäule sein.

Dorsale OP-Verfahren. Dazu gehören die Operationen nach Harrington, Luque und Cotrel-Dubousset:
- *OP nach Harrington:* Bei der idiopathischen Skoliose ist die dorsale Spondylodese mit dem Harrington-Stab nach wie vor die verbreitetste Methode. Mitunter wird der Distraktionsstab mit einem Kompressionsstab kombiniert. Die Verankerung erfolgt mittels Haken an den Wirbelbögen.
- *OP nach Luque:* Bei der Operation nach Luque („spinal segmental instrumentation") wird die Wirbelsäule durch Stäbe aufgerichtet, die durch Drahtfixation mit den Wirbelbögen verbunden sind.
- *OP nach Cotrel-Dubousset:* Eine wirksame Derotation der Wirbelsäule gewährleistet das Instrumentarium nach Cotrel-Dubousset (CD), das aus 2 Stäben mit Querverstrebungen und Haken besteht.

Ventrale OP-Verfahren. Die ventralen Fusionen nach Dwyer, Zielke und anderen bleiben i. d. R. fixierten thorakolumbalen und lumbalen Skoliosen sowie dorsalen Wirbelsäulendefekten vorbehalten.

Therapie der Skoliose

▼ Milwaukee-Korsett

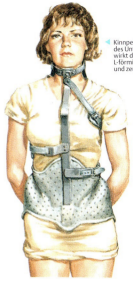

◀ Kinnpelotte bewirkt keine Distraktion des Unterkiefers. Linke Achselschlinge wirkt der Druckkraft der rechten L-förmigen Thoraxpelotte entgegen und zentriert den Halsring

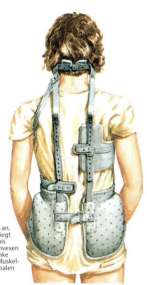

▶ Hinterhauptpelotte passt sich der Basis des Okziputs an. Rechte L-förmige Pelotte liegt den Rippen an und reicht bis zum Scheitel der rechtskonvexen thorakalen Krümmung. Linke Lendenpelotte liegt dem Muskelwulst am Scheitel der lumbalen Krümmung an

▼ Korsett ohne Halsring

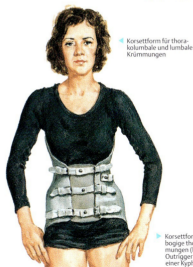

◀ Korsettform für thorakolumbale und lumbale Krümmungen

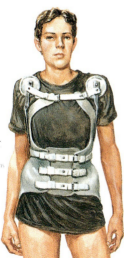

▶ Korsettform für doppelbogige thorakale Krümmungen (hier mit einem Outrigger zur Korrektur einer Kyphose dargestellt)

Erkrankungen

Eine gewisse Degeneration der Wirbelsäule findet sich bei jedem Menschen nach der Mitte des Lebens. Allerdings variieren Schweregrad und Progredienz ganz erheblich. Degenerative Veränderungen manifestieren sich an der Wirbelsäule in 2 Formen:
➤ an den Bandscheiben und den jeweils angrenzenden Wirbelkörpern,
➤ an den Intervertebralgelenken.

Bandscheibendegeneration

Die Degeneration der knorpeligen Bandscheiben und deren sekundäre Folgen sind wesentlich häufiger als arthrotische Veränderungen an den Gelenkflächen bzw. gehen diesen oft voraus.
➤ *Nucleus pulposus:* Mit zunehmendem Alter entquellen die Bandscheiben, ihr Proteoglykangehalt nimmt bei vermehrtem Kollagengehalt ab, der zentrale gelatinöse Kern (Nucleus pulposus) wird hart und brüchig.
➤ *Anulus fibrosus:* In dem den Nucleus pulposus umgebenden Anulus fibrosus entstehen Defekte, und das fibröse Gewebe ordnet sich zu Fibrillen. Durch die damit einhergehende Rissbildung im Anulus fibrosus kann Material des Nucleus pulposus austreten.
➤ *Folgen:* Die Bandscheibe wird mehr und mehr abgebaut und verliert an Höhe. Es kommt zur Verschiebung von Bandscheibenmaterial mit Kompression der Spinalnervenwurzeln. Da die Wirbelabschlussplatten zu beiden Seiten der betroffenen Bandscheibe infolge der Höhenminderung näher aneinandertreten, werden die Gelenkflächen stärker belastet. An den Wirbelrändern bilden sich Osteophyten, die sich mitunter zu Knochenspangen zwischen den Wirbelkörpern vereinigen.

Die Bandscheibendegeneration tritt vorwiegend in den am stärksten bewegungsbelasteten Segmenten der Wirbelsäule auf, also neben der Halswirbelsäule auch an der kaudalen Brust- und der Lendenwirbelsäule. Bei Bewegungen der Wirbelsäule treten lokal Schmerzen auf, die durch anstrengende Tätigkeiten, v. a. durch das Heben schwerer Gegenstände, verstärkt werden.

Degenerative Veränderungen der Intervertebralgelenke

Sie sind i. d. R. bei älteren Menschen an der Hals- und Lendenwirbelsäule anzutreffen. Der Gelenkknorpel verliert dabei an Höhe und raut sich an der Oberfläche und an den Rändern auf. An den knöchernen Gelenkflächenrändern bilden sich Osteophyten. Die Folge davon sind Bewegungseinschränkung und Schmerzhaftigkeit sowie Krepitationen, v. a. an der Halswirbelsäule.

Neuropathien

Neuropathien verschlimmern das klinische Bild der degenerativen Wirbelsäulenerkrankungen. Durch die an den Wirbelrändern in der Nachbarschaft der betroffenen Bandscheiben und an den Gelenkflächenrändern entstehenden Osteophyten werden die Nervenaustrittsöffnungen verengt. Infolge der Kompression und Reizung der Nervenwurzeln treten Neuralgien, Parästhesien und Paresen auf. Neuralgische Schmerzen in der Okzipital- und Schulterregion können auf eine Osteophytose der Halswirbelsäule zurückzuführen sein. Die Kompression des Rückenmarks infolge einer ausgedehnten Osteophytose oder Bandscheibenprotrusion kann in seltenen Fällen schwerwiegende neurologische Komplikationen nach sich ziehen, die sich in der Symptomatik einer Upper-motor-neuron-Erkrankung oder einer Affektion der langen Nervenbahnen manifestieren.

Diagnostik

Außer wenn andere Erkrankungen bestehen, liegen Hämatokritwerte, Blutbild, BSG, Serumeiweißelektrophorese sowie blutchemische, Harn- und sonstige Laborbefunde innerhalb der Norm. Haben hochgradige degenerative Veränderungen sekundär eine (traumatisch oder resorptiv bedingte) Synovitis verursacht, kann die BSG gering erhöht sein.

Das Röntgenbild, das nicht immer dem klinischen Bild entspricht, zeigt die Höhenminderung des Gelenkknorpels, die Osteophytose (Knoten-, Sporn- und Knochenspangenbildung) sowie die Qualitätsminderung des Knochens.

Spondylarthrose

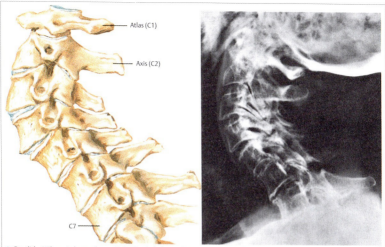

▲ Deutliche Höhenminderung der zervikalen Bandscheiben und Hyperextensionsdeformität mit Verschmälerung der Foramina intervertebralia. Analoge Veränderungen in der radiologischen Seitenaufnahme

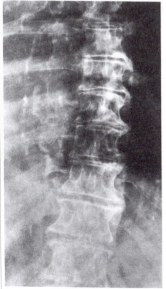

▲ Röntgenbefund der Brustwirbelsäule mit Verschmälerung der Zwischenwirbelräume und bandförmig verschmolzenen Osteophyten

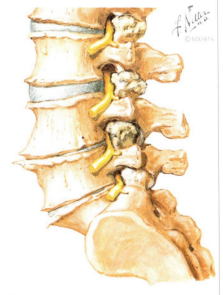

▲ Degeneration der lumbalen Bandscheiben und hypertrophe Veränderungen an den Wirbelrändern mit Osteophytenbildung. Einengung der Zwischenwirbellöcher durch Osteophyten mit Kompression der Spinalnerven

Erkrankungen

Ätiologie und Pathogenese

Spondylolysen können als Ermüdungsbrüche der Interartikularportion des Wirbelbogens eines Lumbalwirbels angesehen werden. Gleitet dadurch der jeweilige Lendenwirbel auf dem nächsttieferen nach ventral, spricht man von einer isthmischen Spondylolisthesis. Im Gegensatz dazu steht die dysplastische oder kongenitale Spondylolisthesis, die auf eine Fehlentwicklung der dorsalen Anteile im lumbosakralen Übergang zurückzuführen ist.

Die Spondylolyse tritt selten vor dem 5. Lebensjahr auf. Meist wird sie im Alter von 7–8 Jahren manifest. Anamnestisch lassen sich oft Traumen erheben, die jedoch meist Bagatellcharakter haben. In etwa 80% ist der 5. Lendenwirbelkörper betroffen, in etwa 15% der 4.

In der Kindheit wird die Lendenlordose durch die physiologische Beugestellung der Hüftgelenke verstärkt. Infolgedessen konzentrieren sich die Belastungskräfte auf die Pars interarticularis, also den Isthmus, der dadurch allmählich geschwächt und geschädigt wird. Wird die Wirbelsäule hingegen gestreckt, wirken vermehrt Scherkräfte auf die Interartikularportion ein, die bei zusätzlichem Seitwärtsbeugen noch zunehmen.

Klinik und Untersuchung

Klinik. Während der Kindheit sind Beschwerden eher ungewöhnlich. Sie treten zeitgleich mit dem pubertären Wachstumsschub auf. Werden Schmerzen angegeben, sind sie im Kreuz lokalisiert, in geringerem Ausmaß auch im Gesäß und in den Oberschenkeln. Die Beschwerden werden durch wiederholte schwere Belastung, z. B. durch die wiederholte Flexion und Extension der Wirbelsäule beim Rudern, beim Turnen und beim Turmspringen, verstärkt, bessern sich jedoch in Ruhe und bei Einschränkung der körperlichen Aktivität.

Untersuchungsbefund. Palpatorisch lässt sich mitunter eine Druckdolenz im Kreuz feststellen. Im akuten Stadium besteht eine Steifheit der Lendenwirbelsäule. Verspannungen an den ischiokruralen Muskeln und deutliche Einschränkungen beim Beugen der Hüfte sind bei 80% aller symptomatischen Fälle feststellbar. Im fortgeschrittenen Grad der Spondylolisthesis kann es zu einem völligen Abgleiten z. B. des 5. Lendenwirbelkörpers über den vorderen Rand von S1 kommen (Spondyloptose).

Im Gegensatz zu Erwachsenen bieten Kinder nur selten objektive Zeichen einer Nervenwurzelkompression wie motorische Schwäche, Reflexanomalien und sensible Ausfälle. Bandscheibenvorfälle kommen ebenfalls nur ausnahmsweise vor. Dennoch ist bei der klinischen Untersuchung auf Zeichen eines Sensibilitätsverlustes im Sakralwurzelbereich und auf eine Blasenfunktionsstörung zu achten.

Röntgenbefunde

Ausgedehnte Defekte der Pars interarticularis im Sinne einer Spondylolyse sind röntgenologisch fast in allen Aufnahmerichtungen zu erkennen. Bei einseitiger Ausprägung oder bei fehlendem Wirbelgleiten sind jedoch spezielle Aufnahmetechniken und Schrägaufnahmen der Lendenwirbelsäule erforderlich.

Die Interartikularportion zeichnet sich verdünnt und elongiert ab.

Einseitige Spondylolysen können sich röntgenologisch in einer reaktiven Sklerose und Hypertrophie der Bogenwurzel und des Bogens auf der Gegenseite äußern, sodass die Gefahr der Verwechslung mit Osteoidosteomen besteht. Das ist insofern von Belang, als bei Entfernung der sklerotischen Bogenwurzel durch die kontralaterale Spondylolyse die Instabilität noch verstärkt wird und es erst recht zum Wirbelgleiten kommt. Zur Differenzierung der beiden Krankheitsbilder bewährt sich die Knochenszintigraphie.

Therapie

Spondylolysen sprechen i. d. R. gut auf konservative Behandlungsmaßnahmen an. Sinnvoll sind eine vorübergehende Einschränkung der körperlichen Aktivität und Kräftigungsübungen der Rücken- und Bauchmuskulatur (entlordosierende Krankengymnastik). Die asymptomatischen Spondylolisthesen sind problematisch, da eine Gleitprognose kaum möglich ist. Bei symptomatischen Spondylolisthesen wird mitunter eine Stabilisierung der Wirbelsäule durch Korsettbehandlung, Gipsverbände oder eine operative Korrektur notwendig.

Spondylolyse und Spondylolisthesis

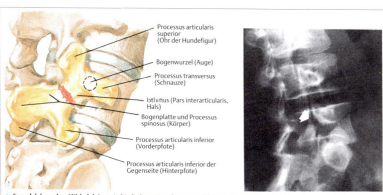

- Processus articularis superior (Ohr der Hundefigur)
- Bogenwurzel (Auge)
- Processus transversus (Schnauze)
- Isthmus (Pars interarticularis, Hals)
- Bogenplatte und Processus spinosus (Körper)
- Processus articularis inferior (Vorderpfote)
- Processus articularis inferior der Gegenseite (Hinterpfote)

▲ **Spondylolyse ohne Wirbelgleiten.** Auf Aufnahmen im schrägen Strahlengang ist die „Hundefigur" zu erkennen. Im Seitenbild kann man sich eine Hundefigur mit Halsband vorstellen

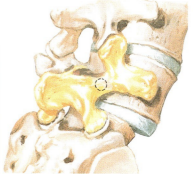
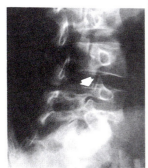

▲ **Dysplastische (kongenitale) Spondylolisthese.** Vorwärtsgleiten von L5 auf dem Kreuzbein. Der Hals der Hundefigur (Isthmus) erscheint verlängert

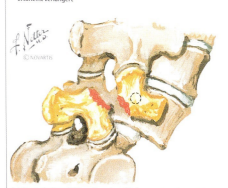
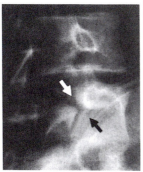

▲ **Isthmische Spondylolyse.** Ventralverschiebung von L5 auf dem Kreuzbein infolge einer Dehiszenz des Isthmus (Pars interarticularis). Durch den breiten Spalt erscheint die Hundefigur geköpft

Erkrankungen

Definition und Ätiologie

Definition. Die Adoleszentenkyphose ist eine kurz vor der Pubertät manifest werdende, verstärkte kyphotische Krümmung der Brustwirbelsäule, bei der die Wirbelkörper am Scheitelpunkt der Krümmung keilförmig deformiert sind. Die Diagnose bleibt jenen Fällen vorbehalten, bei denen der Krümmungswinkel mehr als 40° nach Cobb (S. 402) beträgt und bei denen zumindest 3 benachbarte Wirbelkörper eine Keilform von 5° und darüber aufweisen. Eine unregelmäßige Zeichnung der Abschlussplatten, Schmorl-Knötchen (Einbruch von Bandscheibengewebe in die Wirbelkörper) und eine Verschmälerung der Intervertebralräume stellen zwar einen häufigen röntgenologischen Befund dar, sind aber nicht diagnostisch beweisend.

Ätiologie. Die Ätiologie des Morbus Scheuermann ist unklar. Ein genetischer Faktor scheint dabei mit im Spiel zu sein. Nach Scheuermann soll die Ursache in einer aseptischen Nekrose der Ringapophysen der Wirbelkörper liegen – ein Anhaltspunkt dafür oder für entzündliche Veränderungen an den Knochen, Bandscheiben und Knorpeln fand sich bei der histologischen Untersuchung jedoch nicht. Auch mechanische Faktoren, v. a. starke Wehen, Kontrakturen der ischiokruralen Muskeln und der Mm. pectorales sowie Bandscheibeneinbrüche in die ventralen Deckplattenanteile, sind diskutiert worden. Operationspräparate, die bei der ventralen Spondylodese gewonnen wurden, ergaben Keilwirbel sowie kontrakte und verdickte Ligg. longitudinalia anteriora, die eine Zuggurtung über der kyphotischen Krümmung bewirken und so die relativ fixierte Deformität aufrechterhalten.

Klinik und Differenzialdiagnose

Klinik. Charakteristisch für den Morbus Scheuermann sind Rundrücken, gerundete Schultern und Fehlhaltung. Schmerzen und Deformitäten sind seltener. Bei Jugendlichen bietet eine sog. schlechte (kyphotische) Haltung oft einen wichtigen Hinweis auf erhebliche strukturelle Veränderungen der Wirbelsäule, die sich erst röntgenologisch objektivieren lassen. Trotz ständiger Ermahnungen der Eltern vermögen Kinder mit einer echten strukturellen Wirbelsäulenveränderung wie dem Morbus Scheuermann sich nicht gerade zu halten. Infolge der verstärkten Thoraxkyphose und Lendenlordose nehmen sie im Stehen eine in sich zusammengesunkene Haltung ein, wobei sie die Arme über dem vorstehenden Abdomen falten. Bei Hyperextension der Brustwirbelsäule in Bauchlage ist die Fehlhaltung nicht korrigierbar und verstärkt sich bei Vorwärtsbeugung. 20–30% der Betroffenen bieten als Begleitbefund eine geringgradige Skoliose. Häufig finden sich auch Kontrakturen der ischiokruralen Muskeln und der Mm. pectorales, wodurch der Schultergürtel nach ventral verzogen wird. Die neurologische Untersuchung ist i. d. R. unauffällig.

Differenzialdiagnose. Der Morbus Scheuermann wird oft als juveniler Rundrücken (posturale Kyphose) fehldiagnostiziert, der bereits vor der Adoleszenz auftreten kann, jedoch nicht fixiert ist, d. h. sich bei der Hyperextension in Bauchlage korrigieren lässt und nicht mit Muskelkontrakturen, Keilwirbelbildungen und Unregelmäßigkeiten der Deckplatten einhergeht. Differenzialdiagnostisch auszuschließen sind außerdem infektiöse Spondylitiden, Hypo- und Hyperparathyreoidismus, Rachitis, Osteogenesis imperfecta, idiopathische juvenile Osteoporose, Neurofibromatose, Tumoren, das Morquio- sowie das Pfaundler-Hurler-Syndrom und traumatische Schädigungen.

Therapie

Während des Wachstums sollen mit der Therapie die Progredienz der Deformität angehalten, das Aussehen des Rückens verbessert und die Schmerzen gelindert werden. Zur Korrektur der Deformität, die bis zum Wachstumsabschluss der Wirbelsäule möglich ist, eignen sich z. B. das Milwaukee-Korsett und Krankengymnastik. Damit ist bereits im 1. Jahr ein Erfolg möglich: Die Keilwirbel und die ventralen Wirbelkörperringapophysen normalisieren sich. Unbehandelt kann sich die Deformität allerdings erheblich verschlechtern, sodass u. U. eine operative Korrektur notwendig wird.

Morbus Scheuermann

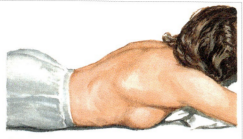

▲
▼ Im Gegensatz zu Haltungsfehlern richtet sich die Kyphose beim Morbus Scheuermann in Bauchlage bei Extension bzw. Hyperextension der Brustwirbelsäule nicht vollständig auf (oben) und nimmt in Vorwärtsbeuge zu (unten)

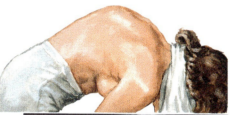

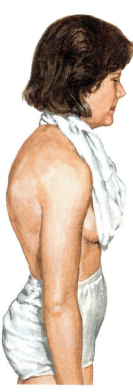

▲ Bei Jugendlichen wird die verstärkte Thoraxkyphose und die kompensatorische Lendenlordose im Rahmen eines Morbus Scheuermann mitunter als Haltungsfehler fehldiagnostiziert

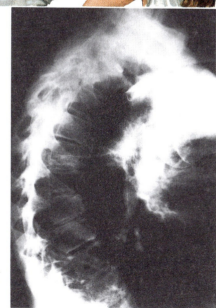

▶ Keilförmige Deformität mehrerer kaudaler Brustwirbelkörper mit ausgeprägter Kyphose. Die Deckplatten der betroffenen Wirbel sind unregelmäßig und weisen infolge von Bandscheibeneinbrüchen in die Knochenspongiosa Eindellungen auf (Schmorl-Knötchen). Die Intervertebralräume sind verschmälert

Verletzungen

Drei-Säulen-Modell der Wirbelsäulenstabilität

Bei der Beurteilung der ossären Stabilität stellt man sich die Wirbelsäule am besten als eine Reihe von Säulen vor. Demnach lassen sich eine vordere, eine mittlere und eine hintere Säule unterscheiden:
- *Vordere Säule:* Die vordere Säule wird aus dem vorderen Längsband (Lig. longitudinale anterius), dem vorderen Anteil des Anulus fibrosus und der vorderen Wirbelkörperhälfte gebildet.
- *Mittlere Säule:* Die mittlere Säule besteht aus dem hinteren Längsband, dem hinteren Anteil des Anulus fibrosus und der hinteren Wirbelkörperhälfte.
- *Hintere Säule:* Die hintere Säule setzt sich aus dem dorsalen Bandkomplex, also den Ligg. supraspinale, interspinale und flavum, sowie aus den Wirbelgelenken und deren Kapseln und dem hinteren Wirbelbogen zusammen.

Dieses Modell bewährt sich v. a. bei der computertomographischen Beurteilung von Wirbelsäulenverletzungen und -instabilitäten. Dabei gilt eine Verletzung als instabil, wenn 2 der 3 Säulen verletzt sind.

Berstungs- und Kompressionsfrakturen

Berstungsfrakturen. Berstungsfrakturen kommen durch axiale Kompression der Wirbelsäule zustande. Da dabei sowohl die vordere als auch die mittlere Säule verletzt sind, gelten sie als instabil. Dazu kommt noch, dass häufig vom betroffenen Wirbelkörper abgesprengte Knochenfragmente in den Spinalkanal eindringen und damit das Rückenmark komprimieren. Über die Anzahl der abgesprengten Fragmente und das Ausmaß der Kompression gibt am exaktesten die Computertomographie Aufschluss.

Kompressionsfrakturen. Auch Kompressionsfrakturen der Wirbelkörper werden durch axiale Belastung verursacht, wobei allerdings lediglich der vordere Anteil des Wirbelkörpers komprimiert bzw. keilförmig deformiert wird, sodass nur die vordere Säule betroffen ist. Dementsprechend gilt diese Verletzungsform als stabil und kann konservativ behandelt werden.

Operative Therapieverfahren

Ventrale Korporektomie. Berstungsfrakturen mit neurologischen Ausfällen infolge einer Kompression des vorderen Rückenmarks durch in den Spinalkanal eingesprengte Fragmente oder durch das hintere Längsband erfordern eine sofortige Intervention. Mit der ventralen Korporektomie nach Bohlmann können die in den Spinalkanal eingesprengten, komprimierenden Fragmente entfernt und dadurch das Rückenmark entlastet werden. Zur Dauerstabilisierung wird die normale Wirbelhöhe durch Einlagerung von autologem Knochen zwischen benachbarten, nicht betroffenen Wirbelkörpern wieder aufgebaut. Damit kann eine instabile Berstungsfraktur in eine stabile Verletzungsform umgewandelt werden, bei der im Spätverlauf nicht mit einer Deformierung der Wirbelsäule gerechnet werden muss.

Kontraindizierte Laminektomie. Mit dem Drei-Säulen-Modell lässt sich auch verdeutlichen, warum die dorsale Dekompression durch eine Laminektomie bei vielen Wirbelsäulenverletzungen kontraindiziert ist:
- Da bei der Laminektomie die Strukturen der hinteren Säule entfernt werden, kommt es zu einem weiteren Stabilitätsverlust der Wirbelsäule, wodurch eine evtl. bereits vorhandene Instabilität noch verstärkt wird.
- Außerdem wird dabei auch der hintere Wirbelbogen entfernt, wodurch die für die Verblockung zur Verfügung stehende Fläche verkleinert wird. Gerade die ossäre Verblockung schafft aber die Voraussetzungen für eine dauerhafte Stabilisierung der Wirbelsäule.
- Schließlich kann mit der Laminektomie die ventrale Kompression des Rückenmarks durch abgesprengte Knochenfragmente nicht behoben werden, da dabei das Rückenmark ja zur Darstellung und Entfernung der Knochenstücke nicht abgeschoben werden kann.

Instabile Wirbelsäulenfrakturen

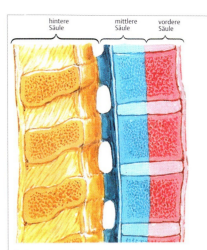

Drei-Säulen-Modell: Ist mehr als eine Säule betroffen, resultiert in aller Regel eine Instabilität der Wirbelsäule

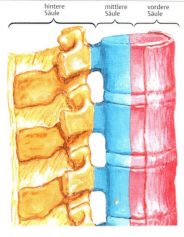

Ansicht von lateral: die lateralen Facettengelenke (Zygapophysealgelenke) gehören der hinteren Säule an, die Zwischenwirbellöcher (Foramina intervertebralia) der mittleren

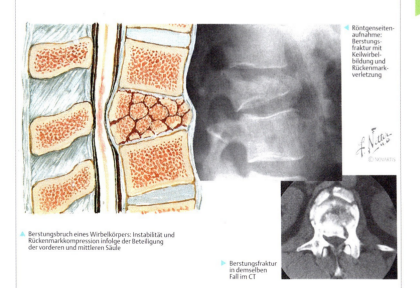

Röntgenseitenaufnahme: Berstungsfraktur mit Keilwirbelbildung und Rückenmarkverletzung

Berstungsbruch eines Wirbelkörpers: Instabilität und Rückenmarkkompression infolge der Beteiligung der vorderen und mittleren Säule

Berstungsfraktur in demselben Fall im CT

Verletzungen

Densfrakturen

Frakturen des 2. Halswirbels (Axis) betreffen i. d. R. den Dens axis. Bei den Densfrakturen werden 3 Typen unterschieden.
- ➤ Als *Typ I* wird ein Ausriss der Densspitze bezeichnet. Es handelt sich dabei um eine stabile Verletzung mit guter Heilungstendenz, sodass eine Immobilisierung mit einer einfachen Orthese zur Behandlung ausreicht.
- ➤ Beim *Typ II* verläuft die Bruchlinie basisnah an der Grenze zum Wirbelkörper von C2. Da die Densfraktur Typ II als instabil gilt, wird sie mit der Crutchfield-Zange reponiert. Die konservative Therapie mit einer Halo-Orthese für 3 Monate führt relativ häufig (in ca. 30–60 % der Fälle) zur Pseudarthrosenbildung. Daher kann die Indikation zur primären dorsalen Fusion (Spondylodese) von C1 und C2 oder zur ventralen Verschraubung relativ großzügig gestellt werden.
- ➤ Densfrakturen *Typ III* reichen bis in den Körper von C2 hinein. Sie weisen eine ausgezeichnete Heilungstendenz auf und bedürfen normalerweise nur der Ruhigstellung in einer Halo-Orthese, es sei denn eine Operation ist aufgrund von Rotationsfehlstellungen, starken Dislokationen oder der fehlenden Compliance des Patienten indiziert.

Jefferson-Fraktur

Berstungsbrüche des 1. Halswirbels (Atlas) werden als Jefferson-Fraktur bezeichnet. Sie entstehen durch senkrecht auf den Kopf einwirkende Kräfte (z. B. herabfallende Lasten oder ein Schlag gegen den Scheitel). Dabei kann der Atlasring an einer, aber auch an mehreren Stellen gesprengt werden. Neurologische Ausfälle fehlen meist. Die Diagnose ist fast nie im Röntgenbild, aber in der Computertomographie der Halswirbelsäule nachweisbar. Nach abgeschlossener knöcherner Heilung ist die Fraktur stabil. Als Behandlung wird die Crutchfield-Extension mit 3-monatiger Ruhigstellung in einer Halo-Orthese empfohlen.

Hangman-Fraktur

Als solche wird eine beidseitige Fraktur der Bogenwurzel von C2 bezeichnet, die wie beim Erhängen durch abrupte Distraktion der Halswirbelsäule entsteht. Wird das initiale Trauma überlebt, bestehen meist keine neurologischen Ausfälle. Behandelt wird die Hangman-Fraktur durch Crutchfield-Extension und 3-monatige Ruhigstellung in einer Halo-Orthese. Dadurch kommt es i. d. R. spontan zur Fusion von C2 und C3. Bei fehlendem knöchernen Durchbau wird allerdings eine operative Fusionierung von C2 und C3 erforderlich.

Verhakte Luxation

Als weitere häufige Verletzungsform findet sich an der Halswirbelsäule die Dislokation der Facettengelenke (Zygapophysealgelenke) eines Wirbelsegments. Ist davon nur eine Facette betroffen, spricht man von einer einseitigen Verhakung. Dabei ist die kraniale Facette gegenüber der kaudalen nach ventral disloziert und so verhakt, dass eine spontane Reposition ausgeschlossen ist. Zustande kommt diese Verletzungsform durch Rotation und Flexion. Bei anhaltendem Rotations-Flexions-Trauma dislozieren beide Facetten (beidseitige Verhakung).

Einseitige und beidseitige Verhakungen lassen sich auf Nativröntgenaufnahmen eindeutig differenzieren. Dabei spricht eine akute Spondylolisthese Grad I für eine einseitige, eine Spondylolisthese Grad II für eine beidseitige Verhakung (beim Grad I ist der Wirbelkörper um bis zu 25 % seines Durchmesser gegenüber dem benachbarten Segment verschoben, beim Grad II um 25–50 %). Verhakte Dislokationen ziehen meist die mittlere und die hintere Säule in Mitleidenschaft und gelten daher als instabil. Die Behandlung besteht initial in der Reposition durch Crutchfield-Extension. Bei unkomplizierten Verhakungen, die sich mühelos ohne spontane Subluxation bzw. Reluxation reponieren und retinieren lassen, reichen Reposition und Retention mit einer zervikalen Stützorthese mit großer Wahrscheinlichkeit aus. Nach Reposition instabile Luxationen sowie Rupturen des dorsalen Bandkomplexes unter Einbeziehung der hinteren Säule erfordern hingegen eine dorsale Fusionierung in Verletzungshöhe.

Frakturen von Atlas und Axis

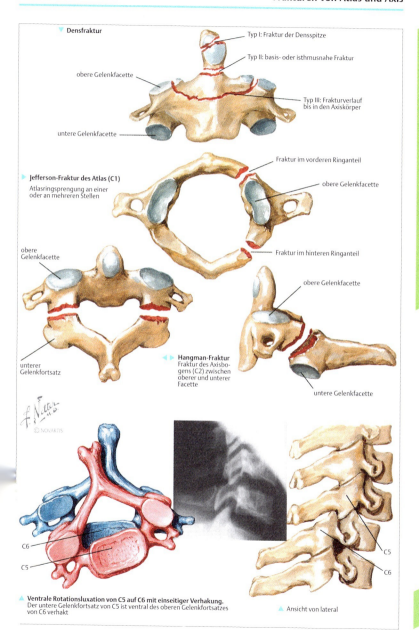

Verletzungen

Flexionstraumen

Ihre Ursache ist meist ein Schlag gegen den Hinterkopf oder eine gewaltsame Dezeleration bei Autounfällen.

Ventrale Subluxation. Das hintere Längsband, das Lig. interspinale und die Gelenkkapsel an den Gelenkflächen rupturieren. Da das vordere Längsband und die Bandscheiben relativ intakt bleiben, ist die Verletzung akut nicht instabil. Oft bestehen hochgradige Nackenschmerzen und Muskelverspannungen.

Beidseitige Luxationsfrakturen. Sie entstehen durch Ruptur des dorsalen interspinalen Bandapparats. Dabei sind die Bandscheibe und i. d. R. auch das vordere Längsband ebenfalls betroffen. Da die oberen Gelenkflächen nach kranial gerichtet sind und die unteren überdachen, kommt es stets zu einer Vorwärtsluxation des höheren Wirbelkörpers um mindestens die halbe Wirbelbreite. Aufgrund der ausgedehnten Bandzerreißungen sind derartige Verletzungen wenig stabil und führen häufig zu einer Rückenmarkschädigung.

Keilfrakturen. Dabei ist der Bandapparat i. d. R. nicht beteiligt. Auf dem Röntgenbild erscheinen die Wirbelkörper ventral niedriger als dorsal, und der paraspinale Weichteilschatten ist verbreitert. Derartige Frakturen sind stabil und rufen selten neurologische Schädigungen hervor.

Schipperfraktur. Bei dieser Fraktur sind die Dornfortsätze von C6, C7 oder Th1 infolge einer Flexion von Kopf und Hals bei straff gespannter Nackenmuskulatur betroffen.

Tränenfigur. Diese zeigt sich bei der schwersten Form des Flexionstraumas. Die abgebrochene vordere Unterkante des Wirbelkörpers sieht dabei wie eine Träne aus. Vorderes und hinteres Längsband, Bandscheibe und dorsaler interspinaler Bandapparat sind ebenfalls vollständig durchtrennt. Außerdem sind die Wirbelgelenke entlang der Gelenkflächen beidseits subluxiert. Diese Verletzungsform ist stets instabil und verursacht hochgradige neurologische Ausfälle.

Flexions-Rotations-Traumen

Verletzungen, die zu einer Flexion bei gleichzeitiger Rotation führen, verursachen eine einseitige Luxation entlang der Gelenkflächen. Dabei ist der dorsale interspinale Bandapparat stets betroffen. Die obere Gelenkfläche ist gegenüber der unteren nach ventral luxiert, kommt im Foramen intervertebrale zu liegen und kann frakturiert sein. Der betroffene Wirbelkörper ist höchstens um seine halbe Breite subluxiert. Obwohl diese Verletzungsform oft zu zervikalen Wurzelausfällen führt, ist sie stabil und verursacht selten eine Rückenmarkschädigung.

Hyperextensionstraumen

Zu den Hyperextensionstraumen gehören sowohl HWS-Verletzungen mit unauffälligem radiologischem Befund als auch Luxationsfrakturen, hintere Bogenfrakturen des Atlas, Extensionsfrakturen mit Randabbrüchen (Tränenfigur) und Bogenwurzelfrakturen beim Erhängen (S. 414).

Zu einer gewaltsamen Hyperextension der Halswirbelsäule kommt es i. d. R. bei Stürzen nach vorn, bei denen der vordere Teil des Schädels einen Schlag erleidet. Bei schon vorher bestehender Einengung des Wirbelkanals infolge chronisch degenerativer Veränderungen kann die Hyperextension allein (ohne Fraktur oder Luxation) das Rückenmark komprimieren. Dadurch kommt es häufig zu einer isolierten Schädigung der zentralen grauen Substanz des Rückenmarks.

Werden bei einem Hyperextensionstrauma auch Kompressionskräfte wirksam, kann eine Luxationsfraktur entstehen, von der die Massae laterales, die Bogenwurzeln und die Wirbelbögen betroffen sind. Da der dorsale interspinale Bandapparat und die Bandscheiben ebenfalls zerreißen, ist diese Verletzungsform instabil. Obwohl der Verletzungsmechanismus in erster Linie in einer Hyperextension besteht, ist der betroffene Wirbel typischerweise nach ventral subluxiert. Die Schwere der dabei auftretenden Rückenmarksläsionen variiert.

Kompressionstraumen

Zu den Kompressionsfrakturen gehören die Jefferson-Fraktur des 1. Halswirbels (S. 414) und die Berstungsfraktur der unteren Halswirbel. Sie kommen selten vor, da sie eine axiale Kompression bei völlig gerader Wirbelsäule voraussetzen und entstehen meist durch vertikale Schläge auf den Kopf oder durch herabfallende Gegenstände

Traumen der Halswirbelsäule

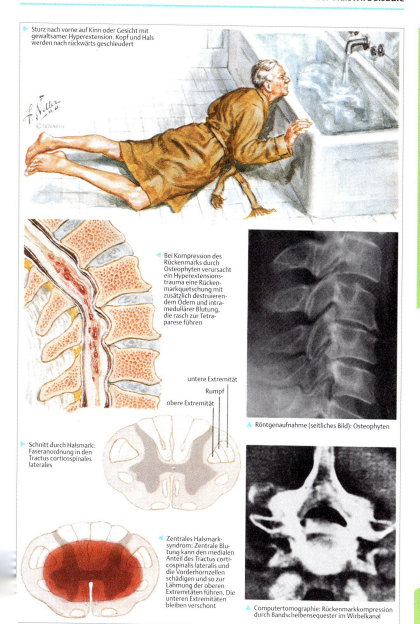

Sturz nach vorne auf Kinn oder Gesicht mit gewaltsamer Hyperextension. Kopf und Hals werden nach rückwärts geschleudert

Bei Kompression des Rückenmarks durch Osteophyten verursacht ein Hyperextensionstrauma eine Rückenmarkquetschung mit zusätzlich destruierendem Ödem und intramedullärer Blutung, die rasch zur Tetraparese führen

Schnitt durch Halsmark: Faseranordnung in den Tractus corticospinales laterales

untere Extremität
Rumpf
obere Extremität

▲ Röntgenaufnahme (seitliches Bild): Osteophyten

Zentrales Halsmarksyndrom: Zentrale Blutung kann den medialen Anteil des Tractus corticospinalis lateralis und die Vorderhornzellen schädigen und so zur Lähmung der oberen Extremitäten führen. Die unteren Extremitäten bleiben verschont

▲ Computertomographie: Rückenmarkkompression durch Bandscheibensequester im Wirbelkanal

Verletzungen

Chance-Fraktur

Klassische Chance-Fraktur. Die klassische Chance-Fraktur durchzieht sowohl die obere als auch die untere Hälfte des Wirbels und lässt sich radiologisch am besten in der Sagittalebene darstellen. Sie wird auch als Gurtfraktur („lap belt fracture") bezeichnet, da sie meist bei Verkehrsunfällen durch einen reinen Beckengurt („lap belt") ohne Schulterriemen verursacht wird. Bei plötzlicher Dezeleration wird die Wirbelsäule einem Flexionsmoment ausgesetzt, dessen Drehpunkt im Beckengurt liegt. Dadurch kommt es zur Distraktions-(Zug-)Belastung der Wirbelsäule, die von der Hinterfläche des Dornfortsatzes ausgeht. Mit anhaltender Distraktion zieht die Bruchlinie nach ventral und durchläuft letzten Endes alle 3 Säulen (S. 412). Daher gilt die Verletzung als akut instabil. Eine Stabilisierung ist erst nach Ruhigstellung und abgeschlossener knöcherner Heilung erreichbar.

Ligamentäre Chance-Fraktur. Mitunter entsteht durch Dezelerations-Distraktions-Traumen eine ligamentäre Chance-Fraktur. Dabei verläuft die transversale Spaltebene nicht durch den Knochen, sondern durch die Weichteile, wodurch es zur Zerreißung des dorsalen Bandapparats (Ligg. supraspinalia und interspinalia sowie Lig. flavum), der Facettengelenke und ihrer Kapseln sowie der Bandscheiben kommt. Infolge der Verletzung aller 3 Säulen ist die Wirbelsäule instabil. Da ligamentäre Verletzungen eine schlechte Heilungstendenz aufweisen, kann die Stabilität nur durch operative Fusionierung wiederhergestellt werden.

Kompressionsfrakturen

Sie kommen v. a. bei einer Osteoporose in fortgeschrittenerem Alter vor. Sie gehören zu den stabilen Frakturen des thorakolumbalen Übergangs und entstehen i. d. R. durch ein Flexionstrauma mit Kompression des vorderen Wirbelkörperanteils. Solange die Kompression auf 50% des Wirbelkörpers beschränkt bleibt, tritt kein Stabilitätsverlust ein, zumal nur die vordere Säule betroffen ist. Behandelt werden Kompressionsfrakturen i. d. R. symptomatisch mit Schmerzmitteln. Kompressionsfrakturen heilen im Allgemeinen stabil. In seltenen Fällen ist bei einer Höhenminderung an der Wirbelkörpervorderkante um mehr als 50% neben der vorderen auch die mittlere Säule betroffen, sodass eine instabile Fraktur besteht, die eine intensivere Behandlung erfordert.

Instabile Frakturen

Verletzungsmechanismen. Am thorakolumbalen Übergang können Flexion, Rotation und axiale Belastung einzeln oder gleichzeitig einwirken. Das führt oft zu Luxationsfrakturen, was mehrere Gründe hat:
➤ die relativ unbeweglichen Segmente der Brustwirbelsäule treffen auf die ausgesprochen beweglichen Segmente der Lendenwirbelsäule,
➤ die Facettengelenke wechseln ihre Ausrichtung
➤ die durch die Rippen und deren Bandapparat gewährleistete Stütze entfällt.

Therapie. Eine Stabilisierung lässt sich am thorakolumbalen Übergang nach Frakturen am sichersten operativ erreichen. Häufig zum Einsatz kommt dazu die Harrington-Instrumentierung, zumal sie nicht nur eine sichere Reposition der Luxationsfraktur gewährleistet, sondern durch Fixierung des verletzten Segments an die stabileren, unversehrten Segmente darunter und darüber auch eine Stabilisierung ermöglicht.

Heute gibt es bereits zahlreiche Osteosynthesemethoden, die eine wirksame Stabilisierung unter Einschluss einer geringeren Anzahl von Wirbeln erlauben (2–3 gegenüber 4–5 beim Harrington-Stab). Die neueren Implantate sind im Vergleich zum Harrington-Stab auch fester und gegenüber den auf sie einwirkenden Deformationskräften widerstandsfähiger. Dennoch wird bei Luxationsfrakturen am thorakolumbalen Übergang vielfach noch die Harrington-Instrumentierung bevorzugt:
➤ sie ist technisch relativ einfach durchführbar,
➤ sie ermöglicht kostengünstig eine starre Immobilisierung,
➤ postoperativ ist die exakte Darstellung des Rückenmarks und der vorderen Wirbelstrukturen mit der Computer- und der Magnetresonanztomographie möglich (bei den anderen Osteosynthesesystemen entstehen Metallartefakte).

Frakturen am thorakolumbalen Übergang

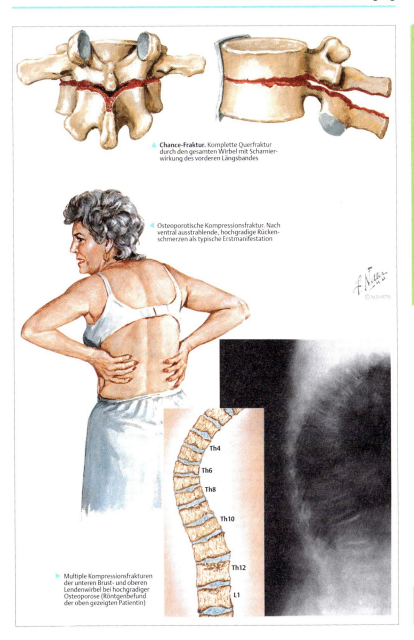

Chance-Fraktur. Komplette Querfraktur durch den gesamten Wirbel mit Scharnierwirkung des vorderen Längsbandes

Osteoporotische Kompressionsfraktur. Nach ventral ausstrahlende, hochgradige Rückenschmerzen als typische Erstmanifestation

Multiple Kompressionsfrakturen der unteren Brust- und oberen Lendenwirbel bei hochgradiger Osteoporose (Röntgenbefund der oben gezeigten Patientin)

Verletzungen

Beckenverletzungen kommen in allen Schweregraden von banalsten Traumen bis hin zu lebensbedrohlichen Zuständen vor. Der Schweregrad hängt vom Ausmaß einer möglichen Zerreißung des Beckenrings ab.

Abrissfrakturen (A.)

Ätiologie. Bei Sportlern treten relativ häufig knöcherne Abrisse auf. Sie kommen durch heftige Muskelkontraktionen zustande. Betroffen sind:
- die Spina iliaca anterior superior infolge der kräftigen Zugwirkung des M. sartorius,
- die Spina iliaca anterior inferior aufgrund des Muskelzugs des M. rectus femoris,
- das Tuber ischiadicum bei heftiger Kontraktion der Ischiokruralmuskeln.

Therapie. Zur Behandlung reichen meist Schonung und Schmerzmittel bis zur Schmerzfreiheit. Nach allmählicher Wiederaufnahme der sportlichen Aktivitäten wird i. d. R. innerhalb von 3 Monaten die volle Funktionsfähigkeit erlangt.

Beckenschaufelfrakturen (B.)

Ätiologie. Isolierte Frakturen einer Beckenschaufel, sog. Duverney-Frakturen, sind nicht ungewöhnlich und entstehen i. d. R. durch eine direkte seitliche Kompression des Beckens. Eine stärkere Dislokation der Fragmente wird meist durch die kräftigen Muskelansätze verhindert. Bei der Röntgenuntersuchung ist darauf zu achten, ob das Azetabulum betroffen oder das Sakroiliakalgelenk gesprengt ist.

Therapie. Zur Behandlung wird Bettruhe auf einer harten Unterlage verordnet, bis mit der Mobilisierung begonnen werden kann. Danach wird vorsichtig steigernd bis zur Beschwerdefreiheit belastet.

Komplikationen. Mitunter tritt ein Ileus auf, der nicht durch eine Verletzung innerer Organe entsteht, sondern dadurch, dass das Frakturhämatom paralytisch auf den eng benachbarten Darm wirkt. Der Ileus kann i. d. R. durch die Anlage einer Magensonde und durch intravenöse Flüssigkeitssubstitution behoben werden.

Frakturen eines Scham- bzw. Darmbeinasts (C.)

Isolierte Frakturen eines Scham- bzw. Darmbeinasts sind eher ungewöhnlich und entstehen meist im fortgeschrittenen Alter durch Stürze. Das Becken büßt dabei nichts von seiner Stabilität ein, da das Foramen obturatum einen festen knöchernen Ring bildet. Zu differenzieren sind Schambeinastfrakturen von Stauchungsfrakturen des Schenkelhalses, zumal sich dabei völlig andere therapeutische Konsequenzen ergeben. Frakturen eines Scham- bzw. Darmbeinasts erfordern lediglich Bettruhe und Analgesie, bis sich die Beschwerden so weit gebessert haben, dass mit der Mobilisierung begonnen werden kann. Diese wird langsam bis zur vollen Belastbarkeit gesteigert.

Kreuzbeinfrakturen (D.)

Querfrakturen des Sakrums entstehen meist durch direkte Gewalteinwirkung und sind typischerweise etwas nach ventral verschoben. Die Diagnose wird aufgrund der Verletzungsanamnese bei Schmerzen sowie einer Schwellung und Druckdolenz über der Kreuzbeinhinterseite gestellt. Als Begleiterscheinung finden sich mitunter neurologische Funktionsstörungen, darunter Harnretention und verminderter Sphinktertonus. Bei der rektalen Untersuchung, v. a. bei der Palpation entlang der Kreuzbeinvorderseite, ist extreme Vorsicht geboten, da dabei leicht aus einer gedeckten Kreuzbeinfraktur eine offene Fraktur mit Perforation des Rektums und einem erhöhten Kontaminationsrisiko des Retroperitonealraums entstehen kann. Fehlen neurologische Ausfälle oder bessern sie sich rasch, ist eine konservative Behandlung angezeigt. Ist hingegen die Darm- oder Blasenfunktion infolge einer Nervenschädigung gestört, ist eine operative Entlastung in Erwägung zu ziehen.

Steißbeinfraktur (E.)

Ursache ist meist ein direkter Schlag gegen die Hinterseite des Steißbeins. Die Therapie ist rein symptomatisch mit Analgetika und körperlicher Schonung. Allerdings können die Beschwerden lange Zeit bestehen bleiben.

Beckenfrakturen ohne Beckenringsprengung

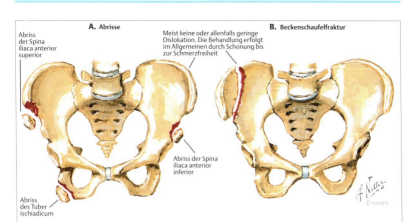

A. Abrisse

Abriss der Spina iliaca anterior superior

Abriss der Spina iliaca anterior inferior

Abriss des Tuber ischiadicum

B. Beckenschaufelfraktur

Meist keine oder allenfalls geringe Dislokation. Die Behandlung erfolgt im Allgemeinen durch Schonung bis zur Schmerzfreiheit

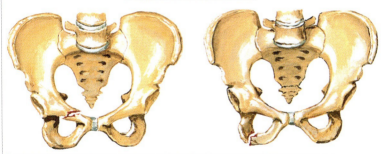

C. Fraktur eines Scham- bzw. Darmbeinastes

▲ Isolierte Frakturen eines Scham- bzw. Darmbeinastes erfordern lediglich Bettruhe bis zum Abklingen der Schmerzen. Bei fehlenden Verletzungen der Bauchorgane und Gefäße danach 4- bis 5-wöchige Schonung

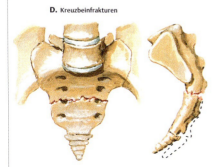

D. Kreuzbeinfrakturen

▲ Transversale Stauchung des Sakrums. Häufigste Frakturform. Bei Fehlen von Nervenverletzungen erfolgt die Behandlung konservativ

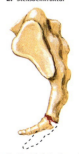

E. Steißbeinfraktur

▲ In der Regel, außer Vorsicht beim Sitzen, keine Therapie erforderlich. Zum Schutz beim Sitzen bewährt sich aufblasbarer Gummireifen. Schmerzen können lange Zeit anhalten

Fehlbildungen

Die gelenkige Verbindung zwischen Atlas und Axis ist der beweglichste – und instabilste – Teil der Wirbelsäule. Der Dens axis verhindert als knöcherner Stützpfeiler eine Hyperextension des Kopfes; alle übrigen Bewegungen innerhalb des freien Bewegungsumfangs werden durch den Band- und Kapselapparat gesichert, der auch für den Schutz des Halsmarks sorgt. Eine atlantoaxiale Instabilität kann ihre Ursache in einer Atlasassimilation an der Schädelbasis, in Densfehlbildungen und in einer Schwäche der Haltebänder des Dens axis haben. Sie findet sich häufig beim Down-Syndrom (Trisomie 21) und bei einigen zum Zwergwuchs führenden Skelettdysplasien. Ihre schwerwiegendste Folge ist die Kompression des Rückenmarks.

Atlasassimilation

Als Atlasassimilation (Atlasankylose, Atlassynostose) wird die partielle oder totale Verschmelzung des Atlasbogens mit der Basis des Hinterhaupts bezeichnet. Klinisch äußert sie sich ähnlich wie das Klippel-Feil-Syndrom (S. 424), nämlich mit Tortikollis, kurzem Nacken, tiefem Ansatz der hinteren Haarlinie und Bewegungseinschränkung der Halswirbelsäule. In $1/5$ aller Fälle bestehen Begleitfehlbildungen, darunter Kieferfehlbildungen, subtotale Nasenknorpelspalten, Kieferspalten, Deformitäten des äußeren Ohrs, Halsrippen, Hypospadie und Fehlbildungen des Harntrakts.

Durch die Atlasassimilation wird die gelenkige Verbindung zwischen 1. und 2. Halswirbel stärker belastet, was zu einer Instabilität führen kann, v.a. wenn der 2. und der 3. Halswirbel ebenfalls miteinander verschmolzen sind. Dabei kann sich der Dens allmählich nach dorsal verlagern und das Rückenmark oder die Medulla oblongata komprimieren. Denselben Effekt hat die Vorwärtsverlagerung des hinteren Bogens von C1. Bei ca. der Hälfte der Betroffenen besteht eine „relative" basiläre Impression, die durch eine Höhenminderung des Atlasbogens zustande kommt. Dadurch rückt der Apex des Dens axis näher an das Foramen magnum und die Medulla oblongata heran. Neurologische Komplikationen treten häufig auf, wenn der Dens in die Lichtung des Foramen magnum hineinragt.

Angeborene Densfehlbildungen

Dazu zählen die Agenesie, die Hypoplasie und das Os odontoideum, bei dem der Dens durch einen breiten Spalt vom 2. Halswirbel getrennt ist (knöcherne Verschmelzung physiologischerweise nach dem 5. Lebensjahr). Densanomalien kommen am häufigsten im Rahmen von Knochendysplasien sowie beim Down- und beim Klippel-Feil-Syndrom vor.

Beschwerden werden meist durch Bagatelltraumen ausgelöst. Sie sind auf eine lokale Irritation des Atlantoaxialgelenks oder auf neurologische Ausfälle als Folge einer Instabilität des Atlantoaxialgelenks, einer Einengung des Spinalkanals und einer Rückenmarkkompression zurückzuführen. Häufiges Kennzeichen sind schleichend beginnende, langsam progrediente neurologische Ausfälle. Bei Kindern fallen zunächst unspezifische Symptome auf, nämlich allgemeine Schwäche, häufige Stürze und der Wunsch, häufiger getragen zu werden.

Laxität des Lig. transversum atlantis

Sie kann durch akute oder wiederholte Traumen oder eine entzündungsbedingte Schwächung und Lockerung an der Ansatzstelle infolge von Infektionen oder einer chronischen Polyarthritis entstehen. Beim Down-Syndrom kann sie durch Ruptur oder Spannungsverlust zustande kommen und zu einer hochgradigen atlantoaxialen Instabilität führen.

Pseudosubluxation von C2 und C3

Bei Kindern ist die Halswirbelsäule biegsamer als bei Erwachsenen (physiologische Flexibilität der Zwischenwirbelbänder). Als Pseudosubluxation wird eine ventrale Verlagerung von C2 und C3 bei Flexion des Kopfs bezeichnet. Sie kann 3 mm und mehr betragen und ist bei nahezu 50% aller Kinder unter 8 Jahren nachweisbar. Bei der Differenzierung einer physiologischen von einer pathologischen Ventralverschiebung von C2 auf C3 hält man sich am besten an das Hinterkantenalignment der Halswirbelkörper in Flexion. Dieses ist bei physiologischer Ventralverschiebung ohne erkennbare Stufe. Als weiteres physiologisches Phänomen findet sich bei Kindern ein in Extension auf dem Dens reitender Atlas.

Fehlbildungen des okzipitozervikalen Übergangs

▶ **Physiologische Beziehungen am okzipitozervikalen Übergang.** Der Apex dentis befindet sich physiologischerweise durchschnittlich 1,32 mm (SD ± 2,6 mm) über der McGregor-Linie. Der Abstand zwischen vorderem Atlasbogen und Dens ist sehr gering, sodass dorsal genügend Raum für das Rückenmark bleibt

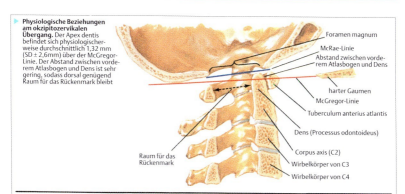

- Foramen magnum
- McRae-Linie
- Abstand zwischen vorderem Atlasbogen und Dens
- harter Gaumen
- McGregor-Linie
- Tuberculum anterius atlantis
- Dens (Processus odontoideus)
- Corpus axis (C2)
- Wirbelkörper von C3
- Wirbelkörper von C4
- Raum für das Rückenmark

▼ **Atlasassimilation mit atlantoaxialer Instabilität**
Verschmelzung zwischen Schädelbasis und C1

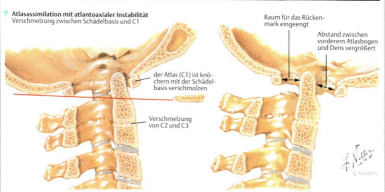

- der Atlas (C1) ist knöchern mit der Schädelbasis verschmolzen
- Verschmelzung von C2 und C3
- Raum für das Rückenmark eingeengt
- Abstand zwischen vorderem Atlasbogen und Dens vergrößert

▲ Der Atlas ist knöchern mit der Schädelbasis verschmolzen. Der Dens ragt weit über die McGregor-Linie in das Foramen magnum hinein. Bei Atlasassimilation und Verschmelzung von C2 und C3 kommt es in 70% aller Fälle zu einer atlantoaxialen Instabilität

▲ In Flexion kann sich der für das Rückenmark zur Verfügung stehende Raum bei größer werdendem Abstand zwischen vorderem Atlasbogen und Dens stark verkleinern. Eine Verschmelzung von C2 und C3 verstärkt die Instabilität

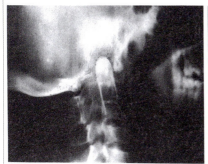
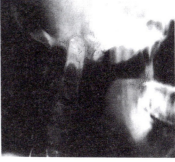

▲ Atlasassimilation und Hypermobilität des weit in das Foramen magnum hineinragenden Dens (basiläre Impression) auf Funktionsaufnahmen im seitlichen Strahlengang bei maximaler Extension (links) und Flexion (rechts)

Wirbelsäule und Becken

Fehlbildungen

Definition und Pathogenese

Unter dem Klippel-Feil-Syndrom versteht man eine angeborene Synostose von 2 oder mehreren Halswirbeln, mitunter auch der gesamten Halswirbelsäule. Sie ist auf eine Segmentierungsstörung der zervikalen Somiten während der 3. bis 8. Woche der Embryonalentwicklung zurückzuführen. Die Ätiologie ist bislang ungeklärt.

Klinik

Charakteristika. Die klassischen klinischen Zeichen sind bei weniger als 50% der Fälle nachzuweisen: tiefer Haaransatz im Nacken, kurzer Hals und – am häufigsten – eine Bewegungseinschränkung der Halswirbelsäule. Allerdings bleibt der Bewegungsumfang oft erstaunlich groß, auch wenn die Halswirbelsäule schwer in Mitleidenschaft gezogen ist.

Symptomatik. Während Fehlbildungen des atlantoaxialen Gelenks (C1–C2) meist Beschwerden machen, verläuft die Synostosierung der kaudalen Halswirbel symptomlos. Die beim Klippel-Feil-Syndrom geklagten Beschwerden gehen eher von den benachbarten, nicht verblockten Segmenten aus, die kompensatorisch hypermobil sein können. Bei Traumen und vermehrten Belastungen der nicht verblockten Wirbelgelenke kann diese Hypermobilität zu einer manifesten Instabilität oder zu Spondylarthrose und Spondylose führen. Beschwerden werden durch mechanische Irritation der nicht betroffenen Wirbelgelenke, durch Nervenwurzelreizung oder durch Kompression des Halsmarks verursacht und treten am ehesten bei einer Synostosierung von mehr als 4 Wirbeln auf, bei einer Atlasassimilation im Kombination mit einer Synostose von C2 und C3, wodurch das atlantoaxiale Gelenk überlastet wird, und bei Freigängigkeit eines Gelenks zwischen 2 verblockten Segmenten.

Bei ausgeprägtem Schweregrad können die Veränderungen auf die thorakalen Segmente übergreifen. Dabei macht sich eine Einengung des Wirbelkanals infolge degenerativer Veränderungen oder einer Hypermobilität meist erst im Erwachsenenalter bemerkbar.

Begleitfehlbildungen. In 20–30% aller Fälle besteht ein ein- oder beidseitiger Schulterblatthochstand. Zu den schwerwiegendsten Anomalien im Rahmen des Klippel-Feil-Syndroms gehören Skoliose oder Kyphose (in 60% aller Fälle), Harntraktfehlbildungen (in 33%), angeborene Herzfehler (in 14%) und Taubheit. Da die Beteiligung des Harntrakts bei Kindern oft keine Beschwerden verursacht, muss routinemäßig eine Sonographie oder eine intravenöse Pyelographie durchgeführt werden.

Röntgenbefunde

Die Röntgenuntersuchung erweist sich oft als schwierig, weil die fixierten Knochendeformitäten die für die Standardaufnahmen erforderliche Lagerung des Patienten erschweren und sich Unterkiefer, Hinterhauptsbein und Foramen magnum auf die kranialen Halswirbel projizieren können. Klarere Aussagen liefern daher seitliche Schichtaufnahmen in Flexion und Extension. Die Computertomographie bewährt sich zur Abklärung einer Rückenmark- und Nervenwurzelkompression.

Da die Ossifikation der Wirbelkörper erst in der Adoleszenz abgeschlossen ist, können die beim Kind noch nicht verknöcherten Epiphysenfugen fälschlicherweise den Eindruck eines intakten Bandscheibenraums vortäuschen. Daher muss bei Kindern die Verdachtsdiagnose durch seitliche Funktionsaufnahmen in Flexion und Extension gesichert werden.

Therapie und Prognose

Bei nur geringem Schweregrad können die betroffenen Kinder i. d. R. ein normales, aktives Leben mit keinerlei oder allenfalls minimalen Einschränkungen und Beschwerden führen. Vonseiten der Halswirbelsäule stellen sich Beschwerden oftmals erst im Erwachsenenalter ein. Therapeutisch reichen in den meisten Fällen konservative Maßnahmen aus. Sorgfältige Beobachtung erfordert die Skoliose, die mitunter auch behandlungsbedürftig werden kann. Die relativ günstige Prognose der Fehlbildungen an der Halswirbelsäule wird allerdings durch okkulte bzw. nicht erkannte Begleitfehlbildungen überschattet. Werden diese früh erkannt und entsprechend behandelt, bleiben dem Patienten weitere Deformitäten und folgenschwere Komplikationen erspart.

Klippel-Feil-Syndrom

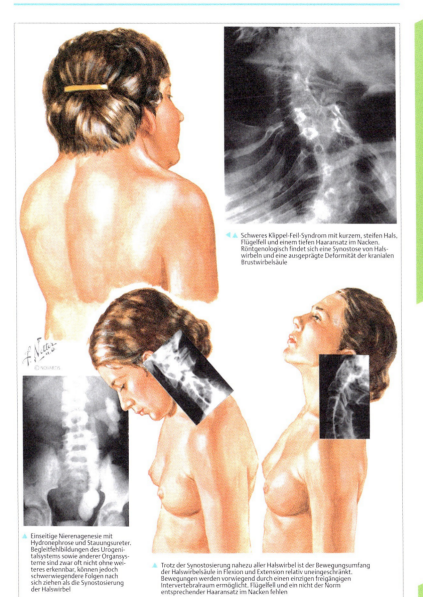

Schweres Klippel-Feil-Syndrom mit kurzem, steifen Hals, Flügelfell und einem tiefen Haaransatz im Nacken. Röntgenologisch findet sich eine Synostose von Halswirbeln und eine ausgeprägte Deformität der kranialen Brustwirbelsäule

Einseitige Nierenagenesie mit Hydronephrose und Stauungsureter. Begleitfehlbildungen des Urogenitalsystems sowie anderer Organsysteme sind zwar oft nicht ohne weiteres erkennbar, können jedoch schwerwiegendere Folgen nach sich ziehen als die Synostosierung der Halswirbel

Trotz der Synostosierung nahezu aller Halswirbel ist der Bewegungsumfang der Halswirbelsäule in Flexion und Extension relativ uneingeschränkt. Bewegungen werden vorwiegend durch einen einzigen freigängigen Intervertebralraum ermöglicht. Flügelfell und ein nicht der Norm entsprechender Haaransatz im Nacken fehlen

Fehlbildungen

Tortikollis

Ätiologie. Ein angeborener muskulärer Schiefhals (Tortikollis) fällt als relativ häufige Deformität i.d.R. in den ersten 6–8 Lebenswochen auf. Hervorgerufen wird er durch eine Kontraktur des M. sternocleidomastoideus, wodurch der Kopf zur betroffenen Seite geneigt und das Kinn zur gegenseitigen Schulter gedreht wird. Als Ursache wird eine Ischämie des Muskels, v.a. der sternalen Portion, infolge einer intrauterinen Lageanomalie oder eines Druckschadens unter der Geburt diskutiert. Am häufigsten ist die rechte Seite betroffen. In 20% aller Fälle besteht gleichzeitig eine angeborene Hüftdysplasie. Diese Beobachtungen stützen die Hypothese, dass die Ursache in einer intrauterinen Lageanomalie oder in einer pathologischen Kindslage zu suchen ist.

Klinik. Im ersten Lebensmonat fällt eine unter der Haut tastbare, teigige, nicht druckdolente Schwellung im Hauptteil des M. sternocleidomastoideus, der sog. Muskeltumor, auf, der sich i.d.R. innerhalb von 6–12 Wochen zurückbildet, aber eine Kontraktur bzw. narbige Straffheit des Muskels zurücklässt, die zum Schiefhals führt. Im weiteren Verlauf kann es durch Fibrosierung der Pars sternalis zu einer Kompression und Schädigung des Astes des N. accessorius kommen, der die klavikuläre Portion des M. sternocleidomastoideus versorgt, wodurch die Deformität verstärkt wird.

Löst sich die Kontraktur nicht, stellen sich im ersten Lebensjahr Deformitäten des Gesichts- und Hirnschädels im Sinne einer Plagiozephalie ein. Der Gesichtsschädel flacht sich auf der Seite des kontrakten M. sternocleidomastoideus ab, wobei die Deformität mit der Schlafseite in Zusammenhang gebracht wird.

Therapie. Im 1. Lebensjahr werden mit konservativen Maßnahmen, darunter Dehnungen, Lagerungen und Übungen zur Vergrößerung des Bewegungsumfangs in 85–90% aller Fälle gute Resultate erzielt. Versagt die konservative Behandlung, muss eine operative Korrektur vorgenommen werden. Dabei wird entweder der distale M. sternocleidomastoideus teilreseziert oder der Muskel an seinen Ansätzen und am Ursprung tenotomiert. Die Nachbehandlung umfasst passive Dehnungsübungen, mitunter auch eine Ruhigstellung im Korsett oder Gipsverband zur Erhaltung des Operationsergebnisses.

Nicht muskuläre Schiefhalsformen

Der bei Kindern keineswegs seltene Schiefhals kann viele Ursachen haben, die sich jedoch nicht immer ohne weiteres feststellen lassen.

Fehlbildungen. Manifestiert sich die charakteristische Kopfhaltung bereits kurz nach der Geburt, muss an angeborene Fehlbildungen der Halswirbelsäule, v.a. des okzipitozervikalen Übergangs, gedacht werden (S. 422). Mitunter kommt die Verdrehung des Halses aber auch durch Bindegewebsveränderungen, z.B. durch ein Flügelfell (Pterygium colli), zustande.

Tumoren. Seltene Ursachen sind Tumoren im Bereich des M. sternocleidomastoideus, darunter zystische Hygrome, Kiemenspaltenzysten und Schilddrüsenteratome.

Neurogene Ursachen. Als anfallsartiges Geschehen tritt der sog. gutartige paroxysmale Schiefhals bei Säuglingen auf, der verschiedenste neurogene Ursachen haben kann, darunter auch Arzneimittelintoxikationen. Weitere Ursachen sind v.a. raumfordernde Prozesse im Zentralnervensystem (z.B. Tumoren der hinteren Schädelgrube oder des Rückenmarks), Chordome und die Syringomyelie.

Entzündungen. Bei größeren Kindern gehören bakterielle und virale Pharyngitiden mit Beteiligung der Halslymphknoten zu den Hauptursachen des Schiefhalses. Nach akuten Pharyngitiden kann es zu einer spontanen Rotationssubluxation des Atlantoaxialgelenks kommen. Auch die juvenile Arthritis und Infektionen der Halswirbelsäule können einen Schiefhals hervorrufen.

Operationen und Traumen. Eine Rotationssubluxation kann auch durch operative Eingriffe im oberen Rachenraum, z.B. durch Tonsillektomien, ausgelöst werden. Retropharyngeale Entzündungen und ödematöse Schwellungen schwächen die Haltebänder und lassen damit in Höhe von C1–C2 einen größeren Bewegungsspielraum zu. Durch eine Verletzung der C1–C2-Verbindung, aber auch durch Densfrakturen und -luxationen (die sich auf den ersten Röntgenaufnahmen nicht zeigen müssen) kann ebenfalls ein Schiefhals hervorgerufen werden.

Schiefhals

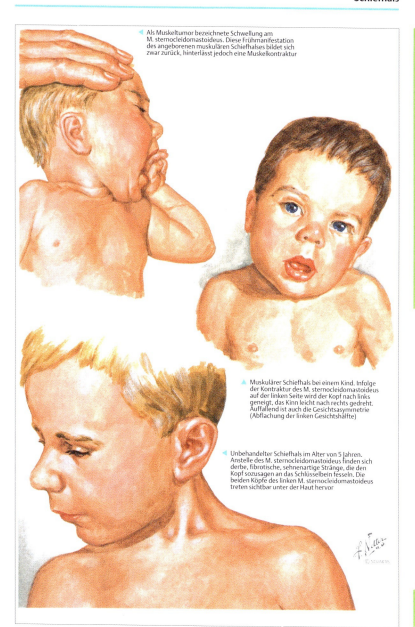

Als Muskeltumor bezeichnete Schwellung am M. sternocleidomastoideus. Diese Frühmanifestation des angeborenen muskulären Schiefhalses bildet sich zwar zurück, hinterlässt jedoch eine Muskelkontraktur

Muskulärer Schiefhals bei einem Kind. Infolge der Kontraktur des M. sternocleidomastoideus auf der linken Seite wird der Kopf nach links geneigt, das Kinn leicht nach rechts gedreht. Auffallend ist auch die Gesichtsasymmetrie (Abflachung der linken Gesichtshälfte)

Unbehandelter Schiefhals im Alter von 5 Jahren. Anstelle des M. sternocleidomastoideus finden sich derbe, fibrotische, sehnenartige Stränge, die den Kopf sozusagen an das Schlüsselbein fesseln. Die beiden Köpfe des linken M. sternocleidomastoideus treten sichtbar unter der Haut hervor

Fehlbildungen

Klinik

Den kongenitalen Kyphosen liegen die gleichen embryonalen Segmentations- und Formationsstörungen der Wirbelkörper zugrunde wie den angeborenen Skoliosen (S. 394ff). In welcher Richtung die Wirbelsäule von der Geraden abweicht, ob sie sich also nach lateral oder dorsal ausbiegt, hängt von der Lokalisation des Defekts ab: Während ventral lokalisierte Defekte eine Kyphose verursachen, führen laterale zu einer Skoliose. Nicht selten kommt als Kombination der beiden Abweichungen eine Kyphoskoliose vor. In ca. 15% aller Fälle finden sich gleichzeitig Fehlbildungen neuraler Strukturen, z. B. eine Diastematomyelie oder eine Syrinx.

Neurologische Ausfälle. Kyphosen im Gefolge von Segmentationsstörungen (unsegmentierter Stab oder Blockwirbel) rufen selten neurologische Ausfälle hervor, während progrediente kyphotische Ausbiegungen, denen Wirbelbildungsstörungen zugrunde liegen, mitunter eine Paraplegie verursachen. Bei partiellen Wirbelbildungsstörungen, also Keil- und Halbwirbeln, können neurologische Ausfälle unabhängig davon, ob der Spinalkanal verzogen ist, auftreten.

Formationsstörungen. Die seltenen symmetrischen Formationsstörungen mit fehlender Wirbelkörperanlage lassen eine reine Kyphose mit hohem Paraplegierisiko (25%) entstehen, die asymmetrischen führen meist zur Halbwirbelbildung und damit zu Kyphoskoliosen, die i. d. R. thorakal oder thorakolumbal lokalisiert sind. Während der Spinalkanal durch die regelrecht angelegten, kräftigen hinteren Wirbelkörperanteile im Lot gehalten wird, verschlechtert sich die Kyphoskoliose unaufhaltsam, u. U. um 10° jährlich. Dabei ist das Paraplegierisiko am größten, wenn der Krümmungsscheitel sich an der oberen Brustwirbelsäule befindet, wo an sich schon wenig Raum für das Rückenmark vorhanden und die Durchblutung des Rückenmarks prekär ist.

Partielle Wirbelbildungsstörungen mit Verziehung des Spinalkanals. Diese angeborenen Wirbelsäulenluxationen sind durch einen Kontinuitätsverlust der dorsalen Wirbelsäulenanteile gekennzeichnet, wodurch die Wirbelsäule instabil wird. Selbst Bagatelltraumen können schwerste neurologische Komplikationen auslösen. Aber auch ohne Traumen verschlechtert sich die Verkrümmung unaufhaltsam – neurologische Ausfälle treten auf und verschlechtern sich.

Rotationsinstabilität. Ist die Kyphose oder Kyphoskoliose mit einer Rotationsinstabilität der Wirbelsäule vergesellschaftet, finden sich vermehrt neurologische Komplikationen, da das Rückenmark über eine kurze Strecke verdreht ist. Der dabei manifeste Buckel (Gibbus) hat eine spitzwinkelige Form. Das Rückenmark wird ober- und unterhalb des Krümmungsscheitels von den proximalen und distalen Nervenwurzeln, die gegensinnig torquiert sind, fixiert.

Auftreten. Funktionsstörungen fallen mitunter zwar schon bei der Geburt oder im frühkindlichen Alter auf. Meist machen sie sich jedoch erst während des pubertären Wachstumsschubs bemerkbar. Sind neurologische Ausfälle einmal eingetreten, verschlechtern sie sich langsam progredient, nach Bagatelltraumen oft auch akut. Tritt bei einem Kind mit schwerer Kyphose eine Spastik in Erscheinung bzw. wird diese stärker, muss sie als Frühzeichen einer Myelopathie gewertet und unverzüglich behandelt werden.

Diagnostik

An die Stelle der Computertomographie in Verbindung mit der Myelographie ist inzwischen die Kernspintomographie als Methode der Wahl getreten. Bei Säuglingen und Kleinkindern, bei denen die dorsalen Anteile noch knorpelig sind, hat sich die von einem erfahrenen Untersucher durchzuführende Ultraschalluntersuchung als Screeningmethode bewährt.

Therapie

Korsettbehandlung und andere konservative Maßnahmen sind bei der angeborenen Kyphose nur von begrenztem Wert. Ist die Kyphose noch nicht sehr ausgeprägt, gelingt die Fusion meist von einem dorsalen Zugang aus. Neurologische Ausfälle infolge einer kongenitalen oder sekundären Kyphose mit fixierter Deformität erfordern hingegen eine ventrale Dekompression des Wirbelkanals. Bei noch flexibler Krümmung kann mitunter mit einer graduierten Extensionsbehandlung eine Besserung der neurologischen Komplikationen erzielt werden. Eine rigide Krümmung darf aber keinesfalls extendiert werden.

Kongenitale Kyphose

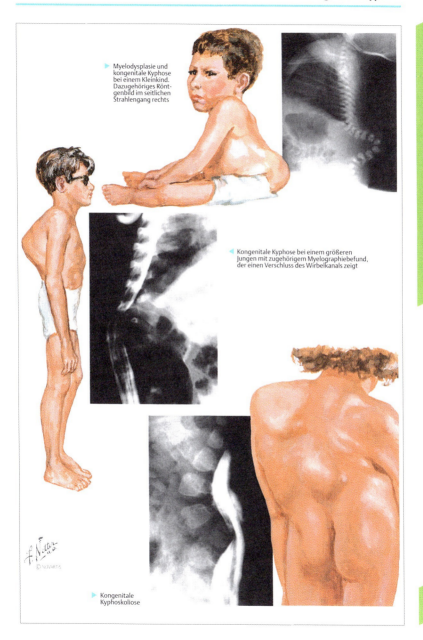

Myelodysplasie und kongenitale Kyphose bei einem Kleinkind. Dazugehöriges Röntgenbild im seitlichen Strahlengang rechts

Kongenitale Kyphose bei einem größeren Jungen mit zugehörigem Myelographiebefund, der einen Verschluss des Wirbelkanals zeigt

Kongenitale Kyphoskoliose

Fehlbildungen

Die lumbosakrale Agenesie ist eine Fehlbildungsform, bei der das Kreuzbein und/oder einige Lendenwirbel nicht angelegt sind. Die Ätiologie ist ungeklärt. Auffällig ist jedoch, dass bei 14–18% der betroffenen Kinder ein mütterlicher Diabetes oder ein Diabetes in der Familienanamnese nachweisbar ist.

Klinik

Das Aussehen wechselt je nach der Höhe der Fehlbildung. Eine partielle Agenesie des Kreuzbeins fällt mitunter gar nicht auf, während die totale Agenesie des Kreuzbeins und der Lendenwirbel eine hochgradige Fehlbildung darstellt.

Charakteristika. Typisch ist die Stellung der unteren Extremitäten, die durch Beugeabduktionskontrakturen der Hüften und eine extreme Beugung der Kniegelenke sowie durch Flügelfelle in den Kniekehlen gekennzeichnet ist. Oft werden die als Klumpfüße ausgebildeten Füße unter dem Gesäß eingeschlagen („sitzender Buddha"). Bei der Inspektion des Rückens imponiert ein in dem letzten noch vorhandenen Wirbelsegment entsprechender Knochenvorsprung, gegen den sich das Becken frei bewegen lässt. Die Flexions-Extensions-Ebene liegt mitunter nicht in Höhe der Hüftgelenke, sondern am Übergang von der Wirbelsäule zum Becken. Ohne Stütze rollt das Becken unter den Brustkorb.

Differenzialdiagnose. Bei weit kaudaler Lokalisation ähneln die Deformitäten des Fußes und der unteren Extremität dem Bild des nicht korrigierbaren Klumpfußes (S. 356) bzw. der Arthrogrypose. Häufig wird die Fehlbildung mehrere Jahre nicht erkannt oder erst diagnostiziert, wenn Schwierigkeiten beim Blasen- und Mastdarmtraining auftreten. Das klinische Bild ähnelt der Arthrogrypose, bei der jedoch die Sensibilität an den unteren Gliedmaßen erhalten ist, keine Blasen- und Mastdarmlähmungen vorkommen und die Wirbelarchitektur intakt ist.

Neurologische Ausfälle. Sie gehören zu den auffälligsten Merkmalen. Die hochgradige motorische Lähmung lässt keinerlei willkürliche oder reflektorische Aktivität zu und entspricht in ihrer anatomischen Verteilung segmentbezogen dem Ausfall, den man aufgrund der nicht angelegten Wirbel erwarten würde. Die Sensibilität ist bis zu den Kniegelenken selbst bei schwerster Ausprägung erhalten; weiter distal finden sich oft fleckförmig hypästhetische Areale. Trophische Ulzerationen an den Füßen sind eine ausgesprochene Seltenheit, was wohl auf das Vorhandensein einer zumindest protektiven Sensibilität hinweist.

Blasen- und Mastdarmfunktion. Die Blasenfunktion ist durchweg gestört, auch bei relativ geringgradiger Fehlbildung des Kreuzbeins auf nur einer Seite. Die Art der Funktionsstörung ist jedoch variabel, da je nach Ausschaltung bzw. Betroffensein des höheren und tieferen Innervationszentrums Erkrankungen in unterschiedlichen Kombinationen vorhanden sind. Zur Sicherung der Diagnose ist daher eine Elektromyographie des Damms erforderlich. Als häufige Mastdarmstörung findet sich eine Obstipation, wobei die Blähung des Mastdarms nicht wahrgenommen wird.

Begleitfehlbildungen. Als häufige Begleitfehlbildungen finden sich Skoliosen, Halbwirbel, Spina bifida und Meningozelen. Begleitfehlbildungen der Hohlorgane bleiben i. d. R. auf die Anogenitalregion beschränkt, wo als häufigste Fehlbildung eine Analatresie vorkommt, sowie auf den Harntrakt, wo sie sich als Blasenfunktionsstörung, Hydronephrose, Blasenreflux und -divertikel, Hufeisenniere oder Nierenaplasie, Blasenekstrophie und Hypospadie äußern.

Therapie

Die therapeutischen Maßnahmen richten sich nach der Lokalisation, wobei sich die Behandlungsplanung an die folgenden groben Richtlinien halten soll, aber auf die individuellen Bedürfnisse abgestimmt werden muss.

Bei intaktem Beckenring ist der Übergang zwischen Wirbelsäule und Becken i. d. R. stabil, sodass die Betroffenen ohne Stützkorsett gehen können oder bestenfalls eine minimale Stützung brauchen. Schwere, auf die Füße beschränkte Deformitäten müssen rigoros korrigiert werden, wobei die Korrekturmaßnahmen bereits von Geburt an durchzuführen sind und Seriengipsverbände in Kombination mit Dehnungen sowie krankengymnastische Übungen zur Geradestellung der Füße und Extension der Kniegelenke umfassen sollen. Erweisen sich konservative Maßnahmen als unzureichend, muss eine operative Korrektur vorgenommen werden.

Lumbosakrale Agenesie

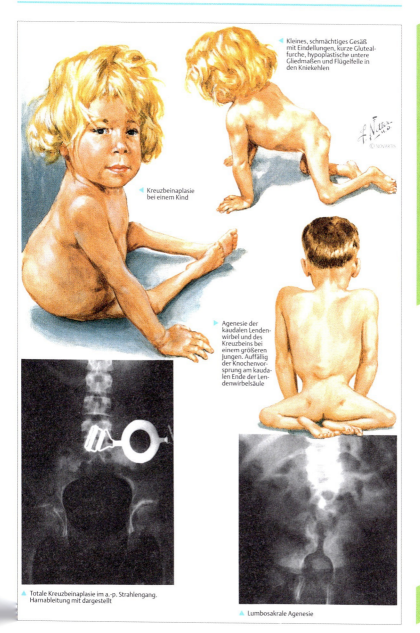

Kleines, schmächtiges Gesäß mit Eindellungen, kurze Glutealfurche, hypoplastische untere Gliedmaßen und Flügelfelle in den Kniekehlen

Kreuzbeinaplasie bei einem Kind

Agenesie der kaudalen Lendenwirbel und des Kreuzbeins bei einem größeren Jungen. Auffällig der Knochenvorsprung am kaudalen Ende der Lendenwirbelsäule

▲ Totale Kreuzbeinaplasie im a.-p. Strahlengang. Harnableitung mit dargestellt

▲ Lumbosakrale Agenesie

Entzündliche Erkrankungen

Bakterielle Infektionen 434

Nicht infektiöse Entzündungen 442

Chronische Polyarthritis............. 460

Bakterielle Infektionen

Nach der Erregereintrittspforte bzw. nach dem Ausbreitungsweg werden bei den Knocheninfektionen 2 Formen unterschieden:
➤ hämatogene oder endogene Osteomyelitis: die Infektion breitet sich mit dem Blutstrom aus
➤ exogene posttraumatische Osteomyelitis: die Infektion geht von einem Infektionsherd in der Nähe aus oder kommt durch offene Frakturen und nach operativen Eingriffen zustande.

Die hämatogene Osteomyelitis tritt meist im Kindesalter auf; beim Erwachsenen ist sie selten und kommt meist zwischen dem 50. und 70. Lebensjahr vor.

Pathogenese

Primärherd. Im Gegensatz zur exogenen Osteomyelitis entsteht die hämatogene Form durch Besiedlung des Knochens mit Bakterien aus einem entfernten Infektionsherd im Körper. Die Primärherde sind meist im Rachen, an den Zähnen, an der Haut, im Harn- und Magen-Darm-Trakt und in der Lunge lokalisiert. Aus diesen können Erreger massiv in den Blutstrom ausgestreut werden (Bakteriämie). Ein Großteil davon wird zwar über das retikuloendotheliale System unschädlich gemacht; einige siedeln sich jedoch im Knochen ab und bilden dort einen Infektionsherd. Das Keimspektrum ist dabei dasselbe wie beim Primärinfekt, wobei als häufigster Erreger Staphylococcus aureus anzutreffen ist. Gramnegative Keime stammen i. d. R. aus einem Primärherd im Harntrakt.

Knochenbefall. Kinder sind allgemein infektanfälliger, sodass die Wahrscheinlichkeit von Primärinfekten mit Erregerstreuung und daraus resultierender Osteomyelitis größer ist. In fast allen Fällen ist der metaphysäre Knochen in unmittelbarer Nachbarschaft der Epiphysenfuge befallen. Besonders anfällig für eine hämatogene Infektion sind die Metaphysen der Röhrenknochen, darunter v. a. Humerus, Femur und Tibia. Haben sich Keime einmal auf dem Blutweg im Knochen abgesiedelt, vermehren sie sich rasch und verursachen subepiphysär einen lokalen Abszess. Dieser breitet sich entlang der Volkmann-Kanälchen subperiostal unter Verdickung und Abhebung des Periosts aus. Dadurch wird die Knochenneubildung stimuliert. Bei weiterer Ausbreitung kann der Abszess das Periost durchbrechen und in das subkutane Gewebe eindringen, später auch bis zur Haut vordringen und zu einer Fistelung führen.

Sequesterbildung. Eine subperiostale Ausbreitung entlang des Knochenschafts kann ebenfalls auftreten. Dadurch wird ein Schaftsegment seiner Blutzufuhr beraubt, und es entsteht ein Sequester aus nicht durchbluteter, dichter Kortikalis. Da dieser keine Gefäße besitzt, über die Antibiotika und Entzündungszellen zur Infektabwehr herangebracht werden könnten, unterhält er als Herd die Infektion. Vom abgehobenen Periost aus kommt es zu einer den Sequester umschließenden Knochenneubildung. Die so entstehende „Totenlade" besteht aus subperiostalem Knochen, wie er sich auch bei der Kallusbildung findet. Histologisch zeigt sich also bei der akuten hämatogenen Osteomyelitis eine Ausdünnung der Metaphysen an Röhrenknochen, eine Sequestrierung und eine Knochenneubildung als den Infekt umschließende Totenlade.

Gelenkinfekt. Nur selten breitet sich der Infekt über die Epiphysenfuge hinaus in das angrenzende Gelenk aus, da die knorpelige Epiphyse eine praktisch unüberwindliche Barriere für den Infekt darstellt. Vor dem Abschluss des 1. Lebensjahrs wird die Epiphysenfuge jedoch noch von metaepiphysären Gefäßen auf deren Weg in die Epiphyse durchzogen. Über diese Gefäße kann sich die Infektion auch in die Epiphyse ausbreiten und von dort in den Gelenkspalt. Außerdem ist ein Einbruch in das Gelenk möglich, wenn der metaphysäre Infektionsherd innerhalb der Gelenkkapsel liegt (Schenkelhals, distale Femurmetaphyse).

Brodie-Abszess. Bei geringgradigen metaphysären Infekten kann es zu einer nur kleinen chronischen Abszesshöhle kommen, die aus fibrösem Gewebe besteht, keine vitalen Keime enthält und keine Infektaktivität aufweist (Brodie-Abszess).

Fistelung. Bei virulenteren Erregern schreitet die Knochendestruktion hingegen fort, und es bilden sich schließlich Fistelgänge, die so lange sezernieren, bis das gesamte nekrotische und infizierte Material ausgeräumt und durch Bindegewebe oder nicht infizierten Knochen ersetzt ist.

Hämatogene Osteomyelitis I

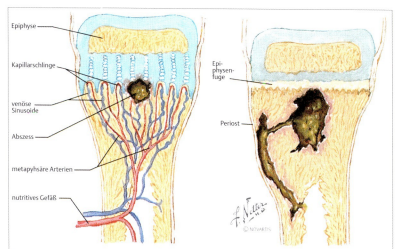

▲ Die Endästchen der metaphysären Arterien bilden an der Epiphysenfuge Schlingen und treten in unregelmäßig konfigurierte, venöse Sinusoide ein. Die resultierende Strömungsverlangsamung und Turbulenz begünstigen die Absiedelung von Bakterien. Dazu kommt die geringe bis fehlende Phagozytoseleistung der Zellen in der Umgebung. Damit wird das Areal zum Auffangbecken für Keime, und es entsteht ein Abszess

▲ Aufgrund der Barrierenwirkung der Epiphysenfuge breitet sich der Abszess transversal entlang der Volkmann-Kanälchen aus und hebt das Periost ab. Bei der weiteren subperiostalen Ausbreitung kann auch der Knochenschaft besiedelt werden. Im frühkindlichen Alter vor Beendigung des 1. Lebensjahrs wird die Epiphysenfuge noch von einigen Ästchen der metaphysären Arterien durchzogen, sodass sie gemeinsam mit dem Gelenk ebenfalls infiziert werden kann

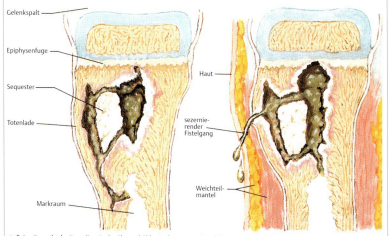

▲ Bei weiterer Ausbreitung liegt in der Abszesshöhle ein devitalisiertes Knochenstück als Sequester. Dieser wird durch die vom abgehobenen Periost ausgehende Knochenneubildung in Form einer sog. Totenlade umschlossen. Mitunter kommt es infolge einer Fibrose und Sklerose zur Einscheidung des Abszesses. Man spricht dann von einem Brodie-Abszess

▲ Infolge einer Erosion des Periosts können sich bei infektiösen Prozessen Fistelgänge durch die Weichteile und die Haut bilden, die Sekret absondern. Ausschlaggebend dafür sind die Keimvirulenz, die körpereigenen Abwehrkräfte, die jeweilige Antibiotikatherapie und die fibrotische bzw. sklerotische Knochenreaktion

Entzündliche Erkrankungen

Bakterielle Infektionen

Klinik

Zur Symptomatik der hämatogenen Osteomyelitis gehören Fieber, Schüttelfrost und ein mehr oder minder der Lokalisation des Infektionsherdes zuzuordnender Schmerz. Ein febriler Verlauf findet sich in mehr als 75% aller Fälle, ist jedoch bei länger bestehendem Infekt seltener. Subjektiv wird über ein allgemeines Krankheitsgefühl, über Inappetenz und generalisierte Schwäche geklagt. Die Bewegung bzw. Belastung des betroffenen Areals ist schmerzhaft; Kinder mit einer akuten hämatogenen Osteomyelitis im distalen Femur weigern sich z. B., auf dem betroffenen Bein zu stehen bzw. zu gehen. Um den Infektionsherd, der sich warm anfühlt, imponiert eine generalisierte Weichteilschwellung. Im benachbarten Gelenk findet sich häufig ein „sympathischer" Gelenkerguss, der jedoch keine Keime enthält. Der aktive Bewegungsumfang des betroffenen Gelenks ist dabei durch die vom Knocheninfekt hervorgerufenen Schmerzen eingeschränkt. Ein Sekretaustritt aus dem Abszess ist auf chronische Infekte beschränkt und fehlt im akuten Stadium.

Diagnostik

Anamnese. Die Diagnosestellung setzt eine sorgfältig erhobene Anamnese voraus, wobei besonders nach vorangegangenen Infekten, z.B. im Mund oder an den Zähnen sowie im Harntrakt oder im Rachen, gefragt werden muss.
Klinische Untersuchung. Bei der klinischen Untersuchung muss intensiv nach einem Primärinfekt gesucht werden. Die Palpation ergibt eine Druckdolenz über dem Infekt und im umliegenden Areal.
Labor. Im Blutbild findet sich eine Leukozytose mit Linksverschiebung, häufig ist auch die BSG stark erhöht.
Röntgen. Zu den radiologischen Frühzeichen gehört eine Weichteilschwellung um den betroffenen Knochen. Innerhalb weniger Tage nach Krankheitsbeginn sind metaphysäre Knochenlysen zu erkennen. Die Periostabhebung, die Knochenneubildung und die Sequestrierung zeigen sich radiologisch erst nach einigen Wochen.
Szintigraphie. Die ^{99m}Tc-Szintigraphie ergibt eine stark erhöhte Aktivität im Bereich des Knocheninfekts, allerdings fällt die Untersuchung auch bei Frakturen und sonstigen Prozessen mit Periostreizung und Knochenneubildung positiv aus. Spezifischer für Knocheninfektionen ist die Messung der Anreicherung mit durch Indium^{111} radioaktiv markierten Leukozyten.
Erregernachweis. Um eine gezielte Antibiose zu gewährleisten, muss der Erreger eindeutig nachgewiesen und seine Resistenzlage bestimmt werden. Dies gelingt zwar oft durch Blutkulturen, verlässlicher ist jedoch der Erregernachweis im Punktat aus dem osteomyelitischen Herd.

Therapie

Nur im Frühstadium kann eine rein konservative antibiotische Therapie erfolgreich sein. Voraussetzung für die erfolgreiche Behandlung von fortgeschritteneren Osteomyelitiden ist die zusätzliche Ausräumung des infizierten nekrotischen Knochens, das ggf. wiederholte Débridement der nekrotischen Weichteile und die Einlage einer Saug-Spül-Drainage. Wichtig ist die Entfernung aller metallischen Fremdkörper (z.B. nach Osteosynthesen). Die Stabilität der Extremität kann meist durch einen das infizierte Areal überbrückenden Fixateur externe gewährleistet werden. Mit Gewebeproben aus dem Wundgrund werden Kulturen zur Resistenzprüfung angelegt; je nach Ergebnis muss das primär eingesetzte Antibiotikum gewechselt werden. Entsprechend dem Antibiogramm wird die Antibiotikatherapie intravenös bis zur vollständigen Ausheilung fortgeführt.

Ist der Wundgrund mit Granulationsgewebe bedeckt, kann ein lokaler Muskellappen oder ein frei transplantierter, vaskularisierter Myokutanlappen zur Weichteildeckung in den Defekt transplantiert werden. Verbleibende Knochendefekte werden mit möglichst autologer Spongiosa aufgefüllt. Ist das gesamte Knochengefüge von der Infektion zerstört worden, muss die Kontinuität nach der Sanierung des Infekts mit einem Knochentransplantat wiederhergestellt werden.

Nicht selten kommen nach ausgedehnteren Osteomyelitiden Wachstumsstörungen des Knochens mit Längen- oder Achsabweichungen vor, die ggf. operativ korrigiert werden sollten.

Hämatogene Osteomyelitis II

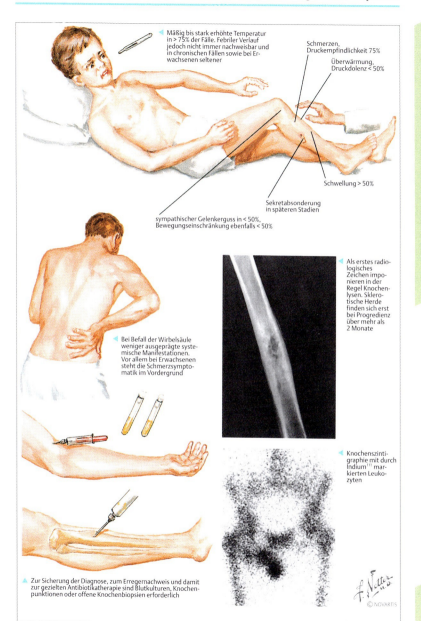

Mäßig bis stark erhöhte Temperatur in > 75 % der Fälle. Febriler Verlauf jedoch nicht immer nachweisbar und in chronischen Fällen sowie bei Erwachsenen seltener

Schmerzen, Druckempfindlichkeit 75 %

Überwärmung, Druckdolenz < 50 %

Schwellung > 50 %

Sekretabsonderung in späteren Stadien

sympathischer Gelenkerguss in < 50 %, Bewegungseinschränkung ebenfalls < 50 %

Bei Befall der Wirbelsäule weniger ausgeprägte systemische Manifestationen. Vor allem bei Erwachsenen steht die Schmerzsymptomatik im Vordergrund

Als erstes radiologisches Zeichen imponieren in der Regel Knochenlysen. Sklerotische Herde finden sich erst bei Progredienz über mehr als 2 Monate

Knochenszintigraphie mit durch Indium^{111} markierten Leukozyten

Zur Sicherung der Diagnose, zum Erregernachweis und damit zur gezielten Antibiotikatherapie sind Blutkulturen, Knochenpunktionen oder offene Knochenbiopsien erforderlich

Bakterielle Infektionen

Pathogenese

Erregerspektrum. Als Erreger einer Infektarthritis kommen prinzipiell alle Bakterien sowie einige Viren, Hefen und Pilze in Betracht. Am häufigsten wird die akute Infektarthritis des Erwachsenen von Gonokokken, Staphylokokken, Pneumokokken, Meningokokken, Kolibakterien und Salmonellen hervorgerufen. Bei Kindern tritt die eitrige Arthritis häufiger auf als bei Erwachsenen, wobei meist Keime wie Staphylococcus aureus, β-hämolysierende Streptokokken, Pneumokokken, Haemophilus influenzae und verschiedene gram-negative Stäbchen die Auslöser sind.

Hämatogene Infektion. Bakteriämie, allgemeine Infektanfälligkeit und die Neigung bestimmter Keime, z. B. Gonokokken, sich in Gelenken anzusiedeln, prädisponieren zur Infektarthritis. Bei Gonokokkeninfekten erkranken etwa 80 % der Betroffenen an einer Arthritis.

Andere Infektionswege. Neben der hämatogenen Infektion ist auch die Gelenkbeteiligung bei periartikulären Infekten und die Einschleppung der Keime bei intraartikulären Injektionen, penetrierenden Verletzungen oder chirurgischen Eingriffen möglich.

Infektionsverlauf. Zunächst gelangen die Keime in die Synovialmembran und in das subsynoviale Gewebe. Greift der entzündliche Prozess auf den freien Gelenkraum über, bildet sich ein eitriger Erguss (septisches Gelenk). Dadurch wird der Gelenkknorpel zerstört und der Knochen angegriffen. In weiterer Folge ist eine schwere morphologische Schädigung und Funktionseinbuße des Gelenks bis zur völligen Versteifung möglich.

Klinik

Als Modellfall der Infektarthritis sei die Gonokokkenarthritis beschrieben: Einige Tage nach Beginn einer Gonokokkeninfektion des Urogenitaltrakts treten nach hämatogener Gelenkbesiedlung als Erstsymptome leicht erhöhte Temperaturen sowie eine Polyarthralgie oder Polyarthritis auf. Nach einigen weiteren Tagen klingen sowohl das Fieber als auch die generalisierten Gelenkschmerzen ab, und an einem oder einigen wenigen Gelenken, meist den großen Extremitätengelenken, tritt eine akute Entzündung auf. Diese geht mit hochgradigen Gelenkschmerzen, Druckdolenzen, Erguss sowie ausgeprägten Entzündungszeichen (Rötung, Überwärmung) einher. An den Gliedmaßen und am Stamm bilden sich oft vereinzelte Hautläsionen, die zunächst ein hämorrhagisches Zentrum aufweisen und sich später zu kleinen Pusteln entwickeln.

Diagnostik

Eine akute Entzündung in einem oder 2 großen Extremitätengelenken sowie jede Monarthritis bei jungen Erwachsenen und Kindern mit Schüttelfrost und Fieber als Initialsymptom legen den Verdacht auf eine Infektarthritis nahe. Diesem muss der sofortige Erregernachweis durch wiederholte Abnahme von Blutkulturen und v. a. durch die Untersuchung von Ausstrichen und Kulturen des Gelenkpunktats folgen. Während des invasiven Stadiums finden sich im Blutbild eine Leukozytose und mitunter eine leichte Anämie; die BSG ist beschleunigt. Die Röntgenuntersuchung ergibt bei unbehandelten septischen Gelenken initial eine Unschärfe der Gelenkränder, im weiteren Verlauf eine Höhenminderung des Gelenkspalts, eine Aufrauung des subchondralen Knochens sowie eine ausgeprägte Dichteminderung.

Therapie

Bei jedem Verdacht auf einen Gelenkinfekt muss das betroffene Gelenk ruhig gestellt werden. Bis zum Erregernachweis wird die Therapie mit einem Breitbandantibiotikum eingeleitet. Sobald der Erreger isoliert und ein Antibiogramm erstellt worden ist, wird eine gezielte parenterale Antibiotikatherapie durchgeführt. Spricht der Gelenkinfekt nicht innerhalb weniger Tage auf die systemische Behandlung an, oder wurde initial eitriges Gelenkpunktat gewonnen, muss eine operative Spül-Saug-Drainage angelegt werden. Der Verlauf unter der Therapie sollte engmaschig kontrolliert und das Antibiotikum ggf. gewechselt werden. Bei Gelenkschädigung und verbleibender Funktionsstörung müssen operative Rekonstruktionen oder eine Arthrodese erwogen werden, wenn der Infekt vollständig ausgeheilt ist.

Infektarthritis

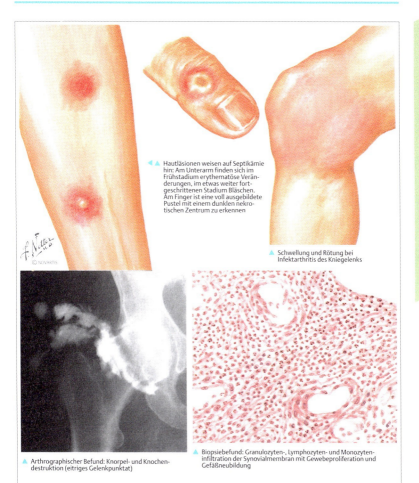

Hautläsionen weisen auf Septikämie hin: Am Unterarm finden sich im Frühstadium erythematöse Veränderungen, im etwas weiter fortgeschrittenen Stadium Bläschen. Am Finger ist eine voll ausgebildete Pustel mit einem dunklen nekrotischen Zentrum zu erkennen

Schwellung und Rötung bei Infektarthritis des Kniegelenks

Arthrographischer Befund: Knorpel- und Knochendestruktion (eitriges Gelenkpunktat)

Biopsiebefund: Granulozyten-, Lymphozyten- und Monozyteninfiltration der Synovialmembran mit Gewebeproliferation und Gefäßneubildung

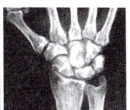
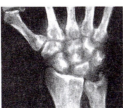
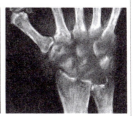

Infektarthritis des Handgelenks: rasch progredienter Verlauf über 4 Wochen von nahezu unauffälligem Befund (links) bis zu fortgeschrittener Destruktion der Gelenkknorpel mit hochgradiger Osteoporose (rechts)

Bakterielle Infektionen

Pathogenese

Mit dem Rückgang der Tuberkulose ist auch die tuberkulöse Infektarthritis selten geworden. Die primäre tuberkulöse Arthritis ist die Ausnahme. Meist kommt es durch den Durchbruch eines knöchernen Infektionsherdes zur Gelenkbeteiligung. Die Gelenkkapsel zeigt eine Hypertrophie mit Granulomen, und es bildet sich ein typischer käsiger Gelenkerguss. Im weiteren Verlauf kann es zu schwersten Destruktionen am Gelenkknochen und -knorpel und bei Durchbruch durch die Gelenkkapsel zu periartikulären Abszessen kommen.

Klinik

Gelenkbefall. Von der tuberkulösen Infektarthritis ist i. d. R. lediglich ein Gelenk betroffen. Dabei steht die Wirbelsäule an erster Stelle. Dann folgen Hüft-, Knie-, Ellenbogen-, Sprung-, Sakroiliakal-, Schulter- und Handgelenk. Die Erkrankung beginnt schleichend. Bei Kindern macht sie sich initial oft durch Hinken oder schwere nächtliche Muskelkrämpfe bemerkbar. Die klinische Untersuchung ergibt eine teigige Schwellung des Gelenks ohne Rötung, aber mit Ergussbildung und bereits früh beginnender ausgeprägter lokalisierter Muskelatrophie.
Wirbelsäule. Ist die Wirbelsäule betroffen, bereiten Gehen und Treppensteigen Schmerzen. Oft kommt es dabei zur vorderen Keilbildung an den Wirbelkörpern, woraus eine bei der klinischen Untersuchung auffallende spitzwinklige Kyphose (Pott-Buckel) resultiert. Außerdem können Zeichen einer Rückenmarkskompression unterschiedlichen Ausmaßes – von pathologisch veränderten Reflexen bis hin zur Paraplegie – vorhanden sein. Im Spätstadium können sich in dem betroffenen Areal nässende Fisteln bilden.

Diagnostik

Röntgen. Die Röntgenuntersuchung zeigt als früheste Veränderung einen leichten Kalkverlust des Knochens in Gelenknähe. Später weisen die unregelmäßige Konfiguration und die Verschmälerung des Gelenkspalts auf einen Befall des subchondralen Knochens hin. Als Zeichen einer regionalen Knochenatrophie findet sich eine Dichteminderung der Kortikalis. In fortgeschrittenen Fällen kann es infolge der ausgeprägten Knochennekrose zu Subluxationsstellungen und schließlich zur vollständigen Destruktion der Gelenkarchitektur kommen. Eventuell vorhandene Abszesse sind an einer Weichteilverschattung zu erkennen. Bei etwa 50% der Betroffenen ist zwar auf den Thoraxröntgenaufnahmen eine Lungentuberkulose nachweisbar – zur Sicherung der Diagnose sind aber i. d. R. Labortests erforderlich.
Labor, Kulturen. Der Tuberkulinhauttest fällt normalerweise stark positiv aus. Im Blutbild findet man typischerweise eine deutliche Lymphozytose. Die Analyse der Gelenkflüssigkeit ergibt einen erniedrigten Glukosegehalt sowie eine Leukozytose über 10 000/μl mit hohem Monozytenanteil. In Gelenkpunktataustrichen sind nach Färbung nur selten säurefeste Stäbchen zu finden. Kulturen sowie die Inokulation von Meerschweinchen fallen jedoch in aller Regel positiv aus.
Gewebeproben. Den konkretesten Hinweis auf die Diagnose gibt der Nachweis der typischen verkäsenden Tuberkel in der entzündeten Synovialmembran oder in den regionären Lymphknoten. Die aus Gewebeproben isolierten säurefesten Stäbchen lassen sich i. d. R. kulturell züchten. Bleiben einfachere diagnostische Methoden ohne Besonderheiten, muss daher eine Biopsie der synovialen Gewebe und/oder der Lymphknoten durchgeführt werden.

Therapie

Therapie der Wahl ist eine Langzeitchemotherapie über mindestens 2 Jahre, meist als Dreierkombination mit Isoniazid, Rifampicin und Ethambutol. Je nach Resistenz der Keime muss die Medikation ggf. angepasst werden. Eine konsequente antibiotische Therapie bringt i. d. R. selbst in fortgeschrittenen Fällen die tuberkulöse Infektarthritis zur Ausheilung. In seltenen Fällen, v. a. bei Abszessen, ist eine operative Ausräumung mit Synovialektomie und Drainage des Gelenks und der periartikulären Herde erforderlich. Verbleiben nach der Ausheilung, v. a. am Hüftgelenk, Fehlstellungen oder eine schmerzhafte Wackelsteife, sollte eine Umstellungsosteotomie oder Arthrodese erwogen werden.

Tuberkulöse Infektarthritis

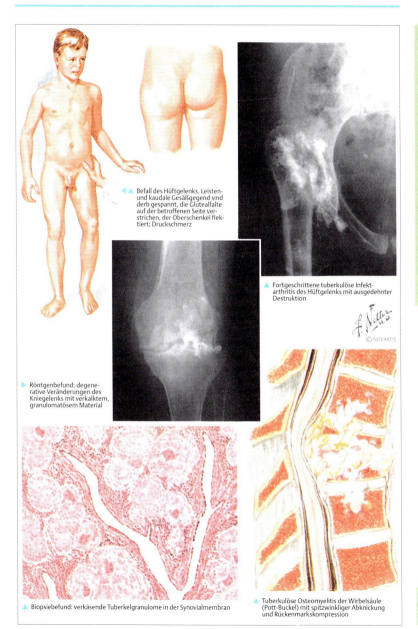

Befall des Hüftgelenks. Leisten- und kaudale Gesäßgegend sind derb gespannt, die Glutealfalte auf der betroffenen Seite verstrichen, der Oberschenkel flektiert; Druckschmerz

Fortgeschrittene tuberkulöse Infektarthritis des Hüftgelenks mit ausgedehnter Destruktion

Röntgenbefund: degenerative Veränderungen des Kniegelenks mit verkalktem, granulomatösem Material

Biopsiebefund: verkäsende Tuberkelgranulome in der Synovialmembran

Tuberkulöse Osteomyelitis der Wirbelsäule (Pott-Buckel) mit spitzwinkliger Abknickung und Rückenmarkskompression

Nicht infektiöse Entzündungen

Bei der Gicht handelt es sich um eine Purinstoffwechselstörung mit erhöhten Harnsäurekonzentrationen im Blut und in den Geweben. Auch physiologischerweise können passagere Harnsäureerhöhungen vorkommen, z.B. nach reichlichem Verzehr von purinreichen Nahrungsmitteln wie Fleisch, Innereien oder Bohnen. Ist die Konzentration der Harnsäure im Serum jedoch chronisch erhöht, kommt es zur Ablagerung von Uratkristallen in Gelenken und Weichteilen. Die Synovia der Gelenke reagiert auf die Uratablagerung mit einer Entzündung, was zum Krankheitsbild der Gichtarthritis (Arthritis urica) führt. Symptome zeigen sich jedoch erst spät nach einer Latenzzeit von ca. 20–30 Jahren.

Die primäre (klassische oder idiopathische) Gicht wird als angeborener Stoffwechselfehler vererbt und kommt v.a. bei Männern vor (90% aller Fälle). Bei der sekundären Gicht sind die Harnsäurespiegel infolge einer anderen Grundkrankheit oder einer medikamentösen Behandlung erhöht (sekundäre Hyperurikämie).

Pathogenese

Es ist zwar bekannt, dass die Gichtarthritis durch pathologisch erhöhte Harnsäurekonzentrationen im Blut zustande kommt. Welche physiologischen und chemischen Veränderungen jedoch zu einem Gichtanfall führen, ist nicht geklärt. Anfallauslösend können zahlreiche Faktoren wirken:
- übermäßiger Konsum alkoholischer Getränke,
- übermäßige Nahrungszufuhr, aber auch Fastenkuren,
- längere Kälteexposition,
- Operationen,
- Diuretika und Exsikkose,
- Stress.

Synovitis. Die unmittelbare Ursache der akuten Synovitis ist in der Ausfällung von Natriummonouratkristallen in der Synovialmembran und im freien Gelenkraum zu suchen, d.h., es handelt sich um eine kristallinduzierte Synovitis. Die Uratkristalle werden von Granulozyten phagozytiert. Über eine komplexe Reaktionskette, die im Einzelnen bislang nicht völlig geklärt ist, wird daraufhin eine akute Entzündung in Gang gesetzt. Nach längerer, schwerer Entzündung kommt es zur Erosion des Gelenkknorpels. Dafür sind wahrscheinlich aus den phagozytierenden Granulozyten freigesetzte Enzyme verantwortlich. Auch dem Interleukin 1 (IL1), das Chondrozyten zu aktivieren vermag, wird dabei eine Rolle zugeschrieben.

Primäre Gicht. Der für die primäre Gicht bestimmende genetische Faktor ist zwar bereits von Geburt an vorhanden, die Symptomatik manifestiert sich aber erst mit dem Zustandekommen einer Hyperurikämie, die beim männlichen Geschlecht in der Pubertät, beim weiblichen erst später auftritt. Klinisch manifest wird die Erkrankung i.d.R. bei Männern zwischen dem 30. und 50. Lebensjahr, bei Frauen noch später. Vererbt wird lediglich die Anlage zur Gicht. Sofern keine länger dauernde Hyperurikämie zustande kommt, bleibt auch die Symptomatik aus. In Notzeiten wird die manifeste Erkrankung daher nur selten beobachtet, in Wohlstandszeiten dagegen tritt sie sehr häufig auf.

Die Pathogenese der Gicht ist noch ungeklärt. Lediglich in ca. 1% der Fälle ist ein Enzymdefekt nachweisbar. Dabei ist meist die Produktion der Hypoxanthin-Guanin-Phosphoribosyl-Transferase gestört, was zu einer erhöhten Harnsäurereproduktion führt. Bei nahezu allen Gichtpatienten findet man eine Einschränkung der tubulären Harnsäureexkretion der Niere, ohne dass eine Ursache dafür bekannt wäre.

Sekundäre Gicht. Eine Gicht kann auch infolge einer vermehrten Harnsäurebildung bei gesteigertem Nukleinsäureumsatz im Rahmen von myeloproliferativen Erkrankungen auftreten, darunter Polyzythämie, myeloische Metaplasie, akute und chronische granulozytäre Leukämie, multiples Myelom, Sichelzellanämie und andere Hämoglobinopathien. Ebenso kann sie sekundär bei verminderter Harnsäureausscheidung zustande kommen, beispielsweise nach längerer Diuretikabehandlung oder bei einer Nephritis durch Bleivergiftung.

Weitere mögliche Ursachen sind Enzymdefekte, z.B. Glukose-6-Phosphatase-Mangel oder Faktoren der Lebensführung (Ernährung, Alkoholkonsum).

Gicht I

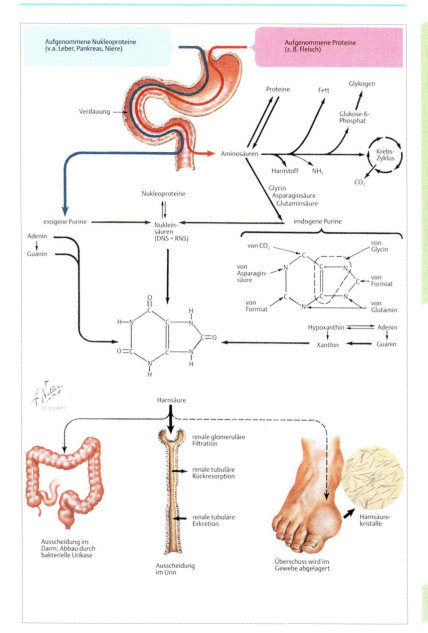

Klinik

Klinisch und röntgenologisch manifestiert sich die sekundäre Gicht, von einigen unbedeutenden Unterschieden abgesehen, ebenso wie die primäre. Zu diesen Unterschieden gehören die höhere Prävalenz bei Frauen, die i.d.R. deutlich ausgeprägte Hyperurikämie, die längere Dauer der Synovitis und die geringere Häufigkeit einer Tophusbildung. Bei negativer Familienanamnese muss stets nach einer entsprechenden Grundkrankheit gesucht werden.

Akuter Gichtanfall. Fast obligat findet sich als erstes klinisches Anzeichen einer Gicht eine akute Arthritis an einem oder mehreren peripheren Gelenken. Meist setzt an der Großzehengrundgelenk plötzlich – typischerweise nachts – eine fulminante Synovitis ein, die als Podagra bezeichnet wird. An dem betroffenen Gelenk fallen eine massive Schwellung mit Rötung, Überwärmung, Druckdolenz und unerträglicher Schmerzhaftigkeit auf, mitunter besteht Fieber. Ohne Behandlung dauert der akute Gichtanfall an einem Gelenk 3–4 Tage, bei schwerer Entzündung mehrerer Gelenke 2–3 Wochen. Mit dem Abklingen der Entzündung schuppt sich die Haut an der betroffenen Stelle ab, das Gelenk nimmt wieder sein normales Aussehen an, und der Patient bleibt bis zum nächsten Anfall beschwerdefrei.

Interkritische Gicht. Nach dem ersten Gichtanfall vergeht meist mindestens 1 Jahr bis zum nächsten akuten Anfall. Zwischen den Anfällen sind die Patienten weitgehend beschwerdefrei. Nach mehreren, in Abständen von 1–2 Jahren auftretenden Anfällen wird das symptomfreie Intervall kürzer, die Gichtanfälle werden schwerer, dauern länger und ziehen mehrere Gelenke in Mitleidenschaft.

Chronische Gicht. Nach über Jahre rezidivierenden akuten Gichtanfällen bilden sich bei persistierender Hyperurikämie in den Gelenkstrukturen und in anderen Geweben Ablagerungen von Natriummonouratkristallen, die sog. Tophi. Sie sind das Kennzeichen der chronischen Gicht, kommen in 50% aller Fälle vor und rufen am Gelenkknorpel und gelenknahen Knochen eine strukturelle Schädigung hervor, die in einer chronischen Arthritis resultiert. In diesem als chronische oder tophöse Gicht bezeichneten Spätstadium finden sich an den betroffenen Gelenken unregelmäßig höckerige Schwellungen und Zeichen einer chronischen Entzündung. Die Gelenkbeweglichkeit ist eingeschränkt und schmerzhaft. An dem betroffenen Gelenk bilden sich oftmals Fistelgänge, aus denen ein kalkhaltiges Exsudat aus den Uratablagerungen austritt. Tophi bilden sich oft auch extraartikulär, v.a. in den Strecksehnen der Finger und Zehen, am Olekranon und in den infrapatellaren Schleimbeuteln sowie in der Achillessehne, am Ohrknorpel und im Nierenparenchym. In der Niere verursachen Uratkristalle i.d.R. eine chronische Uratnephropathie und eine Uratnephrolithiasis.

Diagnostik

Schwierigkeiten bereitet die Diagnosestellung allenfalls beim ersten Gichtanfall bzw. im Frühstadium. Tritt an einigen wenigen kleinen Gelenken, v.a. an der Großzehe, bei älteren Männern eine akute Arthritis auf, besteht stets der Verdacht auf eine Gicht. Dieser wird durch eine positive Familienanamnese und den Nachweis einer Hyperurikämie (Harnsäurewert über 7,0 ml/100 ml) erhärtet. Im akuten Gichtanfall ist die BSG meist beschleunigt, und im Blutbild findet sich eine Leukozytose.

Als weiterer Hinweis auf die Diagnose ist das rasche und vollständige Abklingen der Arthritis nach oraler oder intravenöser Gabe von Colchicin in hohen, an der Toxizitätsgrenze liegenden Dosen im frischen Anfall zu werten. Ähnliche Befunde liefern nicht steroidale Antirheumatika (NSAR). Der Nachweis von Uratkristallen im Gelenkpunktat aus dem entzündeten Gelenk sichert die Diagnose. Im Spätstadium ist die Diagnose aufgrund der Tophi, der charakteristischen Röntgenbefunde und der Uratnephrolithiasis eindeutig.

Auf den Röntgenaufnahmen ist eine massive Knochen- und Knorpeldestruktion zu erkennen. An den Knochen finden sich durch die Uratablagerungen zustande gekommene „Lochdefekte".

Gicht II

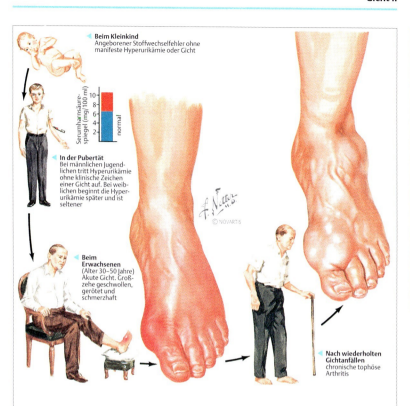

Beim Kleinkind
Angeborener Stoffwechselfehler ohne manifeste Hyperurikämie oder Gicht

In der Pubertät
Bei männlichen Jugendlichen tritt Hyperurikämie ohne klinische Zeichen einer Gicht auf. Bei weiblichen beginnt die Hyperurikämie später und ist seltener

Beim Erwachsenen
(Alter 30–50 Jahre) Akute Gicht. Großzehe geschwollen, gerötet und schmerzhaft

Nach wiederholten Gichtanfällen chronische tophöse Arthritis

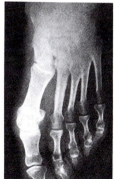

▲ Tophöse Gichtarthritis im Frühstadium

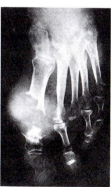

▲ Derselbe Fall unbehandelt 12 Jahre später

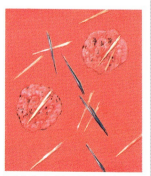

▲ Lichtmikroskopisch mit Polarisationskompensator erkennbare freie und phagozytierte Natriummonouratkristalle im Gelenkpunktat

Entzündliche Erkrankungen

Nicht infektiöse Entzündungen

Differenzialdiagnose

Der typische Gichtanfall mit Podagra führt ohne Probleme zur richtigen Diagnose. Lediglich eine Pseudogicht (S. 448) kann ein täuschend ähnliches Bild hervorrufen. In weniger akuten Fällen oder bei nicht vollständiger Ausprägung des klinischen Bildes bereitet die differenzialdiagnostische Abgrenzung jedoch bisweilen Probleme. Die Gelenkbeschwerden können denen bei rheumatischen Erkrankungen, Psoriasis oder auch Arthritiden im Rahmen von Borreliose oder Yersiniose ähneln. Auch an eine Monarthritis bei Gonorrhö oder die Gelenkmanifestation des Morbus Reiter muss gedacht werden. Der Ausschluss dieser Erkrankungen erfolgt i. d. R. serologisch.

Weichteiltophi und paraartikuläre Tophi bieten bisweilen Anlass zur Verwechslung mit Xanthomen, Heberden-Knoten (S. 174) oder Kalkeinlagerungen anderer Genese. In unklaren Fällen müssen die Knoten histologisch untersucht werden.

Therapie und Prognose

Diätetische Therapie. Eine diätetische Dauerbehandlung ist in aller Regel ohne weitere Maßnahmen ausreichend, wenn die Ausgangswerte der Serumharnsäure 8–9 mg/100 ml nicht überschreiten. Das Ziel ist die Senkung des Harnsäurespiegels im Serum unter 5 mg/100 ml. Die endogene Uratquote beträgt ca. 350 mg/d, ist bei Übergewicht jedoch erhöht. Die diätetischen Maßnahmen umfassen daher auch die Normalisierung eines evtl. erhöhten Körpergewichts. Zur Senkung der exogenen Uratquote wird die Aufnahme purinreicher Nahrungsmittel reduziert. Hierzu zählen z. B. Fleischextrakt, Fleisch und Innereien, aber auch manche Fischarten und Meeresfrüchte wie Hering, Makrele, Sardelle, Aal, Garnelen und Muscheln. Bei den Gemüsen sind v. a. weiße Bohnen, Erbsen und Linsen sehr purinreich.

Alkohol ist nur in geringen Mengen erlaubt. Da Fette zu einem erhöhten Anfall von Ketonkörpern führen, die wiederum die Harnsäureausscheidung hemmen, sollte auf eine fettarme Ernährung geachtet werden. Auch Fasten erhöht die Ketonkonzentration. Daher sollten Fastenkuren von Gichtpatienten nur unter ärztlicher Aufsicht und urikosurischer Medikation durchgeführt werden.

Medikamentöse Dauertherapie. Sind diätetische Maßnahmen nicht ausreichend, muss der Harnsäurespiegel im Serum medikamentös auf normale Werte gesenkt und auf Lebenszeit innerhalb der Norm gehalten werden. Dies gelingt in den meisten Fällen mit der täglichen Gabe eines Urikostatikums (Hemmung der Harnsäurebildung); Mittel der Wahl ist der Xanthinoxidasehemmer Allopurinol.

Die Verwendung von Urikosurika (Steigerung der Harnsäureausscheidung), wie beispielsweise Probenecid, hat an Bedeutung verloren. In schweren Fällen kann jedoch eine Kombinationstherapie mit beiden Substanzen erforderlich sein. Zur Einstellung der richtigen Dosis muss die Harnsäure im Blut häufig bestimmt werden. Zu Beginn einer urikosurischen Therapie ist die anfänglich massive Ausschwemmung von Harnsäure und damit die Gefahr der Steinbildung zu bedenken. Daher muss auf eine ausreichende Trinkmenge geachtet und zur Verbesserung der Löslichkeit der Harnsäure der Urin ggf. alkalisiert werden.

Akuttherapie. Die akute Gichtarthritis wird traditionell mit Colchicin behandelt. Bei richtiger Anwendung kann damit die Entzündung beherrscht oder zumindest rascher zum Abklingen gebracht werden. Allerdings ist die therapeutische Breite und damit die Differenz zwischen wirksamer Dosis und Überdosierung, die schwere gastrointestinale Nebenwirkungen hervorruft, sehr gering. Indometacin erweist sich als ebenso wirksam und wird i. d. R. besser vertragen als Colchicin. Daher ist es heute das Mittel der Wahl beim akuten Gichtanfall. Reicht diese Medikation nicht aus, können zusätzlich Glukokortikoide gegeben werden.

Prognose. Wird der Therapieplan lebenslang konsequent eingehalten, lassen sich damit nicht nur akute Gichtanfälle, sondern auch die erneute Ablagerung von Uratkristallen vermeiden und bereits bestehende Tophi zur Rückbildung bringen. Bei entsprechender Behandlung und Compliance ist die Gicht somit fast immer beherrschbar.

Gicht III

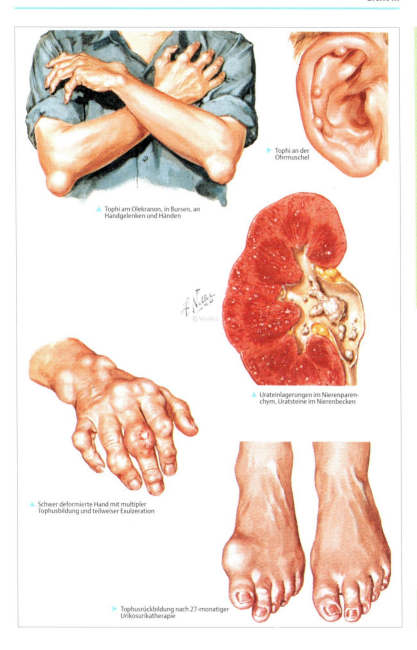

▶ Tophi an der Ohrmuschel

▲ Tophi am Olekranon, in Bursen, an Handgelenken und Händen

▲ Urateinlagerungen im Nierenparenchym, Uratsteine im Nierenbecken

▲ Schwer deformierte Hand mit multipler Tophusbildung und teilweiser Exulzeration

▶ Tophusrückbildung nach 27-monatiger Urikosurikatherapie

Entzündliche Erkrankungen

Nicht infektiöse Entzündungen

Ätiologie

Bei der Chondrokalzinose handelt es sich um die Ablagerung von calciumhaltigen Salzen in Hyalin- und Faserknorpel von Gelenken. Vor allem Calciumpyrophosphatdihydratkristalle (CPPD) verursachen typischerweise eine akute Arthritis. Da die Arthritisanfälle der klassischen Gicht täuschend ähnlich sind, wird das Krankheitsbild auch als „Pseudogicht" bezeichnet. In den Menisken sind zwar auch andere Calciumphosphatkristalle isoliert worden, i. d. R. handelt es sich jedoch an den betroffenen Gelenken um im Punktat nachweisbare Kristalle von CPPD. Wie es zur Ablagerung von CPPD-Kristallen im Gelenkknorpel kommt, ist bislang ungeklärt, zumal die Serumkonzentrationen von Calcium, Phosphat und alkalischer Phosphatase ebenso in der Norm liegen, wie die Calciumausscheidung im Harn. Als auslösende Ursachen können Gelenktraumen und Operationen wirken.

Als Pathomechanismus des akuten Anfalls, der allerdings unbewiesen ist, wird meist die Ausschwemmung von CPPD-Kristallen aus einem Depot im Hyalinknorpel in den freien Gelenkraum angenommen, wo sie so wie bei der Gicht eine Entzündung auslösen. Der Schweregrad der Synovitis soll durch die Menge der ausgeschwemmten Kristalle bestimmt werden.

Klinik

Die Pseudogicht kommt bei Männern etwas häufiger vor als bei Frauen und tritt im Allgemeinen im mittleren oder höheren Alter auf. Sie stellt sich als mono- oder oligoartikuläre Erkrankung an den Extremitätengelenken dar, wobei das Kniegelenk am häufigsten betroffen ist. Die akute Synovitis setzt abrupt ein, erreicht ihren Höhepunkt allerdings langsamer als bei der klassischen Uratgicht. Außerdem sind die Pseudogichtanfälle weniger schmerzhaft, nehmen einen selbstlimitierenden Verlauf und klingen nach 1–2 Tagen oder wenigen Wochen ab. Zwischen den Anfällen besteht Beschwerdefreiheit. In etwa 5 % aller Fälle tritt neben den typischen akuten Pseudogichtanfällen eine der chronischen Polyarthritis ähnliche subakute Polyarthritis in Erscheinung, die mehrere Monate lang anhalten kann. Außerdem finden sich bei der Hälfte der älteren Patienten, v. a. bei Frauen, progrediente degenerative Veränderungen zahlreicher Gelenke im Sinne einer Arthrose. Die häufigste Lokalisation ist ebenfalls das Kniegelenk. Darauf folgen Handgelenk, Metakarpophalangealgelenke, Hüfte, Schulter- sowie Ellenbogen- und Sprunggelenke. An den meisten Gelenken macht die Chondrokalzinose trotz röntgenologisch erkennbarer Zeichen keine Beschwerden, selbst wenn nachweislich eine Synovitis vorhanden ist. Dies bedeutet, dass bei einer artikulären Chondrokalzinose nicht unbedingt eine Pseudogicht bestehen muss.

Diagnostik

Röntgenologisch äußert sich die Chondrokalzinose in CPPD-Kristallen, die sich als zarter Streifen parallel zur Knorpeloberfläche anordnen. Jede akute Synovitis eines großen Gelenks in höherem Alter ist bei unauffälliger Harnsäurekonzentration im Serum auf eine Pseudogicht verdächtig. Zur Sicherung der Diagnose ist jedoch der röntgenologische Nachweis einer Chondrokalzinose ebenso erforderlich wie die mikroskopische Darstellung von CPPD-Kristallen im Gelenkpunktat.

Therapie

Im akuten Pseudogichtanfall können die Beschwerden oft mit einer Entlastungspunktion und der intraartikulären Applikation eines Glukokortikoids beherrscht werden. Adjuvant dazu hat sich die orale Gabe eines nicht steroidalen Antirheumatikums bewährt. Colchicin bringt mitunter eindrucksvolle, allerdings nicht voraussagbare Erfolge und sollte wegen der hohen Nebenwirkungsrate nicht mehr verwendet werden. Manchmal hilft auch die Kurzzeitbehandlung mit oralen Glukokortikoiden. Chronische Arthritiden im Rahmen einer Chondrokalzinose werden wie Arthrosen behandelt. Die Progredienz der Kristallablagerungen im Gelenkknorpel lässt sich nicht verhindern. Ebensowenig können einmal abgelagerte CPPD-Depots zur Rückbildung gebracht werden.

Chondrokalzinose

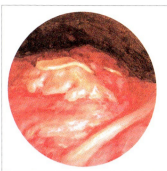

Kristallarthritis. Die Biopsie ergibt im polarisierten Licht lichtmikroskopisch nachweisbare Calciumpyrophosphatkristalle

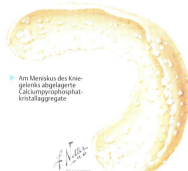

Am Meniskus des Kniegelenks abgelagerte Calciumpyrophosphatkristallaggregate

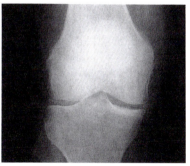

Die a.-p. Aufnahme des Kniegelenks lässt durch Kristalldepots an den Menisken verursachte streifenförmige Verdichtungen erkennen

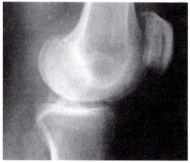

Auf dem Seitenbild stellen sich Kristalldepots am Gelenkknorpel des Femurs und der Patella als blättrige weiße Verschattungen dar

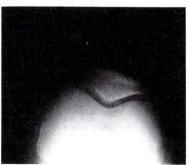

Die axiale (Defilé-)Aufnahme des Kniegelenks in Flexion zeigt eine Kalzinose des patellaren und femoralen Gelenkknorpels

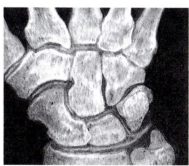

Auf dem nachgezeichneten Röntgenbild sind Kristalldepots an den Gelenkknorpeln des Karpus als zarte Streifen zwischen den Ossa carpalia und im Radiokarpalgelenk zu sehen

Definition. Die Spondylitis ankylosans (Spondylitis ankylopoetica, Morbus Bechterew) ist eine arthritische Erkrankung der Wirbelsäule mit knöcherner Überbrückung der Zwischenwirbelräume, die zur Wirbelsäulenversteifung führen kann.

Epidemiologie. Männer sind wesentlich häufiger betroffen als Frauen. Die Erkrankung bricht vorwiegend (in 85–90% der Fälle) gegen Ende des 2. oder zu Beginn des 3. Lebensjahrzehnts aus. Nur in ca. 10% der Fälle manifestiert sie sich nach dem 40. Lebensjahr; noch seltener ist die juvenile Form, die bereits vor dem 15. Lebensjahr auftritt.

Verlauf. Im Initialstadium zeigen die Sakroiliakalgelenke beidseits entzündliche Veränderungen. Später schreitet die Erkrankung von kaudal nach kranial fort, wobei die Progredienz sehr variabel ist und in jeder Höhe zum Stillstand kommen kann. Manchmal ist nur die Becken- und Lendenetage betroffen, manchmal die gesamte Wirbelsäule. An der Wirbelsäulenversteifung haben subligamentäre Verknöcherungen an den Wirbelkörperkanten (Syndesmophyten) wesentlichen Anteil.

Gelenkbefall. Als erste pathologische Veränderung tritt eine Entzündung an den sakroiliakalen, intervertebralen und kostotransversalen Gelenken in Erscheinung. Die Hüftgelenke sind in etwa der Hälfte, die Schultern in annähernd einem Drittel der Fälle mitbetroffen. Nicht selten sind periphere Gelenke der unteren Extremitäten in Form einer asymmetrischen Oligoarthritis beteiligt. Die Gelenkentzündung führt zur Destruktion des Gelenkknorpels, woraus letztlich eine Versteifung des betroffenen Gelenks resultiert.

Pathogenese

Die Pathogenese der Spondylitis ankylosans ist unklar. Bemerkenswert ist die Assoziation mit dem Histokompatibilitätsantigen HLA-B27. Neben diesem endogenen Faktor vermutet man als auslösende Ursache exogene Faktoren. Insbesondere Erreger aus dem Gastrointestinal- und Urogenitalsystem (Klebsiellen, Chlamydien) werden diskutiert.

In Abgrenzung von der chronischen Polyarthritis wird die Spondylitis ankylosans zusammen mit anderen HLA-B27-assoziierten Gelenkerkrankungen (Arthritis psoriatica, Morbus Reiter, enteropathische Arthritiden) der Gruppe der seronegativen Spondylarthritiden zugerechnet.

Klinik

Allgemeinsymptome. Die Allgemeinsymptome der Spondylitis ankylosans sind inkonstant und meist gering ausgeprägt. Sie bestehen aus einer meist subfebrilen Temperaturerhöhung, selten Fieber, Nachtschweiß, rascher Ermüdbarkeit, Appetitlosigkeit und Gewichtsverlust.

Frühstadium. Im Frühstadium wird über Kreuzschmerzen geklagt, die meist bis in das Gesäß ausstrahlen. Häufig ist der Schmerz morgens so stark, dass die Betroffenen davon aufwachen. Im Frühstadium finden sich schmerzbedingte Schwierigkeiten beim Aufstehen und Muskelverhärtungen in der Kreuzgegend. Außerdem bestehen schmerzhafte Bewegungseinschränkungen der kaudalen Wirbelsäule und eine Abflachung der physiologischen Lendenlordose.

Mit von kaudal nach kranial fortschreitender Erkrankung treten auch Schmerzen an der Brustwirbelsäule auf, die Beweglichkeit ist eingeschränkt und die Atembreite bei Befall der Kostotransversalgelenke vermindert. Letzteres kann zu rezidivierenden Atemwegsinfekten führen. Breitet sich der Prozess auf die Halswirbelsäule aus, werden auch Kopf- und Halsbewegungen schmerzhaft und eingeschränkt.

Spätstadium. Nach jahrelanger Krankheitsaktivität klingt zwar die Entzündung ab, und die Schmerzen lassen nach; die Wirbelsäule bleibt jedoch bei unterschiedlicher Deformität versteift. In fortgeschrittenen Fällen stellt sich eine deutliche Kyphose der Brustwirbelsäule ein, Hals und Kopf sind in nach vorn gebeugter Stellung fixiert. Auch an den Hüftgelenken kann eine schmerzhafte Bewegungseinschränkung, mitunter sogar eine Versteifung eintreten.

Im Spätverlauf kommt es in etwa 5% der Fälle zu Reizleitungsstörungen, meist einem atrioventrikulären Block 1. Grades. Mitunter kommt es bei den davon Betroffenen auch zu einer Dilatation des Aortenklappenrings mit Aorteninsuffizienz. Bei der gelegentlich beobachteten Iridozyklitis, die in schweren Fällen zu Synechien und zur Visusminderung führen kann, handelt es sich möglicherweise um ein eigenständiges Krankheitsbild.

Spondylitis ankylosans I

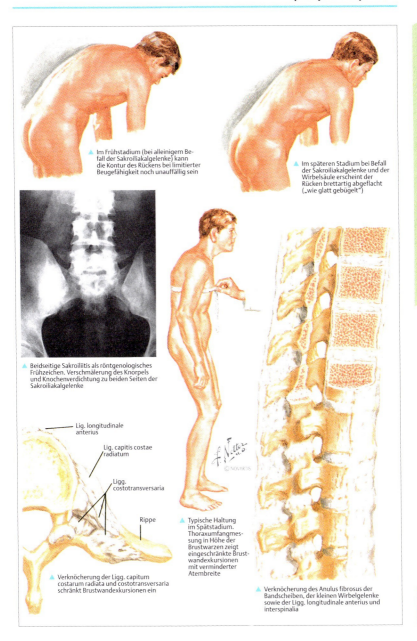

Im Frühstadium (bei alleinigem Befall der Sakroiliakalgelenke) kann die Kontur des Rückens bei limitierter Beugefähigkeit noch unauffällig sein

Im späteren Stadium bei Befall der Sakroiliakalgelenke und der Wirbelsäule erscheint der Rücken brettartig abgeflacht („wie glatt gebügelt")

Beidseitige Sakroiliitis als röntgenologisches Frühzeichen. Verschmälerung des Knorpels und Knochenverdichtung zu beiden Seiten der Sakroiliakalgelenke

Lig. longitudinale anterius
Lig. capitis costae radiatum
Ligg. costotransversaria
Rippe

Verknöcherung der Ligg. capitum costarum radiata und costotransversaria schränkt Brustwandexkursionen ein

Typische Haltung im Spätstadium. Thoraxumfangmessung in Höhe der Brustwarzen zeigt eingeschränkte Brustwandexkursionen mit verminderter Atembreite

Verknöcherung des Anulus fibrosus der Bandscheiben, der kleinen Wirbelgelenke sowie der Ligg. longitudinale anterius und interspinalia

Entzündliche Erkrankungen

Diagnostik

Anamnese und Untersuchung. Erste entscheidende diagnostische Hinweise auf eine Spondylitis ankylosans gibt die Anamnese mit den typischen Kreuzschmerzen, v. a. als nächtlicher Ruheschmerz, der sich bei Bewegung bessert. Weitere Verdachtsmomente sind die eingeschränkte, meist schmerzhafte Beweglichkeit der Wirbelsäule und die Kyphosierung. Objektiviert werden sie, indem der Finger-Boden-Abstand, der Kinn-Sternum-Abstand und der Hinterkopf-Wand-Abstand bestimmt werden.

Eine Druckdolenz findet man über den Sakroiliakalgelenken und der Lendenwirbelsäule bei der Palpation und Perkussion.

Röntgenbefunde. Im Frühstadium der Erkrankung lassen sich röntgenologisch lediglich Veränderungen an den Sakroiliakalgelenken erkennen. Zunächst findet man eine Unschärfe der Knochenstrukturen zu beiden Seiten der Sakroiliakalgelenke und der knöchernen Gelenkränder. Im weiteren Verlauf verschmälert sich der Gelenkknorpel, und am angrenzenden Knochen treten Erosionen auf. Im Spätstadium sind die Sakroiliakalgelenke schließlich völlig ankylosiert. Greift der Prozess auf die Lenden- und Brustwirbelsäule über, werden auch die Ränder der Facettengelenke unscharf, die Gelenkknorpel verschmälern sich, und schließlich stellt sich eine Ankylose ein. Die Verknöcherung des Anulus fibrosus beginnt i.d.R. in Höhe von L1/L2 und Th11/Th12 und breitet sich als subligamentäre Verkalkung nach kranial und kaudal aus. Bei schwerer, fortgeschrittener Erkrankung erfasst sie die gesamte Wirbelsäule, die dann auf dem Röntgenbild wie ein Bambusstab aussieht. Im Endstadium finden sich neben den subligamentären Verknöcherungen an zahlreichen Facettengelenken die Zeichen einer knöchernen Ankylose.

Laborbefunde. Im aktiven Krankheitsstadium ist die BSG in den meisten Fällen erhöht, ebenso das C-reaktive Protein. Mitunter besteht eine leichte Anämie. Der Nachweis von HLA-B27 beweist zwar die Diagnose nicht, macht sie jedoch zusammen mit den typischen Beschwerden sehr wahrscheinlich.

Therapie

Die Spondylitis ankylosans kann jederzeit zum Stillstand kommen, oft noch vor einem Befall der kranialen Wirbelsäulenabschnitte. Krankheitsaktivität und Schmerzen klingen nach einigen Jahren in allen Fällen ab. Die Therapie erstreckt sich aber in jedem Fall über Jahre, häufig Jahrzehnte. Wichtigste Ziele sind eine Schmerzlinderung und der Erhalt der Bewegungsfähigkeit.

Obwohl in einigen Fällen auch mit Acetylsalicylsäure eine wirksame Schmerzbekämpfung möglich ist, erweisen sich im Allgemeinen andere nicht steroidale Antirheumatika als wirksamer. Eine Medikation mit Glukokortikoiden, Sulfasalazin oder niedrig dosierten Zytostatika sind schweren Krankheitsverläufen vorbehalten, in denen sich die Krankheitsaktivität weder mit nicht steroidalen Antirheumatika noch mit Acetylsalicylsäure beherrschen lässt.

Zu den weiteren wesentlichen therapeutischen Maßnahmen gehört eine krankengymnastische Übungsbehandlung, die v. a. die Wirbelsäule, aber auch alle weiteren betroffenen und gefährdeten Gelenke konsequent durchbewegen soll, z.B. die Hüft- und Schultergelenke. Die Patienten sollten Übungen erlernen, um sie dann zu Hause mehrmals täglich durchzuführen. Voraussetzung für eine gute Compliance ist dabei eine ausreichende analgetische Medikation. Bei Beteiligung der Brustwirbelsäule ist Atemgymnastik zur Prophylaxe von Atemwegsinfekten wichtig.

Bei Verminderung der Krankheitsaktivität kann die Medikation ausschleichend reduziert werden. Die krankengymnastische Bewegungstherapie ist jedoch zur Erhaltung des Bewegungsumfangs unbedingt weiterzuführen.

Bei hochgradig schmerzhafter und invalidisierender Erkrankung der Hüfte ist eine endoprothetische Versorgung zu erwägen. Zur Korrektur einer ausgeprägten, fixierten Kyphose bietet sich u.U. eine Wirbelsäulenosteotomie an. Mit einer adäquaten physikalischen und krankengymnastischen Therapie und durch Meiden kyphoseförderder Tätigkeiten (berufliches PKW-/LKW-Fahren, Arbeiten in gebückter Haltung), lässt sich diese schwere Deformität jedoch in den meisten Fällen vermeiden.

Spondylitis ankylosans II

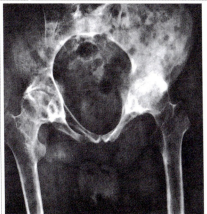

Röntgenaufnahme mit vollständigem knöchernen Durchbau beider Sakroiliakalgelenke im Spätstadium der Erkrankung

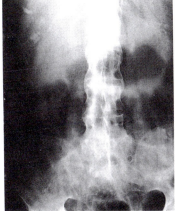

„Bambusstab". Knöcherne Ankylose der Gelenke der Lendenwirbelsäule. Infolge der Verknöcherung erscheinen die Bandscheiben stärker gewölbt

Komplikationen

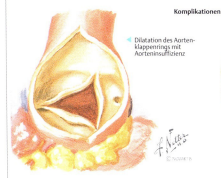

Dilatation des Aortenklappenrings mit Aorteninsuffizienz

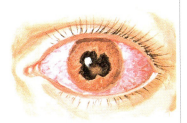

Iridozyklitis; Pupille infolge von Synechien unregelmäßig

Entzündliche Erkrankungen

Nicht infektiöse Entzündungen

Bei etwa 6–8% der an einer Psoriasis Erkrankten kommt es neben den Hauterscheinungen auch zu entzündlichen Gelenkveränderungen. In der überwiegenden Mehrzahl der Fälle tritt diese in Form einer Polyarthritis der peripheren Gelenke auf. Seltener (ca. 20%) sind nur oder zusätzlich die Sakroiliakalgelenke und/oder die Wirbelsäule befallen. Das männliche und das weibliche Geschlecht sind gleich häufig betroffen. Die Arthritis psoriatica ist assoziiert mit dem Histokompatibilitätsantigen HLA-B27 und zählt daher zusammen mit anderen HLA-B27-assoziierten Gelenkerkrankungen (Spondylitis ankylosans, Morbus Reiter, enteropathische Arthritiden) zur Gruppe der seronegativen Spondylarthritiden.

Klinik

In der Regel gehen den Gelenkbeschwerden die psoriatischen Veränderungen der Haut einige Zeit voraus. Mitunter kann es sich allerdings auch umgekehrt verhalten. Meist tritt die Gelenkbeteiligung in Form einer rezidivierenden, mäßig schmerzhaften Arthritis auf. Bei schweren Verläufen kommt es zu bleibenden mutilierenden knöchernen Veränderungen. Remissionen der Gelenkbeschwerden treten meist zeitgleich mit den Remissionen der Hauterscheinungen auf. Abhängig von Ausmaß und Verlauf werden folgende Formen der Erkrankung unterschieden:
- oligoartikuläre Form (ca. 70% der Fälle): asymmetrischer Befall nur einzelner Finger- und Zehenendgelenke, nicht selten mit Beteiligung der anderen Gelenke des betroffenen Strahls. Ein Befall im Strahl führt zu einer Auftreibung der befallenen Finger bzw. Zehen („Wurstfinger"). Gelegentlich monoarthritischer Befall eines großen Gelenks (meist Kniegelenk)
- „klassische" Arthritis psoriatica: asymmetrische polyarthritische Gelenkaffektionen mit Bevorzugung der Finger- und Zehenendgelenke bei sonst meist auf wenige andere Extremitätengelenke beschränktem Befall
- symmetrische Form: Befall meist sämtlicher Finger- und Zehenendgelenke. Klinisches Bild ähnlich der chronischen Polyarthritis (S. 460ff)
- Spondylitis psoriatica: selten; Befall von Sakroiliakalgelenken und/oder Wirbelsäule
- mutilierende Form: sehr selten; destruierende Veränderungen an einem bis mehreren gesamten Strahlen der Hände oder Füße.

Diagnostik

Labor. Der Nachweis von HLA-B27, z. B. auf Blutlymphozyten, ist in 90% der Fälle positiv. In Abhängigkeit von Ausmaß und Aktivität der Synovitis ist die BSG erhöht. Es kann eine leichte Anämie bestehen. V. a. bei schwereren Schüben kann auch die Harnsäurekonzentration im Serum erhöht sein. Die Analyse der Gelenkflüssigkeit ist bis auf eine polymorphkernige Leukozytose unauffällig.

Röntgen. Charakteristische röntgenologische Zeichen sind Destruktionen isolierter kleiner Gelenke mit ausgeprägter Osteolyse und Knochenerosion sowie Periostitis der Röhrenknochenschäfte mit unscharfer Knochenbegrenzung.
An den Phalangen finden sich Destruktionen in Pilzform oder bleistiftartige Verdünnungen des proximalen Glieds sowie eine Becherform des entsprechenden distalen Glieds durch Aushöhlung des zentralen Anteils und Knochenproliferation an den Rändern („Pencil-point-in-cup-Gelenk"). Typisch sind außerdem Verkürzungen und Deviationen der Finger sowie Teleskopfinger infolge der ausgiebigen Knochenresorption an den Phalangen.
Bei Beteiligung der Wirbelsäule findet man eine atypische Syndesmophytenbildung und ein „verschwommenes" Bild wie bei der Spondylitis ankylosans.

Therapie

Bei leichter Erkrankung sprechen die Patienten meist gut auf nicht steroidale Antiphlogistika an. Reicht dies nicht aus, werden passager Glukokortikoide gegeben. Methotrexat sowie andere Immunsuppressiva können sich als wirksam erweisen, kommen aber aufgrund ihrer Nebenwirkungen nur in schwersten Fällen in Betracht. Die Beweglichkeit sollte durch krankengymnastische Übungen erhalten werden. Bei Mutilationen sollte die Indikation zur operativen Korrektur von Deformitäten und zum Gelenkersatz geprüft werden.

Arthritis psoriatica

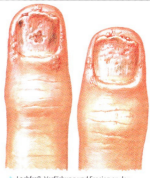

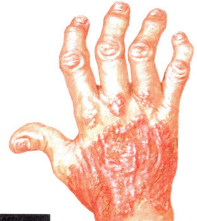

▲ Lochfraß, Verfärbung und Erosion an den Fingernägeln, spindelförmig aufgetriebene distale Interphalangealgelenke

▲ Psoriasiseffloreszenzen am Handrücken mit Schwellung und Formveränderung zahlreicher Interphalangealgelenke und Verkürzung der Finger infolge der Knochenresorption

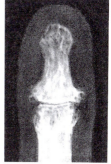
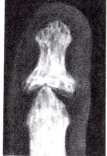

◀ Röntgenologische Veränderungen am distalen Interphalangealgelenk. Links: Knochenerosionen an den Gelenkrändern im Frühstadium. Rechts: Fortschreitende Knochenresorption ergibt das Bild des „Pencil-point-in-cup-Gelenks" im Spätstadium

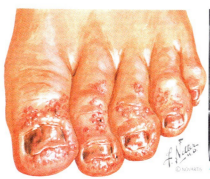
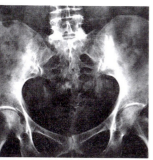

▲ Wurstzehen mit Haut- und Nagelveränderungen

▲ Röntgenbefund der Sakroiliakalgelenke: Verschmälerung des Knorpels mit unregelmäßiger Oberfläche und Verdichtung des angrenzenden Knochens im Kreuz- und Darmbein

Nicht infektiöse Entzündungen

Ätiologie

Auslöser des rheumatischen Fiebers ist eine immunologische Reaktion vom verzögerten allergischen Typ gegen Antigene β-hämolysierender Streptokokken der Gruppe A (Streptococcus pyogenes). Typische Infekte sind z. B. Angina tonsillaris, Pharyngitis oder Sinusitis.
Nach Streptokokkeninfekten kommt es in 0,5–3 % der Fälle nach einer Latenzzeit von 1–3 Wochen zum rheumatischen Fieber.

Klinik

Neben Allgemeinsymptomen wie Fieber bis 41 °C, Blässe, Müdigkeit und Kopfschmerzen kommt es zur Organbeteiligung unterschiedlichen Ausmaßes.
Herz. Die rheumatische Karditis umfasst alle 3 Schichten der Herzwand (Pankarditis).
- Die *Perikarditis* geht mit einem serofibrinösen Perikarderguss einher.
- Die *Myokarditis* ist gekennzeichnet durch bindegewebige Veränderungen mit Ausbildung von Aschoff-Knötchen (mehrkernige Riesenzellen, Lymphozyten, eosinophile Leukozyten, Plasmazellen).
- Die *Endokarditis* betrifft v. a. die Schließungsränder der Mitralklappe. Es bilden sich warzenförmige Knötchen, später folgen Gefäßeinsprossung und Narbenbildung mit Schrumpfung und Verhärtung der Klappenränder. Eine horizontale Schrumpfung führt zur Stenose, eine vertikale Schrumpfung zur Klappeninsuffizienz. Mit jedem Rezidiv steigt die Wahrscheinlichkeit eines späteren Klappenfehlers.

Kardiale Symptome können fehlen oder nur schwach ausgeprägt sein:
- leises systolisches Geräusch,
- bei trockener Perikarditis Perikardreiben und präkordialer Schmerz,
- bei schwerer Perikarditis obere Einflussstauung,
- bei schwerer Myokarditis Insuffizienzzeichen und Extrasystolen.

Haut: Das *Erythema anulare marginatum* besteht aus blassroten, ringförmigen Flecken am Stamm, die sich langsam vergrößern und dabei girlandenförmig konfluieren können. Seltener kommt ein *Erythema nodosum* vor, das rötlich-blaue druckschmerzhafte Knoten aufweist, meist an den Streckseiten der Unterschenkel. Außerdem können sich *subkutane Knötchen* ausbilden, die 2–3 Wochen nach Krankheitsbeginn auftreten. Diese befinden sich meist über knöchernen Vorsprüngen, auf den Streckseiten der Extremitäten oder im Bereich der Gelenke.

Gelenke. Typisch sind wandernde arthritische Beschwerden, v. a. der großen Gelenke, die selten länger als ein bis 2 Tage in einem Gelenk lokalisiert bleiben. Die betroffenen Gelenke sind leicht geschwollen, überwärmt, gerötet und äußerst schmerzhaft. Seltener sind auch die kleinen Gelenke betroffen, wodurch das Bild dem einer chronischen Polyarthritis ähneln kann. Die Gelenkveränderungen sind im Gegensatz zur chronischen Polyarthritis jedoch nicht in der Synovia, sondern in der Gelenkkapsel lokalisiert und vollständig reversibel.

ZNS. Eine ZNS-Beteiligung ist selten und tritt v. a. bei Kindern und Jugendlichen auf (Chorea minor). Mädchen sind häufiger betroffen als Jungen. Die Latenzzeit kann bis zu mehreren Monaten betragen. Charakteristisch sind Zuckungen und schnelle dystone Bewegungsstörungen.

Labor. Es finden sich unspezifische Entzündungszeichen wie eine Erhöhung von BSG und CRP, eine Leukozytose und evtl. eine Infektanämie. Der Anti-Streptolysintiter liegt bei mehr als 300 I.E.

Therapie und Prophylaxe

Wichtig ist die frühzeitige antibiotische Therapie mit Penicillin noch im exsudativen Krankheitsstadium, da die Herzklappenveränderungen des proliferativen Stadiums nicht mehr reversibel sind. Bei Penicillinallergie wird Erythromycin gegeben. Zusätzlich ist eine antiinflammatorische Behandlung mit Glukokortikoiden oder Acetylsalicylsäure angezeigt. Als Rezidivprophylaxe wird Penicillin über 5 Jahre gegeben; bei rezidivierender Angina sollte eine Tonsillektomie im freien Intervall erwogen werden.

Rheumatisches Fieber

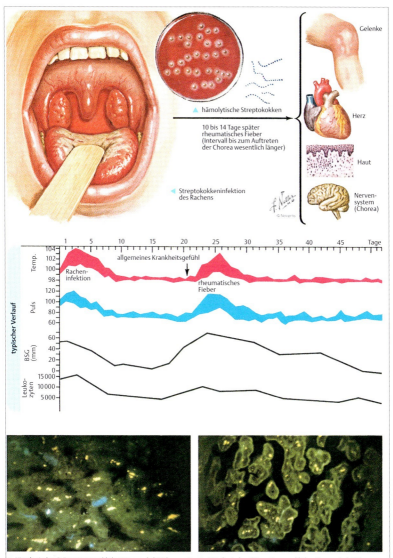

Histologisches Präparat: menschlicher Herzmuskel, Färbung mit Serum präimmunisierter Kaninchen (200fache Vergrößerung)

Histologisches Präparat: menschlicher Herzmuskel, Färbung mit Antiserum gegen A-Streptokokken vom Typ 6. Fluoreszenz im Subsarkolemmbereich der Muskelfasern (200fache Vergrößerung)

Polymyalgia rheumatica

Epidemiologie. Die Polymyalgia rheumatica gehört zu den weichteilrheumatischen Erkrankungen und betrifft Frauen etwa 3-mal häufiger als Männer. Das Manifestationsalter liegt i.d.R. jenseits des 50. Lebensjahrs (durchschnittlich zwischen dem 65. und 70. Lebensjahr). Die Ätiologie ist ungeklärt. Häufig ist die Polymyalgia rheumatica mit der Riesenzellarteriitis (s.u.) assoziiert, kann jedoch auch im Rahmen anderer Vaskulitiden, Kollagenosen oder einer chronischen Polyarthritis auftreten.

Klinik. Die Betroffenen klagen über symmetrische Schmerzen und Steifigkeit in der Nacken- und Schulter- sowie Interskapularregion, im Lumbosakralbereich und im Beckengürtel, die rasch an Intensität zunehmen. Bei ausgeprägter Morgensteifigkeit fehlen Muskelschwäche und -atrophie. Es finden sich ein oft hohes Fieber sowie Inappetenz, Gewichtsverlust, Müdigkeit und allgemeines Krankheitsgefühl. Bei der klinischen Untersuchung sind zwar an der Muskulatur keine pathologischen Veränderungen zu erkennen, die betroffenen Muskeln, Brustbein und Brustkorb sind jedoch ausgesprochen druckschmerzhaft. Im Frühverlauf kann an größeren Gelenken, meist am Kniegelenk, eine Synovitis auftreten.

Diagnostik. Die BSG liegt oftmals über 100 mm/h, Akute-Phase-Proteine sind ebenfalls erhöht. Häufig besteht eine leichte Anämie. Die Diagnose stützt sich auf die charakteristischen klinischen Befunde und auf das Fehlen physikalischer, röntgenologischer und laborchemischer Auffälligkeiten, die für eine andere, häufigere rheumatische Erkrankung sprechen würden. Für eine Polymyalgia rheumatica spricht außerdem die rasche klinische Besserung auf Glukokortikoidgaben.

Therapie und Prognose. Glukokortikoide werden in einer höheren Initialdosis gegeben und dann – relativ schnell – symptomabhängig reduziert. Damit können die Beschwerden beherrscht und die körperliche Leistungsfähigkeit rasch wiederhergestellt werden. Bei schwerer Erkrankung ist evtl. eine Steroid-Dauertherapie mit individuell angepassten niedrigen Dosen über 1–2, evtl. auch bis 5 Jahre erforderlich. Bei persistierenden Schmerzen sind daneben nicht steroidale Antiphlogistika indiziert. Die Polymyalgia rheumatica hat eine günstige Prognose, neigt aber zu Rezidiven, wenn die Steroide zu schnell abgesetzt werden.

Riesenzellarteriitis (Arteriitis temporalis)

Die Riesenzellarteriitis gehört zu den systemischen Vaskulitiden mit segmentärer Verteilung, die sich auf einige mittel- bis großkalibrige Gefäße beschränkt. Die Betroffenen sind i.d.R. über 50 Jahre alt und überwiegend Frauen (3:1 im Verhältnis zu Männern).

Klinik und Diagnostik. Bei älteren Menschen treten mitunter entweder isoliert oder im Rahmen einer Polymyalgia rheumatica plötzlich schwere temporale Kopfschmerzen und Visusstörungen auf, u.U. mit Erblindung (bis zu 10% der Fälle). Dabei sind die Temporalarterien geschlängelt, treten stark hervor und sind äußerst druckschmerzhaft. Begleitende Allgemeinsymptome sind Fieber, Gewichtsverlust, depressive Verstimmung. Häufig tritt eine Claudicatio der Kaumuskulatur auf. Die BSG ist stark beschleunigt. Die Diagnose kann in etwa 30% der Fälle durch eine Biopsie der A. temporalis gesichert werden: Histologisch zeigt sich dabei eine Arteriitis aller Wandschichten mit Fibroblastenproliferation, Riesenzellinfiltraten und partiellem thrombotischen Gefäßverschluss. In den häufigeren Fällen ist der Befund jedoch normal.

Therapie. Therapeutisch sind mit Prednison eindrucksvolle Resultate erzielbar, insbesondere vermag die Prednisontherapie eine Erblindung zu verhindern. Daher muss Prednison bereits beim Verdacht auf eine Arteriitis temporalis hoch dosiert gegeben werden. Die Diagnosesicherung steht also an zweiter Stelle, wobei die in aller Regel sehr rasche Besserung des klinischen Bildes nach Steroidgabe die Verdachtsdiagnose zusätzlich erhärtet.

Meist ist eine Dauertherapie mit niedrig dosierten Glukokortikoiden über mehrere, oft bis zu 5 Jahre notwendig. Um die Steroiddosen niedrig zu halten, kann ggf. eine zusätzliche Methotrexatgabe erforderlich sein.

Polymyalgia rheumatica und Riesenzellarteriitis

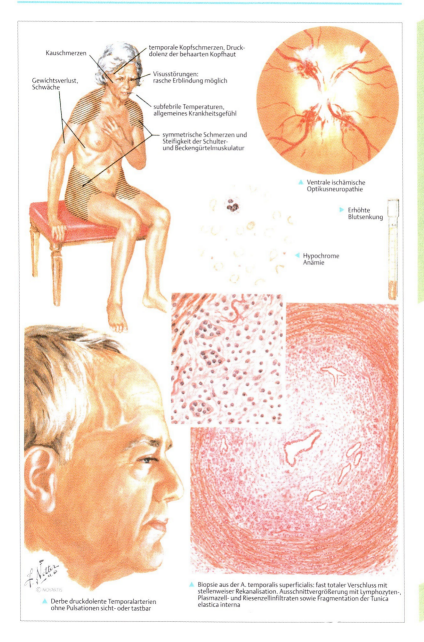

▲ Ventrale ischämische Optikusneuropathie

▶ Erhöhte Blutsenkung

◀ Hypochrome Anämie

▲ Derbe druckdolente Temporalarterien ohne Pulsationen sicht- oder tastbar

▲ Biopsie aus der A. temporalis superficialis: fast totaler Verschluss mit stellenweiser Rekanalisation. Ausschnittvergrößerung mit Lymphozyten-, Plasmazell- und Riesenzellinfiltraten sowie Fragmentation der Tunica elastica interna

Chronische Polyarthritis

Die chronische Polyarthritis (cP), die auch als rheumatoide Arthritis bezeichnet wird, ist eine chronische Allgemeinerkrankung mit Beteiligung zahlreicher Gewebestrukturen. Sie kann in jedem Alter auftreten, manifestiert sich jedoch meist im 4. oder 5. Lebensjahrzehnt, kommt in allen Teilen der Welt vor und findet sich bei Frauen 2- bis 3-mal so häufig wie bei Männern. Hauptmerkmal der chronischen Polyarthritis ist die Entzündung zahlreicher Gelenke (Polyarthritis), wobei vorwiegend die Gelenke der Extremitäten betroffen sind. Obwohl nicht selten Teilremissionen beobachtet werden, ist ein wechselnder schubweiser Verlauf die Regel. Unbehandelt führt die Gelenkentzündung zu einer irreversiblen Schädigung des Gelenkknorpels und Knochens mit Gelenkdeformitäten, Behinderungen und Invalidisierung.

Pathogenese

Die Ursache der chronischen Polyarthritis ist noch weitgehend unklar. Es wird angenommen, dass es durch eine genetische Disposition zu einer inadäquaten Immunreaktion auf Viren- oder Bakterien-Antigene kommt. Dadurch wird möglicherweise eine chronische bzw. chronisch rezidivierende immunologische Kreuzreaktion gegen körpereigenes Gewebe, hauptsächlich Synovialgewebe, ausgelöst.

Die klinische Erfahrung zeigt, dass unterschiedlichste Faktoren Einfluss auf den Ausbruch und den Verlauf der chronischen Polyarthritis haben können, ohne dass die genauen Mechanismen bekannt sind. Zu diesen Faktoren zählen u. a. Ernährungsgewohnheiten, psychische Konstitution bzw. deren Beeinträchtigung durch Stress, Trauer oder chronische soziale Konflikte.

Die chronische Polyarthritis ist streng genommen eine entzündliche Erkrankung mit Befall des Bindegewebes. Die Erkrankung verläuft schubweise über Jahre und lässt sich in 4 Stadien einteilen, die fließend ineinander übergehen:

Stadium 1 (proliferative Phase). In den Gelenken beginnt die chronische Polyarthritis als Entzündung der Synovialmembran (Synovitis), die ödematös aufquillt und von mononukleären Zellen, vorwiegend Lymphozyten und Plasmazellen, infiltriert wird. Dadurch wird eine diffuse Proliferation der Synovialmembran und eine vermehrte Produktion von Gelenkflüssigkeit in Gang gesetzt. Gelenkknorpel und subchondraler Knochen sind in diesem Frühstadium noch nicht in Mitleidenschaft gezogen.

Stadium 2 (destruktive Phase). Mit fortschreitender Erkrankung wachsen infolge der anhaltenden Proliferation der entzündeten Synovialmembran zottenartige Gebilde in den Gelenkraum vor (villöse Synovitis). Die Zotten werden von Lymphozyten infiltriert, die sich zu Lymphfollikeln sammeln können. Die Proliferationen decken nach und nach die Knorpeloberfläche unter Arrodierung und Ausdünnung des Knorpels ab (Pannusbildung). Durch die Granulationen kommt es zu einer Überdehnung der Gelenkkapsel, was eine Gelenkinstabilität zur Folge hat (rheumatisches Schlottergelenk).

Stadium 3 (degenerative Phase). Im weiteren Verlauf wird zusätzlich der subchondrale Knochen infiltriert. In den metaphysären Abschnitten wird der Knochen osteoporotisch und mitunter dadurch so sehr geschwächt, dass die Kortikalis ebenfalls arrodiert und das Gelenkgefüge zerstört wird. Mit der Chronifizierung der Erkrankung wandern Fibroblasten in die entzündete Gelenkkapsel ein, die dadurch verdickt und höckerig wird. Der Pannus breitet sich weiter aus, wodurch die Destruktion weiter um sich greift und zur Deformität des Gelenks führt.

Stadium 4 (ausgebrannte Phase). Nach monate- bis jahrelangem schubweisem Verlauf klingt die Entzündung zwar ab. Es bildet sich aber weiter fibröses Gewebe, sodass der Bewegungsumfang des Gelenks im Sinne einer fibrösen Ankylose weiter eingeschränkt wird. Schließlich wird der Gelenkspalt durch Knochenspangen überbrückt, und das an sich schon steife, deformierte Gelenk wird in dem auch als knöcherne Ankylose bezeichneten Endstadium vollends bewegungsunfähig. Mit dem Abklingen der Entzündung lassen zwar die Schmerzen nach; die Destruktion bleibt jedoch bestehen und ist die Ursache der Versteifung und Deformierung der Gelenke bzw. der Behinderung und Invalidisierung des Betroffenen.

Stadien

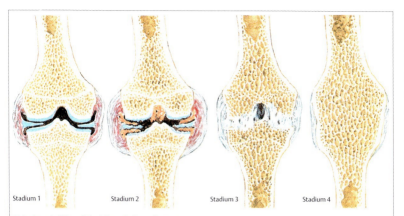

Stadium 1   Stadium 2   Stadium 3   Stadium 4

▲ Stadienverlauf der pathologischen Gelenkveränderungen

Entzündliche Erkrankungen

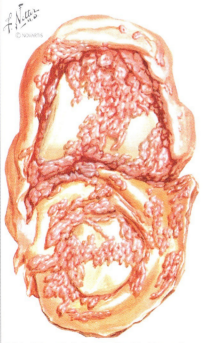

▲ Kniegelenk ventral aufgeklappt, Patella nach kaudal umgeschlagen: Synovialmembran verdickt und entzündet; polypoide Auswüchse und zahlreiche Zottengebilde (Pannus) bedecken den aufgerauten Gelenkknorpel am Femur und an der Patella

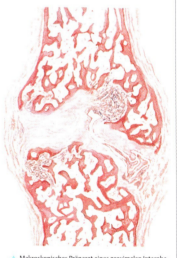

▲ Makroskopisches Präparat eines proximalen Interphalangealgelenks: erhebliche Destruktion beider Gelenkknorpel und des subchondralen Knochens. Ersatz durch Faser- und Granulationsgewebe, das den Gelenkspalt nahezu vollständig aufgefüllt und den Knochen infiltriert hat

Chronische Polyarthritis

Klinik

Finger- und Handgelenke. Zu den häufigsten und ersten Manifestationsorten gehören die Hand- und Fingergelenke. Einige oder auch alle proximalen Interphalangealgelenke sind meist beidseits befallen, während die distalen Interphalangealgelenke i.d.R. verschont bleiben. An den betroffenen Gelenken macht sich eine diffuse Schwellung, Überwärmung und Druckdolenz bemerkbar. Dadurch wird der Faustschluss unmöglich, und die Greifkraft ist reduziert. Die Finger nehmen durch die Schwellung bereits früh eine Spindelform an. Auch die Metakarpophalangealgelenke und die Handwurzel können von der Entzündung erfasst werden. Gelenkbewegungen sind schmerzhaft, und befallene Gelenke werden infolge der Schwellung der Gelenkkapsel als steif empfunden, v.a. morgens nach dem Aufstehen (Morgensteifigkeit).

Mit Fortschreiten des entzündlichen Prozesses werden Gelenkknorpel und Knochen destruiert. Dadurch wird die Beweglichkeit der Gelenke erheblich eingeschränkt, und es stellen sich Gelenkdeformitäten ein. Sowohl die Streckung als auch die Beugung der Finger gelingen nicht mehr vollständig, und die Greifkraft wird zunehmend geringer. Nach jahrelang bestehender chronischer Entzündung sind die Gelenke schwer geschädigt. Die Gelenkkapsel lockert sich, die Muskulatur atrophiert und verliert an Kraft, die Sehnen werden überdehnt, reißen ein und können vollständig rupturieren.

Im Spätstadium der chronischen Polyarthritis sind regelmäßig Deformitäten des Handskeletts zu beobachten. Dazu gehört die *Ulnardeviation* der Finger in den Metakarpophalangealgelenken, die dadurch zustande kommt, dass der Muskelzug an der ulnaren Seite der Langfinger bei nach radial verkipptem Handgelenk überwiegt. Davon kann das Handgelenk ebenfalls betroffen sein. Häufig finden sich an den Langfingern auch eine *Schwanenhalsdeformität* und/oder eine *Knopflochdeformität*. Die lange Strecksehne kann in der Umgebung des distalen Interphalangealgelenks rupturieren, sodass die distale Phalanx in Beugestellung fixiert wird. Bei langer Krankheitsdauer kann es zur persistierenden *Subluxation* bzw. *Luxation* der Fingergelenke kommen. Schwere erosive Knorpel- und Knochenveränderungen im Handgelenk können zu schwersten Mutilationen mit völliger Gebrauchsunfähigkeit der Hand führen.

Ausbreitung auf andere Gelenke. Die Progredienz der Gelenkentzündung lässt zwar keine eindeutige Gesetzmäßigkeit erkennen. In der Regel sind aber zu Beginn mehrere periphere Gelenke paarweise betroffen. Nach Monaten bis Jahren kommen weitere Gelenke hinzu, darunter das Akromioklavikular-, das Sternoklavikular- und das Kiefergelenk. Selbst kleine Gelenke wie die Krikoarytänoidgelenke werden nicht ausgespart. Einige Gelenke bleiben jedoch i.d.R. selbst bei jahrelang aktivem Krankheitsverlauf und frühzeitigem Funktionsverlust der erkrankten Gelenke verschont. Welche Faktoren für die Lokalisation der chronischen Polyarthritis und den Schweregrad des entzündlichen Prozesses ausschlaggebend sind, konnte bislang nicht geklärt werden.

Monoartikulärer Beginn. Vor allem bei Ausbruch in jüngeren Lebensjahren, beginnt die Erkrankung oft mit dem Befall nur eines der großen Gelenke, meist des Kniegelenks, seltener des Ellenbogen- oder Schultergelenks. Auch die Halswirbelsäule kann betroffen sein, meist in Höhe C1/C2.

Extraartikuläre Manifestationen. Tendovaginitiden mit Sehnenrupturen, Bursitiden und Rheumaknoten sind häufige Begleiterscheinungen des Gelenkbefalls. Die Rheumaknoten haben einen Durchmesser von 1 mm–2 cm und bestehen aus einer zentralen fibrinoiden Nekrose mit umgebenden Mesenchymzellen und Granulationsgewebe. Häufig findet man sie subkutan etwas distal des Olekranons, aber auch über anderen Knochenvorsprüngen, im Weichteilgewebe oder periostal.

Organschäden sind bei der chronischen Polyarthritis eher selten. In der Lunge kann es zu einer interstitiellen Fibrose oder einer Pleuritis kommen. Typische kardiale Manifestationen sind eine Perikarditis oder Reizleitungsstörungen durch myokardiale Rheumaknoten. Am Auge kann es zu einer Keratokonjunktivitis oder granulomatösen Skleritis kommen. Weitere typische extraartikuläre Komplikationen sind Vaskulitiden, Lymphknotenschwellungen oder eine Anämie.

Klinik

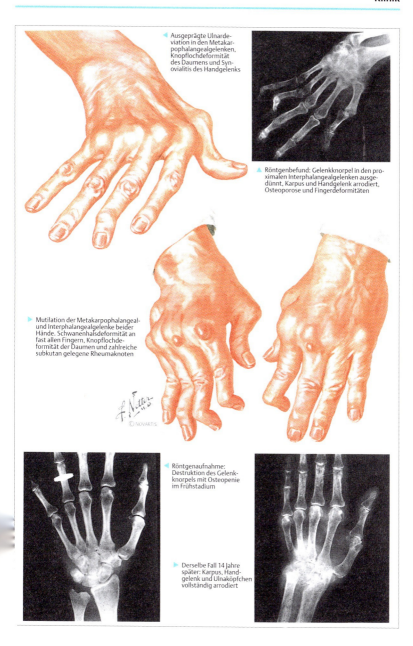

◀ Ausgeprägte Ulnardeviation in den Metakarpophalangealgelenken, Knopflochdeformität des Daumens und Synovialitis des Handgelenks

▲ Röntgenbefund: Gelenkknorpel in den proximalen Interphalangealgelenken ausgedünnt, Karpus und Handgelenk arrodiert, Osteoporose und Fingerdeformitäten

◀ Mutilation der Metakarpophalangeal- und Interphalangealgelenke beider Hände. Schwanenhalsdeformität an fast allen Fingern, Knopflochdeformität der Daumen und zahlreiche subkutan gelegene Rheumaknoten

▶ Röntgenaufnahme: Destruktion des Gelenkknorpels mit Osteopenie im Frühstadium

▶ Derselbe Fall 14 Jahre später: Karpus, Handgelenk und Ulnaköpfchen vollständig arrodiert

Entzündliche Erkrankungen

Chronische Polyarthritis

Diagnostik

Im Frühstadium kann die Diagnose der chronischen Polyarthritis gelegentlich Probleme bereiten. Die typische Anamnese mit Morgensteifigkeit und symmetrischem Befall der peripheren Gelenke mit Spindelfingern führt jedoch rasch zur richtigen Verdachtsdiagnose.

Der Palpationsbefund ergibt im Gegensatz zu Gelenkergüssen anderer Genese einen durch die Kapselschwellung verursachten typischen teigigen Charakter. Hinweisend ist auch ein positives Gänsslen-Zeichen, das in einem stechenden Schmerz bei Kompression der Fingergrundgelenkreihe besteht. Dazu gibt der Untersucher z. B. dem Patienten die Hand und drückt dessen Hand kräftig.

In fortgeschrittenen Stadien ist die Diagnose aufgrund des Gelenkbefallmusters, der Mutilationen und der Begleiterscheinungen, z. B. Rheumaknoten, meist problemlos.

Labor. Im Frühstadium ist der Nachweis des Rheumafaktors (IgM-Immunglobuline, die gegen IgG-Immunglobuline gerichtet sind) häufig nicht zu führen. In fortgeschrittenen Stadien ist er in ca. 80% der Fälle positiv. Allerdings kann der Test auch bei anderen Erkrankungen positiv ausfallen und ist damit nicht spezifisch für die chronische Polyarthritis. Während akuter entzündlicher Schübe sind die Entzündungsparameter (v. a. BSG und CRP) deutlich erhöht. Nicht selten findet man eine begleitende Anämie.

Histologie. Die histologische Untersuchung von Synoviaproben kann die Diagnose in Zweifelsfällen stützen und eine differenzialdiagnostische Abgrenzung erleichtern.

Röntgen. Die Röntgenuntersuchung ergibt im Frühstadium außer einer Weichteilschwellung keine Auffälligkeiten. Im fortgeschrittenen Stadium findet man eine Ausdünnung des Gelenkknorpels sowie Knochenarrosionen an den Gelenkrändern und eine metaphysäre Osteoporose. Im Spätstadium zeigt das Röntgenbild die Strukturauflösung und die Deformitäten der Gelenke mit Subluxations- oder Luxationsstellungen.

Therapie

Medikamentöse Therapie. Im akuten Schub wird versucht, die Entzündungsreaktion zu dämpfen. Im Frühstadium können dazu Antiphlogistika ausreichen. Spricht der Patient darauf nicht an, werden Glukokortikoide gegeben, die bei monoartikulärem Befall eines großen Gelenks auch intraartikulär injiziert werden können.

Bei einem sehr ausgeprägten Verlauf mit rascher Progredienz kommen die sog. rheumatischen Basistherapeutika zum Einsatz, die jedoch z. T. starke Nebenwirkungen aufweisen. Zu ihnen zählen Goldpräparate, D-Penicillamin, Chloroquin und Immunsuppressiva wie Methotrexat, Ciclosporin und Azathioprin.

Krankengymnastik und physikalische Therapie. Zum bestmöglichen Erhalt der Bewegungs- und Gebrauchsfähigkeit der Gelenke sollte eine dauerhafte krankengymnastische Behandlung mit Anleitung zu Selbstübungen durchgeführt werden. Unterstützend können physikalische Maßnahmen hilfreich sein. Im akuten Schub wird die Anwendung von Kälte meist als angenehm empfunden, im Intervall können Wärmeanwendungen wie Infrarotbestrahlung oder Diathermie die Beschwerden lindern. Die Auswahl der physikalischen Maßnahmen sollte sich stets nach dem subjektiven Empfinden des Patienten richten.

Operative Therapie. Operative Maßnahmen sind normalerweise nur im Spätstadium indiziert. Eine Ausnahme bilden monoartikuläre Verlaufsformen, bei denen eine Frühsynovektomie die entzündlich bedingten Destruktionen eindämmen kann. Bei manifesten Mutilationen kann durch Gelenkersatz oder korrigierende Gelenkeingriffe häufig eine zumindest teilweise Gelenkfunktion wiederhergestellt werden.

Unterstützende Maßnahmen. Durch eine optimale Hilfsmittelversorgung und ein Selbsthilfetraining können häufig auch bei schwerer Beeinträchtigung der Gelenkfunktion Lebensführung und Selbstständigkeit der Patienten positiv beeinflusst werden. Da die chronische Polyarthritis psychisch schwer belastend sein kann, ist eine zusätzliche psychologische Betreuung und Führung der Patienten wichtig.

Diagnostik und Therapie

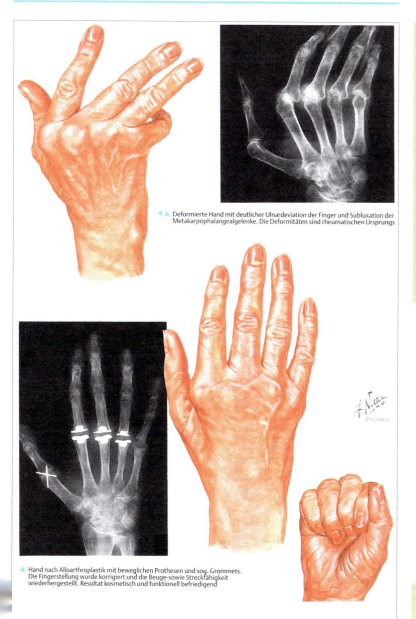

◄▲ Deformierte Hand mit deutlicher Ulnardeviation der Finger und Subluxation der Metakarpophalangealgelenke. Die Deformitäten sind rheumatischen Ursprungs

▲ Hand nach Alloarthroplastik mit beweglichen Prothesen und sog. Grommets. Die Fingerstellung wurde korrigiert und die Beuge- sowie Streckfähigkeit wiederhergestellt. Resultat kosmetisch und funktionell befriedigend

Entzündliche Erkrankungen

Chronische Polyarthritis

Als juvenile chronische Polyarthritis werden 4 verschiedene Verlaufsformen der chronischen Polyarthritis zusammengefasst. Alle Betroffenen sind jünger als 16 Jahre. Man unterscheidet:

- *Systemische Form (Still-Syndrom, ca. 20%):* Mädchen und Jungen sind gleichermaßen betroffen, mehr als 50% der Kinder erkranken vor dem 4. Lebensjahr. Typisch ist ein hohes, remittierendes Fieber, eine Arthritis an einem oder mehreren Gelenken und der Organbefall, der sich als Exanthem am Rumpf, Hepatosplenomegalie, Lymphknotenvergrößerung und in Form einer Myokarditis äußern kann.
- *Polyarthritische Form (ca. 30–40%):* Mädchen sind häufiger als Jungen betroffen; systemische Manifestationen sind i. d. R. nicht nachweisbar. Die Gelenke sind oft symmetrisch befallen; die Erkrankung verläuft meistens progredient und hinterlässt erhebliche Deformitäten. Häufig sind die antinukleären Faktoren positiv. Wenn die Rheumafaktoren positiv sind (seltener), spricht man von der seropositiven, sonst von der seronegativen Form.
- *Oligoartikuläre Form des Kleinkindes (ca. 25%):* Sie ist oft mit einer chronischen Iridozyklitis kombiniert, die zu Defektheilungen neigt und daher so früh wie möglich therapiert werden muss. Vorwiegend sind die unteren Extremitätengelenke (asymmetrisch) befallen. Antinukleäre Faktoren sind häufig positiv.
- *Oligoartikuläre Form des Schulkindes (ca. 20%):* Sie ist bei Jungen häufiger und beginnt typischerweise mit dem Befall von Hüft- und Iliosakralgelenken; ein Übergang in eine Spondylarthritis ist möglich. In ca. 20% der Fälle ist eine Iridozyklitis nachweisbar.

Diagnostik und Differenzialdiagnose

Mit einer systemischen Arthritis kann sich initial eine ganze Reihe von Krankheitsbildern manifestieren. Bei fehlender Gelenkentzündung besteht die Gefahr der Verwechslung mit einem infektiösen oder entzündlichen Prozess; ist jedoch eine Gelenkentzündung vorhanden, müssen infektiöse Arthritiden, eine Osteomyelitis und Krebserkrankung, v. a. Leukämien, ausgeschlossen werden. Ebenfalls auszuschließen sind verschiedene Bindegewebserkrankungen, entzündliche Darmerkrankungen, systemische Vaskulitiden und mitunter auch Reaktionen auf Infekte und Arzneimittel.

Gelenkbefall. Die polyartikuläre Form ist gegenüber anderen Gelenkaffektionen abzugrenzen, darunter der systemische Lupus erythematodes und das akute rheumatische Fieber. Im Gegensatz zu diesen sind bei der polyartikulären Arthritis nur selten schwerwiegendere systemische Manifestationen nachweisbar. Bei oligo- bzw. pauzi-, v. a. aber pauziartikulärem Beginn besteht die Gefahr der Verwechslung mit traumatischen Veränderungen, Gelenkerkrankungen wie der Osteochondrose, viralen Synovitiden und Lyme-Borreliose.

Laboruntersuchungen. Sie sind i. d. R. wenig aussagekräftig. Bei sehr jungen Mädchen mit einer oligo- bzw. pauziartikulären Arthritis ist ein positiver Titer antinukleärer Antikörper zumindest richtungweisend. Diagnostisch verwertbarer ist der Nachweis einer Uveitis bei der Spaltlampenuntersuchung. Bei anderen Patienten mit einer juvenilen chronischen Polyarthritis gibt ein positiver Titer antinukleärer Antikörper jedoch oft Anlass zur Verwechslung mit anderen Bindegewebserkrankungen. Hohe Rheumafaktortiter im Serum machen die Diagnose einer polyartikulären Arthritis wahrscheinlich. Niedrige Rheumafaktortiter sind diagnostisch nicht beweisend, sodass nur bei gleichzeitigen Arthritiszeichen der Verdacht auf eine juvenile chronische Polyarthritis ausgesprochen werden darf.

Im späteren Kindesalter besteht bei männlichen Patienten eine deutlich höhere Assoziation mit HLA-B27, bei Kindern mit seropositiver Polyarthritis ebenso wie bei der adulten rheumatoiden Arthritis eine vermehrte Assoziation mit HLA-DR4. Außer bei der Spätform vom Typ II sind sowohl die oligoartikuläre Beginnform als auch die seronegative Polyarthritis häufig mit HLA-DR5 und HLA-DRw8 assoziiert. Da diese Marker aber oft auch bei Gesunden vorhanden sind, kommt ihrem Nachweis bestenfalls in Populationsstudien, nicht aber im klinischen Einzelfall Bedeutung zu.

Juvenile chronische Polyarthritis

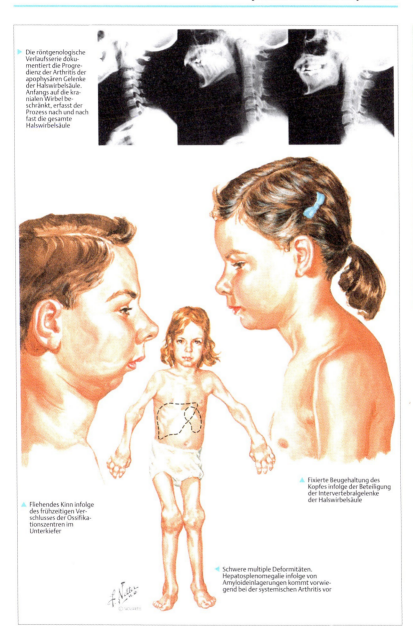

▶ Die röntgenologische Verlaufsserie dokumentiert die Progredienz der Arthritis der apophysären Gelenke der Halswirbelsäule. Anfangs auf die kranialen Wirbel beschränkt, erfasst der Prozess nach und nach fast die gesamte Halswirbelsäule

▲ Fixierte Beugehaltung des Kopfes infolge der Beteiligung der Intervertebralgelenke der Halswirbelsäule

▲ Fliehendes Kinn infolge des frühzeitigen Verschlusses der Ossifikationszentren im Unterkiefer

◀ Schwere multiple Deformitäten. Hepatosplenomegalie infolge von Amyloideinlagerungen kommt vorwiegend bei der systemischen Arthritis vor

Entzündliche Erkrankungen

Tumoren

Grundlagen 470

Benigne
Knochentumoren........ 472

Maligne
Knochentumoren........ 488

Tumorähnliche
Erkrankungen 498

Grundlagen

Voraussetzung für das Verständnis der verschiedenen Tumoren des Stütz- und Bewegungsapparats ist eine umfassende Kenntnis:
➤ der klinischen Erscheinungsform,
➤ des Spontanverlaufs,
➤ der Tumorstadien,
➤ des histopathologischen Bildes und
➤ der therapeutischen Beeinflussbarkeit.

Zur Beurteilung der lokalen, regionären und systemischen Tumorausbreitung sowie der Tumorart sind oft weiterführende Staging-Maßnahmen erforderlich.

Stagingmethoden

Knochenszintigraphie. Mit Hilfe der Knochenszintigraphie können multiple Lokalisationen, das Ausmaß des radiologisch nicht fassbaren intraossären Befalls und die Tumoraktivität beurteilt werden.

Tomographie. Die Tomographie gibt Aufschluss über Destruktionen der Spongiosa und der Kortikalis, Kortikalispenetration sowie Dichte des Tumorgewebes.

Computertomographie. Mit der Computertomographie lassen sich die exakte Lokalisation und die Ausbreitung des primären Herdes, die topographische Beziehung zum jeweiligen Kompartiment, die Dichte des Tumorgewebes, die Beziehung zu Nerven und Gefäßen, eine intraartikuläre und kortikale Tumorinfiltration sowie eine Metastasierung in die Lunge nachweisen.

Kernspintomographie. Die Kernspintomographie (MRT) stellt pathologische Veränderungen mit höherem Auflösungsvermögen und größerer Empfindlichkeit dar, v.a. das Ausmaß von Weichteilläsionen und die sonst schwer erkennbare Beteiligung des Knochenmarks.

Angiographie. Die Angiographie wird i.d.R. eingesetzt, um die Gefäßversorgung des Tumors (sog. Tumoranfärbung; „tumor blush") darzustellen und dessen Beziehung zum Gefäß-Nerven-Bündel zu klären, was für die Planung von extremitätenerhaltenden Eingriffen von Bedeutung ist.

Arthrographie. Die Arthrographie gibt schließlich direkten Aufschluss über die Gelenkbeteiligung und bewährt sich v.a. bei der Abgrenzung intraartikulärer Tumoren (synovialer Chondromatosen) gegenüber extraartikulären Knorpeltumoren (Chondrosarkomen).

Malignitätsbestimmung

Unter Berücksichtigung der Dignität, der lokalen Ausbreitung und der Metastasierungstendenz kann die Prognose gestellt, die Chancen einer operativen Behandlung beurteilt und das Risiko von Lokalrezidiven bzw. Metastasen abgeschätzt werden.

Grading. Unter G (Malignitätsgrad) ist die Aggressivität des Tumors aufgrund des Zellbildes und des klinischen Verhaltens zu verstehen, wobei zwischen
➤ G0 (gutartig),
➤ G1 (geringer Malignitätsgrad; „low grade") und
➤ G2 (hoher Malignitätsgrad; „high grade")
unterschieden wird.

Tumor. Mit T wird die lokale Ausbreitung der primären Läsion gekennzeichnet, und zwar als
➤ T0 = intrakapsulär (von einer intakten Bindegewebs- oder reaktiven Knochenkapsel umgeben),
➤ T1 = extrakapsulär (überschreitet aber nicht die Grenzen des ossären, faszialen, muskulären, periostalen oder parossalen Kompartiments) sowie
➤ T2 = extrakapsulär und kompartimentüberschreitend (überschreitet die Grenzen des Ursprungskompartiments oder geht von unvollständig umschlossenen Räumen wie der Fossa poplitea, der Axilla und der Leiste aus).

Metastasierung. M bezieht sich auf die Metastasierung, wobei
➤ M0 keine erkennbare Metastasierung und
➤ M1 erkennbare Metastasen
bedeutet.

Einteilung gutartiger Tumoren

Bei gutartigen Tumoren können 3 Stadien differenziert werden: im Stadium 1 ist der Tumor gut verkapselt und nicht aktiv. Im Stadium 2 handelt es sich um eine aktive Erkrankung, der Tumor bleibt innerhalb seiner Kapsel, die natürlichen Grenzen um den Tumor herum werden in ihrer Form verändert. Im Stadium 3 werden diese natürlichen Barrieren dann durchbrochen, ohne dass bereits vom infiltrativen Wachstum der malignen Tumoren gesprochen werden kann.

Stadieneinteilung

Stadium I Histologisch niedriger Malignitätsgrad (G1), gut differenziert, wenige mitotische Figuren, mäßige Kernatypie. Lokale Rezidivneigung. Mäßige Isotopenspeicherung

IA — innerhalb der Knochen- bzw. Kompartimentgrenzen

IB — überschreitet Knochen- bzw. Kompartimentgrenzen, durchbricht Kortikalis bzw. Begrenzung des Kompartiments

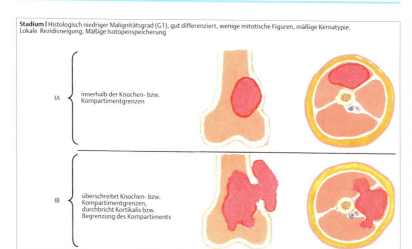

Stadium II. Histologisch hoher Malignitätsgrad (G2), undifferenziert, hoher Tumorzellen-Matrix-Quotient, zahlreiche mitotische Figuren, ausgeprägte Kernatypie, Nekrosen, Gefäßneubildungen, feinfleckige osteolytische Destruktion. Intensive Tracerspeicherung. Höhere Metastasierungstendenz

IIA — innerhalb der Knochen- bzw. Kompartimentgrenzen

IIB — überschreitet Knochen- bzw. Kompartimentgrenzen, durchbricht Kortikalis bzw. Begrenzung des Kompartiments

Stadium III. Metastasierungsstadium: regionäre oder Fernmetastasen (Viszera, Lymphknoten oder Knochen)

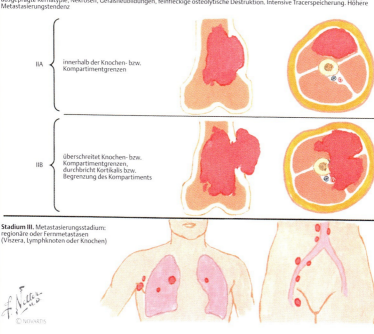

Tumoren

Benigne Knochentumoren

Epidemiologie, Lokalisation und Klinik

Das Osteoidosteom ist ein gutartiger Knochentumor, der vorwiegend bei Jugendlichen, seltener auch bei Kindern und jungen Erwachsenen anzutreffen ist. Häufigste Lokalisation ist die Kortikalis des proximalen Oberschenkelknochens. Obwohl typischerweise die Diaphysen der langen Röhrenknochen befallen sind (Femur und Tibia zusammen ca. 50%), kommt das Osteoidosteom auch am Fuß (Talus, Os naviculare und Kalkaneus) sowie an den dorsalen Wirbelsäulenelementen vor. An der Wirbelsäule kann dadurch eine sekundäre Skoliose entstehen. Die Symptomatik wird von streng lokalisierten und starken Schmerzen geprägt, die sich meist nachts verstärken und mit Acetylsalicylsäure und anderen Salizylaten sowie mit Prostaglandinhemmern beherrschen lassen.

Diagnostik

In 2/3 aller Fälle wird die Diagnose aufgrund der klassischen Anamnese, der Symptomatik und der radiologischen sowie histologischen Befunde gestellt. Sie wird jedoch häufig dadurch erschwert, dass sich der typische Nidus röntgenologisch nicht ohne weiteres nachweisen lässt.
Radiologie. Radiologisches Kennzeichen des Osteoidosteoms ist eine ausgeprägte reaktive Sklerose um einen kleinen zentralen Nidus (Nest). Dieser manifestiert sich auf dem Röntgenbild (oft erst in einer Tomographie) als ovale Aufhellung mit einem Durchmesser von ca. 3–5 mm, die von einer unverhältnismäßig breiten, dichten Sklerosezone umgeben wird. Der Nidus ist zwar i. d. R. intrakortikal lokalisiert, kann aber auch subperiostal oder endostal liegen. Zur Sicherung eines intrakortikalen Nidus sowie zur gezielten operativen Entfernung dient die Computertomographie mit einem Schichtabstand von 5 mm. Knochenszintigraphisch findet sich i. d. R. eine mäßiggradige bis intensive Speicherung.
Bei der radiologischen Differenzialdiagnose sind die sklerosierende Garre-Osteomyelitis, der Brodie-Abszess sowie Überlastungsfrakturen auszuschließen.

Histologie

Histologisch besteht der Nidus aus dicken, gefäßtragenden Osteoblastenspangen, die von einer dünnen Zone gefäßreichen Bindegewebes umgeben werden. Um diese legt sich als dichte Schale oder Randsaum ausgereifte, reaktive Kortikalis. Histologisch ist bei der Differenzialdiagnose v.a. das Osteoblastom zu bedenken (S. 476). Osteoblastome ähneln in vieler Hinsicht den Osteoidosteomen, sind aber i. d. R. größer und weisen histologisch – wenn auch nur subtile – Unterschiede auf. Die Abgrenzung des kleinen osteoblastären Nidus gegenüber einem Osteosarkom (S. 488) bereitet selten Schwierigkeiten.

Therapie und Prognose

Therapie. Osteoidosteome verknöchern mitunter spontan, wobei auch die Schmerzsymptomatik verschwindet. Allerdings sind die wenigsten Patienten bereit, darauf 2–4 Jahre zu warten.
- Befindet sich der Nidus in einem minderbelasteten Knochenareal, z. B. der Metaphyse, stellt die *En-bloc-Resektion* unter Mitnahme eines kleinen Saums aus der Sklerosezone die bevorzugte Behandlungsmethode dar.
- Als Alternative kommt die *Abscherung* der sklerotischen Kortikalis bis zur Darstellung des als kirschroter Fleck imponierenden Nidus in Betracht. Dieser kann dann mit der Kürette entfernt werden. Die intrakapsuläre Kürettage ist zwar mit einer höheren Rezidivrate belastet als andere Resektionsverfahren, bietet jedoch den Vorteil eines geringeren postoperativen Frakturrisikos in stärker belasteten Arealen wie dem Oberschenkelhals.

Rezidive. Rezidive treten meist nach Fragmentation des Nidus, nach unvollständiger Entfernung oder nicht exakter Lokalisierung in einem schwer zugänglichen Areal auf.
Prognose. Die Prognose ist nach vollständiger Entfernung oder auch spontaner Ausheilung ausgezeichnet. Eine maligne Entartung ist nicht bekannt.

Osteoidosteom

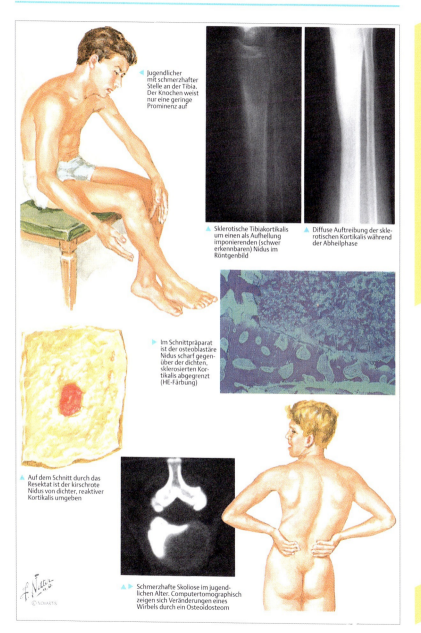

Jugendlicher mit schmerzhafter Stelle an der Tibia. Der Knochen weist nur eine geringe Prominenz auf

Sklerotische Tibiakortikalis um einen als Aufhellung imponierenden (schwer erkennbaren) Nidus im Röntgenbild

Diffuse Auftreibung der sklerotischen Kortikalis während der Abheilphase

Im Schnittpräparat ist der osteoblastäre Nidus scharf gegenüber der dichten, sklerosierten Kortikalis abgegrenzt (HE-Färbung)

Auf dem Schnitt durch das Resektat ist der kirschrote Nidus von dichter, reaktiver Kortikalis umgeben

Schmerzhafte Skoliose im jugendlichen Alter. Computertomographisch zeigen sich Veränderungen eines Wirbels durch ein Osteoidosteom

Benigne Knochentumoren

Epidemiologie und Lokalisation

Das Osteom ist selten und kommt wie die meisten gutartigen Knochentumoren vorwiegend bei Jugendlichen und jungen Erwachsenen vor. Meistens wird es bei einer Untersuchung aus anderer Ursache zufällig entdeckt. Seine häufigsten Lokalisationen sind:
- der Schädel (Tabula externa der Kalotte, Stirnhöhle, Siebbeinzellen),
- der Unterkiefer (ein Osteom kann dabei als knotige Veränderung in der Mundhöhle imponieren und muss dann z. B. gegen Mukozelen der Speicheldrüsen bzw. gegen andere Geschwülste abgegrenzt werden),
- das mittlere Tibiadrittel (seltener).

Klinik

Osteome verursachen zwar keine Schmerzen oder sonstige Beschwerden, sind aber als langsam expansiv wachsende Knochentumoren sicht- und tastbar. Nicht selten treten sie – z. B. am Schädel – an mehreren Stellen gleichzeitig auf.

Diagnostik

Röntgen. Auf dem Röntgenbild ist das Osteom als dichte, glatte, aus reifem Knochen bestehende und an der Kortikalisoberfläche anhaftende Knochengeschwulst zu erkennen. Gegen die Umgebung ist es normalerweise scharf abgegrenzt. Wegen seiner Halbkugelform wird es manchmal als „aufgeklebte Billardkugel" bezeichnet.
Röntgenologisch sind bei der Differenzialdiagnose
- osteokartilaginäre Exostosen (S. 476) sowie
- parossale Osteosarkome (S. 490)

auszuschließen. Im Gegensatz zum Osteom weisen beide eine unregelmäßige Kontur auf und lassen die homogene Kortikalisverdickung vermissen. Insbesondere das paraossale Osteosarkom kann dem Osteom aber sehr ähnlich sein. Seine Differenzierung ist deshalb von Bedeutung, weil es aggressiv wächst und nicht selten mit kutanen und subkutanen Tumoren vergesellschaftet ist.

(Computer-)Tomographie. Zur Auffindung der Tumorgrenzen und zum Ausschluss einer Beteiligung des Markkanals können Schichtaufnahmen oder eine Computertomographie notwendig werden.

Knochenszintigraphie. Wenn er ausgereift oder inaktiv ist, befindet sich der Tumor im Stadium 1 (S. 470). Die Knochenszintigraphie zeigt dann keine Anreicherung, d. h. der Tumor ist szintigraphisch nicht nachweisbar. Während der aktiven Tumorentstehung dagegen (Stadium 2) zeigt die Knochenszintigraphie eine Mehrspeicherung.

Histologie

Histologisch imponiert eine äußere Bindegewebsschicht, die sich im benachbarten Periost fortsetzt. Darunter befindet sich eine Zone proliferierender Osteoblasten, die aktiv Faserknochen ablegen. Der unreife Knochen bildet Osteone (Havers-Systeme). Im zentralen, reiferen Tumorareal erscheinen die Havers-Kanäle aufgefüllt oder verschüttet; der Knochen ist auffällig zellarm. Die nekrotischen, von einer Schale vitaler Kortikalis umgebenen Osteome persistieren ohne Anzeichen einer Umgestaltung bis in das latente Stadium. Ausgereifte Osteome bestehen entweder aus dicht beieinander liegenden, sehr harten Knochenbälkchen oder aus lockerer Spongiosa.

Therapie und Prognose

Für das operative Vorgehen gilt:
- ein aktiv wachsendes Osteom im Stadium 2 wird en bloc im Gesunden reseziert,
- latente Osteome im Stadium 1 können hingegen intrakapsulär morcelliert, also stückweise entfernt werden,
- Tumoren in unzugänglichen Lokalisationen werden bis zur Ausreifung beobachtet und dann intrakapsulär exzidiert.

Das Rezidivrisiko ist verschwindend gering.

Osteom

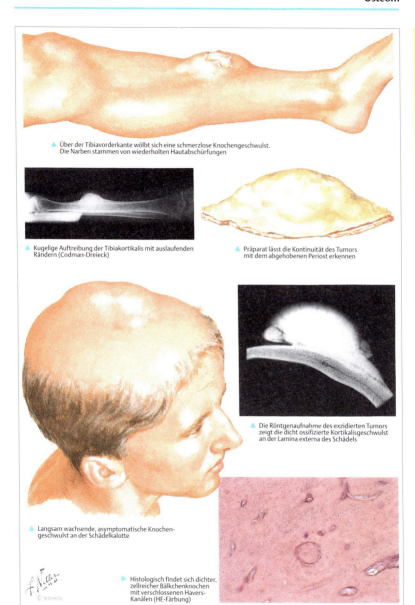

▲ Über der Tibiavorderkante wölbt sich eine schmerzlose Knochengeschwulst. Die Narben stammen von wiederholten Hautabschürfungen

▲ Kugelige Auftreibung der Tibiakortikalis mit auslaufenden Rändern (Codman-Dreieck)

▲ Präparat lässt die Kontinuität des Tumors mit dem abgehobenen Periost erkennen

▲ Die Röntgenaufnahme des exzidierten Tumors zeigt die dicht ossifizierte Kortikalisgeschwulst an der Lamina externa des Schädels

▲ Langsam wachsende, asymptomatische Knochengeschwulst an der Schädelkalotte

▶ Histologisch findet sich dichter, zellreicher Bälkchenknochen mit verschlossenen Havers-Kanälen (HE-Färbung)

Tumoren

Benigne Knochentumoren

Definition, Epidemiologie, Lokalisation und Klinik

Das Osteoblastom ist ein ungewöhnlicher, gutartiger Knochentumor. Es gleicht allerdings dem Osteoidosteom (beide sind osteoblastische Tumoren mit radiologisch erkennbarer zentraler Aufhellungszone), wird aber wesentlich größer (> 2 cm und bis zu 10 cm), sodass es früher Riesenosteoidosteom genannt wurde. Es tritt im Allgemeinen etwas später auf als das Osteoidosteom, nämlich bei älteren Jugendlichen und jungen Erwachsenen, und unterscheidet sich von diesem auch klinisch, röntgenologisch und histologisch. So ruft das Osteoblastom z. B. keine streng lokalisierten, mit Acetylsalicylsäure beherrschbaren Schmerzen hervor und ist häufiger im spongiösen Knochen der dorsalen Wirbelelemente (Quer- und Dornfortsätze sowie Bogenfüße) anzutreffen als an den Extremitäten.
Osteoblastome sind meist aktive Tumoren und entsprechen dem Stadium 2 (S. 470). Das aggressive Stadium 3, das die natürlichen Barrieren (z. B. Kompartimente) durchbricht, wird als pseudomalignes Osteoblastom bezeichnet.

Diagnostik

Röntgen. Auf dem Nativröntgenbild stellt sich das oft aneurysmatisch aufgetrieben wirkende Osteoblastom als relativ strahlendurchlässiger, knochenbildender (osteoblastärer) Herd mit einer Lysezone dar, der von einem dünnen Saum reaktiven Knochens umgeben wird. Dieser setzt sich häufig in die benachbarten Weichteile fort. Im Gegensatz zum Osteoidosteom fehlt die intensive Knochenreaktion um den Nidus. Röntgenologisch sind bei der Differenzialdiagnose folgende Tumoren auszuschließen:
► das Osteoidosteom (S. 472),
► die aneurysmatische Knochenzyste (S. 500),
► das eosinophile Granulom,
► der Riesenzelltumor des Knochens,
► das Osteosarkom (S. 488).

Knochenszintigraphie. Die Knochenszintigraphie ergibt eine Mehrspeicherung, aufgrund derer sich der Tumor lokalisieren lässt.

Computertomographie. Das CT dient zur präoperativen Diagnosesicherung und Operationsplanung. Konventionelle Schichtaufnahmen sind weniger aussagekräftig.

Angiographie. Die Angiographie wird bei aggressiv wachsenden Tumoren der Wirbelsäule als Staging-Methode eingesetzt.

Histologie

Histologisch ähnelt das Osteoblastom weitgehend dem Osteoidosteom, ist aber gefäßreicher. Außerdem enthält es gegenüber dem Osteoidosteom vermehrt Stroma und Riesenzellen sowie breitere Osteoidsäume. Auf diese Merkmale stützt sich auch die Differenzierung gegenüber dem Osteosarkom. Beim pseudomalignen Osteoblastom erinnert das Zellbild allerdings deutlich an das Osteosarkom. Osteoblastome enthalten oft verstreut mitotische Figuren und proliferierende unreife Osteoblasten.

Therapie und Prognose

Therapie. Die Therapie ist stadienabhängig:
► Osteoblastome im Stadium 2 lassen sich i. d. R. bei minimaler Rezidivneigung (< 10%) en bloc exzidieren. Die Rezidivrate ist nach intrakapsulärer Entfernung (die angewendet wird, um die Wirbelgelenkfunktion zu erhalten) eher höher zu veranschlagen (10–30%). Aufgrund des Gefäßreichtums kommt es bei der intrakapsulären Ausschälung mitunter zu starken Blutungen.
► Bei den aggressiveren, nicht im Gesunden exzidierten Tumoren im Stadium 3 liegt die Rezidivrate zwischen 30 und 50%. Radio- und Chemotherapie sind wirkungslos. Die Exzision weit im Gesunden ist zwar in der Wirbelsäulenregion ein schwieriges Unterfangen, bleibt aber bei Osteoblastomen im Stadium 3 die Methode der Wahl.

Prognose. Pseudomaligne Osteoblastome zeigen keine Metastasierungstendenz; eine maligne Entartung aggressiver Osteoblastome zu Osteosarkomen ist jedoch in einigen Fällen angegeben worden.

Osteoblastom

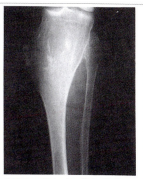

Röntgenaufnahme im seitlichen Strahlengang: ausgedehntes Osteoblastom der proximalen Tibia. Aufgetriebene Aufhellungszone mit dünnem reaktiven Randsaum

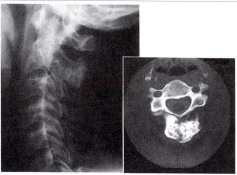

Nativröntgenaufnahme: ausgedehntes Osteoblastom der dorsalen Elemente der oberen Halswirbelsäule. Auf dem Computertomogramm (rechts) ist die Beteiligung der Dornfortsätze und die Kompression der Lamina zu erkennen

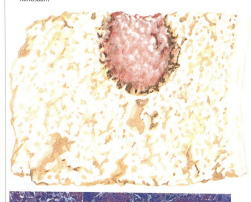

Schnitt durch Schulterblatthals und Pfannenrand: Die amorphe Ossifikation im Inneren des Osteoblastoms zeigt ein granuläres Aussehen. Daneben findet sich locker geschichteter reaktiver Bälkchenknochen

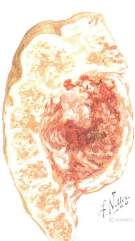

Rezidivierendes pseudomalignes Osteoblastom in der Kreuzbeinhöhle 14 Monate nach intrakapsulärer Kürettage

Im histologischen Präparat sind zahlreiche verplumpte hyperchromatische Osteoblasten (vorwiegend Knochen- und Osteoidspiculae), reichlich Riesenzellen und Gefäße im Hintergrund zu erkennen (HE-Färbung)

Tumoren

Benigne Knochentumoren

Pathogenese, Epidemiologie und Lokalisation

Beim Enchondrom handelt es sich um einen gutartigen, asymptomatischen Knorpeltumor des Knochens. Er entsteht infolge einer Störung der enchondralen Ossifikation in der Nähe der Epiphysenfuge. Seinem Wesen nach entspricht er einer Dysplasie im Zentrum der Wachstumsfuge. Ist die Wachstumsfuge seitlich betroffen, spricht man von einer osteokartilaginären Exostose (S. 482). Bei dysplastischer Knorpelwucherung im Bereich des Perichondriums entsteht ein periostales Chondrom (S. 480).

Solitäre Enchondrome kommen größtenteils bei Jugendlichen und jungen Erwachsenen vor. Sie wachsen an den kleinen Röhrenknochen der Hände und Füße sowie am proximalen Humerus, können sich aber prinzipiell im gesamten Skelett ansiedeln. In seltenen Fällen entarten gutartige Enchondrome zu sekundären Chondrosarkomen. Die relativ selten auftretenden multiplen Enchondrome werden als Enchondromatose bzw. Morbus Ollier bezeichnet.

Diagnostik

Röntgen. Typisch ist eine zentrale Aufhellung mit einem scharf umschriebenen, aber nur minimal verdickten Knochenrand. Dieser kann sich im aktiven Stadium während der Adoleszenz langsam vergrößern. Im inaktiven bzw. latenten Stadium, also im Erwachsenenalter, verknöchert das Knorpelgewebe mitunter punkt- oder stippchenförmig. Diese Verkalkungen imponieren manchmal auf dem Röntgenbild als zarte, wolkige Kalkspritzer („Rauchkringel"). Mit zunehmender Ausreifung des Tumors verdichtet sich der Randsaum.

Eine beginnende maligne Entartung kündigt sich röntgenologisch durch eine destruktionsbedingte intraossäre Aufhellung (Aushöhlung), eine Verdickung, Arrosion und Durchbrechung der Kortikalis und eine intrakortikale Leistenbildung („internal buttressing") an. Als zusätzliche Malignitätszeichen gelten ein Weichteiltumor, eine ausgedehnte, nicht scharf begrenzte Knochenläsion und eine massive diffuse Verkalkung.

Szintigraphie. Während des aktiven Stadiums zeigt das Tumorgewebe typischerweise eine mäßiggradige Isotopenanreicherung, die im latenten Stadium nach Erreichen der Skelettreife etwas stärker wird. Eine stärkere Zunahme der Aktivität während des Erwachsenenalters muss als Zeichen einer malignen Entartung gewertet werden. Bei multiplen Herden und erhöhtem Risiko empfiehlt sich zur Verlaufsbeobachtung ein szintigraphischer Ausgangsbefund.

Eine Knochenbiopsie zur Diagnosesicherung erübrigt sich i. d. R., zumal die knorpelige Struktur der Enchondrome röntgenologisch fassbar ist. Lassen die klinischen und röntgenologischen Befunde eine Knochenbiopsie angezeigt erscheinen, besteht ohnehin eine Indikation für die Exzision weit im Gesunden. Histologisch kennzeichnen sich Tumoren im Stadium 2 bei Kindern ebenso wie bösartige Sekundärtumoren mit niedrigem Malignitätsgrad bei Erwachsenen durch Zellreichtum, zweikernige Lakunen, einen erhöhten Zell-Matrix-Quotienten und vermehrte mitotische Figuren. Da die maligne Entartung in der Kindheit ausgesprochen selten vorkommt, sprechen diese Befunde bei Kindern und Jugendlichen für einen aktiven gutartigen Tumor. Bei Erwachsenen müssen sie als Hinweis auf ein Chondrosarkom niedrigen Malignitätsgrades gewertet werden.

Therapie und Prognose

Therapie. Asymptomatische solitäre Enchondrome gelten als gutartig, sodass engmaschige klinische Kontrollen ausreichen. Werden solitäre oder multiple Chondrome symptomatisch und beginnen sich zu vergrößern, sind Röntgenaufnahmen mit oder ohne Schichtaufnahmen, Szintigraphie und Computertomographie zum Ausschluss einer Malignität angezeigt. Eine Operationsindikation besteht, wenn 2 Zeichen der „Entartungstrias" nachweisbar sind, nämlich Schmerzen, eine deutliche Aktivitätszunahme bei der Knochenszintigraphie und die charakteristischen röntgenologischen Zeichen. Zur Verringerung des Rezidivrisikos muss der Tumor weit im Gesunden reseziert werden.

Prognose. Gutartige Enchondrome haben eine ausgezeichnete Prognose. Sie werden mit Eintritt in das Erwachsenenalter inaktiv. Eine maligne Entartung asymptomatischer solitärer Enchondrome ist nur in 2% aller Fälle belegt (bei der Enchondromatose 10%).

Enchondrom

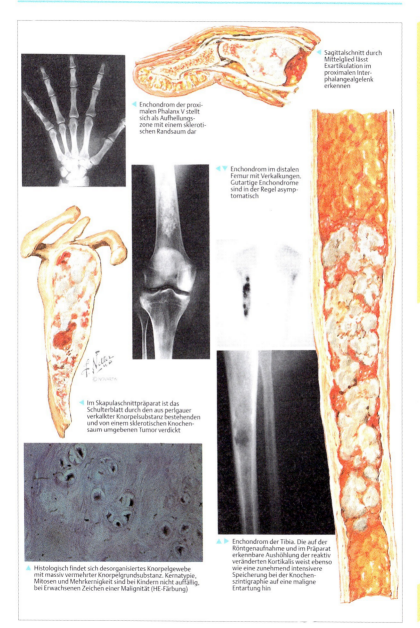

Sagittalschnitt durch Mittelglied lässt Exartikulation im proximalen Interphalangealgelenk erkennen

Enchondrom der proximalen Phalanx V stellt sich als Aufhellungszone mit einem sklerotischen Randsaum dar

Enchondrom im distalen Femur mit Verkalkungen. Gutartige Enchondrome sind in der Regel asymptomatisch

Im Skapulaschnittpräparat ist das Schulterblatt durch den aus perlgauer verkalkter Knorpelsubstanz bestehenden und von einem sklerotischen Knochensaum umgebenen Tumor verdickt

Histologisch findet sich desorganisiertes Knorpelgewebe mit massiv vermehrter Knorpelgrundsubstanz. Kernatypie, Mitosen und Mehrkernigkeit sind bei Kindern nicht auffällig, bei Erwachsenen Zeichen einer Malignität (HE-Färbung)

Enchondrom der Tibia. Die auf der Röntgenaufnahme und im Präparat erkennbare Aushöhlung der reaktiv veränderten Kortikalis weist ebenso wie eine zunehmend intensivere Speicherung bei der Knochenszintigraphie auf eine maligne Entartung hin

Tumoren

Benigne Knochentumoren

Pathogenese, Epidemiologie und Lokalisation

Das periostale Chondrom ist eine vom Periost ausgehende Knorpeldysplasie, die einen breitbasigen, kugeligen, vom Kortex gegen die Weichteile vorgewölbten Tumor entstehen lässt. Es kommt typischerweise bei Jugendlichen und jungen Erwachsenen vor und manifestiert sich als schmerzlose Geschwulst an der Oberfläche langer Röhrenknochen. Eine sehr häufige Lokalisation ist der laterale Kortex des proximalen Humerus unmittelbar proximal der Insertionsstelle des M. deltoideus. Im Gegensatz zur osteokartilaginären Exostose (S. 482) tritt es oft erst nach der Skelettreife auf und bleibt als aktiver knorpeliger Tumor ohne Verkalkung oder Ossifikation bestehen. Der Tumor ist von einer Kapsel umschlossen und infiltriert nicht die benachbarten Weichteile, kann aber langsam an Größe zunehmen. Es ist auch möglich, dass der Tumor die Kortikalis usuriert und zu pathologischen Frakturen führt.

Diagnostik

Röntgen. Röntgenologisch stellt sich das periostale Chondrom als ovale bis längliche Aufhellung in einer seichten, schüsselförmigen Eindellung des peripheren Kortex dar. Die Begrenzung bildet ein schmaler, aber eindeutig erkennbarer sklerotischer Saum. Verkalkungen finden sich kaum oder allenfalls in geringem Ausmaß. Neu gebildete Gefäße sind nur spärlich vorhanden.

Computertomographie. Mit der Computertomographie werden das Ausmaß der Kortikalisbeteiligung und die Dichte der Knorpelsubstanz bestimmt.

Differenzialdiagnose. In die röntgenologische Differenzialdiagnose sind folgende Tumoren einzubeziehen:
- die osteokartilaginäre Exostose bei jüngeren Patienten (S. 482),
- das juxtakortikale Chondrosarkom,
- das parostale und periostale Osteosarkom (S. 490).

Histologie

Makroskopisch entspricht der Tumor in seiner Konsistenz reifem Knorpelgewebe ohne Zeichen einer Ossifikation oder Kalzifikation. An der Tumor-Knochen-Grenze fällt als dünner kalkweißer Saum eine enchondrale Ossifikationszone auf, die sich bei der dynamischen Tetrazyklinmarkierung als fluoreszierendes Band darstellt. Die histologische Untersuchung ergibt einen aktiven Tumor mit lobulär angeordnetem Hyalinknorpel. Mitunter finden sich isoliert zellreichere Areale, deren Bedeutung sich jedoch nur im Zusammenhang mit den klinischen, röntgenologischen und makroskopischen Befunden abschätzen lässt.

Therapie

Bei den meisten periostalen Chondromen handelt es sich um aktive Tumoren im Stadium 2, die eine En-bloc-Resektion zur Rezidivprophylaxe erforderlich machen. Aufgrund ihrer peripheren Lokalisation gelingt diese i.d.R. ohne Knochentransplantation und umfassende Rekonstruktion. Größere Anforderungen an den Operateur stellt die vollständige Entfernung des Tumors ohne Rupturierung der Kapsel. Aber selbst wenn der Tumor einem Gefäß-Nerven-Bündel anliegt, lässt er sich aufgrund seiner glatten Oberfläche ohne weiteres stumpf ausschälen. Die entstehenden Defekte müssen ggf. mit Spongiosa aufgefüllt werden. Bei größerem Befall kann auch eine Defektüberbrückung notwendig werden.

Prognose

Nach En-bloc-Resektionen liegt das Rezidivrisiko unter 10%, sodass sich eine aggressivere Operationsstrategie oder aber eine adjuvante Chemo- und Radiotherapie erübrigen. Eine sarkomatöse Entartung ist nicht belegt. Bei den seltenen in der Literatur angegebenen Rezidiven könnte es sich eher um der Ähnlichkeit periostaler Chondrome beim Erwachsenen mit dem juxtakortikalen Chondrosarkom zuzuschreibende Fehldiagnose handeln.

Periostales Chondrom

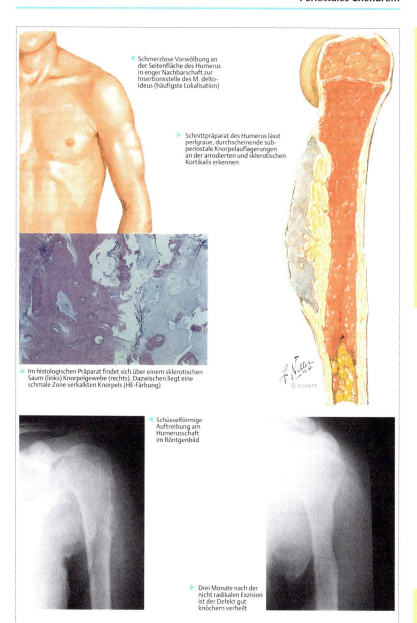

Schmerzlose Vorwölbung an der Seitenfläche des Humerus in enger Nachbarschaft zur Insertionsstelle des M. deltoideus (häufigste Lokalisation)

Schnittpräparat des Humerus lässt perlgraue, durchscheinende subperiostale Knorpelauflagerungen an der arrodierten und sklerotischen Kortikalis erkennen

Im histologischen Präparat findet sich über einem sklerotischen Saum (links) Knorpelgewebe (rechts). Dazwischen liegt eine schmale Zone verkalkten Knorpels (HE-Färbung)

Schüsselförmige Auftreibung am Humerusschaft im Röntgenbild

Drei Monate nach der nicht radikalen Exzision ist der Defekt gut knöchern verheilt

Tumoren

Benigne Knochentumoren

Pathogenese, Lokalisation und Klinik

Beim Osteochondrom, das auch als osteokartilaginäre Exostose bezeichnet wird, handelt es sich um eine häufig vorkommende Dysplasie der peripheren Wachstumsfuge, die zu einem lobulären Auswuchs von Knorpel- und Knochensubstanz aus der Metaphyse führt. In ihrer klassischen Form imponiert sie als ein aus Bälkchenknochen bestehender Auswuchs mit einer dünnen Kappe aus proliferierendem Knorpel. Sie kann in jedem knorpelig präformierten Knochen entstehen, ist aber i. d. R. an den Röhrenknochen anzutreffen. Ihre häufigsten Lokalisationen sind das proximale und distale Femur, der proximale Humerus, die proximale Tibia, das Becken und das Schulterblatt. Die Exostosen bilden sich während der Adoleszenz, nehmen während des Skelettwachstums an Größe zu und werden mit der Skelettreife inaktiv.

Klinik. Als erstes klinisches Zeichen fällt eine knochenharte, schmerzlose, an dem betroffenen Knochen fixierte Geschwulst auf. Beschwerden entstehen – wenn überhaupt – durch Irritation der bedeckenden Weichteile, die von einer mit Flüssigkeit gefüllten Bursa ausgehen kann, aber nicht muss. Bei Flüssigkeitsverschiebungen in der Bursa ist eine fluktuierende Raumforderung tastbar.

Exostosenkrankheit. Exostosen treten meist solitär auf. Als familiäres Leiden (Exostosenkrankheit) kommen sie aber in wenigen Fällen auch multipel vor und führen zu erheblichen Deformitäten, darunter Kleinwüchsigkeit, Trommelschlegelform des Radius und Achsenfehlstellungen der unteren Extremitäten.

Diagnostik

Röntgen. Es lassen sich eine breitbasige, sessile Form und eine gestielte Form unterscheiden. Der i. d. R. scharf begrenzte, metaphysäre Knochenauswuchs sieht fleckig aus und ist in der Knorpelkappe unregelmäßig verkalkt. Röntgenologisches Kennzeichen des Tumors ist die feste Verbindung mit der darunter liegenden Metaphyse.

Maligne Transformation. Als Zeichen einer malignen Transformation gelten:
- eine mehr als 1 cm dicke Knorpelkappe,
- eine plötzlich nachweisbare oder deutliche Mehrspeicherung bei der Szintigraphie im Erwachsenenalter (normalerweise wird der Tumor mit der Skelettreife inaktiv),
- ein computer- oder kernspintomographisch gesicherter Weichteiltumor bzw. eine Verdrängung eines größeren Gefäß-Nerven-Bündels.

In die röntgenologische Differenzialdiagnose sind das periostale Chondrom (S. 480) und das parostale Osteosarkom einzubeziehen (S. 490). Beim Erwachsenen ist davon auszugehen, dass es sich bei einer symptomatischen, größer werdenden „Exostose" wohl eher um ein parostales Osteosarkom handeln dürfte.

Histologie

Makroskopisch findet sich zwischen einer Knorpelkappe und dem darunter liegenden originären Knochen eine unregelmäßige kalkweiße Zone (Verkalkungszone). Der Trabekelknochen, der den Hauptanteil des Tumors ausmacht, geht in den darunter liegenden originären Bälkchenknochen der Metaphyse über.

Mikroskopisch entspricht die Knorpelkappe in ihrer Struktur dem normalen Epiphysenknorpel. Wie in diesem finden sich – allerdings weniger geordnet – eine Proliferationszone, eine Säulenknorpelreihe und eine Verkalkungszone. Die Trabekel bilden sich durch enchondrale Ossifikation der Kappe, enthalten zentral einen verkalkten Knorpelkern und werden unter Belastung nicht umgebaut. Die Knorpelkerne kommen im gesamten Tumor vor.

Therapie und Prognose

Bei aktiven Exostosen kann mit der Exzision unter Mitnahme der Knorpelkappe und des Perichondriums das Rezidivrisiko auf ein Minimum gesenkt werden. Da die knöcherne Basis nur eine geringe Aktivität besitzt, kann sie morcelliert entfernt werden. Solitäre Exostosen haben mit einer Rezidivrate von weniger als 5% nach vollständiger Entfernung eine ausgezeichnete Prognose. Das Risiko einer sarkomatösen Entartung liegt bei solitären Exostosen um 1%, bei multiplen hingegen um 10%.

Osteochondrom

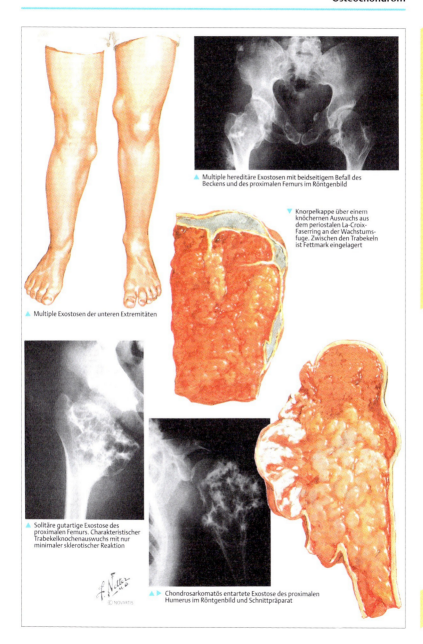

▲ Multiple hereditäre Exostosen mit beidseitigem Befall des Beckens und des proximalen Femurs im Röntgenbild

▼ Knorpelkappe über einem knöchernen Auswuchs aus dem periostalen La-Croix-Faserring an der Wachstumsfuge. Zwischen den Trabekeln ist Fettmark eingelagert

▲ Multiple Exostosen der unteren Extremitäten

▲ Solitäre gutartige Exostose des proximalen Femurs. Charakteristischer Trabekelknochenauswuchs mit nur minimaler sklerotischer Reaktion

▲ ▶ Chondrosarkomatös entartete Exostose des proximalen Humerus im Röntgenbild und Schnittpräparat

Chondroblastom (A.)

Das Chondroblastom ist ein schmerzhafter gutartiger Knorpeltumor, der während der Adoleszenz im sekundären Knochenkern des proximalen Humerus, der proximalen Tibia und des distalen Femurs entsteht.

Diagnostik. Meistens handelt es sich um einen aktiven Tumor im Stadium 2 (seltener auch im aggressiveren Stadium 3). Röntgenologisches Kennzeichen ist eine röntgentransparente epiphysäre Läsion mit zarten, punktförmigen Verkalkungen, die auf einen knorpeligen Prozess hinweisen. Der Tumor wird i.d.R. von einem sklerotischen Randsaum scharf begrenzt. Chondroblastome im Stadium 3 durchbrechen häufig die Epiphyse und wachsen in die Metaphyse oder durch den Gelenkknorpel in das Gelenk ein.

Bei der röntgenologischen Differenzialdiagnose sind aneurysmatische Knochenzysten (S. 500), Riesenzelltumoren des Knochens und entzündliche Prozesse, nämlich die pigmentierte villonoduläre Synovitis (S. 270), sowie Infekte auszuschließen. Die Computertomographie bewährt sich zur Beurteilung der Gewebedichte, des Ausmaßes der Epiphysenbeteiligung und – als wichtigster Befund – zur Lokalisation in Bezug auf den Gelenk- und Epiphysenknorpel.

Histologie. Makroskopisch findet sich weiches, vaskularisiertes, blaurotes neoplastisches Gewebe, das von einer dünnen Kapsel bedeckt wird. Die histologische Untersuchung lässt das charakteristische Bild des „Kopfsteinpflasters" erkennen, nämlich Partien aus rundlichen, plumpen Chondroblasten (Pflastersteine) in einer spärlichen Knorpelgrundsubstanz (Mörtel zwischen den Pflastersteinen). In Arealen mit vorwiegend spindelzelligem Stroma sind Riesenzellklumpen eingestreut. Unverwechselbar ist das mikroskopische Bild der feingranulären, gitterartigen Verkalkungen in und um die Knorpelinseln.

Therapie. Da Chondroblastome oft den subchondralen Knochen durchsetzen und bis in den Gelenkknorpel reichen, bereiten die Kürettage und die Rekonstruktion Schwierigkeiten. Eine Schädigung der Epiphyse durch den Tumor selbst oder die Kürettage macht den Eingriff noch schwieriger. Da Chondroblastome meist im 2. Lebensjahrzehnt kurz vor der Skelettreife auftreten, kann die verbleibende Epiphyse mitkürettiert werden, womit der Epiphysenfugenschluss begünstigt und einer Achsenfehlstellung im Spätverlauf entgegengewirkt wird. Bei Kindern mit noch erheblichem Wachstumspotenzial kann sich zur Vermeidung eines vorzeitigen Epiphysenfugenschlusses ein Fettgewebeinterponat oder ein Kunststoffimplantat empfehlen. Grundsätzlich werden Tumoren im Stadium 2 entlang der Tumorbegrenzung exzidiert, Tumoren im Stadium 3 weit im Gesunden resezi ert.

Prognose. Sie ist i.d.R. gut. Bei Tumoren im Stadium 2 ist das Rezidivrisiko nach Kürettagen als mäßig hoch zu veranschlagen. Das aggressivere Stadium 3, das sich v.a. im Becken ansiedelt, ist nach Kürettagen mit einer Rezidivquote von 50% belastet.

Chondromyxoidfibrom (B.)

Das Chondromyxoidfibrom wächst als schmerzloser, gutartiger knorpeliger Knochentumor vorwiegend bei Jugendlichen an den Metaphysen der langen Röhrenknochen.

Diagnostik. Bei der Diagnosestellung befindet sich der Tumor i.d.R. im aktiven Stadium 2. Eine maligne Umwandlung ist nicht belegt. Röntgenologisch zeigt er sich als strahlendurchlässiger, exzentrischer Defekt ohne die bei einem knorpeligen Tumor üblichen Kalzifikationszeichen. Differenzialdiagnostisch sind das nicht ossifizierende Fibrom und die aneurysmatische Knochenzyste auszuschließen.

Histologie. Makroskopisch imponiert der Tumor als weiche, durchsichtige, gelatinöse Geschwulst. Bei der histologischen Aufarbeitung findet sich unreifes myxoides Knorpelgewebe mit sternförmig verästelten Chondrozyten in einer sich schwach anfärbenden myxomatösen Knorpelgrundsubstanz. Im gesamten Tumorgewebe sind gutartige Bindegewebsstränge und kleine mehrkernige Riesenzellen eingestreut.

Therapie und Prognose. Bei gut verkapselten Tumoren im Stadium 2 ist die Kürettage mit einem nur minimalen Rezidivrisiko behaftet. Aufgrund der Größe des verbleibenden Defekts ist jedoch oftmals eine Knochentransplantation unumgänglich. Tumoren im Stadium 3, die meist im Becken lokalisiert sind, erfordern zur Rezidivprophylaxe eine Exzision weit im Gesunden.

Chondroblastom und Chondromyxoidfibrom

A. Chondroblastom

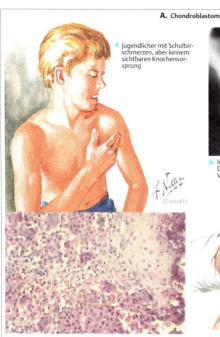

Jugendlicher mit Schulterschmerzen, aber keinem sichtbaren Knochenvorsprung

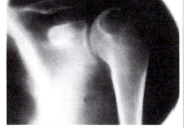

In der Röntgenaufnahme zeigt sich ein ovalärer Defekt an der Humerusepiphyse, der mit zarten Verkalkungen bis in die Metaphyse reicht

Histologisches Bild: Chondroblasten und fibrovaskuläres Stroma mit eingestreuten Riesenzellen (HE-Färbung)

Hohlraum wird vor der Spongiosaauffüllung ausküretiert

B. Chondromyxoidfibrom

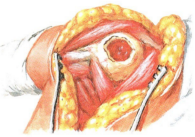

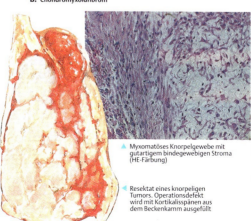

Myxomatöses Knorpelgewebe mit gutartigem bindegewebigen Stroma (HE-Färbung)

Resektat eines knorpeligen Tumors. Operationsdefekt wird mit Kortikalisspänen aus dem Beckenkamm ausgefüllt

A.-p. Aufnahme lässt strahlendurchlässigen exzentrischen Tumor mit schmalem sklerotischen Randsaum in der proximalen Tibia erkennen

Benigne Knochentumoren

Nicht ossifizierendes Fibrom (A.)

Epidemiologie und Pathogenese. Das nicht ossifizierende Fibrom (fibröser Kortikalisdefekt) stellt die häufigste Knochenläsion dar. Pathogenetisch handelt es sich um eine Fehlentwicklung der periostal gebildeten Kortikalis mit Ausbleiben der Verknöcherung während des Wachstums. Der Tumor leitet sich von fibrösem Gewebe ab, manifestiert sich typischerweise im 2. Lebensjahrzehnt und zeigt eine geringe Bevorzugung des männlichen Geschlechts. Obwohl das nicht ossifizierende Fibrom keine Beschwerden macht, handelt es sich doch um einen Tumor im Stadium 2, der bis in die Adoleszenz bestehen bleibt und sich u. U. sogar vergrößert. Erfasst er mehr als die Hälfte des Knochenquerschnitts, besteht eine erhöhte Frakturneigung. Mit der Skelettreife wird er inaktiv und verknöchert schließlich.

Diagnostik. Der Tumor entwickelt sich meist in der Metaphyse des distalen Femurs oder der distalen Tibia und liegt exzentrisch, i. d. R. intra- oder juxtakortikal. Röntgenologisch manifestiert er sich als gut begrenzte Aufhellung mit eindeutiger Trabekulierung, was ihm ein gekammertes Aussehen verleiht. Die Kortikalis ist i. d. R. ohne Malignitätszeichen verdünnt oder arrodiert. Da der Röntgenbefund meist diagnostisch beweisend ist, erübrigen sich weitere Untersuchungen zur Dignitätsbestimmung.

Histologie. Makroskopisch zeigt sich ein aus weichem, rötlichbraunem, granulationsartigem Gewebe bestehender Tumor, zu dessen histologischen Auffälligkeiten derbe, storiform angeordnete Kollagenfasern, eingestreute mehrkernige Riesenzellen, Hämosidereineinlagerungen und Fett speichernde Histiozyten gehören. Blutungsherde, nekrotische Areale und Riesenzellen sind nicht im gleichen Maße vorhanden wie beim Riesenzelltumor des Knochens. Obwohl das Gewebe der inneren Auskleidung aneurysmatischer Knochenzysten ähnelt, fehlt der ausgedehnte, mit Blut gefüllte zentrale Hohlraum.

Therapie. In der Regel reicht die intrakapsuläre Kürettage aus, wird aber mit einer Knochenspanauffüllung oder einer anderen Stabilisierungsmethode zur Frakturprophylaxe kombiniert.

Desmoplastisches Fibrom (B.)

Epidemiologie und Lokalisation. Das desmoplastische Fibrom (Desmoid) ist ein ausgesprochen seltenes Knochenfibrom, das sich typischerweise im aggressiven Stadium 3 befindet. Es manifestiert sich vorwiegend bei jungen Erwachsenen, kann aber in jedem Alter auftreten und sich an jeder Stelle des Skeletts ansiedeln, wobei die Röhrenknochen, darunter v. a. die Tibia und die Fibula, bevorzugt werden.

Diagnostik. Röntgenologisch besteht eine zentrale metaphysäre oder diaphysäre Läsion mit unscharfer bzw. unvollständiger Begrenzung durch einen schmalen sklerotischen Randsaum, die häufig ein trabekuläres Aussehen bietet. Sie kann, von einer dünnen Kortikalisschale umhüllt, längere Zeit intraossär bleiben, durchbricht aber schließlich die Kortikalis und breitet sich in die Weichteile aus. Röntgenologisch kennzeichnend ist ein lokaler intraossärer Defekt mit auffallend geringer reaktiver Sklerose. Differenzialdiagnostisch kommen aufgrund des Röntgenbefundes der Riesenzelltumor des Knochens und das Knochenfibrosarkom in Betracht. Szintigraphisch findet sich eine vermehrte Isotopenanreicherung in den Randbezirken bei ausgesprochen geringer Speicherung im Inneren. Die relative Gefäßarmut des Tumors ist sowohl szintigraphisch als auch angiographisch erkennbar. Mit der Computertomographie werden die extraossäre Ausbreitung und die Dichte bestimmt. Auffallendstes Merkmal ist der relativ gutartige Befund der Röntgen- und Staging-Untersuchungen, der in krassem Widerspruch zu dem doch recht aggressiven klinischen Verhalten des Tumors steht.

Histologie. Der Tumor besteht aus derbem weißen fibrösen Gewebe von gummiartiger Konsistenz und lässt sich mühelos mit dem scharfen Löffel entfernen. Das histologische Bild mit derben, unregelmäßig angeordneten Kollagenbündeln und eingestreuten reifen Fibrozyten erinnert an die Fibromatose. Mitosen, Gefäßreichtum und Nekrosen sind ungewöhnlich. In die histologische Differenzialdiagnose ist das Knochenfibrosarkom niedrigen Malignitätsgrades einzubeziehen.

Therapie. Mit der Exzision weit im Gesunden kann der Erkrankung lokal Einhalt geboten werden. Nach Kürettagen kommt es häufig zu Rezidiven mit Infiltration der Weichteile.

Fibrome

A. Nicht ossifizierendes Fibrom

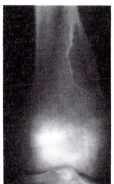

Exzentrische Aufhellung mit einem reaktiven Skleroserand in der Metaphyse des distalen Femurs

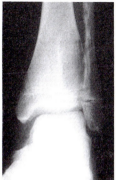

Befall der distalen Tibia und Fibula mit Fraktur der Fibula

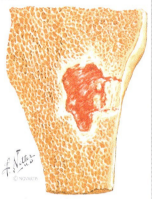

Schnittpräparat der tumortragenden proximalen Tibia: rötlich-brauner fibröser Kern mit sklerotischem Randsaum

Histopathologischer Befund: wirbelförmig angeordnetes fibröses Gewebe mit eingestreuten Riesenzellen (HE-Färbung)

Kürettagematerial

B. Desmoplastisches Fibrom

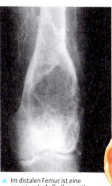

Im distalen Femur ist eine prominente Aufhellung mit Trabekelstruktur und einer reaktiven Randsklerose zu erkennen

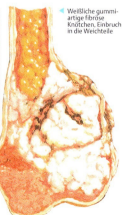

Weißliche gummiartige fibröse Knötchen, Einbruch in die Weichteile

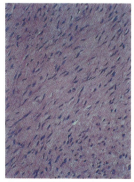

Histologisch finden sich in derben Bündeln unregelmäßig angeordnetes Kollagen und reife Fibrozyten (HE-Färbung)

Maligne Knochentumoren

Epidemiologie, Pathogenese, Lokalisation und Klinik

Als klassisches Osteosarkom (osteogenes Sarkom) wird ein maligner Knochentumor bezeichnet, bei dem von einem proliferierenden, spindelzelligen Stroma Tumorosteoid gebildet wird. Dabei handelt es sich um den häufigsten primären malignen Knochentumor mesenchymalen Ursprungs.

Osteosarkome manifestieren sich i. d. R. in der Adoleszenz und sind bei Männern etwas häufiger als bei Frauen. Sie können zwar prinzipiell im gesamten Skelett lokalisiert sein, kommen aber in 50% aller Fälle im Kniegelenkbereich, also im distalen Femur und in der proximalen Tibia, vor. Auch der proximale Humerus, das hüftgelenknahe Femur und das Becken werden vielfach betroffen. Ihren Ausgang nehmen Osteosarkome meist in den Metaphysen als den am raschesten wachsenden Abschnitten der Röhrenknochen. Als Erstsymptom imponiert eine druckdolente knöcherne Prominenz. Zum Zeitpunkt der Diagnosestellung befinden sich die Tumoren i. d. R. im Stadium IIB (S. 470) und haben bereits die Weichteile infiltriert. Die metaphysäre Kortikalis wird schon früh durchbrochen, da ihre Wand von zahlreichen perforierenden Gefäßästchen durchzogen wird. Bei 50% der jugendlichen Patienten bricht der Tumor durch die Wachstumsfuge in die Epiphyse ein.

In einem nicht unbeträchtlichen Anteil der Fälle treten Osteosarkome auf dem Boden eines ossären Morbus Paget auf (S. 554).

Dessen sarkomatöse Umwandlung kündigt sich klinisch durch schwere, unbeherrschbare Schmerzen und Spontanfrakturen an.

Diagnostik

Röntgen. Die Röntgenuntersuchung zeigt charakteristischerweise feinfleckige Destruktionen mit amorphem, neoplastischem Knochen. Beherrscht wird das Bild im typischen Fall von sklerotischem Gewebe. Es kommen aber auch rein osteolytische oder Mischformen vor. Die Kortikalis wird frühzeitig destruiert; der Tumor wird nicht am Rand durch neu gebildeten periostalen Knochen umhüllt und besitzt keine scharfe Begrenzung. Durch die insuffiziente Periostreaktion kann sich am Kortikalisrand durch Abhebung des Periosts eine dreieckige Knochenzone (Codman-Dreieck) bilden. Als pathognomonisches Röntgenzeichen gilt das sog. „sunburst pattern", nämlich Knochenspiculae, die im Gegensatz zur parallelen, zwiebelschaligen Anordnung bei reaktiver Knochenneubildung radiär von einem Punkt ausgehen.

Bei der röntgenologischen Differenzialdiagnose ist meist das Ewing-Sarkom auszuschließen, mitunter auch eine Osteomyelitis sowie ein aggressives Osteoblastom (S. 476).

Szintigraphie. Szintigraphisch zeigt sich eine pathologische Anreicherung, wobei das Tumorareal infolge der zarten, für hochmaligne Sarkome charakteristischen, infiltrativ wachsenden Ausläufer i. d. R. ausgedehnter erscheint, als aufgrund des Röntgenbefundes zu vermuten wäre.

Weitere Diagnostik. Die Computer- und die Kernspintomographie geben exakten Aufschluss über die intraossäre Ausbreitung des Tumors sowie über dessen Beziehungen zu Faszienlagen und größeren Muskeln. Zudem ist die Computertomographie für den Nachweis von röntgenologisch stummen Lungenmetastasen unentbehrlich.

Staging-Untersuchungen sind nicht nur zur Sicherung der Diagnose und Dokumentation der Weichteilinfiltration unverzichtbar, sondern auch zur Verlaufsbeobachtung unter einer Chemotherapie und zur Planung des operativen Vorgehens.

Histologie. Makroskopisch bieten Osteosarkome ein unterschiedliches Bild, das von knochenhartem, eburnisiertem Gewebe bei stark mineralisierten Tumoren bis zu mit nekrotischem und aneurysmatischem Gewebe aufgefüllten Hohlräumen bei kavitären Tumoren reicht. Das mikroskopische Bild ist charakterisiert durch amorphes, unreifes Spongiosaosteoid. Das Tumorosteoid kann in dünnen Strängen oder aber auch in breiten Säumen angelegt sein. Die Differenzierung des unreifen Tumorosteoids von nicht neoplastischem, reaktivem Osteoid kann v. a. in kleinen bioptischen Proben Schwierigkeiten bereiten.

Therapie und Prognose. Dank einer adjuvanten chemotherapeutischen Vorbehandlung ist die Zahl der Osteosarkome, die sich unter Erhaltung der Extremität im Gesunden exzidieren lassen, enorm angestiegen, sodass sich auch die Prognose erheblich gebessert hat.

Osteosarkom

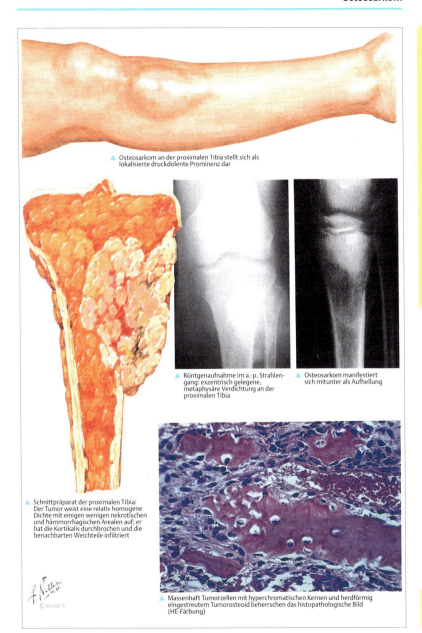

Osteosarkom an der proximalen Tibia stellt sich als lokalisierte druckdolente Prominenz dar

Röntgenaufnahme im a.-p. Strahlengang: exzentrisch gelegene, metaphysäre Verdichtung an der proximalen Tibia

Osteosarkom manifestiert sich mitunter als Aufhellung

Schnittpräparat der proximalen Tibia: Der Tumor weist eine relativ homogene Dichte mit einigen wenigen nekrotischen und hämorrhagischen Arealen auf; er hat die Kortikalis durchbrochen und die benachbarten Weichteile infiltriert

Massenhaft Tumorzellen mit hyperchromatischen Kernen und herdförmig eingestreutem Tumorosteoid beherrschen das histopathologische Bild (HE-Färbung)

Maligne Knochentumoren

Parostales Osteosarkom (A.)

Epidemiologie, Lokalisation und Pathogenese. Das parostale (juxtakortikale) Osteosarkom entsteht als oberflächlicher Tumor mit geringem Malignitätswert (Stadium IA) zwischen Kortex und Muskulatur und kommt bevorzugt bei Jugendlichen und jungen Erwachsenen vor. Es manifestiert sich i.d.R. als nicht verschiebliche schmerzlose Geschwulst am häufigsten an der dorsalen Fläche des distalen Femurs (50% aller Fälle) und unterscheidet sich vom klassischen Osteosarkom (S. 488) durch seinen wesentlich langsameren und weniger aggressiven klinischen Verlauf. Vor allem im Frühstadium bleibt der Knochen verschont und wird erst mit zunehmender Entdifferenzierung und mit dem Absetzen von Lungenmetastasen infiltriert.

Diagnostik. Bei der Röntgenuntersuchung imponiert der Tumor als stark verkalkte breitbasige, fusiforme Verdichtung, die die gesamte Zirkumferenz der Metaphyse zu umfassen scheint. Vom Kortex ist er durch eine schmale tumorfreie Aufhellungszone abgesetzt. In der Peripherie finden sich häufig von der Hauptmasse des Tumors eindeutig getrennte Satellitentumoren. Mit zunehmendem Wachstum und mit beginnender Infiltration der Kortikalis verschwindet die Aufhellungszone zwischen dem Tumor und dem darunter liegenden Knochen mehr oder weniger vollständig. Im Spätstadium infiltriert der Tumor durch die unter ihm liegende Kortikalis auch die Markhöhle und tritt damit in das Stadium IB ein. Etwa 10% der Tumoren weisen entdifferenzierte, dem Bild eines „highgrade"-Sarkoms entsprechende Areale auf und müssen daher als Stadium IIB gelten.

Differenzialdiagnostisch sind die osteokartilaginäre Exostose (S. 482), der Morbus Paget (S. 554) und das periostale Chondrom (S. 480) auszuschließen, die alle ebenfalls in der Adoleszenz auftreten.

Histologie. Das histologische Bild beherrschen reife Trabekel mit eigenartigem Kittlinienverlauf, ähnlich wie beim Morbus Paget. Sie sind in einem nur mäßig entdifferenzierten Stroma eingebettet und enthalten oft in unterschiedlicher Menge Knorpelanteile ohne erkennbare Malignitätszeichen. Aufgrund dieses blanden Gesamtbildes wird der Tumor häufig in seiner Malignität unterschätzt und mit entsprechend hoher Rezidivrate nicht radikal genug reseziert.

Therapie und Prognose. Die Behandlung besteht in der Exzision weit im Gesunden, die meist als extremitätenerhaltender Eingriff durchgeführt werden kann. Die Prognose ist außer bei einer (durch mehrfache Rezidive oder längere Vernachlässigung begünstigte) Entdifferenzierung gut. Eine Chemotherapie ist nicht angezeigt.

Periostales Osteosarkom (B.)

Epidemiologie und Lokalisation. Diese ungewöhnliche Variante des klassischen Osteosarkoms, an der meist junge Erwachsene erkranken, manifestiert sich als größer werdende, oft schmerzlose Geschwulst an der Außenfläche des Knochens.

Diagnostik. Röntgenologisch findet sich ein weitgehend extraossärer, schwach mineralisierter Tumor in der kraterförmig arrodierten Kortikalis mit unregelmäßiger Begrenzung und Periostreaktion. Er infiltriert den Knochen nach Durchbrechung der Kortikalis früher als das parostale Osteosarkom. Tritt eine Knocheninfiltration ein, ist die Tendenz der Metastasierung in die Lunge größer und damit auch die Prognose schlechter. Bei der röntgenologischen Differenzialdiagnose kommen das klassische Osteosarkom (S. 488), das periostale Chondrom (S. 480) sowie das juxtakortikale Chondrosarkom in Betracht.

Bei der Szintigraphie zeigt sich eine gegenüber der Röntgentransparenz des Tumors unverhältnismäßig stark ausgeprägte Mehrspeicherung über dem gesamten Tumorareal. Computertomographisch kommt ein in einem seichten Kortikalisdefekt sitzender, allenfalls mäßig verkalkter Tumor zur Darstellung.

Histologie. Makroskopisch bietet der Tumor ein vorwiegend knorpeliges Aussehen. Bei der mikroskopischen Untersuchung zeigt sich jedoch ein unverkennbar malignes mesenchymales Stroma, das in und um die reifen Knorpelanteile verstreut Tumorosteoid enthält.

Therapie und Prognose. Aufgrund seines mittleren Aggressivitätsgrades und seiner guten Zugänglichkeit lässt sich der Tumor fast immer weit im Gesunden entfernen. Für eine adjuvante systemische Chemotherapie besteht nur bei den maligneren, stärker entdifferenzierten Formen eine Indikation. Die Prognose ist als relativ günstig einzuschätzen.

Par- und periostales Osteosarkom

A. Parostales Osteosarkom

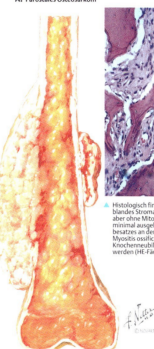

▲ Röntgenaufnahme im a.-p. Strahlengang: anterolateral am distalen Femur gelegene verdichtete knöcherne Prominenz. Satellitenknoten auf der Gegenseite sprechen eher für ein parostales Osteosarkom als für ein Osteom oder eine osteokartilaginäre Exostose

▲ Histologisch findet sich ein relativ blandes Stroma mit reifem Trabekelwerk, aber ohne Mitosen. Aufgrund des nur minimal ausgebildeten Osteoblastenbesatzes an den Trabekeln können Myositis ossificans oder reaktive Knochenneubildung ausgeschlossen werden (HE-Färbung)

▶ Schnittpräparat des Femurs: Entlang der Längsachse lokalisierter Tumor hat die Kortikalis durchbrochen, die Markhöhle aber noch nicht infiltriert. Satellitenknoten vom Kortex noch durch eine Spalte getrennt. Im Frühstadium liegt zwischen dem Primärtumor und dem Kortex ebenfalls eine tumorfreie Zone

B. Periostales Osteosarkom

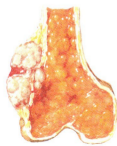

▲ Erosive knorpelige Läsion im Periost der distalen Femurmetaphyse. Reaktive Knochenneubildung in Form von Codman-Dreiecken an den Rändern

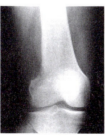

▲ Röntgenaufnahme lässt kraterförmige Aushöhlung mit einem reaktiven Knochenrand und zarten Verkalkungen erkennen

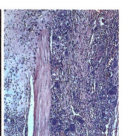

▲ Weitgehend entdifferenziertes Stroma mit knorpeligen Anteilen und Tumorosteoid (HE-Färbung)

Maligne Knochentumoren

Fibröses Histiozytom (A.)

Epidemiologie, Pathogenese und Klinik. Maligne fibröse Histiozytome und Fibrosarkome kommen im Knochen seltener vor als in den Weichteilen und sind insgesamt seltener als ihre gutartigen Entsprechungen, nämlich das nicht ossifizierende, das ossifizierende und das desmoplastische Fibrom des Knochens. Bis 1970 wurden sie den intraossären Fibrosarkomen zugerechnet, gelten aber heute aufgrund des Zellbildes und des Manifestationsalters als eigenständige Tumoren. Das maligne fibröse Histiozytom tritt später auf als das Fibrosarkom und entsteht oft auf dem Boden eines Morbus Paget (S. 554) bzw. eines Knocheninfarkts. Es besitzt eine ausgeprägte Tendenz zur Metastasierung, v. a. in die regionären Lymphknoten, entspricht bei der Diagnosestellung i. d. R. einem aggressiven Sarkom im Stadium IIB und macht klinisch relativ häufig durch Spontanfrakturen auf sich aufmerksam.

Diagnostik. Röntgenologisch zeigt sich eine strahlendurchlässige destruktive Läsion mit Arrosion der Kortikalis und einem unscharfen, durchscheinenden Rand. Bereits im Frühverlauf kommt es zu ausgedehnten Knocheninfiltrationen. Ist gleichzeitig ein röntgendichter Knocheninfarkt vorhanden, kann das fibröse Histiozytom als sarkomatöse Umwandlung eines Enchondroms fehlgedeutet werden. Mit Staging-Untersuchungen wird das Ausmaß des extraossären Tumoranteils beurteilt. Besonderes Augenmerk ist auf den Nachweis bzw. Ausschluss von regionären Lymphknotenmetastasen zu richten.

Histologie. In seinem histologischen Bild ähnelt das maligne fibröse Histiozytom einem wenig differenzierten fibrösen Tumor. Seine histiozytären Zellen, sog. fakultative Fibroblasten, bilden Kollagen, wobei allerdings das für das Fibrosarkom charakteristische Fischgrätenmuster fehlt. Das Aussehen variiert. Es findet sich blaurotes krümeliges ebenso wie gelblichbraunes histiozytäres Tumorgewebe, das aus großen, bizarr geformten histiozytären Schaumzellen, großen „supermalignen" Riesenzellen und einem locker geschichteten, spindelzelligen Stroma besteht. Nekrosen und Mitosen unterschiedlichen Ausmaßes sowie ausgesprochen atypische Histiozyten ergänzen das Bild. Mitunter sind an ein histiozytäres Lymphom erinnernde undifferenzierte Areale erkennbar, aber auch fibröse Areale, die an ein Fibrosarkom denken lassen. Zur Sicherung der Diagnose sind daher manchmal spezielle Färbemethoden und eine elektronenmikroskopische Untersuchung erforderlich.

Therapie und Prognose. Intraossär lokalisierte maligne fibröse Histiozytome im Stadium IIB erfordern eine radikale Entfernung mit breitem Abstand zum Tumorgewebe. Ist dies nicht möglich, kommt als Alternative die Entfernung im Gesunden bzw. entlang der Tumorbegrenzung mit adjuvanter Chemotherapie in Betracht, die jedoch häufig wirkungslos bleibt. Insgesamt ist die Prognose mit Vorsicht zu stellen.

Fibrosarkom (B.)

Epidemiologie, Lokalisation und Klinik. Das Fibrosarkom des Knochens ist meist bei Jugendlichen und jungen Erwachsenen anzutreffen und entsteht i. d. R. als druckdolente Geschwulst in den langen Röhrenknochen.

Diagnostik. Im Röntgenbild zeigt sich eine unscharf begrenzte, destruktive, röntgentransparente metaphysäre Läsion: Tumoren im Stadium I brechen i. d. R. nicht aus dem Knochen aus und sind scharf begrenzt, während die malignen Tumoren eine unscharfe Begrenzung aufweisen und sich röntgenologisch als feinfleckige (mottenfraßähnliche) Destruktionen äußern.

Histologie. Das histologische Bild variiert je nach der Aggressivität des Tumors. Im Stadium I erinnert die geringgradige Pleomorphie und Anaplasie eher an ein aggressives, aber gutartiges desmoplastisches Fibrom. Im Stadium II tritt der Kollagenanteil in den Hintergrund; dafür bestehen ein größerer Zellreichtum sowie eine stärkere Atypie. Zur Sicherung der histologischen Diagnose ist bei schlecht differenzierten Tumoren mitunter eine elektronenmikroskopische Aufarbeitung erforderlich.

Therapie und Prognose. Im Stadium IA reichen extremitätenerhaltende Eingriffe mit entsprechendem Sicherheitsabstand, im Stadium IIB müssen Fibrosarkome hingegen mit onkologischer Radikalität weit im Gesunden entfernt und mit einer adjuvanten Chemo- oder Radiotherapie nachbehandelt werden. Auch bei den Fibrosarkomen im Stadium II ist die Prognose mit Vorsicht zu stellen.

Fibröses Histiozytom und Fibrosarkom

A. Malignes fibröses Histiozytom des Knochens

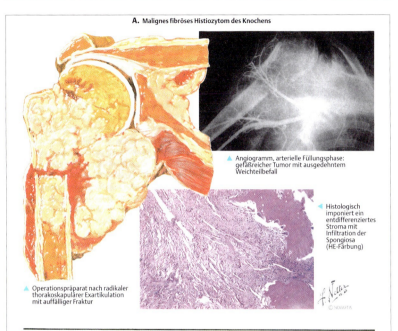

Angiogramm, arterielle Füllungsphase: gefäßreicher Tumor mit ausgedehntem Weichteilbefall

Histologisch imponiert ein entdifferenziertes Stroma mit Infiltration der Spongiosa (HE-Färbung)

Operationspräparat nach radikaler thorakoskapulärer Exartikulation mit auffälliger Fraktur

B. Fibrosarkom des Knochens

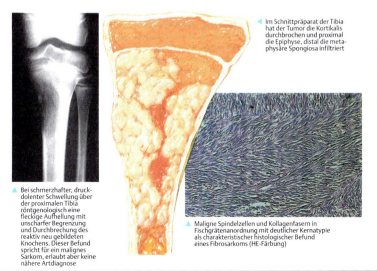

Im Schnittpräparat der Tibia hat der Tumor die Kortikalis durchbrochen und proximal die Epiphyse, distal die metaphysäre Spongiosa infiltriert

Bei schmerzhafter, druckdolenter Schwellung über der proximalen Tibia röntgenologisch eine fleckige Aufhellung mit unscharfer Begrenzung und Durchbrechung des Knochens. Dieser Befund spricht für ein malignes Sarkom, erlaubt aber keine nähere Artdiagnose

Maligne Spindelzellen und Kollagenfasern in Fischgrätenanordnung mit deutlicher Kernatypie als charakteristischer histologischer Befund eines Fibrosarkoms (HE-Färbung)

Maligne Knochentumoren

Epidemiologie, Lokalisation und Klinik

Das Ewing-Sarkom ist ein hochmaligner, von den nicht mesenchymalen Anteilen des Knochenmarks ausgehender Knochentumor. Es macht etwa 7% aller primären malignen Knochenerkrankungen aus, ist der vierthäufigste bösartige Knochentumor und übertrifft an Häufigkeit die Osteosarkom. Das Manifestationsalter liegt überwiegend zwischen dem 10. und 15. Lebensjahr. Betroffen sind bevorzugt Männer, aber nur selten Schwarze.

Die häufigste Lokalisation ist der Femurschaft. Der Häufigkeit nach folgen auf diesen Os ilium, Tibia, Humerus, Fibula und Rippen. Außerdem zeigt das Ewing-Sarkom eine Vorliebe für den Fibulaschaft, was insofern eigenartig anmutet, als dieser kein oder bestenfalls wenig blutbildendes Mark enthält. Im Becken lokalisierte Tumoren kommen typischerweise spät zur Diagnose, sind daher bereits größer und haben eine schlechtere Prognose.

Bei der Diagnosestellung liegt i. d. R. bereits ein Stadium IIB vor. Die initiale Symptomatik besteht in einem sich vergrößernden druckdolenten Knochenvorsprung mit einer ausgedehnten Weichteilschwellung sowie in konstitutionellen Beschwerden (Fieber, allgemeines Krankheitsgefühl, Gewichtsverlust, Apathie), Anämie, Leukozytose und einer erhöhten Blutkörperchensenkungsgeschwindigkeit.

Diagnostik

Röntgen. Röntgenologisch finden sich als Zeichen eines destruktiven Tumors feinfleckige Veränderungen am Schaft. Durch die Kortikalisbeteiligung nimmt das Periost ein zwiebelschalenartiges Aussehen an. Dabei handelt es sich um eine lamelläre periostale Knochenapposition, die bei einem bösartigen Tumor diagnostisch richtungsweisend ist. Differenzialdiagnostisch auszuschließen sind:
➤ die Osteomyelitis (S. 434ff),
➤ das osteolytische Osteosarkom,
➤ das eosinophile Granulom.

Szintigraphie und Angiographie. Szintigraphisch zeigt sich eine pathologisch vermehrte Anreicherung weit über die Grenzen des röntgenologisch fassbaren Defekts hinaus. Häufig sind multiple Skelettläsionen nachweisbar. Gefäßreichtum und Weichteilanteil lassen sich angiographisch beurteilen.

Computer- und Kernspintomographie. Damit werden die lokale Tumorausbreitung und die Beteiligung der Weichteile erfasst.

Histologie

Histologisch kennzeichnend sind kleine rundliche Tumorzellen mit großen, hyperchromatischen Kernen ohne deutliches Zytoplasma bei nur angedeuteter Zytoplasmamembran, die sich meist in groben Ballen oder großen Flächen gruppieren. Mitosen kommen reichlich vor. Typisch sind die in Pseudorosetten angeordneten Zellen. Die Diagnose wird durch eine positive Schiff (PAS-)Reaktion zum Nachweis von Glykogen gestützt und durch den elektronenmikroskopischen Befund bestätigt.

Therapie und Prognose

Seit Chemotherapie, Strahlentherapie und Resektionstherapie in verschiedenen Kombinationen ihre Wirksamkeit bewiesen haben, hat sich die Behandlung des Ewing-Sarkoms drastisch gewandelt. Die Metastasierung in die Lunge konnte weitgehend eingeschränkt werden, und die Überlebenschancen haben sich deutlich gebessert.

Zur lokalen Tumorausmerzung wird der radikalchirurgischen Entfernung gegenüber der Strahlentherapie immer dann der Vorzug zu geben sein, wenn
➤ der betroffene Knochen entbehrlich ist (z. B. die Fibula, eine Rippe oder das Schlüsselbein),
➤ unter der Strahlentherapie eine erhebliche Wachstumsdeformität zu erwarten wäre (z. B. bei jüngeren Kindern, wenn eine Epiphyse beteiligt ist),
➤ die Rehabilitation kaum Aussicht auf Erfolg verspricht (z. B. bei nicht knöchern verheilten Spontanfrakturen als Tumorkomplikation),
➤ sich eine lokale Vorbestrahlung als unwirksam erwiesen hat.

Postoperativ wird in vielen Fällen nachbestrahlt und zusätzlich chemotherapeutisch behandelt.

Ewing-Sarkom

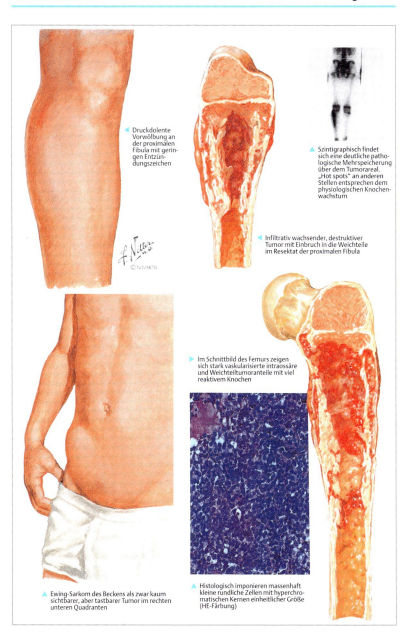

Druckdolente Vorwölbung an der proximalen Fibula mit geringen Entzündungszeichen

Szintigraphisch findet sich eine deutliche pathologische Mehrspeicherung über dem Tumorareal. „Hot spots" an anderen Stellen entsprechen dem physiologischen Knochenwachstum

Infiltrativ wachsender, destruktiver Tumor mit Einbruch in die Weichteile im Resektat der proximalen Fibula

Im Schnittbild des Femurs zeigen sich stark vaskularisierte intraossäre und Weichteiltumoranteile mit viel reaktivem Knochen

Ewing-Sarkom des Beckens als zwar kaum sichtbarer, aber tastbarer Tumor im rechten unteren Quadranten

Histologisch imponieren massenhaft kleine rundliche Zellen mit hyperchromatischen Kernen einheitlicher Größe (HE-Färbung)

Maligne Knochentumoren

Adamantinom (A.)

Epidemiologie, Lokalisation und Klinik. Als seltener Tumor unbekannter Genese ist das Adamantinom vorwiegend beim männlichen Geschlecht im Alter von 10–30 Jahren anzutreffen. In 90% aller Fälle sind Unterkiefer und Tibia betroffen, mitunter aber auch der Unterarm (insbesondere Radius), andere Röhrenknochen, Hände und Füße. Klinisch manifestiert sich das Adamantinom als derber, langsam größer werdender, lediglich minimal behindernder Tumor.

Diagnostik. Auf dem Röntgenbild imponieren multiple kleine ovale Kortikalisdefekte mit einem eindeutigen Skleroserand und einer Kortexverdickung. Typisch für das Adamantinom ist das seifenblasige Aussehen, das dadurch zustande kommt, dass die scharf begrenzten, unterkammerten Läsionen die Kortikalis in die Weichteile drängen. Zur Differenzialdiagnose gehören:
- das Chondromyxoidfibrom,
- das ossifizierende Fibrom,
- die monostotische fibröse Dysplasie (S. 502).

Bei der Dignitätsbestimmung findet sich ein Tumor niedrigen Malignitätsgrades im Stadium IA. Mit konventionellen Schichtaufnahmen lassen sich zwar die kortikalen Aufhellungen gut darstellen. Exakten Aufschluss über die Ausbreitung des Tumors entlang der Markhöhle bzw. in die benachbarten Weichteile erhält man jedoch nur mit der Computer- oder Kernspintomographie.

Histologie. Histologisch bieten Adamantinome ein pseudoglanduläres Aussehen, das an rundliche glanduläre Gewebsinseln mit strang- oder palisadenartig um einen schlitzförmigen Raum angeordneten Zelllagen erinnert. Diese Zylinderepithelformationen liegen in einem dichten fibrösen Stroma.

Therapie und Prognose. Als Behandlung der Wahl ist die radikale Entfernung weit im Gesunden anzusehen. Dabei wird meistens eine Segmentresektion (z. B. der Tibia) vorgenommen und der Defekt mit Auto- oder Homotransplantaten rekonstruiert. Die Resektion muss auf jeden Fall das Periost mit einschließen. Bei einem konservativeren Vorgehen, also der Kürettage und der nicht radikalen Entfernung, sind Rezidive vorprogrammiert. Diese machen letzten Endes eine Amputation erforderlich. Mitunter kommt es auch zur Metastasierung in die Lunge. Bei adäquater Behandlung ist die Prognose günstig.

Riesenzellsarkom (B.)

Definition, Epidemiologie und Pathogenese. Als Riesenzellsarkom wird die hochmaligne Form des gutartigen Riesenzelltumors bezeichnet. Es entsteht in den meisten Fällen nicht durch Transformation eines präexistenten gutartigen Tumors, sondern primär als Sarkom. Wie bei seinem gutartigen Gegenstück sind vorwiegend jüngere Erwachsene betroffen.

Diagnostik. Das aggressive Verhalten des Tumors zeigt sich sowohl röntgenologisch als auch histologisch. Die Dignitätsbestimmung lässt keine Differenzierung gegenüber anderen hochmalignen Tumoren im Stadium IIB zu, sodass die Artdiagnose lediglich aufgrund der epiphysären Lokalisation vermutet werden kann. Das histologische Bild wird von ausgesprochen unruhigem Stroma mit zahlreichen mitotischen Figuren und großen, bizarr geformten, mehrkernigen Riesenzellen sowie Nekrosen beherrscht.

Therapie und Prognose. Wie alle anderen Tumoren im Stadium II muss das Riesenzellsarkom onkologisch radikal mit breitem Sicherheitsrand entfernt werden. Auch hier hat das vorsichtige Vorgehen mit Kürettage des Tumors in den meisten Fällen Rezidive zur Folge. Auch die an sich schon hohe Inzidenz von Lungenmetastasen dürfte noch höher zu veranschlagen sein, wenn das Riesenzellsarkom als gutartiger Riesenzelltumor des Knochens fehlgedeutet und dementsprechend kürettiert wird. In derartigen Fällen ist weder für die adjuvante Strahlen- noch für die adjuvante Chemotherapie eine Wirksamkeit belegt, sodass nach inadäquater Erstoperation nur noch die Amputation oder radikalchirurgische Resektion in Betracht kommt.

Adamantinom und Riesenzellsarkom

A. Adamantinom

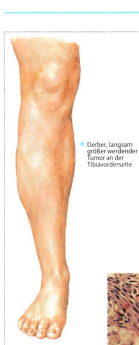

Derber, langsam größer werdender Tumor an der Tibiavorderseite

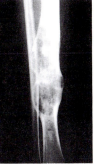

Im Röntgenbild findet sich eine kraterförmige Aufhellung mit seifenblasenartigen Auftreibungen und einer marginalen Sklerose

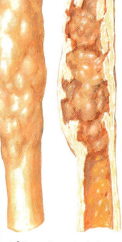

Äußerer und innerer Aspekt eines exzidierten Tibiasegments

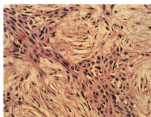

Histologisch imponieren durch spindelzellige Areale voneinander getrennte pflastersteinartige Epithelzellformationen (HE-Färbung)

B. Riesenzellsarkom

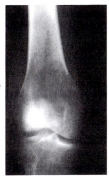

Hämorrhagischer metaphysär-epiphysärer Tumor im distalen Femur hat den Kortex durchbrochen

Im Röntgenbild weist der Tumor Weichteildichte und einen unscharfen Rand auf

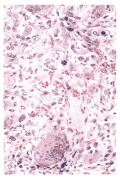

Bei starker Vergrößerung sind histologisch typische Riesenzellen mit reichlich mitotischen Figuren erkennbar (HE-Färbung)

Tumoren

Tumorähnliche Erkrankungen

Epidemiologie, Lokalisation und Pathogenese

Bei der juvenilen (einkammerigen) Knochenzyste handelt es sich um einen von einer Membran ausgekleideten und mit klarer, gelber Flüssigkeit gefüllten Hohlraum. Das Manifestationsalter liegt zwischen dem 4. und 10. Lebensjahr; Prädilektionsstellen sind die Metaphysen der Röhrenknochen, v. a. des proximalen Humerus (50% aller Fälle), des proximalen Femurs und der proximalen Tibia. Beschwerden werden nur bei Frakturen angegeben. Man unterscheidet:

- *Aktive Zysten:* entstehen vor dem 10. Lebensjahr, vergrößern sich in unmittelbarer Epiphysennähe, besitzen eine dünne Kortikalisschale und sind häufig Ausgangspunkt von Frakturen.
- *Latente Zysten:* liegen nach dem 12. Lebensjahr in 1–2 cm Entfernung von der Epiphyse und besitzen eine dickere Knochenwand. Sie bleiben entweder stationär oder verkleinern sich, bieten Zeichen der Heilung oder Ossifikation und haben ein geringeres Frakturrisiko.

Diagnostik

Röntgen. Bei der Röntgenuntersuchung zeigt sich ein zentraler, scharf begrenzter, röntgentransparenter metaphysärer Defekt von symmetrischer Form, der i. d. R. nicht septiert oder unterkammert ist. Die Metaphyse erscheint aufgetrieben, die Kortikalis erheblich verdünnt, sodass eine Prädisposition für Frakturen besteht. Bei einer Frakturierung werden die eierschalendünnen Fragmente oft in den Zystenhohlraum verlagert.

Differenzialdiagnose. Es kommen die fibröse Dysplasie (S. 502) und die aneurysmatische Knochenzyste (S. 500) in Betracht. Bei der fibrösen Dysplasie ist die Aufhellung der Zyste milchglasartig, nicht homogen, die monostotischen Herde liegen exzentrisch und nicht zentral und befinden sich außerdem in der Diaphyse und nicht in der Metaphyse.

Staging-Untersuchungen sind nur angezeigt, wenn die Röntgenaufnahmen keinen sicheren Befund ergeben. Im Gegensatz zur fibrösen Dysplasie mit ihrer homogenen Traceranreicherung zeigen Knochenzysten szintigraphisch nur in den Randbezirken eine Mehrspeicherung. Bei der Angiographie stellt sich der Zystenhohlraum als Kontrastmittelaussparung dar; nur in den peripheren Weichteilen kommt es zu einer geringen Kontrastmittelzeichnung. Auch dies steht im Gegensatz zum Gefäßreichtum bei der fibrösen Dysplasie. Gesichert wird die Diagnose durch Aspiration von strohfarbener Zystenflüssigkeit bei der Nadelbiopsie.

Druckmessung. Sie dient der Beurteilung des Stadiums: Bei einem Innendruck von 30 cm H_2O und darüber gilt die Zyste als aktiv. In eine aktive Zyste injizierter röntgendichter Farbstoff fließt innerhalb weniger Minuten in das venöse System ab. Latente Zysten enthalten eine viskösere Zystenflüssigkeit. Ihr Innendruck ist niedriger, zeigt keine Pulsationen und entspricht annähernd dem Venendruck (6–12 cm H_2O). Außerdem ist ihre Verbindung zum venösen Kreislauf nicht so gut ausgebildet, sodass das Kontrastmittel langsamer abfließt.

Histologie

Aktive Zysten haben einen schmalen sklerotischen Randsaum, der von einer mesothelialen Membran ausgekleidet wird. Die Innenseite der Knochenwand trägt oft einen Osteoklastenbesatz. Zwischen der Membran und der Osteoklastenschicht befindet sich Fettgewebe mit Fibroblasten und mehrkernigen Riesenzellen. Latente Zysten haben eine dickere Membran, eine geringere Osteoklastenaktivität, weniger Riesenzellen und einen dickeren sklerotischen Rand.

Therapie und Prognose

Bei juvenilen Zysten besteht die Behandlung in der Kürettage und Auffüllung. Die Rezidivrate ist mit 40–50% bei aktiven Zysten hoch, beträgt bei latenten hingegen nur 10%. Bei der Behandlung mit Kortisoninjektionen in die Zyste wird davon ausgegangen, dass Kortikosteroide die mesotheliale Auskleidung stabilisieren und damit die Ausheilung der Zyste fördern. Dabei wird zunächst Zystenflüssigkeit steril mit einer perkutanen Kanüle abgelassen (Druckentlastung) und dann 80–200 mg Methylprednisolonazetat in den Hohlraum appliziert. Meistens sind mehrfache Kortisongaben notwendig.

Juvenile Knochenzyste

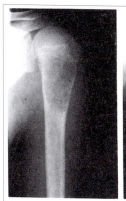

Röntgenaufnahme zeigt die für eine in Epiphysennähe lokalisierte juvenile Knochenzyste typische Aufhellung im proximalen Humerus

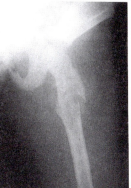

Spontanfraktur des Schenkelhalses in Zystenhöhe bei einem 16-Jährigen

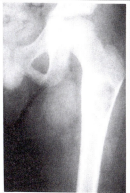

Derselbe Fall 7 Monate später. Frakturheilung abgeschlossen, Zystenhohlraum nach Ruhigstellung der Extremität verödet

Zwei-Kanülen-Technik zur Injektion von Kortison in den Zystenhohlraum nach Kontrastmitteldarstellung

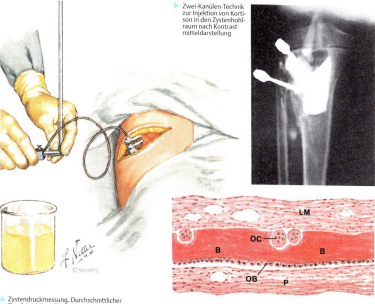

Zystendruckmessung. Durchschnittlicher Druck in aktiven Zysten 30 cm H_2O mit herzfrequenzsynchronen Pulsationen. In latenten Zysten Druck wesentlich niedriger ohne Pulsationen. Auffällig die aus der Zyste aspirierte klare, gelbe Flüssigkeit

Stark vergrößerter Schnitt durch die Zystenwand: Unter der die Zyste auskleidenden Membran (LM) sind durch Osteoklastenaktivität (OC) Resorptionsdefekte im Knochensaum (B) entstanden. Subperiostal (P) hat sich auf dem Knochen ein aktiver Osteoblastensaum (OB) gebildet (HE-Färbung)

Definition, Epidemiologie und Lokalisation

Bei der aneurysmatischen Knochenzyste handelt es sich um eine tumorartige Proliferation von vaskulärem Gewebe, das einen mit Blut gefüllten zystischen Hohlraum umschließt. Betroffen sind vorwiegend Jugendliche und junge Erwachsene. Die Erkrankung manifestiert sich in den metaphysären Abschnitten der Röhrenknochen, im Becken und in den Wirbelkörpern und tritt mitunter sekundär auf dem Boden bestehender gut- oder bösartiger Knochenaffektionen auf.

Diagnostik

Röntgen. Typisch ist eine strahlendurchlässige Läsion mit ballonförmiger Auftreibung des Kortex. Dabei wird die durch die reaktive periostale Knochenneubildung gegebene Begrenzung normalerweise nicht überschritten. Bei Kindern brechen die gutartigen Zysten hin und wieder in Gelenkflächen oder Epiphysen ein. Daher sind bei Zeichen einer epiphysären Penetration eingehende Staging-Untersuchungen zum Ausschluss eines Malignoms angezeigt. In die röntgenologische Differenzialdiagnose sind die juvenile Knochenzyste (S. 498), der Riesenzelltumor des Knochens, das teleangiektatische Sarkom und das Angiosarkom einzubeziehen.

Szintigraphie. Während beim Osteosarkom und bei anderen Tumoren mit hohem Malignitätsgrad in der gesamten Läsion eine hohe Aktivitätsdichte nachweisbar ist, findet sich bei der aneurysmatischen Knochenzyste eine intensive Isotopenanreicherung nur in den Randbezirken bei normaler Hintergrundaktivität bzw. Minderspeicherung im Zentrum.

Computer- und Kernspintomographie. Damit ist die exakte anatomische Ausbreitung und die Dichte der Läsion, v. a. aber der auf Nativaufnahmen nicht eindeutig abgrenzbare schmale sklerotische Randsaum darstellbar. Eine computertomographisch fassbare Flüssigkeitsspiegelbildung sichert die Diagnose.

Angiographie. Sie lässt v. a. in der späten venösen Füllungsphase eine massive Gefäßneubildung in der Peripherie bei ausgesprochener Gefäßarmut im Zentrum erkennen.

Histologie

Bildet sich der Tumor sekundär im Gefolge einer gutartigen Veränderung, zeigt er die für eine aneurysmatische Knochenzyste typischen histologischen Merkmale. Bei der sekundär nach malignen Prozessen auftretenden Knochenzyste wird das histologische Bild hingegen von der malignen Grundkrankheit geprägt. Makroskopisch findet sich eine vaskuläres Gewebe umschließende dünne, bläuliche reaktive Knochenschale. Die von proliferierendem Gewebe gebildete Auskleidung aneurysmatischer Knochenzysten lässt sich oft nur schwer von der beim Riesenzelltumor des Knochens abgrenzen. Sie enthält gutartiges stromales Gewebe, Riesenzellen und reichlich Hämosiderin. In aller Regel sind ausgedehnte Gefäßräume sichtbar, die einen Riesenzellbesatz aufweisen und mit koaguliertem Blut gefüllt sind. Aufgrund der vielen Riesenzellen werden aneurysmatische Knochenzysten häufig zunächst für Riesenzelltumoren des Knochens gehalten. Sind die genannten histologischen Auffälligkeiten auch bei anderen Läsionen nachweisbar, z. B. beim Chondroblastom, Osteoblastom, Osteosarkom, eosinophilen Granulom und nicht ossifizierenden Fibrom, wird von sekundären aneurysmatischen Knochenzysten gesprochen.

Therapie und Prognose

Bei den meisten aktiven aneurysmatischen Knochenzysten besteht die Behandlung in der Kürettage und Spanauffüllung. Dabei muss aber eine Rezidivrate von nicht weniger als 20–30 % in Kauf genommen werden. Infolgedessen ist die Entfernung entlang der Tumorbegrenzung oder die Exzision weit im Gesunden vorzuziehen. Da dies am Becken oder an der Wirbelsäule oft schwierig ist, werden zur Senkung der Rezidivrate Knochenzement oder kältechirurgische Methoden angewendet.
Bei der Eröffnung einer aktiven Zyste können massive Blutungen auftreten, die erst sistieren, wenn die Zystenauskleidung vollständig entfernt ist. Blutungsherde in der Knochenhöhle nach Ausschälung der Zyste werden koaguliert. Primäre aneurysmatische Knochenzysten haben eine ausgezeichnete Prognose. Rezidive lassen sich i. d. R. ohne weiteres mit ausgedehnteren Kürettagen oder mit einer Exzision beheben.

Aneurysmatische Knochenzyste

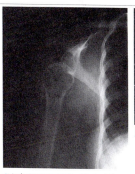

In der Röntgenaufnahme ist eine Aufhellung im proximalen Humerus mit der charakteristischen gekammerten, ballonförmigen Auftreibung zu erkennen

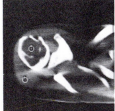

Mit der Computertomographie können Grenzen und Dichte der Läsion erfasst werden

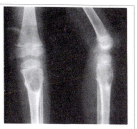

A.-p. und Seitenaufnahme: aneurysmatische Knochenzyste in der proximalen Tibia

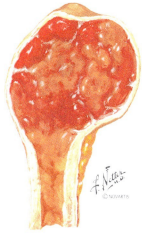

Schnittpräparat zeigt Ballonform, sklerotischen Randsaum und charakteristische Kammerung. Buchten sind mit koaguliertem Blut gefüllt

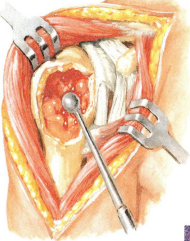

Zyste wird vor Auffüllung mit Spongiosaspänen ausgekürettiert

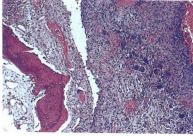

Histologisches Bild: spindelzelliges (gutartiges) Stroma, eingestreute Riesenzellen und Knochenfragmente (HE-Färbung)

Tumoren

Tumorähnliche Erkrankungen

Epidemiologie, Lokalisation und Klinik

Bei der fibrösen Dysplasie handelt es sich um eine Knochenfehldifferenzierung unter Bildung von unreifem fibrösen Gewebe und kleinen Trabekelknochenfragmenten. Die Erkrankung manifestiert sich typischerweise im jugendlichen Alter und zeigt eine geringe Bevorzugung des weiblichen Geschlechts. Sie kommt monostotisch, also an nur einem Knochen, oder polyostotisch mit Befall mehrerer Knochen vor. Mitunter finden sich als Begleiterscheinungen bei Mädchen eine Pubertas praecox und eine milchkaffeeartige Pigmentierung der Haut (Albright-Syndrom).

Monostotische Herde sind im Allgemeinen im proximalen Femur, in der proximalen Tibia, im Unterkiefer und in den Rippen lokalisiert. Die polyostotische Form manifestiert sich i.d.R. früher und kann auf eine Körperhälfte beschränkt bleiben oder generalisiert die Röhrenknochen, Hände, Füße und das Becken befallen. Charakteristisch für die fibröse Dysplasie ist bei ausgedehntem Befall des proximalen Femurs die „Hirtenstabdeformität": Durch den dysplastischen Prozess wird der Knochen so weit geschwächt, dass selbst unter normaler Belastung Deformitäten und häufig auch Spontanfrakturen auftreten. Schmerzhafte Belastungsfrakturen kommen besonders häufig am Schenkelhals vor. Die Frakturheilung erfolgt im dysplastischen Knochen zwar ungestört. Da aber auch der Kallus dysplastisch ist, setzt sich die Erkrankung fort.

Diagnostik

Röntgen. Typisch ist eine milchglasartige Trübung, die auf die mangelhafte Mineralisation des unreifen, dysplastischen Knochens zurückzuführen ist. Kleine monostotische Herde sind nicht immer ohne weiteres von anderen gutartigen Läsionen abzugrenzen. Bei den ausgedehnten polyostotischen Formen kann mit der charakteristischen milchglasartigen Trübung und mit erheblichen Deformitäten gerechnet werden.

Die Herde gehen stets vom Zentrum der Metaphyse oder von der Diaphyse aus, bestehen aus trabekulärem Knochen, werden von einem dicken sklerotischen Saum begrenzt und vergrößern sich mit fortschreitender Krankheitsdauer.

Szinti- und Tomographien. Bei der Knochenszintigraphie findet sich eine intensive Speicherung, die exakt der röntgenologischen Tumorausdehnung entspricht. Auf Schichtaufnahmen zeigen sich die großflächigen Herde. Die Computertomographie gibt Aufschluss über das Ausmaß des Befalls und lässt die milchglasartige Trübung besser erkennen.

Histologie

Makroskopisch imponiert ein weiches dysplastisches Gewebe mit kleinen „sandigen" dysplastischen Knochenfragmenten. Im Tumorinneren finden sich mitunter ausgedehnte zystische Hohlräume oder kleine Knorpelknötchen. Für das histologische Bild typisch sind in einer Grundsubstanz aus fibrösem Bindegewebe regellos verstreute, kleine unreife Knochenfragmente („wie Buchstabensuppe"). Die unreifen Trabekel tragen im Gegensatz zum ossifizierenden Fibrom keinen Osteoblastenbesatz, enthalten keine Kittlinien und zeigen offensichtlich nicht nach den Belastungstrajektorien aus. Das normale Knochenmark wird durch locker geschichtetes unreifes fibröses Stroma ersetzt, in dem sich Kapillargefäße in unterschiedlicher Zahl finden.

Therapie und Prognose

Da sich nach einer Kürettage i.d.R. wieder dysplastischer Knochen bildet, ist die Prophylaxe von Deformitäten und Frakturen entscheidend. Dazu werden die Defekte mit autologen Kortikalisspänen (aus der Fibula) aufgefüllt, die sich nach der Einheilung minimal umbauen. Als Alternativen kommen die Auffüllung mit homologem Knochen oder eine Marknagelung zur Stabilisierung in Betracht. Die Stabilisierung mit Kortikalis ist v.a. in stark belasteten Knochenarealen, z.B. im Schenkelhals, anzuraten.

Monostotische Herde haben eine sehr günstige Prognose, während polyostotische Tumoren i.d.R. aktiver bzw. aggressiver bleiben und somit problematischer sind. Bei der polyostotischen Dysplasie ist die Inzidenz einer malignen Transformation zu Osteosarkomen oder Fibrosarkomen zwar an sich gering, aber im Vergleich zu den monostotischen Herden doch signifikant höher.

Fibröse Dysplasie

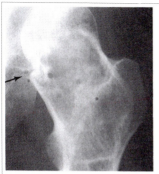

▲ Pathologische Fraktur des Schenkelhalses mit typisch milchglasartigem Aussehen des Knochens

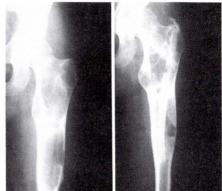

▲ Schwere monostotische fibröse Dysplasie des Femurs im prä- (links) und postoperativen Röntgenbild. Die Behandlung erfolgte zur Frakturprophylaxe mit Kortikalis aus der Fibula

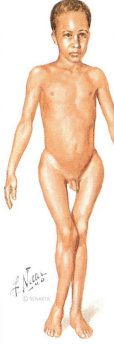

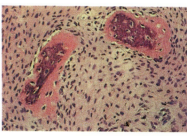

▶ Histologisch findet sich dichtes fibröses Gewebe mit eingestreuten Knocheninseln, deren Trabekel keinen Osteoblastenbesatz tragen (HE-Färbung)

▲ Hüftgelenksverbiegung infolge hirtenstabförmiger Deformität beider Schenkelhälse. Auch die rechte Tibia ist verbogen

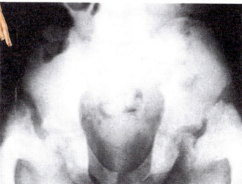

▲ Röntgenologisches Bild einer beidseitigen Hirtenstabdeformität. Kann mit, aber auch ohne die anderen Stigmata des Albright-Syndroms (Café-au-lait-Flecken und Pubertas praecox bei Mädchen) vorhanden sein

Tumoren

Generalisierte Fehlbildungen

Skelettdysplasien 506

Bindegewebsstörungen .. 518

Entwicklungs-
und Differenzierungs-
störungen 520

Skelettdysplasien

Einordnung

Angeborene Skelettentwicklungsstörungen können sich in ca. 130 unterschiedlichen Krankheitsbildern äußern. Sie sind insgesamt selten. Man unterscheidet:
- *Hypo- und Hyperplasien,* bei denen einzelne oder mehrere Knochen des Skeletts in der Größe, nicht aber in ihrer Form verändert sind (z. B. Riesenwuchs),
- *Dysplasien,* die auch als Gewebedefekte bezeichnet werden, weil ihnen eine systemische Entwicklungsstörung des Knochens oder Knorpels zugrunde liegt (z. B. Osteogenesis imperfecta),
- *Dysostosen,* die als Organdefekte bezeichnet werden, weil bei ihnen nur einzelne Knochen betroffen sind (z. B. Klippel-Feil-Syndrom, S. 424) und
- *Dystrophien,* bei denen der Stoffwechsel des Knorpels und/oder Knochens primär oder sekundär gestört ist (z. B. Mukopolysaccharidosen, S. 552).

Dysplasien können entsprechend ihrer Lokalisation in epi-, meta-, diaphysäre und Dysplasien der Wachstumsfuge eingeteilt werden.

Ätiologie, Epidemiologie und Formen

Die Osteogenesis imperfecta hat lange Zeit als Skelettkrankheit gegolten, dürfte aber sämtliche Gewebe des Körpers betreffen. Ihre primäre Ursache liegt wahrscheinlich in Kollagendefekten. Das mit einer Inzidenz von 1 von 20 000 Geburten relativ seltene Krankheitsbild stellt an die – ausschließlich klinische – Diagnostik hohe Anforderungen, zumal das Erscheinungsbild, zu dem v. a. eine extreme Knochenbrüchigkeit und blaue Skleren gehören, ausgesprochen unterschiedlich ist.

Die Erkrankung lässt sich nach Sillence (1981) im Wesentlichen 2 Formen zuordnen:
- dem familiären Typ bzw. Sillence-Typ I, also der Osteogenesis imperfecta tarda Typ Lobstein nach der älteren Nomenklatur,
- dem sporadischen Typ bzw. Sillence-Typ IV, also der Osteogenesis imperfecta congenita Typ Vrolik,
- als Typ II und Typ III nach Sillence werden ausgesprochen seltene, mitunter tödliche Erbkrankheiten mit autosomal rezessivem Erbgang und massiver Skelettbeteiligung bezeichnet.

Familiärer Typ (Spätform)

Vererbung. Sie wird autosomal dominant vererbt. Das Erkrankungsrisiko beträgt bei jeder Schwangerschaft 50%. Interessanterweise bleibt der Schweregrad der Erkrankung von Generation zu Generation annähernd gleich. Bei der zum Termin erfolgenden Geburt sind die Kinder i. d. R. normal groß, haben aber oft blaue Skleren. Frakturen können bereits bei der Geburt vorhanden sein.

Knochenbau. Trotz der insgesamt geringeren Knochenlänge finden sich an den Epiphysenfugen makroskopisch keine Veränderungen. Knochendeformitäten unterschiedlichen Schweregrades sind auf belastungsbedingte Verbiegungen und rezidivierende Brüche zurückzuführen. An der Wirbelsäule imponiert eine Osteoporose mit Flach- oder Keilwirbelbildungen. Häufig besteht eine geringgradige Skoliose. Die Körpergröße bleibt infolge der Störung des Skelettwachstums i. d. R. hinter der Norm zurück.

Die betroffenen Kinder sind i. d. R. schmächtig, mitunter aber auch recht schwer. Bei schmächtiger Muskulatur weisen die Bänder meist eine deutliche Laxität auf. An den oberen Extremitäten bleibt die Form außer bei wiederholten Frakturen ein und desselben Knochens relativ unverändert, an den unteren finden sich hingegen stets zumindest mäßiggradige Verbiegungen, die an der Tibia am deutlichsten hervortreten. Durch multiple Frakturen können schwere Verformungen zustande kommen.

Skleren und Zähne. Die Skleren bleiben auch später i. d. R. schwach blau. Die Zähne sind entweder unauffällig oder mit blauen Rändern opaleszierend, wobei alle Mitglieder betroffener Familien das gleiche Zahnbild bieten.

Gehfähigkeit. Mitunter wird bei der Osteogenesis imperfecta Typ I, also bei der Spätform, das Gehen erst spät erlernt. Die meisten Patienten sind jedoch voll gehfähig und benötigen meist keine Hilfe.

Intelligenz. Auffällig ist die unveränderte Intelligenz. Die Kinder erbringen meist gute schulische Leistungen und sind voll in die Gemeinschaft integriert.

Osteogenesis imperfecta I

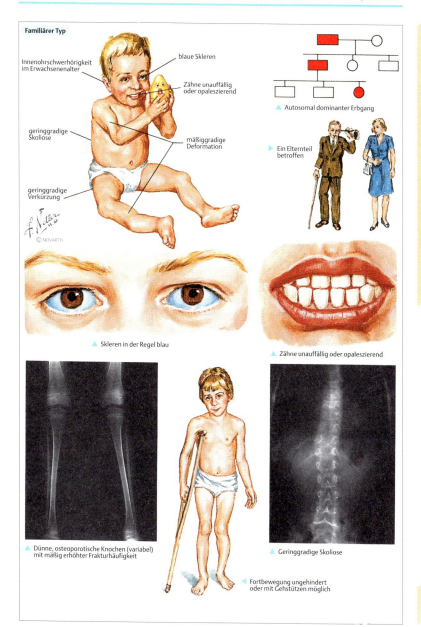

Skelettdysplasien

Sporadischer Typ (Frühform)

Der häufig auch als Osteogenesis imperfecta congenita (Vrolik) bezeichnete sporadische Typ (Sillence-Typ IV) entspricht einer Neumutation. Die betroffenen Kinder haben ein niedriges bis normales Geburtsgewicht.

Skleren. Die bei der Geburt vorhandene Blaufärbung der Skleren gibt sich meist im Laufe der Zeit. Weiße Skleren werden ebenfalls beobachtet.

Knochenbau. Bereits bei der Geburt weisen die Gliedmaßen meist starke Verbiegungen und zahlreiche Frakturen auf. Die Knochen sind oft verbreitert und bei unregelmäßiger Kontur verkürzt, die Epiphysenfugen meist stark verformt. Infolge einer Flach- und Keilwirbelbildung nimmt die Wirbelsäule letztendlich eine deutliche Krümmung an. Die Bänder sind im Allgemeinen schlaff, die Muskeln schmächtig. Von den an den unteren Extremitäten meist vorhandenen hochgradigen Deformierungen bleiben die oberen Gliedmaßen mitunter verschont. Zum allgemeinen Habitus gehören jedoch Kurzstämmigkeit, Verkürzung der Gliedmaßen und ein relativ großer Kopf. Die Wachstumsstörung ist das hervorstechendste Kennzeichen des sporadischen Typs. Sie ist bei schwer betroffenen Säuglingen sehr bald festzustellen.

Gehfähigkeit. Auch bei ausgeprägtem Schweregrad der Erkrankung sind manche Kinder unter Zuhilfenahme von Gehstützen oder Orthesen gehfähig, einige wenige sogar ohne Hilfsmittel. Die Mehrzahl ist jedoch auf den Rollstuhl angewiesen.

Intelligenz. Wie beim familiären Typ ist die Intelligenz auch beim sporadischen Typ i.d.R. unverändert. Die Kinder bewähren sich in der Schule trotz ihrer geringen Größe recht gut und sehen ihrer Zukunft trotz ihrer Behinderungen positiv entgegen.

Mischtyp. In Einzelfällen kommt ein Mischtyp mit den Merkmalen der familiären und der sporadischen Form vor. Mitunter tritt der familiäre Typ als Neumutation auf und wird dann von dem Betroffenen weitervererbt. Meist ist jedoch eine eindeutige Zuordnung zum familiären bzw. sporadischen Typ möglich.

Therapie und Diagnostik

Frakturen. Mit der orthopädischen Versorgung wird nicht nur eine Entlastung angestrebt, sondern eine weitgehende Selbstständigkeit. Bei Kleinkindern können Frakturen im Allgemeinen konservativ mit dicken Binden behandelt werden; größere Kinder und Jugendliche brauchen starre Schienen oder Korsette. Schwere Deformierungen und rezidivierende Knochenbrüche machen eine operative Stabilisierung der Röhrenknochen mit einer Marknagelung erforderlich, die sich für Femur, Tibia und Humerus besser eignet als für die kleinen Knochen. Die Marknagelung ist zwar eine Hilfe, aber keine Garantie für die Gehfähigkeit. Sie bewährt sich v.a. zur Korrektur schwerer Deformierungen und zur Versorgung wiederholter Knochenbrüche.

Da sich eine Betätigung der Muskulatur günstig auf die Knochenqualität auswirkt, ist sie eigentlich immer zu empfehlen, während eine Immobilisierung mit oder ohne Operationen möglichst zeitlich begrenzt werden sollte.

Skoliose. Die im Rahmen einer Osteogenesis imperfecta unweigerlich auftretende Skoliose (s.a. S. 394ff) erfordert bereits frühzeitig entsprechende Maßnahmen an der Wirbelsäule. Da Korsette und Stützmieder i.d.R. wirkungslos bleiben, kann einer hochgradigen Verkrümmung nur durch eine Spondylodese vorgebeugt werden. Mechanische Hilfen, die das gesamte Spektrum von Einlagebrettern für das Kinderbett bis hin zu speziellen Autoarmaturen umfassen, ermöglichen es den Betroffenen, alltägliche Verrichtungen selbstständig auszuführen; sie sind mit Bedacht gemeinsam mit dem Patienten und/oder seinen Eltern zu wählen.

Pränatale Diagnostik. Trotz der erweiterten Kenntnis des bei der Osteogenesis imperfecta vorhandenen genetischen Musters gibt es nach wie vor keinen zuverlässigen Test zum pränatalen Nachweis der Erkrankung. Bei bestehender Gefährdung vermögen jedoch radiologische und sonographische Untersuchungsmethoden zur Früherkennung der Erkrankung bereits beim Feten beizutragen.

Osteogenesis imperfecta II

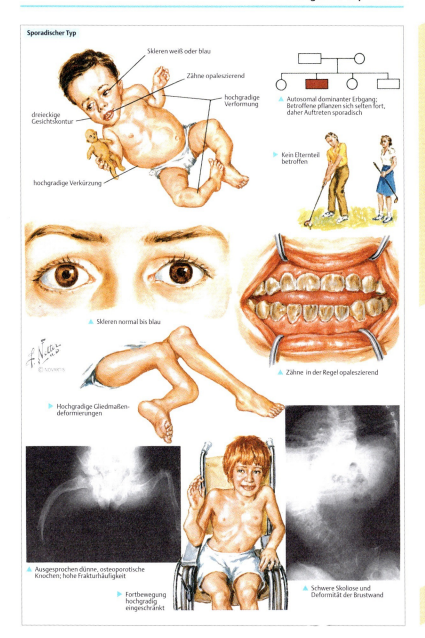

Skelettdysplasien

Aus dem Studium seltener Erbkrankheiten lassen sich oft vertiefte Einblicke in die normale Physiologie gewinnen. So hat z.B. die Erforschung der Osteopetrose, die entsprechend der Einteilung auf S. 506 eine metaphysäre Skelettdysplasie darstellt, wesentlich zum Verständnis von Struktur und Funktion der Osteoklasten beigetragen.

Ätiologie, pathologische Anatomie und Klinik

Die erstmals von Albers-Schönberg beschriebene Osteopetrose umfasst eine Reihe verwandter, durch eine Störung der osteoklastischen Knochenresorption gekennzeichneter Krankheitsbilder. Sie kommt beim Menschen in 2 Formen vor:

Gutartige Form. Die gutartige bzw. adulte Form wird autosomal dominant vererbt, kann aber auch als Spontanmutation auftreten. Sie geht bei uneingeschränkter Lebenserwartung mit lediglich minimalen Behinderungen einher und wird i. d. R. als Zufallsbefund bei einer Röntgenuntersuchung aus anderen Gründen entdeckt, bei der die für die Osteopetrose typischen homogenen Knochenverschattungen auffallen. Die Betroffenen sind zwar meist beschwerdefrei, tragen aber wegen des Überwiegens von verkalkter Knorpel- gegenüber verkalkter Knochensubstanz ein erhöhtes Frakturrisiko.

Maligne Form. Das schwere Krankheitsbild liegt bei der kongenitalen malignen Form vor, die autosomal rezessiv vererbt wird und bereits im frühen Kindesalter zum Tod führt, der infolge von Komplikationen, darunter Anämien, Blutungen und Infekte, eintritt.

Kennzeichen dieser Form ist ein totales Versagen der Osteoklastenaktivität, das sich in verschiedensten hämatologischen, neurologischen, radiologischen, histologischen und metabolischen Veränderungen zeigt:

➤ *Extramedulläre Hämatopoese:* Durch den bei normaler osteoblastischer Knochenbildung gestörten osteoklastischen Knochenabbau häufen sich mineralisierte Knochenmatrix (Osteoid) und Chondroid an, sodass die Markräume eingeengt werden. Dadurch kommt es zu einer verstärkten extramedullären Hämatopoese mit hochgradiger Hepatosplenomegalie, Anämie durch Knochenmarkmangel, Thrombozytopenie und Erythroblastose.

➤ *Einklemmung der Hirnnerven:* Die eingeengten Markräume und verdickten Knochen führen zur Einklemmung der Hirnnerven in den Schädellöchern. Dadurch entstehen z. B. Optikusatrophie mit Erblindung, Ertaubung und Hirnnervenparesen. Auch Hirnatrophien und Hydrozephalus sind beobachtet worden.

➤ *Knochenstoffwechsel:* Trotz der erhöhten Skelettdichte sind die Knochen infolge des Überwiegens an verkalkter Knorpelsubstanz brüchig. Spontanfrakturen treten dementsprechend häufig auf. Paradoxerweise sind bei Kindern mit einer kongenitalen malignen Osteopetrose auch rachitische Veränderungen angegeben worden: Bei Mangelernährung entsteht durch die Sequestrierung von Mineralen und das Ausbleiben des Knochenabbaus eine chronische Hypokalzämie, die ihrerseits zu einer Mineralisationsstörung am Epiphysenknorpel und an den Diaphysen führt. Selbst auf den sekundär auftretenden Hyperparathyreoidismus (S. 540) und den Vitamin-D-Überschuss reagieren die Osteoklasten nicht.

Therapie

Die Knochenmarktransplantation stellt derzeit bei der schweren kongenitalen Form der Erkrankung die aussichtsreichste Therapie dar. An vor der Transplantation gewonnenen Beckenkammbiopsien ist meist zu erkennen, dass die Markräume fast vollständig mit zahlreichen, nicht resorbierten, verkalkten Knorpelspangen aufgefüllt sind. Die zahlreich vorhandenen Osteoklasten sind funktionslos. Einige Monate nach erfolgter Knochenmarktransplantation ist sowohl radiologisch als auch histologisch eine Besserung des Krankheitsprozesses mit Wiedereinsetzen des physiologischen Knochenabbaus und des Remodelings feststellbar.

Kommt eine Knochenmarktransplantation nicht in Frage, kann die Osteoklastenaktivität mit 1α,25-Dihydroxycholecalciferol (1α,25-(OH)$_2$-CC), einer hochwirksamen knochenabbauenden Substanz, aktiviert werden.

Osteopetrose

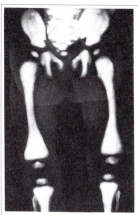

Homogene Verschattung der Knochen ohne erkennbare Markräume

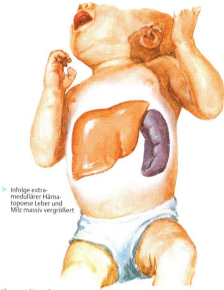

Infolge extramedullärer Hämatopoese Leber und Milz massiv vergrößert

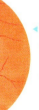

Optikusatrophie und Erblindung infolge der Kompression des N. opticus durch Einengung des Canalis opticus. In analoger Weise kann es zur Ertaubung kommen

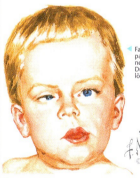

Fazialis- und Abduzensparese. Auch andere Hirnnerven können bei ihrem Durchtritt durch die Schädellöcher eingeklemmt werden

Veränderungen der Brustwirbel mit homogener Verschattung der Wirbelkörper, Dornfortsätze und Rippen

Generalisierte Fehlbildungen

Skelettdysplasien

Definition und Ätiologie

Die epiphysären Dysplasien lassen sich einteilen in:
- epiphysäre Hypoplasien mit Fehlentwicklungen des Gelenkknorpels (spondyloepiphysäre Dysplasie, s. u.) und Fehlentwicklungen der Knorpelossifikation (z. B. multiple epiphysäre Dysplasie)
- epiphysäre Hyperplasien.

Die multiple epiphysäre Dysplasie lässt sich in 2 Typen einteilen:
- *Typ Ribbing:* sie ist die leichtere Verlaufsform, bei der die Wirbelsäule und die Hüftgelenke betroffen sind,
- *Typ Fairbank:* dabei handelt es sich um eine Gruppe von Wachstumsstörungen mit unterschiedlichem klinischen und röntgenologischen Erscheinungsbild. Der Erbmodus ist i. d. R. autosomal dominant, kann aber auch autosomal rezessiv sein. Im Folgenden ist v. a. der Typ Fairbank charakterisiert.

Klinik

Die multiple epiphysäre Dysplasie wird meist erst zwischen dem 5. und 10. Lebensjahr diagnostiziert. Die Hände, v.a. die Daumen, erscheinen kurz und plump. Die Verkürzung der Gliedmaßen erreicht unterschiedliche Ausmaße; der Rumpf bleibt verschont.

Zum Beschwerdebild gehören Morgensteifigkeit, Schwierigkeiten beim Laufen oder Treppensteigen und ein Watschelgang. Auch über Gelenkbeschwerden, -schmerzen und -steifigkeit wird v. a. an den unteren Extremitäten geklagt. Diese Beschwerden treten zunächst nur sporadisch auf, sind vorübergehender Natur und wechselhaft. Mit zunehmender Krankheitsdauer wird der Watschelgang jedoch stärker, und die zunehmenden Gelenkbeschwerden sowie die Steifigkeit schränken die körperlichen Aktivitäten ein. Ältere Patienten leiden oft an einer Koxarthrose. Mitunter bleiben die Betroffenen aber auch beschwerdefrei. Erwachsene erreichen eine Körpergröße von 127–152 cm.

Röntgenbefunde

Voraussetzung für eine exakte Diagnosestellung ist die röntgenologische Untersuchung des gesamten Skeletts. Am auffälligsten sind die beidseitigen Epiphysenveränderungen, die v.a. die Hüft-, Knie- und Sprunggelenke betreffen. Die Epiphysenkerne treten erst spät in Erscheinung und verschmelzen auch erst spät mit den Metaphysen. Die Epiphysen selbst sind unregelmäßig geformt und abgeflacht. In die Epiphysenkerne können sekundäre Ossifikationszentren eingelagert sein.

An den Röhrenknochen zeigt sich eine lediglich geringe Verkürzung; die Metaphysen sind nur minimal verändert. Durch einen Defekt im lateralen Anteil der distalen Tibiaepiphyse erscheint die distale Gelenkfläche keilförmig geneigt, beim Erwachsenen ein gewichtiges, diagnostisch verwertbares Zeichen. Als weiteres, häufiges Zeichen findet sich auch eine Patella bipartita. Die Phalangen und Ossa metacarpalia sind kurz und plump, ihre Epiphysen unregelmäßig. An der Wirbelsäule sind lediglich minimale Veränderungen in Form von Schmorl-Knötchen oder einer leichten vorderen Keilbildung der Wirbelkörper am thorakolumbalen Übergang erkennbar.

Differenzialdiagnose

Morbus Perthes. Die multiple epiphysäre Dysplasie wird häufig als beidseitig auftretende Legg-Calve-Perthes-Erkrankung (S. 218ff) fehlgedeutet. Zur Abgrenzung tragen bei:
- die Familienanamnese,
- die Knochenszintigraphie und
- die Röntgenuntersuchung des gesamten Skeletts.

Bei der multiplen epiphysären Dysplasie Typ Fairbank sind die Femurkopfepiphysen symmetrisch betroffen. Für die Perthes-Erkrankung ist ein asymmetrischer Befall charakteristisch. Außerdem manifestiert sich die multiple epiphysäre Dysplasie auch an anderen Skelettteilen.

Spondyloepiphysäre Dysplasie. Dabei handelt es sich ebenfalls um eine epiphysäre Hypoplasie, die aber auf eine Fehlentwicklung des Gelenkknorpels zurückgeht und bereits zum Zeitpunkt der Geburt vorhanden ist. Klinisch ist v.a. die Wirbelsäule von der Wachstumsstörung betroffen, sodass eine deutliche Rumpfverkürzung im Vordergrund steht.

Multiple epiphysäre Dysplasie

Typ Fairbank

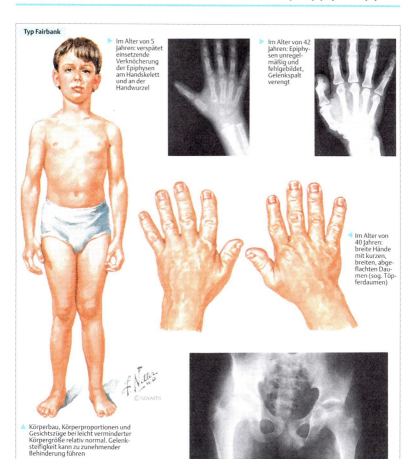

Im Alter von 5 Jahren: verspätet einsetzende Verknöcherung der Epiphysen am Handskelett und an der Handwurzel

Im Alter von 42 Jahren: Epiphysen unregelmäßig und fehlgebildet, Gelenkspalt verengt

Im Alter von 40 Jahren: breite Hände mit kurzen, breiten, abgeflachten Daumen (sog. Töpferdaumen)

Körperbau, Körperproportionen und Gesichtszüge bei leicht verminderter Körpergröße relativ normal. Gelenksteifigkeit kann zu zunehmender Behinderung führen

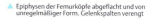

Epiphysen der Femurköpfe abgeflacht und von unregelmäßiger Form. Gelenkspalten verengt

Distale Gelenkfläche der Tibia steht schräg und fällt von der Außen- zur Innenseite ab. In der Regel erst nach dem Epiphysenschluss in der Pubertät erkennbar

Generalisierte Fehlbildungen

Skelettdysplasien

Ätiologie und Epidemiologie

Die Achondroplasie ist die häufigste und zugleich bekannteste Form des kurzgliedrigen Zwergwuchses. Sie tritt mit einer Häufigkeit von 1 : 40 000 auf und wird autosomal dominant vererbt. Säuglinge mit einer homozygoten Achondroplasie werden i. d. R. höchstens einige Wochen bis Monate alt. In ca. 80% aller Fälle ist das Leiden Folge einer Spontanmutation, d. h. weder die Eltern noch andere Familienmitglieder sind betroffen.

Klinik

Charakteristika. Die typischen Zeichen der Achondroplasie haben sich bereits zum Zeitpunkt der Geburt manifestiert: dysproportionierter Zwergwuchs mit verhältnismäßig langem Rumpf und rhizomeler Verkürzung der Gliedmaßen.

Schädel. Der Schädel ist sowohl im Verhältnis zum Körper als auch absolut vergrößert und weist eine vorgewölbte Stirn auf. Das Schädelwachstum ist im Säuglingsalter beschleunigt; u. U. kommt es zum Hydrozephalus. Die Betroffenen haben eine Mittelgesichtshypoplasie, die sich in einer abgeflachten und eingesunkenen Nasenwurzel und einer relativen Protrusion des Kiefers äußert, die auch als Prognathie fehlgedeutet wird. Der Oberkiefer ist häufig unterentwickelt, sodass es zum Fehlstand der Zähne mit Malokklusion und Sprechstörungen kommen kann. Rezidivierende bzw. chronische Mittelohrentzündungen sind im Säuglings- und Kleinkindalter häufig und können u. U. zur Schwerhörigkeit führen.

Extremitäten. Die zentralen Gliedmaßenanteile sind gegenüber den mittleren und distalen Abschnitten verkürzt. Das vermehrt vorhandene Bindegewebe legt sich oftmals in dicken Falten um die Extremitäten. Da die Röhrenknochen verkürzt sind, wirken die Muskeln ebenfalls verdickt. Die Beine erscheinen im Säuglingsalter gerade, neigen aber zur Varusfehlstellung, sobald die Kinder zu laufen beginnen. Hände und Füße wirken im Vergleich zur Länge der Gliedmaßen zwar groß, sind aber verbreitert, verkürzt und plump (Brachydaktylie); die Hände weisen im Kleinkindalter oft eine sog. Dreizackform auf (durch Ulnardeviation der 4. und 5. Finger). Die Fingerspitzen reichen in der Neutral-Null-Stellung oft nur bis zu den Trochanteren oder gar den Darmbeinkämmen; die Streckfähigkeit im Ellenbogengelenk ist eingeschränkt.

Rumpf. Der Rumpf erscheint zwar lang, ist aber wegen der Deformierungen oft absolut verkürzt. Die Brust ist flach und breit und der Bauch bei ausladendem Gesäß vorgewölbt. Aus der hochgradig verstärkten Lendenlordose und der entsprechenden Beckenkippung resultiert der typische Watschelgang. Rasch entwickeln sich fixierte Beugekontrakturen an den Hüftgelenken. Im Sitzen fällt meist eine thorakolumbale Kyphose auf. Manche Säuglinge haben einen Gibbus, der mit der Bildung von Keilwirbeln (1. und 2. Lendenwirbelkörper) einhergehen kann. Die Kyphose verschwindet oft noch im Kleinkindalter.

Wachstum. Das Wachstum liegt im 1. Lebensjahr innerhalb der Norm, verlangsamt sich danach und folgt im 1. Lebensjahrzehnt annähernd der 3. Perzentile. Während der Pubertät kann ein Wachstumsschub auftreten. Die Betroffenen sind als Erwachsene zwischen 105 und 140 cm groß.

Neurologische Symptome. Relativ häufig treten aufgrund einer Verengung des Foramen magnum oder einer Kompression der Medulla oblongata/des Zervikalmarks Atemstörungen mit Hypoxämien und ggf. Apnoen sowie eine kompressionsbedingte Myelopathie auf. Infolge einer Stenose des lumbalen Spinalkanals, von Bandscheibenvorfällen, Osteophyten oder anderweitigen Rückenmarks- oder Wurzelkompressionen kann es auch dort zu neurologischen Störungen kommen. Fokale Gefäßkompressionen führen zu Ischämien. Im jungen Erwachsenenalter treten v. a. an den unteren Extremitäten Parästhesien, Muskelschwäche, Schmerzen und Paraplegien auf, die durch Übergewichtigkeit verstärkt werden können. Die mentale Reifung ist normal, die motorische wegen der Skelettveränderungen und einer initialen Hypotonie verzögert.

Diagnostik

Neben dem klinischen Bild werden die Diagnose und ggf. auftretende Komplikationen anhand der typischen Röntgenbefunde und ggf. auch anhand weiterer bildgebender Verfahren und neurologischer Untersuchungstechniken untermauert.

Achondroplasie

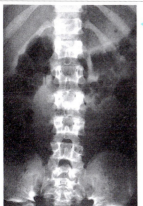

Röntgenaufnahme im a.-p. Strahlengang: Infolge der nach kaudal zunehmenden Verkürzung der Interpedikulardistanz im Bereich der lumbalen Wirbelsäule ist der Transversaldurchmesser des Spinalkanals vermindert

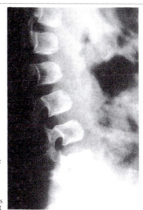

Röntgenaufnahme im seitlichen Strahlengang: Infolge einer Auskehlung der Hinterkanten der lumbalen Wirbelkörper bei verkürzten Bogenwurzeln ist der Sagittaldurchmesser des Spinalkanals vermindert

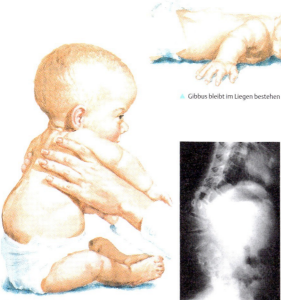

▲ Gibbus bleibt im Liegen bestehen

▲ Hochgradige thorakolumbale Kyphose im Säuglingsalter. Mit der Aufrichtung der Wirbelsäule entwickelt sich aus der kyphotischen Krümmung die typische Lordosierung. In Ausnahmefällen bildet sich jedoch ein echter Gibbus mit möglicher Kompression des Rückenmarks. Bei neurologischen Komplikationen und Keilwirbeln besteht eine Operationsindikation

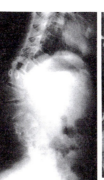

▲ Gibbus mit keilförmiger Deformierung von L 2

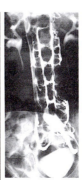

▲ Phlebographisch finden sich ischämische Areale mit Mangeldurchblutung des lumbalen Rückenmarks

Generalisierte Fehlbildungen

Skelettdysplasien

Die Hypochondroplasie galt lange Zeit als leichtere oder atypische Form der Achondroplasie. Da die Körpergröße oft nur gering reduziert ist und die Körperproportionen relativ wenig gestört sind, wurde sie vielfach übersehen oder aber fehlgedeutet.

Das Leiden ist zwar an sich eine autosomal dominante Erbkrankheit, tritt aber in den meisten Fällen sporadisch, wohl als Folge einer Spontanmutation, auf.

Klinik

Geburtsgewicht und Länge liegen oft im unteren Normbereich; die Kleinwüchsigkeit fällt mitunter erst ab dem 2. oder 3. Lebensjahr auf. Typisch ist ein fester, gedrungen wirkender Körperbau mit relativ langem Rumpf und disproportionierten kurzen Gliedmaßen, wodurch die obere Körperhälfte länger erscheint als die untere.

Schädel. Der Schädelumfang entspricht der Norm. Allerdings kann die Stirn etwas vorspringen. Der Gesichtsschädel ist ebenfalls unauffällig; v. a. fehlen die Hypoplasie des Mittelgesichts und die eingesunkene Nasenwurzel, wie sie bei der Achondroplasie vorkommen.

Extremitäten. Die Extremitäten sind kurz und plump. Leichte O-Beine, die jedoch mit zunehmendem Alter verschwinden, sind häufig. In aller Regel besteht eine nur leichte Bänderschwäche; allerdings ist der Bewegungsumfang im Ellenbogengelenk, v. a. die Extension und Supination, oft eingeschränkt. Die Hände sind breit und kurzfingrig; eine Dreizackform der Hand findet sich hingegen nicht.

Rumpf. Am Rumpf fällt meist eine geringe Hyperlordose der Lendenwirbelsäule auf, das Kreuzbein ist gekippt, und der Bauch wölbt sich nach vorn. Erwachsene klagen oftmals über Knie-, Ellenbogen-, Knöchel- und Kreuzschmerzen. Die Körpergröße Erwachsener liegt zwischen 130 und 148 cm.

Neurologische Symptome. Vor allem kompressionsbedingte Myelopathien und Radikulopathien kommen wesentlich seltener vor als bei der Achondroplasie. Aus nicht bekannten Gründen sind 10% aller Betroffenen geistig retardiert.

Röntgenbefunde

Sie erlauben eine Differenzierung gegenüber der Achondroplasie: Der Schädel ist bis auf eine leichte Vorwölbung der Stirn im Großen und Ganzen normal. Die generalisierte Verkürzung der Röhrenknochen mit leichter trompetenförmiger Auftreibung der Metaphysen fällt besonders an den Kniegelenken auf. Bei Kindern können die distalen Femurepiphysen eine seichte, V-förmige Einsenkung zeigen. Diese ist jedoch keineswegs so ausgeprägt wie die V-förmige Einkerbung bei Achondroplastikern. Die Schenkelhälse sind kurz und breit. Das Becken ist im Großen und Ganzen normal entwickelt, bestenfalls leicht dysplastisch, d.h., die Incisurae ischiadicae sind verschmälert, die Beckenschaufeln quadratisch und verkürzt. An der Lendenwirbelsäule fehlt die physiologische Verbreiterung der Interpedikulardistanzen nach kaudal. Insgesamt sind die Veränderungen jedoch wesentlich weniger drastisch als bei der Achondroplasie. Die Wirbelkörper sind von normaler Höhe; die Auskehlung an den Hinterkanten ist lediglich angedeutet.

Differenzialdiagnose

Insbesondere die Achondroplasie ist klinisch (großer Schädel, eingesunkene Nasenwurzel, plumpe Hände und Füße) und radiologisch (verkürzte Phalangen, Becherform der Metaphysen, eingesunkene Epiphysen der Hand, V-förmige Einkerbung der Femurepiphysen) abzugrenzen. Des Weiteren ist die Pseudoachondroplasie in Betracht zu ziehen, bei der sich die Wachstumsstörungen erst im Kleinkindesalter entwickeln und die für die Achondroplasie kennzeichnenden Veränderungen des Gesichtsschädels ausbleiben.

Therapie

Die Therapie ist symptomatisch. Insbesondere die Kyphosen, aber auch Deformitäten und Verkürzungen der Extremitäten erfordern u. U. operative Maßnahmen. Beispielsweise lassen sich mit verschiedenen Methoden der operativen Beinverlängerung Längengewinne von bis zu 20 cm erreichen.

Hypochondroplasie

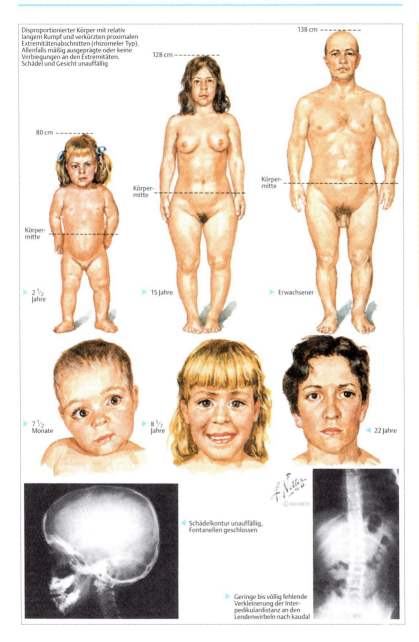

Disproportionierter Körper mit relativ langem Rumpf und verkürzten proximalen Extremitätenabschnitten (rhizomeler Typ). Allenfalls mäßig ausgeprägte oder keine Verbiegungen an den Extremitäten. Schädel und Gesicht unauffällig

▶ 2 ½ Jahre
▶ 15 Jahre
▶ Erwachsener

▶ 7 ½ Monate
▶ 8 ½ Jahre
◀ 22 Jahre

◀ Schädelkontur unauffällig, Fontanellen geschlossen

▶ Geringe bis völlig fehlende Verkleinerung der Interpedikulardistanz an den Lendenwirbeln nach kaudal

Generalisierte Fehlbildungen

Bindegewebsstörungen

Ätiologie und Epidemiologie

Das erstmals von Marfan 1896 beschriebene Syndrom ist eine Krankheit des Bindegewebes, die autosomal dominant vererbt wird, aber auch als Neumutation auftreten kann. Dabei besteht eine Reifungsstörung des Kollagens. In seiner klassischen Form kommt das Marfan-Syndrom bei 2–5 je 100 000 Personen ohne Geschlechts-, Volks- bzw. Rassenbevorzugung vor. Im Gegensatz zu den meisten anderen autosomal dominant vererbten Leiden besteht eine vollständige Penetranz, d.h. es werden keine Generationen übersprungen. Die Vererbungswahrscheinlichkeit beträgt 50%. Die Ausprägung der phänotypischen (klinischen) Genexpression kann ganz erheblich schwanken.

Klinik

Beim klassischen Marfan-Syndrom sind 3 Organsysteme betroffen:
- Augen,
- Herz-Kreislauf-System,
- Bewegungsapparat.

Die geistige Entwicklung der Betroffenen ist normal. Evtl. sind weitere Symptome assoziiert, z.B. Emphysem, Spontanpneumothorax, rezidivierende Leistenbrüche.

Augen. Als typischer okulärer Befund findet sich eine superolaterale Verlagerung der Linse (Ectopia lentis, Linsenluxation) bei Vergrößerung des Bulbus in Achsenrichtung, woraus Myopie und Netzhautablösung resultieren. Eine Katarakt ist nicht selten.

Herz-Kreislauf-System. Zu den mitunter lebensbedrohlichen kardiovaskulären Veränderungen gehören:
- eine Schwäche der Aortenmedia mit Dilatation der Aortenwurzel,
- Aortenklappeninsuffizienz,
- dissezierende Aortenaneurysmen,
- pansystolischer Prolaps des hinteren Mitralklappensegels.

Bewegungsapparat. Am Bewegungsapparat manifestiert sich das Marfan-Syndrom in mannigfaltiger Weise. Zu den auffallenden Merkmalen gehören ein graziler Hochwuchs mit Spinnenfingern und -zehen (Arachnodaktylie) und unverhältnismäßig langen Gliedmaßen (Dolichostenomelie), Trichter- (Pectus excavatum) oder Kielbrust (Pectus carinatum), Überstreckbarkeit der Gelenke, Senkfuß (Pes planus, s.a. S. 362), Kyphoskoliose (S. 396) und Protrusio acetabuli.

Diagnostik

Da bislang keine diagnostisch aussagekräftigen Laboruntersuchungen zur Verfügung stehen, wird die Diagnose ausschließlich aufgrund der klinischen Befunde gestellt, wobei zumindest 2, besser 3 der charakteristischen 4 Merkmale (familiäres Auftreten, Augenveränderungen, kardiovaskuläre Veränderungen und Veränderungen am Bewegungsapparat) vorhanden sein müssen.

In seiner klassischen Form bereitet das Marfan-Syndrom diagnostisch keine weiteren Schwierigkeiten. Bei schwächer ausgeprägten Formen kommt es jedoch mitunter zu Fehldiagnosen. Diagnostisch hilfreich können u. a. die Echokardiographie oder die histologische Untersuchung eines Hautbiopsats sein. Eine pränatale Diagnostik existiert nicht. Bei Schwangeren mit Marfan-Syndrom ist wegen des erhöhten Risikos einer Aortenruptur eine umfassende Schwangerschaftsüberwachung erforderlich.

Therapie und Prophylaxe

Pharmakologisch kann mit β-Blockern die Progredienz der Aortendilatation durch Senkung der Auswurfkraft des Ventrikels verlangsamt werden. Eine vorzeitige Induktion der Pubertät wirkt sich günstig auf den Hochwuchs und die Skoliosebildung aus. Wichtig ist die jährliche augenärztliche Kontrolle mit Spaltlampen-Untersuchung bei erweiterten Pupillen sowie die ebenfalls jährlich durchzuführende kardiovaskuläre Untersuchung unter Einschluss der Echokardiographie. Zur Betreuung der Patienten ist ein multidisziplinäres Vorgehen unter Einbeziehung von Ophthalmologie, Kardiologie, Orthopädie, Genetik, Gynäkologie und Geburtshilfe und Endokrinologie erforderlich, wobei jedoch die praktische Behandlungsführung einem allgemeinen Fach, also dem Internisten, Kinderarzt oder Hausarzt, obliegt, zumal die Patienten zeitlebens regelmäßig kontrolliert werden müssen. Die Lebenserwartung ist reduziert.

Marfan-Syndrom

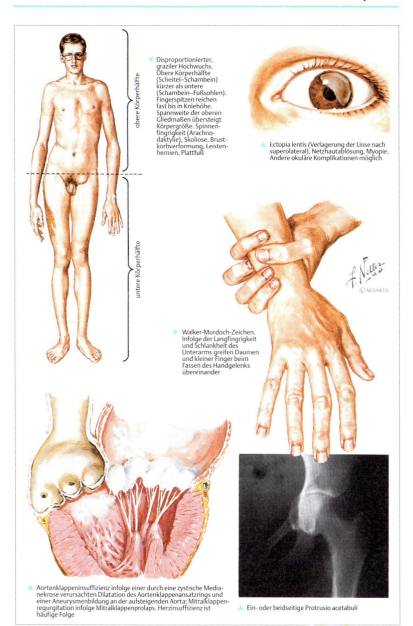

Disproportionierter, graziler Hochwuchs. Obere Körperhälfte (Scheitel–Schambein) kürzer als untere (Schambein–Fußsohlen). Fingerspitzen reichen fast bis in Kniehöhe. Spannweite der oberen Gliedmaßen übersteigt Körpergröße. Spinnenfingrigkeit (Arachnodaktylie), Skoliose, Brustkorbverformung, Leistenhernien, Plattfuß

Ectopia lentis (Verlagerung der Linse nach superolateral), Netzhautablösung, Myopie. Andere okuläre Komplikationen möglich

Walker-Murdoch-Zeichen. Infolge der Langfingrigkeit und Schlankheit des Unterarms greifen Daumen und kleiner Finger beim Fassen des Handgelenks übereinander

Aortenklappeninsuffizienz infolge einer durch eine zystische Medianekrose verursachten Dilatation des Aortenklappenansatzrings und einer Aneurysmenbildung an der aufsteigenden Aorta; Mitralklappenregurgitation infolge Mitralklappenprolaps. Herzinsuffizienz ist häufige Folge

Ein- oder beidseitige Protrusio acetabuli

Generalisierte Fehlbildungen

Entwicklungs- und Differenzierungsstörungen

Einteilung und Definition

Klassifikation. Bei der folgenden Klassifikation der Gliedmaßenfehlbildungen (nach Swanson et al.) ist zu berücksichtigen, dass von der Defektbildung z. B. nur die dermomyofaszialen Strukturen einer Extremität oder aber das knöcherne Skelett und die dazugehörigen Weichteile in ihrer Gesamtheit bzw. in einzelnen Teilen betroffen sein können. 7 Kategorien werden unterschieden:
- Fehler in der Bildung von Teilen,
- Fehler in der Differenzierung von Teilen,
- Duplikationen,
- Überentwicklungen,
- Unterentwicklungen,
- amniotische Abschnürungen,
- generalisierte Skelettanomalien.

Definition. Die Fehler in der Bildung von Teilen fassen Defekte zusammen, bei denen die Extremität in ihrer Gesamtheit oder in einzelnen Teilen nicht angelegt ist. Sie gliedern sich in transversale und longitudinale (S. 522) Gliedmaßendefekte.

Formen und Pathogenese

Zu den transversalen Gliedmaßendefekten gehören alle amputationsartigen Defekte. Sie werden nach der Höhe eingeteilt, in der der vorhandene Anteil der Extremität endet. Distal davon sind demnach keine Teile mehr angelegt. Der transversale Stumpf kommt dadurch zustande, dass die Bildung der Gliedmaßenanlage unterbleibt. Er ist i. d. R. reichlich mit Weichteilen ausgestattet und trägt rudimentäre Finger bzw. Zehen oder weist ein zentrales Grübchen auf. Grundsätzlich sind die folgenden Defekte möglich:
- Phalangeale Defektbildungen (Perodaktylie): Sie können einen oder mehrere Finger oder Zehen und jedes Finger- bzw. Zehenglied betreffen.
- Metakarpaler Amputationstyp (metakarpale Peromelie): Er ist relativ selten, i. d. R. auf eine Körperhälfte beschränkt und oft mit einer tarsalen Peromelie vergesellschaftet.
- Karpaler Amputationstyp (karpale Peromelie): Er ist selten; Phalangen und Ossa metacarpalia fehlen. Manchmal sind jedoch 5 Hautbürzel vorhanden.
- Tarsaler Amputationstyp: Er ist ebenfalls selten und entspricht in etwa einer Lisfranc-Amputation.
- Handwurzelexartikulationstyp (Achirie): Er tritt bevorzugt beim weiblichen Geschlecht auf. Dabei findet sich typischerweise ein langer Stumpf mit Hautbürzeln, die den fehlenden Fingern entsprechen. Die Technik nach Krukenberg, bei der der Unterarm scherenartig gespalten wird, kommt generell bei doppelseitigem Verlust der Hände in Betracht. Die Greiffähigkeit. Das erhaltenen Sensibilität bietet v. a. beim Ankleiden, Baden, Essen und bei der Toilettenselbstständigkeit unübersehbare Vorteile.
- Unterarmamputationstyp (partielle Hemimelie): Er ist relativ häufig. Mitunter finden sich dabei am Stumpfende Fingerrudimente mit Fingernägeln. Das Radiusköpfchen artikuliert entweder mit dem Capitulum humeri oder ragt lateral-proximal über dieses hinaus. Das nach lateral stabile Ellenbogengelenk ist überstreckbar und voll beugungsfähig. Welche Prothese in Frage kommt, hängt von der Stumpflänge und vom Alter ab.
- Ellenbogenexartikulationstyp: Dabei ist am distalen Humerus die Epiphyse angelegt. Distal davon fehlen jedoch sämtliche Skelettanteile.
- Oberarmamputationstyp (Hemimelie): die distale Humerusepiphyse fehlt.
- Schulterexartikulationstyp: Wenn eine obere Extremität nicht angelegt ist, entgeht dem Patienten die halbe Greiffähigkeit. Bei Doppelseitigkeit werden an die Versorgung allerhöchste Anforderungen gestellt.
- Sprunggelenkexartikulationstyp: Er ist selten, nicht vererblich und betrifft i. d. R. nur eine Seite.
- Unterschenkelamputationstyp: Dabei ist die Tibia in ihrer proximalen Hälfte i. d. R. normal ausgebildet, die Fibula hingegen etwas verkürzt. Nach distal laufen beide Knochen spitz zu.
- Kniegelenkexartikulationstyp: Das gesamte Femur ist mitsamt den Kondylen und der distalen Epiphyse normal ausgebildet.
- Oberschenkelamputationstyp: die distale Femurepiphyse fehlt.
- Hüftexartikulationstyp: Femur und Pfanne fehlen. Bei Doppelseitigkeit imponiert ein infolge von Fettgewebseinlagerungen breit ausladendes Becken.

Transversale Gliedmaßendefekte

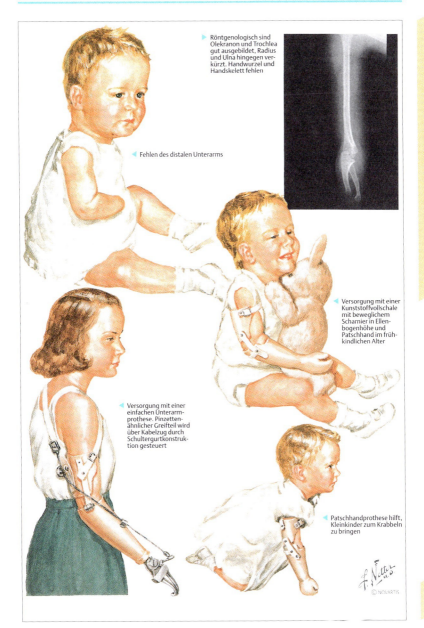

Röntgenologisch sind Olekranon und Trochlea gut ausgebildet, Radius und Ulna hingegen verkürzt. Handwurzel und Handskelett fehlen

Fehlen des distalen Unterarms

Versorgung mit einer Kunststoffvollschale mit beweglichem Scharnier in Ellenbogenhöhe und Patschhand im frühkindlichen Alter

Versorgung mit einer einfachen Unterarmprothese. Pinzettenähnlicher Greifteil wird über Kabelzug durch Schultergurtkonstruktion gesteuert

Patschhandprothese hilft, Kleinkinder zum Krabbeln zu bringen

Generalisierte Fehlbildungen

Entwicklungs- und Differenzierungsstörungen

Formen

Longitudinale Gliedmaßendefekte sind sämtliche Defektbildungen der Extremitäten, die sich nicht den transversalen Gliedmaßendefekten zuordnen lassen. Sie entsprechen der Gliederung der Extremitäten in präaxiale (radiale bzw. tibiale) und postaxiale (ulnare bzw. fibulare) Anteile und können sämtliche Gliedmaßensegmente (Phokomelie) oder isoliert den radialen, ulnaren bzw. zentralen Abschnitt betreffen.

Radiale Reduktionsfehlbildungen (A.). Präaxiale Defektbildungen an der oberen Extremität betreffen kombiniert oder auch isoliert den Radius und den Daumen. Dazu zählen Daumenballenhypoplasie, Pendeldaumen, Hypoplasie der Handwurzel- und Mittelhandknochen sowie des Radius und die klassische radiale Klumphand. Bei der radialen Klumphand weicht die Hand bei verkürztem Unterarm radialwärts ab; der Daumen fehlt. Röntgenologisch findet sich typischerweise eine Radiusaplasie; i.d.R. sind auch die Handwurzelknochen (Ossa scaphoideum und trapezium) nicht angelegt. Die Ulna ist verkürzt und meist verbogen.

Bei der partiellen und der totalen Radiusaplasie wird die dislozierte Hand – analog der Klumpfußbehandlung – in den ersten Lebensmonaten mit Gipsverbänden redressiert. Dadurch kann die Hand zwar nicht vollständig begradigt werden, aber die radialseitigen Weichteile werden gestreckt. Unterstützend kommen Tag- und Nachtschienen in Betracht. Durch operative Zentralisierung der Hand (B.) über der Ulna lassen sich sowohl die Fingerfunktion als auch das Aussehen verbessern. Dabei wird die gebogene Ulna durch Mehrfachosteotomien begradigt, die Hand über ihr zentral eingestellt und mit einer Markdrahtung an den Ossa metacarpalia II, III oder IV fixiert. Wird dabei die Epiphyse der Ulna geschont und die Markdrahtung durch deren zentralen Anteil geführt, kann ein Wachstumsstillstand verhindert werden.

Tibiale Reduktionsbildungen. Bei der schwer behindernden *totalen* Tibiaaplasie ist das betroffene Bein verkürzt mit Varusstellung des Fußes, fehlender Großzehe und Kniegelenkinstabilität. Bei der *partiellen* Tibiaaplasie sind lediglich das proximale Tibiadrittel oder aber nur die Tibiakondylen angelegt. Oft stellt sich die Tibia bloß als rechteckiger Knochen ohne erkennbare Epiphyse dar.

Ulnare Reduktionsfehlbildungen. Longitudinale Defektbildungen des ulnaren Strahls kommen bestenfalls sporadisch vor, sind nicht erblich und gehören zu den seltensten Fehlbildungen der oberen Extremität. Es finden sich u.a. radiohumerale Luxationen oder Synostosierungen, Hypoplasien, partielle oder totale Aplasien der Ulna, Verbiegungen des Radius, eine Ulnarabweichung der Hand, eine Blockbildung der Handwurzelknochen, eine kongenitale Amputation im Handgelenk sowie eine Oligodaktylie mit oder ohne Syndaktylie.

Fibuläre Reduktionsfehlbildungen. Als ausgesprochen häufige Fehlbildung kommt die totale Fibulaaplasie in ca. 25% aller Fälle doppelseitig vor. Bei einseitigem Auftreten besteht eine erhebliche Beinlängendifferenz. Das Bein biegt in seinem unteren Anteil nach vorne aus und trägt am Biegungsscheitel eine Einsenkung. Der Fuß steht in Valgusstellung, die Malleolengabel fehlt, die Zehenzahl ist i.d.R. auf 3–4 reduziert, und die distale Tibiaepiphyse ist entweder überhaupt nicht ausgebildet oder bestenfalls angedeutet.

Zentrale Fehlbildungen. Defektbildungen kommen auch am 2., 3. und 4. Handstrahl vor, den sog. zentralen Strahlen, die sich nicht zur gleichen Zeit differenzieren wie der radiale und der ulnare Strahl. Bei den zentralen Fehlbildungen unterscheidet man typische und atypische Defekte. Die typischen Defektbildungen umfassen das gesamte Spektrum von der partiellen oder totalen Aplasie eines Fingergliedes, eines Mittelhand- oder Handwurzelknochens in einem zentralen Strahl bis hin zur monodaktylen Hand.

Bei den atypischen zentralen Defektbildungen wird eine syndaktyle und eine polydaktyle Form unterschieden.

Phokomelien. Als eingreifendste longitudinale Gliedmaßenfehlbildung ist die Phokomelie durch das Ausbleiben der Gliedmaßenbildung in proximal-distaler Richtung gekennzeichnet. Von der *totalen* Phokomelie mit Ansatz von Hand bzw. Fuß am Stamm ist die *partielle* Form zu unterscheiden, bei der zwischen Stamm und Hand bzw. Fuß eine insuffiziente, stark verkürzte Extremität vorhanden ist.

Longitudinale Gliedmaßendefekte

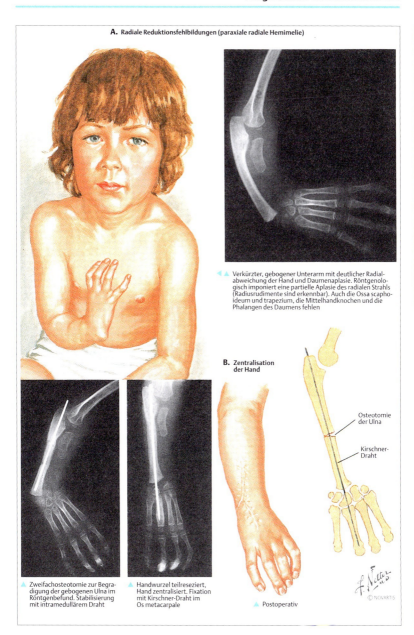

A. Radiale Reduktionsfehlbildungen (paraxiale radiale Hemimelie)

Verkürzter, gebogener Unterarm mit deutlicher Radialabweichung der Hand und Daumenaplasie. Röntgenologisch imponiert eine partielle Aplasie des radialen Strahls (Radiusrudimente sind erkennbar). Auch die Ossa scaphoideum und trapezium, die Mittelhandknochen und die Phalangen des Daumens fehlen

B. Zentralisation der Hand

Osteotomie der Ulna

Kirschner-Draht

Zweifachosteotomie zur Begradigung der gebogenen Ulna im Röntgenbefund. Stabilisierung mit intramedullärem Draht

Handwurzel teilreseziert, Hand zentralisiert. Fixation mit Kirschner-Draht im Os metacarpale

Postoperativ

Generalisierte Fehlbildungen

Entwicklungs- und Differenzierungsstörungen

Generalisierte Fehlbildungen

Fehler in der Differenzierung (Separation) von Teilen (A.)

Die anatomischen Strukturen sind zwar im Wesentlichen angelegt, aber unvollständig ausgebildet. Dementsprechend fallen auch Weichteildefekte und angeborene Tumoren, darunter Hämangiome, Lymphome, Neurinome, Bindegewebs- und Knochentumoren in diese Kategorie.

Schultergürtel. Hier sind der angeborene Hochstand der Skapula und die Aplasie des M. pectoralis zu nennen.

Ellenbogen und Unterarm. Schwerste Fehlbildung in Ellenbogenhöhe ist die Synostose des proximalen Radioulnargelenks.

Handwurzel und Hand. Bei der *Symphalangie* fehlt eines der Fingergelenke (am häufigsten Ring- und Kleinfinger), meist das proximale Interphalangealgelenk. Das betroffene Gelenk ist unbeweglich; Beuge- und Streckfalten fehlen. Als eine der 2 häufigsten Handfehlbildungen kommt die *Syndaktylie* meist doppelseitig an 2 oder mehr Fingern vor, i. d. R. am Mittel- und Ringfinger. Manchmal besteht lediglich eine Weichteilbrücke (kutane Syndaktylie); manchmal sind aber auch die Nägel und Knochen miteinander verschmolzen (ossäre Syndaktylie).

Angeborene Beugekontrakturen. Als *Kamptodaktylie* wird eine angeborene, oft erbliche, mitunter doppelseitige Beugekontraktur des proximalen Interphalangealgelenks am Kleinfinger bezeichnet, die i. d. R. nicht behandlungswürdig ist. Ursache des durch fixierte Beugung im Metakarpophalangeal- und Interphalangealgelenk gekennzeichneten *Pollex flexus congenitus* ist ein Knötchen an der Sehne des M. flexor pollicis longus. Unter *Klinodaktylie* wird eine mediale oder seitliche Abweichung eines Fingers in der Radioulnarebene verstanden. Am häufigsten ist davon das Mittelglied des Kleinfingers betroffen. Die *Arthrogryposis multiplex congenita* ist eine Deformität durch einen generalisierten Differenzierungsfehler der Extremitätenweichteile. Dabei können einzelne Muskeln, aber auch ganze Muskelgruppen nicht ausgebildet sein. Die von ihnen bewegten Gelenke werden steif und verblocken sich spontan. In aller Regel sind auch Wirbelsäulenfehlbildungen vorhanden.

Duplikationen (Polydaktylie, B.)

Die Doppelung von Teilen soll auf eine spezifische Noxe zurückzuführen sein (s. a. S. 367). An der Hand entstehen dadurch Fehlbildungen von der relativ häufigen Polydaktylie bis zur Spiegelbilddeformität. Die Polydaktylie betrifft am häufigsten den Kleinfinger und den Daumen (bei dem eine partielle und eine totale Form unterschieden werden kann).

Über- und Unterentwicklungen, amniotische Abschnürungen

Überentwicklung (C.). Eine Gliedmaße ist in ihrer Gesamtheit oder in einzelnen Teilen extrem vergrößert. Bei der Makrodaktylie sind entweder alle Finger mit Knochen, Sehnen und neurovaskulären Strukturen proportional vergrößert oder es finden sich neben einer Hypertrophie des Fett- und Bindegewebes sowie der Lymphgefäße (lipofibromatöse Hypertrophie) Neurofibrome, Lymphangiome und Hämangiome.

Unterentwicklung. Die *Hypoplasie* ist die mangelhafte oder unvollständige Ausbildung einer Extremität in ihrer Gesamtheit oder in einzelnen Teilen. Die Verkürzung der Finger (*Brachydaktylie*) stellt die häufigste Fehlbildung im Rahmen verschiedener Syndrome und Systemerkrankungen dar. Bei der *Symbrachydaktylie* sind die Finger verkürzt bei gleichzeitiger Syndaktylie.

Amniotische Abschnürungen (D.). Die *Akrosyndaktylie* ist durch häufig miteinander verbundene Finger, mitunter auch durch eine regellose Anordnung anatomischer Strukturen gekennzeichnet. Im Gegensatz zur Syndaktylie imponieren typischerweise zirkuläre Furchen, transversale Amputationen distaler Teile und Zwischenfingerfalten oder Fensterungen zwischen den verschmolzenen Fingern. *Schnürfurchen* finden sich eher an den distalen Extremitätenabschnitten, v. a. an Händen und Füßen.

Generalisierte Skelettanomalien

Fehlbildungen der Hände kommen auch bei generalisierten Skelettanomalien vor, z. B. bei der Dys- und Achondroplasie (S. 514) oder beim Marfan-Syndrom (S. 518).

Weitere Skelettfehlbildungen

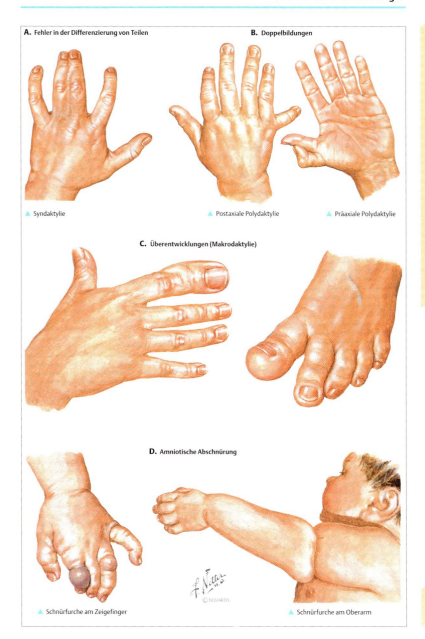

A. Fehler in der Differenzierung von Teilen

▲ Syndaktylie

B. Doppelbildungen

▲ Postaxiale Polydaktylie   ▲ Präaxiale Polydaktylie

C. Überentwicklungen (Makrodaktylie)

D. Amniotische Abschnürung

▲ Schnürfurche am Zeigefinger   ▲ Schnürfurche am Oberarm

Generalisierte Fehlbildungen

Weitere orthopädisch relevante Erkrankungen

Osteoporose 528

Stoffwechselstörungen... 536

Weitere Osteo-
und Arthropathien 554

Neurologisch-orthopä-
dische Krankheitsbilder .. 560

Osteoporose

Abgrenzung

Verringerung der Knochenmasse. Sie wird ganz allgemein auch als Osteopenie bezeichnet und kann den organischen und den mineralischen Knochenanteil gleichermaßen betreffen wie bei der Osteoporose oder sich lediglich auf die Mineralisation des Knochens beziehen wie z. B. bei der Osteomalazie. Lokal begrenzte Störungen der Knochenstruktur sind eher durch Gefäßanomalien, Durchblutungsstörungen, Tumoren (z. B. Plasmozytom) oder Entzündungen bedingt.

Altersatrophie. Ab dem 40. Lebensjahr, in dem der Körper die größte Knochenmasse besitzt („peak bone mass"), kommt es im Rahmen des physiologischen Alterungsprozesses zu einem allmählichen Knochenabbau (Altersatrophie). Der alterungsbedingte Verlust an Knochenmasse beträgt bei Frauen bis zu 60% des spongiösen und bis zu ca. 40% des kortikalen Knochens. Bei Männern liegt der Knochenschwund im Alter mit etwa 40% bei der Spongiosa und ca. 25% der Kortikalis deutlich niedriger.

Osteoporose

Definition und Epidemiologie. Die Osteoporose ist dagegen ein Krankheitsbild, bei dem sich die Knochenmasse über das Maß hinaus verringert, das der Körpergröße, dem Alter, dem Geschlecht und der Rasse entsprechen würde. Neben der Arthrose ist die Osteoporose die häufigste Affektion des Skeletts. Unter der weißen Bevölkerung wird der Anteil der an Osteoporose leidenden Frauen, die älter als 65 Jahre sind, auf ca. 15% geschätzt. Der Anteil osteoporotisch bedingter Frakturen liegt insgesamt bei etwa 25–30%.

Charakteristika. Gekennzeichnet wird die Osteoporose durch eine Strukturschwäche des Knochens, von der die organische Knochenmatrix und der Mineralgehalt gleichermaßen betroffen sind. Dabei kommt es über eine Verbreiterung der Mark- und Osteonenräume hauptsächlich zu einem Spongiosaverlust, während die Verringerung der Kortikalisdicke der normalen Altersatrophie entspricht. Eine negative Skelettbilanz kann dabei durch einen erhöhten Knochenabbau („high turn over") oder eine verminderte Knochenneubildung zustande kommen („low turn over").

Formen. Man unterscheidet hauptsächlich die *primäre Osteoporose* von der *sekundären Osteoporose*.
- Die primäre Erkrankungsform tritt bei Frauen in Form der *postklimakterischen Osteoporose* auf, die sehr viel häufiger und mit einem wesentlich höheren Knochensubstanzverlust verbunden ist als die *senile Osteoporose* der Männer.
- Die sekundäre Osteoporose (S. 530) tritt als Begleiterkrankung im Rahmen von Stoffwechsel- oder Hormonstörungen auf.
- Seltene Formen der Osteoporose sind die juvenile und die durch Medikamente induzierte Erkrankungsform, außerdem eine Osteoporose im Rahmen von systemischen Bindegewebserkrankungen.

Pathogenese

Ätiologie und Pathogenese der primären Osteoporose sind nach wie vor nicht vollständig geklärt. Allerdings konnte eine Reihe von Faktoren identifiziert werden, die am Zustandekommen der Erkrankung beteiligt sind bzw. sie begünstigen. Bei der Entstehung der postklimakterischen Osteoporose spielt v. a. der Östrogenmangel eine große Rolle. Dazu kommen noch eine gegenüber dem männlichen Geschlecht sich geringere Knochenmasse bei stärkerem Knochenabbau, eine niedrige Konzentration des aktiven Vitamin-D-Metaboliten 1α,25-Dihydroxycholecalciferol im Serum, eine Calciummangelernährung sowie eine für das Alter typische eingeschränkte Calciumresorption aus dem Darm.

Gesicherte Risikofaktoren, die zur Entwicklung einer Osteoporose prädisponieren, sind:
- weibliches Geschlecht, postmenopausaler Lebensabschnitt,
- Zugehörigkeit zur weißen oder asiatischen Rasse,
- sitzende Beschäftigung, wenig körperliche Betätigung,
- Calciummangelernährung,
- geringe Sonnenexposition,
- geringe Körpergröße, schlanke Statur,
- helle Haare und Sommersprossen,
- Osteoporose in der Familienanamnese,
- Rauchen (Östrogenantagonismus).

Definition und Pathogenese

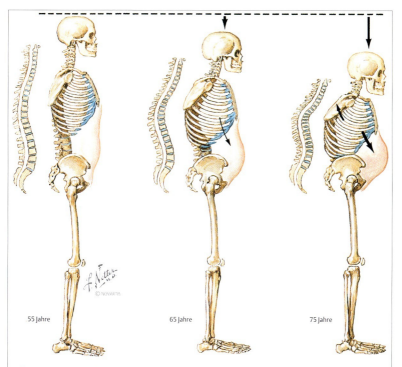

55 Jahre   65 Jahre   75 Jahre

▲ Kompressionsfrakturen der Brustwirbel führen zu Verlust an Körpergröße und zunehmender Kyphosierung der Brustwirbelsäule (Witwenbuckel). Die kaudalen Rippen sitzen schließlich dem Beckenkamm auf. Durch den nach unten auf die Baucheingeweide wirkenden Druck werden die Bauchdecken vorgewölbt (osteoporotischer Kugelbauch)

Osteoporose

Hyperthyreose. Bei unphysiologisch hohen Serumspiegeln des Schilddrüsenhormons, gleichgültig ob durch eine Überfunktion der Schilddrüse oder durch eine zu hoch dosierte Substitutionstherapie, ist der Knochenumbau immer gesteigert. Da die Osteoklasten empfindlicher als die Osteoblasten auf das Schilddrüsenhormon reagieren, resultiert ein Verlust von Knochensubstanz. Neben den Zeichen der Rarefizierung der Knochenstruktur findet sich häufig eine streifenförmige Auflockerung der Kortikalis an den Metakarpalknochen.

Hyperparathyreoidismus. Beim primären (S. 538) ebenso wie beim sekundären Hyperparathyreoidismus (S. 540) ist der Knochenumsatz gesteigert, sodass die Skelettbilanz negativ wird. Verdacht auf einen primären Hyperparathyreoidismus besteht immer, wenn bei Zeichen einer Osteoporose eine Hyperkalzämie und eine Hypophosphatämie festgestellt werden.

Steroidwirkung. Eine endogene Erhöhung des Kortisolspiegels (Cushing-Syndrom) führt ebenso wie eine hoch dosierte Glukokortikoidtherapie zu einem schlecht beeinflussbaren Verlust von Knochenmasse. Durch den chronischen Glukokortikoidexzess wird der Knochenmineral- und Bindegewebsstoffwechsel eingeschränkt. Infolge der atrophierenden Wirkung der Glukokortikoide auf die Epithelzellen des Dünndarms wird weniger Calcium resorbiert. Das Defizit an ionisiertem Calcium im Serum wird durch die Stimulierung der Parathormonsekretion über einen verstärkten Knochenabbau teilweise wieder ausgeglichen. Daneben haben Glukokortikoide auch eine direkte antianabole Wirkung auf den Knochenstoffwechsel. In der Regel ist die Osteopenie im Achsenskelett stärker ausgeprägt als im Extremitätenskelett.

Hypogonadismus. Diese Störung kann sowohl bei Männern als auch bei Frauen zu einem Knochenschwund führen. Bei Frauen hat die postklimakterische Osteoporose eine hypogonadale Komponente. Zu einem Knochenschwund kommt es aber auch nach einer Kastration, beim Panhypopituitarismus, beim Klinefelter- und Turner-Syndrom und beim idiopathischen hypogonadotropen Hypogonadismus.

Mangelernährung. Eine Malnutrition oder Malabsorption kann zu einer Osteoporose führen. So kann bei chronischem Mangel an Calcium, Eiweiß und Vitamin C ein Knochenschwund auftreten. Bei jungen Männern ist der Alkoholabusus die häufigste Ursache eines Knochenschwunds. Dabei dürfte die Osteoporose durch die schlechte Ernährung von Alkoholikern zustande kommen. Außerdem wird die intestinale Calciumresorption durch Ethanol eingeschränkt. Dazu kommt noch ein direkter toxischer Effekt von Alkohol auf die Osteoblasten.

Anorexia nervosa. Bei jungen Frauen, die an einer Anorexia nervosa leiden, kommt es zu einem Spongiosaverlust ohne Beeinträchtigung der Kortikalis. Die Pathogenese des Knochenverlusts ist ungeklärt.

Inaktivität. Werden die Knochen nicht belastet, beginnen sie zu atrophieren, wobei sowohl die organische Knochenmatrix als auch der Mineralanteil gleichermaßen betroffen sind. Der Mineralverlust kann nach 6-monatiger Immobilisierung 30–40% betragen. Die Inaktivitätsosteoporose ist unabhängig von der Ursache der fehlenden Belastung (z.B. Ruhigstellung durch immobilisierenden Verband, Bettlägerigkeit, schmerzbedingte Inaktivität bei Gelenkleiden, Paresen, Aufenthalt in der Schwerelosigkeit).

Idiopathische Osteoporosen. Die juvenile Form manifestiert sich gegen Ende der Kindheit bzw. zu Beginn der Adoleszenz in einer symptomatischen Osteopenie und Knochenbrüchigkeit. Betroffen ist vorwiegend das Achsenskelett. Die Erkrankung kann einen erheblichen Schweregrad erreichen und zu Wirbelkörperkompression, Kyphosierung und Größenabnahme führen. Ihre Verursachung ist nicht bekannt. Trotz spontaner Remissionen verbleibt eine Restinvalidität. Die maximale Skelettmasse des Erwachsenen wird selten erreicht. Die im mittleren Lebensalter auftretende adulte Form der idiopathischen Osteoporose geht häufig mit einer idiopathischen Hyperkalzurie und einem aktiven Knochenumbau einher. Das Beschwerdebild wird hauptsächlich von einer Osteoporose des Achsenskeletts bestimmt.

Sekundäre Osteoporose

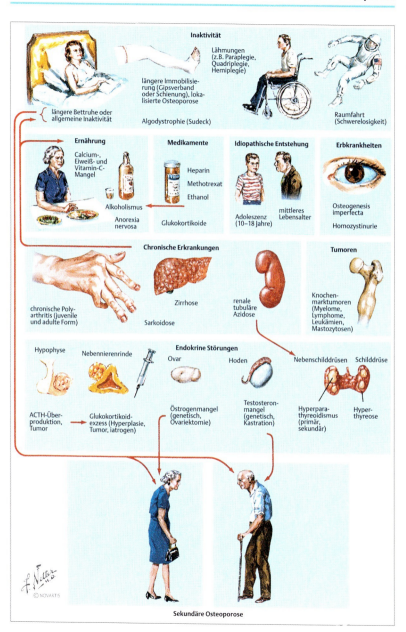

Sekundäre Osteoporose

Osteoporose

Klinik

Dem Auftreten der klinischen Symptome bzw. Komplikationen der Osteoporose geht oft eine längere Latenzzeit voraus. Vielfach besteht jahrzehntelang eine Verarmung der Mineralspeicher des Skeletts, bevor die Knochendichte so weit abnimmt, dass es durch die verringerte mechanische Belastbarkeit zu Deformierungen und ohne adäquate Traumen zu Frakturen kommt. Obwohl die Osteoporose prinzipiell das gesamte Skelett betrifft, finden sich die schwersten Schädigungen an den Wirbelkörpern der Brust- und Lendenwirbelsäule, an den Rippen, am proximalen Femur und Humerus und am distalen Radius.

Wirbelfrakturen. Als Erstsymptom imponiert bei der Osteoporose meist ein akuter Schmerz im Bereich der Brust- und Lendenwirbelsäule infolge von Kompressionsfrakturen. Diese treten oft schon beim Aufstehen, Bücken oder Heben auf. Meist sind die Schmerzen genau lokalisierbar; hohe lumbale Kompressionsfrakturen können aber auch in die kaudale Lendenwirbelsäule oder den lumbosakralen Übergang ausstrahlen. Die Schmerzen schränken die Beweglichkeit der Wirbelsäule erheblich ein, werden beim Aufsetzen oder Aufstehen sowie beim Husten, Niesen und Pressen stärker und lassen in Rückenlage nach. Durch zentrale Einbrüche der Deck- und Grundplatten kommt es zur Fischwirbelbildung, Frakturen der Wirbelkörpervorderkante führen zu Keilwirbeln.

Kompressionsfrakturen der mittleren Brustwirbelsäule mit vorderem Keil verlaufen vielfach relativ asymptomatisch. Mögliche Folgen sind:
- leichte Missempfindungen entlang der Rippenränder,
- ein progredienter Verlust an Körpergröße und
- eine geringgradige Kyphosierung der Brustwirbelsäule.

Zu den Begleiterscheinungen von Kompressionsfrakturen der unteren Brust- und oberen Lendenwirbelsäule gehören Appetitverlust, Blähungen und Ileus infolge von retroperitonealen Blutungen. Spontane Kompressionsfrakturen der Wirbelsäule sind zwar an sich stabil. Sie rufen aber Wurzelschmerzen hervor, die ein- oder beidseitig entlang der betroffenen Nervenwurzel am Rippenrand nach ventral ausstrahlen können. Eine Beteiligung des Rückenmarks und der Cauda equina kommt nur selten vor.

Zwischen den einzelnen Kompressionsfrakturen liegen oft jahrelange schmerzfreie Perioden. In ca. 30% der Fälle besteht jedoch ein chronischer, dumpfer bis stechender, haltungsbedingter Schmerz im Bereich der unteren Brust- und oberen Lendenwirbelsäule, der sich nur in Rückenlage bessert. Aufgrund der mit jedem Anfall stärker werdenden Sinterung der Wirbelsäule entsteht eine progrediente Kyphose („Witwenbuckel"), und die Körpergröße kann sich deutlich verringern.

Bei 95% der Frauen nach der Menopause mit einer symptomatischen Osteoporose treten innerhalb von ca. 10 Jahren mehr als 6 radiologisch gesicherte Wirbelfrakturen auf. Bei 75% beträgt der Verlust an Körpergröße zumindest 10 cm. Ist die Wirbelsäule einmal so weit zusammengesintert, dass die kaudalen Rippen dem Beckenkamm aufsitzen, ist zwar kaum mehr ein weiterer Größenverlust zu erwarten, der Knochenschwund kann aber trotzdem anhalten.

Durch das zunehmende Zusammensinken der Wirbelsäule infolge mehrfacher Wirbelkörperkompressionen werden Brustraum und Bauchhöhle kleiner. Infolge der krankheitsbedingten Fehlhaltung und der restriktiven Hypoventilation ist die körperliche Belastbarkeit reduziert. Außerdem tritt bei hochgradiger Sinterung der Lendenwirbel vorzeitig eine Sättigung ein, und die Bauchdecken wölben sich vor („osteoporotischer Kugelbauch"). Mit Fortschreiten der Erkrankung bilden sich am Rippenbogen und am Beckenkamm verdickte Hautfalten.

Extremitätenfrakturen. Rückenschmerzen infolge von Kompressionsfrakturen der Wirbelsäule sind zwar das häufigste Symptom einer Osteoporose. Mitunter bieten jedoch Frakturen des Extremitätenskeletts den ersten Hinweis auf das Vorhandensein der Erkrankung. Dabei sind die beiden folgenden Frakturen besonders häufig:
- proximale Femurfrakturen (Oberschenkelhals) nach Bagatell- bzw. völlig fehlenden Traumen
- Radiusfrakturen an typischer Stelle durch Stürze bei vorgestreckter Hand.

Klinik

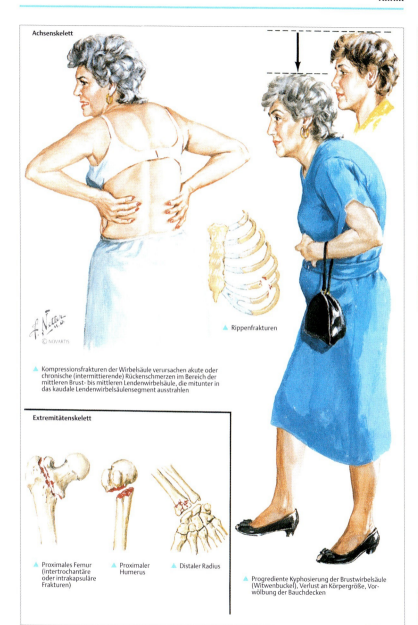

Achsenskelett

▲ Rippenfrakturen

▲ Kompressionsfrakturen der Wirbelsäule verursachen akute oder chronische (intermittierende) Rückenschmerzen im Bereich der mittleren Brust- bis mittleren Lendenwirbelsäule, die mitunter in das kaudale Lendenwirbelsäulensegment ausstrahlen

Extremitätenskelett

▲ Proximales Femur (intertrochantäre oder intrakapsuläre Frakturen)
▲ Proximaler Humerus
▲ Distaler Radius

▲ Progrediente Kyphosierung der Brustwirbelsäule (Witwenbuckel), Verlust an Körpergröße, Vorwölbung der Bauchdecken

Weitere orthopädisch relevante Erkrankungen

Osteoporose

Anamnese

Die Angabe von plötzlich aufgetretenen Rückenschmerzen bei fehlendem adäquatem Trauma muss bei Patienten in fortgeschrittenem Alter immer den Verdacht auf eine Osteoporose wecken. Bei der Anamneseerhebung sollte daher auf die typischen Risikofaktoren (S. 528) geachtet werden.

Labor

Bei der unkomplizierten postklimakterischen Osteoporose liegen die Routinelaborbefunde innerhalb der Norm. In der Regel lassen die Serumkonzentrationen von Calcium, Phosphat und alkalischer Phosphatase selbst bei schwereren Verläufen keine pathologischen Veränderungen erkennen.

Röntgen

Röntgenaufnahmen der Brust- und Lendenwirbelsäule im a.-p. und seitlichen Strahlengang im Stehen erlauben eine erste Übersicht über die Mineralisation und die Lokalisierung von Kompressionsfrakturen.

Osteopenie. Welches Ausmaß der Verlust an Knochensubstanz erreichen muss, bis er sich radiologisch als Osteopenie erfassen lässt, variiert in den einzelnen Knochen und selbst in einzelnen Anteilen ein und desselben Knochens je nach dem strukturellen Aufbau der betreffenden Region und der zum Einsatz kommenden Untersuchungsmethode. Im Allgemeinen ist auf konventionellen Röntgenaufnahmen erst eine 30–50%ige Dichteminderung des Knochens erkennbar. Zur Früherkennung, Verlaufsbeobachtung und Therapiekontrolle der Osteoporose sind daher empfindlichere densitometrische Screeningmethoden geeigneter. Die frühesten radiologischen Zeichen einer generalisierten Osteopenie sind an der Wirbelsäule zu finden, v. a. an den Wirbelkörpern, deren Anteil an stoffwechselaktiver Spongiosa mit hohem Knochenumsatz besonders groß ist. Dabei werden die horizontalen Knochenbälkchen als erste resorbiert, sodass die vertikalen bereits frühzeitig stärker hervortreten. In schweren Fällen stellen sich am Wirbelkörper nur noch die Grund- und Deckplatten bzw. die Vorder- und Hinterkanten als leerer Rahmen dar (Rahmenstruktur). Bei besonders ausgeprägtem Dichteverlust kann insofern eine verwirrende optische Täuschung entstehen, als sich die Bandscheiben mitunter stärker abzeichnen als die Wirbelkörper.

Kompressionsfrakturen der Wirbelkörper. Sie stellen sich im Röntgenbild in 3 Formen dar:
- ▶ Zentrale Kompressionsfrakturen mit bikonkaver Eindellung kommen am häufigsten an der Lendenwirbelsäule vor und werden als Fischwirbel bezeichnet. Die Fischwirbelbildung muss jedoch nicht unbedingt frakturbedingt sein. Sie kann bereits durch den Druck der Bandscheiben auf die geschwächten Grund- und Deckplatten zustande kommen.
- ▶ Kompressionsfrakturen der vorderen Wirbelkörperkante findet man vorwiegend an der Brust- und oberen Lendenwirbelsäule. Sie führen zu einer isolierten Höhenminderung des ventralen Wirbelkörperanteils und damit zur Ausbildung von Keilwirbeln. Sind mehrere Wirbelkörper davon betroffen, führt dies zu einer ausgeprägten Kyphosierung im jeweiligen Wirbelsäulenabschnitt.
- ▶ Bei symmetrischen Querbrüchen werden die betroffenen Wirbelkörper so stark komprimiert, dass sie gegenüber den Bandscheiben nur noch als dünne Scheibe erscheinen (Flachwirbel).

Extremitäten. Zu den morphologisch auffälligen Veränderungen des Extremitätenskeletts gehört eine Porositätszunahme der Spongiosa ebenso wie der Kortikalis. An den Röhrenknochen kommt es dementsprechend zu einer Dichteminderung der Kortikalis infolge einer intrakortikalen Resorption sowie zu einer Verbreiterung des Markraums. Die betroffenen Knochen erscheinen durchsichtig „wie aus Glas", die röntgenologische Spongiosastruktur ist rarefiziert, in ausgeprägten Fällen kann sie nahezu nicht mehr erkennbar sein.

Szintigraphie

Bei Wirbelkörpereinbrüchen lassen sich röntgenologisch nicht immer mit Sicherheit frische von älteren Frakturen unterscheiden. In diesen Fällen kann die Technetium-Skelettszintigraphie weiterhelfen. Aktivitätsanreicherungen im Bereich röntgenologisch auffälliger Wirbelkörper machen eine frische Kompressionsfraktur wahrscheinlich.

Diagnostik

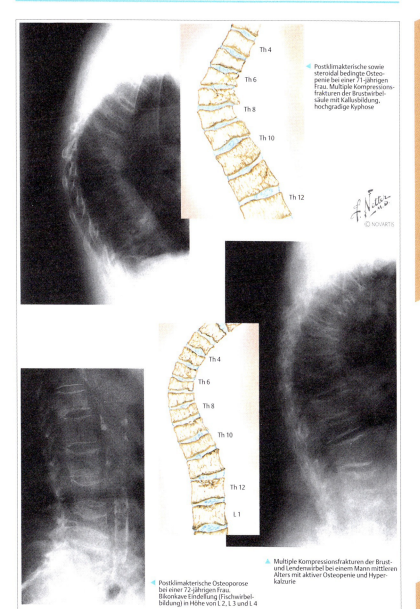

Postklimakterische sowie steroidal bedingte Osteopenie bei einer 71-jährigen Frau. Multiple Kompressionsfrakturen der Brustwirbelsäule mit Kallusbildung, hochgradige Kyphose

Multiple Kompressionsfrakturen der Brust- und Lendenwirbel bei einem Mann mittleren Alters mit aktiver Osteopenie und Hyperkalzurie

Postklimakterische Osteoporose bei einer 72-jährigen Frau. Bikonkave Eindellung (Fischwirbelbildung) in Höhe von L 2, L 3 und L 4

Stoffwechselstörungen

Nebenschilddrüsen

Parathormon (PTH) wird in den Nebenschilddrüsen synthetisiert und sezerniert. Die Hormonausschüttung wird durch einen niedrigen Serumcalciumspiegel angeregt und durch hohe Calciumspiegel gehemmt. Parathormon wird an 2 Endorganen wirksam, nämlich an der Niere und am Knochen.

PTH-Wirkung an der Niere

An der Niere steigert Parathormon im distalen Tubulus die Rückresorption von Calcium und senkt im proximalen Tubulus die Rückresorption von Phosphat. Außerdem steigert es die Synthese von 1α,25-Dihydroxycholecalciferol (1,25-$(OH)_2$-CC) aus der Vorstufe 25-Hydroxycholecalciferol (25-(OH)-CC), welches in der Haut unter dem Einfluss von UV-Strahlung aus dem fettlöslichen Vitamin D gebildet wird.

PTH-Wirkung am Skelett

Am Knochen stimuliert PTH die Ausschwemmung von Mineralsalzen. Dabei werden zunächst die vorhandenen Osteoklasten (S. 18) aktiviert. Diese resorbieren mineralisierte Knochensubstanz, wodurch Calcium, Phosphat und Fragmente der Proteinmatrix des Knochens in den Kreislauf ausgeschwemmt werden. Zusätzlich werden nach dieser initialen Phase neu gebildete Osteoklasten rekrutiert. Gleichzeitig nimmt in dem koordiniert ablaufenden Knochenumbauprozess zwar auch die osteoblastische Knochenbildung zu. Insgesamt überwiegt jedoch der Knochenabbau und damit eine negative Bilanz für die Knochensubstanz.

Differenzialdiagnose

Hyperkalzämie. Mit Hilfe von PTH-Radioimmunoassays lässt sich ein primärer Hyperparathyreoidismus (pHPT) gegenüber einer Hyperkalzämie nicht parathyreoidaler Ursache differenzieren:

➤ Bei einer Hyperkalzämie auf dem Boden eines pHPT ist der PTH-Spiegel im Serum i.d.R. erhöht, und zwar proportional zum Schweregrad der Hyperkalzämie.

➤ Bei einer nicht parathyreoidal bedingten Hyperkalzämie liegen die PTH-Konzentrationen i.d.R. innerhalb der Norm bzw. im oberen Normbereich. Obwohl bei einer Hyperkalzämie die PTH-Sekretion eigentlich supprimiert sein müsste, erklärt sich dieser Widerspruch dadurch, dass die Epithelkörperchen abgebaute, größtenteils inaktive C-terminale PTH-Fragmente ausschütten, die sich insbesondere bei Nierenfunktionsstörungen infolge einer Nephrokalzinose kumulieren können.

➤ Bei einer geringgradigen Hyperkalzämie bleiben die PTH-Spiegel sowohl bei Hyperparathyreoidismus als auch bei nicht parathyreoidalen Ursachen innerhalb der Norm. Eine Differenzierung ist jedoch trotzdem meist möglich, da bei nicht parathyreoidalen Ursachen, z.B. bei Tumoren, die Hyperkalzämie eine Spätmanifestation darstellt. Dementsprechend wird die Diagnose allein aufgrund der klinischen Befunde gestellt.

Hypokalzämie. Mit der PTH-Bestimmung lässt sich auch feststellen, ob eine Hypokalzämie auf eine Epithelkörperchenunterfunktion oder auf nicht parathyreoidale Ursachen, z.B. auf einen Vitamin-D-Mangel, zurückzuführen ist:

➤ Beim Hypoparathyreoidismus ist der PTH-Spiegel im Serum trotz der Hypokalzämie unverhältnismäßig niedrig oder innerhalb der Norm.

➤ Bei nicht parathyreoidalen Ursachen ist die PTH-Synthese im Sinne eines sekundären Hyperparathyreoidismus erhöht.

➤ Hohe PTH-Konzentrationen finden sich auch beim Pseudohypoparathyreoidismus, da die Hypokalzämie in diesem Fall durch eine PTH-Resistenz zustande kommt.

Hohe PTH-Konzentration. Bei chronischer Niereninsuffizienz treten nicht selten hohe PTH-Konzentrationen auf. Sie sind entweder Folge eines sekundären Hyperparathyreoidismus oder einer reduzierten Clearance von C- und teils auch von N-terminalen PTH-Fragmenten. Eine Differenzierung gelingt oft aufgrund des Ausmaßes der Konzentrationssteigerung: Fehlt ein sekundärer Hyperparathyreoidismus, steigt die PTH-Konzentration nur geringfügig, wobei der Bereich je nach dem Verfahren variiert; besteht ein sekundärer Hyperparathyreoidismus, erreicht sie hingegen i.d.R. mehr als das Zehnfache der Norm.

Parathormon

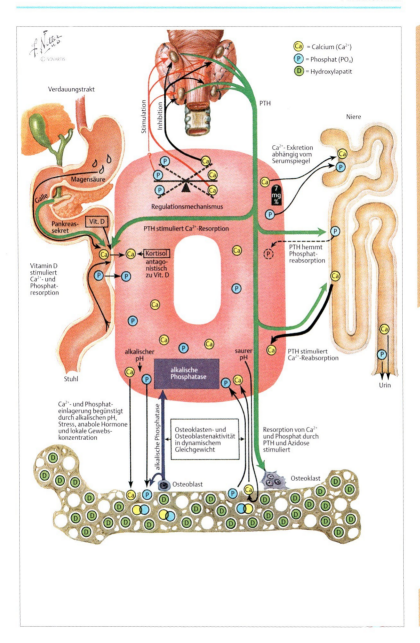

Ätiologie

Der primäre Hyperparathyreoidismus wird durch eine Überproduktion von Parathormon (PTH) bei einer oder mehreren pathologisch vergrößerten Nebenschilddrüsen verursacht. Die gesteigerte PTH-Ausschüttung geht dabei nicht auf einen reduzierten Calciumspiegel im Serum zurück, wie es beim sekundären Hyperparathyreoidismus der Fall ist, sondern beruht auf einer von den physiologischen Regelmechanismen unabhängigen Sekretion.

In über 80% aller Fälle ist lediglich eine Nebenschilddrüse vergrößert, und zwar infolge eines monoklonalen Adenoms. Polyklonale Adenome kommen in ca. 5% der Fälle vor und betreffen meist 2 oder mehr Nebenschilddrüsen. Ein Hyperparathyreoidismus durch ein Karzinom der Nebenschilddrüse ist selten (unter 1% der Fälle), ebenso das Auftreten im Rahmen eines MEN-Syndroms (multiple endokrine Neoplasien).

Pathophysiologie

Durch die erhöhte PTH-Sekretion werden Mechanismen in Gang gesetzt, die zur Erhöhung des Serumcalciumspiegels führen:

➤ der osteoklastische Knochenabbau ist stimuliert,
➤ die renale Calciumrückresorption ist erhöht und
➤ Calcium wird vermehrt aus dem Darm resorbiert.

Unter dem Einfluss von PTH sinkt außerdem die tubuläre Rückresorption von Phosphat. Der dadurch niedrige Phosphatspiegel im Serum kann zu einer Ausfällung von Calciumsalzen im Gewebe und periartikulären Verkalkungen führen, wenn das Calcium-Phosphat-Produkt den Wert von 6 mmol/l überschreitet.

Klinik

In den meisten Fällen besteht lediglich eine leichte Hyperkalzämie ohne manifeste Symptomatik bzw. mit nur geringgradig ausgeprägten, unspezifischen Zeichen und Beschwerden, darunter leichte Ermüdbarkeit, Obstipation und Nykturie. Verwirrtheit, Anorexie sowie Gewichtsverlust, Übelkeit und Erbrechen kommen seltener und nur bei höheren Calciumspiegeln vor.

Skelett. PTH regt den Knochenumsatz an, wobei der osteoklastische Knochenabbau zwar teilweise durch eine vermehrte osteoblastische Knochenneubildung kompensiert wird, meist aber der Knochenabbau überwiegt. Daher geht Knochensubstanz verloren; lokale Ansammlungen von Osteoklasten können einen räumlich umschriebenen massiven Abbau von Knochensubstanz zur Folge haben. Daraus resultieren zystische Hohlräume und subperiostale Resorptionsherde, v. a. an den Phalangen. Die Skelettveränderungen können bei ausgedehntem Befall zu diffusen Knochenschmerzen führen.

Niere. Obwohl die tubuläre Calciumrückresorption durch PTH gesteigert wird, kommt es zur Hyperkalzurie. Sie entsteht durch die infolge des erhöhten Serumcalciumspiegels gesteigerte Filtrationsleistung der Niere. Mitunter schlägt sich Calcium im Nierentubulus nieder und bildet die Grundlage für eine Nephrolithiasis, eine der häufigeren Manifestationen des Hyperparathyreoidismus. Bei hochgradiger Hyperkalzämie können Präzipitate im Niereninterstitium entzündliche Reaktionen auslösen. Eine solche Nephrokalzinose kommt aber seltener und typischerweise nur bei schweren Verlaufsformen des Knochenabbaus vor. Dabei ist die Nierenfunktion oft schon erheblich eingeschränkt, bevor sich die Calciumeinlagerungen im Interstitium radiologisch nachweisen lassen. Da sich die Hyperkalzämie auch einschränkend auf die Konzentrationsfähigkeit der Niere auswirkt, stellt sich häufig eine Polyurie ein.

ZNS. Ein hyperkalzämisches Psychosyndrom kann sich in Antriebsarmut, chronischer Müdigkeit und depressiven Verstimmungen äußern.

Gastrointestinaltrakt. Selten treten im Rahmen eines Hyperparathyreoidismus Pankreatitiden und peptische Ulzera vor. Bei multiplen endokrinen Neoplasien können Ulzera durch gastrinsezernierende Tumoren hervorgerufen werden.

Auge. Bei länger bestehender bzw. hochgradiger Hyperkalzämie wird Calcium häufig am medialen und lateralen Rand der Hornhaut abgelagert, sodass eine Bandkeratitis resultiert.

Primärer Hyperparathyreoidismus

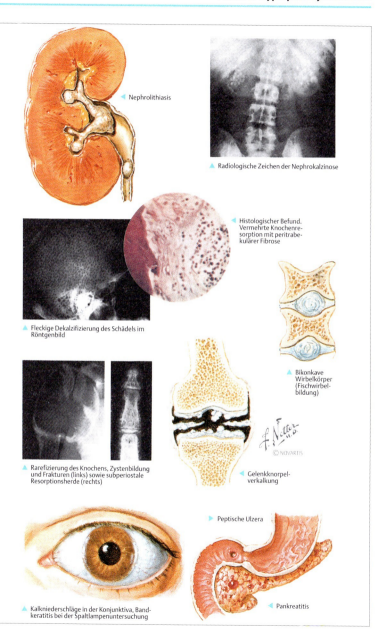

◀ Nephrolithiasis

▲ Radiologische Zeichen der Nephrokalzinose

◀ Histologischer Befund. Vermehrte Knochenresorption mit peritrabekulärer Fibrose

▲ Fleckige Dekalzifizierung des Schädels im Röntgenbild

▲ Bikonkave Wirbelkörper (Fischwirbelbildung)

▲ Rarefizierung des Knochens, Zystenbildung und Frakturen (links) sowie subperiostale Resorptionsherde (rechts)

◀ Gelenkknorpelverkalkung

▶ Peptische Ulzera

▲ Kalkniederschläge in der Konjunktiva, Bandkeratitis bei der Spaltlampenuntersuchung

◀ Pankreatitis

Weitere orthopädisch relevante Erkrankungen

Stoffwechselstörungen

Ätiologie

Ein sekundärer Hyperparathyreoidismus kommt durch eine Stimulation der Nebenschilddrüsen aufgrund chronisch erniedrigter Serumcalciumspiegel zustande. Diese sind bei den meisten Fällen auf eine Niereninsuffizienz zurückzuführen (renaler sekundärer Hyperparathyreoidismus). Seltener ist der Calciummangel durch eine ungenügende Zufuhr mit der Nahrung oder eine Maldigestion bzw. Malabsorption (intestinaler sekundärer Hyperparathyreoidismus) bedingt.

Pathogenese

Renaler sekundärer Hyperparathyreoidismus. Die Hypokalzämie bei der Niereninsuffizienz hat 2 Ursachen: einerseits wird nur ungenügend 1,25-Dihydroxycholcalciferol (1,25-$(OH)_2$-CC) gebildet, welches für die Resorption von Calcium im Darm notwendig ist. Andererseits ist der Serumphosphatspiegel durch die verminderte renale Phosphatausscheidung erhöht, was zu einem gesteigerten renalen Calciumverlust führt.
Die chronische Hypokalzämie und der fehlende hemmende Einfluss des 1,25-$(OH)_2$-CC beim sekundären Hyperparathyreoidismus führen zu einer anhaltenden Stimulation der Nebenschilddrüsen, was einen erhöhten PTH-Spiegel und eine Hyperplasie der Nebenschilddrüsen zur Folge hat.
Intestinaler sekundärer Hyperparathyreoidismus. Eine ungenügende Calciumaufnahme mit der Nahrung ist sehr selten geworden. Gelegentlich wird sie bei extrem einseitiger calciumarmer Ernährung beobachtet. Häufiger, wenn auch insgesamt selten, sind Malabsorptions- und Maldigestionssyndrome bei chronischen Darmerkrankungen oder anderen Krankheitsbildern, die mit einer chronischen Diarrhoe einhergehen.
Die resultierende Hypokalzämie setzt dieselben pathologischen Mechanismen der chronischen Überstimulation der Nebenschilddrüsen wie bei der renalen Form in Gang (s.o.).

Klinik

Die Klinik des sekundären Hyperparathyreoidismus gleicht im Wesentlichen der der primären Erkrankungsform (S. 538), wobei die sekundäre Form meist milder verläuft und nicht selten weitgehend symptomlos bleibt.
Trotz der Hypokalzämie beobachtet man beim sekundären Hyperparathyreoidismus nur selten eine Tetanie. Das liegt daran, dass durch die gleichzeitig vorliegende metabolische Azidose vermehrt Calcium aus der Proteinbindung im Serum freigesetzt wird und sich so die Konzentration der verfügbaren Calciumionen erhöht.
Bei Kindern kann es bei der renalen Erkrankungsform zu Wachstumsstörungen kommen, da die Sekretion von Somatotropin durch die Azotämie beeinträchtigt ist (renaler Minderwuchs).

Diagnostik

Labor. Neben den Befunden der Niereninsuffizienz beim renalen Erkrankungstyp findet sich im Serum im Gegensatz zum primären Hyperparathyreoidismus eine Hypokalzämie und eine Hyperphosphatämie. Der PTH-Spiegel ist jedoch ebenfalls erhöht. Je nach Ausmaß der Skelettbeteiligung weist die alkalische Phosphatase übernormale Werte auf.
Röntgen. In schweren Fällen kann man röntgenologisch eine subperiostale Knochenresorption beobachten, evtl. mit Zeichen einer Osteofibrose, was dem Bild der Osteomalazie bzw. der renalen Osteopathie (S. 548ff) entspricht.

Therapie

Die konservative Therapie strebt eine Calciumsubstitution und Phosphatreduzierung an. Hierzu wird meist Calciumkarbonat gegeben. Außerdem wird 1,25-$(OH)_2$-CC substituiert.
Die Niereninsuffizienz macht häufig eine Nierentransplantation erforderlich, nach der es Wochen oder auch Monate dauern kann, bis der Hyperparathyreoidismus verschwindet. In seltenen Fällen kann er auch trotz Transplantation persistieren.
Die intestinale Erkrankungsform erfordert eine Behandlung des Grundleidens bzw. eine Umstellung der Ernährungsgewohnheiten.

Sekundärer Hyperparathyreoidismus

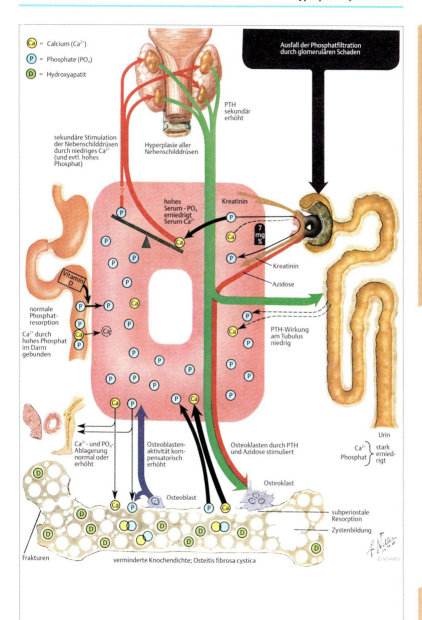

Stoffwechselstörungen

Ätiologie

Häufigste Ursache eines Hypoparathyreoidismus ist die versehentliche oder unumgängliche *Entfernung der Nebenschilddrüsen* bei Operationen an der Schilddrüse. Als weitere Ursache eines Hypoparathyreoidismus ist die – familiär gehäuft auftretende – *Unterfunktion der Nebenschilddrüsen* möglich. Bei diesen Patienten finden sich vermehrt autoimmunbedingte primäre Hypothyreosen, Nebenniereninsuffizienzen, Diabetes mellitus und Ovarialinsuffizienzen. Auch Alopezien, Vitiligo und perniziöse Anämien kommen vor, durch einen Immundefekt besteht oft eine Candidiasis. Sehr selten ist eine *Aplasie der Nebenschilddrüsen* (in Kombination mit einer Aplasie des Thymus = DiGeorge-Syndrom).

Ein passagerer Hypoparathyreoidismus kommt bei Neugeborenen, insbesondere Frühgeborenen vor. Seine Ursache liegt in einer durch die Unreife der Nebenschilddrüsen bedingten Minderfunktion. Durch eine Hyperkalzämie der Mutter, wie sie bei einer Überfunktion der Nebenschilddrüsen besteht, können die Nebenschilddrüsen des Feten zusätzlich supprimiert werden, sodass das Neugeborene eine Tetanie zeigt.

Alkoholismus und Malabsorptionssyndrome können durch eine Hypomagnesiämie ebenfalls die Nebenschilddrüsenfunktion beeinträchtigen. In derartigen Fällen kann mit einer Magnesiumsubstitution eine Normalisierung der PTH- und Calciumspiegel im Serum erreicht werden.

Pathogenese

Ausgangspunkt der pathologischen Veränderungen ist der niedrige PTH-Spiegel. Zur Hypokalzämie kommt es beim Hypoparathyreoidismus durch die eingeschränkte Resorption von Calcium aus dem Darm und die vermehrte Ausscheidung über die Niere. Dabei ist die reduzierte intestinale Resorption Folge der durch den PTH-Mangel bedingten Minderproduktion von 1,25-$(OH)_2$-CC, das für eine normale Resorption Voraussetzung ist.

Klinik

Die infolge der *akuten* Hypokalzämie beim Hypoparathyreoidismus auftretenden klinischen Manifestationen sind außer bei sehr leichten Verläufen i. d. R. nicht zu übersehen. Bei einer *chronischen* Hypokalzämie dagegen ist das klinische Bild wesentlich weniger deutlich und nicht ohne weiteres erkennbar. Aus diesem Grund wird die chronische Hypokalzämie oft als Zufallsbefund bei der Diagnostik unspezifischer Beschwerden wie Abgeschlagenheit, Reizbarkeit oder Depressivität festgestellt. Mitunter finden sich auch Anzeichen einer gesteigerten neuromuskulären Erregbarkeit, die von einem Prickeln um den Mund, an den Händen und an den Füßen bis zur Tetanie mit Muskelkrämpfen, Spasmen, Kehlkopfstridor und epileptiformen Anfällen reichen können. Selbst bei fehlender Symptomatik können das Chvostek- und das Trousseau-Zeichen positiv ausfallen.

Trotz des Calciummangels kann es zu Weichteilverkalkungen und paraartikulären Ossifikationen kommen. Außerdem können sich bei einem länger bestehenden, schlecht eingestellten Hypoparathyreoidismus Kalkniederschläge in der Linse im Sinne einer Katarakt mit Linsentrübung und Visusverschlechterung bilden. Auch in den Stammganglien kann es zu Verkalkungen kommen, die bei stärkerer Ausprägung motorische Störungen hervorrufen können, die der Parkinson-Krankheit ähneln. Diese zerebralen Kalkeinlagerungen sind auf Standardröntgenbildern des Schädels meist deutlich zu erkennen, ebenso bei der wesentlich empfindlicheren Computertomographie.

Der Zustand des Gebisses gibt Aufschluss über das Manifestationsalter. Hypoplastische Zähne mit mangelhafter Wurzelbildung weisen darauf hin, dass die Erkrankung bereits vor dem 6. Lebensjahr aufgetreten ist. Weiche, bröckelnde Zähne infolge von Schmelzdefekten sind ein Zeichen für den Krankheitsbeginn im Kindesalter. Eine Entmineralisierung des Skeletts tritt beim Hypoparathyreoidismus i. d. R. nicht auf. Die Knochendichte entspricht in den meisten Fällen der Norm oder ist sogar etwas erhöht.

Hypoparathyreoidismus

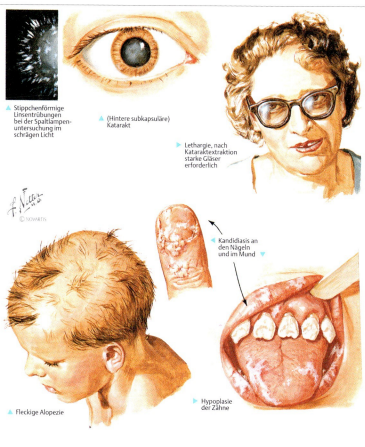

▲ Stippchenförmige Linsentrübungen bei der Spaltlampenuntersuchung im schrägen Licht

▲ (Hintere subkapsuläre) Katarakt

▶ Lethargie, nach Kataraktextraktion starke Gläser erforderlich

◀ Kandidiasis an den Nägeln und im Mund ▼

▲ Fleckige Alopezie

▶ Hypoplasie der Zähne

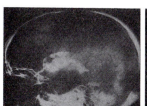
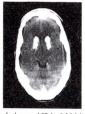
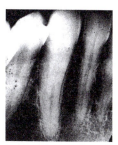

▲ Verkalkungen in den Stammganglien (Röntgenaufnahme und CT des Schädels im lateralen Strahlengang)

▲ Vermehrte Dichte der Interalveolarsepten

Weitere orthopädisch relevante Erkrankungen

Stoffwechselstörungen

Ätiologie

Beim Pseudohypoparathyreoidismus sind die Nebenschilddrüsen wie beim Hypoparathyreoidismus chronisch stimuliert und hypertrophiert, die PTH-Sekretion ist erhöht. Ursache dafür ist jedoch nicht ein Calciummangel infolge einer Niereninsuffizienz oder eine verminderte Calciumzufuhr. Vielmehr sind die Endorgane, darunter die Niere und der Knochen, gegenüber dem Parathormon (PTH) resistent, und es entsteht ein funktioneller Hypoparathyreoidismus.

PTH aktiviert die Zellen der Endorgane durch Erhöhung der zellulären cAMP-Konzentration. Dadurch wird eine Proteinkaskade in Gang gesetzt, die ihrerseits den physiologischen Effekt auslöst. Beim Pseudohypoparathyreoidismus, v. a. aber beim Albright-Syndrom fehlt eine Komponente des PTH-Rezeptor-Adenylatzyklase-Systems, in dem zyklisches Adenosinmonophosphat gebildet wird. PTH wird zwar an die Zelle gebunden, kann aber nicht wirksam werden, da keine Synthese der sekundären Botensubstanz, nämlich cAMP, stattfindet. Dadurch kommt es zu den für einen Hypoparathyreoidismus charakteristischen biochemischen Entgleisungen:

▶ Da Calcium vermehrt über die Niere ausgeschieden und infolge der eingeschränkten 1,25-$(OH)_2$-CC-Synthese, die durch PTH vermittelt wird, in geringerem Maße aus dem Darm resorbiert wird, resultiert eine Hypokalzämie.

▶ Aufgrund der reduzierten Phosphatausscheidung über die Niere tritt eine Hyperphosphatämie auf. Allerdings ist im Gegensatz zum Hypoparathyreoidismus der PTH-Spiegel im Serum bei niedriger Calciumkonzentration erhöht.

▶ Die PTH-Resistenz betrifft auch die Knochen, obwohl sich mitunter infolge der hohen PTH-Spiegel eine Osteodystrophia fibrosa cystica einstellt.

Einteilung

Je nach Art und Ausmaß des Rezeptordefekts werden 3 Erkrankungstypen unterschieden:

▶ Typ I: Die Bildung von cAMP ist vollständig ausgefallen. Nach Gabe externen PTHs bleibt also eine cAMP-Ausscheidung aus.

▶ Typ II: Nach Gabe von PTH wird cAMP gebildet, allerdings in vermindertem Maße. Eine Phosphaturie bleibt nach PTH-Gabe aus.

▶ Typ III: Die PTH-Rezeptoren sind normal. Es wird aber ein PTH gebildet, das in seiner Molekülstruktur von der physiologischen Form abweicht und daher unwirksam ist. Bei Gabe von PTH kommt es zur normalen physiologischen Reaktion. Diese Form wird auch als pseudoidiopathischer Hypoparathyreoidismus bezeichnet.

Klinik

Die Symptomatik entspricht derjenigen beim Hypoparathyreoidismus (S. 542).

Bei der erblichen Erkrankungsform bieten die Patienten ein charakteristisches Aussehen mit adipöser, kleinwüchsiger Körperstatur, rundem Gesicht sowie verkürzten Finger- und Mittelhandknochen, v. a. des 4. und 5. Strahls. Manchmal sind auch die Mittelfußknochen betroffen. Gelegentlich kann zusätzlich eine geistige Retardierung unterschiedlichen Ausmaßes auftreten.

Diagnostik

Die Laborbefunde entsprechen denen beim Hypoparathyreoidismus:

▶ Es bestehen trotz vergrößerter Nebenschilddrüsen sowohl eine Hypokalzämie als auch eine Hyperphosphatämie. Wie beim Hypoparathyreoidismus kann die Hypokalzämie latent bis hochgradig sein.

▶ Die gestörte cAMP-Produktion lässt sich durch Bestimmung der cAMP-Konzentration im Harn nach Injektion von PTH nachweisen: Bei Gesunden ebenso wie bei Patienten mit einem Hypoparathyreoidismus steigt dabei die cAMP-Konzentration im Harn rasch und messbar an; beim Pseudohypoparathyreoidismus ist diese Reaktion hingegen abgeschwächt (Typ II) oder bleibt ganz aus (Typ I).

Pseudohypoparathyreoidismus

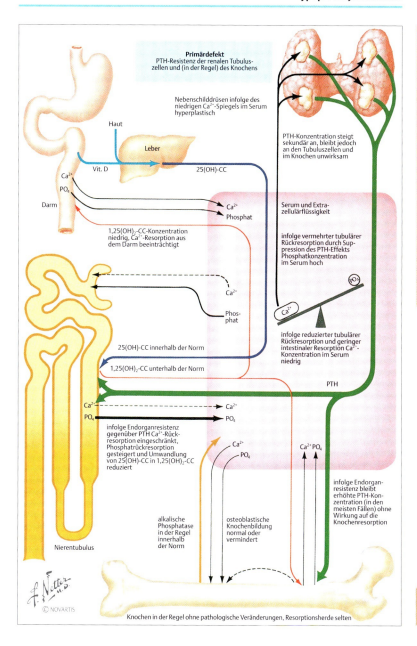

Stoffwechselstörungen

Ätiologie und Pathophysiologie

Trotz der Vielfalt möglicher ätiologischer Faktoren lassen sich die Rachitis und die Osteomalazie als ihre Erwachsenenform im Wesentlichen auf einen primären Defekt zurückführen, nämlich auf einen Calcium- und/oder Phosphatmangel mit gestörtem Ablauf von Skelettmineralisation und -wachstum beim Kind (Rachitis) oder strukturellen Schwächen des Skeletts beim Erwachsenen (Osteomalazie).

Den rachitischen und osteomalazischen Syndromen liegen zahlreiche Ursachen zugrunde, darunter verschiedenste genetische Faktoren, Fehlernährung, Stoffwechselstörungen und chronische Nierenerkrankungen. Dennoch bieten sie ganz unabhängig von der jeweiligen Ursache ein erstaunlich ähnliches klinisches Erscheinungsbild, das es dem Kliniker oft genug schwer macht, die tatsächliche Ursache zu erkennen.

Klinik

Infolge der Wachstumsstörungen liegt die Körpergröße bei rachitischen Kindern im Allgemeinen unter der 3. Quartile. Das Körpergewicht entspricht hingegen i. d. R. der Norm. Die betroffenen Kinder sind apathisch, reizbar und bewegungsarm (»wie eine Buddhastatue«). Der knöcherne Schädel ist erweicht und deformiert (Kraniotabes), die Stirnbeine sind prominent (»Olympierstirn«), an den Zähnen finden sich Karies und Schmelzdefekte. Bei der Thoraxuntersuchung fallen eine Verbreiterung des Brustkorbs mit deformierten Rippen, eine Hühner- oder Trichterbrust (Pectus excavatum), eine Einsenkung in Höhe des Zwerchfellansatzes an den kaudalen Rippen (Harrison-Furche) sowie Knötchenbildungen an der Knochen-Knorpel-Grenze der Rippen (rachitischer Rosenkranz) auf. Häufig kommt es zu Atemwegsinfekten, und es besteht ein chronischer Husten.

Die oftmals ebenfalls vorhandene leichte kyphotische Krümmung der Brustwirbelsäule (rachitischer Katzenbuckel) und der rachitische Froschbauch verstärken im Verein mit der Verbiegung der Extremitäten und dem starren Gesichtsausdruck auch den Eindruck des Buddhahaften. An den Extremitäten fallen bei der Untersuchung auch eine symmetrische Auftreibung an den Enden der Röhrenknochen, insbesondere an den Ellenbogen und Handgelenken sowie O-Beine (Genu varum), seltener auch X-Beine (Genu valgum) auf. Frakturen sind häufig.

Pathologische Anatomie

Pathognomonisch ist das histologische Bild an den Epiphysenfugen. Sie sind axial stark verbreitert (mitunter bis zum 20fachen der Norm). Die Zellen sind nicht in Säulen gereiht, sondern liegen in großer Zahl ohne erkennbare Ordnung nebeneinander. Sowohl die präparatorische Verkalkungszone als auch die primäre Spongiosa der Metaphyse sind unregelmäßig begrenzt und enthalten keine Calciumsalze.

An den Knochen sind die strukturellen Veränderungen zwar keineswegs weniger deutlich ausgeprägt. Sie sind jedoch nicht krankheitsspezifisch und finden sich bei verschiedenen anderen Stoffwechselkrankheiten des Skeletts, z. B. beim Hyperparathyreoidismus (S. 538) und bei der Fibrodysplasie. Sie bestehen in einer Verdünnung der Kortikalis bei kleinen und nicht regelrecht geformten Knochenbälkchen in der Spongiosa mit osteoklastischen Resorptionsherden.

Diagnostik

Die Röntgenbefunde entsprechen den histologischen Veränderungen, also der Verdünnung der Kortikalis und der Rarefizierung der Spongiosa mit unscharfer und unregelmäßiger Trabekelstruktur. Radiologisch für die Rachitis kennzeichnend sind jedoch die enorme axiale Verbreiterung an der Epiphysenfuge und die unscharfe Begrenzung bzw. das Fehlen einer präparatorischen Verkalkungszone, die sich normalerweise als dichte weiße Linie an der Grenze zwischen der Epi- und der Metaphyse darstellt. Häufig fällt außerdem eine becherförmige Aushöhlung und Verbreiterung an den Enden der Röhrenknochen als Folge einer Erweichung der epiphysär-metaphysären Zone auf. Mitunter kommt es v. a. bei der renalen Osteodystrophie (S. 548ff) an der verbreiterten und hochgradig geschwächten Epiphysenfuge des Femurs zu einer Epiphysenlösung.

Rachitis

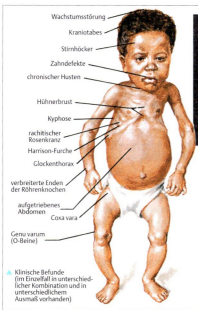

Klinische Befunde (im Einzelfall in unterschiedlicher Kombination und in unterschiedlichem Ausmaß vorhanden)

- Wachstumsstörung
- Kraniotabes
- Stirnhöcker
- Zahndefekte
- chronischer Husten
- Hühnerbrust
- Kyphose
- rachitischer Rosenkranz
- Harrison-Furche
- Glockenthorax
- verbreiterte Enden der Röhrenknochen
- aufgetriebenes Abdomen
- Coxa vara
- Genu varum (O-Beine)

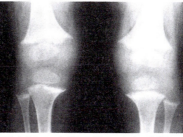

Verbreiterung an der Tibia- und Femurmetaphyse. Verdickung, unregelmäßige Kontur, becherförmige Aushöhlung und axiale Verbreiterung der Epiphysenfuge. Unscharfe Begrenzung der präparatorischen Verkalkungszone. Verdünnung der Kortikalis mit Rarefizierung des Knochenmarks

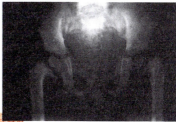

Coxa vara bei Epiphysiolysis capitis femoris. Unregelmäßige Aufhellungs- und Verdichtungszonen an den Beckenknochen

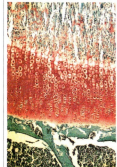

Epiphysenknorpel einer normalen unreifen Ratte. Zellen in der mittleren Reifungszone zu geordneten Säulen gereiht, zwischen Zellsäulen liegt verkalkter Knorpel

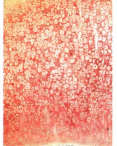

Nach 6-wöchiger Vitamin-D- und Phosphatmangelfütterung. Reifungszone lässt deutliche Zunahme der axialen Höhe erkennen, Zellen liegen dicht gepackt ohne erkennbare Ordnung

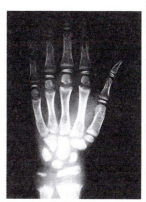

Rachitisches Handskelett. Reduzierte Knochendichte, unregelmäßige Bälkchenstruktur und Verdünnung der Kortikalis an Ossa metacarpalia und proximalen Phalangen. Axiale Verbreiterung der Epiphysenfuge, v. a. an Radius und Ulna

Stoffwechselstörungen

Eine chronische Niereninsuffizienz ruft zahlreiche Stoffwechselentgleisungen hervor, die sich auf alle homöostatischen Mechanismen des Körpers auswirken. Durch die Effekte auf das Knochengewebe entsteht ein Syndrom, das früher als renale Rachitis, renaler Hyperparathyreoidismus oder renaler Zwergwuchs bezeichnet wurde und für das heute der Begriff „renale Osteopathie" gebräuchlich ist.

Sowohl bei Kindern als auch bei Erwachsenen führt die renale Osteopathie zu einer Reihe chronischer Affektionen am Epiphysenknorpel und am Knochen, darunter zu

➤ Rachitis bzw. Osteomalazie,
➤ Osteodystrophia fibrosa cystica (sekundärer Hyperparathyreoidismus),
➤ Osteosklerose und
➤ ektopischen Verkalkungen und Ossifikationen.

Häufig sind beim Kind ebenso wie beim Erwachsenen Osteoporosen, Osteomyelitiden und (bei Steroidmedikation) Osteonekrosen zu beobachten.

Pathophysiologie

Die Knochenveränderungen kommen über komplexe Pathomechanismen zustande, an deren Regelkreis die Niere, die Leber, der Darm und die Nebenschilddrüsen beteiligt sind.

Der primäre Defekt ist stets die Nierenschädigung, wobei einerseits die Glomerulusfiltration gestört ist, sodass es zu Azotämie und Hyperphosphatämie kommt, und andererseits durch eine Nierenparenchymschrumpfung auch das Tubulusvolumen reduziert ist. Selbst bei vermehrter Vitamin-D-Zufuhr ist die Synthese von $1\alpha,25$-Dihydroxycholecalciferol ($1,25$-$(OH)_2$-CC) infolge der hohen Serumphosphatkonzentration und der eingeschränkten Tubulusfunktion erheblich vermindert. Dadurch wird wesentlich weniger Calcium aus dem Magen-Darm-Trakt resorbiert, und es entsteht eine hochgradige Hypokalzämie. Diese erreicht trotz der Azidose, die ja die Löslichkeit von Calciumsalzen fördert, einen Schweregrad, der nicht nur sämtliche Knochen- und Weichteilveränderungen der Rachitis bzw. Osteomalazie, sondern auch einen sekundären Hyperparathyreoidismus hervorruft. Die dadurch vermehrte Synthese von PTH führt zu einer Osteodystrophia fibrosa cystica mit massiver osteoklastischer Knochenresorption und braunen Tumoren. Infolge dieses Calciumabbaus im Knochen kehrt die Serumcalciumkonzentration manchmal wieder in den Normalbereich zurück.

Bei der renalen Osteopathie besteht stets die Gefahr einer Überschreitung des kritischen Löslichkeitsprodukts für Calciumphosphat im Serum. Die Ursache dafür liegt nicht nur in der Hyperphosphatämie, sondern auch in der Reduktion des Tubulusvolumens, wodurch die vermehrte PTH-Konzentration die Phosphatausschwemmung nicht in Gang setzen kann. Da Calciumsalze in einem sauren Milieu leichter löslich sind, trägt die chronische Azidose dazu bei, Calciumablagerungen zu verhindern. Mitunter erreichen die Calcium- und/oder Phosphatkonzentration jedoch einen so hohen Wert, dass es dennoch zu ektopischen Verkalkungen bzw. Ossifikationen kommt.

Die biochemischen Veränderungen der renalen Osteopathie lassen sich wie folgt zusammenfassen:

➤ Azotämie, Hyperphosphatämie und Veränderungen des Säure-Basen- und Elektrolythaushalts als Zeichen der chronischen Azidose,
➤ niedriger Serumcalciumspiegel, weil trotz der durch die Azidose relativ vermehrten Calciumionisierung die Gesamtkonzentration einschließlich des nicht ionisierten Calciums als Folge der vorstehend genannten Faktoren und der häufig beobachteten Senkung des Eiweißgehalts im Serum reduziert ist.
➤ erhöhte Aktivität der alkalischen Phosphatase aufgrund der gesteigerten Knochenneubildung,
➤ erhöhte PTH-Konzentration als Zeichen des meist ausgeprägten sekundären Hyperparathyreoidismus,
➤ selbst bei vermehrter Vitamin-D-Aufnahme drastisch reduzierte Konzentration von ($1,25$-$(OH)_2$-CC) bei in der Norm liegender oder erhöhter Konzentration von 25-Hydroxycholecalciferol ($25(OH)$-CC).

Renale Osteopathie I

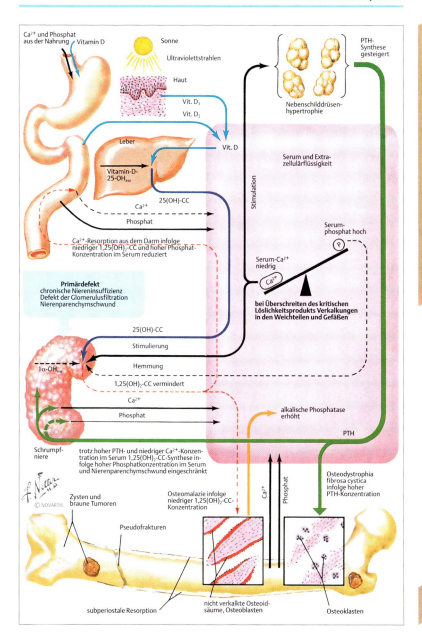

Klinik und Diagnostik

Kinder. Bei Kindern finden sich bei der renalen Osteopathie dieselben rachitischen Veränderungen wie bei den anderen Rachitisformen. Allerdings ist das Wachstum oft erheblich verlangsamt, sodass die radiologischen Zeichen weniger stark ausgeprägt erscheinen, als dies aufgrund der Stoffwechselstörungen zu erwarten wäre. Dennoch gehören eine axiale Verbreiterung der Wachstumsplatten mit Ausbuchtung und Becherform sowie ein Dichteverlust in der Verkalkungszone zu den charakteristischen Befunden. Bei der renalen Osteopathie findet sich häufiger als bei anderen Rachitisformen eine Epiphysenlösung am Femurkopf (**G.**).

Erwachsene. Bei der *Röntgenuntersuchung* des Erwachsenen findet sich an den Knochen das Vollbild der für die Osteomalazie typischen Veränderungen:

➤ Rarefizierung der Kortikalis
➤ Auflockerung des Trabekelwerks
➤ Looser-Umbauzonen.

Daneben können jedoch auch die Zeichen einer Osteodystrophia fibrosa cystica imponieren, aufgrund derer sich die renale Osteopathie radiologisch von den Vitamin-D-Mangelrachitiden abgrenzen lässt.

Histologisch fällt ein stärkerer osteoklastischer Knochenabbau mit Markfibrose und braunen Tumoren auf. In ausgedehnten Bezirken ist die Resorption so massiv, dass die Kortikalis papierdünn erscheint und keine Spongiosa mehr zu erkennen ist. Dazwischen liegen oft Inseln mit gesteigerter Osteoblastenaktivität, was sich in einer Erhöhung der alkalischen Phosphatase im Serum sowie in einer fleckigen Aktivitätszunahme bei der *Knochenszintigraphie* niederschlägt.

Schädel. Röntgenologisch zeigt sich mitunter eine unregelmäßige fleckige Rarefizierung des Schädeldachs („Pfeffer-und-Salz-Schädel", **B.**). Am Kieferknochen zeichnet sich die Lamina dura (Kompaktalamelle) nicht als scharfe, weiße Linie um die Zahnwurzeln ab (**C.**).

Röhrenknochen. Es finden sich Zeichen der Osteomalazie ebenso wie der Osteodystrophia fibrosa mit Verdünnung der Kortikalis und Auflockerung der Trabekelstruktur sowie mehr oder minder großen rundlichen Rarefizierungsherden, also braunen Tumoren. Der laterale Klavikularand ist nicht darstellbar (**F.**), an der proximalen Tibia sind medial subperiostale Resorptionsherde zu erkennen.

Hand. Die distalen Enden der Phalangen sind arrodiert; Grund- und Mittelphalangen zeigen besonders radialseitig subperiostale Resorptionsschäden (**D.**). Aus ungeklärter Ursache tritt bei der renalen Osteopathie auch eine Osteosklerose auf.

Wirbelsäule. Im Röntgenbild stellen sich einander abwechselnde Aufhellungen und Verdichtungen dar (bandförmige Sklerose, Dreischichtung der Wirbelkörper, „rugger-jersey spine", **A.**). Histologisch findet sich anstelle der Osteoidsäume als Zeichen der Regeneration der Demineralisierungsherde (Osteomalazie) bzw. der Resorptionsherde (Osteodystrophia cystica fibrosa) eine Zunahme der Trabekelzahl pro Volumeneinheit.

Verkalkungen. Ektopische Kalkeinlagerungen oder Ossifikationen finden sich am häufigsten am Gelenkknorpel und den Menisken des Kniegelenks, am Discus articularis des distalen Radioulnargelenks, den Weichteilen um Schulter, Ellenbogen, Knie und Knöchel sowie in der Media und der Muskularis größerer Arterien und Arteriolen, vielfach aber auch an Haut und Konjunktiven („gerötete Augen").

Therapie

Vorrang hat die Therapie der chronischen Niereninsuffizienz mit einer Dialysebehandlung oder Nierentransplantation. An zusätzlichen Maßnahmen kommen die Gabe von Aluminium zur Korrektur der Hyperphosphatämie, die gezielte Verabreichung von 1,25-$(OH)_2$-CC zur Steigerung der Calciumresorption und eine Parathyreoidektomie zur Beherrschung des mitunter autonomen (tertiären) Hyperparathyreoidismus in Betracht. Zu den Behandlungsmöglichkeiten der oft schweren orthopädischen Komplikationen gehören die operative Stabilisierung einer Epiphysenlösung am Humerus (**G.**), Orthesen bzw. Osteotomien zur Korrektur der Genua vara oder valga sowie die geschlossene Reposition oder Osteosynthese der häufig während des Krankheitsverlaufs auftretenden Frakturen (**E., F.**).

Renale Osteopathie II

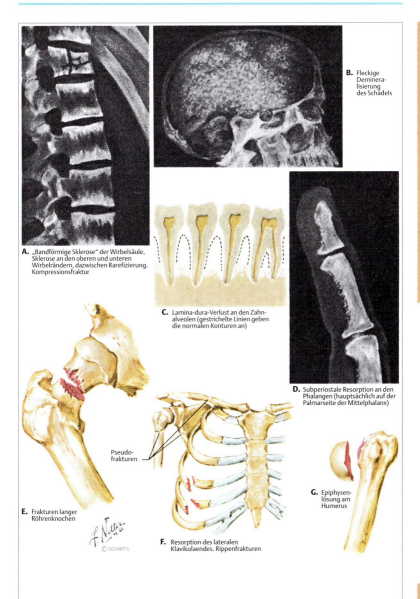

A. „Bandförmige Sklerose" der Wirbelsäule, Sklerose an den oberen und unteren Wirbelrändern, dazwischen Rarefizierung. Kompressionsfraktur

B. Fleckige Demineralisierung des Schädels

C. Lamina-dura-Verlust an den Zahnalveolen (gestrichelte Linien geben die normalen Konturen an)

D. Subperiostale Resorption an den Phalangen (hauptsächlich auf der Palmarseite der Mittelphalanx)

E. Frakturen langer Röhrenknochen

Pseudofrakturen

F. Resorption des lateralen Klavikulaendes. Rippenfrakturen

G. Epiphysenlösung am Humerus

Weitere orthopädisch relevante Erkrankungen

Stoffwechselstörungen

Definition und Epidemiologie

Die Mukopolysaccharidosen (auch: MPS, Heteroglykanosen oder Mukolipidosen) sind eine heterogene Gruppe sehr seltener angeborener Stoffwechselerkrankungen, bei denen der Abbau saurer Mukopolysaccharide (komplexe Kohlenhydrate, auch als Glykosaminoglykane bezeichnet) defekt ist. Außer der MPS vom Typ II (Morbus Hunter), die X-chromosomal rezessiv vererbt wird, folgen alle anderen Typen einem autosomal rezessiven Erbgang. Insgesamt treten sie mit einer Häufigkeit von 1:200 000 auf.

Pathophysiologie

Den MPS liegen Defekte lysosomaler Enzyme zugrunde. Die Mukopolysaccharide (v. a. Dermatan- und Heparansulfat) häufen sich an, lagern sich in verschiedenen Geweben ab und werden auch vermehrt mit dem Harn ausgeschieden. Je nachdem, welche Gewebe betroffen sind – häufig Knochen und Knorpel, Leber, Haut und Hornhaut –, äußern sich die verschiedenen Formen u. U. sehr heterogen.

Krankheitsbilder und Therapie

Typisch für die Mukopolysaccharidosen sind einige sog. Schlüsselsymptome:
- (dysproportionierter) Kleinwuchs, Skelettdysplasien, Gelenkkontrakturen sowie typische Veränderungen am Handskelett und an den Wirbeln,
- Hepatosplenomegalie,
- typische Zellveränderungen in Blut und Knochenmark („Speicherzellen"),
- Hornhauttrübungen und Katarakt,
- bei einigen Formen geistige Retardierung.

Das klinische Erscheinungsbild weist oft schon auf die Diagnose hin. Gesichert wird diese dann u. a. durch typische Befunde in Röntgenaufnahmen. Ferner werden die charakteristischen Ausscheidungsprodukte im Harn und die Enzymdefekte z. B. in den häufig betroffenen Leukozyten oder Fibroblasten bestimmt.

Man unterscheidet etwa 12 verschiedene Typen dieser Erkrankung; einige sind:

MPS I-H. Morbus Pfaundler-Hurler oder Dysostosis multiplex mit schweren Skelettveränderungen und mentaler Retardierung; Enzymveränderungen sind in Serum, Leukozyten und Fibroblasten nachweisbar.

MPS I-S. Morbus Scheie mit leichten Skelettveränderungen (meist ab Erwachsenenalter) und normaler geistiger Entwicklung; Enzymveränderungen sind wie bei MPS I-H nachweisbar. Bei beiden Formen des Typs I sowie bei Typ II (s. u.) werden Heparan- und Dermatansulfat mit dem Urin ausgeschieden.

MPS II. Morbus Hunter; er geht mit mäßigen Skelettveränderungen einher und kann, muss aber nicht zur geistigen Retardierung führen. Bei heterozygoter Mutter beträgt das Erkrankungsrisiko für Jungen 50%.

MPS IIIA–D. Morbus Sanfilippo A–D; Grundlage sind 4 verschiedene Enzymdefekte, die jedoch zu den gleichen leichten Knochenveränderungen führen und mit einer progredienten geistigen Retardierung bis zur Demenz einhergehen. Im Urin findet man bei allen Formen Heparansulfat. Die Betroffenen sterben meist zwischen dem 10. und 20. Lebensjahr.

MPS IVA/B. Morbus Morquio A/B; bei diesen und auch den weiteren Formen der MPS entwickeln sich die Kinder geistig normal. Die Skelettveränderungen beim Morbus Morquio sind mäßig bis schwer: Zwergwuchs, kurzer Rumpf, Kyphoskoliose; außerdem Hornhauttrübung. Beim Typ A ist der Enzymdefekt lediglich in Fibroblasten nachweisbar, beim Typ B außerdem in Leukozyten und Serum. Mit dem Urin werden bei beiden Typen Keratansulfat und Chondroitinsulfat ausgeschieden.

MPS VI. Morbus Maroteaux-Lamy oder polydystropher Zwergwuchs; geht mit vermehrter Ausscheidung von Heparan- und Dermatansulfat einher und führt zu mäßigen bis ausgeprägten Knochenveränderungen (z. B. Thoraxdeformierungen).

MPS VII. β-Glukuronidasemangel, der mit leichten bis mäßigen Knochenveränderungen einhergeht. Die Kinder sind oft gekennzeichnet durch eine eingesunkene Nasenwurzel, einen Hypertelorismus, eine sternale Vorwölbung und einen Gibbus.

Therapie. Ein Therapie der MPS ist nicht möglich.

Mukopolysaccharidosen

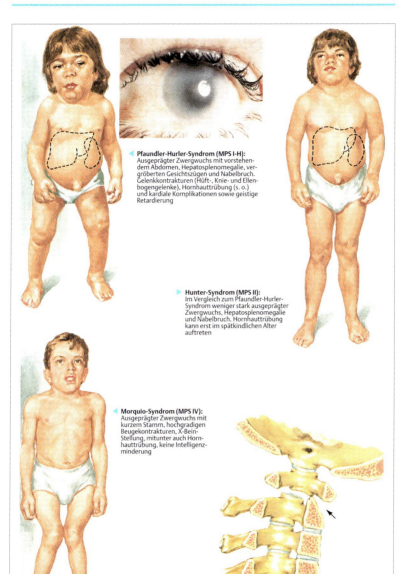

Pfaundler-Hurler-Syndrom (MPS I-H):
Ausgeprägter Zwergwuchs mit vorstehendem Abdomen, Hepatosplenomegalie, vergröberten Gesichtszügen und Nabelbruch. Gelenkkontrakturen (Hüft-, Knie- und Ellenbogengelenke), Hornhauttrübung (s. o.) und kardiale Komplikationen sowie geistige Retardierung

Hunter-Syndrom (MPS II):
Im Vergleich zum Pfaundler-Hurler-Syndrom weniger stark ausgeprägter Zwergwuchs, Hepatosplenomegalie und Nabelbruch. Hornhauttrübung kann erst im spätkindlichen Alter auftreten

Morquio-Syndrom (MPS IV):
Ausgeprägter Zwergwuchs mit kurzem Stamm, hochgradigen Beugekontrakturen, X-Bein-Stellung, mitunter auch Hornhauttrübung, keine Intelligenzminderung

Die beim Morquio-Syndrom häufig vorhandene Denshypoplasie kann zu einer Subluxation des Atlantoaxialgelenks und damit zur Kompression des Rückenmarks führen

Weitere orthopädisch relevante Erkrankungen

Weitere Osteo- und Arthropathien

Epidemiologie

Die Osteodystrophia deformans Paget wurde erstmals 1876 von Paget beschrieben. Sie ist eine häufige Skeletterkrankung, deren Inzidenz im mittleren Lebensalter 3–4% beträgt und bis zum 9. Lebensjahrzehnt auf 10% ansteigt; vor dem 40. Lebensjahr kommt sie dagegen kaum vor. Das männliche Geschlecht ist etwas häufiger betroffen, auffällig ist die geographische Verteilung: Die höchste Prävalenz wird in England, Westeuropa, USA, Australien und Neuseeland registriert.

Ätiologie und Pathogenese

Die Osteodystrophia deformans Paget ist eine herdförmig auftretende idiopathische Störung des Skelettumbaus. Ihr Primärdefekt dürfte in einem gesteigerten osteoklastischen Knochenabbau liegen, zumal die aktiven Osteoklasten nicht nur zahlenmäßig vermehrt, sondern auch vergrößert sind und mehr Kerne besitzen. In der Folge ist die Knochenbildung kompensatorisch gesteigert. Insgesamt ist der Knochenumbau regellos. Es wird vorwiegend stark vaskularisierte, unreife Spongiosa geringerer Belastungsfestigkeit gebildet, die zu Deformierungen und Spontanfrakturen neigt.

Die Ätiologie ist ungeklärt. Aufgrund des herdförmigen Auftretens kann es sich jedoch nicht um eine Stoffwechselanomalie handeln. Intranukleäre Einschlüsse in den Paget-Osteoklasten, die den Nukleokapsiden der Paramyxoviren ähneln, lassen eine Slow-Virus-Infektion als (Teil-)Ursache vermuten. Allerdings konnten bislang keine Viruspartikel aus Paget-Knochen isoliert werden.

Diagnostik

Röntgen. Als erstes radiologisches Zeichen imponiert oftmals ein flammen- oder grashalmförmiger osteolytischer Keil in der Schaftmitte der Röhrenknochen. Infolge der kompensatorisch einsetzenden osteoblastischen Knochenbildung wird der Knochen stark aufgetrieben und verformt, die verdickte Kortikalis nimmt eine unregelmäßige Kontur an, die Trabekel sind vergröbert. Verbiegungen, inkomplette Pseudofrakturen und komplette Spontanfrakturen kommen häufig vor. Am Extremitätenskelett sind stets die Metaphysen betroffen, der Krankheitsprozess kann aber auch in die Diaphysen hineinreichen oder den gesamten Knochen erfassen. Ein ausschließlicher Befall der Diaphysen kommt nicht vor. Bei Befall der Hüfte tritt eine Protrusio acetabuli mit medialer Einengung des Gelenkspalts auf. Häufigste Lokalisationen sind Kreuzbein, Wirbel, Femur, Schädel, Brustbein, Becken, Schlüsselbein, Tibia, Rippen und Humerus. Oft ist an einer Extremität nur ein Knochen betroffen, z. B. der Radius, nicht aber die Ulna.

Szintigraphie. Während mit der konventionellen Röntgenuntersuchung die Beteiligung einzelner Knochen beurteilt werden können, dient die Szintigraphie der Lokalisation und Klärung des Krankheitsausmaßes. Dabei muss aber berücksichtigt werden, dass jede mit vermehrter Knochenbildung einhergehende Osteopathie, also auch Infektionen, Tumoren und Frakturen, szintigraphisch zu einer gesteigerten Aktivitätsanreicherung führen.

Labor. Zur Beurteilung der Aktivität des Prozesses und zur Verlaufskontrolle unter der Therapie kommen in Betracht:

➤ die Hydroxyprolinkonzentration im 24-Stunden-Urin, die über den Kollagenabbau infolge der Knochenresorption Auskunft gibt, und
➤ die alkalische Phosphatase im Serum als Maß der osteoblastischen Knochenbildung.

Aufgrund der Kopplung von Knochenab- und Knochenanbau liegen die Calciumspiegel im Serum und im Harn innerhalb der Norm – außer bei allgemeiner Immobilisierung, Frakturen, Hyperthyreosen, Hyperparathyreoidismus oder Knochenmetastasen eines nicht mit dem Morbus Paget in Zusammenhang stehenden Karzinoms.

Histologie

Die histologische Untersuchung lässt die nur am Paget-Knochen vorhandene charakteristische Mosaikstruktur erkennen: Unregelmäßig konfigurierter, gefäßreicher Lamellenknochen, der mit Riesenosteoklasten (mit zahlreichen Kernen) besetzt ist, liegen neben Arealen mit ausgesprochen unreifem osteoblastisch gebildetem Faserknochen. Die Kittlinien als Zeichen einer reparativen Knochenneubildung sind unregelmäßig und chaotisch angeordnet.

Morbus Paget I

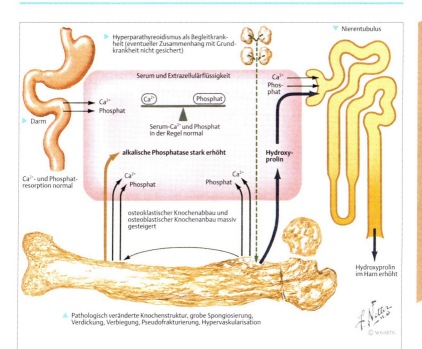

- Hyperparathyreoidismus als Begleitkrankheit (eventueller Zusammenhang mit Grundkrankheit nicht gesichert)
- Nierentubulus
- Serum und Extrazellulärflüssigkeit
- Darm
- Ca^{2+} Phosphat
- Ca^{2+} Phosphat
- Ca^{2+} und Phosphatresorption normal
- Serum-Ca^{2+} und Phosphat in der Regel normal
- alkalische Phosphatase stark erhöht
- Ca^{2+} Phosphat
- Ca^{2+} Phosphat
- Hydroxyprolin
- osteoklastischer Knochenabbau und osteoblastischer Knochenaufbau massiv gesteigert
- Hydroxyprolin im Harn erhöht
- Pathologisch veränderte Knochenstruktur, grobe Spongiosierung, Verdickung, Verbiegung, Pseudofrakturierung, Hypervaskularisation

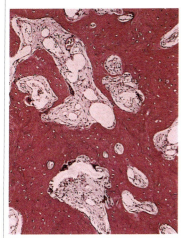

Histologischer Befund: intensive Osteoklasten- und Osteoblastenaktivität, Mosaikstruktur des Lamellenknochens

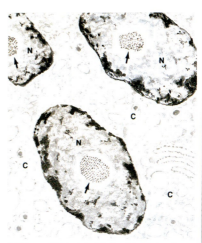

Elektronenmikroskopischer Befund: mehrkernige Osteoklasten mit Kerneinschlüssen, die Viruspartikeln entsprechen könnten (Pfeile). N=Kern, C=Zytoplasma

Klinik und pathologische Anatomie

Da die Osteodystrophia deformans Paget i. d. R. symptomlos verläuft, wird sie meist als Zufallsbefund bei einer aus anderen Gründen durchgeführten Röntgenuntersuchung entdeckt.

Schmerzen. In symptomatischen Fällen steht der quälende Knochenschmerz im Vordergrund. Bei Beteiligung der unteren Gliedmaßen und der Wirbelsäule wird der Schmerz durch Belastung verstärkt.

Neurologische Symptome. Infolge der bereits makroskopisch auffallenden Knochenverbreiterung kann es zur Einengung des Wirbelkanals mit Neuropathien der Hirnnerven, Wurzelsyndromen, Rückenmarkskompressionen und Kaudasyndromen kommen. Infolge der stärkeren Durchblutung des gefäßreichen Paget-Knochens können Steal-Syndrome auftreten, wodurch den neuralen Strukturen Blut entzogen wird, sodass sich die neurologische Symptomatik weiter verschlechtert.

Am häufigsten betroffen sind die Nn. olfactorius (I), opticus (II), trigeminus (V), facialis (VII) und vestibulocochlearis (VIII). Bei Beteiligung des Innenohrs kann eine gemischte Innenohr- und Schallleitungstaubheit auftreten. Ein Hydrozephalus kann sich bei Befall des Schädels und massiver Verdickung der Schädelknochen infolge einer Liquorblockade bilden.

Knochenveränderungen. An weiteren Zeichen kommen häufig Knochenverformungen mit erhöhter Hauttemperatur über den betroffenen Arealen vor – ein klinisch verwertbares Zeichen für die Beurteilung des Schweregrads der Erkrankung und zur Therapiekontrolle. In stark belasteten Körperteilen, insbesondere an den Knochen der unteren Extremitäten, treten häufig schmerzhafte Knochenusuren bzw. Pseudofrakturen (transversale Aufhellungen an der Konvexität von Röhrenknochen) sowie komplette Spontanfrakturen auf. Die Frakturheilung verläuft oftmals verzögert. Pseudarthrosen sind häufig.

Herzinsuffizienz. Bei ausgedehnter Erkrankung kann es zu einer manifesten Herzinsuffizienz mit Stauung kommen.

Sarkom. Als seltene Komplikation entwickelt sich in nicht einmal 1% aller Fälle ein Sarkom, das kaum jemals vor dem 70. Lebensjahr auftritt. Es äußert sich häufig durch hochgradige, anhaltende Schmerzen in einem seit langem betroffenen Areal, nächtliche Schmerzattacken und radiologische Zeichen einer Knochendestruktion. Die alkalische Phosphatase im Serum ist i. d. R. nicht erhöht. Die Prognose ist bei sarkomatöser Entartung eines Paget-Herdes infaust.

Pathophysiologie

Bei den pathophysiologischen Prozessen lassen sich ein aktives und ein inaktives Stadium unterscheiden. Zu Beginn des aktiven Stadiums steht die massive osteoklastische Knochenresorption im Vordergrund (Lysestadium). Zu dieser gesellt sich im weiteren Verlauf eine kompensatorische Knochenbildung (Mischstadium), die gegen Ende des aktiven Stadiums die Oberhand gewinnt (Sklerosestadium). Im inaktiven Stadium, in dem der Prozess sozusagen „ausgebrannt" ist, normalisiert sich die Osteoklasten- und Osteoblastenaktivität. Der Knochen bleibt jedoch zeitlebens strukturell geschädigt und deformiert.

Therapie

Ein therapeutisches Vorgehen ist insbesondere bei Schmerzen indiziert, aber auch bei progredienten Deformierungen, bevorstehenden knochenchirurgischen Maßnahmen, drohenden Frakturen und einer Herzinsuffizienz.

Eine kurative Behandlung gibt es nicht. Eine symptomatische Besserung und Einstellung der Stoffwechselaktivität kann mit Diphosphonaten und Kalzitonin erreicht werden. Kalzitonin hemmt die Osteoklastenaktivität; etwa 70% der Patienten sprechen i. d. R. innerhalb von 6 Wochen auf die Therapie an. Allerdings kann eine Kalzitoninresistenz auftreten. Diphosphonate beeinflussen die Mineralisation der Knochenmatrix und hemmen die Osteoklastenaktivität.

Arthritische Beschwerden lassen sich günstig mit nicht steroidalen Antiphlogistika beeinflussen.

Eine Operationsindikation besteht bei bestimmten Frakturen und bei einer medikamentös nicht beeinflussbaren, hochgradigen Arthritis. Achsenverschiebungen der großen Extremitätenknochen werden mit orthopädischen Apparaten und Medikamenten oder aber operativ behandelt.

Morbus Paget II

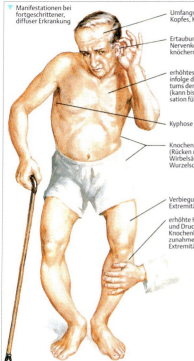

Manifestationen bei fortgeschrittener, diffuser Erkrankung

- Umfangvermehrung des Kopfes, Kopfschmerzen
- Ertaubung infolge Nervenkompression im knöchernen Gehörgang
- erhöhtes Herzzeitvolumen infolge des Gefäßreichtums der Paget-Knochen (kann bis zur Dekompensation führen)
- Kyphose
- Knochenschmerzen (Rücken und Hüfte), bei Wirbelsäulenbeteiligung Wurzelschmerzen
- Verbiegung der Extremitäten
- erhöhte Hauttemperatur und Druckdolenz über Knochenkanten, Volumenzunahme der betroffenen Extremität

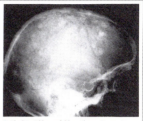

▲ Fleckige Sklerosefelder neben osteopenischen Arealen im seitlichen Schädelröntgenbild (Osteoporosis circumscripta cranii)

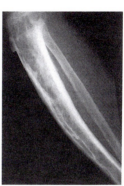

▲ Charakteristischer Röntgenbefund an der Tibia. Verdickung, Verbiegung und Aufblätterung der Knochenstruktur mit zunehmendem Aufhellungskeil

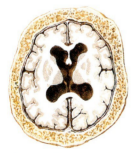

▲ Massive Verdickung der Schädelknochen mit Einengung der Nervendurchtrittslöcher und des Hirnstamms führt zur Einklemmung des Aquaeductus cerebri

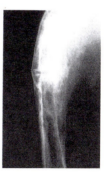

▲ Pathologische Fraktur („chalk-stick-fracture") mit Kallusbildung

Weitere orthopädisch relevante Erkrankungen

Weitere Osteo- und Arthropathien

Pathogenese

Die Arthropathie des Hämophilen wird durch Blutungen und deren Folgen hervorgerufen. Zu Gelenkblutungen (Hämarthros) kommt es häufig (in ca. 80% aller Fälle); sie treten meist gehäuft in der Kindheit auf und kommen, wenn auch mit geringerer Häufigkeit, bis in das Erwachsenenalter hinein vor. Unmittelbare Blutungsursache ist ein Trauma, das allerdings oft nur banal ist. Am häufigsten betroffen sind die Knie-, Ellenbogen- und Sprunggelenke, seltener sind Schulter-, Hüft- und kleine Hand- und Fußgelenke in Mitleidenschaft gezogen.

Durch die Gelenkblutung wird eine entzündliche Reaktion in Gang gesetzt. Wiederholte Gelenkblutungen (sog. Serienblutungen) verursachen eine chronische Gelenkentzündung mit villöser Proliferation der Synovialmembran und Hämosidereineinlagerung.

Die progrediente Fibrosierung führt schließlich zur Beugekontraktur des Gelenks. In etwa 50% der Fälle entstehen am Gelenkknorpel erosive Destruktionsherde. Durch massive Einblutungen in die gelenkumgebende Muskulatur kann es zur Atrophie und Hämatombildung mit Kompression benachbarter Nerven und/oder Blutgefäße und damit zur weiteren Einschränkung der Gelenkbeweglichkeit kommen.

Klinik

Die ersten Blutungen in ein Gelenk sind meist sehr schmerzhaft und von einer Schwellung und Überwärmung begleitet, zusätzlich kann leichtes Fieber auftreten. Folgeblutungen in dasselbe Gelenk verlaufen dagegen häufig symptomarm. Die Arthritis klingt bei leichten Blutungen und geringgradiger Synovitis innerhalb weniger Tage spontan ab, bleibt jedoch in schweren Fällen nicht selten monatelang bestehen.

Diagnostik

Im Röntgenbild findet man Weichteilverschattungen. Nach wiederholten Blutungen ist der Knorpel ausgedünnt, der Gelenkspalt verschmälert, der subchondrale Knochen aufgeraut und die Gelenkkapsel verdickt. Außerdem sind eine marginale Spornbildung und Knochenzysten nachweisbar. Diese Zeichen finden sich jedoch auch bei der Arthrose im Alter. Unverwechselbare Zeichen der hämophilen Arthropathie sind
- Weichteilverdichtungen infolge der Hämosidereineinlagerung,
- Hypertrophie der Epiphysen in der Nachbarschaft des betroffenen Gelenks,
- Vergrößerung des Radiusköpfchens,
- Abflachung der Gelenkfläche an der Patella,
- Lösung der Femurepiphyse und mitunter Deformität oder gar Destruktion des Hüftkopfs.

Therapie

Sehr wichtig ist die Prophylaxe von Gelenkblutungen. Gelenkverletzungen sollten also unbedingt vermieden werden, v. a. vor Kontaktsportarten und solchen mit einer hohen Sturzgefahr muss gewarnt werden.

Akute Gelenkblutungen müssen sofort behandelt werden, um gelenkmorphologische Schädigungen einzuschränken. Das betroffene Gelenk wird ruhig gestellt, zur Schmerzbekämpfung werden Eispackungen und Antiphlogistika gegeben. Als wirksam hat sich auch die orale Gabe von Glukokortikoiden in hoher Dosierung erwiesen. Salizylate dürfen wegen ihrer blutungsfördernden Wirkung nicht als Analgetikum eingesetzt werden.

Die wichtigste therapeutische Maßnahme ist die Gabe von Faktor-VIII- (Hämophilic A) bzw. -IX-Konzentrat (Hämophilie B). Hierunter bessert sich die lokale Symptomatik rasch, und der Bluterguss wird resorbiert. Bei der Gefahr von Serienblutungen müssen Gerinnungsfaktoren ggf. ständig substituiert werden.

Sind die Blutung und die Gelenkentzündung abgeklungen, wird mit aktiven krankengymnastischen Übungen begonnen, um die Gelenkbeweglichkeit wiederherzustellen. Mit einer Extensionsbehandlung, Keil- oder Extensionsgipsen lassen sich Beugekontrakturen beheben. Die operative Korrektur von Gelenkdeformitäten kann unter Substitution von Gerinnungsfaktoren sicher durchgeführt werden.

Hämophile Arthropathie

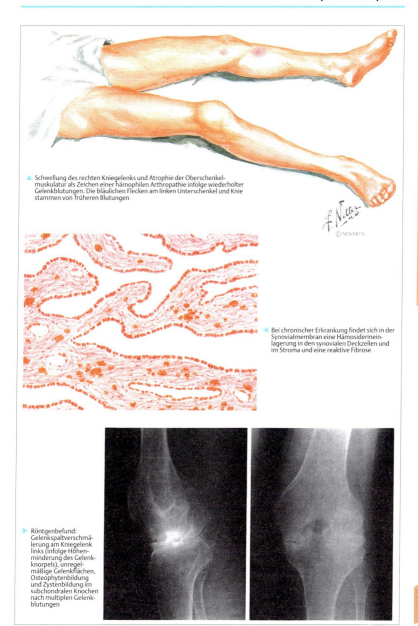

Schwellung des rechten Kniegelenks und Atrophie der Oberschenkelmuskulatur als Zeichen einer hämophilen Arthropathie infolge wiederholter Gelenkblutungen. Die bläulichen Flecken am linken Unterschenkel und Knie stammen von früheren Blutungen

Bei chronischer Erkrankung findet sich in der Synovialmembran eine Hämosiderineinlagerung in den synovialen Deckzellen und im Stroma und eine reaktive Fibrose

Röntgenbefund: Gelenkspaltverschmälerung am Kniegelenk links (infolge Höhenminderung des Gelenkknorpels), unregelmäßige Gelenkflächen, Osteophytenbildung und Zystenbildung im subchondralen Knochen nach multiplen Gelenkblutungen

Weitere orthopädisch relevante Erkrankungen

Neurologisch-orthopädische Krankheitsbilder

Pathogenese

Bei der neurogen Arthropathie (Charcot-Arthropathie, Charcot-Gelenk) handelt es sich um eine chronische degenerative Erkrankung, deren Ursache in einer neurogenen Innervationsstörung des betroffenen Gelenks und seiner stabilisierenden Elemente (Muskeln, Sehnen, Bänder, Kapsel) zu sehen ist. Am häufigsten erkranken daran Männer jenseits des 40. Lebensjahrs. Die Diagnose wird aufgrund der typischen klinischen und radiologischen Befunde gestellt und setzt den Nachweis einer neurologischen Grundkrankheit voraus.

Am Zustandekommen der Arthropathie können verschiedenste Erkrankungen beteiligt sein. Obwohl die tertiäre Syphilis seit der Einführung einer wirksamen Antibiotikatherapie selten geworden ist, stellt die Tabes dorsalis nach wie vor die häufigste Grundkrankheit dar. Darauf folgen in der Reihenfolge ihrer Häufigkeit

➤ die diabetische Neuropathie,
➤ die Syringomyelie,
➤ die Myelomeningozele und
➤ verschiedene andere neurologische Erkrankungen.

Durch den Verlust der Propriozeption und der Schmerzempfindung lockern sich die Bänder und die übrigen gelenkstabilisierenden Strukturen. Daraus resultiert zunächst eine Gelenkinstabilität. In weiterer Folge wird durch wiederholte Traumatisierung während der täglichen Verrichtungen oder infolge der Nervenfunktionsstörung eine Knochen- und Knorpeldestruktion in Gang gesetzt.

Klinik

Welche Gelenke betroffen sind, hängt jeweils von der neurologischen Grundkrankheit ab. Bei der Tabes dorsalis sind es in aller Regel die Knie-, Hüft- und Sprunggelenke sowie die unteren Brust- und die Lendenwirbel, bei der diabetischen Neuropathie die Tarsal-, Metatarsal- und Sprunggelenke, bei der Syringomyelie die Ellenbogen- und Glenohumeralgelenke. Als erste Veränderung findet sich i. d. R. eine langsam progrediente Schwellung und/oder eine Instabilität des betroffenen Gelenks. Darauf folgen Gelenkergüsse und -destruktionen. Auffallend sind die meistens nur leichten Schmerzen. Bei der klinischen Untersuchung imponiert ein vergrößertes, pathologisch bewegliches und leicht druckdolentes Gelenk mit massivem Erguss. Im Spätstadium stehen Krepitationen infolge der schweren Knorpel- und Knochendestruktion und der Bildung von freien Gelenkkörpern im Vordergrund. Bei der diabetischen Neuropathie sind der Fuß verbreitert und das Sprunggelenk höckerig geschwollen.

Diagnostik

Zunächst finden sich außer einem Gelenkerguss (Verbreiterung des Gelenkspalts) radiologisch keine Auffälligkeiten. Im weiteren Verlauf zeigen sich infolge der Knorpeldestruktion und -resorption sowie -fragmentation zahlreiche freie Gelenkkörper und an den Gelenkrändern ungewöhnlich ausgeprägte Osteophytenbildungen. Das Gelenk sieht aus wie ein „Sack voller Knochen".

Therapie

Da die neurologische Grundkrankheit meist weit fortgeschritten oder keiner Therapie zugänglich ist, kann der fortschreitenden Gelenkdestruktion oft kein wesentlicher Einhalt geboten werden. Mit unterstützenden Maßnahmen wie Schienen zur Stabilisierung des Gelenks sowie Gehstützen oder einem Laufwagen kann die Behinderung in Grenzen gehalten werden. Die Arthrodese bzw. Fusion stellt zwar sonst bei Schlottergelenken die bevorzugte operative Behandlungsmethode dar, bleibt jedoch bei der neurogenen Arthropathie aufgrund von Pseudarthrosen und Infekten häufig ohne Erfolg. Tritt bei fortgeschrittener Erkrankung an einem bereits weitgehend destruierten Fuß-, Sprung- oder Kniegelenk eine Infektion auf, die sich nicht mit Antibiotika beherrschen lässt, ist eine Amputation zu erwägen.

Bei Gelenkveränderungen aufgrund spastisch oder paretisch bedingter Fehlhaltungen und/oder Fehlbelastungen, z. B. bei infantiler Zerebralparese oder bei der Poliomyelitis, kann teils mit Schienen zur Stellungskorrektur, teils durch korrigierende Operationen, z. B. Umstellungsosteotomien oder Sehnenansatzverlagerungen, eine Verbesserung der Situation erreicht werden.

Neurogene Arthropathien

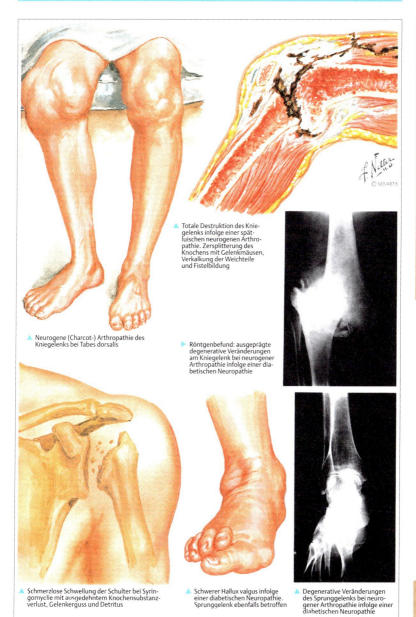

Totale Destruktion des Kniegelenks infolge einer spätluischen neurogenen Arthropathie. Zersplitterung des Knochens mit Gelenkmäusen, Verkalkung der Weichteile und Fistelbildung

Neurogene (Charcot-) Arthropathie des Kniegelenks bei Tabes dorsalis

Röntgenbefund: ausgeprägte degenerative Veränderungen am Kniegelenk bei neurogener Arthropathie infolge einer diabetischen Neuropathie

Schmerzlose Schwellung der Schulter bei Syringomyelie mit ausgedehntem Knochensubstanzverlust, Gelenkerguss und Detritus

Schwerer Hallux valgus infolge einer diabetischen Neuropathie. Sprunggelenk ebenfalls betroffen

Degenerative Veränderungen des Sprunggelenks bei neurogener Arthropathie infolge einer diabetischen Neuropathie

Neurologisch-orthopädische Krankheitsbilder

Lumbale Diskopathien mit lumbaler und radikulärer Schmerzsymptomatik gehören zu den häufigsten Krankheitsbildern der modernen Industriegesellschaft und sind auch durch die aufrechte Haltung des Menschen mit bedingt.

Anatomie

Die betroffenen anatomischen Strukturen umfassen die 5 Lendenwirbel und das Kreuzbein, da in diesen Segmenten die größten mechanischen Belastungen durch Druck und Bewegung auftreten. Jeweils benachbarte Wirbel stehen miteinander über starke, an den Gelenkflächen und den Wirbelkörpern ansetzende Bänder in Verbindung. Die Gelenkflächen der Zwischenwirbelgelenke (Facettengelenke) tragen eine Knorpelbedeckung.

Der Raum zwischen den Deckplattenknorpeln wird von den Bandscheiben ausgefüllt, die normalerweise die Struktur eines derben Faserknorpels mit einem gallertigen Kern (Nucleus pulposus) aufweisen und von einem stabilisierenden Ring aus kräftigem Bindegewebe (Anulus fibrosus) umgeben sind.

Im Durasack, der sich über die gesamte Länge des Spinalkanals erstreckt, liegen die Nervenwurzeln der Cauda equina. Nach ihrem Austritt aus den einzelnen Segmenten des Spinalkanals ziehen diese zu den Gelenkflächen nach kaudal, bevor sie durch die Foramina intervertebralia treten. Diese werden ventral begrenzt von der Bandscheibe und den angrenzenden Wirbelkörpern, kranial und kaudal durch die Bogenwurzeln sowie dorsal durch die Gelenkfortsätze, deren Gelenkkapseln und das Lig. flavum.

Bandscheibenvorfall

Bandscheibenprotrusio und -prolaps. Mit zunehmendem Alter laufen an den Bandscheiben degenerative Prozesse ab, in deren Folge es u. a. zu einer Gefügelockerung des Anulus fibrosus kommt. Unter dem Einfluss mechanischer Kräfte (z. B. schweres Heben, v. a. mit vorgebeugtem Oberkörper) können sich dann zentrale Bandscheibenanteile (Nucleus pulposus) nach dorsal in den Spinalkanal vorschieben. Bleibt die Kontinuität des Anulus fibrosus dabei erhalten, wird der Vorgang als *Protrusio* bezeichnet, ist er zerrissen, spricht man von einem *Prolaps*.

- Die bevorzugte Richtung solcher Vorwölbungen der Bandscheibe in den Spinalkanal verläuft nach *posterolateral*, wo die Wurzelfasern aus dem Wirbelkanal austreten und der Bandwiderstand am geringsten ist. Hier kommt es dann zu einer Kompression der Nervenwurzel, was je nach Irritationsgrad zu Schmerzen oder auch sensiblen und motorischen Ausfällen führt.
- Seltener dringen Anteile der Bandscheibe nach *posteromedial* in den Spinalkanal ein. Die Kompression betrifft hier vorwiegend die Cauda equina, was neben der Schmerzsymptomatik in ausgeprägteren Fällen zu Störungen der Blasen- und Mastdarmfunktion führen kann.

Monoradikuläre Syndrome. Diese Störungen des Versorgungsgebiets nur einer Spinalwurzel sind das klassische Bild eines Bandscheibenvorfalls. Dieser tritt meist zwischen L5 und S1 sowie L4 und L5 auf. Bei Vorfällen in Höhe von L5/S1 kommt es i. d. R. zur Kompression der Wurzel S1 im Zwischenwirbelraum unterhalb der Gelenkfläche von S1. In analoger Weise komprimieren Vorfälle in Höhe von L4/L5 die Wurzel L5 und in Höhe von L3/L4 die Wurzel L4. Die seltener vorkommenden lateralen Bandscheibenvorfälle in das Foramen intervertebrale verursachen in Höhe von L5/S1 ein Wurzelsyndrom an der 5. Lumbalwurzel, in Höhe von L4/L5 an der 4. und in Höhe von L3/L4 an der 3. Lumbalwurzel.

Spondylose

Im Rahmen der Degeneration der Bandscheiben kommt es durch resorptive Vorgänge meist zu einer Höhenminderung, die eine pathologische Beweglichkeit der Facettengelenke nach sich zieht. Dadurch entsteht ein hypertrophischer osteoarthrotischer Prozess, der als Spondylose oder Spondylarthrose bezeichnet wird (S. 406). Im Verlauf dieses spondylotischen Prozesses vergrößern sich die Facettengelenke durch knöcherne Anbauten und engen die Foramina intervertebralia ein. Durch diese Einengung können die an den betroffenen Stellen austretenden Nervenwurzeln mechanisch komprimiert werden.

Lumbalgie I

Läsionshöhe	Schmerzen	Parästhesien	Schwäche	Atrophie	Reflexe
Bandscheibe von L4/5; 5. Lumbalwurzel	über Iliosakralgelenk, Hüfte und Außenseite von Ober- und Unterschenkel	Außenseite des Unterschenkels, erste drei Zehen	Dorsalflexion von Großzehe und Fuß; Schwierigkeiten bei Fersengang; mitunter Hängefuß	geringgradig	Patellar- und Achillessehnenreflex selten betroffen, Tibialis-posterior-Reflex jedoch abgeschwächt oder erloschen
Bandscheibe von L5/S1; 1. Sakralwurzel	über Iliosakralgelenk, Hüfte, posterolateraler Seite von Ober- und Unterschenkel bis zur Ferse	Hinterseite der Wade, Außenseite von Ferse, Fuß und Zehe	Plantarflexion von Fuß und Großzehe; Schwierigkeiten beim Gehen auf Zehenspitzen	Mm. gastrocnemius und soleus	Achillessehnenreflex abgeschwächt oder erloschen

Weitere orthopädisch relevante Erkrankungen

Neurologisch-orthopädische Krankheitsbilder

Klinik

Lumbale Wirbelsäulenerkrankungen manifestieren sich als akute Lumbago, chronische Lumbalgie, monoradikuläres Syndrom, akutes Kaudasyndrom oder als Stenose des Spinalkanals.

S1-Syndrom. Zum S1-Syndrom gehören Ischialgien vom Gesäß über den dorsalen Oberschenkel bis in die Wade und den Fuß. Ist eine motorische Schwäche vorhanden, betrifft sie die Plantarflexion des Fußes. Der Achillessehnenreflex ist erloschen. An der Außenseite des Fußes, an der Fußsohle und an der Ferse finden sich Sensibilitätsausfälle.

L5-Syndrom. Das L5-Syndrom verursacht ein völlig anderes Bild. In diesem Fall betrifft die motorische Schwäche die Dorsalflexion sowie die Außen- und Innenrotation des Fußes. Bei meist normal auslösbarem Achilles- und Patellarsehnenreflex kann der Tibialis-posterior-Reflex abgeschwächt oder ausgefallen sein. Sensibilitätsausfälle entwickeln sich an der dorsalen und der medialen Seite des Fußes und der Großzehe.

L4-Syndrom. Bei dem selteneren L4-Syndrom strahlt der Schmerz in den lateralen und ventralen Oberschenkel aus. Der M. quadriceps ist paretisch und u. U. atrophisch, der Patellarsehnenreflex erloschen. Sensibilitätsstörungen betreffen die Oberschenkelvorderseite und den prätibialen Bereich.

Mediale Bandscheibenvorfälle. Wesentlich gravierender sind mediale Bandscheibenvorfälle, bei denen die gesamte Cauda equina in Höhe des Vorfalls komprimiert sein kann. Zu ihrem Beschwerdebild gehören beidseitige radikuläre Schmerzen und eine wechselnde beidseitige neurologische Ausfallsymptomatik, oft mit Sphinkterlähmungen und Sensibilitätsstörungen im Dammgebiet. Da bei beidseitigen Ischialgien stets die Gefahr einer irreversiblen Wurzelschädigung besteht, ist ihre Abklärung dringender geboten als bei einseitigen Lumb- oder Ischialgien. Bei auch nur geringstem Verdacht auf eine Blasen-Mastdarm-Störung müssen Kaudasyndrome als Notfall angesehen werden.

Diagnostik

Häufig reichen zunächst eine detaillierte Anamnese und körperliche Untersuchung aus.

Akute Lumbago. Bei akuter Lumbago treten die Schmerzen im Zusammenhang mit einem „Verhebetrauma" auf. Die Patienten nehmen eine gebeugte Körperhaltung ein und geben starke, meist segmental begrenzte Schmerzen an. Eine Bewegungsprüfung der Wirbelsäule ist schmerzbedingt nicht möglich. Die meist beidseitige Verspannung der paravertebralen Muskulatur ist oft schon inspektorisch, immer jedoch palpatorisch erkennbar.

Chronischer Kreuzschmerz. Beim chronischen Kreuzschmerz geben die Patienten einen eher diffusen Schmerz wechselnder Intensität mit Verschlechterung bei körperlicher Belastung an. Gelegentlich können die Beschwerden wetterabhängig sein. Relativ häufig besteht eine Schmerzausstrahlung in die Gesäßregion oder den lateralen Oberschenkel. Typisch ist dabei jedoch, dass die Ausstrahlung nicht den Grenzen der Wurzeldermatome entsprechen. Die paravertebrale Muskulatur kann leicht- bis mittelgradig verspannt und druckschmerzhaft sein, nicht selten auch nur einseitig.

Procedere. Wichtig ist die gezielte Untersuchung von sensiblen oder motorischen Störungen an den unteren Extremitäten und ggf. der Dammregion. Ausmaß und Lokalisierung müssen zur weiteren Verlaufsbeurteilung genau dokumentiert werden. Bei Schmerzsyndromen mit neurologischen Ausfällen ist eine weiterführende radiologische und neurologische Diagnostik erforderlich. Die radiologische Abklärung wird heute in aller Regel mit einer Computertomographie vorgenommen. Zunehmende Bedeutung gewinnt auch die Kernspintomographie. Die früher übliche Myelographie mit wasserlöslichem Kontrastmittel ist nur in Ausnahmefällen bei speziellen Fragestellungen erforderlich.

Differenzialdiagnosen

Zu den abzugrenzenden bzw. auszuschließenden Krankheitsbildern gehören Prozesse an der Wirbelsäule selbst wie ein Morbus Bechterew (S. 450ff) oder intraspinale Entzündungen, Gefäßerkrankungen und Tumoren. Aber auch andere Erkrankungen wie eine Aortenarteriosklerose, Erkrankungen von Niere, Uterus und Prostata sowie degenerative Hüftleiden können Schmerzen in die Lendenregion projizieren.

Lumbalgie II

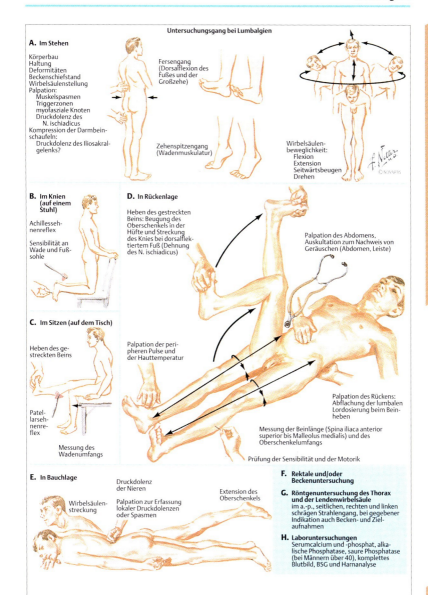

Untersuchungsgang bei Lumbalgien

A. Im Stehen

Körperbau
Haltung
Deformitäten
Beckenschiefstand
Wirbelsäulenstellung
Palpation:
 Muskelspasmen
 Triggerzonen
 myofasziale Knoten
 Druckdolenz des
 N. ischiadicus
Kompression der Darmbein-
schaufeln:
 Druckdolenz des Iliosakral-
 gelenks?

Fersengang (Dorsalflexion des Fußes und der Großzehe)

Zehenspitzengang (Wadenmuskulatur)

Wirbelsäulenbeweglichkeit:
 Flexion
 Extension
 Seitwärtsbeugen
 Drehen

B. Im Knien (auf einem Stuhl)

Achillessehnenreflex

Sensibilität an Wade und Fußsohle

C. Im Sitzen (auf dem Tisch)

Heben des gestreckten Beins

Patellarsehnenreflex

Messung des Wadenumfangs

D. In Rückenlage

Heben des gestreckten Beins: Beugung des Oberschenkels in der Hüfte und Streckung des Knies bei dorsalflektiertem Fuß (Dehnung des N. ischiadicus)

Palpation des Abdomens, Auskultation zum Nachweis von Geräuschen (Abdomen, Leiste)

Palpation der peripheren Pulse und der Hauttemperatur

Palpation des Rückens: Abflachung der lumbalen Lordosierung beim Beinheben

Messung der Beinlänge (Spina iliaca anterior superior bis Malleolus medialis) und des Oberschenkelumfangs

Prüfung der Sensibilität und der Motorik

E. In Bauchlage

Wirbelsäulenstreckung

Druckdolenz der Nieren

Palpation zur Erfassung lokaler Druckdolenzen oder Spasmen

Extension des Oberschenkels

F. Rektale und/oder Beckenuntersuchung

G. Röntgenuntersuchung des Thorax und der Lendenwirbelsäule
im a.-p., seitlichen, rechten und linken schrägen Strahlengang, bei gegebener Indikation auch Becken- und Zielaufnahmen

H. Laboruntersuchungen
Serumcalcium und -phosphat, alkalische Phosphatase, saure Phosphatase (bei Männern über 40), komplettes Blutbild, BSG und Harnanalyse

Neurologisch-orthopädische Krankheitsbilder

Konservative Therapie

Isoliert auftretende Lumbalgien laufen i.d.R. selbstlimitierend ab und sprechen auf konservative Maßnahmen gut an.

- Zunächst wird für einige Tage Bettruhe und eine analgetische, antiphlogistische und myotonolytische Medikation verordnet. Meist wird von den Patienten die Lagerung im Stufenbett als angenehm empfunden (Hochlagerung der Beine mit jeweils rechtwinkliger Beugestellung in Hüftgelenk und Knie).
- Nach Besserung der akuten Schmerzsymptomatik kann mit Wärmeanwendung, krankengymnastischer Behandlung und Extensionsmanövern der Wirbelsäule begonnen werden.
- Die Patienten sollten schweres Heben, v.a. aus gebückter Haltung, vermeiden, auf eine gerade Haltung achten und Schuhe mit weichen, dämpfenden Sohlen tragen.
- Eine kontinuierliche krankengymnastische Behandlung oder zumindest die Anleitung zu selbst durchzuführenden Übungen kann einen entscheidenden Beitrag zur Rezidivvermeidung leisten.

80% aller monoradikulären Syndrome, darunter auch solche mit leichten neurologischen Ausfällen, sprechen auf eine konservative Therapie gut an. Bei eindeutig auf einen Bandscheibenvorfall zurückzuführenden Wurzelsyndromen, bei denen sich die Schmerzsymptomatik und die neurologischen Ausfälle unter mindestens 6-wöchiger konservativer Therapie nicht bessern, muss ein operativer Eingriff in Erwägung gezogen werden.

Operative Therapie

Eine Operationsindikation besteht, wenn sich keine destruierende Läsion (z. B. Tumor, Fraktur) nachweisen lässt und die Schmerzen sowie die neurologischen Ausfälle einem Bandscheibenvorfall zuzuordnen sind.

Konventionelle Diskotomie. Bei der Operation muss die Nervenwurzel unbedingt geschont werden. Infolgedessen ist eine ausgiebige Darstellung kranial und kaudal des prolabierten Fragments und entlang des Seitenrands des Spinalkanals erforderlich. Unter Sicht werden das prolabierte Bandscheibengewebe und ggf. freie Sequester (frei im Spinalkanal liegendes Bandscheibengewebe) entfernt. Anschließend wird der Zwischenwirbelraum untersucht und loses Gewebe ausgeräumt.

Mikrodiskektomie. Um die nach diesem breiten Zugang nicht selten auftretenden stärkeren Vernarbungen zu vermeiden, kann auch die Mikrodiskektomie mit einem nur kleinen Zugang unter Verwendung eines Spreiztrichters gewählt werden. Mehrsegmentale Bandscheibenschäden sind damit allerdings nicht zu versorgen. Zur optimalen Sicht im Operationsfeld hat sich die Verwendung eines Operationsmikroskops oder einer Lupenbrille bewährt. Prolabiertes und mobiles Bandscheibengewebe sowie freie Sequester werden unter Sicht vollständig entfernt.

Perkutane Diskotomie und Chemonukleolyse. Bei weniger ausgeprägten Befunden kann auch eine minimal invasive perkutane Diskotomie durchgeführt werden. Hierbei wird in Lokalanästhesie ein Trokar in die Bandscheibe vorgeschoben und das Bandscheibengewebe durch ein Instrument mit rotierendem Messer oder durch Laser abgetragen und ausgespült. Alternativ ist es möglich, das Bandscheibengewebe durch Punktion und Instillation einer enzymhaltigen Lösung aufzulösen und abzusaugen (Chemonukleolyse).

Diskotomie mit Laminektomie. Die Behandlung medialer Bandscheibenvorfälle besteht in einer ausgedehnten Laminektomie mit Ausräumung der Bandscheibe. Stellt sich nach der Operation keine Besserung ein, muss zunächst ein Rezidivvorfall ausgeschlossen werden. Außerdem ist zu prüfen, ob der Eingriff in der richtigen Höhe angesetzt worden war. Findet sich bei diesen Überprüfungen, insbesondere bei den klinischen und radiologischen Untersuchungen, keine operationswürdige Läsion, wird der Patient dazu angehalten, ein Übungsprogramm zu absolvieren, seine Arbeit wieder aufzunehmen und mit seinen Beschwerden leben zu lernen. Von Analgetika, insbesondere Narkotika und Neuroleptika, ist dringend abzuraten. Bei der Rehabilitation hat sich in derartigen Fällen vielfach die Betreuung durch eine Schmerzambulanz bewährt.

Lumbalgie III

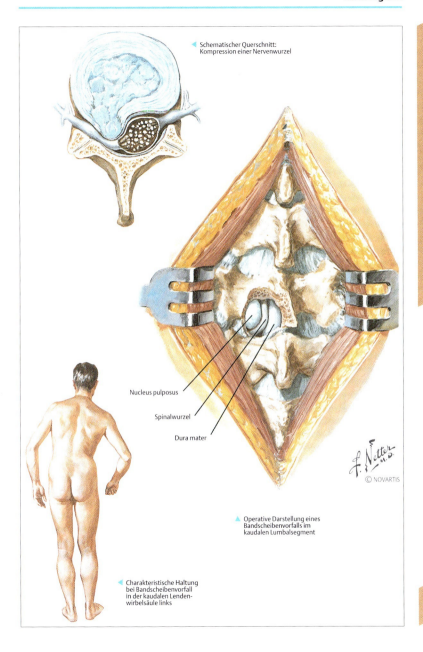

Schematischer Querschnitt:
Kompression einer Nervenwurzel

Nucleus pulposus

Spinalwurzel

Dura mater

Operative Darstellung eines
Bandscheibenvorfalls im
kaudalen Lumbalsegment

Charakteristische Haltung
bei Bandscheibenvorfall
in der kaudalen Lenden-
wirbelsäule links

Weitere orthopädisch relevante Erkrankungen

Neurologisch-orthopädische Krankheitsbilder

Syndrom des engen Spinalkanals

Ursachen. Primär symptomatische Formen angeborener Stenosen des Spinalkanals, z. B. bei Achondroplasie (S. 514), Osteochondrodystrophie und Mukopolysaccharidosen (S. 552), sind relativ selten. Erworbene Formen gehen meist auf eine spondylotische Randwulstbildung an den Gelenkflächen, Wirbelbögen und Wirbelkörpern und/oder ein durch chronische Beanspruchung verdicktes Lig. flavum zurück. Dabei ist in den meisten Fällen der Spinalkanal in mehreren Segmenten, insbesondere jedoch in Höhe von L3–L5, verengt. Mit zunehmendem Alter kommt es dann zum sog. Syndrom des engen Spinalkanals. Auch im Rahmen entzündlicher oder systemischer Erkrankungen (z. B. Morbus Paget, S. 247ff), seltener traumatisch bedingt, kann es zu einer Verengung des Spinalkanals kommen.

Pathomechanismen. Welche Pathomechanismen dem Syndrom des engen Spinalkanals zugrunde liegen, ist nicht eindeutig geklärt. Diskutiert wird diesbezüglich das Zusammenwirken einer mechanischen Kompression und einer belastungsbedingten Wurzelischämie.

Klinik. Dieses Syndrom tritt meist bei Männern ab dem 6. Lebensjahrzehnt auf. Ein früherer Krankheitsbeginn ist jedoch bei anlagebedingten knöchernen Fehlbildungen möglich. Im Anfangsstadium ist die Symptomatik kaum von einer Claudicatio intermittens infolge einer arteriellen Verschlusskrankheit (AVK) zu unterscheiden. Gemeinsames Merkmal ist in beiden Fällen das Auftreten der Beschwerden unter Belastung. Im weiteren Verlauf ist das Syndrom des engen Spinalkanals dann aber anhand der folgenden Kriterien von der AVK bzw. einem Wurzelkompressionssyndrom abzugrenzen:

- Im Gegensatz zu den krampfartigen Schmerzen bei der vaskulär bedingten Claudicatio intermittens und dem stechenden Schmerz bei Wurzelkompressionssyndromen handelt es sich bei der spinalen Claudicatio intermittens eher um Parästhesien an Hüfte, Oberschenkel und Gesäß. Eine Ischialgie im eigentlichen Sinn fehlt meist ebenso wie eine Verschlimmerung der Beschwerden beim Husten und Niesen.
- Während bei der AVK die schmerzfreie Gehstrecke konstant bleibt, wechselt sie bei einer Stenose des Spinalkanals je nach der Haltung. Beim Vorwärtsbeugen treten die Beschwerden überhaupt nicht oder erst später in Erscheinung. Beim Bergabgehen besteht eine Tendenz zur Lordosierung der Wirbelsäule, die bei engem Spinalkanal Beschwerden auslösen kann; das Bergaufgehen ist hingegen i. d. R. beschwerdefrei. Im späteren Verlauf kann es bei höhergradiger Enge selbst im Sitzen zu Beschwerden kommen, die in Ruhe verschwinden.
- Lumbalgien, Muskelspasmen und eine Abflachung der Lordose der Lendenwirbelsäule fehlen beim Syndrom des engen Spinalkanals.

Diagnostik. Die Untersuchung ergibt oft relativ wenig Auffälliges. Im Gegensatz zu Bandscheibenerkrankungen werden die Beschwerden beim Heben des gestreckten Beins nicht stärker. Da bei der Prüfung der Muskelkraft, der Reflexe und der Sensibilität oft keine Ausfälle erkennbar sind, werden die Beschwerden mitunter vom Arzt gar nicht ernst genommen.

Bei der Röntgennativuntersuchung der Wirbelsäule zeigt sich eine Spondylose. Myelographie und Computertomographie lassen normalerweise eine hochgradige Obstruktion oder einen vollständigen Kontrastmittelstopp erkennen. Nicht selten erstreckt sich die Stenose über mehrere Segmente, in aller Regel von L2 oder L3 bis L5. Im Gegensatz zu akuten Bandscheibenvorfällen ist das Segment L5/S1 selten betroffen.

Therapie. Die Therapie der Wahl besteht in einer ausgiebigen Laminektomie der betroffenen Segmente mit Erweiterung der Foramina für die stärksten Beschwerden verursachenden Wurzeln. Prolabierte Bandscheibenfragmente werden aufgesucht und entfernt. In den meisten Fällen kann damit die Claudicatio intermittens spinalis behoben werden, sodass die Patienten ein annähernd normales Leben führen können. Im Gegensatz zu medialen Bandscheibenvorfällen, die ebenfalls beidseitige Parästhesien hervorrufen können, besteht jedoch keine dringliche Operationsindikation. Dementsprechend ist es möglich, den Patienten zunächst zu beobachten und erst zu operieren, wenn die Beschwerden zu einer erheblichen Behinderung und Einschränkung der Gehfähigkeit führen.

Lumbalgie IV

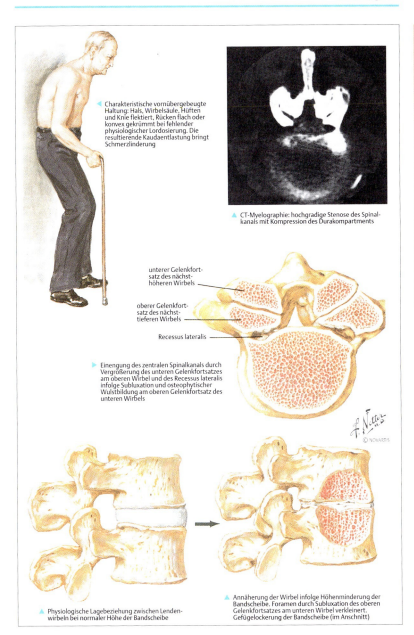

Charakteristische vornübergebeugte Haltung: Hals, Wirbelsäule, Hüften und Knie flektiert, Rücken flach oder konvex gekrümmt bei fehlender physiologischer Lordosierung. Die resultierende Kaudaentlastung bringt Schmerzlinderung

CT-Myelographie: hochgradige Stenose des Spinalkanals mit Kompression des Durakompartments

unterer Gelenkfortsatz des nächsthöheren Wirbels

oberer Gelenkfortsatz des nächsttieferen Wirbels

Recessus lateralis

Einengung des zentralen Spinalkanals durch Vergrößerung des unteren Gelenkfortsatzes am oberen Wirbel und des Recessus lateralis infolge Subluxation und osteophytischer Wulstbildung am oberen Gelenkfortsatz des unteren Wirbels

Physiologische Lagebeziehung zwischen Lendenwirbeln bei normaler Höhe der Bandscheibe

Annäherung der Wirbel infolge Höhenminderung der Bandscheibe. Foramen durch Subluxation des oberen Gelenkfortsatzes am unteren Wirbel verkleinert. Gefügelockerung der Bandscheibe (im Anschnitt)

Neurologisch-orthopädische Krankheitsbilder

Psychogener Kreuzschmerz

Psychogene Faktoren können beim Zustandekommen von Kreuzschmerzen ätiologisch eine wichtige Rolle spielen, wobei sich ganz unterschiedliche psychosomatische Zustände in ein und demselben Beschwerdebild äußern können. Häufigster Fehler in der Behandlung derartiger Zustandsbilder ist die mangelnde Berücksichtigung aller differenzialdiagnostisch in Frage kommenden Erkrankungen.

Psychiatrische Störungen. Bei psychiatrischen Störungen, die sich in Lumbalgien manifestieren, kommen wahnhafte Somatisierungen im Rahmen einer Schizophrenie, Depressionen, psychophysiologische Störungen, Konversionsneurosen, Hypochondrie/Somatisierungsstörungen, Simulation und ein chronisches Schmerzsyndrom in Betracht. Werden bei spinalen Schmerzsyndromen evtl. zugrunde liegende psychiatrische Faktoren erkannt und behandelt, bleiben sowohl dem Arzt als auch dem Patienten überflüssige Frustrationen erspart.

Psychophysiologische Störungen. Hierunter versteht man eine Fehlreaktion auf Belastungen. Diese äußert sich in Muskelverspannungen und Schmerzsyndromen, die i.d.R. mit somatischen Begleitbefunden einhergehen. Therapeutisch bewähren sich Maßnahmen wie Biofeedback, Entspannungsübungen, kognitive Psychotherapie und die sparsame Gabe von Beruhigungsmitteln und/oder Muskelrelaxanzien bei stärkerer Belastung.

Konversionsneurosen. Bei diesen Störungen werden nicht bewusstseinsfähige psychische Konflikte unbewusst in somatische Symptome umgesetzt, die sekundär der Konfliktlösung dienen (primärer Krankheitsgewinn) und Aufmerksamkeit vonseiten der Umgebung verschaffen können (sekundärer Krankheitsgewinn). Mit Psychotherapie, Hypnose und Verhaltenstherapie können die Symptome von Konversionsneurosen zum Verschwinden gebracht werden und rezidivieren meist auch bei neuerlichen Belastungen nicht.

Hypochondrie und Somatisierungsstörungen. Die Diagnose Hypochondrie bezieht sich auf Personen, die übermäßig um ihre Gesundheit besorgt sind. Von Somatisierungsstörungen spricht man bei Menschen, deren gesamtes Dasein sich um das Kranksein dreht. Dabei führt jeder Heilungsversuch notgedrungen zu einem „Tauziehen", zumal die Symptome für den Betroffenen unverzichtbar sind. Eine adäquate Behandlung wird sich daher darum bemühen, die Lebenstüchtigkeit des Patienten zu stärken, ohne ihn zum vollständigen Aufgeben seiner Beschwerden zu veranlassen. Ein Minimum an Untersuchungen, operativen Eingriffen, Heilmitteln und Medikamenten kann in derartigen Fällen dem Patienten eher helfen.

Simulation. Echte Simulation im Streben nach materiellem Gewinn, z.B. im Rahmen von Versicherungs- und Berentungsfragen, ist in aller Regel ohne weiteres erkennbar, kann gelegentlich jedoch diagnostische Probleme bereiten. Problematischer sind Patienten mit eingebildeten Krankheiten, da ihre bewusst gespielten Schmerzattacken nicht auf materiellen, sondern auf einen wesentlich komplexeren psychischen Gewinn gerichtet sind. Eingebildete Krankheiten sind nicht selten Ausdruck einer schweren Persönlichkeitsstörung. Selbst in derartigen schwierigen Fällen kann mit der richtigen Diagnose, Zuwendung und einem psychiatrischen Behandlungsplan Erfolg erzielt und ein aufwändiger, mitunter sogar gefährlicher Missbrauch ärztlicher Maßnahmen verhindert werden.

Nicht einzuordnender psychogener Kreuzschmerz. In einigen Fällen gelingt die Zuordnung nach den beschriebenen Kategorien nicht; die Kreuzschmerzen gewinnen sozusagen ein Eigenleben und bleiben Monate bis Jahre bestehen. Die Patienten zeigen Ängste, Depressionen, psychophysiologische Komponenten und eine Konversion ihrer in ängstlicher Wut erlebten Leiden. Sie flüchten sich in eine „Rolle des Krankseins", die an Somatisierungsstörungen erinnert.

Chronisches Schmerzsyndrom. Als chronisches Schmerzsyndrom wird eine Diagnose bezeichnet, bei der Komponenten aller anderen psychosomatischen Zustandsbilder zusammentreffen. Ein flexibles therapeutisches Vorgehen unter Berücksichtigung der bei den einzelnen Kategorien angegebenen Therapiemaßnahmen hat sich beim chronischen Schmerzsyndrom bewährt.

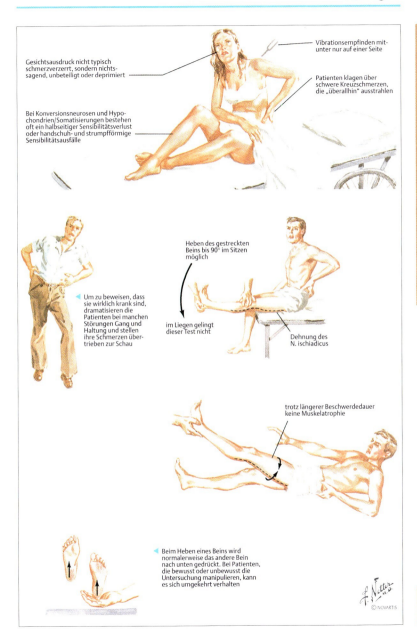

Zervikale Diskopathien

Pathogenese. Zervikale Diskopathien werden selten durch Traumen verursacht, meist entstehen sie durch einen degenerativen Prozess (Spondylose). Mit zunehmendem Alter verringert sich der Wassergehalt des Nucleus pulposus, sodass der Anulus fibrosus unter stärkere Belastung gerät. Bei Rissen im Anulus fibrosus kann es plötzlich zu einer Herniation des Nucleus pulposus kommen. Durch reparative Vorgänge am Knochen kann dies zusätzlich zur Bildung ausgedehnter Knochensporne (Osteophyten) führen. Diese finden sich im Allgemeinen im ventralen Abschnitt des Bandscheibenraums oder dorsal innerhalb der Wurzeldurchtrittslöcher.

Lokalisation. Die zervikalen Nervenwurzeln treten jeweils oberhalb des Wirbelkörpers gleicher Zahl aus. Eine Ausnahme bildet diesbezüglich die Wurzel C8, die zwischen C7 und Th1 austritt. Eine Läsion der Bandscheibe in Höhe von C5/C6 verursacht z.B. ein der 6. Zervikalwurzel zuzuordnendes Wurzelsyndrom. Spondylosen sind an zervikalen Wurzelkompressionssyndromen ca. 3-mal häufiger kausal beteiligt als akute Bandscheibenvorfälle und betreffen meist die Wurzeln C6 und C7. Seltener werden C5 und C8 und nur in Ausnahmefällen Th1 komprimiert.

Klinik. Symptome verursachen Osteophyten oder Bandscheibenvorfälle nur, wenn sie das Rückenmark bzw. die Nervenwurzeln gegen dorsal davon gelegene Strukturen drücken. Erstmanifestation einer zervikalen Diskopathie ist meist ein zervikales Wurzelkompressionssyndrom. Nacken- und einseitige Armschmerzen gehören zu den häufigen Symptomen. Oft wird über Taubheit oder Schwäche des betroffenen Arms geklagt. Mitunter werden auch Schmerzen an der Schulter, am Hinterkopf oder an der vorderen Brustwand angegeben. Bei Muskelverspannungen ist der Bewegungsumfang der Halswirbelsäule eingeschränkt. Hyperextension und Drehung des Kopfs verkleinern den Durchmesser der Foramina intervertebralia und verstärken oft die radikuläre Symptomatik.

Klinische Diagnostik. Die Läsionen der Zervikalwurzeln gehen mit jeweils relativ charakteristischen Veränderungen einher:

- Eine Kompression der 5. Zervikalwurzel verursacht i.d.R. eine Schwäche der Mm. infraspinatus, supraspinatus und deltoideus bei abgeschwächt auslösbarem Bizepssehnenreflex und Hypalgesie über der Schulter.
- Bei Kompression von C6 findet sich eine Schwäche der Ellenbogenbeuger und des M. extensor carpi radialis. Der Bizepssehnenreflex ist meist vermindert und die Sensibilität über dem Daumen und dem Zeigefinger eingeschränkt.
- Eine Kompression der 7. Zervikalwurzel ruft eine Schwäche des M. triceps brachii und der Streckmuskulatur des Handgelenks und der Finger hervor. Der Trizepssehnenreflex ist bei Sensibilitätsverlust über dem Zeige- und Mittelfinger häufig abgeschwächt.
- Eine Kompression der 8. Zervikalwurzel verursacht eine Schwäche der kurzen Handmuskeln, wobei der Trizepssehnenreflex abgeschwächt und ein Horner-Syndrom (Ptose, Miosis und Anhidrose) vorhanden sein kann. Sensibilitätsausfälle betreffen den Ring- und den Kleinfinger.
- Bei Kompression der Wurzel Th1 findet sich eine Schwäche der kurzen Handmuskeln mit einem Horner-Syndrom infolge der Unterbrechung der sympathischen Gesichts- und Augennerven über die Wurzeln C8 und/oder Th1.

Röntgen. Röntgenaufnahmen der HWS zeigen knöcherne Veränderungen wie z.B. Osteophyten, in Schrägaufnahmen erkennt man die Verengung der Foramina intervertebralia. Eine detailliertere Beurteilung erlauben CT und Myelographie.

Therapie. Die meisten Patienten mit einer zervikalen Wurzelkompression sprechen auf eine konservative Therapie an. Diese besteht in einem weichen Halskragen zur Immobilisierung der Halswirbelsäule, Analgetika und bei Bedarf in Muskelrelaxanzien. Die Extensionsbehandlung mit der Glisson-Schlinge kann ebenfalls häufig eine Besserung erzielen.

Bei radiologisch nachweisbarer Kompression der dem klinischen Bild entsprechenden Wurzel ist eine operative Behandlung angezeigt. Dabei wird über einen dorsalen Zugang prolabiertes Bandscheibengewebe entfernt oder von ventral die Bandscheibe vollständig ausgeräumt und eine Arthrodese durchgeführt.

Leitsymptom Schulter-Arm-Schmerz I

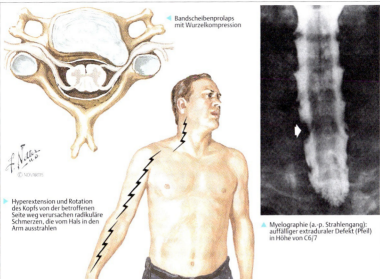

Bandscheibenprolaps mit Wurzelkompression

Hyperextension und Rotation des Kopfs von der betroffenen Seite weg verursachen radikuläre Schmerzen, die vom Hals in den Arm ausstrahlen

Myelographie (a.-p. Strahlengang): auffälliger extraduraler Defekt (Pfeil) in Höhe von C6/7

Weitere orthopädisch relevante Erkrankungen

	motorische Schwäche	Reflexe	Sensibilitätsstörungen
C5	M. deltoideus	oft keine Auffälligkeiten, Bizepssehnenreflex kann abgeschwächt sein	
C6	M. biceps brachii	M. biceps brachii — Reflex abgeschwächt oder nicht auslösbar	
C7	M. triceps brachii	M. triceps brachii — Reflex abgeschwächt oder nicht auslösbar	
C8	Mm. interossei	Horner-Syndrom	

Neurologisch-orthopädische Krankheitsbilder

Karpaltunnelsyndrom

Pathogenese. Häufigstes Engpasssyndrom eines peripheren Nerven ist das Karpaltunnelsyndrom. Es tritt i. d. R. ohne fassbare äußere Ursache im mittleren bis höheren Lebensalter, bei manuell Arbeitenden u. U. auch schon früher auf. Als prädisponierende Faktoren kommen Adipositas, chronische Polyarthritis, eosinophile Fasziitis, Diabetes mellitus, Gicht, Myxödem, Akromegalie und Dysproteinämien in Betracht. Ihnen allen ist gemeinsam, dass sie den Inhalt des Karpaltunnels vermehren, sei es durch Entzündung, ödematöse Schwellung oder Eiweißeinlagerung. Dadurch wird der N. medianus komprimiert. Ein Karpaltunnelsyndrom kann auch während der Schwangerschaft auftreten, bildet sich jedoch postpartal meist spontan zurück.

Klinik. Typischerweise geht das Karpaltunnelsyndrom mit sensiblen und später auch motorischen Störungen einher:

- Die Patienten erwachen morgens oder in der Nacht mit dem Gefühl, ihre Hand sei "eingeschlafen". Sie können oft nicht genau angeben, an welcher Stelle sie das Taubheitsgefühl oder – manchmal sehr unangenehme – Kribbeln empfinden, und meinen meist, es seien alle Finger betroffen. Tagsüber werden die Beschwerden bei bestimmten Tätigkeiten wie Autofahren, Nähen und Hämmern ausgelöst.
- Schließlich stellen sich geringgradige, jedoch persistierende Parästhesien im sensiblen Versorgungsgebiet des N. medianus, also an Daumen, Zeige- und Mittelfinger und der Radialseite des Ringfingers ein. Später können sie sich in den Unterarm, seltener auch in den Oberarm ausbreiten.
- Motorische Ausfälle mit einer Daumenballenatrophie oder -schwäche kommen erst im späteren Verlauf hinzu.

Diagnostik. Im Wesentlichen wird die Diagnose aufgrund der Klinik gestellt. Elektrodiagnostische Untersuchungen zur Beurteilung der motorischen und sensiblen Nervenleitung im N. medianus, insbesondere Methoden, die eine Verlängerung der sensiblen, mitunter auch der distalmotorischen Latenz erkennen lassen (Messung der Nervenleitgeschwindigkeit), sind am besten geeignet, ein Karpaltunnelsyndrom nachzuweisen. Außerdem sind systemische Erkrankungen auszuschließen, die zu einem Karpaltunnelsyndrom disponieren können.

Differenzialdiagnose. Beim klassischen Bild ist das Karpaltunnelsyndrom kaum zu verwechseln. Allerdings können bei einer unvollständig erhobenen Anamnese und bei einer nicht mit genügender Sorgfalt durchgeführten Untersuchung andere Läsionen verkannt werden, die mit einem ähnlichen Beschwerdebild einhergehen.

- Der N. medianus kann z. B. proximal in Höhe des Ellenbogens in der Nachbarschaft des M. pronator teres *komprimiert* sein. Davon ist v. a. sein tiefer motorischer Ast betroffen, wodurch es zu einer Einschränkung des Spitzgriffs der Finger bei erhaltener Sensibilität kommt.
- *Bandscheibenvorfälle,* seltener auch Tumoren (z. B. Neurinome) in Höhe von C7, aber auch C6, können ebenfalls Parästhesien im sensiblen Versorgungsgebiet des N. medianus bewirken, gehen jedoch meist mit Nacken- und Schulterschmerzen einher. Bei der neurologischen Untersuchung fällt dabei eine Parese und Reflexabschwächung des M. triceps brachii auf.
- Auch *fokale zerebrale Läsionen* können bei transitorischen ischämischen Attacken oder fokal-sensiblen Anfällen ein Karpaltunnelsyndrom vortäuschen.
- Erkrankung *anderer peripherer Armnerven* können u. U. eine ähnliche Symptomatik hervorrufen.

Bei geringgradig ausgeprägtem Karpaltunnelsyndrom sind nur minimale oder gar keine neurologischen Befunde erhebbar. Ein Schmerz beim Beklopfen des N. medianus an der Handwurzel (Tinel-Zeichen) gibt dann noch am ehesten einen diagnostischen Hinweis.

Therapie. Das Unterlassen von Tätigkeiten, die die Beschwerden auslösen, bringt mitunter eine Besserung, ist aber meist keine praktikable Lösung. Gelegentlich kann im Frühstadium eine nachts angelegte Schiene zur Ruhigstellung des Handgelenks ausreichen. Auch mit Steroidinfiltrationen in den Karpaltunnel ist eine Besserung möglich. Die besten Ergebnisse mit guter Langzeitprognose hat aber die operative Entlastung. Dabei wird der Karpaltunnel dargestellt und das Retinaculum flexorum vollständig gespalten.

Leitsymptom Schulter-Arm-Schmerz

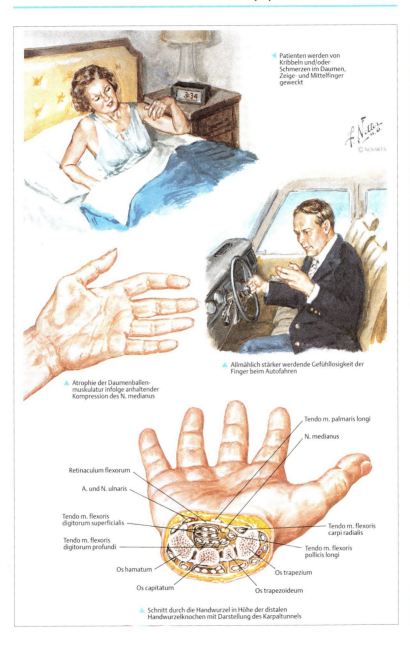

Patienten werden von Kribbeln und/oder Schmerzen im Daumen, Zeige- und Mittelfinger geweckt

Atrophie der Daumenballenmuskulatur infolge anhaltender Kompression des N. medianus

Allmählich stärker werdende Gefühllosigkeit der Finger beim Autofahren

Schnitt durch die Handwurzel in Höhe der distalen Handwurzelknochen mit Darstellung des Karpaltunnels

Weitere orthopädisch relevante Erkrankungen

Sachverzeichnis

Die *fett* gedruckten Ziffern verweisen auf die Abbildungsseiten.

A

Abriebsynovialitis 346, **347**
Abrissfraktur 50, **51**
– Achillessehne 336, **337**
– Becken 420, **421**
– Ellenbogenluxation 132, **133**
– Epicondylus medialis humeri 138, **139**
– Tuberositas ossis navicularis 340, **341**
Abschnürung, amniotische 524, **525**
Abstützplatte, Radius **155**
Abszess
– Brodie- 434, **435**
– Finger 178, **179**
– Fuß 334
– Hand 180, **181**
AC-Gelenk-Luxation 112, **113**
Achillessehne, Abrissfraktur 336, **337**
Achirie 520
Achondroplasie 514, **515**
Achsellücken 94, **95**
Achsenfehler (Fraktur) 90, **91**
Achsenskelett, Entwicklung 2, **3**
Adamantinom 496, **497**
Adoleszentenkyphose 410, **411**
Adoleszentenskoliose 396
Agenesie
– Dens 422
– Kreuzbein 430, **431**
– lumbosakrale 430, **431**
Aitken-Einteilung 86
Akromionektomie, partielle 120, **121**
Akromioplastik 120, **121**
Akrosyndaktylie 524, **525**
Aktin 32, **33**
Aktionspotenzial Muskel 38
Ala-Aufnahme, Azetabulumfraktur 230
Albright-Syndrom 502, **503**
Algodystrophie 68, **69**
Alkoholismus
– Dupuytren-Kontraktur 172
– Gicht 442
– Hypoparathyreoidismus 542
– Osteoporose 530
– Skelettbilanz 28
Allis-Zeichen 238, **239**
Altersatrophie, Knochen 528, **529**
Amputation
– Finger 200, **201**
– Komplikationen 82, **83**
– Syme-Technik 354
– transmetatarsale 354, **355**
– Zehen 354, **355**
Anorexia nervosa, Osteoporose 530
Anulus fibrosus
– Anatomie 378, **379**
– Degeneration 406
– Entwicklung 2, **3**
AO-Klassifikation 52
Apley-Test 282

Apprehension-Test 292, **293**
Arachnodaktylie 518, **519**
A-Rahmen **267**
Arteria
– brachialis 66, **67**, 132, 136
– circumflexa femoris medialis 244
– circumflexa posterior humeri 94
– circumflexa scapulae 94
– dorsalis pedis 322
– femoralis 258
– glutealis inferior 214
– glutealis superior 214
– nutricia 6, **9**, **19**
– obturatoria 214
– poplitea 258, 294, **295**
– profunda femoris 208
– radialis 150, 160
– suprascapularis 94
– temporalis 458
– thoracoacromialis 94
– tibialis posterior 322
– vertebralis 372, 374
Arteriitis temporalis 458, **459**
Arthritis
– Chondrokalzinose 448, **449**
– eitrige 438
– Gicht 444, **445**, 446, **447**
– psoriatica 454, **455**
– rheumatoide 460, **461**, 462, **463**, 464, **465**

– tuberkulöse 440, **441**
– urica 442
Arthrodese
– Großzehe 352, **353**
– Kniegelenk 302
– Metatarsophalangealgelenk 352, **353**
– Os lunatum 176
– Sprunggelenk 348, **349**
– Talonavikulargelenk 348, **349**
Arthrographie
– Gelenkdestruktion **439**
– Periarthropathia humeroscapularis 102, **103**
– Plica mediopatellaris 268
– Rotatorenmanschettenruptur 110, **111**
– Scheibenmeniskus **281**
– Tumoren 470
Arthrogryposis multiplex congenita 524
Arthropathie
– hämophile 558, **559**
– neurogene 560, **561**
Arthroplastik
– Ellenbogengelenk 142, **143**
– Finger **465**
– Hüftgelenk 250, **251**, 252, **253**, 254, **255**
– Interphalangealgelenk 198, **199**
– Kniegelenk 302, **303**
– Metatarsophalangealgelenk 346, **347**
– Radiusköpfchen 134
– Schultergelenk 118, **119**

Arthroplastik
- Sprunggelenk 348, **349**
- Zehen 350, **351**

Arthrose 40, **41**
- Bouchard- 174
- Chopart-Gelenkverletzung 340
- Daumensattelgelenk 174
- Epiphysenfugenverletzung 86
- femoropatellare 302
- Finger 174, **175**
- Heberden- 174, **175**
- Hüftgelenk 216, **217**
- Injektion, intraartikuläre 42
- Intervertebralgelenk 406
- Kalkaneusfraktur 336, 338
- Kniegelenkerguss 264
- Kniegelenkersatz 302
- Kreuzbandruptur 286
- Lunatumluxation 194
- Metakarpalefraktur 186
- Morbus Perthes 226
- Osteochondrosis 276
- Patellafraktur 298
- posttraumatische 52
- Pseudogicht 448
- Radiusköpfchenersatz 140
- Schulterprothese 118
- Spondyl- 562
- Subluxation 58
- Talushalsfraktur 310
- Tibiaosteotomie 300

Arthroskopie
- Akromioplastik 120
- Femoropatellarsyndrom 278, **279**
- Kreuzbandruptur 286, **287**
- Meniskusschaden 282, **283**
- Plika 268, **269**

Aschoff-Knötchen 456
Atlas
- Anatomie 372, **373**
- Ankylose 422
- Assimilation 422, **423**
- Fraktur 414, **415**
- Synostose 422

Außenmeniskus
- Anatomie 260, **261**
- Ganglion 270, **271**
- Scheibenmeniskus 280, **281**

Axis
- Anatomie 372, **373**
- Fraktur 414, **415**

Azetabulum
- Anatomie 214
- Fraktur 230, **231**, 232, **233**

B

Bajonettfehlstellung 150, **151**
Bakterien
- Fußinfektion 334
- Gelenkpunktat 46, **47**
- Infektarthritis 438
- Osteomyelitis 434
- rheumatisches Fieber 456

Ballen 328, **329**
Bambusstab 452
Bandapparat
- Becken **383**
- Brustwirbelsäule 376, **377**
- Ellenbogengelenk 128, **129**
- Fuß 320, **321**
- Hand 158, **159**
- Hüftgelenk 214, **215**
- HWS 384, **385**
- Iliosakralgelenk 386, **387**
- Kniegelenk 256, **257**, 260, **261**
- lumbosakraler 386, **387**
- Luxation 58
- Schultergelenk 100, **101**
- Schulterluxation 114
- Sprunggelenk 304, **305**

Bandscheibe
- Anatomie 378, **379**
- Degeneration 406
- Entwicklung 2, **3**
- Prolaps 562, **573**
- Protrusion 562
- Verknöcherung 451
- Vorfall 562, 564, **567**, **573**

Bankart-Läsion 114
Barlow-Test **237**, 238
Barton-Fraktur 154, **155**
- reversed 154, **155**

Basistherapeutika 464
Becken
- Anatomie 382, **383**
- Bandapparat **383**
- Dysplasie, multiple epiphysäre **513**
- Fraktur 420, **421**
- Lastübertragung 382
- Osteochondrom **483**

Beckenschaufelfraktur 420, **421**
Beckenschiefstand
- Fraktur, kindliche 90
- Skoliose 400
- Skoliose, funktionelle 394

Bedarf
- Calcium 22
- Vitamin D 24

Beinlängendifferenz
- Femurdefekt 234
- Fraktur 90, **91**
- Gliedmaßenfehlbildung 522
- Morbus Perthes 220

Bending-Aufnahmen 402
Bennett-Fraktur 186, **187**

Berstungsfraktur, Wirbelsäule 412, **413**
Beugesehnen
- Finger 164
- Sehnenscheiden 162, **163**

Bindegewebsmanschette, perichondrale 10, **11**
Bissverletzung, Hand 180
Bizepssehnenruptur 108, **109**
Blasenknorpelzone 8, **9**
Blount-Schiene **267**
Blumensaat-Linie **277**
Blutung
- Arthropathie, hämophile 558
- Azetabulumfraktur 232
- Femurschaftfraktur 66
- Fibrom 486
- Fraktur 60, 66
- Hämarthros 44
- Knochenzystenentfernung 500
- Kompartmentsyndrom 70
- Osteoblastome 476
- Osteopetrose 510
- Plicaoperation 268
- retroperitoneale 532

Blutversorgung
- Ellenbogengelenk 128
- Hüftgelenk 214
- Kniegelenk 258
- Röhrenknochen 6

Boston-Korsett 404
Bouchard-Arthrose 174
bowing fracture 84, **85**
Brachydaktylie 514, 524
Breitenwachstum Knochen 12
Brekzien-Knochen 18
Brodie-Abszess 434, **435**

Brustwirbelsäule
- Anatomie 376, **377**
- Degeneration **407**
- Formationsstörung 428
- Fraktur 418, 532
- Morbus Bechterew 450, **451**, 452
- Morbus Scheuermann 410, **411**
- Rachitis 546

buddy taping 190, 342, **343**

Bursa
- acromialis 104
- infrapatellaris profunda 256, **257**
- subacromialis 104, **105**
- subcutanea infrapatellaris 256, **257**
- subdeltoidea 102, **107**
- subtendinea m. subscapularis 100, **101**
- suprapatellaris 206, **259**

C

Calcium
- Bedarf 22
- Knochenstoffwechsel 22, **23**
- Muskelfunktion 34, **35**
- Resorption 26, **27**
- Stoffwechsel 22, **23**, 24, **25**, 26, 27

Capitulum humeri
- Nekrose 130, **131**
- Osteochondrosis dissecans 130

Catterall-Stadien **223**, 224, **225**

chalk-stick-fracture **557**

Chance-Fraktur 418, **419**

Charcot-Arthropathie 560, **561**

Charnley-Prothese **251**
Chassaignac-Lähmung 138, **139**
Chemonukleolyse 566
Chondroblastom 484, **485**
Chondrokalzinose 448, **449**
Chondrom, periostales 478, **479**, 480, **481**
Chondromalazie 278
Chondromyxoidfibrom 484, **485**
Chondropathie patellae 278
Chopart-Gelenk **313**, **319**
- Verletzung 340, **341**
Chorda dorsalis 2, **3**
Chvostek-Zeichen 542
Claudicatio intermittens 568
Cobb-Röntgenaufnahme 402
Codman-Dreieck **475**, 488
Colchicin 446, 448
Colles-Fraktur 150, **151**
- umgekehrte 152, **153**
Computertomographie
- Berstungsfraktur Wirbelsäule **413**
- HWS-Kompression **417**
- Hypoparathyreoidismus **543**
- Knochenzyste, aneurysmatische **501**
- Osteoblastom **477**
- Osteoidosteom **473**
- Spinalkanal, enger 568, **569**
- Tumoren 470
congenital bar 398, **399**
Coonrad-Prothese 142, **143**
Cotrel-Dubousset-Operation 404

Craig-Schiene 242, **243**
Crush-Syndrom 70, 72
Crutchfield-Extension 414
cuff-and-collar 136, **137**
Cushing-Syndrom, Osteoporose 530

D

Darmbein
- Anatomie 382, **383**
- Apophysenzeichen 402
- Fraktur 420, **421**
dashboard injury 230, 294, 298
Daumen
- Bewegung 166
- Fraktur 186, **187**
- Kollateralbandruptur 184, **185**
- Luxation 184, **185**
Deckknochen 4, **5**
- Wachstum 12
Deltaband 304, **305**
Dens
- Anatomie 372, **373**
- Fehlbildung 422
- Fraktur 414, **415**
- Morquio-Syndrom **553**
DiGeorge-Syndrom 542
Digitus
- bifidus 366
- quintus superductus 366, **367**
- varus 366, **367**
Dihydroxycholecalciferol 24
Discus articularis 14, **15**
Diskopathie
- lumbale 562
- zervikale 572
Diskotomie
- konventionelle 566, **567**
- Laminektomie 566
- perkutane 566

Dislokation (Fraktur)
- Achsenfehlstellung 54, **55**
- Formen 54, **55**
- Längsverschiebung 54, **55**
- Rotationsverschiebung 54, **55**
- Seitverschiebung 54, **55**
Dochtkatheter, Druckmessung 76, **77**
Dolichostenomelie 518
Dornfortsatz
- BWS 376, **377**
- HWS 374, **375**
- LWS 378, **379**
Dreiecksbein 146, **147**
Drei-Säulen-Modell, Wirbelsäule 412, **413**
Dreizackform, Achondroplasie 514
Druckmessung
- Knochenzyste, juvenile 498, **499**
- subfasziale 76, **77**
Dupuytren-Kontraktur 172, **173**
Duverney-Fraktur 420
Dysostose 506
Dysostosis multiplex 552, **553**
Dysplasie
- Definition 506
- fibröse 502, **503**
- multiple epiphysäre 512, **513**
- Skelett 506, **507**, 508, **509**, 510, **511**, 514, **515**, 516, **517**
- spondyloepiphysäre 512
Dysraphie, Skoliose 398
Dystrophie 506

E

Ectopia lentis 518, **519**
Einheit, motorische 36
Einteilung siehe Klassifikation
Ellenbogengelenk
– Abrissfraktur 132
– Anatomie 126, **127**
– Luxation **59**, 132, **133**, 138, **139**
– Mechanik 128
– Nervenverletzungen 66, **67**
– Punktion 42, **43**
Emmet-Plastik 334, **335**
Enchondrom 478, **479**
Endoprothese
– Ellenbogengelenk 142, **143**
– Hüftgelenk 248, **249**, 250, **251**, 252, **253**, 254, **255**
– Interphalangealgelenk 198, **199**
– Kniegelenk 302, **303**
– Metatarsophalangealgelenk 346, **347**
– Radiusköpfchen 140, **141**
– Schultergelenk 118, **119**
– Sprunggelenk 348, **349**
Endost 18
Entenschnabelfraktur 336, **337**
Epicondylitis humeri
– radialis 160
– ulnaris 162
Epimysium 32
Epiphysenfuge 8, **9**, 10, **11**
– Dysplasie 512
– Enchondrom 478, **479**
– Fraktur 84, 86, **87**
– Osteochondrom 482
– Osteomyelitis 434, **435**
– Rachitis 546, **547**
– Tuberositas tibiae 272, **273**
– Verletzung 86, **87**
– Wachstumsstörung 90, **91**
Erbsenbein 146, **147**
Ermüdungsfraktur 56, **57**
Ersatzknochen 4
Erythema
– anulare marginatum 456
– nodosum 456
Essex-Lopresti-Fraktur 134
Ewing-Sarkom 494, **495**
Exostose, osteokartilaginäre 478, **479**, 482, **483**
Exostosenkrankheit 482
Extensionsfraktur
– Humerus 66
– Humerusfraktur, suprakondyläre 136
– HWS 416
– Radius 150, **151**

F

Fairbank-Test 292, **293**
Fairbank-Typ 512, **513**
Faserknorpel, Entwicklung 10
Fasziektomie, Dupuytren-Kontraktur 172, **173**
Fasziotomie
– Dupuytren-Kontraktur 172
– Indikation 76
– Unterarm 80, **81**
– Unterschenkel 78, **79**
Fehlbildungsskoliose 398, **399**
Femur
– Anatomie 204, **205**
– Defekt, angeborener 234, **235**
– Dysplasie 234, **235**
– Dysplasie, fibröse 503
– Ewing-Sarkom **495**
– Ossifikation 204
– Osteochondrom **483**
– Osteosarkom **491**
– Riesenzellsarkom **497**
Femurfraktur
– Blutung 66
– intertrochantäre 228, **229**
– Kindesmisshandlung **89**
– subtrochantäre 228
– trochantäre 228, **229**
Femurkopf
– Anatomie 214
– Azetabulumfraktur 230
– Deformierung 226
– Dysplasie, epiphysäre 512
– Nekrose 218, 222
Fersenbein **313**, 314, **315**
Fettpolsterzeichen 134
Fibrom
– nicht ossifizierendes 486, **487**
– desmoplastisches 486, **487**
Fibrosarkom 492, **493**
Fibula
– Aplasie 522
– Ewing-Sarkom 494, **495**
– Fibrom, desmoplastisches 486
– Maisonneuve-Fraktur 308
– Stressfraktur 56
– Tibiaosteotomie 274
Fieber, rheumatisches 456, **457**
Filamente, Muskel 32, **33**
Finger
– Abszess 178, **179**
– Amputation 200, **201**
– Arthroplastik **465**
– Arthrose 174, **175**
– Beugesehnen 164
– Beugung 166, **167**
– Enchondrom **479**
– Fraktur 190, **191**
– Gelenkpunktion 42, **43**
– Knopflochdeformität 170, **171**, 462
– Luxation 192, **193**, 462
– Osteopathie, renale **551**
– Rotationsfehlstellung **55**
– Schwanenhalsdeformität 170, **171**, 462
– Strecksehnen 164
– Streckung 166, **167**
– Subluxation 462
Fischwirbel, Osteoporose 532, 534, **535**
Fixationskallus 64, **65**
Flachwirbel 534
flake fracture 310, **311**
Flexionsfraktur
– Humerusfraktur, suprakondyläre 136
– Radius 152, **153**
Flexionstrauma HWS 416
Foramen
– axillare 94, **95**
– intervertebrale 374, **375**
– transversarium 374, **375**
Fourchette-Stellung 150, **151**
Fraktur
– Achsenfehler 90, **91**
– Aitken 86
– AO-Klassifikation 52
– Atlas 414, **415**
– Axis 414, **415**
– Becken 420, **421**
– Chopart-Gelenk 340, **341**

Fraktur
- Daumen 186, **187**
- Dens 414, **415**
- Dislokation 54, **55**
- Epicondylus lateralis humeri 138, **139**
- Epicondylus medialis humeri 138, **139**
- Epiphyse 86, **87**
- Erstversorgung 60, **61**
- Finger 190, **191**
- Formen 50, **51**
- Grünholzfraktur 50, **51**, 84, **85**
- Humerus 136, **137**
- Impression 54
- Ischiadikuslähmung 66, **67**
- Kalkaneus 336, **337**, 338, **339**
- Kindesmisshandlung 88, **89**
- kindliche 84, **85**
- Klassifikation 52, **53**
- Knochenumbau 64, **65**
- Komplikationen 66, **67**, 90
- Lokalisation **53**
- Malleolengabel 308, **309**
- Metakarpale Hand 186, **187**, 188, **189**
- Metatarsaleschaft 342, **343**
- Metatarsale-V-Basis 342, **343**
- osteochondrale 310, **311**
- Osteogenesis imperfecta 508
- osteoporotische 528, 532, **533**
- Patella 298, **299**
- pathologische 502, 510
- Processus styloideus radii 154, **155**
- Radialislähmung 66, **67**
- Radiusköpfchen 134, **135**
- Reposition 60, **61**
- Salter 86, **87**
- Schenkelhals 228, **229**
- Schienung 60, **61**
- Sesambein Fuß 342, **343**
- Talus 310, **311**
- Talushals 310, **311**
- thorakolumbale 418, **419**
- Tibia 296, **297**
- Tibiakopf 296, **297**
- Wachstumsstörung 90, **91**
- Wirbelsäule 412, **413**, **533**, 534, **535**
- Wulstfraktur 50, **51**, 84, **85**
Frakturheilung 62, **63**, 64, **65**
- Kind 84
- primäre 62
- sekundäre 64, **65**
frozen shoulder 102, **103**
Frühsynovektomie 464
Fuß
- Abszess 334
- Anatomie 312, **313**, 314, **315**, 320, **321**, 322, **323**
- Belastung 320
- Deformität 324, **325**, 326, **327**
- Gelenke 318, **319**
- Muskulatur 322, **323**
- Polsterung **327**
- Skelett 312, **313**
- Wölbung 320
Fußknochen, akzessorische 364, **365**

G

Galeazzi-Zeichen 238, **239**
Ganglion, Meniskus 270, **271**
Gänsslen-Zeichen 464
Gehfähigkeit
- Femurdysplasie 234
- Hüfthemiarthroplastik 248
- Osteogenesis imperfecta 506, 508
- Spinalkanal, enger 568
Gelenk
- Arthrose 40, **41**
- Blutung 558, **559**
- Entwicklung 14, **15**
- Fehlbildungen 14
- Infektarthritis 438, **439**, 440, **441**
- Knorpel 14
- Punktion 42, 44, 46
- septisches 438
- Verletzung 58, **59**
Gelenkersatz
- Ellenbogengelenk 142, **143**
- Hüftgelenk 250, **251**, 252, **253**, 254, **255**
- Interphalangealgelenk 198, **199**
- Kniegelenk 302, **303**
- Metatarsophalangealgelenk 346, **347**
- Radiusköpfchen 134
- Schultergelenk 118, **119**
- Sprunggelenk 348, **349**
- Zehen 350, **351**
Gelenkinstabilität
- Arthropathie, neurogene 560, **561**
- Arthrose 40
- Barton-Fraktur 154
- Daumenluxation 184
- Densfehlbildung 422
- DIP 198
- Ellenbogengelenk 142
- Fingerfraktur 190, 192
- Hüftgelenk 234
- Kniegelenkverletzung 264
- Knieluxation 294
- Kreuzbandverletzung 286, 288
- Luxation 58
- Luxation, perilunäre 194
- Polyarthritis, chronische 460
- Radiusköpfchenresektion 140
- Spondylolyse 408
- Talonavikulargelenk 324
Gelenkkapsel
- Atlantookzipitalgelenk 384, **385**
- Ellenbogengelenk 128, **129**
- Hüftgelenk 214, **215**
- Kniegelenk 256, **257**
- Schultergelenk 100, **101**
- Sprunggelenk 304
Gelenkknorpel, Arthrose 40, **41**
Gelenkmaus 276, **277**
Generallamelle 18, **19**
Genu
- valgum 266, **267**
- varum 266, **267**
Gibbus 514, **515**
Gicht
- chronische 444, **445**
- Klinik 444, **445**
- Pathogenese 442, **443**
- primäre 442
- sekundäre 442
- Therapie 446
- Tophi 444, **447**
Gigantismus, Zehen 366
Gilchrist-Verband
- Schulterluxation 116
- Tossy-Verletzung 112

H

Givingway-Symptomatik 278, 282, 286, 290
Gliedmaßendefekt
- longitudinaler 522, **523**
- transversaler 520, **521**

Glukokortikoide
- Arthropathie, hämophile 558
- Fieber, rheumatisches 456
- Gicht 446
- Knochenzyste, juvenile 498
- Osteoporose 530
- Polyarthritis, chronische 464
- Polymyalgia rheumatica 458
- Psoriasisarthritis 454
- Riesenzellarteriitis 458
- Spondylitis ankylosans 452

Glutealmuskulatur 212
Gonokokkenarthritis 438
Grading 470
Großzehe
- Arthrodese 352, **353**
- Rekonstruktion 350, **351**

Grünholzfraktur 50, **51**, 84, 85

H

Hakenbein 146, **147**
Hallux valgus **325**, 328, **329**, 367
- neurogener **561**
- Operation 352, **353**

Halo-Orthese 414
Halswirbelsäule
- Anatomie 372, **373**, 374, **375**
- Degeneration **407**
- Luxation 414, **415**
- Osteoblastom **477**
- Verletzung 416, **417**

Hämarthros 44, 264, 265, 558

Hämatom
- AC-Gelenk-Verletzung 112
- Amputation 200
- Arthropathie, hämophile 558
- Fraktur 66
- Frakturheilung 64
- Humerusfraktur, suprakondyläre 136
- Kindesmisshandlung 88
- Metakarpalefraktur Daumen 186
- Radiusköpfchenfraktur 134
- Smith-Fraktur 152

Hammerzehe 344, **367**
- Operation 352, **353**

Hämophilie 558

Hand
- Abszess 180, **181**
- Bänder und Gelenke 158, **159**
- Bissverletzung 180
- Dysplasie, multiple epiphysäre **513**
- Infektion 180, **181**
- Karbunkel 178, **179**
- Metakarpalefraktur 186, **187**, 188, **189**
- Muskeln und Sehnen 160, **161**, 162, **163**, 164, **165**
- Muskelwirkung 166
- Muskulatur 164, **165**
- Rachitis 547

Handgelenk
- Extensoren 160, **161**
- Flexoren 162, **163**
- Mechanik 148
- proximales 148, **149**
- Punktion 42, **43**
- Strecksehnenfächer 160, **161**

Handwurzel
- Bandapparat 158, **159**
- Knochen 146, **147**
- Luxation 194, **195**
- Mechanik 158
- Sehnenscheiden 160, **161**, 162, **163**

Hangman-Fraktur 414, **415**
Harnsäure, Gicht 442, **443**, 444
Harrington-Operation 404
Harris-Galante-Prothese **251**
Harrison-Furche 546, **547**
Havers-Kanal 6, **7**, 18, **19**
- Knochenreifung 12
- Osteom 474

Havers-Lamelle **19**
- Definition 18
- Knochenaufbau 16

Heberden-Arthrose 174, **175**
Hemiarthroplastik, Hüftgelenk 248, **249**
Hemimelie 520
- partielle 520
- radiale **523**

Hensen-Scheibe 32, **33**
Herbert-Schraube 196
Herpes simplex 178, **179**

Herzklappenfehler
- Marfan-Syndrom **519**
- Morbus Bechterew **453**

Hilgenreiner-Linie **241**
Hill-Sachs-Läsion 114, **115**
Hippokrates-Reposition 116, **117**

Hirnnervenläsion
- Morbus Paget 556
- Osteopetrose 510, **511**

Hirtenstabdeformität 502, **503**

Histiozytom, fibröses 492, **493**
Hoffa-Fettkörper 261
Hohlfuß 360, **361**
- Operation 344
Horizontalriss, Meniskus 280, **281**
Howship-Lakune 16
Hüftdysplasie siehe Hüftluxation, angeborene

Hüftgelenk
- Anatomie 214, **215**
- Arthrose 216, **217**
- Endoprothese 250, **251**, 252, **253**, 254, **255**
- Hemiarthroplastik 248, **249**
- Rachitis **547**

Hüftkopf
- Anatomie 214
- Deformität **217**
- Nekrose 218

Hüftluxation, angeborene
- Ätiologie 236
- Diagnostik 240, **241**
- Klinik **237**, 238, **239**
- Therapie 242, **243**, 244, **245**

Hüftschraube, dynamische **229**

Humerus
- Anatomie 96, **97**, **99**
- Chondroblastom 485
- Chondrom, periostales 480, **481**
- Ellenbogengelenk 126, **127**
- Fraktur 136, **137**
- Knochenzyste, aneurysmatische **501**
- Knochenzyste, juvenile **499**
- Osteochondrom **483**

Humerusfraktur, suprakondyläre 136, **137**
- Begleitverletzung 66, **67**

Humerusfraktur, suprakondyläre
– Reposition 136, **137**
– Röntgen **67**, **137**
Hundefigur **409**
Hunter-Syndrom 552, **553**
Hutchinson-Fraktur 154
Hydrozephalus
– Achondroplasie 514
– Morbus Paget 556
– Osteopetrose 510
Hyperextensionstrauma HWS 416, **417**
Hyperkalzämie 536
– Hyperparathyreoidismus 538
– Regulation 26
Hyperparathyreoidismus
– Osteoporose 530
– primärer 538, **539**
– sekundärer 540, **541**, 548
Hyperphosphatämie
– Hyperparathyreoidismus 540
– Osteopathie, renale 548, 550
– Pseudohypoparathyreoidismus 544
– Regulation 26
Hypochondrie 570
Hypochondroplasie 516, **517**
Hypogonadismus, Osteoporose 530
Hypokalzämie 536, 540
– Hyperparathyreoidismus 540
– Hypoparathyreoidismus 542
– Pseudoparathyreoidismus 544, **545**
– renale Osteopathie 548, **549**
Hypoparathyreoidismus 542, **543**

– pseudoidiopathischer 544
Hypoplasie 524
H-Zone 36, **37**

I

Ileus
– Beckenschaufelfraktur 420
– Wirbelfraktur 532
Iliosakralgelenk
– Bandapparat 386, **387**
– Lastübertragung 382
– Morbus Bechterew 450, **451**
– Polyarthritis, juvenile 466
Impingementsyndrom 106, **107**
Impingementtest 106, **107**
Impression, basiläre 422, **423**
Impressionsfraktur 54
Inaktivitätsosteoporose 530
Infektarthritis 438, **439**
– Gonokokken 438
– tuberkulöse 440, **441**
Infektion
– bakterielle 434, **435**, 436, **437**, 438, **439**, 440, **441**
– Bissverletzung 180
– Daumenballenfach 180, **181**
– Finger 178, **179**
– Fuß 334, **335**
– Hand 182, **183**
– Hohlhand 180, **181**
– Sehnenscheide 182, **183**
Injektion, intraartikuläre 42
Insertionstendopathie, Supraspinatussehne 102

Interkarpalgelenk 158, **159**
Interosseuszügel 164, **165**
Interphalangealgelenk
– Arthroplastik 198, **199**
– Arthrose 174, **175**
– Knopflochdeformität 170, **171**
– Luxation 192, **193**
– Schwanenhalsdeformität 170, **171**
Intertarsalgelenk, Anatomie 318
Intervertebralgelenk, Degeneration 406, **407**
Iridozyklitis 450, **453**
Ischiadikuslähmung, Fraktur 66, **67**
Ischiokruralmuskulatur 210, **211**
I-Streifen 32, **33**, 36, **37**

J

Jefferson-Fraktur 414, **415**

K

Kahnbein (Fuß)
– Anatomie 312, **313**
– Knochennekrose 330, **331**
– Os tibiale externum 364, **365**
Kahnbein (Hand)
– Anatomie 146, **147**
– Fraktur 196, **197**
Kalkaneus
– Anatomie **313**, 314, **315**
– Fraktur 336, **337**, 338, **339**
Kallusbildung 62, **63**, 64, **65**
– Amputation 200
– Dysplasie, fibröse 502
– Stressfraktur 56

Kalzitonin
– Morbus Paget 556
– Stoffwechsel 24, **25**
– Sudeck-Dystrophie 68
Kamptodaktylie 524
Kapsel-Band-Apparat
– Ellenbogengelenk 128, **129**
– Fuß 320, **321**
– Hand 158, **159**
– Hüftgelenk 214, **215**
– HWS 384, **385**
– Iliosakralgelenk 386, **387**
– Kniegelenk 256, **257**, 260, **261**, 284, **285**
– Lumbosakralgelenk 386, **387**
– Luxation 58
– Schultergelenk 100, **101**
– Schulterluxation 114
– Sprunggelenk 304, **305**
Kapselinterposition, Großzehe 350, **351**
Karbunkel, Hand 178, **179**
Karditis, rheumatische 456
Karpaltunnel
– Anatomie 162
– -Syndrom 574, **575**
Katarakt
– Hypoparathyreoidismus 542, **543**
– Marfan-Syndrom 518, **519**
– Mukopolysaccharidose 552, **553**
Katzenbuckel, rachitischer 546
Kaudasyndrom 564
Keilbein 316, **317**
Keilfraktur, HWS 416
Keller-Operation 352, **353**
Kernspintomographie
– Kyphose, kongenitale 428

Kernspintomographie
- Morbus Perthes 222
- Osteosynthese Wirbelsäule 418
- Talusfraktur 310
- Tumoren 470
Kielbrust, Marfan-Syndrom 518
Kindesmisshandlung 88, **89**
Klassifikation
- AC-Gelenkluxation 112, **113**
- Azetabulumfraktur 230
- Densfrakturen 414
- Epiphysenfrakturen 86, **87**
- Gliedmaßenfehlbildungen 520
- Knöchelfrakturen 308, **309**
- Lisfranc-Gelenkverletzung 340, **341**
- Osteogenesis imperfecta 506
- Polyarthritis, juvenile 466
- Pseudohypoparathyreoidismus 544
- Radiusköpfchenfraktur 134, **135**
- Skoliose 394, **395**
- Synostose, radioulnare 144
Klaviertastenphänomen 112
Klavikula
- Anatomie 96, **97**, **99**
- Tossy-Verletzung 112
Klavus 324, **325**
Klinodaktylie 524
Klippel-Feil-Syndrom 424, **425**
- Densanomalie 422
- Skapulahochstand 122
Klumpfuß 356, **357**
- Agenesie, lumbosakrale 430

Kniegelenk
- Anatomie 256, **257**, 258, **259**, 260, **261**, 262, **263**
- Arthropathie, hämophile **559**
- Arthropathie, neurogene **561**
- Arthroplastik 302, **303**
- Diagnostik 264, **265**
- Kapsel-Band-Apparat 284, **285**
- Kollateralbänder 260, **261**
- Kreuzbänder 262, **263**
- Luxation 294, **295**
- Menisken 260, **261**
- Punktion 42, **43**, 264, **265**
- Schlussrotation 262
- Subluxation 59
Kniescheibe siehe Patella
Knochen
- Altersatrophie 528
- anorganische Bestandteile 16, **17**
- Aufbau 16, **17**, 18, **19**, 20, **21**
- Bilanz 28, **29**
- Blutversorgung 6
- Breitenwachstum 12
- Dichte 20
- Entwicklung 2, **3**, 4, **5**, 6, 7, 8, **9**, 10, **11**, 12, **13**
- Histologie 18, 20, **21**
- Homöostase 28, **29**
- Hyperparathyreoidismus 538, **539**
- Längenwachstum 12
- Masse 20, 28, **29**
- Matrix 16, **17**
- Morbus Paget 556, **557**
- organische Bestandteile 16, **17**
- Osteogenesis imperfecta 508

- Osteopetrose 510
- Parathormon 536, **537**
- Reservezone 8, **9**
- Stoffwechsel 22, **23**, 24, **25**
- Trajektorien 30, **31**
- Überzüge 18
- Umbau 20, 26, **27**, 28, **29**, 30, **31**
- Verkalkung 10, **11**
- Zellen 16, **17**
- Zyste 498, 500
Knochennekrose
- Capitulum humeri 130, **131**
- Femurkopfepiphyse 218, **219**, 220, **221**, 222, **223**, 224, **225**, 226, **227**
- Metatarsaleköpfchen 332
- Os lunatum 176, **177**
- Os naviculare 330, **331**
Knochenspiculae 488
Knochenzyste
- aneurysmatische 500, **501**
- juvenile 498, **499**
Knopflochdeformität 170, **171**, 462, **463**
Knorpel-Knochen-Flake 292
Knorpelzone 8
Kollateralbandverletzung, Kniegelenk 284
Kompartiment (Unterschenkel)
- Dekompression 78, **79**
- hinteres 74, **75**
- laterales 74, **75**
- vorderes 74, **75**
Kompartimente
- Fußsohle 322, **323**
- Hohlhand 180
Kompartmentsyndrom
- Ätiologie 70, **71**
- Druckmessung 76, **77**

- Klinik 72, **73**
- Kniegelenkluxation 294, **295**
- Pathophysiologie **73**
- Therapie 78, **79**
- Unterarm 80, **81**
- Unterschenkellogen 74, **75**
Komplikation, neurovaskuläre 66, **67**
Kompression, Frakturheilung 62, **63**
Kompressionsfraktur 50, **51**
- HWS 416, **417**
- Osteoporose **529**, 532, 534
- thorakolumbale 418, **419**
- Wirbelsäule 412
Kontraktur
- Achondroplasie 514
- Amputation 82, **83**
- Arthropathie, hämophile 558
- Dupuytren- 172
- Großzehe 324
- Hüftfehlbildung 234
- Kamptodaktylie 524
- Klumpfuß 356
- Koxarthrose 216
- Morbus Freiberg-Köhler 332
- Morbus Perthes 220
- Mukopolysaccharidose 552
- Schiefhals 426
- Skapulahochstand 122
- Skoliose 400
- Sudeck-Dystrophie 68
- Volkmann- 80
Konversionsneurose 570
Kopfbein 146, **147**, 194, **195**
Korbhenkelriss, Meniskus 280, **281**
Korporektomie, ventrale 412

Korsett
– Kyphose, kongenitale 428
– Skoliose 404, **405**
Kortikalis
– Aufbau 18, **19**
– Defekt, fibröser 486
– Entwicklung 6
– Grünholzfraktur 84
– Knochentumor 470
– Osteoporose 528
– Osteosarkom 488
– Polyarthritis, chronische 460
– Rachitis 546
– Sequester 434
– Wulstfraktur 84
Koxarthrose 216, **217**
– Dysplasie, epiphysäre 512
Kragenknopfabszess 180, **181**
Kraniotabes 546, **547**
Kreuzbänder
– Anatomie 262, **263**
– Ersatz 286, 288
– Mechanik 262
Kreuzbandruptur
– hintere 288, **289**
– vordere 286, **287**
Kreuzbein
– Agenesie 430, **431**
– Anatomie 380, **381**
– Fraktur 420, **421**
– Lastübertragung 382
Kreuzschmerz **571**
– chronischer 571
– Morbus Bechterew 452
– psychogener 570, **571**
Kristallarthritis 448, **449**
Kristalle, Gelenkpunktat 44, **45**
Krümmung (Wirbelsäule)
– doppelbogige 396, **397**
– einbogige thorakolumbale 396, **397**
– lumbale 396, **397**

– rechtskonvexe thorakale 396, **397**
– Wirbelsäule 370, **371**
Kugelbauch, osteoporotischer **529**, 532
Kyphose
– Achondroplasie 514, **515**
– kongenitale 428, **429**
– Morbus Bechterew 450, **451**
– Morbus Scheuermann 410, **411**
– Osteoporose 534
– posturale 410
– Wirbelsäulentuberkulose 440, **441**
Kyphoskoliose 428, **429**

L

L4-Syndrom 564
L5-Syndrom 564
La Croix-Band 10, **11**
Lachman-Test 286, **287**
Lähmung, Kompartmentsyndrom 72, **73**
Lähmungshohlfuß 360
Lamellenknochen 18, **19**
– Morbus Paget 554
Laminektomie 412
– Diskotomie 566
– Spinalkanal, enger 568
Längenwachstum
– Fraktur 90
– Knochen 12
Legg-Calve-Perthes-Erkrankung 218, **219**, 220, **221**, 222, **223**, 224, **225**, 226, **227**
Lendenwirbelsäule
– Anatomie 378, **379**
– Fehlbildung 430, **431**
– Hypochondroplasie 516
Leukozyten, Gelenkpunktat 46, **47**

LE-Zelle, Gelenkpunktat 46, **47**
Ligamentum
– anulare radii 128, **129**, 138
– apicis dentis 384
– atlantoaxiale accessorium 384
– calcaneonaviculare plantare 318
– capitis costae radiatum 376, **377**
– capitis femoris 204, **215**
– carpi palmare 154, 162
– collaterale fibulare 260, **261**
– collaterale tibiale 256, **257**, 260, **261**
– coracoacromiale 100, **101**
– coracoglenoidale 100, **101**
– coracohumerale 100, **101**
– costotransversarium 376, **377**
– cruciatum anterius **261**, 262, **263**
– cruciatum posterius **261**, 262, **263**
– cruciforme 306
– deltoideum 304, **305**
– flavum 384, **385**, 386, **387**
– glenohumerale 100, **101**
– iliofemorale 214, **215**
– ischiofemorale 214, **215**
– longitudinale anterius 384, **385**, 386, **387**, 412, **451**
– longitudinale posterius 386, **387**
– meniscofemorale 280, **281**
– nuchae 384, **385**
– patellae 206, **207**, 256, **257**, **259**

– plantare longum 314
– popliteum obliquum 256, **257**
– pubofemorale 214, **215**
– radiocapitatum 194
– radiocarpale 154
– radiocarpale palmare 194
– sacroiliacum 386, **387**
– sacrospinale 386, **387**
– sacrotuberale 386, **387**
– scapholunatum 194
– supraspinale 386, **387**
– talofibulare posterius 312, **313**
– talonaviculare 318
– transversum acetabuli 214, **215**
– transversum atlantis 384, 422
– transversum genus 260
– transversum scapulae superius 100, **101**
Linsenluxation 518, **519**
Lisfranc-Gelenk **313**, **319**
– Verletzung 340, **341**
Lobstein-Typ 506, **507**
Lokalanästhesietest, Impingementsyndrom 106, **107**
Looser-Umbauzone 550
Ludloff-Hohmann-Zeichen 238
Lumbago 564
Lumbalgie 562, **563**, 564, 566, **567**, 568, **569**, 570, **571**
– Therapie 566, **567**
– Untersuchung **565**
Lumbosakralgelenk 386, **387**
Lunatummalazie 176, **177**

Luque-Operation 404
Luxation 58, **59**
- AC-Gelenk 112, **113**
- Chopart-Gelenk 340, **341**
- Daumensattelgelenk 184, **185**
- Ellenbogengelenk 132, **133**
- Finger 462
- Fingergelenke 192, **193**
- habituelle 58
- Handwurzel 194, **195**
- Interphalangealgelenk 192, **193**
- Kniegelenk 294, **295**
- Komplikationen 66, **67**
- Lisfranc-Gelenk 340, **341**
- lunäre 194, **195**
- Metatarsophalangealgelenk **343**
- Patella 292, **293**
- Schienung 60
- Schultergelenk 114, **115**, 116, **117**
- verhakte (HWS) 414, **415**
Luxationsfraktur 52, 58, **59**
- Azetabulum 232
- Ellenbogengelenk 132, **133**
- Finger 192, **193**
- Handgelenk 154, **155**
- HWS 416

M

Madelung-Deformität 156, **157**
Mainzer Orthese 226, **227**
Maisonneuve-Fraktur 308, **309**
Makrodaktylie 524, **525**
Malignitätsgrad 470
Malleolengabel 304
- Fraktur 308, **309**
Mangelernährung, Osteoporose 530
Marfan-Syndrom 518, **519**
Maroteaux-Lamy-Syndrom 552
Matti-Russe-Plastik 196
McBride-Operation 352
McGregor-Linie **423**
McRae-Linie **423**
medial release 356
medial shelf 268, **269**
Medianuslähmung 66, **67**
Mediokarpalgelenk 158
Mehretagenfraktur 50, **51**
Mehrfragmentfraktur 50, **51**
Meißelfraktur, Radiusköpfchen 134, **135**
Membrana
- atlantooccipitalis 384, **385**
- interossea 124, **125**
- tectoria 384
Ménard-Shenton-Linie **241**
Meniskus
- Anatomie **259**, 260, **261**
- Chondrokalzinose **449**
- Entwicklung 14
- Ganglion 270, **271**
- Horizontalriss 280, **281**
- Radialriss 280, **281**
- Refixation 282, **283**
- Resektion 282, **283**
- Rissbildung 280, **281**, 282, **283**
- Vertikalriss 280, **281**
Metakarpalefraktur 186, **187**, 188, **189**
Metamerie 2
Metaphysen-Diaphysen-Winkel 274
Metatarsaleköpfchen, Resektion 344, **345**
Metatarsaleschaftfrakturen 342, **343**
Metatarsale-V-Fraktur 342, **343**
- Röntgen **57**
Metatarsalgie 332, **333**
Metatarsophalangealgelenk
- Luxation **343**
- Rekonstruktion 346, **347**
- Verletzung 342
Metatarsus primus varus 328, **329**, **367**
Mikrodiskektomie 566
Mikrofraktur 56, **57**
- Kind 84
- Morbus Köhler II 332
Milch-Reposition 116, **117**
Milwaukee-Korsett 404, **405**
Mitchell-Osteotomie 352
Mittelfußdeformität 324
Mittelfußknochen, Anatomie 316, **317**
Mondbein 146, **147**, 194, **195**
- Nekrose 176, **177**
Morbus
- Albers-Schönberg 510
- Bechterew 450, **451**, 452, **453**
- Blount 274, **275**
- Freiberg-Köhler 332, **333**
- Hunter 552, **553**
- Kienböck 176, **177**
- Köhler I 330, **331**
- Köhler II 332, **333**
- Ledderhose 172
- Maroteaux-Lamy 552
- Morquio 552, **553**
- Osgood-Schlatter 272, **273**
- Paget 554, **555**, 556, **557**
- Panner 130, **131**
- Pfaundler-Hurler 552, **553**
- Sanfilippo 552
- Scheie 552
- Scheuermann 410, **411**
Morbus Perthes 218, **219**, 220, **221**, 222, **223**, 224, **225**, 226, **227**
- Ätiologie 218
- Catterall-Stadien 224, **225**
- Klinik 220, **221**
- Pathogenese 218, **219**
- Röntgen 222, **223**
- Salter-Stadien 224, **225**
- Therapie 226, **227**
- Wachstumsstörung 218
Morgensteifigkeit 462
- Polymyalgia rheumatica 458
Morquio-Syndrom 552, **553**
Motoneuron 38
M-Streifen 36, **37**
Mukopolysaccharidose 552, **553**
Musculus
- abductor pollicis longus 168, **169**, 186
- adductor brevis 208

Musculus
- adductor hallucis 322
- adductor longus 208
- adductor magnus 208
- adductor pollicis 166
- articularis genus 206
- biceps brachii 108, **109**
- biceps femoris 210, **211**
- deltoideus 94, **95**, 96, 572
- erector spinae 388, **389**, 390, **391**
- extensor carpi radialis 572
- extensor digitorum 160, **161**, 164, 166, **167**
- extensor digitorum brevis 322
- extensor hallucis longus 346, **347**
- extensor pollicis brevis 166, 168, **169**
- extensor pollicis longus 160, **161**, 166
- fibularis longus 314, 360
- flexor digitorum brevis 322, **323**
- flexor digitorum profundus 164, 166, **167**
- flexor digitorum superficialis 164, 166, **167**
- flexor hallucis brevis 328, **329**
- flexor hallucis longus 312, **313**
- flexor pollicis longus 166
- gemellus inferior 212
- gemellus superior 212
- gluteus maximus 212, **389**
- gluteus medius 212
- gluteus minimus 212
- gracilis 208
- iliocostalis 390, **391**
- infraspinatus 94, **95**, 98, **111**
- interosseus 164, **165**, 166, **167**, 322
- interspinalis 392, **393**
- intertransversarius 392, **393**
- latissimus dorsi **389**
- levator costae 392, **393**
- longissimus 390, **391**
- lumbricalis 164, **165**, 166, **167**, 322
- multifidus 390
- obturator externus 208
- obturator internus 212
- opponens pollicis 166
- pectineus 208
- pectoralis major 94, 98
- pectoralis minor 94, 98
- peroneus brevis 74, **75**
- peroneus longus 74, **75**
- peroneus tertius 74, **75**
- piriformis 212
- popliteus 260, **261**
- pronator teres 574
- quadratus femoris 212
- quadratus plantae 322
- quadriceps femoris 206, **207**
- rectus femoris 206, **207**
- rotator 392, **393**
- sartorius 206
- semimembranosus 210, **211**
- semispinalis 392, **393**
- semitendinosus 210, **211**
- spinalis 390, **391**
- splenius 388, **389**
- sternocleidomastoideus 426, **427**
- subclavius 94, **95**, 98
- subscapularis 94, **95**, 96, **111**, 114
- supraspinatus 94, **95**, 98, **111**
- tensor fasciae latae 212
- teres major 94, **95**, 98
- teres minor 94, **95**, 98
- tibialis anterior 74, **75**
- tibialis posterior 365
- triceps brachii 572, 574
- triceps surae 74, **75**
- vastus intermedius 206, **207**
- vastus lateralis 206, **207**
- vastus medialis 206, **207**, 278
Muskel
- Aktionspotenzial 38
- Aufbau 32, **33**
- Funktion 34, 36, **37**, 38, **39**
- Kontraktion 34, **35**, 36, **37**, 38, **39**
- Relaxation 38
Muskeltumor, Tortikollis 426, **427**
Myelographie
- HWS **573**
- Spinalkanal, enger 568, **569**
Myelopathie
- Achondroplasie 514
- Hypochondroplasie 516
Myofibrille 32, **33**
Myosin 32, 36, 38, **39**
- Natriumkanal, Muskelfunktion 34, **35**

N

Nervus
- axillaris 114
- femoralis 206, **207**, 208
- fibularis 294, **295**
- fibularis superficialis 78, **79**
- ischiadicus 66, **67**, 208, 210, **211**, 230
- medianus 66, **67**, 80, 574, **575**
- obturatorius 208
- radialis 66, **67**
Neuralrohr 2
Neurom, Amputation 82
Neuropathie, Wirbelsäule 406
Nidus 472, **473**
Niere
- Hyperparathyreoidismus 538, **539**, 540, **541**
- Osteopathie 548, **549**
- Parathormon 536, **537**
Notochord 2
Nucleus pulposus
- Anatomie 378, **379**
- Degeneration 406
- Entwicklung 2, **3**

O

O-Bein 266, **267**
- Hypochondroplasie 516
- Morbus Blount 274
- Rachitis 546, **547**
Oberschenkel
- Anatomie 204, **205**, 206, **207**, 208, **209**, 210, **211**, 212, **213**
- Muskulatur 206, **207**, 208, **209**, 210, **211**, 212, **213**
Obturatoraufnahme, Azetabulumfraktur 230

Olympierstirn 546, **547**
Onychomykose 334, **335**
Operation nach
- Cotrel-Dubousset 404
- Green 122
- Harrington 404
- Keller 352, **353**
- Kidner 364, **365**
- König 122
- Luque 404
- McBride 352
- Woodward 122
Optikusneuropathie, ischämische **459**
Orthese
- Densfraktur 414
- Femurdefekt 234
- Fußdeformität 326
- Morbus Blount 274
- Morbus Perthes 226
Ortolani-Zeichen **237**, 238
Os
- capitatum 146, **147**, 194, **195**
- coccygis 380, **381**
- cuboideum 314, **315**
- cuneiforme 316, **317**
- fibulare 364
- hamatum 146, **147**
- ilium 382, **383**
- ischii 382, **383**
- lunatum 146, **147**, 176, 194, **195**
- metatarsale 316, **317**
- naviculare (Fuß) 312, **313**
- odontoideum 422
- pisiforme 146, **147**
- pubis 382, **383**
- sacrum 380, **381**
- scaphoideum 146, **147**, 196, **197**
- supranaviculare 364
- supratalare 364
- tibiale externum 364, **365**
- trapezium 146, **147**
- trapezoideum 146, **147**
- trigonum 364
- triquetrum 146, **147**
- vesalianum 364
Ossifikation
- Deckknochen 12
- Definition 4
- desmale 4, **5**
- enchondrale 4
- Femur 204
- Formen 4, **5**
- Radius 124
- Radiusköpfchen 124
- Ulna 124
- Zentren **13**
Ossifikationsrinne 10, **11**
Osteoblasten
- Dysplasie, fibröse 502, **503**
- Entwicklung 4, **5**
- Funktion 16, **17**
- Hyperparathyreoidismus **541**
- Knochenhomöostase 28
- Morbus Paget **555**
- Osteopathie **549**
- Parathormon **537**
Osteoblastom 476, **477**
Osteochondrom 482, **483**
Osteochondrose, juvenile 272, **273**
Osteochondrosis dissecans
- Capitulum humeri 130
- Kniegelenk 276, **277**
Osteodystrophia deformans Paget 554, **555**, 556, **557**
Osteodystrophia fibrosa cystica 540, 544, 548, 550
Osteofibrose 540, 544
Osteogenesis imperfecta 506, **507**, 508, **509**
- Skoliose 398

Osteoid 4, 16, **17**
- Osteoblasten 16
- Osteopathie, renale 550
- Osteosarkom 488, 490
Osteoidosteom 472, **473**
Osteoklasie, Großzehe 352, **353**
Osteoklasten
- Funktion 16, **17**
- Hyperparathyreoidismus **541**
- Hyperthyreose 530
- Knochenhomöostase 28
- Knochenzyste, juvenile 498
- Morbus Paget 554, **555**
- Osteopathie **549**
- Osteopetrose 510
- Parathormon 536, **537**
Osteolyse, osteozytäre 12
Osteom 474, **475**
Osteomalazie 546
Osteomyelitis
- hämatogene 434, **435**, 436, **437**
- posttraumatische 434
- Wirbelsäule 440, **441**
Osteone 6, **7**
Osteopathie, renale 548, **549**, 550, **551**
Osteopenie 528, 534
Osteopetrose 510, **511**
Osteophyten 40, **41**
- Achondroplasie 514
- Amputation 82, **83**
- Arthropathie, neurogene 560
- Bandscheibenveränderung 406
- HWS **417**, 572
- Impingementsyndrom 106

- Koxarthrose 216
- Wirbelsäule 406, **407**
Osteoporose **529**
- Diagnostik 534
- Formen 528
- idiopathische 530
- Klinik 532, **533**
- Osteogenesis imperfecta 506, **507**, 509
- Pathogenese 528
- sekundäre 530, **531**
- Wirbelsäule 418, **419**
Osteosarkom 488, **489**
- parostales 490, **491**
- periostales 490, **491**
Osteosynthese
- Azetabulumfraktur **231**, 232, **233**
- Barton-Fraktur **155**
- Bennett-Fraktur 186, **187**
- Femurfraktur 228
- Frakturheilung 62, **63**
- Knöchelfrakturen **309**
- Patellafraktur 298, **299**
- Radiusköpfchenfraktur 134
- Rolando-Fraktur 186
- Schenkelhalsfraktur **229**
- Tibiafraktur 296, **297**
- Wirbelsäulenfraktur 418
Osteotomie
- Gliedmaßendefekt **523**
- Hallux valgus 352
- intertrochantäre 246, **247**
- Morbus Blount **275**
- Morbus Perthes 226, **227**
- Tibia 300, **301**
Osteozyten
- Anatomie 16
- Entwicklung 4, **5**
- Funktion 16, **17**
Overheadtraktion 242

P

painful arc 106
Palmaraponeurose **163**
– Kontraktur 172, **173**
Panaritium 178, **179**
Pannusbildung 460, **461**
Parathormon
– Hyperparathyreoidismus 540, **541**
– Hypoparathyreoidismus 542
– Pseudohypoparathyreoidismus 544, **545**
– Stoffwechsel 24, **25**
– Überproduktion 538
– Wirkung 536, **537**
Parese, Kompartmentsyndrom 72, **73**
Paronychie 178, **179**
Patella
– Anatomie 258, **259**
– Fraktur 298, **299**
– Luxation 292, **293**
Patellarsehne 256, **257**
– Ruptur 290, **291**
Patellektomie 298
Patschhandprothese **521**
Pavlik-Bandage 242, **245**
Payr-Zeichen 282
Pencil-point-in-cup-Gelenk 454, **455**
Periarthropathia humeroscapularis 102, **103**, **107**
Perichondriumloch 240
Periost, Histologie 18
Perodaktylie 520
Peromelie, metakarpale 520
Pes
– calcaneovalgus (Plattfuß) 362, **363**
– equinovarus (Klumpfuß) 356, **357**
– equinus (Spitzfuß) 356, **357**, 358

– planovalgus (Plattfuß) 362, **363**
Pfannenband 318, 320
Pfaundler-Hurler-Syndrom 552, **553**
Pfeffer-und-Salz-Schädel 550, **551**
Phantomschmerz 82, **83**
Phokomelie 522
Phosphat
– Resorption 26, **27**
– Stoffwechsel 24, **25**, 26, **27**
Pivot-Shift-Test 286
Plagiozephalie 426
plantar medial release 356
plantar release 360
Plantaraponeurose 320, **321**
– Interpositionsarthroplastik 350, **351**
Plattfuß 362, **363**, 364, **365**
– Marfan-Syndrom 518
Plica
– alaris 258, **259**
– infrapatellaris 258, **259**
– mediopatellaris 268, **269**
Plikasyndrom 268, **269**
Podagra 444
Polyarthritis
– chronische 460, **461**, 462, **463**, 464, **465**
– chronische juvenile 466, **467**
– Psoriasisarthritis 454, **455**
Polydaktylie 524, **525**
– Zehen 366, **367**
Polymyalgia rheumatica 458, **459**
Popliteussehne 256, **257**
posterior release 356
Pott-Buckel 440, **441**

Pridie-Bohrung 276, **277**, 278
Primärosteon 6, **7**
Processus
– anterior calcanei 336
– coracoideus 96, 98, 100
– coronoideus ulnae 96, 124, 126
– costalis 2
– lateralis tali 310
– medialis calcanei 336
– posterior tali 310, 364
– spinosus 370
– styloideus radii 148, 152, 154, **155**, 168, **169**
– styloideus ulnae 148, 152
– transversus 370
Prolaps Bandscheibe 562
Proliferationszone 8, **9**, 10
Pronatio dolorosa 138, **139**
Proteoglykane 10
Protrusio, Bandscheibe 562
Pseudoexostose 328, **329**
Pseudogicht 448, **449**
Pseudohypoparathyreoidismus 544, **545**
Pseudosubluxation, C2 und C3 422
Pseudozyste 40, **41**
Psoriasis 454, **455**
Psychose, hypokalzämische 538
Punktat (Gelenk)
– Analyse 44, **45**, 46, **47**
– Kniegelenk 264, **265**
Punktion
– Gelenk 42
– Kniegelenk 264, **265**

– Komplikation 42
– Technik 42
Pyodermie 178, **179**

Q

Quadriga-Effekt 182
Quadrizepssehne
– Anatomie 206, **207**
– Ruptur 290, **291**
Querfortsatz
– BWS 376, **377**
– HWS 374, **375**
– LWS 378, **379**
Querfraktur 50, **51**
Quervain-Tendosynovitis 168, **169**
Q-Winkel 292, **293**

R

Rachitis 546, **547**
– renale 550, **551**
Radialislähmung, Fraktur 66, **67**
Radialriss, Meniskus 280, **281**
Radiokarpalgelenk 148, **149**
Radioulnargelenk
– distales 148, **149**
– Mechanik 148, 158
– proximales 128
Radius
– Anatomie 124, **125**
– Aplasie 522, **523**
– Ellenbogengelenk 126, **127**
– Fraktur 150, **151**, 152, **153**, 154, **155**
– Ossifikation 124
Radiusfraktur
– Barton-Fraktur 154
– Hutchinson-Fraktur 154
– loco typico 150
– Osteoporose 532
– Smith-Fraktur 152
Radiusköpfchen
– Ersatz 140, **141**
– Fraktur 134, **135**

Radiusköpfchen
– Resektion 140
– Subluxation 138, **139**
Ranvier-Rinne 10, **11**
Redression, Schaukelfuß 358
Reduktionsfehlbildung
– fibuläre 522
– radiale 522, **523**
– tibiale 522
– ulnare 522
Reflexdystrophie, sympathische 68, **69**
Release, laterales 278, 292
Remodeling 30, **31**
– Fraktur 64, **65**
– Frakturheilung 64
– Osteopetrose 510
– Stressfraktur 56
Repolarisation, Muskel 34, **35**
Reposition
– Essex-Lopresti-Technik 338
– Fingergelenkluxationen 192
– Fingergliedfrakturen 190, **191**
– Fraktur 60, **61**
– Hippokrates 116, **117**
– Hüftluxation, angeborene 242
– Humerusfraktur, suprakondyläre 136, **137**
– Kalkaneusfraktur 338
– Kniegelenk 294, **295**
– Lunatumluxation 194
– Milch 116, **117**
– Radiusfraktur 150
– Schulterluxation 116, **117**
– Stimson 116, **117**
Reservezone 8, **9**, 10
Resorption
– Calcium 22, **23**, 26, **27**

– Phosphat 26, **27**
– Vitamin D 24
Retikulum, sarkoplasmatisches 32, **33**, 34
Retinacula
– Hand 160, 164
– Kniegelenk 256
– Sprunggelenk 306, **307**
Rheumafaktor 464, 466
Rheumafuß 344, 348
Rheumaknoten 462, **463**
Rhizarthrose 174, **175**
Ribbing-Typ 512
Riesenosteoidosteom 476, **477**
Riesenzellarteriitis 458, **459**
Riesenzellen
– Knochenzyste, aneurysmatische 500
– Knochenzyste, juvenile 498
Riesenzellsarkom 496, **497**
Rippen
– Entwicklung 2
– Skoliose 394, **395**
Rippenbuckel 394, **395**, 400, **401**
Rippental 394, **395**
Rippen-Wirbel-Verbindungen 376, **377**
Risikofaktoren
– Karpaltunnelsyndrom 574
– Morbus Perthes 226
– Osteoporose 528
Rockwood-Einteilung 112
Rolando-Fraktur 186, **187**
Rolltest 220
Röntgen
– AC-Gelenkluxation **113**
– Achondroplasie **515**
– Achsenaufnahme 300

– Adamantinom **497**
– Agenesie, lumbosakrale **431**
– Arthritis, rheumatoide **465**
– Arthrographie **103**, **111**
– Arthropathie, hämophile **559**
– Arthropathie, neurogene **561**
– Arthroplastik, Finger **465**
– Atlasassimilation **423**
– Azetabulumfraktur 230
– Bambusstabwirbelsäule **453**
– bowing fracture **85**
– Chondroblastom **485**
– Chondrokalzinose **449**
– Chondrom, periostales 480, **481**
– Chondromyxoidfibrom **485**
– Defilé-Aufnahme 278, 292
– Dysplasie, fibröse **503**
– Dysplasie, multiple epiphysäre 512, **513**
– Ellenbogenendoprothese **143**
– Enchondrom 478, **479**
– Ewing-Sarkom **495**
– Femurdefekt **235**
– Femurfraktur **89**, 228
– Fibrom 486, **487**
– Fibrosarkom 492, **493**
– Gichtarthritis **445**
– Gliedmaßendefekt **521**
– Grünholzfraktur **85**
– Hallux valgus **329**
– Heberden-Arthrose **175**

– Histiozytom 492, **493**
– Hohlfuß **361**
– Hüftgelenksprothese **249**
– Hüftluxation, angeborene 240, **241**
– Humerusfraktur, suprakondyläre 67, **137**
– Humerusschaftfraktur **67**
– HWS **417**
– Hyperparathyreoidismus **539**
– Hypochondroplasie 516, **517**
– Hypoparathyreoidismus **543**
– Impression, basiläre **423**
– Infektarthritis **439**
– Infektarthritis, tuberkulöse **441**
– Kallusbildung **63**
– Klippel-Feil-Syndrom 424, **425**
– Klumpfuß **357**
– Knochenzyste, aneurysmatische 500, **501**
– Knochenzyste, juvenile **499**
– Koxarthrose 216, **217**
– Kreuzbeinaplasie **431**
– Kyphose, kongenitale **429**
– Kyphoskoliose **429**
– Lunatumluxation **195**
– Lunatummalazie **177**
– Madelung-Deformität 156, **157**
– Morbus Bechterew 452, **453**
– Morbus Blount 274, **275**
– Morbus Köhler 330, **331**, 332, **333**

Röntgen
- Morbus Osgood-Schlatter 272, **273**
- Morbus Paget 554
- Morbus Panner 130, **131**
- Morbus Perthes 222, **223**
- Morbus Scheuermann **411**
- Osteblastom 476
- Osteoblastom **477**
- Osteochondrom 482, **483**
- Osteochondrosis dissecans 277
- Osteogenesis imperfecta 507, **509**
- Osteoidosteom 472, **473**
- Osteom 474, **475**
- Osteomyelitis 436, **437**
- Osteopathie, renale **551**
- Osteopetrose **511**
- Osteoporose 534, **535**
- Osteosarkom 488, **489**, **491**
- Osteosynthese **63**
- Osteotomie, intertrochantäre **247**
- Plattfuß 362, **363**
- Polyarthritis **463**
- Polyarthritis HWS **467**
- Protrusio acetabuli **519**
- Psoriasisarthritis 454, **455**
- Rachitis 546, **547**
- Rhizarthrose **175**
- Riesenzellsarkom **497**
- Sakroiliitis **451**
- Schaukelfuß **359**
- Schenkelhalsfraktur 229, **249**
- Schulter-Arm-Schmerz 572
- Skaphoidfraktur 196
- Skoliose 402
- Smith-Fraktur 152
- Spondylolisthesis 408, **409**
- Spondylolyse 408, **409**
- Stressfraktur 56, **57**
- Sudeck-Syndrom **69**
- Synostose, radioulnare **145**
- Tibiakopffraktur **297**
- Tibiaosteotomie **301**
- Wirbelsäulendegeneration **407**
- Wirbelsäulenfraktur **419**
- Wulstfraktur **85**
Rosenkranz, rachitischer 546, **547**
Rosen-Schiene 242, **243**
Roser-Nélaton-Linie 238
Rotationsfehlstellung, Fingerfraktur 190, **191**
Rotationsfraktur Malleolengabel 308, **309**
Rotatorenmanschette
- Ruptur 110, **111**
- Tendopathie 104, **105**
Rückenmarkkompression
- Achondroplasie 514
- Densfehlbildung 422
- HWS 416
- Morbus Paget 556
- Wirbelsäulentuberkulose **441**
Rückenmuskulatur 388, **389**, 390, **391**, 392, **393**
Rückfußdeformität 324
- Rekonstruktion 348, **349**
Rundrücken, juveniler 410

S
S1-Syndrom 564
Salter-Einteilung 86, **87**, 224, **225**
Sanfilippo-Syndrom 552
Sarkolemm 32, **33**
- Muskelfunktion 34
Sarkom
- Ewing- 494, **495**
- Morbus Paget 556
- osteogenes 488, **489**
Sarkomer 32, **33**, 36, 37
Säulenknorpelzone 8, **9**
Schädelknochen, Wachstum 12
Schaltlamelle 18, **19**
Schambein
- Anatomie 382, **383**
- Fraktur 420, **421**
Scharnierprothese, Kniegelenk 302
Schaukelfuß 358, **359**
Scheibenmeniskus 280, **281**
Scheie-Syndrom 552
Schenkelhals
- Anatomie 204, **205**
- Dysplasie, fibröse **503**
- Knochenzyste, juvenile **499**
Schenkelhalsfraktur 228, **229**
- Fehlstellung **55**
- Osteoporose 532
Schiefhals 426, **427**
Schienung, Fraktur 60, **61**
Schipperfraktur 416
Schipperkrankheit 56
Schlittenprothese, Kniegelenk 302
Schlitzkatheter, Druckmessung 76, **77**
Schlottergelenk, rheumatisches 460

Schmerzen
- Amputation 82
- femoropatellare 278, **279**
- Kompartmentsyndrom 72
- Lumbago 564
- painful arc 106
- Phantomschmerz 82
- Schulter-Arm 572, **573**, 574, **575**
- Sudeck-Syndrom 68
Schmerzsyndrom, femoropatellares 278, **279**
Schmorl-Knötchen 410, **411**, 512, **513**
Schnürfurche 524, **525**
Schrägfraktur 50, **51**
Schrumpfniere 548
Schublade
- hintere 288, **289**
- vordere 286, **287**
Schulter-Arm-Schmerz 572, **573**, 574, **575**
Schulterblatt
- Anatomie 96, **97**, **99**
- Enchondrom **479**
- Hochstand 122, **123**
Schultereckgelenkssprengung 112, **113**
Schultergelenk
- Arthroplastik 118, **119**
- Bandapparat 100, **101**
- Gelenkersatz 118, **119**
- Gelenkkapsel 100, **101**
- Luxation 114, **115**, 116, **117**
- Mechanik 100
- Muskulatur 94, **95**, 96
- Punktion 42, **43**
Schwanenhalsdeformität 170, **171**, 462, **463**
Schwiele 324, **325**

Sehnenscheiden
- Beugesehnen 162, *163*
- Entzündung 182, *183*
- Handwurzel 160, *161*, 162, *163*
- Sprunggelenk 306, *307*
- Strecksehnen 160

Seitenbandverletzung, Kniegelenk 284
Sekundärosteon 6, *7*
Semimembranosussehne 256, *257*
Sensibilitätsstörung
- Agenesie, lumbosakrale 430
- Bandscheibenvorfall 564
- Kompartmentsyndrom 72, *73*
- Kreuzschmerz, psychogener *571*
- Lumbalgie *563*
- Schulter-Arm-Schmerz *573*

Sequester, Osteomyelitis 434, *435*
Sesambeinfraktur, Fuß 342, *343*
Sillence-Typ 506
Simulation 570
Skaphoidfraktur 196, *197*
Skaphoid-Quartett 196
Skapula
- Anatomie 96, *97*, *99*
- Enchondrom *479*
- Hochstand 122, *123*
- Hypoplasie 122

Skelett
- Anomalie 524
- Bilanz 28, *29*
- Dysplasie 506, *507*, 508, *509*, 510, *511*, 514, *515*, 516, *517*
- Masse 28, *29*
- Mineraldepot 22, *23*

Skelettreife, Skoliose 402

Skelettreifung 12, *13*
Skidaumen 184, *185*
Sklerosesaum 40, *41*
Sklerotom 2, *3*
Skoliometer 400, *401*
Skoliose
- Diagnostik 402, *403*
- idiopathische 396, *397*
- infantile 396
- juvenile 396
- Klinik 400, *401*
- kongenitale 398, *399*
- myopathische 398
- neuropathische 398
- Osteogenesis imperfecta 506, *507*, 508, *509*
- Osteoidosteom 472, *473*
- Pathogenese 394, *395*
- posttraumatische 398
- Röntgen 402
- Therapie 404, *405*

Skoliosewinkel 402, *403*
Smith-Fraktur 152, *153*
Smith-II-Fraktur 154, *155*
Somatisierungsstörung 570
Somit 2, *3*
Sonographie
- Hüftluxation, angeborene 240, *241*
- Klippel-Feil-Syndrom 424

Spaltfuß 366, *367*
Spinalkanal, enger 568, *569*
Spinnenfinger 518, *519*
Spiralfraktur 50, *51*
Spondylarthrose 406, *407*
- Klippel-Feil-Syndrom 424

Spondylitis
- ankylosans 450, *451*, 452, *453*
- psoriatica 454, *455*

Spondylolisthesis 408, *409*
- HWS 414

Spondylolyse 408, *409*
Spondyloptose 408
Spondylose 562
- HWS 572

Spongiosa
- Aufbau 20, *21*
- Entwicklung 4
- Histologie *21*

Spreizhose 242, *243*
Sprengel-Deformität 122, *123*
Sprungbein 312, *313*
Sprunggelenk
- Anatomie 304, *305*, 318, *319*
- Arthroplastik 348, *349*
- oberes 304
- Punktion 42, *43*
- Sehnenscheiden 306, *307*
- unteres 318, *319*

Stadieneinteilung
- Bandverletzung Kniegelenk 284, *285*
- Morbus Blount 274, *275*
- Morbus Paget 556, *557*
- Morbus Panner 130, *131*
- Morbus Perthes *219*, 222, *223*, 224, *225*
- Osteochondrosis dissecans 277
- Polyarthritis, chronische 460, *461*
- Skapulahochstand 122
- Sudeck-Syndrom 68, *69*
- Tumoren 470, *471*

Stagingmethoden 470

Steinmann-Zeichen 282
Steißbein
- Anatomie 380, *381*
- Entwicklung 2
- Fraktur 420, *421*

Still-Syndrom 466
Stimson-Reposition 116, *117*
Stoffwechsel
- Kalzitonin 24, *25*
- Knochen 22, *23*
- Parathormon 24, *25*
- Vitamin D 24, *25*

Strecksehnen
- Finger 164
- Handwurzel 160, *161*
- Sehnenscheiden 160

Stressfraktur 56, *57*
Stufenbett 566
Subluxation 58, *59*
- Finger 462
- Radiusköpfchen 138, *139*
- ventrale (HWS) 416

Sudeck-Syndrom 68, *69*
sunburst pattern 488
Supraspinatussehne *95*, *101*, 102
- Ruptur 110, *111*
- Tendopathie 104, *105*

Sustentaculum tali 314, *315*, 336, *337*
Swanson-Prothese
- Ellenbogengelenk *141*, 142
- Metatarsophalangealgelenk 346, *347*

Symbrachydaktylie 524
Syme-Amputation 354
Symphalangie 524
Symphyse, Funktion 382
Syndaktylie 366, *367*, 524, *525*
Syndesmophyt 450

Synostose
- HWS 424, **425**
- radioulnare 144, **145**
Synovia 14
Synovialitis, villonoduläre pigmentierte 270, **271**
Synovialmembran **15**
Synovitis
- Chondrokalzinose 448, **449**
- Gicht 442
- Polyarthritis, chronische 460, **461**
Syphilis 560
Syringomyelie **561**
Szintigraphie
- Dysplasie, fibröse 502
- Enchondrom 478, **479**
- Ewing-Sarkom 494, **495**
- Knochenzyste, aneurysmatische 500
- Morbus Paget 554
- Morbus Perthes 222
- Osteom 474
- Osteomyelitis 436, **437**
- Osteoporose 534
- Ostesarkom 488
- Spondylolyse 408
- Stressfraktur 56, **57**
- Sudeck-Syndrom 68
- Tumoren 470

T

Tabatière 160, 196, **197**
Tabes dorsalis 560
Talonavikulargelenk
- Arthrodese 348, **349**
- Fußdeformität 324
- Schaukelfuß 358
Talus
- Anatomie 312, **313**
- Fraktur 310, **311**
- verticalis 358, **359**
Tendinitis calcarea 104, **105**, **107**

Tendopathie
- Rotatorenmanschette 104, **105**
- Supraspinatussehne 102
Tendosynovitis
- de Quervain 168, **169**
- Kardinalzeichen 182, **183**
Tendovaginitis stenosans 168, **169**
Tennisellenbogen 160
T-Fraktur, Azetabulum 230, **233**
Thomas-Handgriff 216, 220, **221**
Thomas-Schiene 226, **227**
Tibia
- Adamantinom **497**
- Chondromyxoidfibrom **485**
- Dysplasie, multiple epiphysäre **513**
- Enchondrom **479**
- Fibrosarkom **493**
- Fraktur 78, 296, **297**
- Knochenzyste, aneurysmatische **501**
- Morbus Paget **557**
- Osteoblastom **477**
- Osteoidosteom **473**
- Osteom **475**
- Osteotomie 300, **301**
- Ostesarkom **489**
- vara 274, **275**
Tibia-Femur-Winkel 266, 274
Tibiakopffraktur 296, **297**
Tinel-Zeichen 574
Töpferdaumen **513**
Tophus 444, **447**
Torsionsfraktur 50, **51**
Tortikollis 426, **427**
Tossy-Einteilung 112, **113**
Totenlade, Osteomyelitis 434, **435**
Trajektorien 30, **31**
Traktionsfraktur 50, **51**

Tränenfigur, HWS-Verletzung 416
Trendelenburg-Zeichen 220, **221**
- Hüftluxation, angeborene **239**
Triade, Muskel 32, **33**
Triadprothese **251**
Trichterbrust, Marfan-Syndrom 518, **519**
Tripelarthrodese 348, **349**
Trochlea tali 304
Troponin 32, **33**, 38, **39**
Trousseau-Zeichen 542
Trümmerfraktur
- Patella 298, **299**
- Radiusköpfchen 134, **135**
- Tibiakopf **297**
Tuberculum caroticum 374
Tubergelenkwinkel **315**, 338, **339**
Tumor, brauner 548

U

Übergangsfraktur 86
Ulna
- Anatomie 124, **125**
- Ellenbogengelenk 126, **127**
- Ossifikation 124
Ulnardeviation 462, 463, **465**
Unguis incarnatus 334, **335**
unhappy triad 284
Unkovertebralgelenk 374
Unterarm
- Anatomie 124, **125**, 126, **127**, 128, **129**
- Muskulatur 160
Unterschenkel
- Faszienlogen 74, **75**
- Fasziotomie 78, **79**
- Kompartimente 74, **75**
Uveitis 466

V

Valguswinkel Q 292, **293**
Varuszehen 366, **367**
Verbiegung, plastische 84, **85**
Verknöcherung siehe Ossifikation
Verrenkung siehe Luxation
Vertebra prominens 374, **375**
Vertikalriss, Meniskus 280, **281**
Vieleckbein
- großes 146, **147**
- kleines 146, **147**
Viererzeichen 220, **221**
Vitamin D, Stoffwechsel 24, **25**
Volkmann-Kanal 6, **19**
Volkmann-Kontraktur 80
Vorfußdeformität 324, **325**, 326, **327**
- Operation 344, **345**
V-Phlegmone 182, **183**
Vrolik-Typ 506, 508, **509**

W

Wachstumsstörung
- Achondroplasie 514
- Dysplasie, epiphysäre 512
- Fraktur 90, **91**
- Morbus Perthes 218, **219**, 222
- Rachitis 546, **547**
Wadsworth-2-Prothese 142, **143**
Walker-Murdoch-Zeichen **519**
Watschelgang, Achondroplasie 514
Weber-Einteilung 308, **309**

W

Weichteilschaden
- Finger 200, **201**
- Fraktur 52, **53**
- Luxation 58

Werferellenbogen 162

Winterstein-Fraktur 186, **187**

Wirbelgleiten 408, **409**

Wirbelkörper
- Anatomie 370
- Entwicklung 2, **3**
- Fehlbildung 398, **399**
- Segmentationsstörung 428, **429**
- Skoliose 394, **395**

Wirbel-Rippen-Verbindungen 376, **377**

Wirbelsäule
- Achondroplasie **515**
- Anatomie 370, **371**
- Degeneration 406, **407**
- Drei-Säulen-Modell 412, **413**
- Entwicklung 2, **3**
- Fehlbildungen 422, **423**
- Fraktur 412, **413**
- Hypochondroplasie **517**
- Morbus Bechterew 450, **451**
- Osteomyelitis 440, **441**
- Osteopathie, renale **551**
- Osteopetrose **511**
- Osteoporose **529**, **535**
- Rückenmuskulatur 388, **389**, 390, **391**, 392, **393**
- Skoliose 394, **395**, 396, **397**, 398, **399**, 400, **401**, 402, **403**, 404, **405**
- Spinalkanal, enger **569**
- Torsion 394

Witwenbuckel **529**, 532, **533**

Wulstfraktur 50, **51**, 84, **85**

Wundheilungsstörung
- Amputation 82, **83**
- Kompartmentsyndrom 78

Würfelbein 314, **315**

Wurstfinger 454

X

X-Bein 266, **267**

Z

Zehen
- Amputation 354, **355**
- Anatomie 316, **317**
- Arthroplastik 350, **351**
- Deformität 324, **325**
- Fraktur 342, **343**
- Gigantismus 366
- Polydaktylie 366, **367**

Zehennagel
- eingewachsener 334, **335**
- Pilzinfektion 334, **335**

Z-Streifen 32, **33**

Zuggurtung
- Patellafraktur 298, **299**
- Plantaraponeurose 320
- Tossy-Verletzung 112

Zwergwuchs 514

Zwischenwirbelscheibe siehe Bandscheibe